2026 개정판 간호사 국가고시
초단기완성 파이널 핵심요약집

2026 간호사 국가고시
초단기완성 파이널 핵심요약집

2025년 10월 30일 개정7판 2쇄 발행
지은이 주선희, 간호수험연구소
펴낸이 황현식 | **주간** 김선주 | **편집** 김윤성 | **디자인** 김태은
마케팅 박다연 | **펴낸곳** 서울특별시 강동구 양재대로 98길 16
전화 070-7427-6003 | **팩스** 02-6280-8550
이메일 hongjimun.book@gmail.com
등록번호 제2020-000008호(2020.01.17)

ISBN 979-11-6361-282-7(13510)
정가 28,000원

Copyright 2025. Hongjimun, Inc. All rights reserved.

이 책은 저작권법에 따라 보호받는 저작물이므로 무단 전재 및 복제를 금합니다.
잘못된 책은 구입처에서 교환해 드립니다.

2026 개정판 **간호사 국가고시**

초단기완성
파이널
핵심요약집

주선희, 간호수험연구소 지음

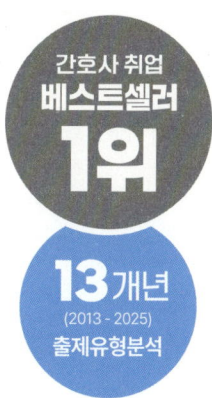

간호사 취업
**베스트셀러
1위**

13개년
(2013 - 2025)
출제유형분석

알라딘 간호사 분야 7주 연속 1위
(24년 10월 5주차~12월 1주차 주간베스트셀러 기준)

홍지문

목차

1교시

1과목 | 성인간호학

1장	면역/신체손상	8
2장	안위변화	24
3장	섭취/흡수/대사장애	37
4장	체액불균형/배뇨장애	56
5장	활동/자기돌봄 장애	76
6장	심혈관/혈액 장애	87
7장	호흡기능장애	114
8장	인지/신경기능장애	136
9장	조절기능장애	159
10장	감각기능장애	173

2과목 | 모성간호학

1장	여성건강의 이해	185
2장	생애전환기 여성	197
3장	생식기 건강문제 여성	201
4장	임신기 여성	213
5장	분만기 여성	231
6장	산욕기 여성	243
7장	사회문화적 건강문제가 있는 여성	251

2교시

1과목 | 아동간호학

1장	아동 간호의 개념	258
2장	아동의 성장발달	260
3장	아동의 건강증진	266
4장	발달단계별 건강유지, 증진	270
5장	아동의 건강회복	287

2과목 | 지역사회간호학

1장	지역사회 건강요구 사정	327
2장	보건사업 기획 및 자원활용	351
3장	인구집단별 건강증진 및 유지	357
4장	안전과 환경관리	387

3과목 | 정신간호학

1장	정신건강	396
2장	정신건강 간호	397
3장	지역사회 정신건강	417
4장	정신질환 간호	423

3교시

1과목 | 간호관리학

1장	간호전문직의 이해	462
2장	기획	477
3장	조직	488
4장	인적자원관리	496
5장	지휘	502
6장	통제	512
7장	간호단위관리	517

2과목 | 기본간호학

1장	산소화 요구	528
2장	영양 요구	533
3장	배설 요구	538
4장	활동과 운동요구	548
5장	안위 요구	556
6장	안전 요구	569
7장	간호과정과 신체사정	598

3과목 | 보건의약관계법규

1장	의료법	608
2장	응급의료에 관한 법률(응급의료법)	622
3장	감염병의 예방 및 관리에 관한 법률(감염병예방법)	626
4장	후천성면역결핍증 예방법(에이즈예방법)	632
5장	검역법	634
6장	보건의료기본법	638
7장	지역보건법	640
8장	국민건강증진법	643
9장	국민건강보험법	647
10장	혈액관리법	652
11장	마약류 관리에 관한 법률(마약류관리법)	655
12장	호스피스·완화의료 및 임종과정에 있는 환자의 연명의료결정에 관한 법률(연명의료결정법)	657

2026 간호사 국가고시
초단기완성 파이널 핵심요약집

1교시

1과목　성인간호학

2과목　모성간호학

홍지문

1과목 | 성인간호학
medical surgical nursing

1장 | 면역/신체손상

1 피부통합성 장애 [15] [16] [17]

1) 피부계의 구조와 기능

(1) 피부계의 구조
  3층(표피, 진피, 피하조직)과
  부속기(땀샘, 피부기름샘, 모낭 및 모발, 손발톱)

(2) 피부계의 기능
  ① 방어
  ② 체온조절, 수분조절
  ③ 면역기능(랑게르한스세포와 각질형성세포가 면역의 중요 역할)
  ④ 감각(통증, 압력, 온도, 접촉 등), 신진대사

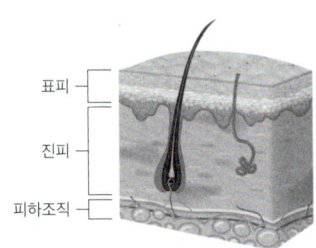

피부계의 구조

2) 진단검사

도말법	• KOH 도말법: 진균류의 균사를 발견하기 위한 검사 • 옴검사: 병소부위 옴의 충란, 충체, 배설물 표본 확인 • 챙크(Tzanck) 도말법: 수포성 장애 확인
첩포검사 [17] [24]	• 접촉성 알레르기원 확인 또는 접촉성 알레르기성 피부염 진단 검사 • 항원물질을 전박이나 등에 붙인 후 24~48시간 후에 판독, 통증 있으면 즉시 제거
피부생검	• 피부조직 표본을 채취하여 시행하는 병리검사 • 항응고제를 투여하는 대상자는 출혈 주의 • 생검 후 항생제 연고 도포, 멸균 드레싱, 출혈 관찰
우드램프검사	• 진균감염, 일반세균감염, 색소침착성 장애를 판정하기 위한 검사 • 병소부위에 자외선을 반사하는 수은램프 적용 후 반응 관찰

3) 감염성 피부질환

구분	단순포진	대상포진 13 16 20
원인	• herpes simplex virus • 체내 신경절에 잠복해 있다가 면역력 저하 시 재발함	• varicella zoster virus • 50세 이후, 면역기능 저하 시 빈도 증가
증상	• 입술, 입 주위, 얼굴 등의 피부점막에 작은 수포 발생 • 최초 3~5일 사이 감염력 있음, 일주일 정도면 자연 치유	• 신경절 따라 일측성 수포성 발진 및 통증 발생 • 일측성 염증, 홍수, 경수, 뇌신경 따라 띠 모양 이룸
중재	• acyclovir 투여 • 햇빛 피하고 자주 손 씻기, 병소 건조 • 피로, 정서적 스트레스 주의	• corticosteroid 제제, acyclovir, 진통제, 항히스타민제 투여 • 철저한 손 씻기 • 면역력이 저하된 사람과의 접촉 제한 • 조이지 않는 옷 입기 • 수렴성 습포 제공

4) 면역성 피부질환

구분	천포창(물집증)	아토피성 피부염
원인	• lgG 항체가 유발하는 자가면역성 질환 • 표피 내 수포 형성과 극세포분리증 유발	• 유전, 개인이나 가족에게 천식, 습진, 음식 알레르기 병력 있음
증상	• 수포: 잘 터짐, 악취성 분비물 방출함 • 니콜스키 징후: 경미한 마찰이나 부상에 의해 표피가 벗겨짐 • 주로 안면, 흉부, 등, 서혜부에 발생	• 주증상: 소양감 • 회색색 비늘을 가진 만성 피부염 형태 • 사지의 큰 부위로 발진이 국소화됨

중재	• 심한 화상 환자의 중재를 적용함
	  - 생리식염수로 염분소실 보충, 다량의 스테로이드, 면역억제제, 항생제 투여
	  - 고단백, 고열량식이
	  - 철저한 구강위생
	  - 과망간산칼륨용액 습윤 드레싱 적용
		• 치료의 목표: 염증주기의 차단
		• 국소 스테로이드 도포, 알레르기원 및 스트레스 요인 제거
		• 달걀, 우유, 콩, 견과류, 생선 등 피할 것

5) 피부암(피부종양) 15

(1) 피부암의 원인 및 위험요인: 자외선, 방사선, 피부의 만성 궤양 및 반흔, 면역억제
(2) 피부암의 종류 및 중재

기저세포상피종	• 피부발생 원발성 악성종양, 무통성 성장 • 얼굴, 귀, 머리, 목, 손에 발생, 등 상위, 가슴에도 나타날 수 있음 • 가장 흔한 임상증상: 마디모양, 돔 형태의 구진, 진주모양 조직, 중심에 궤양 → 병변부위 절제, 방사선치료
편평세포암 15	• 태양에 노출되는 외층표피에 생기며 얼굴, 입, 입술, 손 등에 호발, 전이 가능 • 궤양, 편평한 붉은 부위, 피부 각질 → 절제, 방사선치료, 소파술
악성흑색종	• 치명적 피부암, 수개월에 걸쳐 나타나는 피부 변화 • 출혈 및 소양증 → 절제, 재발방지 위해 α-인터페론과 백신치료 시행 • 위험요인: 유전, 과도한 자외선 노출, 비정상 사마귀와 유사

(3) 피부암의 예방법
　① 자외선으로부터 피부 보호
　② 균형잡힌 영양 섭취
　③ 피부 자가 검진: 모반의 변화나 새로운 피부성장 관찰

6) 화상 14 16

(1) 화상의 임상증상

수분과 전해질의 이동 14 25	• 일차적 혈관수축 후 화상 주위 혈관이완, 모세혈관 투과성 증가 • 체액 손실(처음 12시간 내에 가장 흔히 일어나 24~36시간까지 지속가능)로 저혈량성 쇼크, 전해질 불균형, 소변량 감소 25 • 부적절한 혈액량 감소 및 수액보충 지연으로 급성 신부전 초래
체액의 재이동	• 화상 24~36시간 후 모세혈관 투과성 정상화 • 체액이 혈류로 재이동 → 소변량 증가, 저나트륨혈증, 저칼륨혈증
심장기능 변화	• 카테콜라민 분비, 혈량 감소로 인해 심박출량 감소 • 적절한 수액보충 시 심박출량 회복
호흡기 손상 16	• 폐부종, 호흡부전, 급성 호흡기장애 증후군 • 점막부종으로 상기도 폐쇄 가능 • 얼굴이나 목의 화상, 불에 탄 코털, 쉰 목소리, 마른기침, 호흡곤란 등은 호흡기 손상을 의미
피부통합성 손상	신경종말, 손상된 피부, 땀샘, 모낭의 정상적 기능 상실
면역기능 저하	림프구 및 면역글로불린 생산 저하, 호중구와 대식세포 활동 변화
위장관 증상	허혈로 인한 위장관 미란(curling's ulcer)

(2) 화상의 깊이

1도 화상 (표재성 부분층 화상)	• 표피손상 • 쑤심, 감각과민, 통증 → 냉감에 의해 완화 • 환부는 핑크, 붉은색, 누르면 창백하고 부종이 약간 있거나 없는 상태 • 1주 이내 완전 치유, 껍질이 벗겨짐
2도 화상 (심부 부분층 화상)	• 표피, 진피 일부 • 감각과민, 통증 → 냉감에 민감 • 붉고 얼룩덜룩한 수포 형성, 표면에 부종이 있고 수분이 나옴 • 2~3주 이내 회복, 그 후에는 약간의 반흔 형성 및 변색이 있음
3도 화상 (전층 화상)	• 표피, 진피, 피하조직, 근육, 혈관, 신경, 뼈 • 무통, 쇼크, 혈뇨, 용혈 • 건조, 부종, 조직괴사, 환부는 붉은색, 갈색, 검은색, 흰색, 지방층 노출 • 가피, 반흔 형성되며 피부 기능이 완전히 상실되어 피부이식 필요

(3) 화상의 중재 [20]

① 병원 이송 전 응급처치 [13] [16] [22]

- 환자를 안전한 환경으로 옮기기, 필요시 인공호흡
- 기도(Airway), 호흡(Breathing), 순환(Circulation) 유지
- 화상 부위 찬물에 담그기 → 통증완화, 부종감소, 조직손상 감소 효과
- 화상 부위에 얼음을 직접 적용하지 않음(갑작스러운 혈관수축, 심한 체액이동의 원인)
- 보온상태의 건조하고 깨끗한 시트를 화상 부위에 덮어줌 → 통증완화 및 세균감염 예방
- 화상 부위에 연고 등 바르지 않음
- 화학물질 화상: 흐르는 물로 충분히 세척함
- 전기화상: 전류차단, 환자와의 직접접촉을 피함

② 응급기: 화상 발생부터 48~72시간 [13] [14] [15] [23]

- 기도와 호흡 유지(가장 중요)
- 화상으로 인한 쇼크 예방: 하트만용액(lactated ringer's solution) 등 적절한 수액 주입
- 화상의 범위, 깊이, 위치 사정 및 다른 외상 또는 손상 점검
- 흡인 예방, 통증관리
- 화상 부위를 심장보다 높게 유지, 능동적 운동 격려로 부종 예방
- 감염 예방: 무균술 사용, 철저한 손씻기
- 정서적 지지

③ 급성기: 화상 상처가 치유되기까지의 시기 [18]

- 감염 예방
- 적절한 영양 유지를 통해 상처 치유, 감염 예방 도모
    - 고열량, 고단백식이, 비타민 공급, 철분 섭취 격려
- 기도개방 유지
- 근육경축 예방
- 화상 부위 치료 및 관리: 청결 유지, 변연절제술, 화상 부위 드레싱
- 전층 화상 시 피부이식
    - 화상 후 3~21일 사이에 시행
    - 이식 후 간호: 진통제 및 항생제 투여, 습윤 드레싱 적용, 수술 부위 상승 체위, 조기이상 격려

④ 재활기

- 부목고정, 조기이상 및 운동을 통한 경축 예방
- 치료적 체위 유지(장시간의 침상안정은 경축의 원인이 되므로 피함)
- 신체기동성 증진: 능동운동, 보행, ROM 시행
- 정서적 지지 및 신체상 증진, 일상생활을 직접 하도록 격려하며 독립성 증진
- 적절한 압력을 가해 반흔을 예방함
- 패혈증, 호흡기 합병증, 구획증후군 등의 합병증 발생에 주의함
- 라포 형성: 대상자가 본인의 감정을 표현할 수 있도록 돕고 두려움을 다루는 본인만의 방법을 확인함
- 사회적 상호작용을 유지할 수 있게 도와 고립감을 최소화함

2 면역이상

1) 면역 세포

B림프구	• 체액성 면역, 항체를 생성하여 항원을 제거함
	• 형질세포: 항체를 생성함
	  - 항체(antibody, 면역글로불린, 감마 글로불린): 항원과 결합하여 면역 작용을 함
	• 기억세포: 항원을 기억하였다가 같은 항원이 다시 침입하면 다량의 항체를 빠르게 형성함
	• 항체의 종류
	  - IgA: 호흡기 및 위장관 등 주로 점막에서 분비되어 신체를 보호함. 눈물, 타액, 소화액, 모유 등에 존재함
	  - IgD: 소량을 차지함
	  - IgE: 알레르기 질환 및 기생충 감염 시 증가함 [22]
	  - IgG: 유일하게 태반을 통과할 수 있음
	  - IgM: 외부 침입에 대항하여 가장 처음으로 생성됨

T림프구	• 세포성 면역, 이식 거부반응과도 관련됨 - 보조 T림프구: 다른 면역세포들의 작용을 도움 - 세포독성 T림프구: 감염된 세포를 직접 공격하여 제거함
자연살해세포 (NK세포)	화학물질을 분비하여 감염된 세포의 자살을 유도함, 비특이적 면역 중 하나

2) 면역의 종류

(1) 비특이적 면역
　① 과거의 감염 여부와 관계없이 병원체(항원)에 대항하는 우리 몸의 일반적인 보호, 병원체(항원)에 대한 특이성 없음, 태어날 때부터 지닌 선천적 면역
　② 1차 방어선: 피부, 눈물, 소화기계(점액), 호흡기계(섬모, 콧물, 재채기), 비뇨생식기계(산성상태 유지)
　③ 2차 방어선: 염증반응, 자연살해세포, 식균작용, 인터페론(항미생물성 단백질)

　참고 염증(inflammation)의 원인과 증상
　• 원인: 면역반응, 미생물 감염, 물리적/화학적 요인, 조직의 괴사(허혈) 등
　• 증상: 열감(국소 신진대사 증가), 발적(충혈), 동통(삼출액의 화학물질에 의한 자극), 종창(삼출액으로 인한 조직 팽만), 전신증상(발열, 발한, 통증, 오심, 식욕부진, 권태감, 전신허약 등)

(2) 특이적 면역(3차 방어선)
　① 과거에 침입한 병원체(항원)를 기억하고 있다가 같은 병원체(항원)가 침입하면 급격히 증가하여 병원체(항원)를 제거함, 후천적 면역
　② 특정한 병원체(항원)를 기억하고 반응한다는 점에서 비특이적 면역과 차이가 있음
　③ 능동 면역, 수동 면역으로 구분함 13 14

구분	능동 면역	수동 면역
자연면역	질병을 앓고 난 후 이물질에 대한 면역기억을 통해 인체 내 항체를 생성함(홍역, 유행성 이하선염, 수두 등)	태반이나 초유, 모유를 통해 모체로부터 태아가 받는 면역
인공면역	적은 양의 항원을 신체 내부에 침투시킴 → 신체의 항체형성을 유도함(예방접종)	다른 사람이나 동물에 의해 만들어진 항체를 주입(감마글로불린 주사), 즉각적이나 일시적인 효과를 나타냄(파상풍, 광견병, 독사에 물렸을 때 적용)

3) 알레르기(과민)반응

(1) 알레르기원이라는 특정 항원에 대해 나타나는 신체의 과도한 면역반응을 의미함
　① 알레르기 매개물질 - 비만세포에서 분비되는 히스타민
　　• 혈관투과성 증가, 평활근의 수축, 수용체 자극(기관지 평활근 수축에 의한 기관지 경련, 호흡 장애 등)
　　• 두드러기, 재채기, 콧물, 혈관부종, 눈물
　　• 급성중증과민반응쇼크(아나필락시스성쇼크, 전신성 증상)

② 알레르기의 유형

구분	항체	특징과 증상
제1형 아나필락시스성/즉시형 과민반응 15 18 19 25	IgE	• 전신성 증상으로 과민반응 중 가장 심각하고 위험한 증상, 식품이나 약물 등에 의해 발생하며 발현 • 기관지 천식, 호흡곤란, 소양증, 천명음 등이 나타남
제2형 세포용해성/세포독성 과민반응	IgG, IgM	• 보체계 활성화로 발생 • ABO부적합 반응, 자가면역성 혈소판 감소성 자반증 • 약물로 인한 용혈성 빈혈
제3형 면역복합성 과민반응	IgM, IgG	• 항원-항체 복합체 형성으로 인한 조직장애 반응이 나타남 • 국소적 조직괴사, 전신성홍반성낭창(SLE), 류마티스 관절염, 사구체신염, 이종혈청 주사 후 나타나는 혈청질환
제4형 세포매개성/지연형 과민반응 16		• 알레르기 항원 노출 24~72시간 내 발생 • 투베르쿨린검사(결핵피부반응검사), 접촉성 피부염, 장기이식 거부반응

③ 진단검사
- 피부반응검사, 식품 알레르기 검사, 첩포검사(접촉성 피부염의 진단), 폐기능검사 13
- IgE, 호산구 수치의 상승

④ 알레르기 치료 및 간호중재 16 18
- 알레르기 유발원 피하기
- 급성중증과민증(아나필락시스)에 대한 대처법 교육
- 새로운 음식이나 약물, 조영제 알레르기 반응 관찰 및 확인
- 에피네프린 주사법 교육 25
- 탈감작요법 시행 16 18

• 탈감작요법 16 19
 - IgE(제1형) 과민반응 치료에 사용되는 장기적 방법
 - 확인된 알레르기원을 희석하여 용액으로 조제 후 피하로 주입 → 점차 양을 늘려가며 항원에
   둔해지게 함
• 쇼크에 대비한 응급처치 준비(에피네프린)
• 1cc 주사기를 사용하여 항원 용량을 정확히 측정 후 상박에 주사
• 주사 후 20분간 환자 상태 관찰(소양감, 둔감, 인후부종, 쇼크 등)
• 최대농도(보통 1:100)가 될 때까지 약 5년 정도 소요

- 급성중증과민증(아나필락시스) 간호
  - 적절한 환기 및 조직관류 유지(기도유지, 좌위)
  - 고용량 산소투여 후 24시간 이내 재발여부 관찰
  - 두드러기, 혈관부종, 기관지 경련 시 항히스타민제, 진경제, corticosteroid 등을 사용
  - 쇼크, 기도폐쇄, 위 내용물의 흡인 및 발작 등의 징후 관찰
  - 대상자와 가족지지

4) 면역계 장애
  (1) 전신성홍반성낭창(전신홍반루푸스, SLE, systemic lupus erythematosus) 13 15 17
    ① 전신성홍반성낭창의 정의: 일생동안 완화/악화 증상이 불규칙적으로 나타나는 대표적인 자가면역성 질환으로 결체 조직을 침범하여 만성 염증성 질환을 초래함
      • 20~40대의 젊은 여성에게 호발함
    ② 전신성홍반성낭창의 원인: 면역요인, 바이러스성 감염, 호르몬, 스트레스, 임신, 약물 등
    ③ 전신성홍반성낭창의 증상
      • 얼굴에 나비모양 발진: 햇볕 노출 시 더 뚜렷해짐
      • 손과 발의 관절 부위에 관절염
      • 혈뇨 및 단백뇨, 소변량의 감소 17
      • 만성적 염증질환, 심근염, 심내막염, 심낭염, 레이노 현상
    ④ 전신성홍반성낭창의 중재 13 17
      • 관절운동범위(ROM), 근육강화(등척성)운동
      • 모자, 옷, 자외선 차단제 등을 사용하여 자외선 차단 24
      • 신체적, 정서적 스트레스 피함
      • 의사 처방 없이 염색약, 화장품 등 사용하지 않도록 함
      • 추위에 노출되지 않도록 함
      • 감염 예방
      • 고혈압 관리, 금연, 고지혈증 및 비만예방

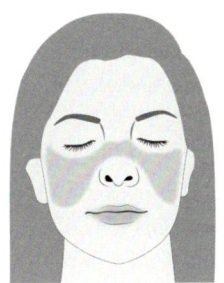

나비모양 발진

  (2) 후천성 면역결핍증후군(AIDS) 13
    ① 후천성 면역결핍증후군의 원인 및 전파경로
      • 원인균: HIV(human immunodeficiency virus)
      • 전파경로: 성적 접촉, 모체로부터의 전파, 주삿바늘 등
    ② 후천성 면역결핍증후군의 증상
      • 급성기: 감기증상과 비슷, 감염 후 1~3주에 첫 발현, 1~2주 지속됨
      • 만성기: 각 단계에 따라 다양한 증상이 나타남
    ③ 후천성 면역결핍증후군의 진단
      • HIV항체검사: 양성반응(감염 후 1~3개월 정도에 나타남)
      • ELISA(선별검사) → 확진위해 Western blot assay 시행

④ 후천성 면역결핍증후군의 중재
- 치료약물: 치료제나 백신은 없으며 칵테일 요법을 시행함(바이러스 증식 억제 목적)
  참고 칵테일 요법: 여러 가지 약물을 병용하여 치료하는 것
- 성관계 시 콘돔을 사용해야 함
- 주사기, 바늘 사용 시 주의(주삿바늘 사용 후 뚜껑을 다시 씌우지 않도록 함)
- 혈액, 체액 등과 접촉 시 장갑 착용
- 호중구 500/$\mu\ell$ 이하 시 무균술 적용
- 고열량/고단백식이 및 수분섭취 권장, 소량씩 자주 섭취
- 라포 형성: 대상자가 본인의 감정을 표현할 수 있도록 돕고 두려움을 다루는 본인만의 방법을 확인함
- 사회적 상호작용을 유지할 수 있게 도와 고립감을 최소화함

5) 장기이식
(1) 이식부위: 피부, 각막, 골수, 심장, 폐, 간, 뼈, 신장 등
(2) 수혜자 및 공여자 선정
   ① 혈액형 및 조직적합성이 같아야 함
   ② 의학적 위급정도, 이식을 기다린 시간, 혈액형, 인간 백혈구 항원(HLA) 유형 등을 통해 이식 가능여부 결정함
   ③ 전이된 악성종양이 있거나 전신성 혈관질환, 만성 호흡부전, 사회심리적 장애(치료지시 불이행, 알코올, 약물중독 등) 등이 있는 경우 이식이 불가함
(3) 조직적합성 검사 23
   ① 수혜자와 제공자의 HLA를 비교
   ② 교차검사(cross match) 실시
(4) 이식 거부반응
   ① 장기이식 전 제공자와 수혜자 간의 혈액형, HLA를 세심하게 검사하여 예방함
   ② 증여받은 장기가 수혜자의 HLA와 완전히 맞지 않는 경우 거부반응이 발생할 수 있음
   ③ 거부반응이 초급성일 때는 즉시 이식 장기를 적출해야 함

3 응급환자

1) 응급간호의 원칙 15 22 25
(1) 기도개방, 적절한 환기 제공, 필요시 심폐소생술
(2) 출혈 조절, 쇼크 예방 및 치료, 심박출량 사정 및 유지, 섭취량/배설량 기록
(3) 의식수준, 동공크기 및 반응 확인, 운동반응 정도 사정
(4) 신속한 초기 신체검진, 심장 기능 지속적 관찰, 알레르기, 건강문제 확인
(5) 활력징후, 신경학적 상태 등 지속적인 대상자 사정

2) 응급환자 분류 13 19 20

- 한국형 응급환자 분류도구(Korean Triage and Acuity Scale, KTAS): 우리나라의 표준화된 응급실 응급환자의 분류체계

분류	상황
KTAS 1등급 (소생)	생명이나 사지를 위협하는 상태로 즉각적인 의사 진료 필요(심정지, 무의식 상태, 심한 호흡곤란, 쇼크 등)
KTAS 2등급 (긴급)	생명 혹은 사지의 신체기능에 잠재적인 위협이 있음, 15분 이내 의사 진료 필요
KTAS 3등급 (응급)	치료가 필요한 상태로 진행할 수 있는 잠재적 가능성을 고려해야 함, 30분 이내 의사 진료 필요
KTAS 4등급 (준응급)	나이, 통증, 악화, 합병증 등에 대한 가능성을 고려할 때 1시간 이내 의사 진료 필요
KTAS 5등급 (비응급)	급성기이지만 긴급하지 않은 상태로 2시간 이내 의사 진료 필요

3) 응급관리의 우선순위 13

(1) 1차 사정과 소생술
① 1차 사정 결과로 간호의 우선순위 결정
② 의식 확인, C(circulation, 순환), A(airway, 기도유지), B(breathing, 호흡), D(disability, 장애), E(exposure, 노출)를 사정함

구분	사정
C(순환)	• 경동맥이나 대퇴동맥에서 맥박 확인 • 모세혈관 충혈 및 외출혈 사정 • 피부색/온도/습도 사정, 혈압측정
A(기도유지)	• 기도 확보와 청결, 기도폐쇄, 호흡곤란 사정 • 흔들리는 치아나 구강 내 이물질 확인
B(호흡)	• 환기상태 • 호흡수 관찰, 폐음 청진 • 손톱, 점막, 피부 색깔 관찰
D(장애)	• 의식수준과 같은 간단한 신경학적 사정 • 근력 및 신체 가동범위 확인 • 통증사정
E(노출)	• 모든 의류 제거, 소지품 보관

(2) 심폐소생술(성인 기준) 14

심정지의 확인 24	• 무반응, 무호흡 또는 심정지 호흡 • 10초 이내 확인된 무맥박(의료종사자의 경우)	
심폐소생술 순서 20	가슴압박 - 기도유지 - 인공호흡	
가슴압박 위치	가슴뼈(흉골)를 이등분하였을 때 아래쪽 하부의 중간 부위	
가슴압박 깊이	약 5cm	
가슴압박 속도 21	100~120회/분	
가슴압박 중단	압박 중단을 최소화(부득이한 경우 10초 이내)	
가슴 이완	가슴 압박 사이에 완전한 가슴 이완 유지	
기도 유지	• 머리 기울임-턱 들어 올리기(head tilt-chin lift) • 경추손상 의심 시 머리를 신전시키지 않는 턱 밀어 올리기(jaw thrust)	
가슴압박 : 인공호흡 비율	전문기도 확보 이전	30 : 2(구조자 수 무관)
	전문기도 확보 이후	가슴압박과 상관없이 6초마다 인공호흡 시행
일반인 구조자	가슴압박소생술	

소아의 경우 가슴압박의 깊이는 가슴 전후 두께의 1/3 이상(4~5cm), 영아의 경우 가슴 전후 두께의 1/3 이상(4cm) 으로 시행함
소아 및 영아의 가슴압박과 인공호흡의 비율은 의료제공자가 1인인 경우 30:2, 구조자가 2인 이상인 경우 15:2로 시행함

(3) 2차 사정과 소생술
　① 모든 손상을 체계적으로 확인하기 위한 과정
　② 즉각적 생명의 위협 처치 후 환자 전신을 포괄적으로 평가하여 환자의 내,외과적 문제 확인
　③ 구토와 흡인을 예방하기 위한 위관삽입 및 소변량을 측정하기 위한 도뇨관 삽입
　④ 혈액검사, EKG, 방사선검사, V/S 측정과 중재
　⑤ 안위도모
　⑥ 환자 병력 파악 및 전신사정

4) 응급상황 관리 13
　(1) 기도이물 24
　　① 등 두드리기, 후두경, 겸자, 기관지경 이용하여 제거
　　② 하임리히법(복부 밀쳐 올리기): 배꼽과 검상돌기 사이
　(2) 출혈: 상처 바로 윗부분을 압박하여 동맥 출혈 감소, 지혈대 이용
　(3) 다발성 외상, 다발성 골절 15 17 21 22 25
　　① 기도개방성 유지: 이물질 제거, 흡인, 턱밀어올리기(jaw thrust)
　　② 두경부 손상 위험성 예방: 부목 이용하여 고정
　　③ 두부손상 후 코, 귀에서 맑은 액체가 흘러나온다면, 뇌척수액 누출 확인 필요 25 → 분비물의 포도당 검사, halo test

④ 출혈 시 지혈: 압박드레싱, 지혈대 적용, 정맥주입 등
⑤ 개방상처 드레싱: 멸균된 거즈나 천, 청결한 천으로 상처부위 덮기
(4) 약물 중독 [20]
① 어떤 약물을 얼만큼 섭취했는지 사정 → 약물의 종류와 양에 따라 중재가 달라짐
② 활성탄에 흡착되는 물질: 활성탄 투여(활성탄은 강력한 흡착력을 가짐)
③ 강산성/강알칼리성 물질: 부식성 물질에 해당하므로 절대 구토를 유발하지 않음
④ 섭취 후 1~2시간 내: 생리식염수를 사용하여 위세척을 시행함
　→ 부식성 물질을 섭취한 경우에는 시행하지 않음(세척의 효과가 없고, 오히려 합병증 발생률을 높임)
(5) 흡인성 중독(일산화탄소 중독) [19]
① 혈액의 산소운반능력의 감소로 인한 독성 증상이 나타남(두통, 현기증, 혼돈, 혼수, 청색증 등)
② 대상자를 즉시 신선한 공기가 있는 곳으로 옮기고 의복을 느슨하게 함
③ 고압산소요법을 이용하여 100%의 산소를 투여함
(6) 독성물질 접촉
① 화학물질과 같은 독성물질 접촉 시 다량의 흐르는 물로 세척함 [13] [19]
② 위세척 시 생리식염수를 사용함
(7) 뱀에 의한 교상
① 환자를 안정시키고 움직임을 최소화하여 독이 퍼지는 것을 예방함
② 물린 부위와 가까운 부위를 굵은 손수건 또는 헝겊으로 묶음(정맥류 차단)
③ 물린 부위를 심장보다 낮게 유지하여 혈액순환을 지연시킴
④ 신속히 병원으로 이송함
(8) 열사병 [15] [25]
① 중추성 체온조절 장애로 고열발생(혼돈/혼수상태, 저혈압, 빈맥, 40℃ 이상 체온상승 등)
② 시원한 장소로 옮겨 의복을 제거하고 체온 조절(얼음물에 담그기, 젖은 시트를 덮고 선풍기로
　증발시킴, 아이스팩 적용 등)

5) 쇼크
(1) 저혈량성 쇼크 [14] [16]
① 저혈량성 쇼크의 원인 및 증상 [20] [22] [23]
• 혈액이나 체액의 손실이 있을 때 발생
• 절대적 혈량 감소: 출혈, 구토, 설사로 인한 위장관계 수분 상실, 누출관 배액, 고혈당증, 요붕증, 이뇨작용
• 상대적 혈량 감소: 패혈증, 장폐색(복수), 화상 등으로 인한 체액 이동
• 저혈압, 빈맥, 핍뇨, 차고 축축한 피부
② 저혈량성 쇼크의 중재 [14] [20] [21] [25]
• 출혈부위 직접압박, 산소공급, 수혈, 수액공급
• 오한 방지, 다리를 거상함(쇼크체위)
• 혈압증가 위해 교감신경흥분제 사용
• 시간당 소변량 주의 깊게 사정

(2) 심인성 쇼크
  ① 심인성 쇼크의 원인 및 증상
    • 심장수축력 장애로 심박출량 감소에 의해 발생
    • 심실성 빈맥, 심근경색증, 심실세동, 심장수축 부전 등
  ② 심인성 쇼크의 중재 16
    • 정맥주사 루트 확보, 산소공급, 부정맥 치료, 심낭압전 시 심낭천자
    • 강심제, 이뇨제, 혈관확장제 투여
    • glucocorticoid, 혈전용해제/항응고제 투여
    • 윤번지혈대 적용
(3) 아나필락틱 쇼크(급성중증과민반응쇼크)
  ① 아나필락틱 쇼크의 원인 및 증상
    • 제1형 즉시형 과민성 알레르기 반응으로 나타남
    • 항원: 페니실린, 조영제, 아스피린, 뱀독, 음식 등
  ② 아나필락틱 쇼크의 중재 15 25
    • 기도유지, 산소공급, 에피네프린/기관지확장제/항히스타민제 투여
(4) 신경성 쇼크
  ① 신경성 쇼크의 원인 및 증상 21
    • 교감신경장애 → 서맥, 저혈압, 전신혈관 이완
    • 피부 변온현상 발생, 신경계 이상, 방광 및 대장기능 저하
  ② 신경성 쇼크의 중재
    • 척추손상 악화 예방: 고정, methylprednisolone 투여
    • 산소공급, 수액공급, dopamine 투여
    • 혈압상승제, 필요시 하지거상
    • 유치도뇨관 삽입 → 조직관류 점검, 방광팽만 예방
(5) 패혈성 쇼크
  ① 패혈성 쇼크의 원인 및 증상
    • 패혈증(혈액 내 균감염으로 발생)에 의한 분배성 쇼크 발생
      참고 분배성 쇼크: 혈액량은 정상이나 말초저항의 감소로 체액량이 비정상적으로 분배되어 발생함
    • 패혈성 쇼크에 대한 보상작용으로 심박출량 증가 → 피부관류가 증가하여 피부 따뜻 23
    • 산재성 혈관내 응고(DIC) 동반될 수 있음
  ② 패혈성 쇼크의 중재
    • 원인에 따른 치료
      - 원인을 파악하기 위해 객담, 소변, 혈액, 대변 등을 배양검사함
    • 감염치료
    • dopamine, corticosteroid 투여

(6) 쇼크의 일반적 증상 [14] [16] [18] [23]

심혈관계	심박출량 감소, 혈압 하강, 맥박 증가, 약한 맥박, 맥압 감소, 중심정맥압 저하(심인성 쇼크 제외)
호흡기계	호흡수 증가, 얕은 호흡, 청색증, PaO_2 감소, $PaCO_2$ 증가
신경근육계	초기: 불안, 초조 말기: 중추신경계 기능 감소(기면, 혼수), 전반적 근육 쇠약, 대광반사 느림
위장관계	장음 감소 또는 소실, 오심, 구토, 변비
비뇨기계	소변량 감소, 요비중 증가, 소변에서 포도당 및 아세톤 검출
피부계	차가움, 축축, 끈적함, 구강 내 점막 창백, 구강 건조
정서	불안, 어지러움, 공포, 뇌혈류량 부족으로 인한 혼수, 뇌조직 괴사

(7) 쇼크의 일반적 중재 [21]
   ① 호흡 지지: 지속적으로 $PaCO_2$가 상승되는 경우 기계적 환기가 필요함
   ② 체위: 변형된 트렌델렌버그 체위 → 하지로부터 정맥 귀환을 도움
   ③ 수액요법: 순환혈액량을 확보하기 위해 적절한 수액을 주입함
   ④ 약물치료: 혈관수축제, 혈관이완제, 항생제, 헤파린, 스테로이드제제 등을 투여
   ⑤ 필요시 순환 지지를 위해 동맥 내 풍선펌프 등의 기기를 적용할 수 있음

4 수술환자

1) 수술 전 간호

   (1) 수술 전 준비
      ① 동의서 확인, 수술 부위 피부 준비
      ② 수술 전 약물 확인 [21]
         • 복용하는 약물로 인해 마취나 수술 중 합병증 유발의 위험이 증가할 수 있음
         • 흡연, 알코올 섭취, 약물 복용 내용을 확인함
         • 약물 용량 조절, 중단 및 약물 복용과 관련하여 환자 상태를 사정함
         • 수술 전 투약에 주의가 필요한 약물

항응고제/항혈소판제	• 출혈의 위험 증가 • 수술 전 약물복용 중단 예 warfarin, heparin, plavix 등
항고혈압제	• 수술 중/후 저혈압 위기가 발생할 수 있음 • 혈압 및 맥박을 사정함
인슐린제제	• 금식 및 수술로 인해 인슐린 요구량이 변화함 • 인슐린 용량 조절 및 혈당 수치를 사정함

③ 수술 부위 표식확인
- 표시 부위: 좌우 구분, 다중 구조(손, 발가락), 다중 수준(척추) 등
- 표시가 필요하지 않은 부위: 구강 수술인 경우, 외부 생식기 수술, 미숙아, 개방상처, 단일 장기 등

④ 수술 8~10시간 전부터 금식, 복부 및 장 수술인 경우 비위관 삽입, 관장, 유치도뇨관 삽입

⑤ 수술 전 투약

진정제	barbiturate계열(midazolam, phenobarbital 등)
부교감신경 억제제	항콜린제(atropine, glycopyrrolate) 18
마약성 진통제	opioids계열(morphine, demerol)

2) 수술 직후 간호(회복실 간호)

(1) 회복실 입실 시 기본사정: 의식수준(GCS), 기도개방성, 활력징후, 산소포화도, 구개반사, 섭취량/배설량, 수술 부위의 출혈 여부, 배액관 상태, 통증 여부 확인

(2) 수술 후 전신마취가 완전히 깨지 않은 상태에서 환자가 구토를 한다면, 즉시 흡인을 시행함 25

(3) 병실로 이동 가능한지 확인 후 이송

3) 수술 후 간호(병동 간호) 13 14 16 18

(1) 순환기계 19 21 23
  ① 합병증: 부정맥, 저혈압 또는 고혈압, 출혈, 심근경색증, 쇼크, 혈전성 정맥염 14
  ② 출혈 징후 사정: 차고 축축한 피부, 맥박 상승, 시간당 소변량 감소, 수술 부위의 출혈/팽만, 혈액성 배액물 등
  ③ 혈전성 정맥염의 예방: 수술 후 조기이상, 다리 운동, 혈전예방 압박스타킹, 하지거상, 저용량의 헤파린 투여, 수분 공급 22
  ④ 혈전성 정맥염 발생 시: 침상안정, 온습포 적용, 항응고제 투여, 혈전부위 마사지 금기 14

(2) 호흡기계 13 14 24
  ① 좌위, 반좌위 유지, 구토 시 측위, 2시간마다 체위변경, 침상 위 다리 운동, 조기이상
  ② 합병증(수술 후 48시간 이내 호발): 무기폐, 폐색전증, 폐렴
  ③ 시간당 5~10회 심호흡, 시간당 10회 기침 격려 13
  ④ 가습, 수분 공급, 흡인, 객담용해제/항생제 투여

(3) 위장관계 22
  ① 복부 불편감, 복부 팽만, 장음 사정 22
  ② 오심, 구토, 장 연동운동 감소 및 변비 증상 확인
  ③ 연동운동이 회복될 때까지 가스배출 확인

(4) 신경계
  ① 지남력, 자극에 대한 반응, 감각여부 사정
  ② 부동으로 인한 관절 강직, 근육 약화 등의 합병증 확인

(5) 비뇨계
  ① 도뇨관, 요정체 관찰
  ② 수분섭취 증가, 배뇨곤란 시 흐르는 물소리 들으며 소변배출 유도

(6) 영양 및 수분전해질 균형
① 수술 후 금식이 유지되는 경우 섭취량/배설량 및 체중 관찰
② 소화기능 돌아올 때까지 금식, 정맥으로 전해질 및 포도당 등의 수액 공급
③ 완전비경구영양(TPN)으로 고열량식이 제공

(7) 상처치유 촉진 [16]
① 감염징후 발생: 상처부위 균 배양 검사 후 적절한 항생제 사용
② 비타민C, 단백질 등을 충분히 공급 → 상처 치유 및 조직 재구성 촉진

5 감염관리

1) 감염경로에 따른 감염관리 [13]

구분	질환	감염관리
비말감염	디프테리아, 유행성이하선염, 풍진, 인플루엔자, 백일해, 폐렴	1인실 사용하거나 경우에 따라서 코호트격리, 일회용 마스크 착용
공기감염	홍역, 결핵, 수두	• 음압병실 사용(반드시 병실문 닫기) • 헤파필터 사용하여 환기 • N95 마스크 착용
접촉감염 [20] [22] [25]	VRE, MRSA, 로타바이러스, 장티푸스, C.difficile, 세균성 이질	• 1인실 사용하거나 경우에 따라서 코호트격리 • 접촉 전 장갑 및 가운 착용(병실 나오기 전 벗고 나오도록 함) [25] • 접촉 후 손 위생 실시 및 환경관리

참고 코호트격리: 같은 질병군끼리 격리하는 것

2) 손위생
(1) 환자 접촉 전, 후
(2) 청결 또는 무균술 시행하기 전
(3) 체액 및 분비물에 노출될 위험이 있는 행위 후
(4) 환자 주변환경 접촉 후

3) 항생제 내성균
(1) 종류: MRSA, VRE, 페니실린 내성 폐렴구균 등
(2) 중재
① 조기발견(감염 증상 확인 및 균배양, 감수성 검사 결과를 확인)
② 표준감염관리 지침을 준수함
③ 필요시 부가적인 접촉감염 예방을 준수함
④ 대상자 및 보호자에게 감염관리 방법을 교육함
⑤ 적절한 항생제를 투여하며 퇴원 후에도 지속적으로 항생제 복용이 필요함을 설명함

참고 최근 유행성 감염 질환

COVID-19	• 새로운 유형의 코로나 바이러스에 의한 호흡기 감염증 • 전파경로: 비말, 접촉을 통한 전파로 알려짐 • 증상: 발열, 권태감, 기침, 호흡곤란 및 폐렴 등 경증에서 중증까지 다양한 호흡기 감염증이 나타남, 그 외 가래, 인후통, 두통, 객혈과 오심, 설사 등
메르스 (MERS)	• 메르스 코로나 바이러스에 의한 호흡기 감염증 • 전파경로: 확실히 밝혀지지 않았으나, 기침과 재채기 등의 밀접접촉에 의한 전파 • 증상: 두통, 근육통, 복통, 설사, 발열, 기침, 호흡곤란, 백혈구감소증, 림프구감소증 등
에볼라	• 에볼라 바이러스에 의한 감염증(치사율 높음) • 전파경로: 혈액, 분비물 등 체액을 통해 전파 • 증상: 고열, 출혈, 두통, 설사, 발진, 눈의 충혈, 두통, 혈액검사 상 간기능 이상, 혈소판 및 림프구 감소 등
지카 바이러스	• 지카 바이러스에 의한 급성 감염질환 • 전파경로: 감염된 매개모기를 통해 전파 • 증상: 주증상은 발진, 이외 관절통/관절염, 비화농성 결막염 등, 대개 증상이 경미하며 대부분 회복됨

2장 | 안위변화

1 통증

1) 급성 통증 vs 만성 통증

구분	급성 통증	만성 통증
특성	• 지속시간이 짧고 가역적 • 원인이 비교적 확실하고 치유되면서 감소 • 경증~중증까지 다양 • 불안, 안절부절못함	• 적어도 3개월 이상 지속, 비가역적 • 원인불명인 경우 있음 • 점진적 시작, 경증~중증까지 다양 • 탈진, 기운 없음, 기능적 능력 저하, 우울, 피로 동반
예시	치통, 수술 후 통증, 조직 손상 시 통증, 화상, 산과적 통증	관절염, 요통, 섬유근육통, 암성 통증

2) 통증 사정

(1) 통증사정의 내용(PQRST)
① 통증의 부위(Position)
② 통증의 특성(Quality)
③ 통증의 악화요인, 완화요인(Relief or aggravation)
④ 통증의 강도(Severity) 17
⑤ 통증의 시작 및 지속시간(Timing)
> 참고 P를 통증 유발 요인(Provoking factors), R을 부위 또는 방사(Region or radiation)로 표기하기도 함

(2) 통증 관련 신체증상 21
① 신음, 찡그린 얼굴, 강직, 절뚝거림 등
② 급성 통증 시 교감신경계가 자극되어 호흡수/맥박/혈압 증가, 동공 확대, 장운동 감소, 발한 등

(3) 통증측정도구
① 숫자통증등급(NRS, numeric rating scale): 의사소통이 가능한 환자에게 사용
  통증 강도를 0(통증 없음)~10(매우 심한 통증) 중에서 스스로 표현하도록 함
② 얼굴통증등급(FPS): 아동의 통증 사정 시 이용함
③ 시각상사척도(VAS): 환자 스스로 본인이 느끼는 통증을 선 위에 표시하도록 함

3) 약물요법

(1) 비마약성 진통제
① 비마약성 진통제의 특징
  - 경한 통증~중간 정도의 통증 완화를 위한 1차 치료제
  - 천장효과(ceiling effect) 발생 → 다른 약으로 전환
② 비마약성 진통제의 종류와 부작용

구분	특성	부작용
NSAIDs (비스테로이드성소염제)	심한 통증 환자에게 마약성 진통제와 함께 사용 시 마약의 요구량을 감소시킴	위장관계 손상과 출혈 → 장기 복용 시 소화성 궤양 예방을 위해 H_2차단제와 함께 복용
aspirin	경한 통증에 사용	위장장애 및 출혈 위험
acetaminophen (tylenol) 18 20	• 위장 점막에 영향을 주지 않음 • 혈소판 응집 억제의 작용 없음	간 독성

(2) 마약성 진통제
① 마약성 진통제의 특징
  - 척수의 신경전달물질을 억제하여 통증 완화
  - 천장효과 없음 → 약물 용량과 진통효과 비례
② 마약성 진통제의 종류: morphine, fentanyl, demerol, codeine

③ 마약성 진통제의 부작용과 간호중재 14 15 24

부작용	간호
변비	수액 공급, 섬유식이 제공, 변 완화제 투여, 활동 격려
오심, 구토	항구토제 투여
호흡억제 14 18	• 투여 전 호흡수 관찰 및 투여 중 호흡상태 확인 • 진정작용 심해지면 진통제 용량 줄이고 대상자 자극 • 호흡 8회/분 이하 → 해독제 투여: naloxone 24
진정작용과 혼돈	• 고용량 투여, 신기능장애 환자에게서 주로 발생 • 침상난간 올리고 관찰, 약 용량 감량, 호흡과 산소포화도 사정

(3) 자가 통증 조절법(PCA, patient controlled analgesia)

장점	단점
• 급성, 만성 통증 관리를 위해 사용(수술 후, 암 환자 등) • 정맥, 경막외강, 피하 등으로 지속적인 약물 주입 → 진통 효과의 유지 • 주입 용량을 환자 스스로 조절하며 투여 → 환자의 독립성과 조절력 유지 • 과다용량 투여를 방지하기 위한 장치 있음 참고 오심 등 부작용이 있다면 주입된 약물 투여량을 사정함 24	주사펌프의 사용 → 추가적인 비용 요구

2 암(신생물)

1) 양성종양 vs 악성종양 13

특징	양성종양	악성종양
성장	• 성장속도가 느림 • 주위 조직을 밀어내며 성장하고, 경미한 조직손상 일으킴	• 성장속도가 빠름 • 왕성하게 증식 • 주위조직에 침윤하며 성장(염증, 궤양, 괴사를 일으킴)
세포의 특징	주위의 정상조직과 비슷한 형태	주위의 정상조직과 다른 형태, 핵이 정상세포보다 큼
전이	전이되지 않고, 국소적 분포	직접 퍼지거나 림프계, 혈액, 이식에 의해 다른 장기로 전이
재발	수술로 제거하면 거의 재발하지 않음	수술 후에도 흔히 재발
신체에 미치는 영향 및 예후	• 일반적인 증상은 거의 없음 • 주요 기관의 압박이나 폐쇄가 없는 한 사망하지 않음	• 전신증상(악액질, 체중감소 등)을 유발 • 주요 장기에 전이되면 사망 초래

2) 세포주기

암세포는 세포주기가 조절되지 않음 → 휴지기 없이 세포주기가 지속됨

세포주기		작용
G0	휴지기	분열 휴지 상태
G1	성장기	RNA, 단백질 합성
S	합성기	DNA 복제
G2	세포준비기	세포분열을 위한 단백질 합성
M	분열기	세포분열

3) 암의 분류와 단계 14

(1) TNM 분류체계 14

분류	표기	의미
T (primary tumor size) : 원발성 종양의 크기, 침범부위	T0	원발성 종양의 증거 없음
	TIS	상피내 암
	T1	원발 장기 내에 병변이 있음
	T2	국소적인 병변, 주변 구조물 내 깊이 자리함
	T3	진행된 병변, 원발 장기부위에 제한
	T4	진행된 병변, 주변 장기 내로 퍼짐
N (regional lymph node) : 국소림프절 침범 정도	N0	림프절에 병변 증거 없음
	N1	국소림프절 내 병변의 증거가 있으나 전이되지 않았음
	N2, N3, N4	국소림프절 침범 증가
M (anatomic extent metastasis) : 전이의 범위	M0	원거리 전이 없음
	M1, M2, M3	원거리 림프절과 기능적 손상을 포함한 전이성 침범 정도가 악화됨

평가가 불가능할 때 TX, NX, MX로 표기함

(2) 암의 단계

병기	내용
1기 (T1, N0, M0)	• 종양이 원발 장기에 국한 • 수술적 절제 가능, 림프절 혹은 혈관성 전이가 없어 생존율이 가장 높음
2기 (T2, N0-N1, M0)	• 주위 조직이나 가까운 림프절에 국소 전이 • 수술, 절제 가능하나 완전 절제는 불확실, 피막 혹은 림프절에 미세 침범의 증거가 있음, 생존율은 약 50±5%

3기 (T3, N2, M0)	• 뼈와 더 깊은 조직에 침범하여 고정, 광범위한 1차성 종양 • 림프절에 침범한 증거있음, 수술은 가능하나 완전 절제 불가능, 육안적으로 병변이 남음, 생존율은 약 20±5%
4기 (T4, N3, M1)	• 국소부위나 장기에 원격전이의 증거가 있음 • 수술 거의 불가능, 생존율은 약 5%로 희박

4) 암의 진단 검사

(1) 종양 표지자(tumor marker) 검사

종양에 의해 생성되거나 종양에 대한 인체의 반응으로 생성된 물질에 대한 검사

(2) 세포검사

종양과 접촉하는 체액이나 분비물 속에서 종양세포 유무를 검사하는 방법, 증상이 없는 암의 조기 선별검사의 방법으로 적용할 수 있음 예 Pap smear(세포진검사)

(3) 생검

조직의 일부를 떼어 내어 현미경으로 암세포를 직접 확인하는 방법

(4) 방사선, 핵의학 검사

초음파, X선 촬영, 스캔(방사성 동위원소 검사), PET, CT, MRI 등

5) 암의 예방 14

(1) 1차 예방

- 건강한 시기에 암에 관하여 올바르게 이해하고, 암 발생을 피하는 암 예방 생활 습관
- 적절한 식이요법: 영양분 골고루 균형 있게 섭취, 녹황색 채소, 과일 및 곡물류 등 섬유소 많은 음식 섭취, 우유와 된장의 섭취 권장, 비타민 A, C, E 적당량 섭취, 지방 적게 섭취
- 표준체중 유지, 금연, 과음 금지
- 너무 짜고 매운 음식, 뜨거운 음식, 불에 직접 태우거나 훈제한 생선, 고기, 곰팡이가 생기거나 부패한 음식, 오염식품, 인스턴트 식품 제한
- 자외선 과다 노출 피하기
- 규칙적인 운동(땀 날 정도), 과로, 스트레스를 피하고 기쁜 마음으로 생활
- 청결유지, 정기적인 진단검사 실시
- 화학적 암 예방: 발암물질 생성 예방, 제거, 작용 억제, 항암활성화 촉진, 암 진행 억제를 위한 예방제제 투여하여 암 발생을 예방

(2) 2차 예방

- 암의 조기발견 및 조기치료의 중요성을 인식하고 암 검진에 적극 참여
- 암 발생의 7가지 경고 증상: 비정상적인 출혈 또는 분비물, 배변습관 또는 배뇨습관의 변화, 상처나 궤양의 치료가 지연됨, 유방 또는 다른 부위의 비후 또는 덩어리, 지속적인 기침, 쉰 목소리, 소화불량, 연하곤란, 사마귀 또는 점의 현저한 변화

(3) 3차 예방

- 암 진단을 받은 환자를 대상으로 효과적이고 지속적인 치료, 적절한 자가 관리 방법 습득
- 치료 불가능한 말기 환자인 경우 통증관리로 삶의 질 향상

6) 암의 중재

(1) 항암화학요법

① 항암제 투여 시 간호
- 환자 확인, 환자상태 사정(알레르기, 과거력, 현병력, 방사선치료 등)
- 검사 결과 확인, 동의서 확인
- 투여 전후 손씻기, 항암제 주입 동안 수액세트의 손상, 연결부위 유출 여부 관찰
- 알레르기 및 일혈 발생 관찰, 주기적으로 혈관의 개통성 확인(혈관 내 주입 확인)
- 항암제 주입 후 충분한 생리식염수를 주입한 후 다음 항암제를 연결함
- 피부 누출 시 바늘 제거, 피부에 항암제 묻은 경우 즉시 비누와 물로 닦아냄
- 눈에 튄 경우 즉시 물로 씻고 검진시행, 투여 후 환자의 상태 관찰, 부작용 확인

② 항암제 투여 후 관리
- 항암제를 흘릴 때에 대비하여 주사부위 밑에 패드 적용
- 주사기나 바늘 제거 시 주사부분을 거즈나 패드로 감쌈
- 항암제 관련 물품은 뚜껑이 있고 밀봉 가능한 용기에 '항암제용'이라 표시하고 별도 수거
- 주사기에 달린 바늘은 분리하지 말고 그 상태로 폐기
- 항암제에 오염된 물품은 24시간 이내에 병동에서 배출하고 사용한 주사기나 바늘은 재사용하지 않음

③ 항암제의 부작용과 간호 14 15 16 17 19 20 21 23 24 25

부작용		간호
피부 부작용	일혈	정맥 캐뉼라를 제거하지 말고 즉시 약제주입 중단, 냉찜질 또는 온찜질 시행, 일혈 부위에 중화제나 길항제 투여
	발진, 색소침착, 광선민감증, 손발톱 이상	• 부드럽게 씻고 충분히 말리기 • 햇빛 노출 피하기 • 부드러운 재질의 옷 착용
	탈모증	• 모낭은 세포분열이 빠르기 때문에 항암제에 민감한 반응 보임 • 투여 후 2~3주경 머리 전체 또는 부분적인 탈모증 발생 • 정서적 지지, 머리카락 다시 자라남을 알림, 필요시 가발이나 스카프 이용
골수기능 저하에 따른 부작용	빈혈 16	• 농축적혈구 수혈 • 적혈구의 수명이 백혈구/혈소판의 수명보다 길어 백혈구/혈소판 감소증보다 빈혈이 늦게 나타남

	부작용	증상/간호
골수기능 저하에 따른 부작용 [24] [25]	출혈위험 [17]	• 혈소판 감소증 → 점상출혈, 반상출혈, 비출혈 발생 • 혈소판 수혈, 안전유지, 부드러운 칫솔 사용, 근육주사 금지, 아스피린계 약물 투여 금지
	감염위험 [19] [21]	• 백혈구 감소증, ANC 감소(ANC가 500/㎣ 이하면 감염 위험 증가) • 호중구 증가를 위해 과립구집락자극인자(G-CSF)인 뉴포젠(neupogen)을 투여할 수 있음 • 감염의 징후를 확인하기 위해 체온 및 오한 증상을 자주 사정함 • 감염 증상 시 혈액, 객담, 소변 등의 배양검사를 시행할 수 있음 • 손 씻기, 감염관리법 준수, 침습적 처치 시 무균술 적용 • 생과일/생채소/회 등 섭취 제한, 사람 많은 곳 가지 않도록 교육, 방문객 제한, 개인용 칫솔과 치약 사용 등
위장계 부작용	오심, 구토 [23]	• 뜨거운 음식보다는 시원한 음식으로 섭취 • 도파민 길항제(prochlorperazine), 세로토닌 길항제(ondansetron), 항히스타민제, 스테로이드제 투여
	설사	I/O측정, 충분한 수액 및 전해질 투여, 지사제 투여
	구내염 [20]	• methotrexate 투약의 흔한 부작용 • 자극적인 음식, 술, 담배 금지, 통증이 심한 경우 fentanyl patch 적용 후 구강섭취 • 부드러운 칫솔 사용 및 따뜻한 소금물로 입 헹구기, 알코올 없는 구강청결제 사용, lidocaine 도포
	변비	• vincristine 투약의 흔한 부작용 • 고섬유식이 제공, 변완화제 투여
생식기계 부작용 [25]		• 항암제 치료 전 남성은 정자, 여성은 난자 채취하여 냉동보관 • 항암화학요법 중 임신은 기형아의 가능성이 있음 → 피임 권장 • 남성: 정액생산 비정상, 불임 발생 • 여성: 무월경, 월경불순 • 청결 유지: 생식기, 서혜부, 항문 부위 항균비누로 세척(2회/일)

(2) 방사선 요법
　① 방사선 조사 시 주의사항
　　• 정상 조직이 불필요하게 노출되지 않도록 주의
　　• 골격과 근육은 방사선에 거의 반응하지 않음
　② 방사선 요법의 부작용과 간호 [14]
　　신체 부작용 및 조사부위의 암 발생, 혈액암, 기형아 출생 등

부작용	증상	간호
전신반응 [18]	오심, 구토, 식욕부진, 권태, 발열	• 음식은 소량씩 자주 제공 • 진정제 투여 • 휴식을 취할 수 있는 조용한 환경 제공

피부반응 15 25	건성/습성 홍반, 피부 박리, 색소침착, 탈모, 화상, 괴사 및 궤양	• 치료부위를 나타내는 표시선을 지우지 않도록 주의함
		• 피부는 건조하게 유지, 지시가 있을 때까지 씻지 않도록 함
		  - 의사와의 상담을 통해 가볍게 샤워가 가능할 수 있음
		   (약한 비누로 부드럽게 씻고, 충분히 헹군 후 두드려 말림, 미지근한 물 사용)
		• 치료부위에 로션, 크림, 알코올 등 사용 금지
		• 느슨하고 부드러운 옷 착용
		• 전기면도기 사용, 면도 후 스킨/로션 금지
		• 직접적인 태양광선, 실내수영장, 더운 물주머니, 전기패드 피하기

골수기능 저하	빈혈, 감염, 출혈 가능	• 항암화학요법과 간호 동일

구강 합병증 25	구내염, 구강건조증, 미각변화	• 두경부암 치료 시
		  - 얼굴과 목에 직접적인 영향을 주어 구내염 등 부작용이 나타나기 쉬움 → 구강 점막을 자극할 수 있는 맵고 짜거나 신 음식을 피하게 함, 입안을 자주 헹구게 함 25
		  - 침샘 기능 위축 → 구강건조증 발생
		  - 미각 변화: 치료 수개월 후 회복

(3) 암환자의 피로요인 16
  ① 신체적 요인: 통증, 수면-각성 패턴 장애, 골수 억제, 신체기능 상태, 소화기계 불편감, 다양한 약물 투여
  ② 기능적 요인: 생활의 변화에 대한 가치/의미, 정상활동 능력(직장, 가정, 사회), 집중력 등 감소
  ③ 심리사회적 요인: 우울/고립, 불안, 역할/고립, 외모, 통제력, 대인관계, 정서상태, 성기능, 재정문제

3 노인의 건강문제

1) 노화에 따른 변화

심맥관계	• 동맥경화증, 고혈압, 심박출량 감소, 관상동맥질환, 울혈성 심부전 • 부정맥(전도 지연), 심근 비후, 판막 기능 저하 • 혈전성 정맥염, 특히 하지 심부정맥(복재정맥)
호흡기계 25	• 폐기능 감소: 폐활량(VC) 감소, 강제날숨량(FEV) 감소, 기능적잔기용량(FRC) 증가, 고이산화탄소혈증(CO_2 상승)에 대한 반응 둔화, 흉벽 순응도 감소, 섬모운동 저하, 기관 내 분비물 제거능력 감소, 호흡근 약화, 가스교환 표면적 감소, 폐동맥압 증가, 기침능력 감소, 호흡수 증가 • 각종 폐질환 호발(폐렴, 폐결핵, COPD, 폐암)
근골격계 18	• 뼈의 밀도 감소 → 신장 감소, 퇴행성 관절염, 골다공증, 병리적 골절 • 근력 저하 → 근육 위축, 추간판이 얇아지고 간격이 좁아짐, 척추측만증

위장계	• 미각변화(신맛/쓴맛↑, 단맛/짠맛↓), 식욕감퇴, 영양소 흡수장애(비타민 B, 칼슘, 철분), 소화액 분비 감소 → 소화불량, 영양부족 초래 • 식도연동운동 감소, 부적절한 식도하부괄약근 이완 → 위산역류(소화불량, 가슴앓이) • 치아손상, 변비, 변실금, 간의 약물 대사 능력 감소
신경계	• 뇌세포의 노화, 체온조절능력 감소(열사병, 저체온 위험↑) • 총 수면시간 및 REM 수면 감소, NREM 수면 중 깊은 수면이 거의 없음
내분비계	• 에스트로겐 저하 → 유선조직 감소, 혈당조절능력 감소 → 당뇨병 유발, 갑상샘 크기 감소, 기초대사율 감소 • 여성: 질벽 위축과 점액분비 감소 → 질건조, 소양증 및 질산도 저하, 성교통으로 성욕 감퇴 • 남성: 안드로겐 감소, 발기 문제, 음경과 고환 크기 감소
비뇨생식기계	• 배뇨곤란: 실뇨, 빈뇨, 요정체, 긴급뇨, 잔뇨량 증가, 방광용적 감소 • 신기능 저하: 신혈류, 사구체 여과율, 네프론 수, 크레아틴 청소율 감소 등 • 남성: 전립샘비대증과 전립샘염
피부 및 감각 14	• 얇고 건조한 피부(피하지방층 소실, 수분 손실, 탄력성 감소, 피지선 지방 생성 감소) • 손, 발톱이 두껍고 쉽게 부서짐 • 체모 감소, 멜라닌 생성 감소 → 모발색 변화 • 노인성 반점, 피부각질, 피부암 • 안검하수, 안구건조, 동공 크기, 빛 순응, 시야의 감소, 백내장 및 녹내장 발생 증가 • 수정체 기능 감소로 밝은 조명 필요, 촉각, 미각, 후각 감소 • 노인성난청 발생, 고음에 대한 청각 감소 ⇒ 노인과 의사소통: 눈높이에서, 낮은 톤으로 명확하게 천천히 말하기, 고음이나 고함 금기, 듣고 이해할 수 있는 충분한 시간 제공, 한 번에 한 가지씩 질문하기, 대화 중 끼어들지 않기
노인의 약물역학	• 흡수: 위장 내 pH 증가, 장운동 감소로 약물 효과변화 • 분포: 체중, 체액 감소, 지방조직 증가 → 지용성 약물의 작용시간은 증가하고, 배설시간은 지연 • 대사: 간 크기 및 혈류 감소, 효소활동의 감소 → 약물의 혈장농도 및 약물의 반감기 증가 • 배설: 신사구체 여과율의 감소, 신기능 저하로 약물 배설 지연 → 약물 중독 위험

2) 노화에 따른 낙상 위험

위험요인	• 신경계, 근골격계, 심혈관계, 내분비계, 감각계 둔화 • 질환, 투약, 우울, 음주 • 신발, 지팡이, 높은 침대, 억제대 • 어두운 조명, 고정되지 않은 깔개나 카페트, 정리되지 않은 전선, 손잡이가 없는 장소(거실, 화장실, 계단), 미끄럽고 고르지 않은 바닥 등
낙상 예방간호 13 14	• 억제대 적용은 가급적 피하고, 침대 높이를 낮게 조절, 난간 올리기 • 보조등 및 야간등 설치 • 욕실바닥에 미끄럼 방지 타일이나 깔개 설치, 변기나 욕조 주위에 손잡이 설치 • 주변을 정리하고 주변 물건은 즉시 치우기 • 목발, 지팡이, 보행기의 끝이 마모되지 않았는지 확인 • 야간 배뇨를 줄이기 위해 취침 전 수분, 알코올, 커피 섭취 제한

참고 시기별 특징과 발달과업

단계	특징	발달과업
청년기 (18~22세)	• 정체성 vs 역할 혼돈 • 급격한 신체적 성장 • 역할 혼돈 발생: 직업선택, 성역할, 가치관의 확립과 관련된 갈등	• 사회적, 직업적 역할 탐색 • 정서적 안정, 좋은 성역할의 모델을 바탕으로 자신에 대한 통찰과 자아정체감 형성
성인초기 (23~39세)	• 친밀감 vs 고립감 • 자율성과 자립: 부모로부터 독립하는 시기 • 성역할이 확립된 성인들끼리 신뢰하며 친밀감이 강해지나 신뢰가 형성되지 못하고 역할이 확립되지 않으면 고립감을 경험	• 직업 선택 • 결혼 및 출산
중년기 (40~64세)	• 생산성 vs 침체성 • 신체적 쇠퇴 • 자녀를 낳고 부모로서의 역할 수행 • 인생의 성취 완성, 자아실현을 완성하며 생산성 추구 • 발달과업이 제대로 달성되지 않으면 침체성을 느낌	• 신체변화에 대한 적응과 성취에 대한 만족 • 자녀의 독립: 자녀 독립에 따른 빈둥지증후군 경험 • 여가활동의 개발, 사회 모임의 참여, 부부를 인생의 동반자로 이해하는 태도의 변화
	• 중년기의 간호문제: 성인병, 관절염, 골다공증, 암, 성적 변화, 불안, 우울증, 중년의 위기 • 중년기의 간호: 균형 잡힌 식사, 체중조절, 변비예방, 여성은 칼슘섭취 증가(특히 폐경 후), 스트레스 관리, 이완요법, 심상요법, 정기적인 건강검진	

노년기 (65세 이상)	• 자아통합 vs 절망감 • 소득원의 상실과 체력저하 • 자아통합: 인생의 결과에 만족하고 다가오는 죽음을 수용 • 신체적/사회적 상실 → 인생의 무력감과 절망감	• 체력감소와 감소된 수입에 대한 적응 • 죽음(배우자의 죽음)에 대한 준비 • 동년배 집단과 애착형성 • 새로운 사회적 역할에 적응: 조부모, 지역사회 봉사 등

4 재활간호

1) 재활의 정의 및 목적

정의 15	• 건강의 재통합: 다시 능력을 찾음, 질병/손상/재해로부터 회복 • 손상으로 발생한 기능 장애를 가지고 살아가는 방법을 배우는 과정
목적	근력과 관절 기능 유지, 순환 증진, 지구력 증진, 근 이완 증진, 기형 예방, 구체적인 욕구 표출, 자신의 기능을 최대한으로 활성화, 자기효능 성취

2) 재활의 원리

(1) 재활치료 대상자는 스스로 삶의 목표와 요구, 문제, 기능성을 가지고 있음
(2) 재활치료 과정에서 대상자는 스스로 문제를 결정하고 참여할 수 있음
(3) 대상자가 필요한 것을 미리 알아내어 성취할 수 있도록 돕는 것
(4) 할 수 없는 것보다 할 수 있는 것에 관심을 둠(가능성 지향)

3) 재활간호 중재 14

(1) 관절구축 예방
  ① 좋은 신체선열 유지: 합병증 예방과 기형 예방을 위한 체위(기능적 체위)
  ② 관절가동운동범위(ROM)
    • 근골격계 구축을 예방하기 위해 실시, 각 관절마다 적어도 매일 3번 실시(1회, 5번 반복)
    • ROM 시행 시 대상자가 통증 호소, 관절 강직, 움직이기 어렵다고 느끼면 무리하게 운동시키지 않음
    • ROM 운동의 종류

수동적 운동	• 대상자 스스로 운동할 수 없을 때 치료자가 운동시켜주는 것 • 관절의 운동범위 크게 유지, 순환 위해 시행
능동적 운동	대상자 스스로 운동, 정상적 근력유지 목적, 돌아눕거나 서거나 앉는 것 포함

③ 근력증진 목적에 따른 운동

등척성 운동 (isometric Ex.)	• 근섬유길이는 변하지 않고 근육의 장력이 발생하는 운동 • 관절을 움직이지 않고 근육의 강도만 강하게 함 예 벽을 밀거나 철봉 오래 버티기 등
등장성 운동 (isotonic Ex.)	근섬유의 수축에 따라 근육의 길이가 변하는 운동 예 턱걸이, 역기 들기 등
등속성 운동 (isokinetic Ex.)	가해지는 힘과 상관없이 미리 정해진 각도와 속도로 움직이며 자동 기계 장치를 활용함

4) 물리치료

열, 물, 광선, 운동, 전기, 초단파 등의 물리적 요소를 이용하여 병변치료 및 통증완화

열요법	• 목적: 관절 경직 및 통증의 완화, 근경련 감소, 혈류 증가 • 금기 대상: 급성 염증, 외상, 출혈, 무감각한 부위(화상 위험), 동맥부전, 허혈, 악성종양, 심맥관 질환, 호흡질환, 신부전, 노인과 유아
냉요법	• 목적: 혈관수축, 혈류감소, 국소적 신진대사 저하, 진통 및 항염증 효과, 발열억제, 화상, 근육경련의 억제 • 금기 대상: 혈관부전, 냉과민증 또는 불인내성, 노인과 유아, 감각저하 부위
마사지 14	• 목적: 국소적 혈액순환 증진, 정맥귀환 증진, 관절부종 감소, 근이완 증진, 피로도 감소 • 금기 대상: 급성 염증, 혈전성 정맥염, 악성 종양, 화농성 피부염

5) 목발보행

(1) 목발 사용 전 근육 강화운동 필요
(2) 손목/손바닥으로 체중지지, 액와에 체중 부하 금지 → 액와신경총을 압박하여 목발마비 초래됨
(3) 팔꿈치 20~30° 굴곡, 액와에 닿는 부위에 솜이나 고무 적용, 굽 낮은 편한 신발 착용
(4) 계단 내려갈 때: 목발과 환측 먼저 → 건강한 다리 내림
(5) 계단 올라갈 때: 건강한 다리 먼저 → 목발과 환측을 올림

5 호스피스 완화 간호

1) **호스피스의 정의** 14 15 23

(1) 호스피스는 장소가 아니라 죽어가는 대상자를 위한 공감, 관심과 지지를 제공하는 돌봄의 개념
(2) 남은 가족의 고통과 슬픔을 경감시키기 위해 지지와 격려를 제공하는 총체적인 프로그램
(3) 말기환자나 임종하는 환자가 남은 생을 정리 할 수 있도록 도우며, 삶의 의미를 향상시키고 고통을 경감시켜 자신의 죽음을 수용할 수 있게 돕는 전인적 간호
(4) 호스피스 간호에서의 죽음: 삶의 일부로 한 과정이며 끝이 아님, 죽음은 자연스러운 과정 22

2) 호스피스 대상자 선정 기준

(1) 예상기대 여명이 6개월 미만인 환자로서, 적극적인 항암치료가 환자의 경과에 더 이상 도움을 줄 수 없다고 판단되며, 환자의 전신상태가 악화되는 말기암환자
(2) 근원적인 회복의 가능성이 없으면서 악화되는 시기에 있는 말기 만성질환자
(3) 의사의 동의나 의뢰가 있는 경우
(4) 의식이 명료하고 의사소통이 가능한 환자
(5) 환자나 가족이 증상완화를 위한 비치료적인 간호를 받기로 결정한 경우
(6) 가족이나 친지가 없고 호스피스의 도움이 필요하다고 선정된 경우

3) 죽음에 대한 반응

1단계	2단계	3단계	4단계	5단계
부정	분노	타협	우울	수용

4) 임종환자 간호 14

(1) 임종 시 증상

신경계	• 질병의 진행에 따라 청력을 제외한 오감 감소(청각은 가장 마지막까지 남아 있음) • 시야가 흐려지고 안검반사 소실, 눈꺼풀이 반만 닫힘
심혈관계	심박동수가 증가하다가 느려지고 약해짐, 혈압 하강, 근육 내 또는 피하를 통한 약물흡수 지연
호흡기계	• Cheyne-stokes 호흡: 무호흡과 깊고 빠른 호흡 반복 • 호흡수 증가 → 점차 느려지고 얕아짐 → 헐떡거림 • Death rattle: 기도에 점액이 축적되어 호흡할 때 습성 소음 동반
비뇨기계	소변량 감소, 실금
위장관계	위장관 운동의 저하 및 기능상실 → 가스축적, 변비, 변실금
근골격계	안면근 긴장의 감소 → 턱이 아래로 처짐, 말하거나 삼키기 어려움, 구개반사 소실, 신체 자세와 선열을 유지하기 어려움
피부계	손, 발, 팔, 다리에 얼룩덜룩한 반점, 차가운 피부, 끈적끈적한 피부, 코나 손톱/무릎에 청색증이 나타남

(2) 임종 시 간호

① 수면 시간 증가: 환자를 흔들어 깨우지 않음
② 시간, 장소, 사람에 대한 혼동: 대상자에게 먼저 자신의 이름을 말하고, 부드럽고 명확한 의사소통
③ 호흡양상의 변화: Cheyne-stokes 호흡 시 머리를 높여줌 20
④ 기도분비물 증가: 고개를 옆으로 돌려 배출 유도, 필요시 흡인
⑤ 불안정함: 영적 고통 여부 확인, 손을 잡고 환자 곁에 있어줌, 이마를 가볍게 문질러 주거나 책 읽어주기, 편안한 음악 들려주기 등 22
⑥ 저체온: 전신 보온

3장 | 섭취/흡수/대사장애

1 위장관계 구조와 기능

구강	미각 수용체, 침샘(설하선, 악하선, 이하선) → 아밀라아제(소화효소) 분비, 타액분비(정상 성인기준 1000~1500mL/일)
식도	• 구강~위 연결하는 음식물과 물의 이동 통로 • 연하작용: 저작된 음식물이 인두 → 식도 → 위로 이동하는 과정 • 연동운동을 통해 이동하며 위로 들어가면 괄약근이 닫힘
위	• 소화액 분비, 음식물을 저장함 • 위분비물: 가스트린 → 염산분비 촉진, 점액세포 → 점액을 분비하여 염산에 의한 자가소화 방지 • 내적인자 → Vit.B$_{12}$와 결합, 소장으로 이동, 펩시노겐 → 단백질 분해
소장	• 십이지장, 공장, 회장으로 이루어짐 • 상장간막 동맥으로부터 혈액을 공급받음 • 영양분을 분해하여 소화작용을 함, 각종 영양소, 전해질, 비타민 등 대부분 소장에서 흡수
대장	• 맹장, 결장, 직장으로 이루어짐 • 점액 → 대장벽 보호, 확산에 의한 수분 흡수, 대변을 형성함, Vit.B, Vit.K를 합성함

2 위장관계 간호사정

1) **신체사정** [13] [14] [15]

   (1) 구강, 혀: 타액 분비, 저작/연하능력을 사정함, 움직임 및 입술색, 모양, 부종 등을 관찰
   (2) 복부: 시진 → 청진 → 타진 → 촉진

우상복부(RUQ)	좌상복부(LUQ)
간, 담낭, 십이지장, 우측신장, 우결장곡	위, 비장, 좌측신장, 췌장, 좌결장곡
우하복부(RLQ)	**좌하복부(LLQ)**
맹장, 충수돌기, 우측 난소 & 난관	S상 결장, 좌측 난소 & 난관

2) 위장관계 진단검사

(1) 임상병리: CEA, CA19-9 → 위장관계 암 사정
(2) 잠혈검사: 대변검사(위장출혈 확인 가능, 양성: 변에 혈액이 섞여 있음을 의미)
(3) 내시경 검사

상부 위장관
내시경 검사
[14]
	• 적응증: 급/만성 위장관 출혈, 악성빈혈, 식도손상, 흉부하 통증, 상복부 불편감 등
	• 검사 전 중재
	  - 동의서, 8시간 이상 금식
	  - 구개반사 예방위해 국소 마취 → 구개반사 돌아올 때까지 금식이 필요함
	  - 항콜린제 투여 → 분비물 및 위 운동 억제 [18]
	• 검사 후 중재
	  - 수면 내시경인 경우: 회복실로 이동하여 휴식, 보호자와 함께 귀가, 검사 당일 운전 금지
	  - 천공, 출혈, 발열, 호흡곤란, 연하곤란 등 합병증 사정

대장 내시경 검사
[21]
	• 목적: 항문~맹장까지를 대장 전체를 관찰하여 대장암 및 염증성 장질환 등을 진단하거나 치료함
	• 검사 전 중재 [13]
	  - 동의서
	  - 식이: 검사 수일 전부터 씨 있는 과일, 단단한 섬유질의 채소 등 섭취를 금함, 검사 전날에는 전 유동식 → 대개 자정부터 금식
	  - 장 준비: 사전에 관장약 복용, 필요시 관장 시행
	  - 체위: 좌측위에서 무릎을 구부리게 함, 정확한 검사를 위해 자세를 여러차례 변경할 수 있음
	• 검사 후 중재 [21]
	  - 검사 중 공기주입으로 인해 약간의 복부 불편감이 있을 수 있음
	  - 천공(심한 복통), 출혈, 발열, 활력징후 변화 등 합병증 사정

캡슐내시경 검사	• 말단회장을 포함한 소장 전체를 확인하기 위함
	• 기존의 내시경으로 원인을 발견하지 못한 위장관 출혈 환자
	• 검사 전 중재: 8시간 이상의 금식
	• 검사방법
	  - 캡슐을 삼키고 4시간 후부터 식사 가능함
	  - 대변을 통해 자연적으로 캡슐이 배출됨

(4) 방사선 검사

상부위장관 조영술 [16]	• 바륨(조영제)을 사용하여 식도 하부, 위, 십이지장 연속적으로 촬영함 • 검사 전 중재: 전날 자정부터 금식 필요, 바륨의 배출로 변이 회백색임을 알림 • 검사 후 중재: 수분섭취 격려 → 바륨배출 촉진, 대변매복을 예방함
하부위장관 조영술	• 직장카테터로 바륨을 주입함 • 검사 전 중재: 전날 자정부터 금식 필요, 검사 당일에는 청결관장 또는 좌약을 삽입하여 장 준비를 함 • 검사 후 중재: 수분섭취 격려 → 바륨배출 촉진

(5) 보행성 24시간 pH 측정검사: 위식도 역류질환 진단에 매우 유용함, 24시간 동안 식도의 pH를 기록하는 것

3 구강 및 식도장애

1) 구내염

(1) 아프타성 구내염

원인	정서적 스트레스, 비타민 부족, 알레르기, 바이러스 감염 등
증상	구강, 입술, 혀, 뺨 안쪽에 호발하는 작은 궤양, 경계가 작고 붉은 염증 반응 특별한 치료없이 자연적으로 회복됨
중재	스테로이드 사용(국소, 전신), 알레르기 유발물질 피함, 잦은 구강간호, 부드러운 칫솔 사용, 통증 심하면 식염수 등으로 함수

(2) 아구창(구강칸디다증)

원인 [23]	구강 내 정상 진균인 candida albicans가 주된 원인으로 면역력이 저하되었을 때(항암치료, 장기간 항생제 복용 등) 증상이 발생함
증상	혀, 구개, 구강 점막에 우유 찌꺼기 모양의 제거하기 어려운 백반이 붙어 있음
중재	항진균제(nystatin 등) 현탁액이나 연고를 바름, 미지근한 식염수 또는 과산화수소수로 함수, 부드러운 칫솔 혹은 거즈를 사용함

2) 위식도역류병(GERD) [13] [14] [20]

정의	위 내용물이 식도로 역류하여 식도 점막을 손상시키는 상태
원인	위·식도의 구조적 이상, 복압 상승(비만, 임신, 복수, 기침), 하부식도 괄약근의 기능 저하(음주, 흡연, 기름진 음식)
증상	가슴앓이, 위산역류, 연하통, 연하곤란, 오심, 심한 경우 등, 턱, 목으로의 방사통 등
진단	• 가슴앓이, 위산역류의 증상을 확인함 • 보행성 24시간 pH 측정 검사(정상 pH 6.5~7.0, 역류 시 < 4.0) • 심장 문제(협심증 등)와 혼동하지 않도록 주의가 필요함

중재
[13] [14] [15] [19]
[23] [24] [25]
	• 약물요법
	  - 제산제(위산중화 → 통증감소, 식사 1시간 전 또는 식후 2~3시간 후 복용)
	  - 프로톤(양성자)펌프억제제(PPI) [25]: 위산의 강력한 억제, 하루 한번 아침 식전 복용
	  - 금기약: 항콜린제, 칼슘차단제 → 식도괄약근 압력 감소, 위 배출속도 지연
	• 내시경적 치료: 식도 괄약근을 조여줌
	• 수술요법: 위저부 추벽 성형술
	  - 소량씩 자주 식사(하루 4번), 식사 중 적당한 수분 섭취, 저지방식 섭취 [15]
	  - 담배, 자극적인 양념, 술, 커피, 오렌지 주스(신맛 음료), 너무 뜨겁거나 찬 음식은 피함
	  - 잠들기 3시간 전에 음식물 섭취 금지
	  - 수면 시 머리를 올려줌 → 역류 예방 [13]
	  - 적절한 체중 유지, 꽉끼는 옷 피하기 → 복압 증가 예방
	  - 탄산음료, 가스발생 음식 제한, 빨대사용 제한
	  - 아스피린 사용 제한(식도염을 악화시킴)

3) 식도이완불능증 [20]

원인	• 하부식도괄약근의 압력↑ → 연하 시에도 이완되지 않음 • 위암의 식도침윤, 방사선치료, 약물, 식도손상, 미주신경장애 등
증상	식도 하부에 음식 축적 → 연하곤란, 가슴앓이, 역류 → 기도흡입, 기관지 합병증 유발
진단 [22]	바륨연하검사, 식도내압측정
중재	• 항콜린제, nitrates 설하 투여, 칼슘차단제 투여 → 압력 감소 • 진통제, 보툴리눔독소 주사, 풍선확장제, 식도근 절개술 • 식사는 소량씩 자주 섭취, 따뜻한 음식/유동식 공급, 수면 시 머리를 높여 기도 흡입 방지, 금연, 금주

4) 식도게실(식도곁주머니)

정의	식도 점막에 1개 이상의 주머니가 생겨 식도벽의 전층 또는 일부가 돌출된 상태
원인	선천성, 식도 외상, 반흔, 염증 등
증상	• 음식이 고여 있다가 역류됨 • 기침, 목의 불편감이 동반되는 연하곤란, 입냄새, 음식물 역류, 야간 호흡곤란 • 합병증: 흡인성 폐렴, 폐농양, 기관지 확장증
진단	• 바륨검사: 게실의 위치 확인 • 내시경 검사는 절대 금함(천공의 위험)
중재	• 수면 시 침상 머리 올리기, 식후 격렬한 운동, 꼭끼는 옷을 피함 • 음식은 소량씩 자주 섭취, 유동식을 제공함

5) 식도암 16 18

(1) 식도암의 정의: 식도에 발생한 종양으로 식도는 장막에 싸여 있지 않아 림프관을 타고 전이가 빠르게 진행됨
  ① 편평상피암: 식도 상부 1/3 또는 중간 이상 부위에서 주로 발생
  ② 선암: 식도 원위부 1/3 부위에서 주로 발생
(2) 식도암의 원인: 장기적인 음주, 흡연, 점막손상(농약, 뜨거운 차, 양잿물 등), 방사선 치료, 식도 이완불능증 등
(3) 식도암의 진단: 바륨연하검사, 내시경검사, 식도조영술, CT, 세포검사 등
(4) 식도암의 증상 16 18 22: 초기에는 대부분 무증상, 구토, 만성 기침, 쉰 목소리, 철분결핍성 빈혈, 연하통증, 연하곤란, 역류, 가슴앓이, 체중감소, 식욕부진 등
(5) 식도암의 중재 18
  ① 방사선요법, 항암화학요법, 수술요법(식도확장술, 인공식도관 삽입, 식도절제술 등)
  ② 영양간호: 위관을 통한 영양공급, 필요시 완전비경구영양(TPN)을 통해 공급함
   참고 영양관리를 위해 체질량지수, 섭취량/배설량, 체중, 혈액검사(알부민, 총단백) 등을 사정함 25
   - 체질량지수(BMI): 저체중 18.5kg/m² 미만(정상: 18.5 ~ 22.9 kg/m²)
   - 정상범위: 혈청알부민 3.5 ~ 5.0g/dL, 총단백 6.0 ~ 8.0g/dL
  ③ 체위: 위의 과팽만과 역류 방지 위해 식후 1시간 동안 좌위, 반좌위 유지
  ④ 수술 후 간호: 구강간호 제공, 연하기능이 회복된 경우, 물 섭취를 시작으로 유동식, 연식, 경식 순으로 식이를 변경해 감(소량씩 자주 섭취) 23 25

4 위·십이지장 장애

1) 급성 위염 vs 만성 위염 [15] [16]

구분	급성 위염	만성 위염
원인	알코올, 카페인, 자극적인 양념, 비스테로이드성소염제(NSAIDs), 식중독, 전신적 감염, 스트레스	Helicobacter pylori(H. pylori) 감염(주로 오염된 음식이나 물을 통해 감염됨), 소화성 궤양, 음주, 노령, 약물 복용, 담즙 역류 등 [15]
증상	식욕부진, 오심, 구토, 복부경련, 설사, 발열, 무통성 출혈 등	증상 없는 경우가 대부분, 소화불량, 식욕부진, 팽만감, 트림, 모호한 상복부 통증 등

치료와 중재 [16]	• 원인 요소 제거
	• 금식(위점막 보호 및 재생)
	• 정맥 주입으로 영양을 공급함
	• 이상 증상이 사라지면 소량씩 자주 섭취하도록 격려함
	• 출혈 시: 비위관 흡인, 생리식염수로 세척을 시행함
	• 제산제, H_2 수용체 길항제, 항구토제를 투여함
	• 알코올, 카페인, 흡연, 자극적인 음식을 제한함
		• 소량씩 자주 섭취, 스트레스 관리,
		• H.pylori 감염 치료
		  - 항생제 투여: metronidazole, clarithromycin 등
		  - 지시에 따른 약물 복용 중요(약물내성으로 인한 재발 방지)
		• 악성빈혈 시 $Vit.B_{12}$ 비경구 투여(경구투여 시 흡수 안됨)
		• 스테로이드 투여(위벽세포 보호)
		• 출혈 지속 시 수술적 치료를 시행함

2) 소화성 궤양 [14] [15] [17] [18] [19] [21] [22] [25]

구분 [14]	위 궤양 [17]	십이지장 궤양 [15]
특성	위 저부	십이지장 점막
원인 [15] [18]	점막 방어 능력 ↓	산 분비 ↑
		H.pylori균
증상 [22]	• 음식에 의해 통증이 유발되거나 악화될 수 있음 • 상복부 중앙에 둔한 통증 • 경우에 따라 오심, 구토, 체중감소	• 공복 시 통증 증가(한밤 중에 발생) → 때때로 음식이나 제산제에 의해 통증이 완화됨 • 우측 상복부 중앙에서 등쪽으로 통증이 방사됨 • 통증 발생 후 오심, 구토
합병증 [17] [25]	출혈, 천공, 폐색 참고 천공 발생 시, 극심한 상복부 통증, 복부 강직 등이 유발됨	
진단 [13] [17] [25]	• 신체 검진(통증, 복부팽만 등) • 내시경검사, 위액검사, 요소호기(날숨)검사 → H.pylori균 확인, 잠혈검사, CBC, 음식 섭취 및 제산제로 통증 확인	

중재 13 19 21	• 제산제 투여 (산 중화): 식후 1시간, 잠자기 전 투여 • 항생제: H.pylori 균 박멸에 사용 • 프로톤(양성자)펌프 억제제(PPI): 위산분비 감소 　예 오메프라졸 • 항히스타민제(히스타민 수용체 길항제): 히스타민으로 자극된 위액 분비를 차단 　예 시메티딘 • 수크랄페이트, 프로스타글란딘제, 점막보호제 등 투여 • 너무 뜨겁거나 찬 음식은 피함, 술과 담배 금지 • 아스피린, NSAIDs는 출혈 위험을 증가시키므로 복용을 자제함(복용 시 식간에 제산제 복용) • 심한 출혈: 금식, 정맥으로 수액 공급, 비위관을 삽입하여 출혈 정도를 사정함, 생리식염수 세척, 혈관 수축제 투여 등

3) 위암 16

원인	H.pyroli 감염, 절인 음식, 흡연, 위 궤양, 기타 유전적/환경적 요인
증상	• 초기 증상이 없어 조기 발견이 어려움 • 불분명하고 지속적인 위 불편감, 식욕부진, 소화불량, 오심, 빈혈, 체중 감소 • 유문부 종양 → 오심, 구토 / 분문부 종양 → 연하곤란
진단 16	위 내시경, 조직생검(확진), CT, 내시경적 초음파, 혈액검사(CEA, CA19-9)
중재	• 위절제술, 항암화학요법 • 완전비경구영양 • 위 절제술 후 합병증 관리

4) 위절제술 후 합병증

(1) 수술 및 봉합부위 출혈
(2) 덤핑증후군 13 14 15 16 17 18 22 23
　① 덤핑증후군의 원인: 섭취된 음식물(특히 고농도의 탄수화물)이 십이지장에서 적절한 소화과정을 거치지 않고 공장 내로 빠르게 들어가면서 나타남
　② 덤핑증후군의 증상
　　• 조기 덤핑증후군
　　　- 식후 20~30분 정도에 발생(급격한 음식물의 유입으로 발생)
　　　- 증상: 오심, 구토, 빈맥, 어지럼증 등
　　• 후기 덤핑증후군
　　　- 식후 2~3시간 정도에 발생(급격히 올라간 혈당을 교정하기 위해 인슐린이 과잉 분비되면서 발생)
　　　- 증상: 저혈당, 발한, 손떨림, 두통, 빈맥 등

③ 덤핑증후군의 중재 13 14 15 16 17 18 19 22 23

- 소량씩 자주 식사
- 고단백식이, 고지방 또는 중간 정도의 지방 섭취, 탄수화물 섭취 제한
- 식사 시 액체 최소화
- 수분 섭취 제한: 식전 1시간, 식후 2시간 동안 수분 섭취 제한
- 너무 뜨겁거나 차가운 음식 또는 음료 제한
- 체위: 식후 20~30분간 측위로 휴식, 식사 시 기댄 자세에서 식사
- 약물: 항경련제, 항콜린제 투여 → 음식물의 위 배출을 지연시킴
- 수액 투여: 핍뇨 등 수분 전해질 불균형 증상이 나타났을 때 시행함

(3) 십이지장 봉합부위 누출, 변연부 궤양
(4) 흡수장애: Vit.B$_{12}$, Vit.D, 엽산, 지방, 칼슘 등의 흡수 불량 → 보충 필요
  참고 위절제로 인해 내적인자가 결핍됨 → 악성빈혈이 발생할 수 있음 24

5 소장·대장장애

1) 염증·감염성 장애

(1) 충수염 17

원인	바이러스 감염, 충수관의 폐색, 기생충, 림프조직 비대 등

증상	• 통증, 발열, 식욕부진, 오심, 구토
	• 급성 복통
	  - 중앙 상복부에서 시작되어 McBurney's point(RLQ)에 국한되는 통증
	  - McBurney's point에 반동성 압통(깊이 누른 후, 손을 뗄 때 나타나는 통증)

진단	McBurney's point(+) 17, Rovsing's sign(+), 백혈구 증가, 초음파 검사, X선 촬영 참고 Rovsing's sign: LLQ에 압력을 가하면 McBurney 지점에서 통증을 느낌
중재	• 충수절제술, 항생제 투여, 복막염 예방 • 진통제는 확진 후 사용, 관장과 하제 금지, 온찜질 금지

(2) 복막염 13 17

원인	소화성 궤양의 천공, 충수 파열, 장의 괴저, 게실 천공, 외상, 기타 복부수술 등
증상 17	연동운동 감소, 장관 내 압력 증가 → 복부 팽만, 통증, 강직, 오심, 식욕부진, 구토, 반동성 압통, 장음 소실 또는 감소, 호흡곤란, 청색증, 불안정, 빈맥 등
진단	WBC 증가, 복부 X선 촬영, CT
중재 13 17	금식, 정맥주사로 영양분을 공급함, 장관을 삽입하여 감압, 항생제 투여, 반좌위 혹은 좌위(염증 확대 방지), 복부절개 및 배액관 삽입, 진토제, 진통제 투여

(3) 장게실염(곁주머니염) 13 19

원인 13	장관강 내 압력 증가, 변비, 노화, 장근육 위축 등의 이유로 게실 형성 → 소화가 안된 음식물이나 세균이 게실 내 정체 → 하나 이상의 게실에 염증이 발생함(주로 S상 결장에서 발생 15)
증상 15 22	좌측 하복부의 둔한 경련성 통증, 설사, 변비, 미열, 허약감, 잠혈, 철분 결핍성 빈혈, 천공으로 인한 복막염 등
진단	바륨관장 및 대장내시경 금기(천공 위험), 복부 X선, CT, 혈액검사(백혈구 증가, 적혈구 침강속도 증가)
중재 23	• 급성기: 금식, 정맥주사로 영양분 공급, 수분섭취 격려(2L/일 이상), 비만 시 체중 감소, 저잔유식이, 콩/씨있는 과일/채소 피하기 • 악화기: 고섬유식이 피하기, 변비 예방을 위한 변 완화제 투여, 합병증 관찰 　복압 상승을 유발할 수 있는 행동을 금함 　예 굽히기, 무거운 것 들기, 기침, 구토 등

(4) 과민대장증후군 20

특성	원인불명, 기질적 이상없이 발생하는 기능성 장 질환
증상	• 주요 증상: 복통 혹은 복부불편감과 함께 발생하는 배변양상의 변화, 설사와 변비의 반복, 복부팽만 • 속쓰림, 연하곤란, 대변 내 점액 증가, 주로 아침에 설사, 전신피로, 두통 등
중재	• 생활습관 교정 　- 규칙적인 식사, 식이섬유의 섭취 　- 과식/가스 생성 식품/장에 자극을 주는 음식 등 피함 　- 스트레스 관리, 적당한 운동과 휴식 • 증상에 따른 약물 투여 　- 진경제

(5) 만성 염증성 장 질환 13 14 15 18

구분	크론병 25	궤양성 대장염 14
위치 및 특징	• 원인불명 • 장의 전층을 침범하는 만성 재발성 염증성 질환 • 회장 말단이 가장 흔한 침범 부위임 • 병변이 국소적, 분절성 분포 • 10~20대의 젊은층에서 호발	• 원인불명 • 연속적으로 직장에서 근위부로 침범하는 만성 염증성 장질환 • 완화, 악화가 반복됨 • 전 연령층에서 발생하나, 15~35세경 호발
병태생리	• 염증이 장벽 전층, 주위 림프샘, 장간막 침범 → 장비후, 장내강 협착, 점막 결절화 • 염증이 점막하 침범 → 누공, 열공, 농양 형성, 육아종 형성의 가능성 있음 • 만성화 → 섬유화, 장폐색	• 대장에 여러 개의 궤양, 발적, 출혈, 울혈 • 염증이 연속적, 정상 점막 관찰 불가능 • 반복된 염증 → 점막하 섬유화, 대장이 좁고 짧아짐
증상 18 21 25	• 복통(간헐적 RLQ 통증), 만성 설사, 체중 감소, 발열, 전신 쇠약감, 식욕 부진, 구역, 구토 등	• 혈변, 설사, 대변절박증, 복통(LLQ), 점액변, 발열, 전신 쇠약감, 식욕 부진, 구역, 구토 등
합병증	출혈, 천공, 누공형성, 영양결핍 등	
중재 14 15 21 24	• 약물요법: 항염증제(sulfasalazine 등), 스테로이드제제, 면역억제제, 생물학적제제 21 • 영양공급: 완전비경구영양 시행, 수분전해질 불균형 조절 14 • 식이조절: 소량씩 자주 섭취, 저섬유소/저지방식이, 고열량/고단백식이 15 25, 원소식이(지용성 비타민 A, D, E, K와 엽산, 철분 등) • 피해야 할 음식: 초콜릿, 카페인, 찬 음식, 탄산음료, 술, 감귤류주스, 견과류, 껍질 벗기지 않은 곡물, 과일 등 • 배변조절: 설사 완화, 지사제 투여, 대변 양상, 횟수, 양 사정 • 항문주위 피부손상 예방: 따뜻한 물로 피부를 청결하게 함, 좌욕, 보습제를 도포함 • 스트레스 관리 • 통증조절: 진통제 등 투여(마약성 진통제 투여 시 독성 거대결장의 위험이 있으므로 주의) • 천공, 폐색, 출혈, 농양 등의 합병증이 있다면, 외과적 수술을 시행함	

2) 신생물·폐색성 장애

(1) 결장직장암 16 17

① 결장직장암의 원인: 음주, 비만, 저비타민식이, 저섬유식이, 고지방식이 24
② 결장직장암의 증상: 혈변, 직장출혈, 빈혈, 배변습관 변화, 장폐색, 복통, 체중감소, 식욕부진, 오심, 구토, 이급후증, 덩어리 촉진
③ 결장직장암의 진단: 혈액검사(CEA), 장경검사, CT
④ 결장직장암의 치료: 방사선요법, 항암화학요법, 수술(위치에 따라 결장절제술, 회장루술, 결장루술)
⑤ 결장직장암의 중재 17 18
  • 수술 전 간호(장준비): 수술 전 금식(2~3일간), 하제, 관장, 좌약 이용
  • 예방적 항생제 투여 18: 장내 세균수 감소, 수술 전 12~48시간 동안 경구 투여, 수술 전후로 광범위 항생제 투여(감염 예방)
  • 장루 간호 16 18 20

장루부위 관찰	• 붉고 약간 올라와 있음 • 장루 주위 피부는 깨끗하며 습기가 있음
주머니 교환	• 배설량이 적은 이른 아침(혹은 식전, 자기전)에 교환하는 것이 용이함 • 장루 크기 측정 → 장루 크기보다 2~3mm 정도 크게 잘라서 사용함 • 3~5일마다 또는 필요시 빈도 조정
주머니 비우기 18 20	• 가스와 변이 1/3~1/2 정도 차면 배액시키고 배설량을 측정함 - 수분 섭취를 제한하지 않음(변비 및 탈수 예방) → 특히, 회장루의 경우 탈수 가능성이 높아지므로 충분한 수분 섭취가 필요함
장세척 18	• 세척을 통해서 배설 통제 가능 • 시행시기: 식사 후, 규칙적으로 시행(매일 또는 격일, 특정 시간대), 설사 시 금기 • 세척시간: 1시간 정도, 욕실에서 시행함 • 세척방법: 500~1,000mL의 미지근한 물을 용기에 채움 → 용기를 개구부에서 45cm 높이에 매닮 → 물을 한번 통과 시킴(튜브 내 공기제거) → 카테터는 5~10cm 삽입 → 물을 천천히 주입(경련과 팽만 방지) - 주입 중, 경련 혹은 복통이 발생하면 잠시 멈춘 후 천천히 시행함
피부간호 22	• 약한 비누와 물로 닦고 두드려 건조 • 피부 보호제 사용
냄새, 가스 조절 관리 16 19	• 냄새 유발 식품(달걀, 생선, 치즈, 마늘, 양파) 제한 • 가스 유발 식품(양배추, 양파, 탄산음료, 맥주) 제한 • 흡연, 껌, 빨대 사용은 가스를 형성할 수 있으므로 제한 • 방취 처리 주머니 사용

(2) 장폐색 13 16

원인	신경성 폐색(장운동 저하), 혈관성 폐색(혈류공급차단), 기계적 폐색(유착, 탈장, 장염전, 장중첩증), 복막자극, 폐렴, 심근경색증, 외상, 패혈증 등
증상 13 22	• 발열(괴사 시), 오심, 구토, 변비, 경련성 통증(복통), 장음 변화(초기: 고음, 후기: 감소 또는 소실), 복부팽만 - 소장 폐색: 정체된 내용물에 세균 증식함 → 복부팽만 악화 - 대장 폐색: 서서히 진행됨
중재 16 23	• 장관 삽입 → 감압 목적, 체액과 전해질 불균형 교정, 감염 예방 • 반응에 따라 48시간 내에 수술을 결정함

3) 기타요인 장애
  (1) 탈장
    ① 탈장의 원인: 복압 상승, 약해진 복벽
    ② 탈장의 중재 16: 복압 증가 방지 → 변 완화제 투여, 고섬유식이, 복압 상승되는 행위 제한(기침 예방), 탈장대 착용, 금연, 탈장을 손으로 복강 내 밀어 넣어 복구를 시도함
  (2) 치질(치핵) 13 16
    ① 치질의 원인 16 19: 정맥압의 상승, 변비, 항문부위의 압력 증가, 배변 시 긴장, 임신 등
    ② 치질의 종류
      • 내치질: 직장 내, 괄약근 위에 발생하는 것으로 육안상 확인이 불가능함
      • 외치질: 항문 괄약근 밖에 발생하는 것으로 육안상 확인이 가능함(붉거나 푸른빛 또는 분홍빛의 덩어리)
    ③ 치질의 중재 24
      • 변비 예방, 자극적인 음식, 땅콩, 커피, 알코올 제한, 고섬유질식이, 증상이 심한 경우 수술을 시행함
      • 배변 촉진(수술 후 대변 형성 시 즉시 배변 → 협착 예방), 합병증 관찰, 출혈 예방위해 수술 직후에는 열을 가하지 말 것, 안위증진, 통증조절(첫 배변은 어려움 있음 → 배변 전 마약성 진통제, 변완화제 투여, 고섬유식, 수분섭취 권장, 요정체 관찰)
      • 좌욕 시행(수술 첫 12시간 후, 배변 시마다 또는 1일 3~4회 시행) → 염증 부위 진정작용, 불편감과 경련 완화
  (3) 항문, 직장 농양 22
    ① 항문, 직장 농양의 원인: 항문과 직장 주위 조직에 염증으로 인해 농양이 발생한 것
    ② 항문, 직장 농양의 증상: 국소적 종창, 홍반과 압통, 열, 오한 등
    ③ 수술 후 간호: 좌욕(통증 완화), 둔부를 청결하게 유지

6 간·담도계 구조와 기능

간	담즙 생산 및 분비, 대사와 합성, 배설기능, 저장기능, 식균작용, 빌리루빈 대사
담낭	담즙 농축 및 저장, 담즙 배설
췌장	• 내분비 기능: insulin, glucagon 분비 • 외분비 기능: 소화효소 분비(프로테아제, 아밀라아제, 리파아제)

7 간·담도계 간호사정

1) 복부 신체사정
시진 → 청진 → 타진 → 촉진

2) 간·담도·췌장 진단검사
(1) 임상병리: AST(SGOT), ALT(SGPT), ALP, 혈청빌리루빈, 혈청알부민, 혈청콜레스테롤, PT 등 사정
(2) CT: 국소 종양의 전이 파악에 용이, 금식 필요
(3) 초음파 검사
  ① 검사 전 8~12시간 금식 필요, 내시경 검사와 함께 시행할 경우 초음파 먼저 시행
  ② 기관의 크기 모양, 위치 파악 가능 → 종양, 낭, 농양 진단에 유용함
(4) 복수천자: 호흡곤란, 심한 복부 불편감 시 시행
(5) 간생검
  ① 적응증: 만성 간염, 간경화, 간암 등의 진단
  ② 검사방법: 경피적으로 가는 바늘을 피부에 삽입 → 간 조직의 표본채취
    • 검사 시 팔을 들어 올린 상태에서 앙와위를 취함
    • 움직이지 않도록 함
    • 숨을 힘껏 내쉰 후 그대로 숨을 참게 하고 바늘을 삽입함
  ③ 검사 전 중재: 검사 전 금식, 동의서 필요, 혈액응고 검사 시행
  ④ 검사 후 중재: 바늘 삽입부위(생검부위) 압박, 최소 2시간 동안 우측위 유지(출혈 예방), 검사 전후 필요시 Vit. K 투여, 시술 후 12~24시간 동안 침상안정, 활력징후를 측정함
(6) 복강경 검사
  ① 적응증: 간경화증, 간암 등의 진단
  ② 검사방법: 배꼽 아래를 천자하여 복강경을 삽입함 → 가스 주입 → 간과 복막을 telescope으로 직접 관찰함
  ③ 검사 전 중재: 혈액응고인자 정상 여부 확인, 검사 전 방광 비우도록 함
  ④ 검사 후 중재: 출혈, 천공 등 합병증을 관찰함
(7) 담관조영술
  ① 역행적 내시경적 담관 췌장조영술(ERCP)

- 검사방법: 식도를 통해 내시경관을 십이지장에 삽입함 → 담관 및 췌관에 조영제 주입하여 담도계의 구조 및 비정상적인 병변을 확인함
- 검사 전 중재: 검사 전날 자정부터 금식, 동의서 필요

② 경피적 간담관 조영술(PTC)
- 검사방법: 피부를 통해 간 내 담관으로 바늘을 삽입함 → 담관에 조영제 주입 후 X-선 촬영을 하여 담관의 구조 및 비정상적인 병변을 확인함
- 검사 전 중재: 검사 전 12시간 금식, 응고지연 및 요오드 알레르기 여부 확인(미역, 김, 다시마 등) 15 22

8 간·담도·췌장 장애

1) 염증·감염성 장애

(1) 바이러스성 간염 13 16 17 18

구분	A형	B형	C형	D형	E형
원인	바이러스				
전파경로 20	오염된 음식 섭취 등 구강 및 분변 통로	오염된 체액, 혈액의 점막, 손상된 피부와의 접촉	주로 수혈	B형과 같음	A형과 같음
잠복기	30일	6~24주	6~7주	B형과 유사	평균 40일 (14~60일)
증상 16	• 급성 간염 - 잠복기: 피로, 권태, 식욕부진, 오심, 때때로 구토, 우상복부 불편감, 미열 - 황달기: 공막, 피부황달, 소변색 짙어짐, 소양증 - 회복기: 황달이 점진적으로 사라짐, 권태감, 피로, 평균 2~4개월 지속 • 만성 간염: 피로, 식욕부진 등의 경증에서부터 황달, 간경화증, 간부전 등의 중증까지 다양				
진단 14 21	항체(anti-HAV) 있으면 진단 13 19	• anti-HBs(양성), anti-HBc(음성) : 예방접종 받은 사람 • HBsAg(음성), anti-HBs(음성) : 예방접종 필요 • HBeAg(양성) : 전염력 강함 • HBsAg(양성), IgM anti-HBc(양성) : 급성 HBV 감염 25	항원(HCV), 항체(anti-HCV) 있으면 진단	HDV Ag은 감염 후 며칠 내에 양성 항체(anti-HDV)는 과거 또는 최근 감염 시 나타남	항체(anti-HEV) 있으면 진단

중재 [17] [19]	• 예방법 [20] 　- A형 간염: 철저한 개인위생, 손위생, 개인용 수건 사용 　- B형 간염: 일회용 바늘과 주사기 사용, 개인 용품 공동사용 금지, 철저한 손위생, 성행위 시 콘돔 사용, 혈액 취급 시 장갑과 가운을 착용함 • 금주, 충분한 휴식과 수분 섭취, 영양이 풍부한 식이 섭취 [24] • 간기능이 악화되면 단백질과 나트륨을 제한함 • 소양감 완화: 전분 목욕, 미온수 목욕, 손톱은 짧게 유지, 서늘한 온도 유지, 항히스타민제를 투여함 • 출혈증상 사정, PT 지연 시 Vit.K를 투여함 • 치료제: 경구용 항바이러스제제(lamivudine, DAA), 페그인터페론 등 • B형 간염 환자의 주사침에 찔렸을 때 [22] 　- 감염관리실에 보고 　- anti HBs(+): 특별한 조치가 필요하지 않음 　- 예방접종을 하지 않았으며 anti HBs(-): 24시간 이내 면역글로불린(HBIg)과 B형 간염 백신 동시에 주사 → 이후 2차, 3차 B형 간염 백신 주사

(2) 급성 췌장염 vs 만성 췌장염

구분	급성 췌장염	만성 췌장염
원인	주로 음주, 담석증(90%), 그 외 췌장 손상, 가족력 등	급성 췌장염의 재발로 만성화, 알코올 중독, 담석증과 담도 질환이 지속적인 염증 야기
증상	• 중앙 상복부의 찌르는 듯한 통증, 등으로 방사 • 악화요인: 앙와위, 횡와위 • 완화요인: 좌위 • 황달, 오심, 구토, 빈맥, 발열, 백혈구 증가, 일시적 고혈당, 저칼슘혈증, Cullen's sign(배꼽 주위 피하 출혈), Turner's sign(옆구리 부위 피하 출혈) • 합병증: 복막염, 저혈량 등	• 통증 양상: 타는 듯한, 긁어내는 듯한 통증, 복부 압통 • 악취나는 지방변 • 황달, 오심, 구토, 체중감소, 변비, 발열, 고혈당, 복부팽만, 호흡곤란, 경련 등
진단 [19] [24]	• 증가: 아밀라아제, 리파아제, 백혈구, 혈당 • 감소: 칼슘 • 방사선검사, MRI, 초음파	• 아밀라아제, 리파아제는 약간 상승하거나 정상 • 증가: 빌리루빈, 알칼라인 포스파타제

중재
14 20 23
	• 금식: 췌장의 휴식, 효소분비 억제
	• 술, 카페인, 자극적인 음식 자제
	• 마약성 진통제 투여(모르핀은 금기),
	  항콜린제, 항히스타민제, 항생제 투여, 필요시
	  인슐린 투여
	• 허리를 앞으로 구부리고 무릎을 끌어당겨
	  웅크리는 자세를 취하게 함(통증 완화)
		• 금주, 균형있는 식사 제공
		• 영양부족 상태라면 소량씩 자주 식사를
		  제공하고 충분한 열량의 식이 제공
		• 필요시 췌장효소제 투여
		• 필요시 완전비경구영양 시행
		• 진통제 투여

2) 신생물·폐색성 장애

(1) 담석증 14

① 담석증의 병태생리 15
- 콜레스테롤과 담즙산염의 비정상적인 대사 → 담즙 성분의 응집, 정체, 염증 등 → 담석 형성 → 담관폐색
- 고위험 집단: 4F - female(여성), forty(40대), fatty(비만), Fecund(다산부)

② 담석증의 증상
- 담관 폐색이나 염증 발생 전까지 무증상
- 지방 섭취 후 소화불량, 트림, 우상복부 불편감
- 담석 산통: 담석이 담도계를 막았을 때, 담낭의 수축에 의해 발생, 담석의 담낭 → 담관 이동 시 경련 발생, 상복부 중앙에서 RUQ로 퍼지고 등과 우측 견갑골로 방사됨 16
- 오심, 구토, 발한, 빈맥 동반
- 총담관 폐색 시 혈청 빌리루빈 증가, 황달, 회백색 대변, 진한 소변을 배출함 21 25

③ 담석증의 중재 13 14 19

약물요법	• 경구용 진통제, 급성 통증에는 마약성 진통제(demerol) 투여
	  - morphine은 oddi 괄약근 수축을 유발하므로 투여 금지
	• 진토제(오심/구토 심할 때), 감염 시 항생제, nitroglycerin 투여(담석 산통 감소),
	  Vit.K 투여(PT 연장된 경우)

영양관리	• 오심과 구토의 조절 위해 금식하거나 비위관을 삽입함, 정맥주사로 수분,
	  전해질을 보충할 수 있음
	• 피해야 할 음식: 가스형성 채소(양배추, 양파, 콩), 고지방 음식(우유, 치즈 등),
	  초콜릿, 튀김, 고콜레스테롤, 달걀 노른자

비수술적 치료	• ERCP, 담석용해제 투여(경구, 담낭 내 약물 주입)
	• 체외충격파 담석제거술
	• 경피적 간경유 담즙배액(PTBD)
	• T-tube 13 14 17
	  (1) 배액양상 사정
	    ① 색깔: 처음에는 혈액이 섞여 있으나 차차 녹색으로 변함
	    ② 배액량: 첫날 300~500mL → 3~4일 후 200mL(1L/일 이상 배액 시 의사에게 보고), 급작스런 배액량 감소 시 배액관 개방성 확인 필요
	  (2) 배액관은 담낭보다 아래에 위치하도록 함, 관의 개통성을 자주 확인함
	  (3) 드레싱 교환: 배액으로 드레싱이 젖은 경우 → 비누와 물로 피부에 묻은 담즙을 제거하고 드레싱을 자주 교환함
	  (4) 제거시기: 수술 후 7일 경, 담관조영술에서 담관의 개통성이 유지됨을 확인한 후 제거함
	  (5) 식이교육
	    ① 저지방식이, 균형잡힌 식사를 하도록 교육함
	    ② 식사 전후 1~2시간 동안 T-tube를 막아둠
	  (6) 무거운 물건 들지 않도록 함, 수술 후 7~10일 이내에 대변이 갈색으로 돌아오는지 확인함

수술적 치료	• 복강경 담낭절제술, 담낭절제술
	• 수술 후 간호 24
	  - 체위: 상체를 약간 올림 → 불편감 완화
	  - 출혈유무 사정, 무기폐 예방, 잦은 체위 변경, 진통제 투여, 비위관 제거 후 유동식 제공, 저지방식이 제공 등
	참고 퇴원 후 복통, 황달 등 이상증상이 있을 경우 병원을 방문하도록 교육함

(2) 담낭염
  ① 담낭염의 원인
    • 담석을 동반하는 경우: 결석 → 담관 폐쇄 → 담즙 정체로 발생
    • 담석을 동반하지 않는 경우: 담낭 혈류의 저하(노화 등), 해부학적 요인(심한 손상 등), 세균의 침입 등
  ② 담낭염의 증상
    • Murphy's sign(+): 우측 늑골 아래 경계부위를 가볍게 누른 상태에서 깊게 숨을 들이 마시면 갑자기 통증이 유발됨
    • 담도산통, 오심, 구토, 발열 등의 염증 증상, 식욕부진 등
  ③ 담낭염의 중재
    • 내과적 중재: 통증 조절 및 염증 치료를 위해 약물 투여, 비위관 삽입, 금식, 고지방식이 제한
    • 외과적 중재: 담낭절제술

(3) 간암(악성 간종양)

① 간암의 증상: 초기에는 모호한 증상이 나타남, 우상복부 불편감, 압통, 복부팽만, 오심, 설사, 변비, 복수, 말초부종, 간 비대, 체온상승, 황달, 빈혈, 호흡곤란 등

② 간암의 진단
- 종양표지자 검사: AFP
- CT, MRI, 초음파, ERCP, 간생검

③ 간암의 중재: 항암화학요법, 경피적 알코올 주입, 경동맥 화학색전술(TACE), 방사선 고주파 소작술, 간 절제술, 간 이식 등

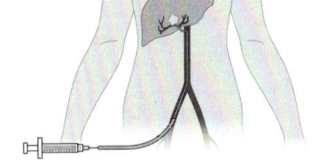

　참고　TACE: 대퇴동맥을 천자하여 카테터를 간 동맥까지 삽입한 후, 항암제 및 색전물질을 주입함
　　　(간 종양으로의 혈류를 차단하기 위함)
　　　- 천자부위 합병증(출혈, 혈종, 말초순환 장애 등)에 주의 → 말초맥박(천자부위 아래쪽)을 사정함 25

④ 간 절제술 전 간호 21
- 간 기능 검사를 시행함
- 응고인자 결핍을 보충하기 위해 비타민K를 투여함
- 혈액량이 부족한 경우 수혈을 시행함

⑤ 간 절제술 후 간호
- 포도당 신생 능력 저하로 인한 저혈당을 예방하기 위해 포도당 수액을 정맥주사함
- 간 기능이 저하되어 단백질, 지방 대사가 변화하므로 알부민을 투여함
- 출혈 시 수혈 및 수액을 보충함
- 복수 여부 확인을 위해 매일 복부둘레, 체중을 확인함 24

(4) 췌장암

① 선종이 대부분임
② 50% 이상에서 총담관 폐쇄로 황달이 발생함
③ 체부와 미부에서 발생한 경우 증상 없음 → 발견 시 이미 전이가 진행된 상태임
④ 예후: 나쁨, 대부분 진단 후 1년 내 사망, 5년 생존율 5% 이하

3) 기타 장애

(1) 간경화 13 14 15 17 19 21

원인	주로 만성 간염에 의함(B형, C형), 알코올성 간질환
병태생리	간세포의 파괴와 재생 반복 → 정상세포의 섬유화, 재생결절로 대치 → 혈관구조의 조직학적 변화 발생
진단	• 혈액검사: 혈청 효소치↑, PT↑, 알부민 수치↓, A/G ratio↓ • 초음파, CT, 간생검

증상	• 출혈: PT↑, 혈소판↓, 황달, 간성뇌병증, 감염, 회색변, 진한 소변, 소양감 • 초기: 오심, 소화불량, 복통, 권태감, 간 비대 • 진행 시: 복수, 문맥성 고혈압, 빈혈, 저알부민혈증, 혈소판 감소증
합병증 13 14 17 22 23 24 25	• 문맥성 고혈압: 문맥혈관계 폐색 → 상복부 혈관 돌출, 치질, 식도정맥류, 복수 발생 13 14 17 • 복수: 문맥성 고혈압 → 정수압 상승 →혈관 내 체액이 복강 내로 유입 → 복수 발생 및 혈청 알부민 감소, 체중 증가 13 17 25 • 식도정맥류 출혈: 문맥성 고혈압 → 식도정맥류 발생 → 식도정맥류 파열 • 간성뇌병증: 혈중 암모니아 축적 → 의식변화, 지남력장애, 퍼덕이기 진전, 경직, 발작, 자세고정불능 등 발생 22 23 24 • 비장비대 → 빈혈, 혈소판 감소증 → 출혈 경향 14
중재 15 19 20 21 23 24	• 식도정맥류 관리: vasopressin, 베타차단제 투여, 식도정맥류 결찰, 경화제 주사요법, S-B 튜브 삽입, 수혈 15 19 24 • 간성뇌병증 관리: 의식수준 사정, 저단백식이, 출혈 징후 사정(위장관 출혈은 위장관에 단백질을 축적시켜 암모니아 생성을 증가시킴), 변비예방(고섬유식이, 변완화제), 항생제 투여, 락툴로오스 관장 또는 경구 투여, 안전 관리(침상 난간 올리기) 15 19 20 21 23 24 • 복수관리: 이뇨제, 수분 제한, 복수천자(간문맥 교질삼투압 증가를 위해 복수천자 후 알부민 투여), 휴식, 호흡곤란 시 산소 투여, 반좌위 21 • 식이조절: 저지방, 저염식이 제공, 소량씩 자주 식사를 제공함 • 알코올성 간경화: 지용성 비타민을 투여함

(2) 황달

유형	• 용혈성 황달: 적혈구 파괴 증가 • 간세포성 황달: 간 세포 변병에 의함 • 폐색성 황달: 담관 폐색
증상	소양증, 노란색의 공막과 피부, 진한 소변, 회색변, 피로, 식욕부진
중재	• 원인질환 치료 • 소양증 → 피부 관리: 로션 도포, 손톱 짧게 유지 등 • 외과적 관리: 담즙배액을 위한 총담관조루술

9 영양불균형 중재

1) 위장관

(1) 목적: 감압, 세척, 위액 확인 및 단기간의 영양공급 등
(2) 중재
  ① 비공으로 삽입한 경우 외비공을 부드럽게 닦아주고 수용성 윤활제를 발라줌

② 구강 간호를 시행함
③ 영양공급 전 위장관 위치를 확인함
④ 영양공급 시 경련, 오심, 복통 등 환자 상태를 확인함

2) 피부경유내시경위창냄술(PEG, percutaneous endoscopic gastrostomy) [21]
(1) 목적: 장기간의 영양공급 등
(2) 중재
① 삽입 당일 또는 다음날부터 영양공급이 가능함
② 삽입 부위를 매일 비누와 물로 닦음(위액으로 인해 피부가 자극을 받음)
③ 필요시 드레싱을 시행함
④ 삽입한 관이 빠지지 않도록 주의함
⑤ 삽입 부위에 많은 양의 혈액, 위 내용물이 나오거나 염증 증상(부종, 통증, 발열 등)이 나타나는 경우 의사에게 알림
⑥ 영양공급 전 관의 위치를 확인함
⑦ 영양공급 중, 투여 후 30~60분간 침상 머리를 30° 정도 상승시킴 [23]

4장 | 체액불균형/배뇨장애

1 체액 및 전해질 불균형

1) 세포외액 vs 세포내액

구분	특징
세포외액	• 정의: 세포 외부에 존재하는 조직액, 림프액(간질액) 및 혈장을 의미함 • 전해질: Na^+, Ca^{2+}, Cl^-, HCO_3^- 등
세포내액	• 정의: 세포 내 존재하는 체액, 전체 체액의 약 65%를 차지함 • 전해질: K^+, Mg^{2+}, P^-, 단백질 등

2) 세포외액 결핍 vs 세포외액 과다

구분	세포외액 결핍 [14] [19]	세포외액 과다
정의	• 림프액, 혈장이 감소된 상태 • 저혈량증, 탈수 상태	• 나트륨 증가, 수분 과다로 혈량이 증가한 상태 • 과혈량증, 부종 상태
원인	• 출혈, 다량의 발한, 구토, 설사 • 회장루, 결장루 등의 배액, 화상 • 불충분한 수분 및 나트륨의 섭취	• 혈관질환, 신장질환, 심부전, 간경화 • 과다한 수분 및 나트륨의 섭취, 고단백용액의 급속한 투여

구분		
병태생리	• 수분 소실 → 혈청 내 Na^+ 농도 증가 → 세포에서 혈관 내로 수분 이동 → 세포 내 탈수 초래	• 혈장 증가 → 혈관의 정수압 증가 → 조직으로 수분이동 → 부종 • 혈장 교질 삼투압 감소 → 혈관 내 수분이 간질액으로 이동 → 부종
증상 15 17 20 25	• 저혈압, 빈맥, 호흡 증가 • 체중 감소, 핍뇨, 요비중 증가 17 • 혈청 삼투질농도 증가, 헤마토크릿 상승 • 피부긴장도 감소, 구강점막 건조 • 갈증, 불안, 두통, 체온 상승	• 체중 증가, 요흔성 부종, 경정맥 팽창 • 호흡곤란, 청진 시 악설음 • 혈청 삼투질농도 감소, 헤마토크릿 감소 • 강한 맥박, 혈압 상승, 청색증 • 의식수준 변화 → 뇌부종에 의함
중재 21 25	• 소변량 주의깊게 사정 • 소실된 수분과 전해질 공급(등장액 또는 저장액을 주입함) • 체위성 저혈압 시, 서서히 기립 • 필요시, 하지를 올리는 shock position을 취함 • 구토, 설사 시 진토제, 지사제 투여 • 음료수로 식염수 제공, 구강간호	• 이뇨제, 강심제 투여 • 염분 및 수분 제한, 저염식이 • 부종 시 피부간호 • 신체 압박부위 상승, 탄력스타킹 착용 • 알부민 부족 시 알부민 보충 예 단백질 섭취

3) 세포내액 결핍 vs 세포내액 과다

구분	세포내액 결핍	세포내액 과다
정의	• 세포 내 수분 손실이 심한 상태 • 세포의 탈수, 고나트륨혈증 상태	• 수분에 희석된 상태 • 세포부종, 수분중독증 상태
원인	• 섭취 부족: 금식, 물 공급 부족, 혼수, 심한 질환, 갈증감각 손상 • 배설 과다: 설사, 구토, 흡인, 화상, 고열, 발한 등 • 용질 과다: 고장액 주입 등	• 수분과다, 용질의 결핍으로 혈청 내 Na^+ 저하되었을 때 • 저삼투성 용액의 정맥 내 과다 투여(0.45% 생리식염수 등) • 과다한 수분 섭취 시 • 항이뇨호르몬(ADH) 지속적 투여
병태생리	세포의 탈수	혈관 내 저삼투성 변화 → 혈관에서 세포 내로 수분 이동 → 세포부종 → 심한 경우 뇌부종 초래
증상	갈증, 발열, 핍뇨, 의식 변화(혼돈, 혼수)	• 뇌내압 상승과 관련된 증상 발현 - 두통, 서맥, 혈압 상승, 맥압 증가, 호흡수 증가 - 불안, 흥분, 지남력 변화, 동공크기 변화
중재	등장성 용액 주입	• 의식수준 사정, 손상 예방 • 수분 섭취 제한

4) 전해질 불균형

(1) 칼륨(K⁺, 포타슘) 불균형 13 16 17

구분	고칼륨혈증	저칼륨혈증
기준	혈청 칼륨농도 5.0mEq/L 이상	혈청 칼륨농도 3.5mEq/L 이하
원인 16	• 과도한 정맥 주입, 음식 과다 섭취, digitalis 제제의 과량 투여, 칼륨보유 이뇨제(spironolactone) 투여 22 • 조직 손상, 산증, 당뇨병 → 세포 내에서 세포외액으로 칼륨의 이동 • 신부전 → 신장을 통한 배설 감소 • 부신기능 부전, 알도스테론 감소 → 칼륨 정체	• 불충분한 칼륨 섭취 • 위장관을 통한 소실: 구토, 설사, 비위관 흡인 • 칼륨 배출과다: 이뇨제 17 22, 지나친 발한, 구토, 흡인, 설사 • 세포 내 유입: 알칼리혈증, 인슐린 과다분비
심전도 18 21	• 넓고 편평한 P파, PR 간격 연장 • 넓은 QRS, 내려간 ST 분절 • 뾰족하고 좁은 T파, QT 간격 감소	• PR 간격 연장 • ST 연장, T파 하강, QT 간격 연장, 현저한 U파
증상	• 부정맥, 심근 수축력 약화, 심정지 초래 • 오심, 구토, 장음 항진, 설사 • 저림, 이상감각, 근경련 → 골격근 약화, 이완성 마비	• 변비, 식욕부진, 구토, 장마비, 장음 감소, 복부 팽만 • 근골격근 허약, 마비, 하지경련, 다뇨, 야뇨 20 • 체위성 저혈압, 약한 맥박, 짧고 약한 호흡, 무호흡

중재	• 인슐린과 포도당 주입 17
	  - 인슐린은 나트륨-칼륨 펌프를 자극하여 칼륨을 세포 내로 이동시킴 → 혈장 내 칼륨 및 혈당을 낮춤 → 인슐린과 고장성 포도당을 함께 주입함
	• 칼륨이 많이 함유된 식이 제한
	• 칼륨배출 효능이 있는 이뇨제 투여
	• 칼슘 글루코네이트 투여 → 심부정맥 관리
	• 케이엑살레이트(kayexalate) 투여 → 양이온 교환수지, 칼륨 배출 도움 15 19 21 23
		• 칼륨 보충
		  - 경구 혹은 정맥을 통한 보충
		  - 칼륨이 많이 함유된 음식 섭취: 바나나, 오렌지, 복숭아, 토마토, 말린 과일, 자두, 정제되지 않은 곡물(오트밀, 귀리 등), 녹황색 채소(시금치, 미역 등) 13 17
		• 칼륨보유 효능이 있는 이뇨제로 대체함
		  예 스피로노락톤(spironolactone) 24

(2) 나트륨(N⁺, 소듐) 불균형

구분	고나트륨혈증 16 25	저나트륨혈증 21
기준	혈청 나트륨농도 145mEq/L 이상	혈청 나트륨농도 135mEq/L 이하
원인	• 나트륨 배설저하: 알도스테론 과잉, 신부전, 코르티코스테로이드 과잉, 쿠싱증후군 • 나트륨 섭취증가: 과다한 구강섭취, 나트륨 함유 정맥주사 주입 • 수분섭취 감소: 금식 • 수분소실 증가: 높은 대사율, 과다환기, 체온 증가, 감염, 발한, 설사, 화상	• 나트륨 배설증가: 알도스테론 결핍, 상처배액, 고지혈증, 신장질환, 과도한 발한, 이뇨제 투여, 당뇨, 화상, 구토, 설사, 위장관 흡인 • 나트륨 섭취감소: 금식, 저염식이 • 수분섭취 증가, 항이뇨호르몬 부적절분비 증후군
병태생리	혈청 내 나트륨 농축 → 삼투압 증가 → 수분이 세포 외로 이동 → 세포 탈수	혈청 내 나트륨 저하 → 삼투압 감소 → 수분이 세포 내로 이동 → 세포 부종
증상 21	• 의식 저하, 발작, 진전, 마비 → 뇌세포 탈수 증상 • 저혈량성 고나트륨혈증: 체위성 저혈압, 빈맥, 갈증, 발열 • 고혈량성 고나트륨혈증: 혈압 상승, 경정맥 팽창	• 두통, 의식저하, 근긴장도 감소, 근허약 등 • 저혈량성 저나트륨혈증: 세포외액 상실 → 쇼크 초래, 혈압 저하, 약한 맥박, 빈맥, 피부 및 점막의 건조 • 고혈량성 저나트륨혈증: 혈압 상승, 강한 맥박
중재	• 원인교정 • 저장성 용액 주입 16 25, 저염식이 제공, 이뇨제 투여	• 원인교정 • 균형 잡힌 식이요법, 필요시 고장성 용액 주입, 이뇨제 투여, 수분 제한

(3) 칼슘(Ca⁺) 불균형 [13] [15] [18]

구분	고칼슘혈증 [13] [15] [18]	저칼슘혈증
기준	혈청 칼슘농도 10.2mg/dL 이상	혈청 칼슘농도 8.4mg/dL 이하
원인	• 칼슘섭취 과다: 과도한 칼슘 또는 비타민D 섭취 • 칼슘배출 감소: 신부전, thiazide계 이뇨제 사용 • 뼈 내 칼슘소실(뼈로부터 칼슘 방출): 부갑상샘기능항진, 당류피질호르몬 사용, 악성종양, 장기간 부동 [15] • 혈액농축: 탈수	• 칼슘섭취 부족: 부적절한 위장관에서의 흡수, 불충분한 칼슘 및 비타민D의 섭취 • 칼슘배출 증가: 신부전(이뇨기), 설사, 상처배액, 지방변 • 고단백혈증, 알칼리증, 췌장염, 고인산혈증, 부갑상샘 제거
심전도	QT 간격 감소	QT 간격 증가
증상	[15] [18] [25] • 혈청 칼슘 증가 → 신경과 근육의 활동 억제, 근긴장도/근육흥분성 감소, 느린 반사, 근육 허약 • 뼈의 통증, 골다공증, 병리적 골절 • 오심, 구토, 변비, 복부팽만, 장음감소, 식욕부진 • 기억력/집중력 감소, 의식변화(혼수) • 다뇨, 칼슘 결석, 탈수	[19] • 혈청 칼슘 감소 → 탈분극 유도 → 신경계 흥분성 증가 • 테타니, 이상감각(저림, 무감각), 후두경련, 호흡곤란 　- 테타니: 가벼운 자극에 근육이 수축, 경련을 일으킴 [20] 　　예) chvostek's sign, trousseau's sign • 부정맥, 심계항진, 약한 맥박, 저혈압, 설사 • 출혈시간 지연
중재	• 칼슘 섭취 제한 • 생리식염수, 이뇨제, 인 투여 • 칼슘 결석 예방: 자두주스, 산성 과일주스, 비타민C 제공, 충분한 수분 섭취 격려 • 운동 격려	• 칼슘 투여, 비타민D 투여, 고칼슘식이 제공 • 암포젤 투여(인수치 낮춤) • 병리적 골절 및 출혈 사정 • 만성 저칼슘혈증인 경우, 골절 발생에 주의함

2 산-염기불균형

1) 산-염기의 조절
(1) 체액 내 수소이온(H^+) 농도에 의해 산-염기의 균형이 조절됨
(2) 정상 ABGA 범위 [20]

pH	PaCO₂	PaO₂	HCO₃⁻
7.35~7.45	35~45mmHg	80~100mmHg	22~26mEq/L

2) 산증
(1) 호흡성 산증
  ① pH < 7.35, $PaCO_2$ > 45mmHg [18]
  ② 원인: 이산화탄소가 축적되어 발생(탄산과잉)
    • 저환기, 호흡기 질환(무기폐, 기흉, 폐기종)
    • 호흡중추의 기능 손상&저하(진통제, 진정제와 같은 약물), 기도폐쇄, 호흡근의 약화 등
  ③ 증상: 빈맥, 기면, 졸음, 의식 저하, 과다환기, 두통, 흐린 시야, 부정맥(칼륨 증가)
  ④ 보상기전: 신장에서 중탄산염 생산 및 보유 증가, 소변으로 수소이온 배출 증가
  ⑤ 중재: 산소공급, 기관지 확장제, 체위배액, 필요시 인공호흡기 적용, 마약성 진통제 투여 금지 등

(2) 대사성 산증 [19] [20] [25]
  ① pH < 7.35, HCO_3^- < 22mEq/L [20]
  ② 원인: CO_2 이외의 산이 혈액 내 축적, 중탄산염의 부족
    • 산성물질 생성증가: 신부전, 당뇨성 케톤산증, 금식
    • 산성물질 과다섭취: 독성물질, aspirin
    • 염기(중탄산염) 손실: 심한 설사, 장루
  ③ 증상: 두통, 복통, 혼돈, 졸음, 의식저하, 과다환기(보상기전), 부정맥(칼륨 과잉) [19]
  ④ 보상기전: 호흡수와 깊이 증가, 폐에서 CO_2 배출 증가, 신장에서 HCO_3^- 형성 증가 [25]
  ⑤ 중재: 중탄산나트륨(sodium bicarbonate) 투여, 마약성 진통제 투여 금지, 신부전으로 인한 산증인 경우 투석 시행 등

3) 알칼리증
(1) 호흡성 알칼리증
  ① pH > 7.45, $PaCO_2$ < 35mmHg [24]
  ② 원인: 탄산부족, 과다환기(폐에서의 CO_2 다량 제거)
    • 과호흡, 저산소혈증, 폐질환, 쇼크, 외상, 과도한 기계환기, 갑상샘 기능항진증 등
  ③ 증상: 과다환기, 현기증, 혼수, 빈맥, 이상감각(무감각, 저림), 테타니, 부정맥, 심계항진, 경련
    참고 pH 증가 → Ca이온이 단백질과 결합함 → 테타니 증상을 초래함
  ④ 보상기전: 신장에서 중탄산이온의 배출 증가, 수소이온과 염소이온의 배출 감소
  ⑤ 중재 [14]: 이산화탄소 정체 유도(종이주머니 이용, 배출된 이산화탄소를 재호흡하도록 함) → 혈중 $PaCO_2$ 증가

(2) 대사성 알칼리증
   ① pH > 7.45, HCO_3^- > 26mEq/L [13]
   ② 원인: 중탄산염 과잉, 비휘발성산 소실
      - CO_2 이외의 산의 부족
      - 제산제, 중조, 염기물질의 과다섭취
      - 칼륨 소실, 산 소실(위액 상실: 구토, 위 흡인)
      - 쿠싱증후군, 고알도스테론증 등 → 과다한 HCO_3^- 재흡수
   ③ 증상: 의식저하, 과소환기, 얕은 호흡, 저칼륨혈증, 근허약, 부정맥, 구토, 지각이상, 테타니 등
   ④ 보상기전: 호흡수&깊이 감소
      - 폐에서 더 많은 CO_2 보유, 신장에서 중탄산염 배출, 혈중 $PaCO_2$ 증가
   ⑤ 중재 [14]: 이뇨제(acetazolamide) 투여, 수분 및 전해질을 보충함, 산소화 증진, 제산제를 적절히 복용하도록 교육함

3 신장, 요로계 구조 및 기능

신장	- 위치: 후복강 내 척추의 양측 편
	- 구성: 피질, 수질, 신우
	- 기능적 단위: 네프론(사구체, 세뇨관계)
	- 기능 [13]
	  - 하루 약 1,500mL 정도의 소변을 생성함
	  - 수분과 전해질 조절, 산/염기 균형, 혈압 조절, 대사 및 내분비 기능

요관	- 기능
	  - 신우~방광까지 소변을 이동시키는 통로
	  - 3층으로 구성, 연동운동으로 소변을 배출함

방광	- 구성: 팽창능력을 보유한 근육 주머니 - 기능: 소변 저장
요도	- 소변을 체외로 운반하는 근육성 관

4 신장, 요로장애 대상자 간호사정

1) 배뇨양상 사정

(1) 소변양상

무뇨	24시간 100mL 이하
핍뇨	24시간 400~500mL 이하 [24]
다뇨	24시간 3000m 이상
단백뇨	소변에 비정상적으로 단백질 함유, 거품이 보임
당뇨	소변에 비정상적으로 당 함유
혈뇨	소변에 비정상적으로 혈액 함유
농뇨/세균뇨	혼탁, 악취 [18]

(2) 배뇨양상

배뇨곤란	배뇨 시 작열감, 통증 있음
배뇨지연	배뇨 시작에 어려움이 있음
절박뇨	요의를 긴박하게 느낌, 참기 어려움
빈뇨	배뇨 횟수 증가, 소량 자주 배뇨함
야뇨	밤 중 소변을 보기 위해 자주 깸
요실금	불수의적으로 소변을 배출함

2) 신장, 요로장애 진단검사

(1) 혈액검사
 ① Cr(크레아티닌): 전적으로 신장에 의해서만 배출되는 물질, 정상범위(0.7~1.4mg/dL) [23]
 ② BUN(혈액요소질소): 여러 요인에 의해 배출될 수 있는 물질로 크레아티닌보다 덜 특이적, 정상범위(8~20mg/dL) [18]
 ③ BUN/Cr 비: 비에 따라 체내 수분 부족 및 과잉, 신장환 상태를 평가함, 정상범위(10:1~20:1)
 ④ GFR: 1분 동안 90~120mL의 소변이 신장에서 여과됨, 신장여과능력(신기능)을 평가하기 위함
 ⑤ Uric acid: 퓨린 물질의 대사산물로 주로 신장에서 배출됨, 정상범위(7mg/dL 미만)

(2) 소변검사 [24]
 ① 색: 담황색, 진함(수분 부족), 연함(수분 과다)
 ② pH: 4.5~8.0, 증가(요로감염, 이뇨제의 지속적인 사용), 감소(phenylketonuria)
 ③ 비중: 1.015~1.030, 증가(탈수, 수분 부족), 감소(요붕증, 수분 과다)
 ④ 단백질: 음성(정상), 양성(사구체신염, 신증후군)
 ⑤ 포도당, 케톤: 음성(정상), 양성(당뇨병)
 ⑥ 요배양: 음성(정상), 증가(감염)

(3) 신생검 [15]

정의	생검침을 이용하여 신조직을 직접 채취하여 시행하는 검사
목적	• 사구체 상태 사정, 세뇨관과 간질 조직 검사 • 염증반응, 섬유증, 반흔 확인
검사 전 간호	• 엎드린 자세, 소독포 씌운 후 국소마취 시행 • 심호흡 후 잠시 멈추게 한 상태 → 생검침으로 조직을 채취함

검사 후 간호	• 첫 4시간 동안 편평한 체위를 취하도록 함
	• 첫 4시간 동안 기침을 가급적 피하고 하루 정도 침상안정 하도록 함
	• 활력징후를 자주 측정함
	• 환자교육
	  - 생검 후 24시간 동안 혈뇨가 나올 수 있음을 설명함
	  - 2주간 무거운 물건을 들지 않도록 교육함

(4) 방광경 검사

정의	요도를 통해 방광까지 내시경을 진입시켜 요도, 방광 등을 관찰하는 검사

목적	• 진단과 치료의 목적을 가짐
	  - 진단 목적: 요도 및 방광의 종양, 결석, 궤양
	  - 치료 목적: 종양 절제, 결석 제거

검사 전 간호	• 쇄석위, 배뇨하여 방광을 비움 • 금식(치료가 동반되는 경우), 검사만 진행하는 경우 금식은 필요하지 않음
검사 후 간호 [22]	• 소변 배설량 관찰 • 서서히 일어날 것 → 체위성 저혈압 예방 • 분홍빛 소변: 정상, 선홍색 출혈이나 핏덩이가 섞인 소변: 즉시 의사에게 보고 • 충분한 수분섭취 권장, 요통, 작열감, 방광 경련, 빈뇨 시 더운물 좌욕이나 통목욕, 진통제를 제공함 • 요도부종으로 인한 요정체 → 좌욕, 이완제 사용, 카테터 삽입으로 배뇨 도움 • 예방적 항생제 1~3일 투여 → 감염 예방

3) 신장, 요로장애

(1) 급성 신부전 vs 만성 신부전

구분	급성 신부전 [14]	만성 신부전 [13] [14] [17]
특징	• 정의: 신기능의 갑작스런 저하를 의미함 • 체내 노폐물이 축적되지만, 적절한 치료를 한다면 신기능 회복 가능 • 이환기간: 2~4주, 대개 3개월 미만	• 정의: 점진적이고 비가역적인 신장기능의 상실 • 투석, 신장이식과 같은 신장기능 대체요법이 필요함, 영구적인 손상으로 비가역적임 • 3개월 이상 신장이 손상되어 있거나 신장기능이 지속적으로 감소함
원인	• 대개 저혈압, 신전성 저혈량 참고 - 신전성 원인: 신혈류량 감소(55~70%) - 신장성 원인: 신장의 실질조직의 병변(25~40%) - 신후성 원인: 요관, 방광, 요도, 전립샘 등의 병변(5%)	• 당뇨병성 신장질환, 고혈압 • 사구체신염, 다발성 동맥염, 혈관염 등
증상 [14] [17]	• 저혈량 → 신장 관류 저하 → aldosterone, ADH 작용 → 소변량 감소 → 핍뇨 • 부종, 체중 증가, 고혈압, 단백뇨, 빈혈, 상처치유 지연, 혈소판 기능장애, 위장관 문제, 요독성 뇌증 등 • 수분전해질 불균형 [20] - 수액과잉 또는 고갈, 대사성 산증 - $K^+\uparrow$, $Mg^{2+}\uparrow$, $Na^+\downarrow$, $Ca^{2+}\downarrow$, $HCO_3^-\downarrow$	• 신장변화, 대사장애, 전해질 불균형, 산-염기 불균형 - 고칼륨혈증: 부정맥, 사지의 이완성 마비, 근육허약 [24] - 신부전의 진행과 함께 신장이 변화함: 점차 기능을 상실하여 사구체여과율이 10~20mL이하로 감소하면 요독증으로 사망을 초래할 수 있음 [18] • 요독증 [13]: 노폐물이 배설되지 못해 나타나는 증상 - 각 계통에 따른 다양한 증상이 나타남 - 빈혈, 핍뇨, 혈뇨, 단백뇨, 전신부종, 울혈성 심부전, 구취, 소양감, 건조한 피부, 성욕 감퇴, Kussmaul 호흡, 정서적 변화(우울, 불안정)

중재 [14] [24] [25]	• 이뇨제 투여, 전해질 교정 　- 고칼륨혈증: 응급 시 인슐린+고농도의 포도당을 정맥주사함, 칼륨이 풍부한 음식을 제한함, 심전도 모니터링 [14] [25] 　- 대사성산증: sodium bicarbornate(NaHCO₃) 투여 • 식이관리: 수분/칼륨 제한, 고열량/ 저단백/고탄수화물/저염식이를 제공함 • 빈혈 관리, 소양증 관리, 감염 예방	• 항고혈압제, 이뇨제 투여 • 전해질 교정, erythropoietin 투여 • 식이관리 [13] [14]: 저단백, 고열량, 저염식이, 칼륨 및 인 제한 　- 단백질의 대사물은 요독증의 원인이 됨 　- 전해질이 체내 축적되므로 제한 필요 　- 소양증 관리, 감염 및 손상 예방
급성 신부전의 단계 [14]	• 시작기(수 시간~수 일간): 혈청 Cr, BUN 상승 • 핍뇨기(1~7일에 나타나며, 2주간 혹은 몇 달간 지속) [25] 　- 1일 소변량 400mL 이하(50%의 환자) 　- 요비중 1.010, BUN & Cr↑, 체내 수분 과다(호흡곤란, 폐부종, 심부전, 경정맥 팽창 등) • 이뇨기(핍뇨기 이후 2~6주에 나타나, 1~3주간 지속, BUN 상승이 멈출 때까지) 　- 1일 3L이상의 소변을 배출할 수 있음 → 세뇨관의 요농축 능력 상실 　- 지나친 이뇨작용 → 탈수, 저혈량, 저혈압 초래 　- BUN&Cr↑, Na⁺↓, K⁺↑ 　- 대사성산증, 피로, 발작, 탈수, 혼미, 혼수 등 • 회복기(신부전 발생한 후 12개월까지) 　- 신기능이 점차 회복됨(사구체여과율↑, BUN & Cr↓) 　- 만성 신부전으로 진행될 수 있음	

① 복막투석 vs 혈액투석 [14] [15] [16]

구분	복막투석	혈액투석
방법	• 복막강에 고장성 투석액을 주입하는 방법 　- 스스로 시행할 수 있음, 반복적인 주기로 시행해야 함	• 인공신장기를 이용한 체외순환을 통해 투석하는 방법 　- 병원에 정기적으로 방문하여 투석 받음
장점	간단 용이함, 독립적 생활 가능, 비교적 자유롭게 식이 섭취 가능	짧은 치료시간, 노폐물과 수분제거에 효과적임
단점	복막염 가능성, 잦은 치료	전신적인 헤파린 요법 필요

합병증	• 복막염: 배출된 투석액이 혼탁한 양상임(균배양 검사 시행) 14 15 20
	• 복압상승: 탈장, 하부 요통, 저혈압, 저알부민혈증, 호흡곤란(투석액이 횡격막을 압박)
	• 카테터 삽입부위: 출혈, 감염, 카테터 위치 이탈, 천공(장, 방광 등)
	• 복통: 낮은 투석액 온도, 빠른 주입속도
		• 저혈압, 빈혈, 심부정맥, 감염, 전해질 불균형, 공기색전, 출혈 등
		• 투석 불균형 증후군
		  - 투석으로 BUN 수치 급격히 감소 → 뇌부종과 두개내압 상승 초래
		  - 증상: 두통, 오심, 구토, 의식저하, 안절부절못함, 발작, 무의식 등
		  - 예방: 투석 시간은 짧게, 투석 속도는 천천히 진행 25

중재	• 감염 예방: 철저한 손 씻기, 마스크, 멸균장갑 착용 후 조작, 카테터 출구 부위 매일 소독, 건조 상태 유지, 통목욕 금지
	• 체중 및 활력징후 매일 측정
	• 기침, 심호흡, 반좌위 → 호흡을 용이하게 함
	• 적정량의 단백질 및 열량 섭취
	• 투석 중 혈액응고 상태를 주의 깊게 관찰함
		• 투석 전,후 체중 및 활력징후 측정
		• 혈관의 개통성 확인: 진동, 잡음
		• 동정맥루 손상을 방지하기 위한 중재
		• 식이관리 16
		  - 적정량의 단백질 및 열량 섭취
		  - 염분/수분/칼륨/인의 섭취 제한
		  - 수용성 비타민, 철분제제, 인결합제, 칼슘보충제, 활성 비타민D, 항고혈압제를 섭취함

동정맥루를 가진 대상자의 간호 19 24	① 동정맥루가 있는 부위에서는 정맥주사, 채혈, 혈압을 측정하지 않음 ② 매일 자주 동정맥루 부위의 진동을 촉진, 잡음 청진, 말초맥박과 순환을 사정함 ③ 수술 직후 환측 사지를 상승시킴, 일상적인 ROM 운동 권장 ④ 바늘 삽입부위의 출혈 유무와 감염증상 사정 ⑤ 동정맥루가 있는 사지를 압박하거나 무거운 물건을 들지 않음 ⑥ 수면 시 동정맥루 부위로 무게가 가해지지 않게 주의함 참고 투석을 하기 위해, 동정맥루는 2~3달 전에 형성되어야 함	

② 신장이식

수술 전 간호	• 수술방법, 과정, 결과 등을 설명함, 동의서 필요
	• 투석통해 신장기능을 최적의 상태로 유지함
	• 항생제 및 면역억제제를 투여함
	참고 신장공여자의 선택 기준
	  - 혈액형이 같고 HLA 적합, 신기능이 정상이어야 함
	  - 연령은 18~60세가 원칙, 전신마취나 수술에 금기조건이 해당하지 않아야 함
	  - 악성질환(심혈관계 질환, 루푸스, 당뇨병, 암, 에이즈), 전신감염, 심한 고혈압이 없어야 함

수술 후 간호	• 활력징후, 중심정맥압, 체중, 섭취량/배설량 측정
	  - 이식 후 신기능 확인: 이식 성공 시 바로 배뇨 가능함
	• 감염관리: 면역억제기간 동안 역격리를 시행함, 무균법 적용
	• 통증관리: 진통제 투여, 조용하고 편안한 환경 조성
	• 수액은 요배설량에 근거하여 적절하게 투여함
	• 거부반응 사정: 소변량 감소, 이식부위 부종/통증/열, 체중 증가, 하지 부종, 음낭수종, BUN/Cr 상승 등
	• 면역억제제 복용: 이식 거부반응을 방지하기 위해 면역억제제를 평생 복용해야 함 20
	  - 정기적으로 병원 방문 → 혈중 약물 농도를 모니터링하여 용량을 조절함
	  - 면역억제제의 종류: cyclosporine, tacrolimus, MPA(mycophenolic acid), prednisolone 등

합병증	• 이식 합병증(이식 거부반응) 16 17

구분	임상증상	중재
초급성	• 수술 직후~수술 후 48시간 이내 발생 • 순환하는 세포독성 항체가 이식조직을 괴사시킴 • 갑자기 소변량 감소, 고열, 이식부위 통증 등	즉시 신장적출술 시행
급성 13 16 17 18	• 수술 후 수일 내~3개월(수 개월) 세포중개성 면역반응에 의한 거부반응이 일어남 • 무뇨, 핍뇨, 이식부위 통증, 발열, 부종, 갑작스런 체중 증가, 고혈압 등 • 혈청 Cr/BUN 상승, Cr 청소율 감소	고용량의 스테로이드, 면역억제제, 방사선 조사
만성	• 수개월~수년 • 신장기능 점차 저하, 고혈압, 단백뇨	효과적인 치료 없음 원인에 맞는 치료 시행

(2) 염증, 감염성 장애
① 요로감염 13 14 15 17 18 21

신우신염 15 21	• 원인: 대부분 E-coli 균, 요도/방광 통한 역행성 감염, 방광염, 임신, 폐쇄, 외상, 패혈증, 다낭포성 신질환, 당뇨병, 고혈압성 신질환 • 증상 - 급성: 오한, 발열, 요통, 오심, 구토, 갈비척추각의 통증, 백혈구 증가, 세균뇨, 농뇨, 빈뇨, 배뇨장애, 옆구리 통증 등 - 만성: 고혈압, 세균뇨, BUN증가	• 치료 및 간호 14 17 18 19 23 24 25 - 광범위 항생제 사용 - 수분 2~3L/일 섭취, 조이지 않는 면내의 착용, 성관계 후 바로 방광 비우기 - 방광 자극하는 음식(커피, 알코올, 토마토 등) 피하기 - 소변 산성화시키는 크랜베리주스, 비타민C 섭취 - 요의 느끼면 바로 배뇨 시행, 요의 없으면 규칙적으로 배뇨 시행 - 여성인 경우 회음부 앞 → 뒤로 세척, 통목욕보다는 샤워를 권장함 - 유치도뇨관은 최소한의 기간만 유지 → 요로감염의 가능성을 줄임 18
방광염 17	• 원인 세균, 바이러스, 진균, 기생충, 외부에서 요도를 따라 방광 침입, 요로기구 삽입, 병원체 • 증상 - 빈뇨, 절박뇨, 배뇨곤란, 배뇨 지연, 요통, 치골상부 통증이나 충만감, 요실금, 요정체, 뿌옇고 악취나는 소변	
요도염 13	• 원인 - 남성: 성병(임질, 트리코모나스 등) - 여성: 세균, 폐경기에 흔함 • 증상 - 남성: 배뇨 시 작열감, 배뇨곤란, 요도구의 분비물 - 여성: 소양감, 배뇨 시 작열감, 빈뇨	

② 사구체신염

구분	급성 사구체신염 15 16 18 19	만성 사구체신염
원인 20	• 학령기, 20세 이하 • 용혈성 연쇄상구균 감염 → 항체 형성 → 항체와 세균의 일부가 결합하여 항원, 항체 복합체 형성 → 사구체에서 침전 → 염증반응 → 단백질 여과 → 혈뇨, 단백뇨 • 용혈성 연쇄상구균으로 인한 호흡기 및 피부 질환이 선행된 후 발병	• 급성 사구체신염 후 발생 • 사구체 서서히 파괴 및 신장기능 소실

증상 15 16 22	• 혈뇨, 단백뇨, 고혈압, 부종(얼굴, 눈 부종), 핍뇨 • 얼굴 색: 녹슨 쇳빛, 복부 통증, 옆구리 통증	• 쇠약, 초조, 야뇨증, 두통, 현기증, 위장장애, 부종, 체중감소 • 피부: 황색, 회색 침착 • 혈압상승 → 망막출혈, 유두부종 초래 • 후기: 혈뇨, 단백뇨, 핍뇨, 요독증, 경정맥울혈, 심장비대, 혼돈
진단	혈액검사(ASO titer 증가 16), 소변검사, 사구체여과율 저하, 신생검	사구체여과율 저하 Cr/BUN/칼륨/인 상승, 칼슘 저하 X-ray/초음파 검사: 신장 위축
중재 19	• 약물투여: 이뇨제(수분 정체 시), 항생제(페니실린계, 세파계), 항고혈압제제, 면역억제제(항원, 항체반응 억제) 투여 13 • 섭취량/배설량 사정, 매일 체중 측정, 안정, 감염 예방 13 • 식이관리: 저나트륨식이, 수분섭취 제한, 고탄수화물식이, 적절한 열량, 단백뇨나 증상 여부에 따라 저단백식이 • 호흡기 질환 및 피부질환: 조기치료 필요	

(3) 신생물, 폐색성 장애
　① 신장암 15
　　• 신장암의 원인: 흡연, 비만, 고혈압, 유전적 요인, 폐암이나 유방암에서의 전이 등
　　• 신장암의 증상
　　　- 상당 기간 특징적인 조기 증상이 없어 발견이 어려움
　　　- 신장암의 3대 증상: 옆구리 통증, 무통성 혈뇨, 옆구리 혹은 복부에서 촉지되는 종양 덩어리
　　• 신장암의 중재
　　　- 항암화학요법/방사선치료는 효과 적음 → 수술 시행 예 근치적 신적출술, 부분적 신적출술
　　　- 수술 후 호흡관리 필요: 횡격막 근접 부위에서 수술이 진행되어 폐합병증 위험↑
　　　- 비수술적 치료요법: 고주파 열 치료술, 냉동 치료술
　② 방광암
　　• 방광암의 원인: 담배연기, 발암물질, 화학약품, 감염, 결석, 인공 감미료, 방사선조사 등
　　• 방광암의 증상
　　　- 무통성 혈뇨: 80~90% 정도 겪게되는 첫 번째 증상
　　　- 배뇨통, 절박뇨, 측복부 통증(요관 폐색으로 인함), 하지부종
　　　- 골반에서 촉지되는 종양 덩어리, 신부전
　　• 방광암의 중재
　　　- 수술요법: 경요도 절제술 17, 방광적출술

- 요로전환술

- 요로전환술의 정의: 정상적인 요의 흐름이 어렵거나 불가능할 경우, 체내 소변배출 방법을 인위적으로 변경하는 것을 의미함
- 요로전환술의 적응증: 방광, 요도 제거 시 영구적 요로전환술이 필요함
- 요로전환술의 종류
  - 실금형 요로전환술: 소변 수집 주머니의 착용이 필요한 전환술
    예 요관회장 도관
  - 비실금형 요로전환술: 소변이 모일 수 있는 소변 주머니를 몸 속에 인위적으로 만들어주는 전환술 예 요관S자 장루

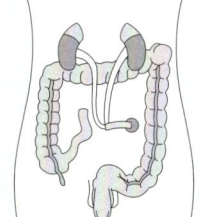

실금형 요로전환술의 예

- 요로전환술 전 중재
  - 장 준비: 저잔유식이, 완화제 투여, 관장, neomycin 투여
  - 요로전환술로 인한 자아신체상의 변화에 대해 감정을 표현하고 적응하도록 도움
- 실금형 요로전환술 후, 중재
  - 신장기능 사정: 수술 후 첫 12~18시간 동안 요관 이식부위 부종으로 요량 감소(섭취량/배설량, BUN/Cr 측정, 전해질 균형상태 평가)
  - 진통제 투여, 조기 이상(혈액순환 증진, 무기폐 예방, 연동운동 촉진)
  - 개구부 관리
    ㉠ 정상 양상: 분홍색 혹은 붉은색을 띰(자주색, 검붉은색인 경우 수술이 필요함)
    ㉡ 부착물의 지름: 개구부보다 2~3mm 정도 크게 유지
    ㉢ 개구부 주위: 비누와 미지근한 물로 닦기
    ㉣ 알칼리성 소변으로 인한 결정체: 식초로 치료함
  - 소변 수집 주머니 관리
    ㉠ 3~5일마다 또는 필요시 빈도 조정
    ㉡ 교환시기: 이른 아침(요 생성속도 느림)
  - 부착물로 인한 냄새 관리
    ㉠ 토마토, 아스파라거스와 같은 음식물 섭취 제한
    ㉡ 비타민C 섭취 권장, 희석된 식초용액 몇 방울을 소변 수집 주머니에 떨어뜨림
    ㉢ 방취제를 알약 주머니에 넣어 사용함
    ㉣ 소변 주머니를 따뜻한 물에 헹군 뒤 희석된 식초용액에 30~60분 정도 담금 → 다시 물에 헹군 뒤
       → 직사광선을 피해 그늘에 말려 사용함
- 비실금형 요로전환술 후, 중재
  - 소변 수집 주머니의 부착이 필요하지 않으며, 환자가 소변배설을 조절할 수 있음
  - 체 내 소변 주머니가 있으므로 전해질 흡수에 영향을 미침 → 전해질 불균형에 주의
  - 고칼륨식이 섭취 권장 예 감자, 토마토, 바나나, 푸른 채소 등
  - 저염소식이, 저칼슘식이(우유 및 유제품 섭취 제한) 권장
  - 가스 형성 음식 제한 예 양배추, 콩, 무 등
  - 충분한 수분섭취를 권장함

③ 요로결석
- 요로결석의 원인 [20]
  - 고칼슘혈증(90%), 고수산염혈증, 고요산혈증(통풍), 가족력, 비타민D의 과잉섭취
  - 부동, 요저류, 요정체, 요로감염증, 당뇨병, 탈수, 이뇨제 사용 등
- 요로결석의 증상: 갈비척추각 압통, 혈뇨, 잔뇨감, 빈뇨, 배뇨통, 배뇨곤란, 오심, 구토, 세균감염 시 고열

  참고 갈비척추각 압통(CVAT): 신장이 위치한 등 부위를 두드려 통증 여부를 확인하는 방법

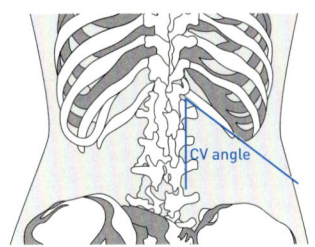

- 요로결석의 중재 [14]
  - 결석의 자연배출을 기다림: 다량의 수분 섭취, 진경제 투여, 걷기 등
  - 자연배출이 되지 않고 이상증상이 나타날 때: 체외 충격파 쇄석술(ESWL), 레이저 광선 → 결석을 분해시킴

    참고 체외 충격파 쇄석술(ESWL): 높은 에너지의 충격파를 결석부위에 적용하여 분해하는 비침습적인 시술방법

  - 통증조절: 마약성 진통제, NSAIDs, 항경련제를 투여함
  - 감염 예방: 적절한 항생제 투여, 적절한 식이&충분한 열량 섭취, 충분한 수분 섭취(2~3L/일)
  - 식이요법 [18]
    ㉠ 충분한 수분 섭취를 권장함
    ㉡ 구연산이 함유된 식품의 섭취를 권장함(오렌지, 자몽 등의 시큼한 과일, 오렌지 주스)
      → 결석 생성 방지
    ㉢ 결석 종류에 따른 식이섭취법

결석 종류	식이섭취법
칼슘	• 고단백식품/염분 제한 • 적절한 칼슘 섭취 권장(저칼슘식이: 뼈의 탈칼슘화 → 약해짐)
수산화	• 수산식품 제한 예 차, 코코아, 인스턴트커피, 콜라, 맥주, 콩, 시금치, 감귤, 포도 등 • 과량의 비타민C 섭취 제한 - 과량의 비타민C → 요중 수산 증가 → 결석 위험 증가
요산	고퓨린식품 제한 예 고기내장, 가금류, 육즙, 생선, 정어리, 적포도주 등

- 약물요법
  - ㉠ 칼슘결석: hydrochlorothiazide(신세뇨관에서 칼슘 재흡수↑) 투여
  - ㉡ 요산결석: allopurinol(요산생성 억제) 투여
  - ㉢ 구연산칼륨 투여

(4) 기타요인

① 요실금
- 요실금의 종류 14 15 23 25

복압성 요실금(스트레스성) 14 15 23	기침, 재채기 등 복압의 증가로 소변을 배출하는 것
절박성 요실금 25	요의를 느낀 후 바로(화장실 도착하기 전) 불수의적으로 소변을 배출하는 것
반사성 요실금	• 방광에 일정한 용량의 소변이 채워지면 반사적으로 소변을 배출하는 것 • 배뇨에 대한 감각을 느끼지 못한 채 방광수축이 발생하여 불수의적으로 소변을 배출하는 상태
기능성 요실금	• 인지 및 운동성이 떨어져 요의를 알지 못하거나 화장실을 찾지 못해 소변을 배출하는 것 • 요로계 기능은 정상임
모순(범람, overflow) 요실금	소변이 방광에 가득찬 상태로 계속 새어 나오는 상태
지속성 요실금	방광질누공 등으로 인하여 지속적으로 소변이 새어 나오는 상태

- 요실금의 중재 23

- 일차적으로 수술보다는 방광 조절 훈련이나 규칙적인 배뇨와 같은 비수술적 요법을 교육함
- 케겔운동 교육 → 골반저근을 강화시켜 주어 요실금을 예방하고 증상을 완화시킴 23
- 방광훈련
  - 1일 3L 정도의 수분섭취를 권장함
  - 수면 2~3시간 전 수분섭취를 제한함
  - 시간에 맞춰 배뇨하도록 함, 방광을 완전히 비우도록 격려함
- 식이관리
  - 커피, 녹차, 홍차와 같이 카페인이 많이 들어있는 음료 제한 → 요도를 자극함
  - 취침 전 수분섭취 제한 → 수면 중 배뇨를 야기하여 숙면을 방해하는 요인이 됨
- 감염 예방: 정상 배뇨 체위, 적절한 수분 섭취
- 필요시 유치도뇨관을 삽입할 수 있음

4) 남성 생식기계 장애: 양성 전립샘비대증(BPH, benign prostatic hypertrophy)
13 15 17 18 19 22 23 25

정의 25	전립샘의 비대로 요도의 소변 흐름이 막히거나 감소된 상태
증상	• 지연뇨, 야뇨증, 빈뇨, 긴급뇨, 방광이 덜 비워진 느낌 • 배뇨 중간에 간헐적 중단, 약한 요 흐름, 배뇨 끝에 소변이 방울방울 떨어짐 • 배뇨 시 심하게 힘을 주면 혈뇨가 발생함 • 장기적인 소변정체는 신장손상 및 신부전을 초래할 수 있음
진단 15	• 직장수지검사, 소변검사, 혈액검사, PSA검사 - 직장수지검사: 손가락을 넣어 전립샘의 크기, 경도, 모양 등을 사정함 • 방광경검사, 경정맥 신우조영술, 방광조영술, 신장요관방광단술촬영술(KUB), 잔뇨량 검사 등

중재	• 약물치료, 전립샘절제술 등
	  - 약물치료: 알파교감신경차단제(terazocin), 알파환원효소억제제(finasteride) 등
	    예 terazocin의 부작용: 기립성 저혈압 등 23

전립샘절제술 후 중재 13	• 주요 중재: 활력징후 사정 및 배액 유지
	• 방광 세척 17 18 22
	  - 목적: 유치도뇨관이 혈괴로 막히는 것을 방지하기 위함
	  - 멸균적인 방법으로 간헐적 세척을 시행함
	  - 등장성 용액인 생리식염수 사용(물로 세척하지 않음)
	  - 수술 후 2~3일간 유지, 도뇨관의 개통성 확인(폐쇄는 감염, 출혈 초래)
	  - 맑은 소변이 나오면 2~3일 후 도뇨관을 제거
	  - 적절한 도뇨관의 위치 유지, 섭취량/배설량 확인, 세척액 양상 사정
	  - 세척액 주입 시 힘을 가하지 말 것, 비누와 물로 성기 주위 청결 유지
	• 출혈 관찰, 심호흡 및 기침, 조기이상 격려
	• 감염 예방: 수분섭취 증가, 배액관 주위 피부 및 카테터를 깨끗하고 건조하게 유지, 발적, 부종, 감염 증상 여부 관찰
	• 통증 관리: 카테터의 개통성 사정(폐쇄된 경우, 방광경련 유발) 24, 진통제를 투여함
	• 합병증 관찰: 출혈, 혈전, 도뇨관 위치 이탈, 방광천공 등
	• 환자 교육 13 19
	  - 하루 2~3L 수분 섭취를 격려함, 자극적인 음식 섭취를 제한함
	  - 배변완화제 복용, 6~8주간 무거운 물건 들기 금지, 힘든 운동은 피하도록 함
	  - 4~6주간 성생활 금지(발기는 정상임)

5) 여성 생식기계 장애 [17]

(1) 유방의 자가검진
① 검진 시기: 매월 월경이 끝난 직후에 시행함
② 검진 방법
- 시진: 크기, 대칭성, 홍반, 정맥의 증가, 유두 함몰/분비물, 부종, 피부 퇴축 등을 관찰함
- 촉진
  - 한 손의 둘째, 셋째, 넷째 손가락을 이용해 촉진함
  - 쇄골 아래부터 전체 가슴, 액와 부위까지 손끝을 이용해 촉진함
  - 누워서 할 때는 검진하고자 하는 쪽의 어깨 밑에 베개를 고여 편평하게 만들고 팔은 머리 위로 올린 후 시행함

(2) 유방암

원인 및 위험요인	• 빠른 초경, 늦은 폐경(55세 이후), • 출산경험이 없는 경우, 30세 이후 첫 출산 • 유방암 가족력, 연령(연령증가에 따라 발생빈도도 높아짐) • 경구피임약 복용(에스트로겐), 호르몬 대치요법 • 한 쪽 유방에 유방암이 발생했던 경우 • 비만, 운동부족, 지방이나 알코올 과다 섭취, 면역력 저하
증상 [17]	• 일측성 • 단일 덩어리 또는 비후: 대개 상부 외측 사분원에서 많이 발견됨 • 대개는 무통성, 불규칙한 모양, 움직이지 않으며, 딱딱함 • 오렌지 피부 함몰, 유두 분비물, 크기 증가, 퇴축 등
중재	• 호르몬요법: 항에스트로겐제제 [참고] 부작용: 홍조, 질 분비물, 오심, 구토 등 • 수술요법: 유방절제술

(3) 유방절제술 후 간호중재 [13] [16] [19]
① 출혈 및 활력징후 사정
② 압박드레싱 적용 → 수술 부위 유합촉진 및 부종예방
③ 통증 및 부종 관리: 진통제 투여, 얼음주머니 적용
④ 감염 예방, 손상주의, 림프부종 완화 중재 시행 [16] [21] [23] [25]
- 수술받은 쪽 팔은 수술 직후 움직임 제한 → 절개선 긴장완화
- 점진적인 팔 운동 격려, 팔꿈치는 심장보다 높게 베개를 대주고, 손은 팔꿈치보다 높게 둠
- 탄력붕대나 장갑 착용, 팔 마사지
⑤ 정서적 지지: 신체변화, 성적 문제와 성생활의 회복에 대한 두려움을 표현할 수 있도록 도움
⑥ 수술 후 관리와 관련된 환자 교육 [13] [20] [25]

- 수술한 쪽 팔의 금지사항을 설명함 [25]
  - 혈압 측정, 주사, 채혈(순환방해, 감염 위험성)을 피함
  - 꼭 끼는 의복, 시계, 보석 등의 착용을 제한함

- 무거운 물건을 들거나 힘이 가해지는 활동을 하지 않음
- 손톱정리 시 가위 사용 금지, 태양광선 피하고 햇빛 차단제 바르기
• 재활운동을 격려함 13
- 관절가동범위(ROM) 회복을 위함, 어깨가 굳는 현상 예방
- 수술 후 24시간 내, 침상에서부터 손, 팔목, 팔꿈치 운동을 시작함
- 운동은 규칙적, 점진적으로 늘려감
- 주먹을 쥐고 펴는 운동, 손가락으로 벽 기어오르기, 줄 돌리기, 유리창 닦기, 팔꿈치의 굴곡, 신전운동 등을 설명함
• 자가간호 격려: 식사, 세수하기, 머리 빗기 등
• 액와림프절 절제 후 팔에 대한 보호: 화상, 곤충 물리기, 긁히기, 절상, 심한 세척제 사용, 화학약품, 외상 등으로부터 보호, 발적, 부종, 열감 등 이상증상이 있을 때 내원하도록 함
• 피부간호: 상처가 완전히 치유된 후 마사지를 하게 함(흉터를 부드럽게 하고 구축 방지의 효과)
• 추후검사: 재발률이 높으므로 지속적인 검사 및 관리가 필요함을 알림
  참고 국내 유방암 재발률: 6~20%, 수술 후 5년간은 4~6개월마다 검진, 이후 1년마다의 검진을 권고함

5장 | 활동/자기돌봄 장애

1 근골격계의 구조: 뼈, 관절, 지지구조(건, 연골, 인대, 근막, 활액낭), 골격근

2 근골격계 사정

1) 신체사정

(1) 근력사정

등급	사정내용
0(zero)	근수축력 없음
1(trace)	약간의 근수축력 있음
2(poor)	중력을 배제한 능동적 움직임 있음
3(fair)	중력에 대항하는 능동적 움직임 있음
4(good)	중력과 약간의 저항에 대항하여 완전히 움직임
5(normal)	중력과 충분한 저항력에 대항하여 정상적이고 완전하게 움직임

(2) 근육의 크기, 근육의 긴장도
(3) 라크만 검사(Lachman test): 슬관절을 30° 정도 구부려 대퇴에서 경골을 앞으로 전위시키는 검사로 종아리가 앞쪽으로 증가된 움직임이 있는 경우 양성으로 전방 십자인대 파열을 예측할 수 있음 [22] [23]
(4) 상지하수 검사(Drop arm test): 팔을 들어 올린 상태에서 힘을 주고 천천히 내리게 하는 검사로 팔을 천천히 내릴 수 없으며 바로 뚝 떨어지는 경우 양성으로 회전근개 손상을 예측할 수 있음 [22]
참고 회전근개 수술 후 어깨 고정기를 적용함 → 어깨를 외전시켜 보호해주고 회복을 도움 [24]

2) 신경 및 혈관상태 [13]

손상, 수술, 석고붕대, 견인 시 신경 및 혈관상태를 주의 깊게 사정해야 함

감각(S)	예리한 물체로 피부면을 자극하여 평가
동작(M)	손상부위 아래쪽 근육군을 능동적으로 수축시켜 평가
순환(C)	맥박, 모세혈관 재충전 시간, 색, 온도 평가 참고 모세혈관 재충전 시간: 손톱이 하얗게 될 때까지 압력을 가했다가 놓았을 때의 색을 평가함(정상: 2~3초 내 손톱색이 붉게 됨)

3) 진단검사

(1) 혈액검사, 초음파검사, 관절촬영술, 골조사, 생검, 단순 X선 검사, CT, MRI 등
(2) 관절경 검사 [16]
   ① 관절경 검사의 정의: 관절강에 광섬유관을 삽입하여 관절 내부를 직접 관찰하는 검사
   ② 관절경 검사의 목적: 관절의 급, 만성 질환과 관절연골 및 인대의 손상 여부를 파악하기 위함
   ③ 많이 시행하는 부위: 무릎(감염 시, 금지)
   ④ 검사 전, 자정부터 금식
   ⑤ 검사 후, 신경혈관상태 사정, 24시간 동안 얼음주머니 적용, 24~48시간 동안 다리를 거상함
   ⑥ 적절한 운동: 다리 들기, 대퇴사두근 등척성 운동을 격려함, 과도한 관절 사용은 제한함
   ⑦ 통증 관리: 마약성 진통제, acetaminophen 투여
   ⑧ 합병증 사정: 통증, 혈전성 정맥염, 감염, 종창, 관절손상, 출혈 등을 사정함

3 골장애

1) 골다공증 [13]

(1) 골다공증의 정의: 뼈에서 무기질이 빠져나가 골밀도가 감소하고 병리적 골절이 발생하기 쉬운 상태를 의미함(골밀도 검사 결과 T-점수가 -2.5 이하일 때 골다공증으로 진단함) [23]
(2) 골다공증의 원인
   ① 원발성: 유전, 폐경기 여성, 연령, 마른 여성, 지속적 부동, 칼슘 결핍, 흡연, 음주, 과다한 단백질과 인의 섭취 등
   ② 이차성: 약물(steroid제제) 복용, 질환(갑상샘 기능항진증, 신질환) 등

(3) 골다공증의 증상 [18]: 불안정한 걸음걸이, 경직, 허약, 식욕부진, 흉추하부/요추부 통증, 신장감소(척추 후굴, 복부 앞으로 돌출), 폐기능부전(흉곽크기 감소), 불면증, 피로감, 자존감 저하, 의존성 증가 등
(4) 골다공증의 중재 [21]
   ① 약물요법: 에스트로겐, 칼슘보충제, 비타민D, calcitonin, 남성호르몬, estrogen 수용체 조절제 등
   ② 식이요법 [13]
     • 칼슘, 비타민D 섭취, 금주, 카페인/커피/초콜릿/탄산음료 제한
     • 저염식이, 과량의 인 섭취 제한
     • 단백질 적당량 섭취(과량섭취는 칼슘소비를 증가시킴)
   ③ 운동요법
     • 적당한 강도의 운동을 규칙적으로 시행함
     • 체중부하 운동, 등척성 운동, ROM 시행, 저항성 운동
     • 권장운동: 빠르게 걷기, 낮은 강도의 에어로빅
     • 금지운동: 물구나무서기, 볼링 등 척추에 무리가 가는 운동
      - 수영, 수중운동은 골밀도 증가에 도움이 되지 않음
   ④ 통증관리: 진통제, 근이완제, NSAIDs 투여

2) 골연화증 [15]
(1) 골연화증의 정의: 골 내 무기질이 부족하여 뼈가 연화된 상태를 의미함
(2) 골연화증의 원인 [15]: 비타민의 섭취 부족, 흡수불량, 기저질환, 자외선 흡수 부족, 만성 신부전 등
(3) 골연화증의 증상: 피로, 뼈의 통증, 뼈의 변형, 척추 측만, 척추 후만 등
(4) 골연화증의 중재 [15]: 비타민D 투여, 고단백식이, 햇빛을 받도록 함, 단단한 침요 사용, 보조기 및 코르셋 적용, 칼슘섭취 및 칼슘제제 등 투여

3) 골수염 [15]
(1) 골수염의 정의: 화농성 세균에 의한 뼈, 골수, 연조직의 감염을 의미함
(2) 골수염의 원인: 황색포도상구균(주 원인)
(3) 골수염의 증상
   ① 급성: 피로감, 식욕부진, 발열, 부종, 발적, 압통, 움직이면 심해지는 통증
   ② 만성: 피부궤양, 공동선 형성, 국소통증, 삼출물, 미열, 체중감소
(4) 골수염의 중재 [15]
   ① 항생제 투여(4~8주), 고압산소요법(뼈와 조직에 산소를 제공하여 회복을 촉진함)
   ② 통증관리: 극심한 통증 시 침상안정, 진통제 투여, 환측 거상
   ③ 식이관리: 고단백, 고열량, 무기질함유 식이 제공
   ④ 농양 절개배액, 변연절제술, 석고붕대와 부목, 수술/절단술

4 관절장애

1) 골관절염(퇴행성 관절염) vs 류마티스 관절염 13 14 15 16 17 18 21 22 23 24 25

구분	골관절염(퇴행성 관절염)	류마티스 관절염 13 17 19 25
정의	마모된 연골이 관절에 염증을 일으킴 관절과 관절 주위에 부종을 초래하는 국소질환	관절의 염증에 의해 나타나는 전신질환
원인	• 관절연골의 퇴행성 변화 • 마모로 변질되어 관절 파괴 • 체중부하 많이 되는 관절, 상체비만인 경우 발생 • 중년기, 노년기에 호발	• 활액막에서 염증 시작 → 연골파괴, 관절 변형 • 유전적 소인, 25~50세 여성에게 호발
증상 21 23	• 비대칭적 16 • 국소적 통증 - 휴식 시 완화, 춥거나 습기가 있으면 악화 • 관절강직, 비대 → 관절운동 제한 • Heberden 결절 형성: 원위손가락 관절낭의 변성 15 16 18 23 • bouchard 결절 형성: 근위손가락 관절낭의 변성	• 대칭적 14 • 초기: 관절염증, 발열, 체중감소, 피로, 감각이상, 부종 • 후기: 관절 기형, 심한 통증, 골다공증, 피로감, 빈혈, 체중감소, 류마티스결절(피하결절), 심낭염, 혈관염, 섬유성 폐질환 등 • 아침강직(조조강직) 15 • swan neck 변형: 손, 발의 변형 24 25 • boutonniere 변형: 손가락 등쪽 변형 25
진단 25	X선 검사, 관절경 검사	• 류마티스 인자(RF): 양성 25 / ANA: 양성 • X선 검사, ESR, CRP↑ • 류마티스 질환 자가항체검사, 활액검사
중재 15 17	• 관절강내 스테로이드, 히알루론산 투여 • acetaminophen, NSAIDs 투여 • 부목, 보조기, 견인요법 • 규칙적인 운동과 체중조절, 자세교정 • 물리치료: 온열, 초음파, TENS, 마사지(냉요법-급성 염증 시에만) • 수술요법: 인공관절 대치술(무릎관절 성형술) • 관절 보호: 필요시 보조기구(지팡이 등) 사용함, 무리한 운동/행주 비틀어서 짜기를 제한함 22	• 아스피린, NSAIDs, 스테로이드, 면역억제제, 항류마티스제 등 투여 • methotrexate(MTX)투여 19: 면역억제제(부작용: 골수기능 억제 → 전혈구(CBC)모니터링 필요함) • 조조강직: 더운물 목욕 • 급성기: 절대안정 • 물리요법: 열, 냉, 마사지, 운동 • 작업치료, 부목 고정 • 관절보호 위해 큰 근육 사용 • ROM, 등척성 운동 시행(근육강화): 진통제 복용 후 시행하며 통증 심하면 중단함 • 수술: 활막제거술, 관절이식

2) 강직척추염

- (1) 강직척추염의 정의: 고관절, 척추를 침범하는 만성 염증성 질환을 의미함(자가면역질환)
- (2) 강직척추염의 증상: 요통, 아침 기상 후 심해지는 강직, 대나무 척추, 체위 변형, 운동 제한, 전신증상(피로, 체중감소) 등 23
- (3) 강직척추염의 진단: X선 검사로 확인, HLA-B27 항원 양성, ESR↑
- (4) 강직척추염의 중재: 물리치료, 바른 자세, 약물 투여(NSAIDs), 운동(수영, 걷기) 등

3) 통풍 14 15 17 18

- (1) 통풍의 정의
    - ① 단백질의 일종인 퓨린의 대사장애
    - ② 요산결정체가 관절에 축적되어 염증을 일으키는 전신성 대사장애, 남성 > 여성
- (2) 통풍의 원인
    - ① 퓨린의 과다섭취: 고퓨린식이 섭취, 혈액질환
    - ② 퓨린의 배설저하: 신장에서의 요산 배설 저하
- (3) 통풍의 증상
    소양감, 관절의 발적(엄지발가락, 발목, 무릎 등이 흔함), 종창, 심한 통증, 발열, 오한, 국소적 조직상실, tophi 형성(귀, 손, 팔꿈치, 발, 무릎), 무증상성 고요산혈증, 감염 증상 등
- (4) 통풍의 진단
    - ① 혈중 요산 수치 증가(7.0mg/dl 이상), 요중 요산 수치 증가(600mg 이상)
    - ② BUN, Cr, 관절천자(결정체 확인), colchicine에 대한 반응(12~24시간 내 통증 완화)
- (5) 통풍의 중재 14 17
    - ① 급성기 치료: 절대 침상안정, 부목으로 고정, 냉습포 적용
    - ② 약물요법 17
        - colchicine(통증완화, 요산배설)
            - colchicine 사용 시 오심, 구토, 복통, 설사 등의 소화기계 부작용이 나타날 수 있음 22
        - probenecid, benzbromarone(요산배설)
        - allopurinol(요산생성억제)
        - NSAIDs, 부신피질 호르몬 투여
        - 아스피린 복용 금지(약의 효과 방해, 요산을 축적함)
    - ③ 식이요법 15 18 23
        - 알칼리성 식품 및 저퓨린식이 권장, 체중 조절, 알코올 제한
            - 저퓨린식이: 치즈, 우유, 계란, 채소, 곡류 등 권장
            - 고퓨린식이: 붉은 고기, 내장류, 육즙, 정어리 등 제한
        - 신결석 예방 위해 1일 3L 이상 수분을 섭취하도록 격려함

5 근육, 지지구조 장애

염좌와 좌상 13 14 17

구분	염좌 17	좌상
특징	• ROM 각도에서 벗어나서 인대가 과도하게 늘어나 초래된 연조직 외상성 손상	• 근육이나 건의 손상을 의미함 • 근육을 지나치게 신전시켜서 발생하는 연조직 손상
원인	낙상, 운동 시 뒤틀린 동작, 강한 충격	무리하게 물건을 들어올림, 갑작스러운 운동, 낙상
증상	• 통증, 종창, 근경련, 국소출혈, 탈골 등 • 호발부위: 발목, 경추	• 통증, 종창, 근경련, 근육 내 출혈, 변색, 허약감 등 • 호발부위: 발목, 경추
중재 13	• PRICE: P(보호, protection), R(휴식, rest), I(냉요법, ice), C(압박, compression), E(거상, elevation) 23 • 첫 24~48시간 동안 냉요법 적용 → 간헐적 온습포 적용(혈액순환, 치유 증진) • 통증관리: NSAIDs 약물 투여 • 탄력붕대 적용, 심한 경우 석고붕대, 부목 적용 • 완치 후 치료운동(근력강화, 신전운동) 시행	

6 기타 근골격계 장애

1) 수근관증후군

(1) 수근관증후군의 정의: 상지에서 발생하는 가장 흔한 압박신경성 질환을 의미함
(2) 수근관증후군의 원인: 활액막 부종으로 터널의 공간 감소 → 정중신경 압박 → 정중신경마비 발생
(3) 수근관증후군의 증상 19 24
   ① 손의 통증, 감각이상, 힘이 빠짐
      • 밤에 통증 악화 → 팔, 어깨, 가슴, 목으로 방사됨
   ② 엄지, 검지, 중지, 약지의 인접부분까지 감각/운동 변화
   ③ Phalen 징후(+): 손목을 90° 구부리고 양손을 마주한채 60초 유지할 때의 무감각 및 저림을 평가함
   ④ Tinel 징후(+): 정중신경 부위를 가볍게 두드릴 때 3개 반 정도의 손가락에 작열감 및 저림을 평가함 24
   ⑤ 수근압박검사(+): 수근의 굴곡 표면에 약 30초 동안 손으로 압박할 때의 감각이상을 평가함

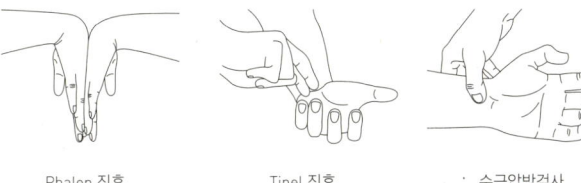

Phalen 징후   Tinel 징후   수근압박검사

(4) 수근관증후군의 중재
  ① aspirin, NSAIDs, 국소적 steroid제제를 투여함
  ② 부목고정: 손목 부목 착용(야간에도 착용) → 굴곡 방지
  ③ 냉찜질, 충분한 휴식, 증상을 악화시키는 활동 피하기(무거운 물건 들지 않기)
  ④ 엄지와 검지의 능동적 운동을 격려함
  ⑤ 수술요법: 수근터널해리술

2) 전고관절치환술
  (1) 전고관절치환술의 정의: 여러 요인에 의해 고관절에 통증 및 기능장애가 있을 때 인공 고관절을 사용하여 대치하는 수술을 의미함
  (2) 전고관절치환술의 적응증: 내과적 치료에 효과가 없는 관절염, 무혈성 괴사, 고관절 기형, 수술 또는 병적상태로 고관절이 강직된 경우 등
  (3) 전고관절치환술 후 중재 [19] [21] [23]

  • 체위 [18]
   - 90° 이상의 고관절 굴곡, 내전, 내회전 금지 → 고관절 탈구 예방 위함 [20]
     ㉠ 내전 예방: 외전 부목, 다리 사이에 베개(외전베개) 적용 [25]
     ㉡ 내회전 예방: 발등이 밖을 향하게 유지
   - 수술한 쪽으로 측위 금지
   - 수술받은 다리가 중앙선을 넘지 않도록 함
   - 낮은 의자에 앉거나 다리를 꼬고 앉지 않도록 함
   - 높은 변기, 팔걸이 의자 권장
  • 운동 및 활동 [18]
   - 체중부하 한도 내에서 활동을 격려함
   - 침상운동부터 시작하여 점진적으로 늘려감, ROM 시행 [예] 경사침대, 평행봉 운동, 등척성 운동
   - 2~3주 후: 워커, 목발 짚고 걷기 가능 → 3개월 후: 워커, 목발 없이 걷기 가능
  • 약물요법: 항생제, 항응고제, 진통제, 근육이완제 등 투여
  • 혈전예방: 탄력스타킹 착용
  • 욕창예방: 피부 자주 사정
  • 변비예방: 적절한 수분섭취, 고섬유식이 제공
  • 퇴원 시 교육 [13] [16]
   - 6주 이상 탄력스타킹을 착용하도록 교육함
   - 90° 이상 고관절을 구부리지 않고 옷 입는 방법을 교육함
   - 수술 후 1년까지는 지속적으로 병원을 방문하여 고관절 상태 및 근력, ROM 등의 검사가 필요함을 설명함
   - 다리를 꼬지 않도록 함, 1시간 이상 같은 자세로 앉아 있지 않도록 교육함
   - 사용하는 의자는 견고하고, 낮지 않으며, 높은 좌변기를 사용해야 함
   - 활동 제한에 관하여 교육함(고관절에 긴장을 주는 활동을 제한함)
     [예] 조심스럽게 계단 오르기, 무거운 것 들기 및 허리를 굽히는 일 등을 삼가도록 함

3) 전무릎관절치환술

(1) 전무릎관절치환술의 적응증: 류마티스 관절염, 골관절염 등
(2) 전무릎관절치환술 후 중재 20

- 탈구예방: 외전 베개 혹은 부목 사용
- 운동 및 활동 24
  - 수술 다음날 → 누워있는 상태에서 다리를 들어올리거나 사두근 힘주기 운동 시행
  - 수술 후 3일 → 지속적 수동운동기구(CPM)로 무릎관절 운동 시행
  - 무릎 고정장치 적용 → 거동을 돕기 위함

4) 골절 13 14 15

(1) 골절의 증상: 기형, 종창, 좌상(피하출혈), 압통, 통증, 근경축, 변형, 비정상적 움직임, 기능장애, 감각손상(신경손상, 부종, 출혈, 파편에 의한 압박), 골절단 부위의 마찰음, 저혈량성 쇼크 등
(2) 신체부위별 골절의 종류

손목(콜리스)골절 (colle's fracture) 19	• 요골 원위부(distal radius)의 골절 • 50세 이후 여성에게 흔하게 발생함 • 팔과 손을 뻗은 채 넘어질 때 발생함 • 증상: 수근관절부위의 통증과 부종, 손가락 기능 약화, 손가락 운동범위 제한 및 지각이상 등
척추골절(spinal fracture)	• 낙상, 다이빙 또는 무거운 물건이 떨어졌을 때 발생함
늑골골절(rib fracture)	• 기능장애나 합병증 없이 대개 치유됨
골반골절(hip fracture)	• 차량 또는 오토바이 충돌, 스키 사고 시 흔히 발생함 • 증상: 다량의 출혈 등

(3) 골절의 치유 과정: 혈종형성 → 육아조직형성(세포 증식) → 가골형성 → 골화과정 → 골강화 및 골재형성
(4) 골절의 합병증
  ① 구획증후군 14 15 21
  - 증상
    - 구획이 눌려 구획 내 압력 증가 → 조직압박 → 혈류감소/조직허혈 → 히스타민 분비로 혈관확장 → 부종 → 허혈의 악순환 → 혈관계 손상
    - 5P: 통증(pain), 창백(pallor), 맥박소실(pulseless), 감각이상(paresthesia), 마비(paralysis)
  - 중재: 근막절개술, 석고붕대 및 압력붕대 제거, 거상, 수액공급 등
  ② 지방색전증
  - 증상
    - 골절부위의 골수에서 지방이 새어 나와 혈관으로 유입됨 → 빈맥, 청색증, 저산소증, 흥분, 안절부절 못함
    - 장골, 골반 골절에서 발생 가능성 있음
  - 중재: ABGA, 고농도 산소공급 등

③ 석고붕대 증후군
- 증상: 체간 석고붕대가 꽉 조여 발생 → 십이지장의 압박으로 위장관 폐색, 출혈, 복부팽만감, 오심, 구토, 복통 등
- 중재: 석고붕대에 '창' 만들어주기, 비위관삽입, 정맥을 통한 수액공급 등

④ 무혈성 골괴저
- 증상: 혈액공급 저하 → 골괴저 발생 → 통증, 기능적 제한, 골관절염으로 진행함
- 중재: 인공관절, 골이식

(5) 골절의 중재 14
① 신경, 순환 손상예방
- 순환 사정: 조기발견 중요, 석고붕대나 견인장치 적용 전후 주의 깊게 사정함
- 순환계(피부색, 체온, 맥박, 말초혈관의 순환), 신경계(감각, 움직임, 무감각, 통증과 마비) 사정

② 외상예방
- 활력징후, 의식상태 확인, 응급간호 필요
- 꽉 끼는 옷은 가위로 잘라서 벗김
- 개방골절 시, 무균포 혹은 깨끗한 포를 이용하여 덮어줌 → 감염 예방 14
- 환부고정: 부목 적용, 손상부위 거상 → 부종 완화, 지혈 도모

③ 감염 예방
- 손상부위의 균 배양 → 균에 맞는 항생제 투여
- 파상풍 예방주사 투여

④ 통증관리
- 진통제 투여
- 석고붕대로 인한 통증: 석고붕대에 창을 만들거나 반으로 잘라 압력을 줄임

⑤ 운동관리
- 4시간마다 ROM 운동, 등척성 운동 실시
- 보행보조기 사용법 교육(목발, 지팡이, 휠체어, 보행기 등) → 기동성 증진 위함

⑥ 영양관리
- 충분한 영양섭취: 1일 3,000~4,000kcal의 충분한 영양 제공
- 충분한 수분(1일 3L 이상, 요결석 예방 위함) 및 섬유질 섭취, 고단백식이 권장
- 칼슘보충은 필요하지 않음

7 근골격계 장애 관련 중재

1) 견인장치 13

(1) 견인장치의 정의: 환부의 고정 및 골절 치료를 위해 끈, 무게장치 등을 이용하여 특정한 방향으로 당기는 힘을 적용하는 것을 의미함

(2) 견인장치의 목적
① 근육경련 감소, 통증 완화, 골절 정복 및 정렬

② 불구 교정, 환부 고정, 골절/변위 예방
③ 척추 압박 요인 제거
(3) 견인장치의 종류 13
① 피부견인

- 정의: 피부에 부착하여 뼈에 간접적인 힘을 적용하여 견인함
- 방법: 피부에 끈, 견인 테이프 등을 적용해 추를 연결함(견인력: 2~3kg)
- 종류 및 적응증
  - Buck 신전견인(수평견인): 둔부, 대퇴, 무릎
  - Russell 견인(수평+수직견인): 골반부/대퇴부 골절, 기형고정, 요통치료
  - 골반현수견인: 골반골절, 하복부 연조직 손상
  - 경부견인: 견인띠(halter) 적용, 경추부위 근염, 탈구, 골절

② 골격견인

- 정의: 뼈에 직접적으로 힘을 적용하여 견인함(견인기간의 장기화 및 무거운 추를 사용해야 하는 경우에 해당)
- 방법: 핀이나 철사, 집게 등을 뼈에 직접 삽입하여 추를 연결함(견인력: 10~16kg)
- 종류 및 적응증
  - 평형 현수대 견인: 대퇴골절, 하지의 다발성 골절
  - 두개골 집게형 견인: 경추 및 흉추 골절 및 탈구(두개골에 적용)

(4) 견인장치의 중재
① 견인의 당김력, 적용상태 등을 자주 확인함
② 적용하는 추는 바닥에 닿지 않도록 주의함
③ 움직일 때 삼각손잡이를 이용하고, 주기적으로 ROM 및 등척성 운동을 시행함
④ 감염 예방: 골격견인의 경우, 핀이나 철사, 집게 등이 삽입된 부위의 감염 주의, 무균술 적용
⑤ 부종 및 부동과 관련된 합병증 예방: 압박스타킹 착용, 종아리 통증 및 둔부 방사통 사정, 고정부위 상승 → 혈전성 정맥염을 예방하기 위함

2) 석고붕대

(1) 석고붕대의 목적: 환부의 고정 및 지지, 외부자극으로부터 보호하기 위함, 기형 교정, 관절의 굴곡 구축을 예방함
(2) 석고붕대의 종류: 적용부위에 따라 다양한 형태의 석고붕대를 적용하게 됨
  예 short arm cast, long arm cast, short leg cast, long leg cast 등
(3) 석고붕대의 중재 13 14
① 석고붕대 건조법
  - 베개 위에 올려놓고 환기가 잘 되는 곳에서 건조: 24~72시간 소요됨
  - 2~3시간마다 체위 변경, 석고가 완전히 마를 때까지 담요를 덮지 않음
  - 금지: 히터 혹은 드라이기의 사용

② 신경, 혈액순환 간호 13 22 24 25
- 신경계/순환계 사정(말초부위 감각, 동작, 순환), 모세혈관 재충전 시간 확인
- 손, 발가락 운동 권장, 심장보다 적용부위를 높게 위치함 → 혈액순환 촉진, 부종 완화
- 꽉 조일 때, 이상증상이 있을 때(통증, 맥박소실, 무감각 등) → 석고붕대를 잘라 압력 완화
- 비골신경 압박으로 족하수(footdrop)가 나타날 수 있으므로 주의
  참고 leg cast 후 비골신경이 흔히 압박될 수 있음 → 첫째, 둘째 발가락 사이를 자극해 심부 비골신경의 기능을 사정함 25

③ 피부 간호
- 석고붕대 가장자리 피부: 매일 씻고 건조
- 소양감이 있는 경우: 소양감이 있는 반대 부위에 얼음 적용
  - 금지: 녹말가루, 옷걸이, 연필 등으로 긁지 않아야 함 → 피부손상 방지
- 석고붕대 아래 피부에 물건이 들어가지 않게 해야함 → 피부손상 방지

④ 감염 및 합병증 관리
- 열감, 냄새, 삼출물 배액, 얼룩, 압박점 등을 확인함
- 구획증후군, 석고붕대증후군 등의 합병증 징후를 사정함

3) 절단

절단의 중재 18

수술 전 간호	• 하지절단이 예정된 경우 - 대퇴사두근 근육운동, 대퇴관절 신전, 삼두박근 강화운동 시행 → 절단 부위의 근력을 증진하기 위함 • 하루 수차례 운동을 시행하도록 격려함 → 근력 증진 도모

수술 후 간호	• 수술 관련 합병증 사정
	 - 출혈 및 감염 관련 징후를 사정함
	 - 부종 관리: 24~48시간 동안 손상된 사지 상승 → 이후 상승하지 않음(관절경축 예방)
	• 고관절 굴전, 경축 예방
	 - 고관절 굴곡 방지, 단단한 매트리스 적용
	 - 하루 3~4회, 30분 정도 복와위를 취하게 함
	 - 다리 사이에는 베개를 받치지 않도록 함(외부 지지) → 외전 방지
	• 절단지 관리
	 - 환상지 적응 돕기 17: 절단된 신체가 있다는 느낌, 불편한 느낌이 들 때 → 관절가동범위운동(ROM) 시행, 절단된 수술 부위를 보게 함, 타월/베개 대주어 압력 완화, 마사지 시행, 만성 통증완화법 적용(TENS 등), 기분전환 등을 도움
	 - 감염 예방
	  ㉠ 수술 부위의 발적, 수포, 부종, 삼출물 등을 관찰함
	  ㉡ 따뜻한 물과 비누로 씻고 건조시킴(찬물 세척 금지), 가급적 저녁에 시행(건조 예방)
	  ㉢ 세척 후 아무것도 바르지 않음(수술 부위 연화를 유발함)
	  ㉣ 탄력붕대 청결히 유지
	 - 목발에 절단 부위를 올려놓고 쉬지 않음

- 목욕 시 외에는 항상 압박기구 적용(탄력붕대, 탄력양말)
- 수술 후 즉시, ROM 시작(근력 증진)
- 봉합사 제거: 대개 수술 후 10~14일 경 제거

6장 | 심혈관/혈액 장애

1 심장

1) 심장의 구조와 기능

(1) 심장의 구조
  ① 2개의 심방과 심실: 우심방, 좌심방, 우심실, 좌심실
  ② 4개의 판막: 방실판막, 반월형 판막
   - 방실판막: 삼첨판(우심방-우심실 사이), 이첨판(=승모판, 좌심방-좌심실 사이)
   - 반월형 판막: 폐동맥판막(우심실-폐동맥 사이), 대동맥판막(좌심실-대동맥 사이)

(2) 심전도계
  ① 전기생리적 특성
   - 자동성, 흥분성, 전도성, 수축력, 불응성
   - 동방결절은 일차적 심박조절자로 자동성이 두드러짐
  ② 전도체계: 동방결절 → 방실결절 → His 다발 → 좌, 우 속지 → 퍼킨제 섬유

(3) 심박출량
  ① 심박출량 = 1회 박출량 X 심박동수
   - 심박출량: 1분 동안 좌심실에서 대동맥으로 보내는 혈액량
     예) 70mL × 70회 = 4,900mL
   - 성인의 정상 평균 심박출량: 4~7L/분
  ② 심박출량에 영향을 미치는 요인
   - 전부하
     - 이완기 말, 심실수축 전 심근의 팽창 정도, 용적부하를 의미함
     - 영향요인: 혈액량(심장으로 돌아오는 혈액량이 많을 때 전부하 증가)
   - 후부하
     - 수축기 동안 좌심실에서 대동맥으로 혈액을 내보내기 위한 심실의 긴장 정도, 압력부하를 의미함
     - 심실이 말초혈관까지 혈액을 흐르게 하기 위해 극복해야 할 압력(저항)
     - 영향요인: 말초혈관 저항, 혈액의 점성도, 대동맥압, 심실의 크기 등
   - 심근수축력
     - 심장수축의 힘, 근육 수축력을 의미함
     - 영향요인: 액틴-미오신 결합부위의 상호작용, 교감신경계 자극 여부, 칼슘과 에피네프린 투여 등

(4) 좌심실 박출률(ejection fraction) 23 25
　　① 좌심실의 혈류량 대비 대동맥으로 나가는 혈류량의 비율로 좌심실의 수축기능을 측정하는 지표가 됨
　　② 정상범위 55~75% (심초음파검사로 측정 가능)

2) 심장계 진단검사
(1) 혈액검사 16 : 심근손상 및 관상동맥질환에서 수치가 상승함
　　① 심장 효소검사: CK, CK-MB, myoglobin, LDH, troponin I
　　② 총콜레스테롤, 중성지방, LDL
(2) 심전도검사
　　① 심전도의 정의: 피부에 전극을 부착, 심장에서 나타나는 전기적 활동을 감지하여 그래프상에 파형으로 기록하는 검사방법
　　② 심전도의 기본파형 14 19

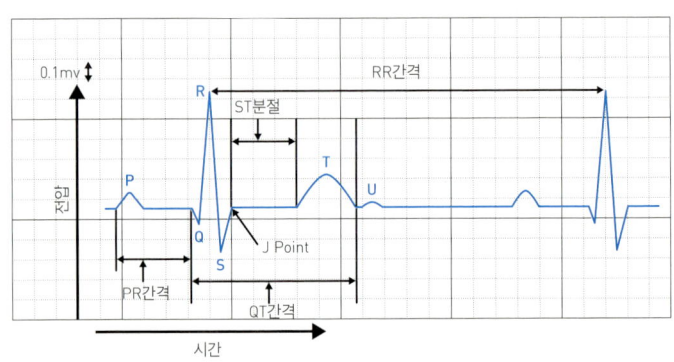

- P파: 심방의 탈분극(심방수축)
- PR간격: 동방결절에서 방실결절까지의 전도시간, 정상소요시간: 0.12~0.2초
- QRS파: 심실의 탈분극(심실수축), 정상소요시간: 0.06~0.12초
- ST분절: 심실의 탈분극 후 재분극이 나타나기 전까지의 전기적 침묵기 23
- T파: 심실의 재분극　　• QT간격: 심실의 탈분극에서 재분극까지의 전체 시간
- U파: 없거나 T파 후에 보일 수 있는 작은 파형

　　③ 심전도에서의 심박수 계산 19 24
- 분당 심박수 = 6초 동안의 QRS군 개수 × 10　　• 분당 심박수 = 60 ÷ R 사이 간격의 초
- 분당 심박수 = $\dfrac{1500}{\text{R사이 작은 네모칸 수}}$　　• 분당 심박수 = $\dfrac{300}{\text{R사이 큰 네모칸 수}}$

(3) 심도자술
    ① 심도자술의 목적: 관상동맥의 해부학적 모양 및 폐쇄 등을 확인하기 위함
        • 보통 관상동맥 조영술과 병행하여 이루어짐
        • 심도자술 중 관상동맥에 조영제를 투여, X선 촬영을 통해 검사를 진행함
    ② 심도자술 검사 전 간호: 동의서, 조영제 알레르기 유무 확인, 금식, 심전도검사 등
    ③ 심도자술 검사 후 간호: 합병증 주의 깊게 관찰(출혈, 종창, 염증 등) [14] [16] [23]
        • 검사 후 4~6시간 정도 시술부위를 구부리지 않아야 함, 침상안정
        • 모래주머니로 시술부위 압박 → 시술부위의 출혈 예방
        • 충분한 수분섭취 → 조영제 배출 도움
(4) 운동부하검사
    ① 운동부하검사의 정의: 심장질환이 의심되나 심전도상 정상인 경우, 대상자에게 심근허혈을 유발시키기 위해 운동을 하면서 심전도검사를 진행하는 방법
    ② 운동부하검사의 중재
        • 검사 전 충분한 휴식을 취하도록 함, 검사 2~3시간 전부터 금식, 금연, 동의서 필요
    ③ 운동부하검사의 주의사항
        • 이상증상을 보이는 경우, 검사를 중단해야 함
            예 흉통, 현저한 ST 분절의 하강, 심한 피로, 수축기압과 이완기압의 심한 저하, 갑작스런 서맥, 심한 부정맥, 악성 고혈압, 심한 호흡곤란, 갑작스런 조정능력 상실 등
(5) 중심정맥압
    ① 중심정맥압의 정의: 우심방으로 귀환하는 혈액의 압력으로 순환혈량을 나타내는 지표가 됨
    ② 중심정맥압의 정상범위 [15]: 5~10cmH$_2$O
        • 상승: 순환혈액량 과다, 심장의 우심실의 수축부전 등
        • 저하: 순환혈액량 감소

3) 심장계 질환
(1) 울혈성 심부전 [13] [14] [15] [16] [17] [18] [19] [20] [21] [22] [23] [24] [25]
    ① 울혈성 심부전의 정의: 심장기능의 저하로 신체에 필요한 충분한 혈액량을 박출하지 못하는 상태를 의미함 참고 좌심실 박출률을 평가함 [25]
    ② 울혈성 심부전의 진단: 심초음파검사, 혈액검사(BNP, NT-proBNP) [25], 심전도, 흉부X선 등
    ③ 좌심부전 vs 우심부전
        • 심부전의 발생: 좌심부전 → 우심부전 초래(좌심부전: 심부전에서 흔히 나타나는 형태)
            - 심부전은 각각 발생할 수 있으나, 한 쪽의 심부전은 다른 쪽의 기능에도 영향을 미침
        • 심부전의 병태생리 [13]

좌심실부전 → 수축 후 심실 내 남는 혈액량 증가 → 좌심방으로부터 받을 수 있는 혈액량 감소
→ 폐정맥으로부터 받는 혈액량 감소 → 폐울혈, 폐부종, 호흡기계 증상 → 우심실 압력 증가
→ 우심실부전 → 정맥울혈 증가, 정맥귀환 감소 → CVP 증가 → 말초부종, 전신부종

- 좌심부전과 우심부전의 증상

좌심부전(호흡기 증상) [13] [15] [16] [20]	우심부전(전신 증상) [15] [22]
• 폐울혈: 발작성 야간 호흡곤란, 기좌호흡, 악설음, 천명음, 거품 섞인 분홍색 객담, 빈호흡, 기침 • 심박출량 감소 [20] [21] [24]: 피로, 허약감, 차가운 사지, 신부전(신장 혈류 감소), 빠르고 약한 맥박, 심계항진, 안절부절 못함, 어지러움(뇌 혈류 감소)	• 울혈증상: 경정맥 확장, 간/비장 비대, 부종, 문맥압 상승, 복수, 말초부종(손, 손가락) • 식욕부진, 오심, 복부 팽만, 체중 증가 • 혈압 상승 또는 감소

④ 울혈성 심부전의 중재
- 심근수축력 강화를 위한 중재

- 강심제(digitalis)를 투여함 [17]
  - digoxin 투여 전 1분간 심첨맥박을 측정함, 서맥 주의 [14] [19]
  - digitalis 독작용 사정: 오심, 구토, 설사, 복통, 부정맥, 기면, 시력장애 등
  - 혈중 칼륨 농도 모니터링: 낮은 칼륨 농도는 digitalis 독작용을 가중시킴
    → furosemide(푸로세미드)는 혈중 칼륨 농도를 낮출 수 있으므로 주의하여 모니터링함 [14] [20]
- dopamine, dobutamine 투여: 1회 박출량과 심근수축력을 증가시킴

- 심부하 감소를 위한 중재

전부하 감소
[15] [18] [19]
	• 이뇨제 [14] [18]
	  - 작용: 체내 수분 및 염분 배출 증가 → 순환 혈량 감소 → 전부하 감소
	  - 부작용: 저칼륨혈증, 저혈압 등
	  - 약물: 푸로세미드(furosemide) 등
	• 정맥확장제 투여 [15] [22] [23]
	  - 작용: 혈관 확장 → 혈관 내 용적 증가 → 귀환 혈액량 감소 → 전부하 감소, 혈압 저하
	  - 부작용: 두통, 저혈압 등
	  - 약물: 질산염(nitrate) 제제인 니트로글리세린(nitroglycerin) 등

후부하 감소
[18]
	• 안지오텐신 전환효소(ACE) 억제제 [18] [19] [25]
	  - 작용: 세동맥 이완 → 후부하 감소, 심박출량 증가
	  - 부작용: 마른기침, 저혈압 등
	  - 약물: 캡토프릴(captopril) 등
	• 베타차단제(β-blocker) [18]
	  - 교감신경차단 → 후부하 감소
	  - 부작용: 저혈압 등

- 울혈성 심부전의 간호중재 14 21 22 23
  - 충분한 휴식 및 안정, 방문객 제한: 조직의 산소요구도 감소 → 심부담을 감소시킴
  - 호흡곤란 시 → 반좌위 혹은 좌위, 산소공급, 심호흡, 기침 권장, 환자 상태에 따라 기관내 삽관 및 호기말 양압을 적용할 수 있음
  - 기좌호흡 시 → 침상 가장자리에 앉아 다리를 아래로 내리고 침상탁자에 기댈 수 있도록 도움
  - 식이요법 16 24
    - ㉠ 염분제한: 심부전 증상이 심한 경우 → 저염식이 제공
    - ㉡ 수분제한: 제한의 정도는 체중의 변화, 섭취량과 배설량의 비율, 전해질 수치에 따라 결정
    - ㉢ 충분한 열량 및 단백질을 제공함(심부전으로 인해 알부민 수치가 저하됨)
    - ㉣ 소화되기 쉬운 형태의 음식으로 소량씩 자주 제공함
    - ㉤ 알코올과 카페인 금지(빈맥 초래)

(2) 급성 폐수종 14 15 16
  ① 급성 폐수종의 정의: 폐정맥 및 모세혈관 내에서 폐의 간질조직과 폐포로 체액이 이동하면서 비정상적으로 축적되어 심한 호흡곤란을 야기하는 상태를 의미함
  ② 급성 폐수종의 원인
  - 심인성과 비심인성으로 나누어짐
    - 심인성: 좌심부전, 승모판 협착증과 같이 심장에서 기인하는 경우
    - 비심인성: 저알부민혈증, 정맥수액의 다량 투여 등 심장 외 여러 요인에 기인하는 경우
  ③ 급성 폐수종의 증상 16
  - 초기: 악설음, 객담을 동반한 기침
  - 호흡곤란, 저산소증, 청진 시 수포음, 천명음, 청색증, 폐모세혈관쐐기압(PCWP) 25mmHg 이상으로 증가 참고 폐모세혈관쐐기압(PCWP)의 정상범위: 4~12mmHg
  - 빠르고 약한 맥박, 경정맥 울혈, 뇌혈류 감소(혼미)
  ④ 급성 폐수종의 중재 14 15 16
  - 치료목표: 호흡증진, 순환혈량 감소
  - 좌위, 순환지혈대 적용, 정맥절제술(정맥을 절제하여 일정량의 혈액 제거)
  - 산소요법(고농도의 산소 공급), 기관지 삽관, 인공호흡기 적용, 양압호흡 치료 등
  - 약물요법: morphine, digitalis, aminophylline, 이뇨제, 혈관확장제 등 투여 16
    - morphine: 진통효과 → 불안 및 호흡곤란 완화
    - digitalis: 심근수축력 증가 → 심박출량 증가 → 폐울혈 감소
    - aminophylline: 기관지 경련 완화 → 호흡곤란 완화
    - 이뇨제: 빠른 이뇨작용 → 순환혈량 감소 → 폐울혈 감소
    - 혈관확장제: 심박출량 증가 → 폐울혈 감소
  - 심리적 지지: 호흡곤란으로 인한 극도의 불안감과 공포를 호소함

(3) 허혈성 심질환 [13] [14] [15] [16] [17] [18] [20] [21] [22] [23] [24]
① 허혈성 심질환의 정의: 관상동맥의 부분적 혹은 완전 폐쇄로 심근의 혈류 공급 부족으로 발생하는 질환을 의미함, 협심증과 심근경색증으로 나뉨
② 허혈성 심질환의 위험요인
- 조절 가능한 위험요인: 흡연, 고혈압, 당뇨, 비만, 스트레스, 운동부족, 고지혈증 등 [21] [24]
- 조절 불가능한 위험요인: 유전/가족력, 연령, 남자>여자, 백인>황인종
③ 협심증
- 협심증의 정의: 관상동맥의 부분적인 폐쇄로 발생하는 허혈상태를 의미함
- 협심증의 원인: 심근의 산소공급 저하, 심부담 증가, 심근의 산소요구량 증가
- 협심증의 증상: 흉통
  - 흉통 양상: 타는 듯한, 가슴이 눌리는 듯한, 쥐어짜는 듯한 흉통을 호소함
  - 방사통: 흉골 중앙 하부에서 발생 → 대부분 좌측 견갑골과 좌측 팔로 방사 혹은 우측 어깨와 목, 턱, 상복부 부위로 방사
  - 흉통 지속시간: 대부분 2~3분, 15분 내 사라짐
- 협심증의 진단 [15] [16]: 심전도 상 T파 편평 혹은 역전, ST분절 상승
- 협심증의 종류 [13] [18] [25]

안정형 협심증 [25]	불안정형 협심증 [18]	변형 협심증
• 협심증의 초기 단계, 신체적 노력이나 정서 변화에 의해 발생 • 휴식, 니트로글리세린(NTG)에 의해 완화됨 • 통증: 5~15분 정도 지속 • 심전도: 정상	• 협심증과 심근경색증의 중간형태 • 위험한 상태의 협심증 • 휴식, 니트로글리세린(NTG) 효과 없음 • 통증: 15분 이상 지속 • 심전도: T파 역전	• 비특이적인 협심증의 형태 • 관상동맥의 경련으로 발생 • 주원인: 흡연 • 통증: 신체활동과 무관, 특정시간에 발병 • 심전도: ST분절 상승

- 협심증의 중재 [22]
  - 약물요법: nitroglycerin(혈관확장제), 칼슘차단제, 혈소판응집억제제, 교감신경차단제, 항응고제 투여
  - 수술요법: 경피적 관상동맥 성형술(PTCA), 경피적 관상동맥 중재술(PCI), 관상동맥 우회술(CABG)
  - 통증관리: 통증 사정, 활력징후 측정, 필요시 심전도 검사, 니트로글리세린 투여, 아스피린 투여, 휴식, 산소공급
  - 니트로글리세린 복용방법 교육 [24]

• 복용방법
- 운동 전, 식사 전, 정서적 스트레스를 받는 상황, 성행위 전에 미리 복용함 [25]
- 설하(혀 밑)에 약을 놓고 녹여 먹도록 함
- 축적되지 않으므로 필요시 복용하도록 교육함
- 주의사항: 복용 시 두통, 저혈압, 피부 홍조, 현기증, 오심, 구토 등 부작용이 발생할 수 있음

- 약물관리
  - 항상 휴대, 직사광선을 피하고 건조한 곳에 보관, 갈색 병에 담을 것
  - 복용 시 작열감이 있어야 정상, 작열감이 감소한 경우 또는 매 3~5개월마다 약 교체(유효기간)
- 약물효과
  - 복용 후 1~2분 이내 흉통 완화
  - 복용 후 3~4분 지나도 효과가 없거나 3회 투여한 후에도 통증이 지속되면 병원을 방문해야 함

④ 심근경색증 [13] [23] [24]
- 심근경색증의 정의: 관상동맥의 완전한 폐쇄로 심조직의 비가역적인 손상이 발생한 상태를 의미함
- 심근경색증의 원인: 죽상경화증, 플라크의 파열 등
- 심근경색증의 증상: [14] [19]
  - 흉통양상: 타는 듯한, 가슴이 눌리는 듯한, 쥐어짜는 듯한 흉통을 호소함(휴식, 니트로글리세린(NTG)을 복용하여도 효과 없음), 흉통이 30분 이상 지속됨
  - 방사통: 가슴, 상복부, 턱, 등, 팔
  - 심박출량 감소: 수축기혈압 저하, 사지 냉감, 식은땀, 실신, 소변량 감소 등
- 심근경색증의 진단
  - 혈액검사: troponin I, troponin T, CK-MB, myoglobin, LDH 의 상승 [13] [16] [22]
  - 심전도 [17]: 초기(심근허혈, T파 역전) → 급성기(심근손상, ST분절 상승) → 후기(심근괴사, 깊은 Q파)
- 심근경색증의 중재 [21] [24]
  - 통증관리: nitroglycerin 투여 (단, 수축기혈압 <90mmHg인 경우 금기: 저혈압 증상이 심해질 수 있음), morphine 투여 [25], 산소 공급 등
  - 약물요법
    ㉠ 혈전용해요법 [14] [15] [22]: streptokinase, urokinase, tissue plasminogen activator(t-PA) 투여, 발병 후 6시간 이내 투여해야 효과적, 출혈 가능성이 있으므로 주의 필요
    ㉡ 혈소판응집억제제, 교감신경차단제, nitroglycerin 등 투여
  - 수술요법: 경피적 관상동맥 성형술(PTCA), 경피적 관상동맥 중재술(PCI), 관상동맥 우회술(CABG)
  - 섭취량/배설량 측정, EKG 모니터링, 첫 24시간은 절대안정하고 점차 운동량을 늘림
- 심근경색증의 합병증 [16] [17]: 부정맥(가장 흔함), 심인성 쇼크, 폐수종, 심부전, 폐색전증

⑤ 허혈성 심질환의 중재
- 경피적 관상동맥 성형술(PTCA): 협착된 부위에 풍선 카테터를 삽입하여 풍선을 팽창시킴으로써 협착부를 확장시키는 비수술적 치료방법
- 경피적 관상동맥 중재술(PCI)
  - 대퇴동맥 혹은 요골동맥을 통하여 카테터를 삽입 → 협착된 부위에 풍선을 부풀려 확장 → 스텐트를 삽입하는 비수술적 치료방법

- 시술 후 간호 [14] [19] [22] [23]

- 6시간 동안 절대안정, 시술부위 굴곡 금지, 시술부위 모래주머니로 압박
  → 출혈 예방
- 양측 족배동맥에서 말초맥박을 확인하고 피부색, 감각 등을 사정하여 비교함
- heparin(혈전 예방), NTG 투여(관상동맥 경련예방)
- 충분한 수분섭취 권장 → 조영제 배출 촉진
- 생활습관 개선 및 지속적인 증상관리가 필요함을 설명함 [15]

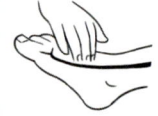
족배동맥(발등동맥)

- 관상동맥 우회술(CABG)
  - 우리 몸의 다른 부위에 있는 동맥이나 정맥을 이용하여 협착된 부위에 이식하는 수술
  - 심폐체외순환을 이용(On-pump CABG)하거나 이용하지 않고(Off-pump CABG) 심장 박동 상태에서 수술을 진행하는 방법으로 나눠짐
  - 심폐체외순환: 심장과 폐의 기능을 대신하는 장치를 이용하여 순환을 유지함
  - 심폐체외순환을 이용하는 경우, 저체온법을 적용함 → 조직의 산소요구량이 감소되어 주요 장기 및 심근을 보호할 수 있음 [20]

⑥ 심질환 환자의 심장재활
- 심장재활: 심질환 환자가 이전의 일상생활로 복귀할 수 있도록, 그리고 건강하고 생산적인 생활을 유지할 수 있도록 도와주는 운동과 교육의 종합적인 프로그램을 의미함
- 심장재활 프로그램: 운동요법, 행동 수정(식이요법, 금연, 생활습관/스트레스 관리), 위험인자의 조절 등
- 심장재활 운동요법 [20]

1단계	• 입원중 시행(3~5분간 시행/1~2분간 휴식), 3~4회/일 • 저강도의 운동, 점차 운동시간 및 강도를 늘려감

2단계	• 급성 심근경색증: 퇴원 1개월후부터 시행
	• 관상동맥우회술: 수술 후 2~3개월 후 시행(6~12주간)
	• 준비운동, 본운동, 정리운동의 순서로 진행
	  - 준비운동(7~15분): 스트레칭을 포함한 체조, 걷기, 관절운동, 무저항 자전거타기 등
	  - 본운동(15~20분): 자전거타기, 계단오르기, 노젓기, weight 등
	  - 정리운동(5~10분): 스트레칭, 걷기, 무저항 자전거 타기 등

3단계	• 목표: 운동 능력의 향상 • 2단계를 마친 후 약 3~6개월 동안 시행(30~45분) • 운동 종류: 걷기, 조깅, 자전거 타기, 수영 등

(4) 판막성 심질환 [15]
　① 판막성 심질환의 종류

종류	특징
승모판협착증	• 가장 흔함, 좌심방 → 좌심실로 가는 혈액흐름의 폐쇄 • 류마티스열에 의해 발생함, 여성 > 남성
승모판기능부전	• 수축기 동안 좌심실 → 좌심방으로 혈액이 역류함 • 류마티스 심질환에 의해 발생하는 경우가 많음
대동맥판협착증	• 좌심실 → 대동맥을 통한 혈액분출의 어려움 • 노인에게 호발(퇴행성 병변으로 인함) • 증상: 심박출량 감소, 호흡곤란, 실신, 흉통 등 [15] [19]
대동맥판막기능부전	• 증상: 경한 경우 무증상, 피로감, 호흡곤란, 흉통 등 [22] • 이완기 동안 대동맥 → 좌심실로 혈액이 역류함

　② 판막성 심질환의 발생빈도: 승모판협착증 > 승모판기능부전 > 대동맥판협착증 > 대동맥판막기능부전
　③ 판막성 심질환의 증상 [19] [21]: 활동 시 호흡곤란, 심박출량 감소, 객혈, 협심증, 피로, 기좌호흡, 발작성
　　　야간 호흡곤란, 폐부종, 간비대, 운동 시 실신, 우심부전 등
　④ 판막성 심질환의 중재: 염분제한, 충분한 휴식, 운동제한, 이뇨제, 산소 공급, 약물투여(digitalis,
　　　혈관확장제, 항응고제), 수술요법(판막성형술, 판륜성형술, 판막치환술) 등 [24]
　　• 판막치환술 [21] [23]
　　　- 병변이 있는 판막을 제거한 후 다른 판막을 삽입하는 시술
　　　- 판막의 종류: 조직판막, 기계판막
　　　- 조직판막의 장단점: 혈전형성의 위험이 적음, 내구성이 약해 일정기간 후 재수술이 필요함
　　　- 기계판막의 장단점: 내구성이 좋아 반영구적임, 혈전형성의 위험이 있어 수술 후
　　　　warfarin(항응고제)을 평생 복용해야 함(출혈 발생에 주의 필요)
　　　- warfarin(coumadin) 용량: 프로트롬빈 시간(PT)이 일반인의 정상수치보다 1.5~2배로
　　　　유지되도록 복용함 → PT를 이용한 INR 결과에 따라 약물 용량을 조절함(혈액응고검사를
　　　　주기적으로 시행함) [19]
　　　참고 warfarin 복용으로 INR 수치가 예상보다 연장되는 경우, 길항제로 비타민K 투여할 수 있음 [25]
　　　- 심박출량 감소에 따른 징후가 있는지 주의 깊게 사정함 [21]
(5) 심장압전(심장눌림증) [13] [18] [21]
　① 심장압전의 원인: 폐암, 흉부외상 등
　② 심장압전의 증상: 저혈압, 정맥압 상승(CVP↑), 경정맥 팽창, 기이맥, 약해진 심음, 정맥 울혈, 빈맥,
　　　흉통, 호흡곤란, 청색증, 발한, 혼돈 등 [18] [21] [23]
　③ 심장압전의 중재: 심낭천자, 개흉술

(6) 염증성 심질환

심내막염	• 심장내막이 병원균에 감염되어 염증이 발생한 상태(혈액배양검사 시행 → 적절한 중재) [20] • 흔한 부위: 승모판막 > 대동맥판막 > 삼첨판막 • 증상: 고열, 발한, 식욕부진, 피로, 두통, 판막손상 시 심잡음 등
심낭염 [13] [15]	• 심낭의 염증 → 삼출물이 심장을 압박함 → 심박출량 감소 　참고 만성 시, 심낭이 섬유화되어 두꺼워짐 • 증상: 날카로운 흉통(특징적) [13], 심낭마찰음, 발열, 오한, 호흡곤란, 기좌호흡, 기침, 부종, 복부팽만 • 합병증: 심장압전 [18] 　- 심낭염 대상자의 약 15%에서 발생함 　- 심낭액의 급속한 축적 → 심낭강 내압 상승 → 심장압박
심근염	• 심근에 바이러스 혹은 박테리아 감염이 발생한 상태
류마티스성 심질환 [22]	• A군 β-용혈성 연쇄상구균에 의한 감염(세균성 인후염 등) • 증상: 심근손상, 심낭비후, 판막손상 등

(7) 심근병증

확장성 심근병증	심실 확대로 심근 수축력이 저하된 상태
비후성 심근병증	심실벽, 심실중격이 비후되고 경직된 상태 운동 시 호흡곤란, 갑자기 사망할 수 있음
억제성 심근병증	가장 드문 형태, 심근이 섬유화되고 두꺼워져 이완기 심실 충만에 어려움 있는 상태

4) **부정맥** [13] [14] [15] [16] [17] [18] [19] [20] [21] [22] [23] [24]

(1) 부정맥의 정의: 불규칙한 심장리듬 및 비정상적인 심박동수를 보이는 상태를 의미함

(2) 부정맥의 원인: 심근세포의 손상, 심근의 국소빈혈(가장 흔함), 전해질 불균형, 음주, 흡연, 카페인 섭취, 심방 혹은 심실의 비대 등

(3) 부정맥의 종류
  ① 동방결절에서 발생하는 부정맥
   • 동빈맥 19

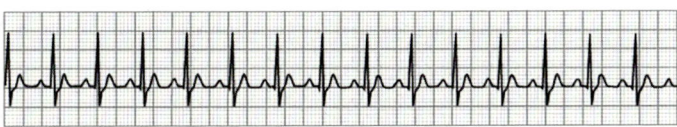

• 특징: 100회/분 이상, 규칙적 리듬
• 원인: 교감신경의 자극(카페인, 흡연, 알코올, 불안, 스트레스 등), 발열, 저혈량 등
• 중재: 베타차단제, 칼슘차단제 등 투여

   • 동서맥

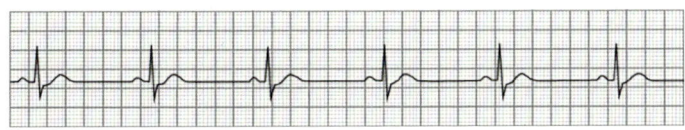

• 특징: 60회/분 이하, 규칙적 리듬
• 원인: 미주신경의 자극, digitalis 복용, 갑상샘 기능저하증, 운동선수 등
• 중재: 증상이 없다면 치료가 필요하지 않음
 - 증상이 있다면, 산소 공급 및 부교감신경차단제(항콜린제), 교감신경흥분제 등 투여

   • 동부정맥

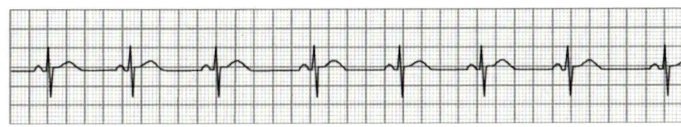

• 특징: 성인, 노년층 호발, P-P간격이 불규칙함(흡기 시 짧아지고, 호기 시 길어짐)
• 중재: 특별한 치료는 필요하지 않으나, 증상을 동반하는 서맥이 있을 때에는 atropine 투여

② 심방에서 발생하는 부정맥
- 조기심방수축

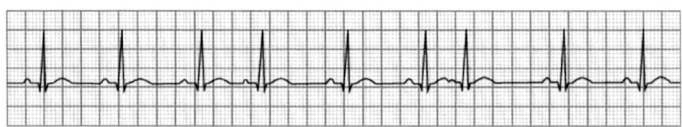

- 특징: 심방의 한 세포가 비정상적으로 흥분, 정상 심장주기보다 먼저 수축함
  - 60~100회/분, P파: 역전되거나 변형, P-R간격 감소
  - QRS파: 대개 정상, 조기수축으로 인하여 리듬은 불규칙함
- 중재: 잦은 발생이 있다면 치료 정밀검사가 필요함

- 돌발심방빈맥

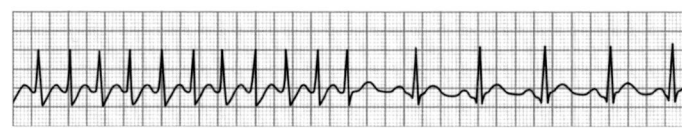

- 특징: 심방의 한 세포가 비정상적으로 흥분하여 심박수가 상승함
  - 150~250회/분, 규칙적 리듬
  - P파: 모양 변형, T파에 감추어져 보이지 않음, P-R간격 짧아짐, QRS파: 정상
  - 심계항진, 불안 등을 호소함
- 중재
  - 미주신경 자극: 경정맥동 마사지, 발살바 수기 등
  - 약물요법: digitalis제제, quinidine, propranolol 등 투여
  - 심장율동전환(cardioversion) 실시: 심장에 전기자극 → 정상리듬 회복

- 심방조동

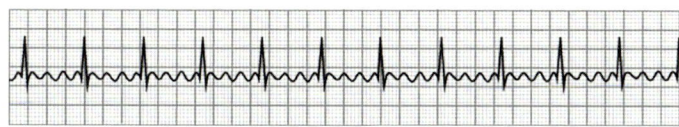

- 특징: 심방의 한 세포가 비정상적으로 반복적으로 흥분함
  - 심방수축수: 250~350회/분, 심실수축수: 60~150회/분(방실결절에서의 차단으로 심방과 심실 수축에 차이가 있음)
  - P파: 규칙적, 톱니바퀴 모양, 조동파(F파)라고 함
  - QRS파: 정상, 규칙적 혹은 불규칙적
  - 방실결절에서의 차단정도에 따라 2:1, 3:1, 4:1 의 전도가 일어남
- 중재
  - diltiazem, digoxin, 베타차단제 투여
  - 심장율동전환(cardioversion) 실시

- 심방세동 14 17 19 21 22 25

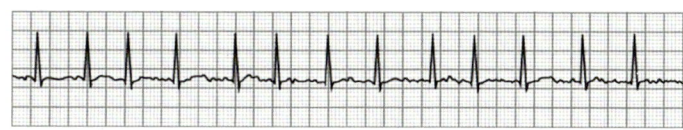

- 특징: 노인에게 흔한, 가장 빠른 불규칙적인 리듬의 부정맥
  - 심방수축수: 350~600회/분, 심실수축수: 100~150회/분
  - P파: 잘 보이지 않음, QRS파: 파형은 정상, 불규칙적 리듬
- 증상: 심박출량 저하로 피로, 어지럼증, 호흡곤란, 불안, 실신, 심계항진 등이 나타남
- 중재
  - diltiazem, digoxin, 베타차단제 투여
  - 심장율동전환(cardioversion), 전극도자절제술 시행
  - heparin, warfarin 등 항응고제 투여 → 심방에서의 혈전형성 예방을 위함
  - 항응고제 투여 시 치료적 혈중 농도 모니터링 → 치료적 혈중 농도는 1.5~2.5배로 유지함

③ 방실접합부에서 발생하는 부정맥
- 1도 방실블록

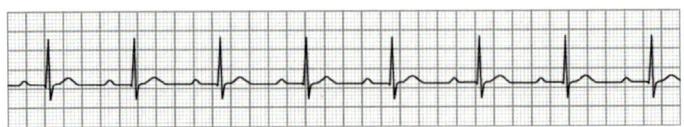

- 특징: P-R 간격 지연, 60~100회/분
- 중재: 이상증상이 없다면 특별히 치료가 필요하지 않음

- 2도 방실블록

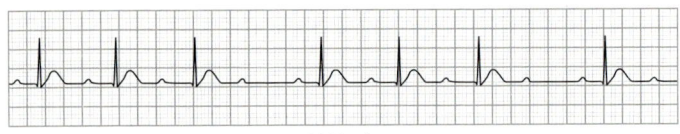

Mobitz I

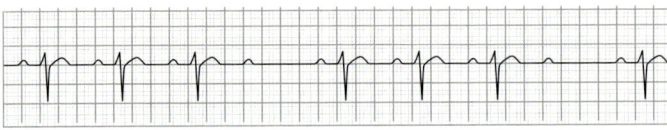

Mobitz II

- 특징: Mobitz I형, Mobitz II형으로 나누어짐
  - Mobitz I형: P-R 간격 지연되다가 QRS파 한 번씩 누락, 불규칙 리듬
  - Mobitz II형: P-R 간격 일정하다가 갑자기 QRS파 누락

- 3도 방실블록(완전방실차단) [17]

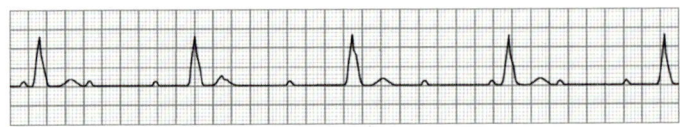

- 특징: 심방과 심실이 따로 수축함(P파 따로, QRS파 따로 수축)
  - P파: 규칙적 리듬, 심방수축수 60~100회/분
  - QRS파: 규칙적 리듬, 느림, 심실수축수 20~40회/분 → 심박출량 감소 → adam stokes 증후군 발생(뇌혈류량 감소) → 무의식, 사망을 초래할 수 있음
- 중재
  - 응급조치가 필요함, epinephrine 투여
  - 영구적인 인공심박동기를 삽입해야 함 [20]

④ 심실에서 발생하는 부정맥
  • 조기심실수축 [24]

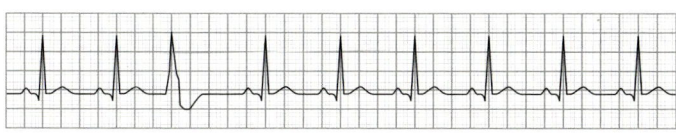

• 특징: 동방결절에서 정상적인 수축을 내보내기 전 심실내의 세포가 먼저 흥분하여 심실을 직접
  수축시키는 것
  - 60~100회/분, P파: 없음, QRS파: 파형이 넓어지고(0.12초 이상) 모양이 변형됨
  - 심실조기수축 후: 보상휴지기를 가짐
  - 위험한 PVC [14] [16]: 1분에 5회 이상, 다양한 형태, 3개 이상 연이어 발생하는 경우 → 심실세동으로
    진행될 수 있음
• 중재
  - 원인에 따른 치료
  - procainamide, quinidine, propranolol 등 항부정맥제 투여

  • 심실빈맥 [21] [22]

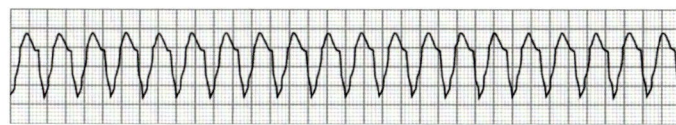

• 특징: 불안정한 심실 기외수축이 3회 이상 발생하는 것
  - 심실세동으로 진행됨
  - 140~250회/분, 규칙적 리듬
  - P파: QRS파에 가려져 보이지 않음, QRS파: 넓어짐
• 중재 [21] [22]
  - 응급조치 필요, 맥박이 없는 심실빈맥인 경우 즉시 제세동 시행, 맥박이 촉지되는 심실빈맥인 경우
    심장율동전환 시행
  - 유발 원인 교정, 항부정맥제 등 투여

- 심실세동

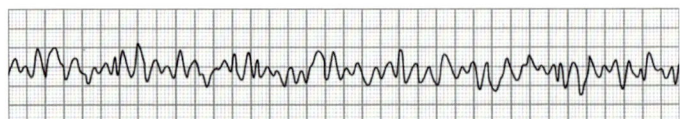

- 특징: 심실이 매우 빠르고 비효과적으로 떨리는 상태
  - 심실이 효과적으로 수축하지 못함, 심박출량 저하
  - 파형을 구분하기 어려움, 불규칙적 리듬, 모호한 파형
  - 즉시 치료하지 않으면 사망을 초래함
- 중재 16 23
  - 즉시 제세동 시행, 즉시 할 수 없는 상황이라면 CPR 시행
  - 제세동 직후, lidocaine, epinephrine, amiodarone, magnesium sulfate, sodium bicarbonate 투여

- 심정지 13

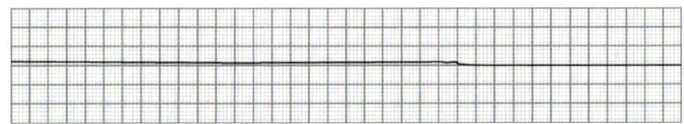

- 특징: 심장박동이 멈춘 상태로 심전도상 일직선으로 나타남
  - 의식소실, 경동맥 맥박 소실, 무호흡 등
- 중재: 즉시 CPR 시행, epinephrine, atropine 등 투여 17

- 심실전도장애로 발생하는 부정맥 13

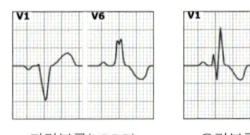

좌각블록(LBBB)   우각블록(RBBB)

- 특징: 조직의 손상으로 his 속의 좌우가지 중 어느 한 곳으로의 전도가 차단된 것
  - 좌각블록(LBBB), 우각블록(RBBB)이 나타남
  - QRS파: 파형이 넓어지고 모양이 변형됨(좌, 우 심실 독립적으로 수축)
  - 건강한 측의 심실전도 후 → 차단된 측의 심실 전도 진행: 심실 수축의 전체 시간이 연장됨

(4) 부정맥의 중재 14
　① 약물요법: epinephrine, dopamine, dobutamine, atropine, adenosine, 항부정맥제 등 투여
　② 인공심박동기
　　• 인공심박동기의 정의: 좌측 가슴에 삽입하는 전기적 자극을 일으키는 기구
　　• 인공심박동기의 목적: 인공심박동기가 부정맥을 감지하여 적정한 전기 자극을 심장근육에 전달하여 정상적인 심박동을 유지할 수 있도록 도움
　　• 인공심박동기의 적응증: 만성, 재발성 서맥성 부정맥
　　• 환자교육 22 24

• 삽입 후 일주일 동안 시술 부위의 감염 및 출혈을 관찰함
• 매일 요골맥박을 측정하여 인공심박동기의 정해진 맥박수와 일치하는지 확인함
• 고압전류, 자력이 있는 곳을 피함 → 고장의 위험이 있음
• 인공심박동기 삽입 환자임을 나타내는 신분증을 휴대하도록 함
• 신체접촉이 많거나 과격한 운동은 제한함
• 현기증, 실신, 심계항진, 맥박수 감소 등 이상증상이 있을 때 즉시 보고하도록 함
　참고 인공심박동기의 배터리: 일정 주기로 교체함

　　③ 심폐소생술, 제세동, 심장율동전환 23
　　　• 제세동: 심장주기에 상관없이 전기적 자극을 주어 비정상적인 심장 리듬을 정상 리듬으로 치료하는 방법
　　　• 심장율동전환: 심장주기의 R파에 맞추어 전기적 자극을 주는 것으로 심장 내 비정상적인 전기적 흐름을 차단함으로써 부정맥을 치료하는 방법(적용 시, 제세동기(심장충격기)의 synchronizing (동시작동) 스위치를 눌러 on 상태로 변경해야 함)

2 혈관

1) 혈관계의 구조와 기능
　(1) 동맥&정맥: 혈액이 지나가는 통로
　(2) 모세혈관: 조직에 영양분을 공급, 노폐물을 제거하는 혈관
　(3) 림프계: 순환계의 기능을 보완(제2의 순환계)

2) 혈관 장애
　(1) 고혈압
　　① 고혈압의 정의: 수축기혈압/이완기혈압 → 140/90mmHg 이상일 때
　　　참고 정상 혈압범위: 120/80mmHg 미만
　　② 고혈압의 종류
　　　• 일차성(본태성) 고혈압: 90~95%가 해당, 원인불명의 특발성 고혈압
　　　• 이차성 고혈압: 신장질환, 임신성 고혈압 등 질환과 약물의 영향

③ 고혈압의 위험요인
- 조절 가능한 위험요인: 흡연, 비만, 알코올, 스트레스, 고지혈증, 활동 부족 등
  참고 고지혈증: 총 콜레스테롤(240mg/dL 이상), 중성지방(200mg/dL 이상)이 높은 상태
- 조절 불가능한 위험요인: 가족력, 연령, 인종(흑인), 성별(남성) 등

④ 고혈압의 중재

- 비약물요법(생활습관 교정) 15 17 23
  - 염분 및 지방/알코올 섭취 제한, 적절한 체중유지
  - 규칙적인 운동, 스트레스 조절, 금연
    참고 DASH 식이요법: dietary approaches to stop hypertension의 약어로 혈압을 낮추기 위한 식이요법(채소, 과일, 견과류, 전곡류, 저지방 유제품 섭취를 늘리고 포화지방, 단당류, 염분 섭취를 줄이는 것)

- 약물요법 14 17
  - 항고혈압제는 연령, 동반질환, 혈압 정도, 비용 등을 고려하여 선택함
  - 복용약물: 이뇨제, 칼슘길항제, 안지오텐신 전환효소 억제제(ACE 억제제), 베타차단제, 혈관확장제 등
  - 복용 시 주의사항 14 16 17 23
    ㉠ 꾸준한 약 복용의 중요성을 설명함: 임의 중단 시 반동성 고혈압 발생
    ㉡ 약물 복용 직후 체위성 저혈압 혹은 현기증이 있을 수 있음을 설명함 16

(2) 동맥질환

① 동맥류
- 동맥류의 정의: 동맥벽이 부분적으로 약해져 늘어난 상태를 의미함
- 동맥류의 원인: 죽상경화증(가장 흔함), 선천성 기형, 매독성 대동맥염, 감염, 결체조직 질환 등
- 동맥류의 증상 19
  - 복부 대동맥류: 복부에서 심장이 뛰는 것과 같은 박동이나 덩어리가 느껴짐, 심한 복부 통증
  - 동맥류 파열 → 출혈성 쇼크 증상(저혈압, 발한, 핍뇨, 부정맥, 의식소실 등)이 나타남
  - 기관 및 식도 압박 → 호흡곤란, 쇳소리나는 기침, 쉰 목소리, 연하곤란 등
- 동맥류의 중재
  - 내과적 중재: 동맥류 크기 사정, 금연, 혈압 조절(항고혈압제-베타차단제 propranolol 등 투여) 등
    참고 베타차단제: 혈압, 심박동수, 혈관압력을 낮춰줌 25
  - 외과적 중재: 복부 대동맥류일 때, 지름이 5~6cm 이상이거나 점점 크기가 증가하는 경우 수술 시행, 동맥류 부위에 스텐트 삽입함

② 말초동맥질환 16 18 19 22 24 25
- 말초동맥질환의 정의
  - 급성: 동맥의 완전 또는 부분적인 폐색으로 갑작스럽게 혈류가 차단되는 것을 의미함
  - 만성: 동맥의 완전 또는 부분적인 폐색으로 혈류가 만성적으로 차단되어 있는 상태를 의미함
- 말초동맥질환의 원인
  - 급성: 색전(가장 흔함), 동맥경화증 등
  - 만성: 죽상경화증(주 원인), 주로 하지에 침범(대퇴동맥, 장골동맥, 슬와동맥)

- 말초동맥질환의 진단: 발목상완지수(ABI), 도플러 초음파검사 등 [19] [24]
  참고 ABI 정상범위: 1~1.3(<0.9인 경우, 동맥 협착/폐색의 가능성 시사)
- 말초동맥질환의 증상
  - 급성: 5P(통증(Pain), 창백함(Pallor), 감각이상(Paresthesia), 맥박소실(Pulselessness), 마비(paralysis))
  - 만성: 초기 무증상 → 간헐적 파행증(운동 시 근육통증, 휴식 시 완화) → 안정 시 통증(자다가 통증으로 잠을 깸), 모세혈관 재충전 시간 지연 → 괴사(발가락, 발등, 발뒤꿈치 궤양 발생) [22]
- 말초동맥질환의 중재 [24]
  - 금연, 규칙적인 운동, 발 관리, 적절한 체중 유지, 저지방식이(포화지방 섭취 줄임), 다리를 심장보다 낮춰줌 등

③ 폐쇄성 혈전혈관염(버거씨병)
- 폐쇄성 혈전혈관염의 정의: 직경이 작은 혈관에 염증이 생겨 혈류의 흐름을 방해하여 유발하는 질환을 의미함, 주로 동맥을 침범함
- 폐쇄성 혈전혈관염의 원인: 원인불명, 흡연, 유전, 자가면역 등
- 폐쇄성 혈전혈관염의 증상: 간헐적 파행증(발, 종아리), 휴식 중에도 통증 발생, 추위에 노출되면 레이노현상이 발생함, 밤에 증상 더 악화, 궤양, 감각이상, 사지 청색증, 다리 경련, 병이 진행되면서 말단에서 상부로 증상이 진행됨
  - 레이노현상: 동맥의 갑작스런 경련(소동맥의 혈관 수축), 추위/스트레스/카페인/흡연 시 악화됨
    → 치료약물: 혈관이완제 [19] [20]
- 폐쇄성 혈전혈관염의 중재 [15] [16] [19] [20]
  - 금연: 가장 중요한 중재(흡연은 질병을 악화시킴)
  - 통증관리: 진통제, 혈관확장제 투여
  - 추위 피하기
  - 수술요법: 우회로수술, 교감신경 차단술, 절단술(최후의 방법)

(3) 정맥질환
① 심부정맥혈전증 [13] [14] [15] [16] [17] [18] [23]
- 심부정맥혈전증의 정의: 심부정맥에 혈전이 형성된 상태를 의미함
- 심부정맥혈전증의 원인
  - 정맥혈의 정체: 부동, 수술, 비만, 임신, 사지마비 등
  - 정맥벽의 손상: 정맥 내 주사, 골절 및 탈골, 폐쇄성 혈전혈관염 등
  - 과응고력: 경구용 피임약, 혈소판 증가증, 탈수 등
- 심부정맥혈전증의 증상 [13] [14] [18]
  - 침범된 하지에 부종, 종창, 열감, 표재성 정맥 돌출, 압통 등
- 심부정맥혈전증의 진단
  - Homan's sign(+): 누워서 다리를 들고 발을 배굴하여 확인하는 검사, 통증이 있으면 양성 → 심부정맥혈전증을 의심할 수 있음
  - 도플러 초음파 검사: 혈관의 폐쇄를 확인할 수 있음

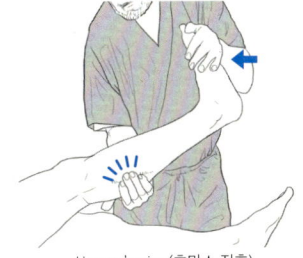

Homan's sign (호만스 징후)

- 심부정맥혈전증의 중재 13 14 16 17 18 23
  - 탄력스타킹 착용, 하지의 정맥주사를 피함, 조기이상, 침상 내에서 배굴운동 권장, 간헐적 공기압축 기구를 사용함
  - 온습포 적용, 꼭 끼는 옷 금지, 진통제 투여, 하지를 심장보다 높게 위치하도록 함
  - 혈전이 있는 상태에서는 마사지를 금함 → 색전을 초래할 수 있음 예 폐색전증
  - 항응고요법
- heparin 19 24
  - thrombin의 길항제, 빠른 효과가 나타남, aPTT(활성화 부분트롬보플라스틴 시간)를 검사하여 용량을 조절함, 보통 정맥주사 투여
  - 부작용 시: protamine sulfate 투여
  - 저분자량 heparin(LMWH): 에녹사파린(enoxaparin), 달테파린(dalteparin) 등 → 피하주사 투여 25
- warfarin(coumadin) 16 17
  - prothrombin으로의 형성 차단, PT를 검사하여 용량을 조절함, 경구 투여
  - 부작용 시: 비타민 K 투여
- DOAC(direct oral anticoagulant)
  - 직접경구항응고제
  - 직접 트롬빈 억제제: 다비가트란(dabigatran)
  - 응고인자 Xa 억제제: 리바록사반(rivaroxaban), 아픽사반(apixaban), 에독사반(edoxaban)
- 혈전용해제: streptokinase, urokinase, t-PA
- 외과적 치료: 혈전제거술

② 정맥류
- 정맥류의 정의: 확장되고 늘어난 정맥을 의미하는 것으로 대개 정맥판막의 손상을 동반함
- 정맥류의 원인: 유전, 임신 중 호르몬의 영향, 판막의 손상, 외상, 비만, 심부정맥혈전증, 오래 서 있거나 앉아 있는 경우 등 22
- 정맥류의 진단: 도플러 초음파 검사, 트렌델렌버그 검사(+)
- 정맥류의 증상: 구불거리는 혈관, 변색, 부종, 통증, 염증 등
- 정맥류의 중재
  - 다리를 올리거나 자주 걸음, 탄력스타킹 착용 → 혈액순환 증진
  - 수술요법: 약물경화요법, 정맥류 레이저 치료, 정맥류 절제술
  - 수술 후 합병증 주의: 출혈, 감염, 심부정맥혈전증, 신경손상 등

③ 만성정맥부전증 23
- 만성정맥부전증의 정의: 여러 원인으로 정맥혈이 정체되어 만성정맥고혈압 상태를 보임
- 만성정맥부전증의 증상: 하지부종, 주로 발목 내측의 색소침착 및 피부궤양 등
- 만성정맥부전증의 중재: 피부궤양 발생 시 드레싱 적용, 다리 상승 및 탄력스타킹 착용 등

(4) 림프부종 [13]
　① 림프부종의 정의: 림프액의 흐름 폐쇄 → 림프액의 비정상적인 축적으로 발생하는 림프결절의 종창을 의미함
　② 림프부종의 원인: 림프계의 외상, 종양, 림프관염 등
　③ 림프부종의 증상: 서서히 진행함
　　• 초기의 하지부종 → 거상하면 부종이 완화됨
　　• 후기의 하지부종 → 섬유화되어 거상하여도 부종이 완화되지 않음
　④ 림프부종의 중재 [13]
　　• 대증요법, 특별한 치료방법 없음
　　• 이뇨제 투여, 저염식이 제공, 하지거상 → 부종 감소
　　• 림프마사지(림프가 흐르는 방향으로 가볍게), 공기압박기구, 탄력스타킹 적용
　　• 항생제 투여, 비만조절, 정서적 지지 등

3 혈액

1) 혈액계의 구성 및 기능

(1) 골수: 적혈구, 백혈구, 혈소판 등의 혈구세포를 생산하는 조혈기관
(2) 혈액
　① 혈액의 구성

혈장	• 55% • 액체성분, 약 90% 물로 구성됨 • 단백질 및 섬유소원, 포도당, 항체 등을 함유하고 있음
혈구	• 45% • 적혈구, 백혈구, 혈소판으로 구성 　- 적혈구: 가장 많은 비율 차지, 헤모글로빈의 작용으로 산소를 운반함 　- 백혈구: 과립구(호중구, 호산구, 호염구), 무과립구(림프구, 단핵구)로 구성됨, 식균작용을 함 　- 혈소판: 혈액을 굳게 하여 출혈을 방지함

　② 혈액의 기능
　　• 운반기능: 산소, 이산화탄소, 영양소, 노폐물, 호르몬 등 운반
　　• 보호기능: 식균작용, 지혈작용 등
　　• 체온 조절, 체액량 조절

2) 혈액계 사정

혈액검사의 정상범위 [23] [25]

항목	정상범위	의미
WBC	5~10(10³/mm³)	• 증가: 급성감염증, 백혈병 등 • 감소: 재생불량성 빈혈 등
RBC	3.5~6.0(10⁶/mm³)	• 증가: 적혈구과다증 등 • 감소: 각종빈혈 등
Hb	12~18(g/dL)	• 감소: 각종빈혈 등
Hct	35~50(%)	• 증가: 다혈구증, 출혈, 탈수증 등
Platelet	15~40(10⁴/mm³)	• 증가: 다혈구증, 백혈병(만성) 등 • 감소: 바이러스감염, 용혈성 빈혈, 산재성 혈관내 응고(DIC) 등
PT	0.8~1.2(INR) 11~15(sec)	외인계 응고인자 결핍이 있는지를 선별하는 검사 • 증가: 간질환, warfarin 투여 등 • 감소: 항응혈소 존재, 혈우병 등
APTT	30~45(sec)	heparin 치료(항응고요법)의 조절에 유용함
BUN	8~20(mg/dL)	• 증가: 신장질환, 단백질 과잉섭취 등 • 감소: 부적절한 단백질섭취, 중증의 간질환, 수분과다 등
Cr	0.4~1.2(mg/dL)	• 증가: 신장질환, 만성사구체신염 등 • 감소: 부적절한 섭취 등
AST(SGOT)	5~35(U/L)	• 상승: 심근경색, 간경화 등
ALT(SGPT)	5~35(U/L)	• 상승: 심근경색, 간염, 간경화 등
Na	135~145(mEq/L)	• 증가: 저혈량증, 과호흡, 염분과잉섭취, 감염, 발열 등 • 감소: 위장관상실(위흡인, 구토, 설사), 이뇨, 급성 수분중독증 등
K	3.5~5.0(mEq/L)	• 증가: 산증(acidosis), 신부전 등 • 감소: 알칼리혈증(alkalosis), 위장관액상실(구토, 설사), 이뇨제 과잉 등

3) 혈액계 질환

(1) 적혈구 관련 질환

① 철분결핍성 빈혈 13 14 15 16

특징	가장 흔한 빈혈의 형태
원인 15 16	• 철분식이 섭취 부족, 부적절한 식이 • 철분 요구량 증가 예 사춘기, 유아, 임신 • 소화 흡수장애 예 만성 설사, 위절제술, 지방변증 • 출혈로 인한 철분 소실 예 소화성 궤양, 월경 과다, 아스피린 장기 복용
증상	• 빈맥, 피로감, 창백, 권태, 운동성 호흡곤란, 이미증(흙 등을 주워 먹음) • 연하곤란, 구내염, 위축성 설염, 면역력 저하

중재
13 14 24
	• 경구용 철분제제 투여 13 14 20 21 23
	  - 비타민C 함께 섭취 시 흡수 증가
	  - 공복에 섭취하면 흡수율이 높아지지만 위장을 자극하므로 대개 식후 복용함
	  - 변의 색이 검게 변할 수 있음을 교육
	  - 액체인 경우 빨대로 복용(치아 변색 예방)
	  - 부작용: 변비, 설사, 복부 불편감 → 고섬유식이 권장
	• 철분 함량이 높은 균형 잡힌 식이 제공
	  예 간, 살코기, 흰 콩, 잎 많은 채소, 건포도, 당근, 계란 노른자 등
	• 필요시, 철분 주사제 투여 및 수혈을 시행할 수 있음 23

② 재생불량성 빈혈 17 25

특징	적혈구, 백혈구, 혈소판 등 범혈구 감소증이 발생하는 빈혈의 형태
원인	• 자가면역질환 • 항암제, 골수억압약물, 살충제, 화학약품(벤젠) 등 • 바이러스성 간염, 속립성 폐결핵 등
증상	• 서서히 발현됨 • 적혈구 감소 → 빈혈, 피부/점막의 창백, 피로, 운동성 호흡곤란 등 • 백혈구 감소 → 감염의 위험성 증가, 염증, 발열 등 • 혈소판 감소 → 피부, 점막, 잇몸 등에서의 출혈 경향(점상출혈, 반상출혈)
중재 17 25	• 원인 파악, 이에 따른 중재를 수행함 - 면역억제제 투여, 조혈모세포 이식, 비장절제술, 수혈 등 • 감염 예방, 출혈 예방, 빈혈로 인한 피로예방에 초점을 두어 중재함 • 고단백식이, 고비타민식이 제공

③ 거대적아구성 빈혈(거대적혈모구빈혈) [18]
  • 거대적아구성 빈혈의 종류: Vit. B_{12} 결핍성 빈혈, 엽산결핍성 빈혈
  • Vit. B_{12} 결핍성 빈혈

원인 [24]	비타민B_{12}가 체내에 부족하여 생기는 빈혈, 악성빈혈
증상 [22]	빈혈증상(피로, 체중감소, 권태, 허약, 창백), 신경계증상(사지 감각이상, 쑤시고 저림, 마비), 소화계증상(소화불량, 변비, 설사) 등
진단	• 쉴링 테스트(Schilling test): 내적인자 부족 시(+), 악성빈혈 진단에 가장 유용한 검사방법 • 혈액검사: 적혈구/혈색소 수치 감소
중재	• Vit. B_{12} 경구로 보충 예 간, 내장, 견과류, 녹황색 채소 등 • Vit. B_{12} 근육주사: 내적인자가 없으므로 경구 복용은 효과 없음

  • 엽산결핍성 빈혈: 엽산의 섭취 부족, 요구량 증가, 흡수장애 등으로 발생함 → 엽산이 다량 함유된 식품을 섭취하도록 함, 흡수장애인 경우 엽산을 근육주사하여 보충함, 알코올중독자의 경우 엽산의 지속적인 투여가 필요함

④ 용혈성 빈혈 [15]

정의	여러가지 원인에 의해 적혈구가 파괴되어 발생
종류	유전성 용혈성 빈혈, 후천성 용혈성 빈혈
증상	일반적인 빈혈 증상, 황달, 비장 비대
진단 [20] [23]	• 혈액검사: 혈청 빌리루빈 수치 상승 • 쿰스 검사(coombs' test)

⑤ 진성 적혈구증가증 [21]

정의	골수증식성 장애
증상	• 피부와 점막은 붉은 빛을 띔, 혈액점도 증가, 혈액량 증가, 혈전성 정맥염 위험 증가, 전신 소양증, 두통, 이명 등
진단	• 혈색소, 헤마토크릿 수치 증가 • 골수검사: 모든 계열의 세포 증식, 다양한 크기의 거대핵세포 등 • 유전자 검사: 유전자 돌연변이
중재 [13]	• 수술요법: 정맥절개술(혈액 제거) → 혈량 감소, 혈전 예방 • 1일 3L의 충분한 수분 섭취 권장(혈액 점성 높음), 조이는 옷 피하기, 항고혈압제를 투여함 • 하지 상승, 처방에 따라 운동, 흉통이 있는 경우 즉시 중단 • 전기면도기 사용, 치실 금지, 부드러운 칫솔 사용 → 출혈 예방 • 적절한 활동 → 혈관상태 증진, 혈액정체 예방

(2) 백혈구 관련 질환
   ① 과립구 감소증&무과립구증 [14]

정의	• 백혈구 중 과립구의 수가 급격히 감소되는 현상 • 호중구 감소증으로 지칭하기도 함(과립구의 대부분: 호중구)
원인	자가면역장애, 골수 이상, 암, 감염, 방사선 노출, 화학물질 등 다양한 요인

증상	• 감염 증상: 발열, 오한, 떨림, 피로, 허약, 구강점막의 궤양, 연하곤란, 빈맥, 설사 등
	  - 호중구 500/mm³ 이하 [20] [25]: 심한 세균성 패혈증을 초래
	  - 생명을 위협하는 감염이 발생할 수 있음

진단	• 백혈구 수치 감소(500~3,000/mm³) • 골수검사: 과립구 감소, 과립구 전구세포 증가 • 소변, 혈액 배양검사: 세균 검출

중재 [15]	• 원인에 따른 치료
	  - 약물에 의한 경우, 중단하면 2~3주 안에 증상이 호전됨
	• 감염 예방 [25]
	  - 균배양 검사 후 결과에 따른 항생제 투여
	  - 대상자 격리, 방문객 제한, 생과일/생채소/꽃/화분 금지
	  - 체온 측정, 감염징후 모니터링
	• 약물요법: 면역력 증가를 위해 G-CSF, GM-CSF를 투여함
	• 식이관리: 고단백, 고비타민, 고탄수화물 식이를 제공함, 충분한 수분 섭취 격려
	• 변비예방: 대변완화제 사용(변비는 장과 직장점막에 손상을 입혀 감염위험성을 높임)

   ② 백혈병
   • 백혈병의 종류

급성 림프구 백혈병 (ALL) [13]	• 소아기에 흔한 악성 질환, 2~10세 호발 • 백혈병 림프아구 혹은 미성숙 림프구가 골수에 축적됨
만성 림프구 백혈병 (CLL)	• 노인에게 흔함, 50~70세 호발 • 림프절에 작고 비정상적인 B림프구 축적(B림프구가 악성으로 변형됨) • 잠행성으로 발병(건강검진 시 발견되는 경우 많음)
급성 골수세포 백혈병 (AML)	• 성인에게 가장 흔한 백혈병의 형태 • 미성숙 과립구가 비정상적으로 증식하여 골수에 축적됨(조혈과정 방해)
만성 골수세포 백혈병 (CML)	• 성숙한 과립구가 골수, 혈액, 비장에 과다 축적 • 급성 골수성 백혈병에 비해 증상이 경함

• 백혈병의 증상: 빈혈, 감염, 출혈, 발열, 피로, 권태, 중추신경계 침범 등
• 백혈병의 치료적 중재 [18]
  - 항암화학요법, 방사선요법

- 조혈모세포 이식

- 목적: 고용량 항암제와 면역억제제의 투여로 대상자의 골수와 백혈병 세포를 제거하고 건강한 조혈모세포를 주입하여 혈액 기능을 회복하기 위해 시행함
  - 조혈모세포 공여자의 기준 18: 대상자와 동일한 HLA형(ABO형은 일치하지 않을 수 있음)
  - 조혈모세포 이식 후 합병증: 거부반응, 감염, 폐렴, 이식편대숙주질환 등
  - 이식편대숙주질환: 조직을 이식받은 후 공여자의 조직 내 남아 있던 림프구가 숙주(수혜자)를 외부물질로 인식하여 공격하는 상태 → 증상: 피부 발진, 발열, 간/위장기관 이상, 설사, 범혈구 감소증 등

- 백혈병의 간호중재 13 14 15 16 19 23
- 감염예방 13 15
  - 감염징후 모니터링, 무균술 적용, 방문객 제한, 생과일/생채소/꽃/화분 금지
  - 필요시 역격리, 처방에 따른 항생제 투여, 심호흡과 기침을 격려함
  - 구강간호, 회음부간호를 시행함
- 출혈예방 16 20 25
  - 근육주사, 피하주사, 직장체온, 침습적인 처치를 제한함
  - 전기면도기 및 부드러운 칫솔을 사용하도록 함
  - 변비예방, 필요시 수혈, 아스피린 혹은 항응고제 금지
  - 비타민K가 풍부한 음식 섭취(출혈예방)
- 통증관리: 진통제 투여
- 식이관리
  - 고단백, 고칼로리 식이 제공, 필요시 TPN 투여
  - 오심/구토 시 진토제 투여, 좋아하는 음식을 소량씩 자주 제공, 충분한 수분 섭취 격려
- 안위증진: 충분한 휴식과 수면
- 신체상 변화에 대한 정서적 지지 제공

(3) 혈소판, 지혈, 응고 관련 질환 13 14 15
  ① 파종혈관내응고(DIC)
    - 파종혈관내응고의 정의: 혈관 내 혈전과 동시에 출혈이 나타나는 질환을 의미함
    - 파종혈관내응고의 증상 19: 혈소판↓, 섬유소원↓, PT↑, PTT↑, 섬유소분해산물(FDP)↑, 점상출혈, 반상출혈 등
    - 파종혈관내응고의 중재: 원인에 따른 치료, 출혈 사정 및 예방, 수혈
  ② 혈소판 감소성 자반증
    - 혈소판 감소성 자반증의 정의: 혈소판 수의 감소가 나타나는 질환을 의미함
    - 혈소판 감소성 자반증의 증상: 점상출혈, 반상출혈, 자반증, 토혈, 잇몸출혈, 혈뇨, 비출혈, 월경과다, 심한 출혈시 창백, 호흡곤란 등

- 혈소판 감소성 자반증의 중재 14
  - 출혈예방: 직장체온 및 좌약사용 금지, 외상 주의, 아스피린 투여 금지 등
  - 출혈예방과 관련하여 대상자에게 교육하고 고단백식이를 제공함
③ 혈우병
- 혈우병의 정의: 혈액 응고 인자가 결핍되어 나타나는 선천성 출혈성 질환을 의미함
- 혈우병의 종류
  - 혈우병 A(VIII 인자 결핍), 혈우병 B(IX 인자 결핍), 혈우병 C(XI 인자 결핍)
  - 혈우병 A, B: 혈우병의 95% 이상 차지
- 혈우병의 증상 13: 혈관절증, 혈종, 가벼운 외상에도 관절에 부종과 통증이 나타남, 비출혈, 구강출혈 등
- 혈우병의 진단: aPTT(활성 부분 트롬보플라스틴 시간)는 지연되나 PT(프로트롬빈 시간), 출혈시간, 혈소판 수는 정상
- 혈우병의 중재
  - 중재목표: 신속하게 출혈을 멈추는 것
  - 항혈우인자, 신선동결혈장(FFP), 섬유소 용해효소 억제제 투여
  - 손상부위 압박, gelform 사용, 표재성 출혈인 경우 냉찜질을 적용함
  - 통증관리: 진통제, 부신피질호르몬제 투여
④ 저프로트롬빈혈증 22
- 저프로트롬빈혈증의 정의: 프로트롬빈의 양이 결핍된 상태를 의미함
- 저프로트롬빈혈증의 증상: 점상출혈, 반상출혈, 비출혈, 혈뇨, 위장관출혈 등
- 저프로트롬빈혈증의 중재 22
  - 간 질환 등 유발원인 교정
  - 응고인자 보충을 위해 신선동결혈장을 수혈

(4) 조혈기관 장애 16
① 다발성 골수종
- 다발성 골수종의 정의: 골수 내 형질세포가 비정상적으로 증식, 분화되는 혈액암으로 비정상적인 면역글로불린의 생산이 촉진되면서 정상적인 면역글로불린의 생산은 저하되는 질환
- 다발성 골수종의 증상 16: 뼈를 침윤하는 특징을 갖고 있어 골절 및 뼈의 통증이 나타남, 척추신경의 압박, 골수 억제 증상, 빈혈, 피로, 식욕부진, 오심, 구토, 체중감소, 신부전 증상 등
- 다발성 골수종의 중재: 골절 및 감염 예방, 통증관리, 충분한 수분섭취 권장, 출혈예방 등
② 악성 림프종 16 18
- 악성 림프종의 정의: 림프계에 발생한 종양으로 비정상적인 증식을 보이는 질병을 의미함
  - 림프절 또는 전신의 어느 장기에서나 발생할 수 있음
  - 대개 단단한 덩어리를 확인할 수 있음

• 악성 림프종의 종류 25

호지킨림프종 (hodgkin lymphoma) 16	• 20대 초반, 50대 이후 호발, 남성 > 여성 • 주로 림프계 내 국한되어 발생 • 무통성 림프절 비대 • 리드-슈테른베르크세포(Reed-Sternberg cell)가 존재함: 비호지킨림프종과 구별되는 점 25
비호지킨림프종 (non-hodgkin lymphoma) 18	• 10세 전후부터 청소년 시기까지 발생률 증가 • 주로 림프절을 침범하지만 전신의 여러 장기에서 발생할 수 있음 • 무통성 림프절 비대 • 호지킨병보다 예후가 좋지 않음

7장 | 호흡기능장애

1 호흡기계의 구조

1) 상부기도

코, 부비동, 인두, 후두

2) 하부기도

기관, 기관지, 모세기관지, 폐

3) 가스교환

(1) 산소(O_2): 폐포의 산소분압 > 정맥혈의 산소분압, 폐포 → 혈액으로 O_2 이동
(2) 이산화탄소(CO_2): 정맥혈의 이산화탄소분압 > 폐포의 이산화탄소분압, 혈액 → 폐포로 CO_2 이동

4) 환기(ventilation)

(1) 폐내 압력 = 대기압(760mmHg)
(2) 흡기: 대기압 > 폐포압, 폐로 공기 유입
(3) 호기: 대기압 < 폐포압, 폐에서 공기 배출
(4) 호흡 중추 기관: 중추신경계의 연수와 뇌교
   참고 정상: 이산화탄소의 농도에 따라 중추화학감수체가 기능하여 호흡이 이루어짐
(5) 말초성 화학감수체(산소 농도에 따라 조절됨): 만성적인 이산화탄소 농도↑ → 중추화학감수체 기능 부전
   → 동맥혈 내 산소농도의 저하를 감지하여 호흡중추로 전달 → 호흡수 증가

2 호흡기계 간호사정

1) 사정 순서: 시진 → 촉진 → 타진 → 청진

2) 촉진
- (1) 기관 위치 확인
  - ① 반대쪽 편위: 긴장성 기흉, 덩어리
  - ② 같은 쪽 편위: 무기폐, 폐절제술 시
- (2) 가슴 팽창, 움직임 정도 및 대칭성 확인
  - ① 정상 흉부는 좌우 대칭으로 움직임
  - ② 무기폐 시 비대칭
- (3) 진동감(fremitus) 21
  - ① 소리를 낼 때 흉벽이 진동하는 것
  - ② 환자에게 '아' 소리를 내게 한 후, 손바닥을 환자의 흉부에 대칭적으로, 위에서 아래로 촉진하면서 진동감을 비교함

증가	폐종양, 폐렴 등 물이 차 있거나 밀도가 높은 경우
감소	만성 폐쇄성 폐질환, 기흉 등 공기가 차지하는 공간이 많은 경우

3) 비정상적인 호흡음
- (1) 수포음: 부글거리거나 버석거리는 소리 예 기관지염, 폐부종, 울혈성 심부전
- (2) 천명음: 높은 음조, 지속적, 리듬감 있는 소리 예 기관지 경련, 기도염증, 천식
- (3) 협착음: 흡기에서만 들림, 높은 음조, 울부짖는 소리 예 기도폐색
- (4) 흉막마찰음: 흡기에서만 들림, 마찰하면서 삐걱거리는 소리, 통증 호소 예 흉막염증

4) 객혈과 토혈

구분	객혈	토혈
전구증상	목구멍의 통증, 기침	오심, 위의 불편감
증상	기침에 의해 발현	구토에 의해 발현
색깔	선홍색	암갈색
거품	있음	없음
내용	백혈구, 적혈구, 혈철소, 대식세포	음식물 찌꺼기
pH	알칼리성	산성
대변	정상	흑색변, 잠혈
병력	폐 관련 질환	알코올 중독, 소화성 궤양 등

3 호흡기계 진단검사

1) 동맥혈 가스분석검사(ABGA, arterial blood gas analysis)
(1) 요골동맥, 상완동맥, 대퇴동맥 등에서 채혈 15

> 참고 요골동맥을 통해 검사를 시행할 때: Allen test를 먼저 시행함(측부순환 사정)

(2) 검사 정상치와 의미

검사명	정상치	의미
pH	7.35~7.45	• pH > 7.45: 알칼리증 • pH < 7.35: 산증

$PaCO_2$	35~45mmHg	• $PaCO_2$ > 45mmHg
		  - 호흡성 산증, 대사성 알칼리증의 보상
		• $PaCO_2$ < 35mmHg
		  - 호흡성 알칼리증, 대사성 산증의 보상

PaO_2	80~100mmHg	• 세포대사에 산소 이용도의 적절성을 나타냄 • PaO_2 < 80mmHg: 저산소혈증
HCO_3^-	22~26mEq/L	• HCO_3^- < 22mEq/L: 대사성 산증, 호흡성 알칼리증에 대한 보상 • HCO_3^- > 26mEq/L: 대사성 알칼리증, 호흡성 산증에 대한 보상
BE	±2mEq/L	• BE > +2: 대사성 알칼리증, 호흡성 산증의 보상 • BE < -2: 대사성 산증, 호흡성 알칼리증의 보상

2) 객담검사
아침에 잠에서 깬 직후 객담을 채취하여 검사함

3) 기관지경 검사
코, 입, 기관내관, 기관절개관을 통해 내시경을 삽입하여 검사함
(1) 검사 전 간호
  ① 6~8시간 정도의 금식이 필요함, 국소마취를 시행함
  ② 의치 제거, 흔들리는 치아 여부를 확인함
(2) 검사 후 간호
  ① 검사 후, 따뜻한 식염수 함수, 목에 ice collar 적용 → 인후통 완화
  ② 구개반사가 돌아올 때까지 금식이 필요함
    • 구개반사가 돌아온 후, 부드러운 음식 및 따뜻한 음료를 제공함
  ③ 일시적으로 객담에 약간의 피가 섞여 나올 수 있음 → 정상(지속되지 않는 지 관찰함)
  ④ 후두경련, 후두부종, 기관지 천공, 출혈 등의 합병증 사정

4) 폐기능 검사(PFT, pulmonary function test)
(1) 폐질환 진단, 질병의 진행 및 기관지 확장제와 같은 약물의 반응을 평가하기 위함
(2) 검사 전 간호: 4~6시간 전 기관지 확장제 투약 중지, 금연

5) 흉강천자 19 24

(1) 검사 전 간호
  ① 검사과정 및 절차에 대해 설명함
  ② 앉은 상태에서 앞으로 테이블에 기댄 자세를 취하도록 하고 검사 동안 움직이지 않도록 함

(2) 검사 후 간호
  ① 천자부위가 위에 있도록 자세를 취하도록 함
  ② 활력징후, 천자부위 종창, 통증, 합병증 등의 여부를 관찰함
    • 합병증: 기흉, 피하기종, 폐조직 손상 등
  ③ 시술 후 천자부위는 폐쇄드레싱을 시행함

6) 투베르쿨린 피부반응검사(Mantoux test) 16 17 20

(1) 결핵균에 대한 노출 여부를 판단하기 위해 시행하는 검사(활동성 결핵을 의미하지는 않음)
(2) 검사방법: 전완 내측에 피내 주사 후 48~72시간 후 주사부위를 사정함
  ① 판독결과: 10mm이상(양성)
  ② 활동성 결핵 감염의 확진: 흉부 X선 검사, 객담 검사 결과가 필요함
    참고 5mm 이상의 결과로도 양성으로 판단하는 경우: 활동성 결핵 환자가 가족 구성원인 경우, 감염성 결핵 환자로 의심되고 있거나 판명된 환자와 긴밀한 접촉을 한 경우 등

4 호흡기질환 대상자의 간호

1) 호흡기질환 대상자의 간호진단 13 22 24

(1) 간호진단

  • 분비물과 관련된 비효과적 기도청결
  • 분비물과 관련된 기도개방 유지불능
  • 통증과 관련된 비효과적 호흡양상
  • 기관지경련과 관련된 비효과적 호흡양상
  • 환기 감소와 관련된 가스교환장애
  • 저하된 폐포의 기능과 관련된 가스교환장애

(2) 간호목표: 기도개방유지, 가스교환증진, 호흡양상 개선

2) 호흡기질환 대상자의 간호중재

(1) 심호흡 및 기침, 체위 21 24
  ① 심호흡의 목적: 폐가 최대로 확장되어 환기와 산소화를 향상시킴
  ② 기침의 목적: 기관지 분비물의 배출을 도움
  ③ 호흡곤란 시 완화 자세: 반좌위 혹은 좌위를 취한 후 침상 위 테이블에 베개를 놓고 약간 기댄 자세 또는 침상 머리를 높이거나 좌위 자세에서 약간 앞으로 기대는 자세 → 복근, 흉근, 흉쇄유돌근 등의 호흡 부속 근육의 작용을 도와 호흡곤란을 완화시킴

(2) 체위배액 [14] [17]
  ① 체위배액의 목적: 분비물 배출에 도움이 되는 체위로 변경 → 분비물 제거를 용이하게 함
  ② 체위배액의 방법
   • 시행 전, 기관지 확장제 및 가습, 분무 요법 등을 시행하여 분비물 제거 효과를 높임
   • 2~4회/일, 식사 전(오심, 구토, 흡인 예방), 취침 전 시행함
   • 체위배액 전, 후로 폐음을 청진하여 효과를 확인함
(3) 타진과 진동
  ① 타진과 진동을 번갈아 시행함
  ② 타진 및 진동의 금기
   • 흉골, 척추, 유방, 간, 신장, 비장 등 돌출되거나 조직손상의 위험이 있는 부위
   • 노인(병리적 골절의 위험이 있음)
(4) 흡인
  ① 흡인 시 체위: 무의식환자 측위, 금기가 아닌 경우는 상체를 올린 후 시행함
  ② 흡인 시 간호중재
   • 연령에 맞는 적절한 압력의 흡인을 시행함
   • 1회 10초 이내 흡인, 흡인 전/후 100% 산소를 공급함 → 저산소증을 예방함
(5) 흉관(가슴관)삽입 [14] [15] [16] [18]
  ① 흉관삽입의 목적: 흉막강 내 공기 혹은 액체 제거 → 폐의 재팽창을 도움
   [예] 흉부수술 후, 혈흉, 기흉, 농흉, 폐기종 등
  ② 흉관삽입 대상자의 간호중재 [15] [19] [20] [21] [23]

• 배액관의 개방성을 자주 확인함
 - 흉관배액병의 파동을 통하여 개방성을 확인할 수 있음
 - 손을 이용하여 흉관배액관을 훑어주어 막힌 관의 개통성을 유지할 수 있음(흉막조직의 손상 및 흉막내압 상승의 위험성이 있으므로 주의 필요)
• 공기 및 삼출물의 배액을 촉진하고 폐의 재팽창을 위해 심호흡과 기침을 권유할 수 있음
• 파동
 - 호흡과 연결되어 흡기 시 물이 올라가고 호기 시 내려감
 - 파동의 소실은 관의 꼬임이나 폐쇄를 의미 → 체위변경 및 관을 훑어주어 개통성을 유지함(흉막조직의 손상과 흉강내압의 상승의 위험이 있으므로 주의)
• 정상적으로 호기 시 소량의 기포가 발생할 수 있음
 - 다량의 기포는 기흉 또는 흉관의 분리 등 비정상 상태를 의미함
• 급작스런 배액량 증가 시 의사에게 즉시 보고함
• 흉관배액병의 위치는 삽입부위보다 아래에 위치해야 함
• 체위 변경 시 관이 빠지지 않도록 주의함
• 밀봉병의 긴 관 끝이 2~2.5cm 정도 물에 잠기도록 함 → 폐로의 공기 유입을 방지하기 위함
• 흉관배액병이 깨지거나 흉관의 분리가 있는 경우 즉시 겸자로 잠금(긴장성 기흉 시, 제외)
 [참고] 배액병이 깨지거나 흉관의 분리는 늑막강 내로 공기를 유입 → 폐 허탈을 유발함
• 흉관이 흉강에서 빠진 경우 즉시 개구부를 막음(관을 다시 삽입할때까지 바셀린 거즈로 압력을 가해 덮음)

③ 흉관배액관의 제거 시점
- 가능한 한 빨리 제거하는 것이 좋음 → 감염, 통증, 활동 제한 등의 문제 발생을 예방함
- 배액량이 거의 없고, 폐가 재팽창이 확인되고, 배액양상이 정상일 때 제거 가능함
  - 흉부 방사선 촬영: 폐 확장 상태를 확인할 수 있음
- 제거 30분 전 진통제 투여 → 대상자의 불편감을 줄임
- 흉관배액관 제거 방법 20: 심호흡 후 호기 끝에 숨을 참음 → 빠르게 흉부배액관을 제거함(기흉 예방)
- 흉관배액관 제거 후 간호: 봉합 후, 무균의 바셀린 거즈로 폐쇄드레싱을 시행함

(6) 산소요법 14 20
① 저유량 산소요법

정의	• 산소농도 정확하지 않음 → 환자의 호흡 양상에 따라 주입되는 산소량이 변함 예 비강캐뉼라, 단순마스크, 부분재호흡마스크, 비재호흡마스크 등	
종류	비강캐뉼라	• 1~6L/분 정도로 조절하여 산소를 공급함(24~44%) • 저농도의 산소를 공급할 때 적합함, COPD(만성 폐쇄성 폐질환) 환자에게 적용 가능함 • 6L/분 이상에서는 공기가 건조해져 비강과 인두 점막을 자극하므로 제한함
	단순마스크	• 5~8L/분 정도로 조절하여 산소를 공급함(40~60%) • 적어도 5L/분의 유통 속도 필요(호기된 공기의 재호흡 방지) • 마스크가 닿는 부위는 피부 간호가 필요함
	부분재호흡 마스크	• 6~10L/분 정도로 조절하여 산소를 공급함(60~90%) • 호기된 공기 일부가 저장주머니에 유입되어 산소와 혼합됨 • 저장주머니에 산소를 채운 후, 착용함
	비재호흡 마스크 20	• 6~15L/분 정도로 조절하여 산소를 공급함(90~100%) • 일방향(one-way) 밸브가 있어 저장주머니에는 산소만 저장됨 • 환자는 저장주머니에서만 공기를 공급받음 • 저장주머니에 산소를 채운 후, 착용함

② 고유량 산소요법

정의	• 대상자의 호흡양상에 관계없이 정확한 FiO_2에 맞추어 산소 공급이 가능함 예 벤츄리 마스크 등	
종류	벤츄리 마스크	• 마스크 입구의 커다란 관을 통해 산소 농도를 조절할 수 있음 • 가장 정확한 산소 전달이 가능함 • 만성 폐쇄성 폐질환(COPD) 환자에게 적합한 산소요법

(7) 기계적 환기 14
  ① 기계적 환기의 적응증
    • 만성 진행성 신경근육질환, 호흡성 산증, 저산소혈증, 외과 수술 후, 전신마취나 깊은 진정이 필요할 때 등

• 저산소성 호흡부전: $FiO_2 > 0.6$에서 $SaO_2 < 90\%$일 때
• 고탄산성 호흡부전 17
  - 급성 고탄산성 호흡부전: $PaCO_2 > 50mmHg$ & $pH < 7.3$
  - 만성 고탄산성 호흡부전: ABGA와 임상증상을 종합하여 판단함

  ② 기계적 환기의 간호중재
    • 기관 내 삽관
      - 자발적인 호흡이 힘들어 인공호흡기를 적용해야 하는 경우 기도 확보를 위해 시행함
      - 14일 이상 인공호흡을 적용해야 하는 경우: 기관절개술을 시행함(감염의 위험을 낮춤)
      - 기관내관의 위치 확인: 흉부X선 촬영, 양쪽 호흡음 청진
    • 인공호흡기 사용 시 간호
      - 인공호흡기에 대한 대상자의 호흡 양상을 모니터링함
      - 활력징후 사정, 산소포화도 모니터링, ABGA 검사를 시행함
      - 기관내관 위치가 올바른지 확인하며 기도 내 분비물의 형태, 색깔, 양 등을 관찰함
      - 기관내관으로 구두 의사소통 불가능 → 종이와 펜, 컴퓨터 등을 사용해 의사소통함
      - 인공호흡기 경보에 대한 즉각적인 반응 및 사정이 필요함
      - 필요시마다 흡인하여 기도 청결을 유지함
      - 구강간호를 시행함 → 구내염 및 폐렴을 예방하기 위함
    • 인공호흡기 경보음 18 24 25

고압경보음 25	• 기관내관의 막힘 및 자극으로 압력이 증가한 경우 - 기침, 오심, 기도분비물 증가, 관을 깨뭄, 불안으로 인한 저항, 기흉, 기도협착, 삽입위치 이탈, 배관의 꼬임, 관의 물 고임
저압경보음 24	• 기관내관의 압력이 감소한 경우 - 인공호흡기 회로에 새는 부위가 있음, 기관내관 또는 기관절개관의 커프가 샘

- 인공호흡기 적용 시 모드

종류		적용방식
강제조절환기	CMV	환자의 호흡과 관계 없이 설정한 범위로 환기를 제공함
동시성간헐적강제환기	SIMV	환자의 자발호흡에 맞춰 설정한 범위로 환기를 제공함
지속성양압호흡 [23]	CPAP	자발호흡 환자에게만 적용 가능, 환자가 자발호흡하는 동안 설정한 수치 만큼 양압을 지속적으로 제공함
압력보조환기	PSV	자발호흡 환자에게만 적용 가능, 환자가 자발호흡하는 동안 설정한 흡기압까지 환기를 보조함
호기말양압 [23]	PEEP	호기말에 설정한 수치 만큼 양압을 적용함

- 인공호흡기 사용과 관련된 합병증 및 중재 [14] [16] [18]

기관	합병증 및 중재
심장	• 저혈압 [23] - 인공호흡기 적용 → 흉강내압 증가 → 심장으로의 정맥귀환량 저하 → 심박출량 감소 • 간호: Valsalva maneuver 방지(변비 예방)
폐	• 기압상해 [18]: 양압 적용에 의한 폐 손상 예 기흉, 피하기종 등 • 용량상해: 한 폐에서 다른 폐 쪽으로 과잉용량되어 폐 손상을 유발함 • 산/염기 불균형 • 간호: 적절한 인공호흡기 교체, 체액 및 전해질 불균형 교정
위장관	• 스트레스성 궤양: 기계적 환기로 인한 스트레스로 발생함(약 25%) • 간호: 삽관 후, 제산제, 히스타민 차단제(tagamet, zantac) 등을 투여함 • 영양분 흡수 부전: 흉곽과 복강 사이의 압력 변화로 발생함 - 영양분 흡수 부전 → 호흡근의 허약 초래 → 비효율적 호흡 → 인공호흡기 중단을 어렵게 함 • 간호: 균형 잡힌 식이를 비경구 또는 비위관으로 공급함
감염	• 폐렴: 인공호흡기의 적용은 잠재적인 감염위험성을 갖고 있음 - 인공호흡기를 통한 흡인 → 체액은 감염의 원인이 될 수 있음 • 간호: 손 씻기, 구강간호, 흉부물리요법, 체위배액 등
근육	• 부동으로 인한 근육 소모 • 간호: 적절한 운동, 조기이상 등
인공호흡기의존	• 인공호흡기 중단의 어려움 - 심리적, 생리적 원인으로 발생할 수 있음 - 장기간 인공호흡기의 적용은 스스로의 호흡기능을 불가능하게 함 • 간호: 원인을 제거하여 호흡을 증진시킴

5 상부 호흡기 질환

1) 비출혈

  (1) 비출혈의 원인: 외상, 악성 혈액질환, 염증, 종양, 과격한 행위(코를 세게 후빔), 고혈압 등
  (2) 비출혈의 중재
    ① 자세: 좌위에서 머리를 약간 숙임
    ② 압박: 손가락으로 코의 비중격을 압박함(적어도 5분간)
    ③ 비심지: 압박을 해도 출혈이 멈추지 않을 때 적용함
    ④ 냉찜질: 혈관을 수축시켜 지혈의 효과를 볼 수 있음
    ⑤ 구강호흡 및 구강간호를 격려함
    ⑥ 혈액은 뱉도록 격려 → 목안의 혈액은 흡인 가능성이 있음, 삼키는 혈액 최소화 → 오심, 구토를 유발할 수 있음
    ⑦ 교육: 비출혈 후 몇 시간 동안 세게 코풀지 않도록 함

2) 비염

  (1) 비염의 종류: 급성 바이러스성, 알레르기성, 비알레르기성, 약물성 비염
  (2) 비염의 치료: 항히스타민제, 점막 울혈 제거제, 항생제(감염 시) 등

3) 부비동염

  (1) 부비동염의 정의: 부비동 점막의 염증성 변화가 일어난 상태를 의미함
  (2) 부비동염의 증상: 주증상은 비루·콧물, 상악동 부위에 호발함
  (3) 부비동염의 원인 및 병태생리
    ① 비염 이환 후 발생하기 쉬움
    ② 만성적으로 진행 시 염증의 반복으로 비점막이 두꺼워짐
  (4) 부비동염의 중재 14
    ① 부비동을 세척함
    ② 항생제, 울혈 제거제, 비강 내 스테로이드 스프레이, 진통제를 투여함
    ③ 따뜻하고 건조하지 않은 환경, 금연
    ④ 만성 부비동염의 경우, 상악동염 수술을 시행함
    ⑤ 수술 후 관리 16

  - 출혈, 부종, 호흡곤란 사정
  - 반좌위: 배액증진, 부종감소
  - 냉찜질: 수술 후 24시간 동안 적용함
  - 구강간호를 시행함
  - 부드러운 음식, 수분섭취를 권장함
  - 분비물은 삼키지 말고 뱉을 것을 설명함
  - 코풀기, 재채기, 과도한 활동, 배변 시 힘주기 등을 피함

4) 편도선염 13 16

(1) 편도선염의 증상: 연하곤란, 인후통, 권태감, 이통, 미각 감소, 인후건조, 피로, 경부 림프선 비대 등
(2) 편도선염의 진단검사 16
　① 전혈구 검사, 분비물 배양검사, 흉부 방사선 검사
　② ASO titer↑, ESR↑, WBC↑
(3) 편도선염의 중재
　① 충분한 휴식 및 수분섭취를 증가함
　② 목에 얼음칼라를 적용하고 출혈증상을 관찰함
　③ 통증관리: 생리식염수 함수, 인후세척, 부드럽고 자극적이지 않은 음식을 제공함
　④ 약물투여: penicillin이나 erythromycin, 진통제, 해열제를 투여함
　⑤ 만성 편도선염의 경우, 편도선 절제술을 시행함
　⑥ 편도선 절제술 후 간호 13 19

- 출혈 합병증 관리
  - 대상자의 삼키는 행위 → 출혈을 의미할 수 있음 → 의사에게 즉시 보고
  - 빨대 사용 금지: 상처를 건드리거나 출혈을 조장할 수 있음
  - 1~2주 동안 심한 기침, 코를 푸는 행위 등은 출혈을 유발할 수 있으므로 제한함
  - 거친 음식 및 산성주스(오렌지 주스)는 수술 부위를 자극할 수 있으므로 제한함
- 수술 후 보이는 검은 변은 삼킨 혈액으로 인해 며칠간 나타날 수 있음
- 의식회복 후, 얼음조각이나 아이스크림, 수분 섭취를 권장함
- acetaminophen 투여: 통증을 관리함
  - aspirin은 출혈 가능성이 있으므로 투여하지 않음

5) 후두암 13 15

(1) 후두암의 위험요인: 흡연, 음주, 유해물질 흡입, 방사선 노출, 만성 후두염 등
(2) 후두암의 증상
　① 쉰 목소리(2주 이상 지속)
　② 목에서 발견되는 덩어리
　③ 지속적인 기침
　④ 인후통, 연하곤란, 호흡곤란
　⑤ 체중감소, 객혈 등
(3) 후두암의 진단: 후두경검사
(4) 후두암의 중재 13 15
　① 수술요법: 후두절제술, 항암화학요법, 방사선요법
　② 후두절제술의 종류
　　- 부분 절제: 연하곤란, 목소리 변화, 흡인 위험성 증가
　　- 전체 절제: 목소리 상실, 감각 감소(미각, 후각), 흡인 위험성 낮음(기도와 식도사이 연결이 없음) 영구적인 개구부 형성됨

③ 수술 전후 간호중재 13 25
- 수술 전, 수술 후 발생할 변화 및 제한점, 주의사항 등에 대해 설명함
- 흡인을 시행함 → 기도 개방 유지를 위함
- 가습기를 제공함 → 점막 건조를 방지함
- 기침과 심호흡, 조기이상 격려 → 폐 합병증 예방을 위함
- 수술 부위 및 배액관, 개구부를 주의 깊게 사정하고 관리함
- 수술 후 기관절개관을 삽입한 상태라면, 발관되지 않도록 주의함(발관되었다면 기도 개방을 위해 즉시 지혈집게(hemostatic forceps)로 기관 절개부위 개구부를 벌려줌) 25
- 출혈 등 수술 후 합병증을 예방하기 위해 활력징후를 측정하고 환자를 사정함
- 침상머리 약 30~45° 정도 상승 → 배액증진, 봉합부위에 가해지는 압력을 줄임
- 체위를 변경할 때에는 머리 부분을 지지함 → 봉합부위에 가해지는 압력을 줄임
- 필요시, 진통제를 투여함
- 언어재활(전체후두절제술 시 필수적): 식도발성, 전자후두, 기관식도발성 등
  - 식도발성(인두와 식도의 진동으로 소리를 냄), 전자후두(턱 밑에 진동이 발생하는 판을 대어 소리를 냄), 기관식도발성(기관과 식도 사이에 장치(TEP valve)를 삽입하여 소리를 냄) 25
- 적절한 운동을 교육함: 어깨와 목운동, 손가락으로 벽 오르기 등

④ 방사선 치료 후 간호
- 피부간호: 치료 범위의 표식이 지워지지 않도록, 청결, 건조하게 유지되도록 주의함, 태양에 직접 노출되지 않도록 함
- 구강간호 시행 → 감염을 예방함
- 충분한 영양 및 열량 제공, 소량씩 자주 식사하도록 격려함

6 하부 호흡기 질환

1) 천식 14 15 16 17 18
(1) 천식의 정의: 기도의 과민한 반응으로 기도의 내강이 폐쇄되는 질환을 의미함
(2) 천식의 원인: 특정 항원, 자극물질, 미생물, 아스피린 등
(자극물질: 차고 건조한 공기, 대기오염, 황사, 신체적 활동 등)
(3) 천식의 증상
① 대개 호기 시 나타나는 천명음, 호흡수 증가, 호흡곤란, 술통형 가슴
② 보조근육을 이용한 호흡양상, 가슴 답답함, 기침, 다량의 점액 분비
③ 의식수준의 변화(저산소혈증), 빈맥 가능
(4) 천식의 진단: 객담검사, 폐기능검사(PFT), 동맥혈가스분석검사(ABGA), 알레르기 피부반응검사 등
참고 폐기능검사: 천식 확진을 위한 가장 명확한 검사(가변적인 호기 기류제한을 확인함)

(5) 천식의 일반적인 중재 [14] [15] [16] [19]

기관지 확장제 [15] [16] [20] [23]	• β₂-agonists 　- β₂ 수용체에 작용 → 기관지 평활근을 이완함 [15] 　　[예] 속효성: albuterol(ventolin) [16] [20] [23] 　　　　 지속성(12시간 이상): salmeterol, formoterol 등 [25] • 항콜린제 　- 부교감신경계 차단 효과 　- 교감신경계 활동 자극 → 기관지를 확장함, 폐 분비물 감소 　　[예] ipratropium(atrovent) [16] • Methylxanthines 　- 기관지를 확장시킴 　- aminophyline, theophylline 등 　- 부작용: 빈맥, 부정맥, 신경과민, 수면장애 등
소염제	• 기도 내 일반적 염증 반응과 알레르기성 염증 반응을 감소시킴 　[예] 흡입용 소염제, corticosteroids, 비만세포 안정제 등
운동	• 유산소 운동 　- 심혈관 건강 유지, 골격근 강화, 환기 및 관류를 촉진함
산소요법	• 급성 천식발작이 있을 때 → 마스크나 비강 캐뉼라를 적용함
기타	• 천식 환자에게는 매년 인플루엔자 예방접종을 권장함

(6) 천식 스테로이드 흡입제 사용법 [19] [24]
　① 좌위나 반좌위 자세에서 시행함
　② 머리를 약간 뒤로 젖히고 숨을 내쉰 후 심호흡하면서 1회 용량이 흡입되도록 함
　③ 5~10초간 숨을 멈춘 후 내쉬도록 함 → 약물의 효과를 높이기 위함
　④ 흡입 후 가글 또는 양치질을 교육함 → 스테로이드제제가 입 안에 남는 경우 면역 억제 작용으로 구강 칸디다를 유발할 수 있음
　⑤ 천식 흡입기의 형태: 적정용량흡입기, 건조분말흡입기, 네뷸라이저
　　• 적정용량흡입기: 약물이 분사되며 적용됨(사용 전 흔들어 줌) [24]
　　• 건조분말흡입기: 빠르게 흡기하는 것이 필요함

(7) 천식의 종류에 따른 중재

종류	중재
급성 천식 간호 [14] [15] [16]	• 신속한 간호 중재가 필요함 • 기도개방: 속효성 β_2-agonists 흡입제(ventolin), 스테로이드를 구강투여함 • 산소공급: 비강캐뉼라를 적용함 참고 마스크는 질식감을 느낄 수 있음 • 불안 감소, 수분 공급(구강, 정맥)
만성 천식 간호 [17] [18]	• 호흡기 감염 조기치료: 주로 호흡기 감염과 함께 천식이 발생함 • 자극이 적은 환경 조성 　- 원인이 되는 자극물 제거, 먼지 없는 환경을 조성함 　- 건조하고 찬 공기 → 천식발작을 유발함 • 금연, 불안 감소

2) 만성 폐쇄성 폐질환(COPD, chronic obstructive pulmonary disease) [14] [17] [18] [19]

(1) 만성 폐쇄성 폐질환의 정의: 폐기종, 만성 기관지염으로 유발되는 만성적인 환기 장애
(2) 폐기종 vs 만성기관지염

구분	폐기종	만성 기관지염 [18]
원인	• 유전, 대기오염, 호흡기 감염, 노화, 습하고 찬 기후 등 • 흡연 → 가장 중요한 위험요인(직/간접 흡연)	
병태생리 [14]	• 폐 탄력성 손상과 폐의 과잉 팽창	• 자극물의 지속적인 노출로 발병함 　- 1년에 3개월 이상, 2년 간 만성적인 객담 및 기침이 있을 때
임상증상 [14] [24]	• 호흡곤란, 호흡수 증가, 호흡음 감소 • 호흡 시 보조근육 사용, 호기연장 • 과공명음, 술통형 가슴, 기좌호흡, 청색증 • 경정맥 팽대	• 자극물질의 염증반응: 혈관 확장, 울혈, 점막 부종, 기관지 경련, 점액 증가(가래 섞인 기침), 점막 비후, 기도폐쇄 • 악설음, 저산소혈증, 호흡성 산증, 청색증 초래 • 추후 폐기종으로 진행할 수 있음
외모변화	• 호흡곤란을 보상하기 위해 체위가 변경됨 　- 사지는 가늘어지며, 목 근육은 증대됨 　- 느린 행동, 구부러진 허리, 팔을 앞으로 붙들고 고개를 숙인 자세	
진단검사	• 동맥혈가스분석검사(ABGA), 객담배양검사, 흉부X선 검사, 형광 투시 검사 • 폐기능검사 [20]: 가스교환과정을 평가하기 위함 　- 경증에서 중증까지 분류하여 폐기능 정도를 평가할 수 있음 　- 증가: 총폐용량(TLC), 잔기량(RV), 기능적 잔기량(FRC) 　- 감소: 1초 강제날숨량(FEV_1), 폐활량(VC), 1초 강제날숨량과 강제폐활량의 비율(FEV_1/FVC), 최고호기유속	

합병증	• 우심부전, 급성 호흡부전, 호흡기 감염의 증가 • 소화성 궤양, 위식도 역류 질환(저산소혈증 → 위산분비를 자극함)

(3) 만성 폐쇄성 폐질환의 중재 22 23

약물요법 17	• 기관지확장제, corticosteroid, 점액용해제, 항생제, 이뇨제 등
산소요법	• 마스크 혹은 비강캐뉼러를 통해 산소를 공급함 • 저농도 산소를 공급함 　- 호흡 중추를 자극하기 위해 고농도의 산소공급을 금지함 • 필요시, 양압환기를 적용함
기도유지 22	• 자주 대상자의 상태를 사정함 • 좌위를 취하고 분비물 배출을 위해 중재함 　- 충분한 수분 섭취, 객담 배출 격려, 체위배액 등 • 기관지 경련 예방 　- 자극물질을 피함 예) 흡연, 먼지, 가스, 공기오염
호흡운동 14 20 24	• 입술 오므리기 호흡(pursed lip breathing) → 세기관지의 허탈 방지, 효과적인 공기 배출 • 복식호흡
영양	• 고열량식이, 고단백식이의 섭취를 권장함 • 탄수화물은 섭취를 주의함 　- 탄수화물은 소화되면서 체 내 이산화탄소 생성 → 증상을 악화시킴 • 소량씩 자주 섭취함, 가스 형성 음식을 피함 • 식사 후 바로 정리하기 보다는 충분한 휴식을 취하게 함

3) 기관지 확장증 [13]

(1) 기관지 확장증의 정의: 큰 기관지벽의 근육 및 탄력성이 파괴되어 근위 기관지가 영구적, 비정상적으로 늘어난 상태를 의미함
(2) 기관지 확장증의 원인: 바이러스, 세균 등으로 인한 감염, 면역 저하 등
(3) 기관지 확장증의 병태생리: 기관지벽의 탄력과 근육 손상 → 큰 기관지 하나 이상의 영구적, 비정상적인 확장 → 정상 방어기전 파괴 → 폐의 점액 배출 능력이 저하됨
(4) 기관지 확장증의 증상 [13]
  ① 다량의 냄새나는 3층의 화농성 객담 [참고] 놓아 두면 객담이 3층으로 분리됨
  ② 청색증, 저산소혈증, 호흡곤란, 고상지두, 만성기침(기상이나 누울 때 발작적 기침), 객혈
  ③ 체중 감소, 식욕부진, 폐성 심질환
(5) 기관지 확장증의 진단: 객담검사, 기관지경검사, 기관지조영술(확진검사) 등
(6) 기관지 확장증의 중재 [13]

- 기관지 확장제, 항생제를 투여함
- 일생동안 체위배액, 간헐적 양압호흡을 적용할 수 있음
- 인플루엔자, 폐렴 예방접종 등을 시행하여 감염을 예방함
- 구강간호를 시행함(식욕증진 및 감염 예방)
- 가습기 사용, 공기청결, 금연의 중요성을 설명함
- 영양관리: 적절한 영양공급과 수분섭취를 권장함
- 정서적 지지를 제공함

4) 폐렴 [14]

(1) 폐렴의 정의: 폐 실질에서 일어나는 급성 염증 상태를 의미함
(2) 폐렴의 병태생리: 폐 염증 → 폐조직 부종, 폐포의 수분 이동이 발생함
(3) 폐렴의 증상 [14]
  ① 저산소증, 호흡성 산증, 고탄산증
  ② 점액 과다 분비(기관지 점막의 비후로 발생), 화농성 객담
  ③ 흉통, 호흡곤란, 빈호흡, 기관지 경련, 천명음, 비익 확장, 호흡 보조근 사용
  ④ 두통, 오한, 발열, 기침, 빈맥 등
  ⑤ 백혈구 및 호중구 증가
  ⑥ 청진 시 악설음, 촉진 시 진탕음
(4) 폐렴의 진단: 객담검사, 흉부X선 검사, 혈액검사, 산소포화도 측정 등
(5) 폐렴의 중재 [14]
  ① 항생제(1~3주), 기관지확장제(기관지경련), 진통제를 투여함
  ② 침상 안정 및 휴식, 금연하도록 함
  ③ 고칼로리, 고단백식이 제공, 수분섭취 증가 및 수액을 주입함
  ④ 흉부물리요법, 체위배액, 심호흡과 기침을 격려함
  ⑤ 폐렴구균백신 예방접종(65세 이상인 경우, 매년 접종), 감염 환자와의 접촉을 피하도록 함

5) 폐결핵 13 14 15 16 17 18 21 23

(1) 폐결핵의 원인: mycobacterium tuberculosis(결핵균)
(2) 폐결핵의 병태생리: 공기전파로 결핵을 전파함
   참고 결핵의 특성: 건락화, 결절형성, 섬유화, 석회화, 공동형성
(3) 폐결핵의 증상: 피로, 식욕부진, 체중감소, 기침, 객담, 흉통, 가슴압박 등
(4) 폐결핵의 진단 16 17 20
   ① 투베르쿨린 반응검사: 48~72시간 후 판독, 전박 내측 피내주사
      → 경결 지름 결과: 10mm 이상(양성)
   ② 객담검사: 객담배양검사 3개 표본에서 AFB균 검출 → 결핵으로 확진
   ③ 흉부X선 검사: 과거 결핵균 노출 흔적, 폐 침윤, 공동 확인 가능
(5) 폐결핵의 중재
   ① 항결핵제를 투여함(가장 효과적인 방법) 21 24

- 결핵 초기: 1차 항결핵제 투여 → 치료 실패: 2차 항결핵제를 투여함
  - 1차 항결핵제: isoniazid(INH), rifampin(RFP), pyrazinamide(PZA), ethambutol(EMB) 등 22
- 여러 약물을 한꺼번에 복용함 → 약제 간 상승효과, 내성 발생을 줄이기 위함
- 1일 1회 복용: 정해진 시간에 한 번에 모두 복용함 → 치료 효과를 상승시킴
- 장기 복용(6~18개월간), 공복 시 투여(흡수율 최대)
- 2주 정도 항결핵제를 복용하면 전염력이 현저히 감소함
- 항결핵제의 부작용을 사정함 19 20 25
  - isoniazid(INH): 간염, 말초신경염, 사지감각, 과민반응(발진, 발열, 관절통 등)
  - rifampin(RFP): 피부반응, 오렌지색의 객담, 소변, 땀, 눈물 등의 분비물 등
  - pyrazinamide(PZA): 간독성, 위장장애(오심, 구토 등), 관절통, 피부 발진 등
  - ethambutol(EMB): 시신경염, 피부발진 등
  참고 잠복결핵감염의 결핵예방을 위해 사용하는 치료약제: 이소니아지드, 리팜핀 등

   ② BCG를 접종함(결핵 예방접종)
      → 투베르쿨린 반응에서 음성인 사람에게만 접종을 시행함
      → 피내주사 후 6~10주 후에 양성 반응을 보이면 효과가 있는 것
   ③ 결핵 확진 시(AFB 3회: 양성): 음압격리실로 입원하여 치료함
   ④ 마스크, 일광소독, 환기, 코와 입을 막고 기침하도록 교육 → 감염 전파 예방
   ⑤ 약물을 꾸준히 복용하도록 교육함(내성이 발생할 수 있음)
   ⑥ 고단백, 고칼로리, 비타민 보충 식이
   ⑦ 결핵의 주요 간호진단
      - 폐용량 감소와 관련된 비효율적인 호흡양상
      - 통증/분비물 정체와 관련된 가스교환장애
      - 식욕부진/섭취량 저하와 관련된 영양부족

6) 건성 흉막염(가슴막염, pleurisy)과 흉막 삼출(가슴막삼출, pleural effusion) [13] [18]

구분	건성 흉막염	흉막 삼출
정의	• 흉막액은 증가하지 않는 흉막의 염증상태	• 흉막액이 비정상적으로 증가된 상태 참고 정상 늑막액: 5~15mL
원인	• 폐렴, 폐결핵, 상기도 감염, 흉부외상, 폐색전, 암, 흉곽수술 등	• 흉막액의 과잉 형성: 좌심부전, 폐렴, 흉막염증, 무기폐, 복수, 흉관 손상, 간경화증, 신부전, 폐결핵 등 • 흉막액의 부적절한 흡수: 림프관 폐쇄, 상대정맥증후군, 우심부전 등
증상 [13] [18]	• 통증 - 일측성(호흡, 기침, 흉막운동 시 악화) - 흉막 마찰로 흡기 시 날카로운 통증 - 숨을 멈추면 통증이 감소함 - 삼출물이 있으면 통증이 소실됨 • 초기 청진: 흉막마찰음 • 발열, 얕고 빠른 호흡, 호흡운동 제한, 전신쇠약감	• 흉막성 흉통, 호흡곤란, 마른기침 • 타진: 탁음, 삼출액 부위: 호흡음 감소 또는 소실 [18] • 흉막액 부위: 양명성음 들림 참고 '이'가 '아'로 변성되어 들림 • 350mL 이상의 삼출액이 존재하는 경우 공명음이 들리지 않음
중재	• 항생제 및 진통제를 투여함 • indomethacin(항염증성 약물)을 투여함 • 흉관 삽입 및 삼출물 배액을 촉진함 • 필요시 산소투여, 안정을 취함 • 온/냉찜질을 적용함 • 침범 받은 쪽으로 누워 흉벽을 지지함, 기침 시 손바닥으로 흉부를 지지함 • 기침과 심호흡을 격려함	• 염증 부위를 아래로 위치하고 눕기(지지하여 통증 완화) • 흉곽천자 후 체액 검사 → 원인규명, 밀봉흉곽배액을 시행함 • 흉막유착술: 흉관을 삽입하여 흉막강 내 tetracycline이나 방사능 물질, 화학요법제 주입 → 벽측흉막과 장측흉막 유착 → 액체의 축적을 예방함 • 흉막절제술: 장측흉막에서 벽측흉막을 외과적으로 제거함

7) 연가양흉곽(동요가슴)

(1) 연가양 흉곽의 정의: 복합적인 늑골 골절로 호흡 시 흉곽이 역방향으로 독립된 운동양상을 보임
(2) 연가양 흉곽의 원인: 교통사고, 노인에게 흔히 발생함
(3) 연가양 흉곽의 증상
    ① 흉곽의 역리운동: 호흡 시 발생하는 역행성 운동
        • 흡기: 흉곽 함몰, 호기: 흉곽 팽창
        • 저산소증, 고탄산증, 호흡부전, 기흉, 혈흉, 심부전(심근 손상), 저혈압 등을 초래함
    ② 심한 흉통, 비효과적인 기침
    ③ 종격동 변위가 발생함 → 주요 혈관이 엉키고 폐쇄됨
(4) 연가양 흉곽의 중재

- 활력징후를 측정하고 수분과 전해질을 사정함 → 저혈량 확인 및 쇼크를 사정하기 위함
- 환측으로 눕힘 → 건강한 폐의 팽창을 도움
- 적절한 체위, 기침과 심호흡을 격려함, 흡인을 시행함
- 통증 관리를 위해 진통제를 투여함
  - 수술요법: 늑간신경 차단, 흉막 경막외 차단 등
- 인공호흡기 적용, 산소를 공급함
- 기도 내 분비물을 흡인함(객담 배출)
- 혈흉, 기흉이 초래된 경우 밀봉흉곽배액을 시행함
- 불안감 감소를 위해 심리적 지지를 제공함
- 필요시 근이완제, 근골격 마비제와 같은 약물을 투여함

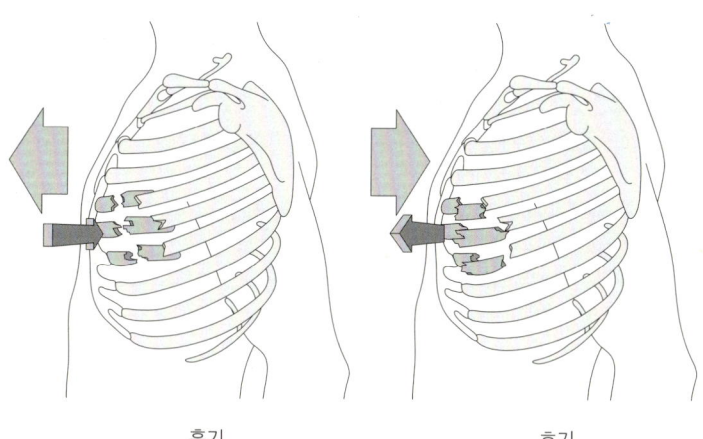

흡기   호기

8) 기흉 [14]

(1) 기흉의 병태생리: 흉막 손상 → 흉막강 내 공기 유입 → 흉막내압 상승 → 폐 허탈을 초래함
(2) 기흉의 종류 [13] [15]

구분	폐쇄성 기흉 [13]	개방성 기흉 [13]	긴장성 기흉 [21]
원인	• 자연 기흉(외상없이 발생): 폐 감염, 선천적 허약(폐포 파열) • 비관통 외상: 늑골 골편이 폐를 찌름 • 기침, 기계적 환기에 의한 긴장 • 쇄골하정맥관 삽입에 의한 폐 손상	• 외상 → 횡격막이나 흉벽 천공 → 늑막강 내 공기 유입 예 자상, 흉곽천자, 중심정맥관 삽입 등	• 개방성, 폐쇄성 기흉의 합병증을 의미함 - 늑막강 내로 들어온 공기가 호기 동안 배출되지 못함 → 공기량 증가 → 흉막내압 상승, 대정맥 압박 → 순환장애 및 응급상황 초래
증상	• 흡기: 날카롭고 갑작스러운 흉통 • 호흡곤란, 얕고 빠른 호흡, 빈맥 • 안절부절 못함, 발한, 저혈압 • 환측 폐: 호흡음 감소 혹은 소실 • 손상된 부위: 과공명음	• 상처 주변: 흡인음 들림 • 기관변위, 빈맥 • 저산소증, 청색증 • 목과 흉곽상부: 피하기종 • 손상된 부위: 과공명음	• 흉곽 비대칭 • 건강한 쪽으로 기관변위됨 • 손상된 부위: 호흡음 상실, 과공명음 • 경정맥 확장, 청색증 • 호흡곤란, 안절부절못함, 심한 흉통, 빈맥, 피하기종, 쇼크
진단	흉부 X선 검사 [15]		
중재 [15]	• 산소 공급, 반좌위 • 흉관 삽입, 밀봉흉곽배액 • 스쿠버 다이빙, 비행기 탑승을 피하도록 교육함 • 재발 시 수술을 시행함 - 부분적 흉막절제술 - 흉막유착술	• 즉시 바셀린 거즈로 드레싱 - 천공 부위를 막은 후 흉관을 삽입함 → 유입된 공기를 배출하기 위함 • 폐쇄 드레싱 관리 [13] • 간장성 기흉 여부 관찰 • 호흡음 사정, 심호흡 및 기침을 격려함 • 감염에 주의함	• 응급처치 [21] - 손상 부위 늑간에 바늘을 삽입 → 공기 배출 후, 흉관 삽입 → 밀봉배액함 • 심부정맥, 호흡상태 등을 사정함

9) 혈흉 [15]

(1) 혈흉의 정의: 늑막강 내 혈액이 축적된 상태를 의미함
(2) 혈흉의 증상 [15] [21] [23]
   ① 호흡 억제, 호흡음 감소, 타진 시 둔탁음, 객혈, 폐의 반상출혈(손상된 쪽)
   ② 비대칭적인 흉곽운동, 빈맥, 가슴이 죄이는 느낌
   ③ 저혈압, 저혈량성 쇼크, 안절부절 못함 등
     • 단순 혈흉: 1500ml 이하의 혈액이 고인 것
     • 심한 혈흉: 1500ml 이상의 혈액이 고인 것
(3) 혈흉의 중재
   ① 흉관 즉시 삽입 → 혈액의 배액을 도움
   ② 수액 또는 수혈 → 혈액량의 보충을 위함
   ③ 다량 출혈 시, 개흉술 실시
   ④ 활력징후, 대상자 사정 등 쇼크 증상을 확인함
   ⑤ 편안한 체위, 진통제, 늑간 신경 차단술 등을 시행함 → 통증 감소를 위함

10) 폐색전증 [15]

(1) 폐색전증의 정의: 전신 정맥 순환에 혈전, 종양세포, 공기, 지방 등이 유입되어 폐혈관을 폐쇄하는 것
(2) 폐색전증의 원인 [15]
   ① 심부정맥 혈전증의 혈괴가 폐혈관을 막음
     • 폐동맥의 혈관 폐쇄 → 혈류감소 또는 정지 → 관류장애 → 환기관류 불균형
   ② 폐동맥의 큰 혈관 폐쇄: 폐혈관 저항 증가 → 폐동맥압 증가 → 우심부전 초래
   ③ 뇌졸중, 외상, 골반농양, 울혈성 심부전, 정맥관 삽입 등
(3) 폐색전증의 중재: 산소요법, 기계적 환기(심한 저산소증일 때)
   ① 항응고요법 [22] [23]
     • 헤파린(heparin): PTT 1.5~2.5배로 유지, 4시간마다 검사, 7~10일간 사용
     • 와파린(warfarin): PT 1.5~2.5배로 유지, 4시간마다 검사, 헤파린 중지 3~5일 전부터 시작 → 3~6개월간 지속하여 투여함
   ② 혈전용해요법: urokinase, streptokinase, t-PA 투여
     • 정맥 주사하거나 폐동맥 가지에 선택적으로 약물을 주입하여 치료함
     • 시행 전: PT, aPTT, Hct, PLT 검사를 시행함
     • 시행 후: 주입 부위를 10분 이상 충분히 압박, 4시간마다 PT, aPTT, Hct, PLT 검사를 시행하고 출혈여부를 모니터링함
     • 수액요법, 심근 수축력 증가 약물 투여 → 심박출량 증가
     • 심리적 지지, 항불안제 투여, 설명 및 정보를 제공함 → 불안 감소

11) 급성 호흡부전증

(1) 급성 호흡부전증의 정의: 산소와 이산화탄소의 교환장애로 갑자기 발병하는 질환을 의미함
(2) $PaO_2 < 50mmHg$, $PaCO_2 > 50mmHg$, $pH < 7.25$
(3) 급성 호흡부전증의 증상: 저산소혈증, 호흡곤란, 빈맥, 빈호흡, 고혈압, 저혈압, 청색증, 보조근 사용, 착란, 의식저하, 좌식호흡, 발한, 기침, 분비물 증가 등
(4) 급성 호흡부전증의 중재
  ① 산소분압 60mmHg 이상 유지위해 산소 투여 및 필요시 기계적 환기를 적용함
  ② 편안한 자세, 침상안정, 흡인 등을 통해 안위를 도모함
  ③ 의식상태, 호흡양상 등을 자주 사정함

12) 급성 호흡곤란증후군(ARDS, acute respiratory distress syndrome) [16] [19]

(1) 급성 호흡곤란증후군의 정의
  ① 폐질환의 기왕력 없이 갑자기 발생하는 고도의 호흡곤란을 의미함
  ② 일반적인 산소요법에는 반응하지 않으며 과잉탄산증없이 심한 저산소혈증이 나타남
  ③ 손상 후 48시간 내 호흡곤란이 급속히 진전됨
(2) 급성 호흡곤란증후군의 원인: 쇼크, 외상, 신경손상, 췌장염, 지방/양수색전, 폐감염, 폐흡인, 약물섭취(헤로인, 아편제제, 아스피린 등), 수혈과다 등
(3) 급성 호흡곤란증후군의 증상 [16]
  ① PaO_2 감소(저산소혈증), 증상이 진행됨에 따라 저산소혈증 악화 및 $PaCO_2$ 증가
  ② 급성 호흡성 알칼리증, 폐모세혈관쐐기압 <18mmHg, 호흡곤란, 과호흡, 청색증, 늑간 함몰, 비정상적인 폐음은 없음
  ③ 혼돈, 혼수, 저혈압, 빈맥, 부정맥, 저산소혈증 등
(4) 급성 호흡곤란증후군의 중재
  ① 산소를 공급함
  ② 인공호흡기로 호기말양압을 적용함 → 기도 허탈을 방지함(합병증으로 기흉이 발생할 수 있음 → 폐음 자주 사정)
  ③ 급속히 진행되는 질병이므로 조기 발견이 가장 중요함
  ④ corticosteroids, 항생제를 투여하고 수액요법을 실시함
  ⑤ 활력징후 및 폐모세혈관쐐기압, 섭취량/배설량을 측정함
  ⑥ 무균법을 지키고 손 씻기를 철저히 함
  ⑦ 위관영양이나 비경구적 방법을 통해 영양을 공급함
  ⑧ 정서적 지지, 침상안정 및 휴식, 좌위를 취하도록 함
  ⑨ 입술 오므리기 호흡법 교육 → 호흡을 돕고, 피로를 줄임

13) 폐암

(1) 폐암의 특징
  ① 모든 원발성 폐암의 90% 이상이 기관지 상피조직에서 발생함
  ② 장골, 척추, 부신, 간, 뇌, 식도, 후두신경, 상대정맥, 림프절 등으로 전이됨

(2) 폐암의 원인: 만성적인 자극, 염증 유발 물질의 반복적인 흡입
  예 흡연(가장 흔한 원인), 유전, 대기오염, 석면, 방사선, 중금속 등

(3) 폐암의 증상
  ① 지속적 기침, 객혈, 악취나는 화농성 객담, 혈담, 천명음, 고상지두, 호흡곤란
  ② 늑막삼출, 악액질, 식욕저하, 체중감소, 발열, 흉부/어깨/팔의 통증
  ③ 쿠싱증후군, 여성형 유방
  ④ 후기증상: 쉰 목소리, 상대정맥 폐쇄, 심낭삼출물, 연하곤란 등

(4) 폐암의 중재 13
  ① 방사선요법, 화학요법, 폐절제술
  ② 폐절제술: 절제 부위에 따라 수술 종류가 나뉨
    참고 수술 전 항암화학요법이나 방사선요법을 시행하여 종양의 크기를 줄임 25

- 폐전절제술: 폐의 한쪽 전체를 제거함
- 폐엽절제술: 좌, 우 폐엽의 하나를 제거함
- 폐분절절제술: 폐엽의 일부분인 폐 분절을 제거함
- 쐐기절제술: 병변이 폐 표면 가까이 있거나 작고 국한된 부분을 제거함

  ③ 반좌위, 산소요법, 습도를 조절함
  ④ 수술 부위에 삽입된 흉관 관리, 심호흡과 기침을 격려함
  ⑤ 수술 후 체위
    • 폐전절제술: 수술받은 쪽을 아래로 향하는 자세(종격동 이동을 방지 → 봉합선 파열을 예방함)
    • 폐엽절제술, 폐분절절제술: 수술받은 쪽이 위로 향하는 자세
  ⑥ 통증을 관리하고 팔운동을 시행함(수술한 날부터 수동적 운동 시행)
  ⑦ 적절한 영양 및 수분을 공급함

8장 | 인지/신경기능장애

1 신경계의 구조/기능/사정

1) 중추신경계

(1) 뇌

① 대뇌: 전두엽, 두정엽, 측두엽, 후두엽, 변연계

전두엽	• 1차 운동영역 • 지적 기능: 논리, 판단, 상상, 집중, 윤리 등 • Broca area - 운동성 언어영역으로 말하는 기능을 담당함(대화 내용을 이해하지만 말하는데 어려움 있음) 14 25
두정엽	• 감각 기능: 미각, 촉각(질감), 공간적 이해, 크기나 모양 인지, 신체자체 및 신체부분 인지 • 예술적 기능: 노래, 악기연주 등
측두엽	• 청각 중추: 소리의 해석, 기억 • Wernicke's area: 언어의 뜻을 이해하는 기능을 담당함
후두엽	• 일차적 시각 중추: 본 것을 인지하고 해석함
변연계	• 정서: 불쾌, 분노, 성적흥분, 배고픔, 공격성, 쾌감, 충만감 등 • 자율신경계의 장기 지배에 영향, 학습과 기억을 담당함

② 간뇌: 시상, 시상하부

시상	• 냄새를 제외한 모든 감각(통증, 온도, 촉각) → 대뇌피질로 전달
시상하부	• 자율신경계의 활동을 관장함 • 뇌하수체 전엽과 후엽의 호르몬 분비를 조절함 • 체온, 대사, 식욕, 수면, 성장 등에 관여함

③ 뇌간: 중뇌, 교, 연수

중뇌	• 안구운동, 동공반사 - 동안신경(제3 뇌신경), 활차신경(제4 뇌신경)이 위치함
뇌교	• 중뇌 바로 밑에 위치함 • 신경정보 전달 및 소뇌로부터 정보를 받아들이는 중간 교통로임
연수	• 호흡, 연하, 구토 중추

④ 소뇌
- 골격근의 활동 및 정교한 운동을 조절함
- 자세, 근육의 긴장 유지
- 신체운동의 방향과 자세 변화 → 내이의 반고리관 지각 → 전정신경과 뇌간 경유 → 소뇌로 전달됨

⑤ 뇌척수액
- 뇌척수액의 기능: 뇌와 척수를 보호, 완충작용, 영양공급, 노폐물 제거
- 뇌척수액의 양상: 무색, 투명한 액체, 뇌척수 공간에 약 140mL 정도 있음(500mL/일 생성 및 흡수함), 포도당, 단백질, 칼륨, 나트륨 등을 포함함
- 두개내압 상승 원인: 뇌척수액의 순환 경로 폐쇄 시 발생함 예 수두증
  - 두개내압 상승 증상: 두통, 오심, 구토

⑥ 윌리스환: 뇌 기저부의 가장 중요한 측부 순환으로 기저 동맥계를 서로 연결해줌
- 뇌의 한 혈관이 막히더라도 혈액 공급이 가능함

⑦ 혈액뇌 장벽(BBB, blood-brain barrier): 이물질이 뇌 조직으로 들어오는 것을 막아주는 관문의 역할을 함
- 뇌세포를 둘러싸고 있는 뇌혈관에 분포함
- 선택적인 장벽: 포도당, 전해질 등은 통과 가능하지만, 대사산물, 독소, 약물 등은 통과하지 못함

2) 말초신경계 14 15

뇌신경: 12쌍의 뇌신경으로 이루어짐

명칭		기능과 검사방법	기시부
제1뇌신경	후신경	• 기능: 후각, 냄새 • 검사: 눈을 감고 한쪽 비강을 막은 후 커피나 비누 등의 냄새를 맡게 함(자극적인 향의 사용을 피함)	측두엽
제2뇌신경	시신경	• 기능: 시력, 시각, 시야 • 검사 - 시력: 시력표를 이용하여 양쪽을 교대로 검사함 - 시야: 검사자의 코에 시선을 고정시키고 검사자의 팔을 벌려 바깥쪽에서 안쪽으로 이동하여 손가락을 볼 수 있는 지점을 말하게 함	후두엽
제3뇌신경 15	동안신경	• 기능: 동공축소, 안구의 움직임, 안검거상 • 검사 - 대광반사: 어두운 곳에서 손전등을 이용하여 불을 비춘 뒤, 동공의 수축상태를 파악함	중뇌
제4뇌신경	활차신경	• 기능: 안구의 움직임 • 검사: 안구가 아래쪽과 중간 쪽으로 움직이는지 검사함	중뇌

제5뇌신경	삼차신경	• 기능: 얼굴감각, 저작기능 [14]
		• 검사
		  - 눈을 감게 하고 천이나 안전핀을 이용하여 좌우대칭적인 감각을 사정함
		  - 각막반사는 솜으로 각막의 모서리 부분을 접촉했을 때 눈을 깜빡이는지 확인함(깜빡이면 정상)
			뇌교

제6뇌신경	외전신경	• 기능: 안구의 움직임 • 검사: 검사자의 손을 1시 방향에서 시곗바늘 방향으로 움직여 대상자 눈의 움직임을 사정함	뇌교

제7뇌신경 [20]	안면신경	• 기능: 얼굴표정, 혀 전방미각, 타액 분비(눈물샘, 침샘)
		• 검사
		  - 웃기, 이마 찡그리기, 주름 짓기, 뺨 부풀리기 등 얼굴의 운동 기능을 사정함
		  - 눈을 꼭 감게 한 후 의도적으로 안검을 열어 근력을 사정함
			뇌교

제8뇌신경	청신경	• 기능: 청각, 평형감각 • 검사: 눈을 감게 한 후 시계를 귀에 대고 소리 난 쪽의 손을 들게 함	뇌교
제9뇌신경	설인신경	• 기능: 혀 후방미각, 인후감각, 연하작용 • 검사: 쓴맛, 짠맛, 신맛, 단맛을 맛보게 하여 혀의 미각을 검사함(한 가지 맛을 보게 한 후에 입안을 반드시 헹굼)	연수

제10뇌신경	미주신경	• 기능: 인두, 후두, 연하작용, 내장기관 활동
		• 검사
		  - 운동기능: 입을 벌린 후 '아' 소리를 내도록 하여 좌, 우 구개수와 구개가 똑같이 올라가는지 파악함
		  - 감각기능: 설압자로 구토반사를 자극하여 사정함
		  - 9, 10 뇌신경 검사: 정상적으로 소리를 내고 말하면 정상임을 의미함
			연수

제11뇌신경	부신경	• 기능: 목/어깨 움직임 • 검사: 대상자의 얼굴을 한쪽으로 밀면서 반대로 저항하게 하거나, 어깨를 아래로 밀면서 대상자가 어깨를 으쓱하게 하여 저항하는 힘을 사정함	연수

제12뇌신경	설하신경	• 기능: 혀의 움직임 • 검사 - 혀를 내밀게 하여 한쪽으로 치우치는지 사정함 - 대상자의 혀 한 쪽에 설압자를 대고 이를 저항하여 밀어보게 함으로써 혀 운동기능을 사정함	연수

3) 자율신경계

교감신경계	부교감신경계
• 스트레스에 대한 신체반응 • 신경전달물질(norepinephrine)을 분비함 • 활성화되면, 심박동수 상승, 심근수축력 증가, 혈관 수축, 혈당 증가, 발한, 동공 확장, 배뇨근 이완 등	• 교감신경계와 길항작용을 함 • 신경전달물질(acetylcholine)을 분비함 • 활성화되면, 심박동수 저하, 심근수축력 저하, 혈관 확장, 소화기능 촉진, 동공 축소, 배뇨근 수축 등

4) 신경계사정

(1) 의식상태사정

① 의식수준 22 24

명료 (alert)	• 감각에 대한 적절한 반응이 즉시 나타남
기면 24 (drowsy, lethargy)	• 졸음이 오는 상태 • 자극에 대한 반응이 느려지고 불완전함
혼미 (stupor)	• 계속적이고 강한 자극에 반응을 보임 • 통각에 대해 어느 정도 피하려는 행동을 보임 • 혼자 중얼거림
반혼수 (semicoma)	• 자발적인 근육 움직임은 거의 없음 • 고통스러운 자극을 주었을 때 약간의 피하려는 반응을 보임
혼수 (coma)	• 모든 자극에 반응을 보이지 않음 • 무의식 상태

② GCS(Glasgow coma scale) 19 21 24
- E, V, M 세 가지 영역으로 평가함
- 최고점수: 15점, 최저점수: 3점, 심각한 뇌손상: 7점 이하

영역	점수	반응
눈 뜨는 반응 (E, eye opening)	4	자발적으로 눈을 뜸
	3	부르면 눈을 뜸
	2	통증자극에 의해 눈을 뜸
	1	전혀 눈을 뜨지 않음
언어 반응 (V, verbal response)	5	지남력 있음
	4	혼돈된 대화
	3	부적절한 언어
	2	이해할 수 없는 언어, 신음
	1	전혀 소리를 내지 않음
운동반사 반응 (M, motor response)	6	지시에 따라 움직임
	5	통증에 국소적 반응이 있음
	4	자극에 움츠림
	3	부적절한 굴곡반응
	2	부적절한 신전반응
	1	전혀 움직이지 않음

(2) 반사사정
① 반사의 종류

심부건반사 13 17	• 반사망치로 건을 빠르게 쳐서 근육 수축을 확인하는 검사 • 이두근, 삼두근, 상완요골근, 슬개건, 아킬레스건 반사를 사정함 - 정상: '2+' 로 기록함

표재성반사
17
	• 자극을 주어 근육 수축을 확인하는 검사
	• 족저반사(Babinski sign): 발뒤꿈치에서 외측을 따라 발바닥을 자극함
	  - 정상: 발가락을 아래로 구부림
	  - 비정상: 발가락을 부챗살처럼 펼침(신경학적 결함 의미)

② 반사항진: 상부운동신경질환, 반사감소: 하부운동신경질환을 의미함
③ 비대칭적 반사: 질병의 진행을 의미함

(3) 요추천자

목적	• 진단적: 뇌척수액 분석검사, 뇌척수압 측정, 검사를 위한 조영제 투여 등 • 치료적: 뇌척수액의 배액, 지주막하강의 혈액 또는 농 제거, 척추마취 등
검사 전 중재	• 검사 방법을 설명하고 동의서를 받음, 시행 중 움직이지 않도록 함 • 방광 비우기, 필요시 배변하도록 함 • 측위 상태에서 등을 구부리게 함
검사 중 중재	• 무균적으로 소독하고 국소마취제를 투여함 • 지주막하 공간에 천자바늘 삽입 → 뇌척수액 나오는 것 확인 • 뇌척수압 측정: 정상범위(5~15mmHg, 80~200mmH₂O) • 필요시 척추 조영술을 시행함
검사 후 중재	• 뇌척수액 누출 예방을 위해 검사 후 복위를 취할 수 있음 • 6시간 이상 앙와위 상태로 안정을 취하게 함 • 두통이 있을 때 진통제를 투여함 • 소실된 뇌척수액 보충을 위해 수분 섭취를 권장함 [22] • 활력징후 및 통증, 출혈, 뇌척수액 누출 등을 사정함 • 목의 강직, 요통, 근육 경련, 체온 상승 등 검사와 관련된 합병증 여부를 사정함 • 금기증: 두개내압 상승 환자(두개 내 병변, 유두부종 등) - 요추천자로 인한 갑작스런 압력의 저하는 뇌 조직을 척수 쪽으로 이동시켜 뇌 탈출을 초래할 수 있음 [20]

2 신경학적 장애

1) 두개내압 상승(IICP, increased intracranial pressure) [13] [14] [16] [17]

  (1) 두개내압 상승의 정의: 두개내압이 20mmHg 이상으로 상승한 상태를 의미함

    [참고] 두개내압의 정상수치: 5~15mmHg(= 80~200mmH₂O)

  (2) 두개내압 상승의 원인 [13] [17]

    ① 뇌용적 증가: 뇌부종, 종창, 뇌종양, 뇌농양

    ② 혈액용적 증가: 뇌출혈

    ③ 뇌척수액의 흡수 장애 또는 과잉 생성

    ④ 발살바 수기로 인한 복부와 흉부 내 압력 증가

  (3) 두개내압 상승의 증상 [13] [25]

    ① 의식수준 저하: 가장 초기 증상(산소공급 저하로 발생)

    ② 쿠싱 3대 증상(연수의 압력 증가로 발생) [25]

      • 수축기 혈압 증가 → 맥압이 30mmHg 이상 증가함

      • 불규칙한 호흡(cheyne-stokes 호흡)

      • 서맥

③ 대광반사(-), 유두부종 → 동공 크기 변화
④ 아침 기상 시 심한 두통(초기증상)
⑤ 분출성(사출성) 구토: 오심없이 발생함
⑥ 복시, 광선공포증, 대발작 경련, 운동과 감각의 변화
⑦ Cushing 궤양: 미주신경 활성화 → 위산 과다분비 → 식도, 위, 십이지장의 염증이 발생함

(4) 두개내압 상승의 치료적 중재 [14]
① 외과적 중재: 종양/혈종 제거술, V-P shunt, 뇌실외배액(EVD) 등

뇌실외배액
(EVD)
[19] [23]
	• 두개내압 모니터링, 뇌척수액 배액을 위해 삽입함
	• 관리 시 주의사항
	  - 무균술을 준수해야 함
	  - 처방된 튜브 높이를 유지하고 배액관이 꼬이거나 꺾이지 않도록 주의함
	  - 처방된 튜브 높이에 맞추기 위해 영점 조절(zeroing)을 먼저 해야 함
	    → 변환기(transducer)를 몬로구멍 높이에 위치: 귀구슬에 맞춤 [25]
	  - 배액되는 뇌척수액의 양, 색, 혼탁 정도 등을 사정하여 기록함
	  - 급작스런 배액량 증가 시 의사에게 보고, 급작스런 배액량 감소 시 배액관의 개방성 확인

② 내과적 중재

과호흡 유도	• 동맥혈분석검사를 시행하여 산염기 평형 상태를 사정함
	  - 저산소증 시 산소를 공급함, 고탄산증, 저산소증을 예방함
	• 호흡 부적절 시 인공호흡기 적용함
	• $PaCO_2$ 25~30mmHg로 유지함 → 뇌혈류량↓ → 두개내압↓
	  ($PaCO_2$ 상승 시 두내개압 상승) [22]

수분제한	• 약간의 탈수상태를 유지함, 수액은 고농도, 식염수 사용 • mannitol(삼투성 이뇨제) 투여 → 두개강 내의 용액을 혈관 내로 이동시켜 이뇨작용을 함(체액과 전해질 상태를 주의 깊게 사정함) [21] [22]
항경련제	• phenytoin, carbamazepine: 경련에 대한 예방적 투여 • phenobarbital: 항경련제의 효과 증진
corticosteroid	• 혈관성 부종을 감소 → 서서히 중단함
제산제, 히스타민 수용체 길항제	• steroid 제제는 위장을 자극하여 출혈을 초래할 수 있음 → 출혈예방을 위하여 약물을 투여함 • cushing 궤양을 예방하기 위함

acetaminophen	• 진통해열의 효과가 있음: 두통이나 체온상승 시 투여함 • 마약성 진통제는 이상증상을 가릴 수 있으므로 사용하지 않음
barbiturate	• 다른 치료로 ICP 조절이 안 되는 경우 barbiturate를 투여함 　- 혼수상태를 유도하는 것으로 기계적 환기를 유지해야 함 　- 사망을 초래할 수 있어 신중한 결정이 필요함
변완화제	• valsalva maneuver를 피하고, 변비를 예방함

(5) 두개내압 상승의 간호중재 14 16 17 19 20 21 23

뇌조직 관류 유지 16 17 19 20 21 23	• 서맥, 혈압 상승의 증상을 관찰함(두개내압 상승 증상) • 침상머리 15~30° 상승시킴 • 경부의 과도한 회전이나 굴곡을 금지함 • 복압이 올라가지 않도록 배변 시 힘주거나 침상에서의 과도한 움직임 금지, 관장이나 하제 금지, 고관절 굴곡을 예방함 • 혈압을 올릴 수 있는 등척성 운동을 금지함 • 정서적 스트레스를 피하고 조용한 환경을 제공함
호흡 유지 20	• 과도환기를 유도함 　- 과도호흡 → pO₂ 상승 → 뇌혈관 수축 → 뇌혈류량 감소 → 두개내압이 감소함 • 기도청결, 기도개방 유지, 무리하지 않은 흡인을 시행함 • 기침과 긴장을 피함 • 필요시 흡인은 10초 내로 짧게 시행, 자극과 기침반사 줄임
체액 균형 유지	• 수분 섭취를 제한함 • 삼투성 이뇨제를 투여함 예 mannitol • 유치도뇨관을 삽입함 → 섭취량/배설량 사정, 탈수 및 부종을 방지함
체온 유지 23	• 고체온 상태가 되지 않게 함

2) 실어증 14

(1) 실어증의 정의: 뇌중추 손상 또는 질환으로 언어기능에 손상이 있는 상태를 의미함
(2) 실어증의 분류
　① 운동성 실어증(표현의 문제)
　　• 전두엽의 Broca area 문제
　　• 이해는 가능하나 말하고 쓰기의 어려움 → 그림판 등을 제공함
　② 감각성 실어증(이해의 문제)
　　• 측두엽의 Wernicke area 문제
　　• 말, 글의 이해 어려움, 신어조작증 발생, 의미 없는 말을 함 → 손짓, 몸짓을 사용함

(3) 실어증의 중재 ⬜14
　　① 일을 단계별로 나누어 한 번에 한 가지씩 하도록 지시함
　　② 일관성을 유지한 질문과 지시 → 들은 내용을 다시 확인하고 격려로 강화함
　　③ 물건 이름을 반복해서 말해줌
　　④ 대화법
　　　　• 대상자를 바라보며 천천히 명료하게 표현함
　　　　• 짧은 문장 사용, 문장과 문장 사이는 충분히 쉬면서 말함
　　　　• 대화는 구체적이고 실용적이며 그림이나 물건의 보충자료를 이용함
　　　　• 실수를 정정하도록 강요하지 않음
　　　　• 문장을 끝내지 못해도 마무리를 강요하지 않음

3 인지기능장애

1) 인지기능장애의 정의
　(1) 자신과 환경을 인식하지 못하는 상태를 의미함
　(2) 실신에서 혼수까지 다양하게 나타남

2) 인지기능장애의 중재 ⬜17
　(1) 기도유지와 환기 ⬜17
　　① 측위나 반복위로 분비물 배출을 촉진함
　　② 상체를 올린 체위를 취하고 산소를 제공함
　　③ 구강간호를 제공하고 기도 내 분비물을 제거함
　　④ 필요시 인공호흡기를 적용함
　(2) 갑작스런 체온변화 주의함(오한 방지)
　(3) 적절한 수분 및 영양을 공급함
　(4) 주기적인 체위변경 및 공기침요를 사용함(욕창 방지)
　(5) 인공눈물을 2시간마다 점적, 안대나 거즈를 사용하여 가려줌
　(6) 감각지각의 자극을 촉진하고 가족을 지지함
　(7) 억제대는 오히려 손상을 유발하고 두개내압을 상승시킬 수 있음
　　① 가능한 적용을 피하며, 신중하게 사용해야 함
　　② 침상난간 올리고 뼈가 돌출된 부위는 패드를 적용해 욕창을 예방함
　(8) 필요시 변 완화제를 투여하거나 유치도뇨관을 삽입함
　(9) 근육관절의 경축 예방을 위해 수동적 ROM, 고관절 지지, 핸드롤, 발판, 베개 등을 적용함

4 뇌조직관류장애

1) 뇌졸중

(1) 뇌졸중의 정의: 뇌에 혈액을 공급하는 혈관의 폐쇄로 발생하는 질환을 의미함

(2) 뇌졸중의 위험요인: 일과성 뇌허혈 발작의 경험, 고혈압, 동맥경화증, 죽상경화증, 심질환, 당뇨병, 흡연, 비만, 경구피임약 등

(3) 뇌졸중의 종류: 허혈성(폐쇄성) 뇌졸중, 출혈성 뇌졸중

참고 허혈성 뇌졸중: 혈전성, 색전성으로 나누어짐

(4) 뇌졸중의 증상 [20]
① 두통, 구토, 경련, 혼수, 목의 강직, 발열, 고혈압, 기억손상
② 감각지각변화: 시각/촉각/청각의 장애, 편측 무시 증상, 반맹증
③ 두개내압 상승: 혈압상승, 서맥 [25]
④ 뇌신경손상 증상: 저작능력장애, 마비, 연하장애
⑤ 운동변화: 쇠약, 편측마비, 사지마비, 안면마비, 부전마비, 운동실조
⑥ 배뇨장애: 요실금, 요의가 없음, 요정체
⑦ 언어장애: 구음장애, 실어증
⑧ 인지변화: 지남력/의식수준 저하
⑨ 정서적 증상: 혼란, 사회적 위축, 감정 변화, 어린아이 같은 행동

(5) 뇌졸중의 치료적 중재
① 두개내압 하강제: 삼투성 이뇨제(mannitol), 스테로이드(dexamethasone) → 허혈부위에 충분한 혈량 공급, 혈액 희석 위함
② 항응고제: heparin, warfarin
③ 혈전용해제: t-PA(급성 허혈성 뇌졸중에 사용) [20] [23]
④ 항혈소판제: aspirin, clopidogrel 등(혈전 재발 예방을 위해 사용) [25]
⑤ 수액주입: 포도당이 함유되지 않은 생리식염수 수액을 사용함
⑥ 항경련제: 급성 경련성 발작 → phenytoin을 투여함
⑦ 칼슘통로 차단제: 뇌혈관 경련 시 → 혈관의 평활근을 이완시킴
⑧ 항고혈압제: 수축기 혈압을 낮추기 위함
⑨ 뇌혈관 확장제: 급성기에 뇌혈관을 확장시킴
⑩ 수술요법: 동맥내막 절제술, 두개강 내외 우회술, 동정맥 기형수술 등

(6) 뇌졸중의 간호중재 [21]
① 뇌조직 관류 증진(두개내압 상승 예방) [24]
- 서맥, 혈압상승 관찰, 체온을 높지 않게 유지함 참고 필요시, 저체온 요법을 시행함
- 경부의 과도한 회전이나 굴곡을 금지함
- 침상머리를 15~30° 정도 상승시켜 상체를 올려줌
- 배변 시 힘주거나 침상에서의 과도한 움직임, 등척성 운동을 금지함
  - 가능한 관장 혹은 하제의 사용을 제한함: 복부팽만 유발 → 호흡기능을 방해함
- 흡인 전, 100% 산소로 과다환기, 흡인은 10초 미만으로 짧게 시행함

② 감각지각기능 증진
- 우측 뇌손상: 시각인지/공간인지 기능장애
  - 언어적, 촉각적 단서를 자주 제공함, 단계별로 구분하여 일을 수행함
- 좌측 뇌손상: 기억력 결핍
  - 반복적으로 알려주고 수행하도록 격려 예 날씨, 환경, 스케줄 등
③ 편측 지각기능증진: 우측 대뇌 뇌졸중, 반맹증 환자
- 옷 입을 때 침범된 사지부터 입도록 함
④ 언어소통 능력 증진: 실어증, 구음장애
- 일을 단계별로 나누어 한 가지씩 하도록 지시
- 대화 시 충분한 시간을 제공함
⑤ 연하능력 증진 16 19 21 23 25
- 대상자의 체위는 좌위, 머리와 목은 약간 앞으로 구부린 자세(고개를 숙이고 턱은 약간 아래로 당김)를 취함 25
- 충분히 저작 후, 음식물을 넘기도록 함
- 물과 같은 액체보다는 연식이나 반연식을 제공함
- 구강 안쪽 깊숙이 음식을 넣어주고 마비되지 않은 쪽으로 저작하게 함
- 음식섭취가 어려운 경우 위관영양이나 정맥요법을 시행함
⑥ 운동기능 증진
- 수동적 ROM: 매일 2회, 2~3시간 동안 시행함
- 둔근 힘주기, 사두근 힘주기 운동을 시행함
- 손, 다리의 경축 예방: 부목을 댐 예 족하수 예방 신발, 핸드롤, 베개 등을 적용함
- 압박스타킹 적용, 체위변경, 자주 움직이도록 함 → 근력증진 및 심부정맥혈전증 예방을 위함
⑦ 배뇨/배변 활동 증진
- 배뇨훈련 및 충분한 수분 섭취
- 고섬유식, 사과주스, 자두주스의 섭취를 권장함
- 변 완화제 및 좌약을 사용할 수 있음
⑧ 마비된 사지 관리
- 마비된 사지의 냉요법 및 채혈 등을 제한함
- 마비된 사지의 보조적 능동이나 수동적 관절운동을 도움
⑨ 환자와 가족 교육: 투약, 안전, 활동, 식이관리, 의사소통 기술, 자가간호, 가족지지, 심리적지지 등

2) 뇌종양 13 14 15 16

(1) 뇌종양의 정의: 두개 내 생성된 불필요한 신생물을 의미함
(2) 뇌종양의 유형
① 양성: 청신경종, 수막종, 뇌하수체샘종, 성상세포종, 혈관아세포종, 뇌혈관종
② 악성: 신경교종, 림프종, 상의세포종, 전이성 뇌종양, 희돌기교세포종
(3) 뇌종양의 분류
① 신경교종: 원발성 두개 내 종양 중 50%를 차지함(가장 흔함), 신경교세포에 의해 발생함
- 완전 제거 어려움, 발병빈도가 가장 높고 빠르게 성장함

② 뇌하수체 종양: 양성종양, 뇌하수체에서 발생, 느리게 성장함
③ 청신경섬유: 말초신경 세포종, 청신경총에서 기시 → 편측성 청력장애 및 어지럼증을 유발함
④ 수막종: 양성종양, 수막의 지주막에 발생함(재발 가능성 높음)
⑤ 전이성 뇌종양: 폐나 유방 등의 부위에서 뇌로 전이되어 발생함
(4) 뇌종양의 증상
① 종양의 국소적 위치에 따른 임상증상
② 두개내압 상승 관련 증상: 두통, 구토, 시력/의식/인지/운동 변화, 실어증, 연하장애 등
(5) 뇌종양의 진단: MRI, PET, CT, 조직생검 등
(6) 뇌종양의 중재 13 14 15 16
① 수술요법: 두개절제술(종양 절제)
② 방사선 요법: 빠르게 증식하는 종양세포를 제거함
③ 화학요법: 종양 제거 → 방사선 치료 → 종양 재발 시, 화학요법 실시함
④ 약물투여: 진통제, 스테로이드, 항경련제, 항진토제, 항히스타민제 등
⑤ 수술 후 간호 13 14 15 16

사정	• 활력징후 • 심혈관계, 신경계 변화 사정 예 의식수준, 운동기능, 실어증, 시력, 성격변화 등	
약물요법	항경련제, 항히스타민제, 진통제, 항생제, 스테로이드제 등을 투여함	
체위	천막상 수술 (두개골 절개) 16	• 침상머리를 올려줌 • 중립적 자세, 양 옆으로 돌려 눕히거나 앙와위를 유지함 • 심한 고관절이나 목의 굴곡을 금지함 • 큰 종양 제거 시, 수술하지 않은 쪽으로 눕힘 → 중력에 의한 두개 내 구성물의 변위를 방지하기 위함
	천막하 수술 (후두골 부위 목 절개)	편평하게 눕히고 24~48시간 동안 한쪽 옆으로 누인 자세 유지 → 목 절개 부위에 가해지는 압력과 수술 부위 위쪽의 뇌 구조물이 주는 압력을 차단할 수 있음
운동기능 증진	• 상지운동: 쥐는 힘과 회내 운동 정도를 사정함 • 관절가동운동: 2~3시간 간격 시행함 • 2시간마다 체위변경 • 압박스타킹 착용 → 심부정맥혈전증의 예방하기 위함	
두개 내 관류증진	• 섭취량/배설량을 측정함 • 섭취량 조절 → 두개내압 상승을 예방하기 위함	
안구관리	• 냉찜질(안구주위 부종과 점상출혈 시) • 눈 세척, 인공눈물을 점적함 • 동공 크기/형태/동일성/빛에 대한 반응 등을 사정함 • 대광반사 느려짐 → 뇌내압 상승의 초기 증상 • 동공확대, 대광반사 소실 → 뇌조직 탈출 증상	

5 뇌의 감염성 질환

1) **뇌막염(수막염, 뇌수막염)** 13 18
    (1) 뇌막염의 정의: 세균(연쇄상 폐렴 구균), 바이러스 등이 침입하여 뇌와 척수를 싸고 있는 수막에 염증이 발생한 것을 의미함 참고 지주막, 연막에 호발

    > 참고 세균성 뇌막염은 심각한 결과를 초래할 수 있어 즉각적인 치료가 필요함(바이러스성 뇌막염은 흔하게 발생하나 증상이 대체로 경미하고 특별한 치료 없이 회복되는 경우가 많음)

    (2) 뇌막염의 증상 13 21
        ① 뇌막 자극의 3대 증상

    - 경부경직: 목을 굴곡시키면 뻣뻣하고 통증을 동반함
    - Kernig 징후(+): 앙와위에서 무릎 구부렸다가 펼 때 통증이 발생함 → 세균성 뇌막염
    - Brudzinski 징후(+): 목을 가슴 쪽으로 굽힐 때 고관절과 무릎이 저절로 굽혀짐 → 세균성 뇌막염

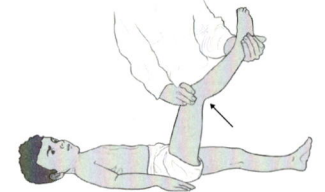
Kernig 징후

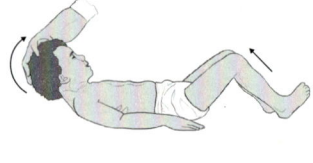
Brudzinski 징후

   ② 두통, 발열, 백혈구 증가증, 빈맥, 안절부절못함, 오심, 구토, 섬망, 지남력 상실, 광선공포증 등
   ③ 삼출물 축적 → 두개내압 상승 → 오심, 구토, 발열, 발작 등
   ④ 산재성 혈관 내 응고(DIC) 초래 → 색전을 형성할 수 있음

   (3) 뇌막염의 중재 18 24
       ① 광범위 항생제 투여 → 배양검사 결과에 따라 적절한 항생제를 투여함(최소 10일 간)
       ② 고삼투성제제와 스테로이드제 투여 → 두개부종 완화 및 두개내압 감소를 위함
       ③ 항경련제 투여 → 경련을 예방하기 위함
       ④ 두통이 있을 때, acetaminophen을 투여함
       ⑤ 수막구균성 뇌막염 환자와 접촉한 경우 → 예방적으로 rifampin을 투여함
       ⑥ 수명증(눈부심) 있을 때, 방을 어둡고 조용하게 유지함
       ⑦ 활력징후 측정, 신경계 상태를 자주 사정함(제3, 4, 6, 7, 8 뇌신경을 집중적으로 사정)

2) **뇌염과 뇌농양**
    (1) 뇌염: 뇌 실질에 발생하는 염증을 의미함
    (2) 뇌농양: 국소감염이나 전신감염에 의해 뇌 내 농이 축적되는 것을 의미함

6 신경운동장애

1) 발작 및 뇌전증

(1) 발작 및 뇌전증의 정의

발작	• 뇌 신경원에서 갑작스러운 전기 에너지의 과다 → 짧은 경련이 발생함 [참고] 불수의적, 비정상적인 발생
뇌전증	• 반복적으로 발작이 나타남(만성적) → 의식, 운동, 감각, 행동의 변화를 초래함

(2) 발작 및 뇌전증의 병태생리: 세포의 삼투조절에 관여하는 요인들의 비정상 반응 → 뉴런의 과흥분 유발 → 뇌에서의 비정상적인 전기 방출 → 경련 발생

(3) 발작 및 뇌전증의 중재 [14] [17]

약물요법	• 항경련제: 경련 발생을 억제하고 조절함
	• 치료적 혈중 농도 유지: 정확한 용량, 시간 확인
	  - 부작용을 최소화하기 위함
	  - 대상자에게 적합한 치료적 혈중 약물 농도를 유지하기 위함
	• 급성 간질발작: lorazepam(ativan), diazepam을 투여함
	• 지속적 간질발작: valproate를 투여함
	• 대발작: phenytoin을 투여함
	  - phenytoin의 부작용: 잇몸과증식증, 무과립세포증, 심부정맥 등
	  - warfarin은 phenytoin의 흡수나 대사를 저해함(혼용 금지)

발작 중 간호중재 [17] [19] [23]	• 발작 증상이 끝날 때까지 기도를 확보함 • 대상자를 옆으로 돌려 눕히거나 고개를 돌려 흡인을 예방함 • 구강투여 금지, 옷을 느슨하게 해주고 필요시 분비물을 흡인함 • 필요시, 산소공급, 침대 난간에 푹신한 패드 등을 대주어 손상을 방지함 • 주변의 위험한 물건을 치워 손상을 방지함 • 침대의 높이는 가장 낮게, 어둡고 조용한 환경을 조성함 • 발작 중에는 억제하거나 자극하지 않음 • 발작의 양상과 기간 등을 기록함 • 발작 동안 환자 옆에 있어 주며 발작이 끝나면 쉴 수 있도록 도움
발작 전·후 간호중재 [22]	• 발작 유발요인을 피함 [예] 감염, 스트레스, 외상, 카페인, 초콜릿, 알코올, 피로 등 • 대상자 침대 곁에 구강기도 유지기 및 설압자, 흡인 장비를 비치해 둠 • 침상 난간 올리기, 침대의 높이는 최대한 낮게 유지함 • 의사처방 없이 함부로 약물을 복용하지 않도록 교육함 • 규칙적인 약물 복용의 중요성을 교육함 • 간질발작 대상자 인식표와 약을 항상 지참하도록 설명함 • 자동차 운전은 경련 증상이 완전히 조절된 후 가능함을 설명함

2) 중추신경계의 퇴행성 질환 [14] [16]

(1) 파킨슨병

① 파킨슨병의 정의: 도파민의 부족으로 발생하는 신경계의 만성 퇴행성 질환을 의미함
② 파킨슨병의 원인: 뇌의 기저신경절 내 도파민의 부족
③ 파킨슨병의 병태생리: 기저신경절 내 흑질의 퇴행성 변화 → 도파민을 분비하는 신경세포의 소실 → 도파민 양↓ → 수의적으로 동작을 조절하지 못함
④ 파킨슨병의 증상 [14] [21]
  • 주증상: 서동증, 진전, 강직

서동증 (운동완서)	• 느린 움직임을 의미함 • 걸음, 손동작 등이 느려짐 • 어떤 동작을 하려고 해도 시작하기 어려움, 시작했다 하더라도 동작이 매우 느림
진전	• 손바닥에 환약을 놓고 엄지 손가락으로 굴리는 듯한 동작을 의미함 • 편한 상태로 있을 때 나타나며, 피곤/긴장 시에 악화됨 • 수면/활동 시에는 사라짐 • 손에서 시작 → 큰 관절 → 하지로 점차 확산됨
강직	• 근육의 뻣뻣함을 의미함 • 저작곤란, 연하곤란, 침 흘림, 안면근육 강직, 고정된 시선, 표정 없는 얼굴 등을 보임

  • 이외 증상
    - 자세 불안정: 굽은 자세, 걷기의 시작이 어려움(동결보행, freezing gait) → 걷기의 시작을 돕기 위해 양팔을 앞뒤로 흔들다 걷기 등을 시도함 [25]
    - 걸음걸이의 폭이 좁고, 발을 질질 끄는 종종걸음을 보임, 종종걸음이 가속화되면서 넘어질 것 같은 가속보행이 나타남 → 끌면서 걷는 다면 발을 높이 들고 크게 걸을 수 있도록 도움
    - 단조로운 목소리: 목소리의 높낮이가 없고 단조로움
    - 발한, 체위성 저혈압, 배뇨장애, 수면장애, 변비 등
    - 파킨슨병 환자의 경우, 우울증과 치매가 동반될 수 있음
⑤ 파킨슨병의 치료약물

도파민 작용제	• Levodopa(L-dopa): 주 치료제 [23] 　[예] Levodopa-carbidopa(sinemet), bromocriptine 　- 혈액뇌관문(BBB)을 통과하는 도파민의 전구물질 　- 뇌 속에서 도파민으로 전환되어 부족한 도파민을 보충하여 증상을 완화함 　- 부작용: 환각, 오심, 심한 체위성 저혈압, 운동실조 등 • Levodopa 투여 시 주의사항 [16] [20] [22] [24] 　- 고단백질, 비타민 B_6 제한: levodopa의 효과를 저해함 　　[예] 우유, 돼지고기, 생선, 고기, 치즈, 땅콩, 달걀, 콩, 해바라기씨 등 　- 금주: 알코올은 levodopa의 효과를 저해함 　- 공복 시 복용을 권장함

	- 자세를 변경할 때 천천히 하도록 함 - 오심이 있는 경우 식사 중 levodopa를 복용할 수 있음 • amantadine: 항바이러스제 - 신경원으로부터 도파민 분비를 증가시키는 효과가 있음
항콜린제	• 아세틸콜린 수용체 차단 → 진전증상을 완화하는데 효과적임

 ⑥ 파킨슨병의 중재 16 19
  • 기동성 증진: 발을 끌지 않고 의식적으로 발을 들어 올리고 내려놓으면서 걷도록 함, 운동 및 마사지 시행, 따뜻한 물로 목욕, 혈전 방지용 압박스타킹을 착용하도록 함
  • 체위성 저혈압: 갑작스럽게 자세를 변경하지 않도록 교육함
  • 자가간호 증진: 일상생활 활동을 독립적으로 수행하도록 격려함, 안전한 환경 제공, 가능한 한 매일 목욕하도록 함
  • 배뇨/배변 증진: 침대 옆에 소변기를 준비함(방광운동 지연으로 요실금 발생), 변비예방, 배변 시 정상 체위를 유지하도록 함
  • 영양증진: 고칼로리, 유동식, 소화하기 쉬운 식이(소량씩 자주 제공), 카페인 제한, 저작 시 의식적으로 입의 양쪽을 사용하도록 함, 섬유질 및 수분 섭취를 증가함
  • 언어소통 증진: 안면과 혀의 근육운동, 언어훈련 시행, 짧고 간결한 언어와 문장 사용, 환경적 소음 제거
  • 자긍심 증진: 긍정적 강화 제공, 감정을 공유함
(2) 다발성 경화증
 ① 다발성 경화증의 정의: 중추신경계의 수초탈락으로 발생하는 뇌와 척수의 전도장애를 의미함, 만성 진행성 퇴행성 신경질환
 ② 다발성 경화증의 원인: 정확한 원인은 불분명, 자가면역반응, 유전, 바이러스 감염, 환경요인(추운지역) 등
 ③ 다발성 경화증의 증상 24
  • 영향받은 중추신경계의 영역에 따라 다양한 증상이 나타남
  • 수초탈락으로 신경자극 전도 이상이 발생함
   - 만성적이고 점진적인 악화와 완화의 반복이 있음
  • 시각장애, 시력상실, 비정상적 반사, 방광기능 이상, 감각장애
  • 소뇌침범 시, 운동이상이 나타남(조화운동 불능, 피로, 경직, 보행 및 균형능력 장애)
  • 구음장애 및 신경계 행동 증상, 피로, 인지기능장애, 우울 등
 ④ 다발성 경화증의 중재
  • 대증적 치료, 환자의 기능을 지지함
  • 증상 악화요인 제거: 스트레스, 열, 뜨거운 목욕, 과다한 추위, 상기도 감염 환자와의 접촉 등
  • 인지기능 증진: 지남력 높이기 예 달력과 시계 이용, 할 일 목록 작성
  • 운동기능 증진: 운동 전 얼음주머니를 적용하여 경련을 감소시킴, 수동적 ROM 수행, 근육강화 운동을 시행함 참고 격렬한 운동 금지(피로도를 높임)
  • 안전: 자주 사용하는 물건은 익숙한 장소에 배치, 적절한 휴식, 주변 정리 정돈

- 방광조절 관리: 요정체 방지, 방광염 예방 및 교육
- 영양 관리: 충분한 수분섭취, 비타민 보충, 균형 잡힌 식사를 교육함
- 복시 호소 시 안대를 적용할 수 있음

(3) 헌팅턴병 24
① 헌팅턴병의 정의: 유전자 문제로 발생하는 중추신경계의 퇴행성 질환
② 헌팅턴병의 증상: 운동장애(무도증, 운동조절의 어려움 등), 인지 및 정서적 문제 등
- 증상은 점차 심해져 전신으로 진행됨 → 걷는 것, 말하는 것, 삼키는 것도 어려워짐
③ 헌팅턴병의 중재
- 약물치료(증상 조절), 재활치료, 언어치료, 정신적지지, 자가간호증진을 위한 간호

(4) 치매 및 알츠하이머병 13 18
① 치매 및 알츠하이머병의 정의
- 치매: 기억과 인지의 쇠퇴가 특징적으로 일어나는 뇌 기능장애 → 정서, 성격, 행동의 변화가 있음
- 알츠하이머병: 치매의 일종(약 60% 차지), 뇌 위축을 일으키는 만성 진행성 퇴행성 질환을 의미함
② 치매 및 알츠하이머병의 증상: 최근의 기억상실, 언어장애, 인지장애, 행동저하, 심한 신체적 감퇴, 부동, 사망 등
③ 치매 및 알츠하이머병의 약물요법
- 아세틸콜린 분해효소 억제제: donepezil(aricept), rivastigmine(exelon), galantamine(razadyne)
- 학습 및 기억력 증진: memantine
④ 치매 및 알츠하이머병의 중재 13 18
- 어른으로서 인격적으로 존중하는 자세가 필요함
- 부드러운 신체접촉 및 눈 맞춤을 통해 의사소통함
- 단순하고 직접할 수 있는 난이도의 과업을 제공함
- 인내심을 갖고 유연하게 대처함
- 한 번에 한 가지 일에 초점을 맞추고 비판하거나 교정하지 않음
- 배회하다가 길을 잃을 수 있으며 손상의 위험이 있음
  - 일몰증후군 시 손상의 위험이 더 커짐

  참고 일몰증후군: 해가 진 후 혼돈이 더욱 심해지는 것
- 인지적 자극, 기억력 훈련

인지적 자극	• 계획된 자극에 의해 인지 기능을 증진함 • 새로운 물건은 반복적으로 사용하도록 함 • 일관성 있는 정보를 제공함 - 자주 사용하는 물건은 같은 위치에 둠, 달력을 비치하고 익숙한 사진을 제공함 • 핵심적인 적은 양의 정보를 제공함 • 다양한 사람과 접촉 → 환경적 자극 제공 - 지나친 자극은 제한함
기억력 훈련 17	• 경험한 내용을 상의, 회상하도록 함 → 기억력 촉진 • 표현하려던 생각을 적절하게 반복하도록 도움 → 기억력 자극

3) 척수질환
    (1) 추간판 탈출증 15 16 17
        ① 추간판 탈출증의 정의: 척추뼈와 척추뼈 사이에 존재하는 추간판의 손상으로 추간판 내부의 수핵이 탈출하여 척추신경을 압박하면서 다양한 신경학적 이상증상이 유발되는 상태를 의미함
        ② 추간판 탈출증의 호발 부위: C5~6, L4~5, L5~S1
        ③ 추간판 탈출증의 분류: 경추간판 탈출증, 요/천추간판 탈출증
        ④ 추간판 탈출증의 증상: 운동제한, 방사통, 무감각, 찌르는 듯한 통증 등 24
            예 요추간판탈출증일 때, 요통 및 다리 방사통을 호소함
        ⑤ 추간판 탈출증의 진단
            • Lasegue 검사(+)
              - 하지직거상 검사, 요추추간판 탈출을 사정하는 것
              - 양성인 경우(비정상), 다리를 들어올릴 때 통증이 유발됨
              - 음성인 경우(정상), 70° 이상으로 다리를 들어올릴 수 있음
            • 하지 심부건 반사 감소
            • CT, MRI, 척수조영술, 근전도 검사
        ⑥ 추간판 탈출증의 중재 15 16 20 21
            • 일차적으로 보존적 중재를 적용함 → 효과 없을 시 외과적 중재를 시행함
              - williams 체위(반좌위에서 무릎을 굴곡) → 등 근육 이완, 척수 신경근 압력을 줄임
              - 목, 허리 신체선열을 바르게 유지하고, 근육강화운동을 격려함
              - 보조기 착용 → 운동성(요추의 가동범위)을 제한하여 요추를 안정시킴
              - 등척성 운동 시행 → 등 근육을 강화함
              - 열, 냉요법 적용 → 통증과 염증을 완화함
              - 체중 조절 → 척추 부담을 줄임
              - 금연, 장시간 서있는 자세를 금함, 한 쪽 다리를 발판에 올리고 서 있도록 함
              - 경피적 레이저 추간판감압술, 수핵용해술, 척추궁절제술, 척추유합술 등
        ⑦ 수술 후 간호중재 15 16 19

• 통증관리
  - 수술 후 앙와위 유지(12~24시간), 이후 편안한 체위 유지
  - 수술 후 24시간 동안 모르핀 혹은 PCA를 적용함
  - NSAIDs, 근육이완제, 마약성 진통제 투여
  - 48시간 이내 얼음주머니, 이 후 온습포를 적용함
  - 침요는 단단한 것을 사용함
  - 하지통증 심하면 2~4일간 침상안정
• 체위
  - 24시간 침상안정 후 2시간마다 측위(통나무 굴리기식 방법을 이용하여 체위를 변경함)
  - 수면 중 복위 금지, 머리는 중립에 놓고, 높은 베개의 사용을 금함
  - 요추간판수술: 배변 시 제외하고는 앉는 자세를 금함, Williams 체위

- 압박스타킹, 보조기 등을 착용함
- 출혈과 감염 예방
- 적절한 운동: 일주일에 2~3회, 걷기, 자전거, 가벼운 조깅
- 합병증 관리: 뇌척수액 누출, 급성 요정체, 체액량 결핍, 마비성 장폐색, 지방색전증, 신경근증 등의 합병증 사정 및 간호를 수행함
- 퇴원교육
  - 무거운 물건 들기, 운전, 힘주는 운동, 높은 굽의 신발 등을 제한함
  - 안락의자를 사용하도록 함, 걷기, 수영과 같은 운동을 권장함
  - 약 복용 및 발판 등의 지지대를 사용하도록 함

(2) 척수손상 13 14 15
① 부위별 장애 13 14 15 21

부위	운동기능 상실 및 특징
C1~4 21 23	• 사지마비: 경부 이하 운동기능 상실 • 호흡기능장애: 기관절개, 인공호흡을 적용해야 함
C5	• 사지마비: 어깨 이하 운동기능 상실 • 방광, 장 조절 불가능, 목 근육 기능 가능
C6~8	• 사지마비, 전완과 손 운동조절 상실 • 목, 가슴 운동의 일부, 팔, 손가락 일부기능 가능 • 방광, 장 조절 불가능 14
T1~6 19 25	• 하지마비, 가슴중앙 이하 기능 상실 • 어깨, 가슴 상부, 팔, 손 정상 예 휠체어를 스스로 밀고 이동할 수 있음 • 방광, 장 조절 불가능
T7~12	• 하지마비, 허리 이하 운동기능 상실 • 어깨, 가슴 상부, 팔, 손 정상 • 방광, 장 조절 불가, 호흡기능 정상
L1~3	• 하지마비(골반 기능 상실) • 방광, 장 조절 불가능 13
L3~4	• 하지마비, 다리하부, 발목, 발 기능 상실
S2~4	• 요실금 조절 가능
S3~5	• 변실금 조절 가능

② 척수손상의 증상
- 자율신경성 반사부전 14 15 21

원인	• 소변이 방광에 꽉 찬 경우, 요로감염, 혈관염, 변비, 저혈압 등
특징	• T6 부위 이상의 손상이 있을 때 나타남 14 • 척수 쇼크 후 발생함 • 신경계 응급상황에 해당함 참고 척수 쇼크: 외상 직후, 신경전달로의 파괴로 나타나는 신경인성 쇼크
증상	• 심한 고혈압, 서맥, 홍조, 두통, 비울혈 • 발한, 오심, 복시, 흐린 시야, 냉감, 창백, 소름 등
중재	• 즉시 의사에게 보고하며, 원인을 파악하여 해결해야 함 • 상체를 올려 좌위를 취함 • 조이는 옷이라면, 느슨하게 풀어 기도개방을 유지함 • 실내온도를 점검하고 찬 기온, 외풍 등을 피하도록 함 • 도뇨관의 개방성을 확인하고 대변매복이 있다면, 즉시 제거함 25 • 항고혈압제를 투여함

- 기타증상: 호흡장애, 운동 및 감각 장애, 의식저하, 서맥, 저혈압, 위장관 출혈, 부정맥, 마비성 장폐색, 심부정맥혈전증 등

③ 간호중재 16 19
- 후송방법: 목의 과신전 금함, 머리와 경추 고정 21 25 → 앙와위 자세로 후송함
- 기도관리: 흉부물리요법 수행, 기침과 심호흡 격려, 흡인을 시행함
- 체위유지: 신체선열 유지, 통나무 굴리기식 방법으로 2시간마다 체위를 변경함 25
- 약물치료
  - methylprednisolone → 척수부종 감소
  - atropine → 맥박수 증가
  - dopamine → 혈압 상승
  - naloxone → 척수 혈류 증진
- 합병증 예방: 심부정맥혈전증, 욕창, 관절구축 등의 예방을 위한 간호를 수행함
- 욕창 예방: 공기침대 사용 및 피부 관리
- 경축 예방: 8시간마다 ROM 운동을 시행함
- 배뇨 증진: 도뇨관 삽입, 간헐적 도뇨, 수분을 공급함
- 배변 훈련: 규칙적인 배변습관, 수분섭취 권장, 고섬유 식이 섭취, 좌약 사용 등
- 위장관 회복: T6 이상으로 손상을 받을 시 장폐색과 위팽만이 발생함
  - 장음 회복 시까지 금식, 비위관을 통해 흡인함, 직장관을 삽입하여 복부팽만을 완화함
- 체온 유지: 척수손상 시 변온성으로 바뀜, 정상체온 유지를 위해 사정 및 간호 제공

4) 말초신경계 질환

(1) Guillain-Barre 증후군(급성 다발성 신경염, 다발성 척수신경증, GBS) [16] [17] [23]
  ① GBS의 정의: 말초신경과 뇌신경을 침범하는 염증성 질환을 의미함
  ② GBS의 원인: 정확한 원인은 불분명, 자가면역반응, 급성 질병, 식중독, 상기도 감염 바이러스, 약물 등
  ③ GBS의 증상
    • 진행 정도에 따라 상행성, 운동성, 하행성으로 분류함

상행성 [16] [23]	• 가장 흔한 형태, 가벼운 이상 감각~사지마비까지 다양 • 허약과 감각이상이 하지부터 시작됨 → 점차 위로 진행하여 몸통, 팔, 뇌신경을 침범함(=상행성 마비) - 상행성 마비: 안면마비, 연하곤란, 언어곤란, 혈압 변화, 빈맥, 통증 • 사지의 심부건 반사 소실 • 호흡문제 발생(약 50%)
운동성	• 감각문제가 없는 것을 제외하면 상행성과 같은 증상이 나타남
하행성	• 얼굴, 흉쇄 유돌근, 혀, 인두, 후두근이 먼저 허약해짐 → 점차 하지로 진행 • 얕은 호흡, 호흡곤란, 폐활량 감소 • 안근마비, 심부건 반사 소실, 운동실조, 뇌신경 침범 참고 안근마비: 안구 운동을 관여하는 근육의 약화 또는 마비 상태

    • 운동약화 또는 마비를 유발함
    • 의식수준, 대뇌기능, 동공반사에는 영향을 주지 않음
  ④ GBS의 중재 [16] [17]
    • 혈장 분리 반출술, 면역글로불린을 주사함
    • 기도개방, 가스교환 증진: 심호흡, 기침, 상체를 올림
    • 운동 및 기동성 증진, 언어소통 증진
    • 통증 및 불안 완화
    • 영양관리: 체중 측정, 알부민 검사, 필요시 위관영양을 시행함

(2) 삼차신경통 [16]
  ① 삼차신경통의 정의: 제5뇌신경(삼차신경)을 침범하는 신경통을 의미함
  ② 삼차신경통의 증상 [24] [25]
    • 호발부위: 보통 한쪽 얼굴에서 발생, 제2분지(상악신경)/제3분지(하악신경) 호발
    • 심한 통증발작이 지속됨(수 초~수 분)
    • 날카롭고 쑤시고 찌르는 듯하며 틱 증상이 나타남 예 저작 시, 말할 때에도 통증이 있음
    • 통증 악화요인: 부비동염, 충치, 외상, 찬 바람, 심한 더위 등
      참고 통증에 민감한 부위: 입, 입술, 혀, 얼굴, 뺨, 코 등
    • 미소 짓기, 말하기, 세면, 양치 등에도 어려움이 있음

③ 삼차신경통의 중재 20 21 22 25
- 통증관리
  - 항경련성 약물 투여 → 통증 완화: 치료의 1차적 목표가 됨
  - 통증이 없을 때, 걷기 운동, 식사 등을 하도록 함
  - 뜨겁거나 찬 음식을 피하도록 함 → 실온 정도의 음식이 적당
- 영양관리 20
  - 고단백질, 저작에 용이한 음식을 소량씩 자주 제공함
  - 침범되지 않은 쪽으로 저작
- 찬바람, 심한 더위, 추위 노출을 삼가고 적절한 실내온도를 유지함
- 미지근한 물로 목욕하고 구강위생을 위해 함수하도록 함
- 각막 감각 상실이 있을 때, 눈 간호를 시행함
- 불안 완화를 위해 심리적 지지를 제공하고 방문객을 제한함
- 정기적으로 치과를 방문하여 충치를 확인함
  - 충치 → 뇌신경마비를 유발할 수 있음
  - 전동칫솔 사용 금지 → 진동 자극은 통증을 유발할 수 있음

(3) 안면신경마비(Bell's palsy) 14 17 18
① 안면신경마비의 정의: 제7뇌신경(안면신경)을 침범하여 얼굴 근육의 마비를 초래하는 질환을 의미함
② 안면신경마비의 증상
- 마비 나타나기 수 시간~2일 전: 귀 뒤쪽과 안면에 통증이 발생함
- 표정을 상실함 예 이마 주름 잡기, 웃기, 휘파람 불기, 얼굴 찡그리기, 눈 감기 뺨에 바람 넣기 등
- 마비된 쪽의 안검을 닫지 못하고, 입은 반대쪽으로 비뚤어짐, 계속 눈물과 침이 흐름
- 혀의 전방 2/3의 미각 상실
- 각막반사 소실, 청각과민이 발생함
  참고 청각과민: 소리 크기 인식의 장애, 다양한 소리에 매우 민감하여 고통을 호소함
③ 안면신경마비의 중재
- corticosteroid를 투여함 → 부종과 통증을 완화시킴
  - acyclovir를 투여함(70%의 대상자는 대상포진을 동반함)
- 각막건조 예방: 4시간마다 인공눈물 점적, 낮에는 보안경, 밤에는 안대를 착용하도록 함
- 영양섭취: 너무 덥거나 찬 음식은 제한, 침범 받지 않은 쪽으로 저작하도록 함

(4) 중증근무력증(MG)
① 중증근무력증의 정의: 수의근(골격근)을 침범하는 신경근육접합질환을 의미함
  참고 20~30대의 여성, 50~60대의 남성에서 호발함
② 중증근무력증의 병태생리
- 아세틸콜린에 대한 자가 항체가 아세틸콜린 수용체를 공격 → 수용체 감소 → 신경으로부터의 신호가 근육으로 전달되지 않음 → 근육이 수축되지 않음

③ 중증근무력증의 증상
- 진행성 근쇠약: 하행성 운동마비, 불안정한 자세
- 후두, 인두근육 침범: 저작, 연하곤란 → 흡인 위험성 증가 → 호흡기계 합병증 초래
- 안면근육 침범: 안구마비, 안검하수, 복시, 눈을 감기 어려움
- 의식장애 없음, 감각상실 없음, 반사 정상, 근 위축은 드묾

④ 중증근무력증의 진단 [16] [22]
- Tensilon 검사: Tensilon(아세틸콜린 분해효소 억제제) 정맥주사 → 30초 이내, 근력 호전 → 중증근무력증으로 진단함
- 근전도 검사: 진폭이 감소함
- CT 검사: 흉선종, 흉선의 과증식이 관찰됨

⑤ 중증근무력증의 중재
- 투약: 콜린 분해효소 억제제, 면역억제제, 스테로이드
  참고 식전에 콜린 분해효소 억제제 투여(30~60분 전)
- 혈장 교환, 흉선 절제(흉선종이 원인일 때)
- 호흡관리: 구인두나 비인두 흡인을 시행함, 식사 중/후 30~60분 정도는 상체를 올린 자세를 유지함
- 눈간호: 생리식염수로 눈 세척, 인공눈물 점적, 안대를 사용함
- 영양관리: 연식을 소량씩 자주 천천히 섭취하도록 함, 고칼로리 스낵 제공
- 콜린성 위기와 근무력성 위기의 증상 여부를 주의 깊게 사정함
- 활동보조: 이른 아침 또는 에너지 최고일 때 활동하도록 함, 충분한 휴식을 취함
- 의사소통 증진

9장 | 조절기능장애

1 내분비계의 구조 및 기능

1) 뇌하수체 호르몬의 종류와 작용

(1) 뇌하수체 전엽 호르몬

갑상샘자극호르몬(TSH)	• 표적기관: 갑상샘 • 작용: T_3, T_4, calcitonin 분비 촉진 - 증가(갑상샘종)

부신피질자극호르몬(ACTH)	• 표적기관: 부신피질
	• 작용: glucocorticoid(cortisol), aldosterone, androgen 분비 촉진
	  - glucocorticoid(탄수화물, 지방, 단백질 대사 등)
	  - aldosterone(수분 및 나트륨 재흡수 등)
	  - androgen(성장, 2차 성징 등)
	  - 증가(쿠싱증후군)

여포자극호르몬(FSH)	• 표적기관: 난소, 세정관 • 작용: 여포 성숙, 에스트로겐 분비, 정자 형성 촉진
황체형성호르몬(LH)	• 표적기관: 난소(여포), 고환 • 작용: 황체 형성, 에스트로겐 생산, 테스토스테론 생산
유즙분비호르몬(PRL)	• 표적기관: 황체, 유방 • 작용: 황체 유지, 유즙분비 자극
성장호르몬(GH)	• 표적기관: 뼈, 근육, 신체조직 • 작용: 성장과 대사 증진 - 증가(거인증, 말단비대증), 감소(왜소증)

(2) 뇌하수체 후엽 호르몬

항이뇨호르몬(ADH)	• 표적기관: 신장, 원위세뇨관, 집합관 • 작용: 수분 재흡수 촉진 - 증가(항이뇨호르몬 부적절분비 증후군), 감소(요붕증)
옥시토신	• 표적기관: 자궁, 유방 • 작용: 자궁수축, 유즙사출 촉진

2 뇌하수체 기능 장애

1) 뇌하수체 전엽 기능항진증 [14]

(1) 성장호르몬 과잉 분비 [14]
① 성장호르몬 과잉 분비의 원인: 뇌하수체 선종
  • 성장호르몬의 과잉분비로 뼈와 연조직의 원치 않는 성장이 초래됨
② 성장호르몬 과잉 분비의 증상: 거인증(사춘기 이전), 말단비대증(사춘기 이후)
  • 거인증
    - 영아기, 아동기에 시작 → 골단이 융합될 때까지 계속 성장함
    - 대사율 증가, 신체장기 비대(신장, 심장, 간, 혀 등), 2차 성징 발달지연, 당뇨병, 고혈당, 근육약화, 골관절염, 척추측만증을 초래할 수 있음
  • 말단비대증
    - 20대 시작~서서히 지속되어 40세에 진단받음
    - 키는 크지 않지만, 말단부위의 뼈나 연조직이 넓고 두꺼움
    - 코, 입술, 귀, 혀 비대(연하곤란), 부정교합, 손발 비대, 골관절성 통증, 발한, 신체장기 비대(심장, 간, 신장, 비장 등), 병리적 변화 등을 초래할 수 있음
③ 성장호르몬 과잉 분비의 치료: 뇌하수체 절제술, 방사선요법, 약물요법
④ 성장호르몬 과잉 분비의 수술 후 간호 [14] [24]

• 신경학적 상태 관찰 [예] 시력, 지남력, 의식수준, 반사반응 등
• 뇌척수액 누출 사정 [예] 목 뒤로 비강 분비물이 넘어가는지 확인함
• 기침, 재채기, 코풀기 금지(뇌척수액 누출 위험 및 봉합부위에 압력을 가함)
• 뇌막염 증상 관찰 [예] 두통, 체온상승, 목의 경직
• 일시적인 합병증: 요붕증이 발생할 수 있음
• cortisone의 복용: 우유, 제산제, 식사와 함께 복용함

  [참고] 뇌하수체 전엽 기능항진증
    • 성장호르몬 과잉분비: 거인증, 말단비대증
    • 부신피질자극호르몬 과잉분비: 쿠싱증후군
    • 생식선자극호르몬 과잉분비: 성기능장애
    • 시상하부의 압박에 의한 국소적 증상: 시력 장애, 수면, 체온조절, 식욕 및 자율신경 기능장애 및 두통 발생

2) 뇌하수체 후엽 기능장애

(1) 요붕증(DI) 16 21
① 요붕증의 정의: 항이뇨호르몬(ADH) 분비 부족 혹은 신장에서 제 기능을 하지 못하는 상태를 의미함
② 요붕증의 병태생리: 항이뇨호르몬의 결핍 → 신장의 수분 재흡수 장애 → 다량의 희석된 소변 배설 → 체내 수분 손실 → 수분과 전해질의 불균형 초래
③ 요붕증의 증상 23
- 주증상: 지속적인 다뇨, 탈수, 심한 갈증
- 1일 15~20L의 소변량, 요비중 감소, 요삼투압 감소 등
- 두통, 시력장애, 근육통, 근육쇠약, 식욕부진, 체중감소, 피로, 무기력 등

④ 요붕증의 중재
- 수분배설량을 측정함
- 호르몬 대체요법(vasopressin)을 실시함 17
- 적절한 수분 공급, 단백질과 염분은 제한함
- 탈수와 전해질 불균형 증상을 사정함
  예 체중감소, 피부 탄력성 감소 등
- ADH 유사제 주입: 발생할 수 있는 부작용을 예방함
  예 체중 증가, 두통, 불안정, 저나트륨혈증, 수분 중독 등

(2) 항이뇨호르몬 부적절분비 증후군(SIADH) 18 21 22 25
① 항이뇨호르몬 부적절분비 증후군의 정의: ADH 분비가 부적절하게 지속적으로 일어나는 상태를 의미함
② 항이뇨호르몬 부적절분비 증후군의 병태생리: 항이뇨호르몬의 지속적 분비 → 체 내 수분 축적 → 저나트륨혈증 및 혈량 증가 25
③ 항이뇨호르몬 부적절분비 증후군의 증상 21: 소변량 감소, 체중 증가, 혼돈, 무기력, 두통, 오심, 구토, 식욕부진, 심부건반사 감소, 경련 등
④ 항이뇨호르몬 부적절분비 증후군의 중재 18 22
- 1일 500~600mL로 수분섭취를 제한함
- 혈압, 체중, 섭취량/배설량을 측정함
- 신경학적 상태를 사정함 예 혼수, 경련 등 25
- 이뇨제, 고장성 saline, lithium을 투여하여 치료함
- 안전한 환경, 소음과 빛을 감소하여 자극을 줄임

3 당 대사장애

1) 당뇨병(DM, diabetes mellitus) 13 14 15 16 17

(1) 당뇨병의 정의: 인슐린의 분비량이 부족하거나 정상적인 기능이 이루어지지 않아 발생하는 대사성 질환을 의미함

(2) 당뇨병의 병태생리 14 : 인슐린은 탄수화물, 지방, 단백질 대사 조절 → 인슐린의 부족과 분비장애, 인슐린의 작용 결함 → 당뇨병 발생

(3) 당뇨병의 분류

구분	제1형 당뇨병	제2형 당뇨병
특징	• 소아 당뇨, 인슐린 의존형	• 성인 당뇨, 인슐린 비의존형
발병연령	• 젊은 연령	• 중년기 이후
인슐린 생성	• 췌장의 베타세포 파괴 → 인슐린 생성이 어려움, 인슐린이 절대적으로 부족함	• 췌장의 베타 세포에서 인슐린 분비능력은 있지만, 충분히 생성하지 못함 • 인슐린 저항성으로 혈당조절에 어려움 있음
원인	• 유전, 면역, 환경적 요인 등 예 독소, 바이러스	• 유전, 비만, 노령, 가족력, 고혈압, 고지혈증 등
발생비율	• 전체 당뇨의 10%	• 전체 당뇨병의 90%
발병양상	• 갑작스러운 증상과 징후의 발현	• 서서히 진행되어 발현

(4) 당뇨병의 증상
① 당뇨병의 3대 증상: 다뇨, 다음, 다식
② 이외 증상: 공복감, 체중 감소, 피로감, 탈수, 갈증, 소양감, 상처치유 지연, 피부감염, 질염 등

(5) 당뇨병의 진단 17 24

검사명	검사의 의미와 정상치	당뇨병 진단 기준
공복 시 혈당검사(FBS)	• 신체의 포도당 사용 정도 평가 • 8시간 금식 후 정맥 채혈 • 정상치: 100mg/dL 미만	• 126mg/dL 이상
당화혈색소(HbA1c) 17 21 24	• 2~3개월간의 평균 혈당치 반영 • 정상치: 5.7% 미만	• 6.5% 이상
경구당부하검사(OGTT)	• 당뇨 진단에 가장 민감한 검사 • 공복 시 혈액 채취 후, 75g의 포도당 마신 후 2시간 후 혈액 채취 • 정상치: 140mg/dL 미만	• 200mg/dL 이상

(6) 당뇨병의 중재 [13] [14]
  ① 당뇨식이
    - 총 열량 조절: 3대 영양소, 비타민, 무기질의 적절한 섭취
    - 규칙적인 식습관을 갖도록 교육함
    - 다른 치료방법과 조화를 이룸 [예] 운동, 경구 혈당강하제, 인슐린 주사 등
    - 개인별 식이 계획표 작성: 나이, 성별, 체중, 혈당수치, 생활양식 등을 고려함
    - 영양군별 섭취 조절
      - 탄수화물: 55~60%, 복합탄수화물 권장, 단당류&이당류(과일과 설탕)는 제한함
      - 단백질: 15~20%, 식물성 단백질 섭취를 권장함
      - 지방: 총 열량의 30% 내로 섭취, 포화지방&콜레스테롤은 제한함
      [참고] 섬유질 섭취 권장: 혈중 총 콜레스테롤, LDL, 혈당 등을 낮춤 → 인슐린 요구량 감소 효과
  ② 운동 [13] [14]
    - 혈당농도가 최고에 이르는 시간을 활용, 규칙적인 운동 권장
    - 저혈당증 예방: 운동 전과 후에 식사나 간식 섭취 권장
    - 혈당 체크: 장시간 운동 시 운동 전, 중, 후
    - 강도가 낮은 장기간의 유산소 운동 권장 [예] 에어로빅, 보행, 수영
    - 강도가 높은 단기간의 무산소 운동 금지
      [참고] 운동의 효과: 근육의 포도당 흡수 증가, 인슐린 이용 촉진, 혈당감소, 체중감소, 스트레스 완화, 인슐린 저항 감소, 중성지방 및 콜레스테롤 감소 등
  ③ 약물치료
    - 인슐린 주사제

적응증	• 제1형 당뇨병, 경구혈당 강하제에 효과가 없을 때, 다른 치료요법으로 혈당조절에 실패할 때
종류	• 초속효성: 10~15분 후 작용, 최대효과 1~2시간, 지속시간 3~4시간 [예] 휴마로그, 노보로그 • 속효성: 30분 후 작용, 최대효과 2~3시간, 지속시간 6.5시간 [예] 휴뮬린R, 노보린R, RI • 중간형: 1~3시간 후 작용, 최대효과 5~8시간, 지속시간 18시간 [예] NPH, 휴뮬린N, 노보린N • 장시간형: 1~2시간 후 작용, 지속 24시간 이상 [예] Lantus • 혼합형: 속효성과 중간형 인슐린이 혼합된 상태, 혼합 비율에 따라 지속시간이 달라짐
저장방법	개봉 전, 냉장보관하며 개봉 후에는 실온 또는 냉장보관(제품에 따라 보관방법에 맞게 보관함, 대부분의 펜형 인슐린은 실온보관)
주사부위 및 방법	• 주사부위: 대퇴, 상박, 복부 등 • 같은 부위에 주사하지 않음 → 피하지방조직의 국소적인 변형(위축) 예방 [14] - 주사 부위를 돌아가며 인슐린을 투여함 • 통증에 덜 민감한 부위로 선정함(신체 중앙은 피함) • 두 가지 인슐린을 혼합할 때: 양 손바닥 사이에서 굴려 혼합함 • 피하주사 실시, 주사 후 마사지하지 않음 → 흡수에 영향을 미침

합병증 13	• 저혈당 　- 인슐린 과량 투여, 식사 거름, 운동과다 등에서 발생할 수 있음 • 조직비후/위축 　- 인슐린 종양, 주사부위 지방 상실, 함몰 • 인슐린 저항 　- 혈액 내 길항작용하는 물질이나 항체가 존재함 　- 중재: 간헐적으로 인슐린을 투여하거나 용량을 조절하여 투여함 • 소모기(somogi) 현상 19 23 　- 전날 저녁의 인슐린 과량 투여로 저혈당이 발생한 경우 → 혈당 상승 위해 　　호르몬(카테콜아민, 코티솔, 성장호르몬) 유리 → 간에서 포도당 생성 → 반동성 　　고혈당 초래 　- 증상: 아침에 심한 두통, 심한 악몽, 밤새 땀을 흘림 등 　- 중재: 인슐린 용량을 감소하여 투여함, 잠자기 전 간식을 섭취함 • 새벽현상 　- 새벽 3시까지 정상 혈당 유지 → 이후 혈당치 상승함 　- 성장호르몬이 밤 중에 분비됨 → 인슐린 필요량 증가 　- 중재: 인슐린 용량을 증가하여 투여함 　　참고 소모기 현상과의 감별 위해 '자기 전, 새벽 3시, 잠 깰 때' 혈당을 측정함

• 경구용 혈당 강하제

적응증	• 제2형 당뇨병
작용기전	• 췌장의 베타세포 자극 → 인슐린 분비, 제2형 당뇨병 조절, 간의 포도당 합성 감소, 당 흡수 지연, 인슐린 감수성 개선 등
종류	• glimepride(sulfonyluera계, 인슐린 분비 촉진), metformin(biguanide계, 간의 당 생성 감소) 등 　주의 metformin 복용 환자: 요오드화 조영제를 투여하는 경우, 유산산증의 위험 있음 　　→ 사전에 복용 중단이 필요할 수 있음 23
부작용	• 저혈당, 위장계 증상, 홍반, 심한 흉통이나 오심, 구토 등 • 수술 시, 저혈당을 예방하기 위해 수술 1~2일 전 투약을 중지함

　　④ 인슐린 요구량 증가 요인 14
　　　• 수술, 외상, 감염, 스트레스, 임신, 사춘기
　　　　- 스트레스 호르몬 수치 상승(glucagon, cortisol, epinephrine, norepinephrine, GH)
　　　　- 간에서 포도당 생성 증가, 근육과 지방세포의 포도당 소비는 억제됨
　　　　- 인슐린 양의 증가가 필요함
　(7) 당뇨병의 합병증 13 16 17 18
　　① 급성 합병증

- 저혈당증 [14] [17] [18]

정의	혈당 수치가 70mg/dl 이하로 떨어진 상태를 의미함
원인	• 인슐린, 경구용 혈당하강제 과량 투여 • 소량의 음식섭취, 과도한 신체활동
증상	• 창백, 발한, 심계항진, 안절부절못함, 허약, 떨림, 공복감, 두통, 혼돈, 무감각, 피로, 언어장애, 복시, 정서적 불안정, 경련, 혼수 등

중재
[16] [20] [21]
	• 의식을 먼저 사정한 후 그에 따른 중재를 시행함
	• 의식 있는 경우
	  - 단당류(오렌지 주스, 사탕) 섭취, 당질 10~15mg이 함유된 식품 섭취(꿀물)
	• 의식 없는 경우
	  - 고농도의 포도당을 정맥주사함, 글루카곤을 투여함(정맥, 근육 내, 피하주사)

예방	• 규칙적인 식사 및 혈당 측정, 당뇨병 인식표지를 지참하도록 함 • 인슐린 최고 작용 시간에는 운동을 제한함 • 신체활동량이 증가하는 경우, 간식과 음식을 추가적으로 섭취함

- 당뇨병 케톤산증 [13] [14] [15]

정의	• 인슐린 용량이 현저히 부족하거나 생성되지 않아 발생하는 대사성 산증 상태를 의미함 • 주로 1형 당뇨병 환자에게서 볼 수 있는 증상임
원인	• 인슐린 부족 → 지방 분해 → 지방산의 대사산물인 케톤체 생성 → 대사성 산증 유발
증상 [22]	• 케톤혈증, 케톤뇨, 탈수, 전해질 불균형, 산증, 당뇨성 혼수, 오심, 구토, 식욕부진, 쇠약감, 체위성 저혈압, 쇼크, 의식변화, 흐린 시력, 다뇨, 갈증, 다식, 고혈당, 호흡 시 아세톤 냄새, 대사성 산증, Hct(적혈구용적률) 상승 등 - Kussmaul 호흡: 빠르고 깊은 호흡, 주로 1형 당뇨병에서 나타남
중재 [20]	• 인슐린을 투여함 → 지방분해 방지, 케톤체의 생성을 감소시킴 • 수분공급(등장성 식염수를 정맥주사로 주입), 전해질 보충, 섭취량/배설량 측정

- 고혈당성 고삼투성 비케톤성 혼수

정의	• 인슐린의 부족으로 케톤뇨는 경미하거나 거의 없지만, 심한 고혈당과 탈수를 동반하는 상태를 의미함
원인	• 인슐린 부족 → 고혈당증, 고삼투성 초래 → 의식장애 • 주로 2형 당뇨병 환자에게서 볼 수 있는 증상임
증상	• 심한 고혈당, 다뇨, 다음, 빈맥, 탈수, 수분과 전해질 불균형 등
중재	• 인슐린을 투여하여 혈당을 조절함 • 다뇨와 탈수 완화를 위해 수액을 공급함 • 전해질 균형 유지를 위해 보충함

② 만성 합병증 16 23
- 대혈관 합병증: 뇌혈관질환, 관상동맥질환
- 미세혈관 합병증: 당뇨성 망막증, 당뇨병성 신경병증, 당뇨병성 신증
- 발과 다리 합병증: 당뇨병성 발 궤양
- 감염 및 상처치유의 지연

③ 당뇨병 환자의 발 간호 14 15 24

- 규칙적으로 사정하기, 감염이나 손상 여부를 확인함
- 약한 비누, 미온수로 씻기, 발가락 사이까지 건조시킴
- 발톱은 일직선으로 자름
- 군살, 티눈은 직접 제거하지 말고 병원에 방문하여 제거함
- 양말은 신으며, 발에 잘 맞고 앞부분이 막힌 신발을 착용함 예 맨발로 다니지 말 것
- 신발 안을 확인하고 신음 예 이물질 확인
- 오랜 시간 같은 자세 피함
- 발에 보습 크림을 바름 → 단, 발가락 사이는 피해야 함

4 갑상샘 기능장애

1) 갑상샘 기능항진증 13 15 17

(1) 갑상샘 기능항진증의 정의
① 혈청 내 갑상샘 호르몬(T_3, T_4)의 과다 분비로 말초조직의 대사가 항진되는 것을 의미함(여성에게 호발)
② graves병(그레이브스병): 갑상샘 기능항진증을 나타내는 대표적인 질환 21 24

(2) 갑상샘 기능항진증의 증상 13 17 21 22
① 발한, 매끈한 머릿결, 빈맥, 혈압 상승, 식욕 증가, 체중 감소, 설사, 근육 허약, 피로, 흐릿한 시야
② 기초대사율 증가, 안구 돌출, 갑상샘 비대(연하곤란), 놀란 표정, 무월경
③ 더위에 민감, 갑상샘 위기

(3) 갑상샘 기능항진증의 진단: 혈청 TSH 감소, T_3 & T_4 상승, 혈청 콜레스테롤 감소 21

(4) 갑상샘 기능항진증의 중재 13 15
① 항갑상샘 약물(PTU) 투여
- 효능: 갑상샘 호르몬 합성 차단제
- 많은 용량 투여 후 점차 감량 → 이후, 일정 용량으로 유지함
- 피부발진, 무과립구증 등 부작용에 주의함
② 요오드(SSKI, Lugol's solution) 투여
- 효능: 갑상샘 호르몬 분비를 억제함
- 우유, 주스와 병용 → 맛을 좋게 함
- 빨대 사용 → 치아착색 방지를 위함

③ 방사성요오드 치료: 갑상샘 세포를 파괴함 → 치료 후 갑상샘 기능저하증이 발생할 수 있음

- 방사성요오드 치료 시 교육 지침 [19]
  - 치료 시 격리, 타인과의 접촉을 제한함
  - 식기, 수건, 침구류 등 분리 세탁
  - 변기 사용 후 물 2~3회 내리기
  - 수분 섭취 증가 → 배설 촉진
  - 세면대, 욕조 등 철저히 세척, 화장실 사용 후 손 씻기
  - 치료 후 6개월간 피임이 필요함
  - 모유수유 금지, 약 평생 복용

④ 눈 보호(각막건조 예방), 안위 유지 [24]
  예) 외출 시 선글라스 착용, 수면 시 안대 착용 등
⑤ 충분한 수분공급: 대사율 증가로 발한이 심함
⑥ 충분한 영양공급: 고칼로리/고탄수화물/고단백/고비타민 식이, 필요시 간식을 제공함
⑦ 시원한 환경 제공, 방문객 제한, 정서적 지지를 제공함
⑧ 수술요법: 갑상샘 절제술

(5) 갑상샘 위기 [17]
  ① 갑상샘 위기의 정의: 갑상샘 기능 항진이 악화되어 순환기계 및 전신의 기능장애를 보이는 응급상황을 의미함
  ② 갑상샘 위기의 원인: 갑상샘 기능항진증의 부적절한 치료, 갑상샘 기능항진증과 감염/육체적 스트레스/질병 등이 가해질 때, 갑상샘 절제술 후
  ③ 갑상샘 위기의 증상
    - 고열, 심한 빈맥, 탈수, 발한, 복통, 설사, 구토, 심한 불안정, 쇼크(저혈압), 심계항진 등
    - 섬망, 혼수, 사망을 초래할 수 있음
    - 적극적 중재가 필요한 응급상황
  ④ 갑상샘 위기의 중재 [17]
    - 다량의 PTU(항갑상샘제), dexamethasone을 투여함
    - 체온 조절, 실내 온도 낮추고 시원한 환경 조성, 수액 및 전해질 공급(탈수 교정)
    - 의식 사정, 심맥관계 사정, 유발요인 파악하고 교정함

(6) 갑상샘 절제술
  ① 갑상샘 절제술의 적응증: 항갑상샘 약물의 부작용이 있을 경우, 방사성 요오드 치료가 비효과적인 경우, 거대한 종양이 주위 조직을 압박하는 경우
  ② 갑상샘 절제술 전 간호
    - 수술 방법과 결과, 지속적 관리에 대해 설명함
    - 항갑상샘제 투여 → 갑상샘의 과잉활동을 억제함
    - Lugol 용액: 수술 7~10일 전부터 투여 → 갑상샘의 크기 및 혈관분포 감소(수술 시 출혈 방지)

③ 갑상샘 절제술 후 간호 [19] [21]
- 합병증 사정 및 관리
  - 후두신경 손상: 쉬거나 약한 목소리(정상인 경우, 수일 내 호전됨) [24]
  - 수술 부위 출혈 및 조직 부종을 관찰함
  - 테타니: 수술 시 부갑상샘 손상 또는 제거로 나타날 수 있음(저칼슘혈증)
    ㉠ 초기 증상: 입 주위나 발과 손의 저린 감각
    ㉡ 후기 증상: Chvostek 징후(+), Trousseau 징후(+), 전신 경련
- 호흡부전 관찰, 반좌위, 머리 옆에 모래주머니 대주기(과다신전 예방)
- 응급간호 제공: 기관절개세트(호흡부전 대비) 준비, calcium gluconate 준비(테타니 대비)
- 안위 증진: 진통제를 투여함, 체위 변경 시, 목을 지지해줌(수술 부위 긴장 피함)
- 영양 관리: 부드러운 음식 제공, 고탄수화물/고단백식이를 권장함
- 환자교육
  - 목의 경축을 예방하기 위해 목의 ROM 운동을 교육함
  - 갑상샘 전체 절제술: 영구적인 갑상샘 호르몬제의 투여가 필요함
  - 질병 관련 필요한 중재를 모두 교육함

2) 갑상샘 기능저하증 [13] [15] [16] [17]
  (1) 갑상샘 기능저하증의 정의: 갑상샘 호르몬 결핍으로 발생하는 질환을 의미함
    ① 크레틴병: 선천적으로 갑상샘 호르몬이 부족하여 발생하는 질환
    ② 점액수종: 성인에게 나타나는 갑상샘 기능저하증(남성 > 여성)
  (2) 갑상샘 기능저하증의 원인: 크레틴병, 갑상샘염, 갑상샘 절제술, 요오드 결핍, 갑상샘 기능항진 치료 후, 뇌하수체 종양, 갑상샘 호르몬에 대한 말초조직의 저항등
  (3) 갑상샘 기능저하증의 증상 [15] [17] [23]
    ① 푸석한 외모, 창백, 건조하고 거친 피부, 맥박 감소, 식욕 감퇴, 체중 증가
    ② 갑상샘 비대(연하곤란), 변비, 기초대사율 감소, 열 생산 감소, 저체온, 추위에 민감
      • 조직의 느린 대사 → 열 생산 및 조직의 산소소모 저하 → 보상기전으로 갑상샘종 발생하여 갑상샘이 비대해짐
  (4) 갑상샘 기능저하증의 진단: 혈청 TSH 상승, T_3 & T_4 감소, 혈청 콜레스테롤 증가
  (5) 갑상샘 기능저하증의 중재 [15] [16]
    ① 갑상샘 호르몬(Synthyroid) 투여
      • 소량으로 시작 → 점차 증량 → 일정 유지량 지속
      • 이른 아침 공복에 복용(흡수 최대화)
    ② 충분한 수분 공급, 따뜻한 환경 제공(오한 방지)
    ③ 저칼로리, 고단백, 고섬유소 식이 → 소량씩 자주 제공
    ④ 감염 예방, 체위 변경(피부 손상 예방)
    ⑤ 신체상 변화에 따른 정서적 지지를 제공함

(6) 점액수종 혼수
  ① 점액수종 혼수의 정의: 갑상샘 기능저하증의 가장 심각한 형태를 의미함
  ② 점액수종 혼수의 원인: 치료받지 않은 갑상샘 기능저하증, 스트레스, 심혈관계/폐질환, 감염, 겨울, 외상, 약물 등
  ③ 점액수종 혼수의 증상: 호흡부전, 과소환기(호흡성 산증), 심한 저체온증, 의식소실, 쇼크(저혈압) 등 → 혼수상태를 초래함, 즉각적인 치료가 필요함
  ④ 점액수종 혼수의 중재
    • 기도유지, 산소공급, 의식사정, 활력징후 측정
    • levothyroxine(synthyroid)을 정맥주사함
    • 수액 주입 및 고농도의 포도당을 정맥 주사함
    • 혈관 수축제 투여 → 보온, 조직관류를 유지하기 위함
    • 부신피질 호르몬 투여 → 갑상샘 기능저하증이 장기간 지속될 때 발생할 수 있는 속발성 부신기능부전을 예방하기 위함

5 부갑상샘 기능장애

1) 부갑상샘 기능항진증

(1) 부갑상샘 기능항진증의 정의: 부갑상샘 호르몬이 과잉분비되는 질환을 의미함
(2) 부갑상샘 기능항진증의 원인: 양성선종(90%), 부갑상샘 비후/증식, 악성 종양
(3) 부갑상샘 기능항진증의 병태생리: 부갑상샘 호르몬(PTH)의 과잉 분비 → 혈청 내 칼슘↑, 인↓ → 골절위험 증가
(4) 부갑상샘 기능항진증의 증상 25
  ① 고칼슘혈증(신경/근육 활동 억제, 심부건반사 감소, QT 간격 감소, 장음 감소 등), 골절, 골다공증, 구루병, 관절염
  ② 신장결석, 요독증, 심부전증
  ③ 위궤양, 위장 증상, 고혈압
  ④ 대부분 무증상, 무력감, 피로, 근육 쇠약감, 변비 우울 등
(5) 부갑상샘 기능항진증의 진단: 혈중 칼슘 증가와 인 감소. PTH 상승, 혈청 내 alkaline phosphatase 증가, 소변 내 칼슘과 인 증가
(6) 부갑상샘 기능항진증의 중재
  ① 칼슘배설 촉진
    • 이뇨제 투여(thiazide계 이뇨제는 금지-신장에서 칼슘보유 작용을 함)
    • 충분한 수분섭취를 격려함(3L/일) 22
  ② 칼슘섭취 제한(저칼슘식이), 산성식품, 섬유질 높은 식이를 제공함
  ③ 경구용 인, calcitoin 등 투여 → 혈중 칼슘농도를 감소하기 위함
  ④ 배변 완화제 투여, 침대 낮추고 난간 올림, 이동 시 부축, 억제대 사용은 피함

⑤ 수술요법: 부갑상샘 절제술 [23]
• 수술 후 간호: 호흡부전, 출혈, 쉰 목소리(후두신경손상)사정, 저칼슘혈증 증상 사정, 기관절개 세트 준비, calcium gluconate 준비, 적절한 수분 공급

2) 부갑상샘 기능저하증 [13] [14] [15]
  (1) 부갑상샘 기능저하증의 정의: 부갑상샘 호르몬이 부족하여 혈중 칼슘농도가 저하되는 질환을 의미함
  (2) 부갑상샘 기능저하증의 원인: 갑상샘 수술 중 제거, 유전적 소인, 자가면역장애 등
  (3) 부갑상샘 기능저하증의 병태생리: 부갑상샘 호르몬(PTH) 분비 부족 → 혈청 칼슘 농도 저하, 인 농도 상승 → 부갑상샘 기능저하증의 증상이 나타남 [15]
  (4) 부갑상샘 기능저하증의 증상 [14] [15]
    ① 저칼슘혈증, 테타니, 경련
    ② 무감각, 성대마비, 호흡곤란
    ③ 우울, 혼돈, 두통, 저혈압, 수정체 칼슘화로 복시, 수명증
    ④ 치아가 늦게 나거나 나지 않음, 부서지기 쉬운 손톱, 가는 모발
    ⑤ 피부건조, 위장관계 증상
  (5) 부갑상샘 기능저하증의 진단: 저칼슘혈증, 고인산혈증, PTH 감소
  (6) 부갑상샘 기능저하증의 중재 [13]
    ① calcium gluconate를 투여함
    ② 경구용 칼슘제, 비타민D(칼슘 흡수 도움), 부갑상샘 호르몬, 마그네슘을 투여함
    ③ 고칼슘/고비타민/저인산식이를 제공함
    ④ 유제품 제한 → 칼슘 뿐만 아니라 인도 다량 함유하고 있음
    ⑤ 기도개방 유지, 후두협착, 경련 등을 예방함
      • 테타니 증상 사정 및 모니터링
      • 테타니 발생 시 기관내 삽관, 기관절개술을 시행할 수 있음
      • 항경련제 및 진정제를 투여함
      • 침상 난간 올리고 발작에 대비한 세심한 관찰을 시행함

6 부신기능장애

1) 부신피질 기능항진증(쿠싱증후군) [15] [17]
  (1) 쿠싱증후군의 정의: 부신피질의 기능이 항진되어 glucocorticoid(cortisol)가 과잉 분비되는 질환을 의미함
  (2) 쿠싱증후군의 원인: 부신종양, 뇌하수체종양, 스테로이드 과량 투여
  (3) 쿠싱증후군의 증상
    근 허약, 골다공증, 병리적 골절, 만월형 얼굴, 들소 목, 가는 사지, 중심성 비만(몸통 비만), 고혈당, 고혈압, 부종, 체중 증가, 다행감, 인지능력감소, 다모증, 가는 머리카락, 얇은 피부, 색소침착, 여성의 남성화 등

(4) 쿠싱증후군의 일반적 중재 15 17

- 외상 방지, 감염 및 피부손상 예방, 낙상 예방
- 병리적 골절 예방: 칼슘, 비타민D, 녹색채소, 우유, 치즈를 권장함, 알코올&카페인은 제한함
- 충분한 휴식, 중등도의 적절한 활동을 권장함
- 저칼로리/저탄수화물/저염분/고단백식이를 제공함, 칼륨 보충

(5) 부신절제술 후 중재 13 15

- 침상안정(2~3일간)
- 출혈 사정 및 쇼크를 예방함
- 핍뇨 등 신부전 증상을 관찰함
- 혈압상승제, corticosteroid 투여
- 부신위기 관리
  - 증상: 안절부절못함, 저혈압, 탈수, 빈맥, 허약감, 발열, 구토 → 쇼크를 초래함
  - 중재: 스테로이드 증량, 수분 및 전해질 공급 등
- cortisol 복용 13
  - 일측 부신절제술: 충분한 양의 스테로이드가 분비될 때 까지 일정기간 cortisol을 복용함
  - 양측 부신절제술: 평생 cortisol을 복용해야 함
  - 아침, 오후 일찍 cortisol을 복용함 → 오후 늦게 복용 시 중추신경 자극으로 불면을 초래할 수 있음
  - 식사 혹은 간식과 함께 복용함 → 위장관 장애 예방
  - 임의로 갑자기 약물을 중단해서는 안됨

2) 부신피질 기능저하증(애디슨병) 13 16

(1) 부신피질 기능저하증의 정의: 부신피질자극호르몬(ACTH)의 비정상적인 분비로 부신조직 장애, 시상하부-뇌하수체 장애가 유발되는 질환을 의미함

(2) 부신피질 기능저하증의 원인: 자가면역질환(가장 흔함), 종양, 결핵, 부신절제술, 뇌하수체 기능저하, steroid 장기복용 등

(3) 부신피질 기능저하증의 증상: 부신피질의 3가지 호르몬이 모두 감소함 13 25

① cortisol 결핍: 포도당, 지방, 단백질 대사 장애, 당신생 감소로 저혈당 초래, 피부색소 침착 등
② aldosterone 결핍: 탈수, 저혈량, 저나트륨혈증, 고칼륨혈증, 체위성 저혈압, 심박출량 감소 등
③ androgen 결핍: 여성은 체모 감소, 불규칙 월경, 남성은 발기부전, 성욕감퇴 등

참고 cortisol(당질코르티코이드), aldosterone(염류코르티코이드), androgen(성호르몬)

(4) 부신피질 기능저하증의 치료: 호르몬 대체요법(부족한 호르몬 보충)

(5) 부신피질 기능저하증의 중재 16

- 활력징후: 기초혈압 이하 감소 → 즉시 의사에게 알림
- 감염관리: 감염, 스트레스 증가 → 스테로이드 용량의 증가가 필요함
- 매일 체중측정: 수분과 나트륨 정체 및 위장관 기능을 사정하기 위함
- 영양관리: 고단백/고칼로리 식이, 규칙적인 식사 → 금식: 부신위기 위험 초래 13
- 저혈당 증상을 관찰함
- 약물 복용의 중요성을 교육함 → 매일 꾸준히 복용해야 함

(6) 애디슨 위기(부신 위기)
　① 애디슨 위기의 정의: 부신부전이 악화된 상태를 의미함
　② 애디슨 위기의 원인
　　　• 만성 부신부전증의 상태에서 스트레스를 경험할 때
　　　　예 감염, 신체적/정서적 긴장, 임신, 수술, 탈수, 식욕부진, 발열 등
　　　• 부적절한 약물치료, 불충분한 스테로이드 섭취, 갑작스런 약물의 중단
　③ 애디슨 위기의 증상: 극심한 허약감, 오심, 구토, 저혈압, 저혈량성 쇼크, 심한 복통, 다리의 통증, 고열 후 체온 저하 초래, 혼수 등
　④ 애디슨 위기의 중재

- 스테로이드 투여: 즉시 hydrocortisone(당류코르티코이드) 정맥주사함
- 원인교정: 감염, 스트레스, 부적절한 약 복용법
- 쇼크, 신부전 예방: 시간당 소변량, 혈압, 체중 등을 사정함
- 저혈당 교정, 체액과 전해질 교정
  - 등장성 수액, 혈관수축제, 혈량증강제 등을 투여함
- 적절한 휴식, 점진적으로 활동을 증진함

3) 크롬친화세포종(갈색세포종)
(1) 크롬친화세포종의 정의: 카테콜라민을 분비하는 부신수질에 주로 발생하는 종양을 의미함
(2) 크롬친화세포종의 증상
　① 고혈압(주증상, 혈관이 수축하면서 혈압이 상승함), 심한 두통과 빈맥이 동반됨
　② 카테콜라민 과다 분비 20 → 교감신경 과다 활동 → 불안, 발한, 심계항진, 오심, 구토, 혈당 상승(카테콜라민은 인슐린 작용을 억제함) 등
(3) 크롬친화세포종의 치료: 부신제거술, 화학요법, 방사성 동위원소 치료
(4) 크롬친화세포종의 중재
　① 부신제거술 전 중재
　　　• 혈압 조절, 스트레스 요인 차단, 금연, 변비 예방, valsalva 수기 제한 등
　　　• 두통 악화 방지 → 조용하고 어두운 환경을 조성함, 독방을 제공함
　② 부신제거술 후 중재
　　　• 혈압 변화 및 부정맥, 출혈 여부 등을 주의 깊게 관찰함

10장 | 감각기능장애

1 시력/시각장애

1) 백내장 [13] [14] [15]

(1) 백내장의 정의: 수정체의 혼탁으로 망막에 선명한 상을 맺지 못하여 시력손상을 초래함
(2) 백내장의 원인: 노인성 백내장(대부분), 임신초기 감염(풍진, 볼거리, 간염, 폴리오, 수두 등), 선천적 백내장
(3) 백내장의 증상
    ① 초기: 흐린 시야, 색 인식 감소, 시력 저하
    ② 후기: 복시, 적반사 소실, 하얀 동공, 실명으로 진행함
    ③ 통증이나 발적은 없음
(4) 백내장의 진단검사: 시진(불투명한 수정체), 검안경 검사(적반사 소실), 시력검사, 세극등 현미경검사
(5) 백내장의 치료적 중재: 수정체 제거 수술(유일한 치료법)
    • 낭내적출술, 낭외적출술
        - 낭외적출술: 가장 흔한 수술법, 수정체 후낭만 남겨두고 인공수정체를 삽입함
(6) 백내장의 간호중재
    ① 수술 전: 진정제 투여, acetazolamide 경구투여(안압↓), 산동제 또는 교감신경흥분제(산동작용), 모양체근 마비제를 점안함
    ② 수술 후 [13] [14]
        • 주요 중재: 안압상승 방지 [20]
            - 안압 사정: 진통제로 경감되지 않은 통증(의사에게 보고), 안압의 상승으로 오심과 구토가 유발될 수 있음
            - 안압 조절: glycerine, mannitol을 투여함
            - 안압상승 예방: 활동제한, 변비예방, 허리 굽히기/재채기/기침/무거운 물건 들기 등은 피함
            - 통증 관리: acetaminophen 투여
        • 눈 보호: 안대 착용, 눈 드레싱
        • 투약: 항생제, atropine, steroid를 점안함
        • 체위: 반좌위, 수술하지 않은 쪽으로 눕기, 상체를 올림
        • pilocarpine(축동제) 점적: 산동으로 인한 인공수정체 탈출을 예방함
        • 백내장용 안경: 수정체 역할을 대신하기 위해 일시적으로 착용함
        • 수술 후 초기 통증: 안압 상승, 출혈과 같은 합병증을 의미함 [14]
        • 갑작스런 통증: 혈관이나 봉합 파열, 출혈을 의미함
        • 합병증 사정: 녹내장, 감염, 안압 상승, 발적, 시력 변화, 눈물, 출혈 등

- 환자교육 15
- 안약 점안법, 드레싱 방법
- 오심, 구토를 동반한 통증은 보고하도록 함
- 무거운 물건을 들거나 힘주지 않도록 함, 수술한 쪽으로 눕지 않도록 함
- pilocarpine(축동제) 지속적 투여의 중요성을 교육함(인공수정체 탈출 예방)
- 선글라스나 알루미늄 보호용 안대를 사용하고 눈을 비비지 않도록 함
- 합병증인 망막박리에 주의하며, 수술 후 추후 검진을 받도록 함

2) 녹내장 13 14 16 19
   (1) 녹내장의 정의: 비정상적으로 안압이 상승하여 시신경 위축, 시력 손실 등이 발생하는 것을 의미함
       (안압의 정상범위: 10~21mmHg)
   (2) 녹내장의 원인
       ① 원발성: 유전, 노화, 중심망막정맥 폐쇄
       ② 속발성: 포도막염, 홍채염, 혈관신생질환, 안구종양, 눈수술, 외상, 흡연, 카페인, 알코올, 약물과다, 부신피질호르몬 등의 변화 등
   (3) 녹내장의 증상 13 16
       ① 만성 광우각형(원발성 개방각) 녹내장
           - 증상 없이 천천히 발생
           - 방수 유출 통로의 지속적인 손상이 발생함
           - 흐릿한 시력, 조절기능↓(암순응이 어려움), 눈 통증, 두통, 과도한 눈물 분비
           - 가장 흔하며 양측성으로 발생함
           - 후기: 주변의 시야 결손(터널시야), 시력↓, 불빛 주위에 무지개 색 달무리 16 19
       ② 급성 협우각형(폐쇄각) 녹내장
           - 급성으로 발생, 시야가 급격히 좁아짐
           - 홍채가 비정상적으로 앞에 위치 → 방수 통로의 폐쇄, 광각감소로 시력이 흐릿함
           - 눈 주위의 심한 통증(안압 50mmHg 이상), 두통, 오심, 구토, 복부 불편감, 불빛 주위에 무지개 색의 달무리
   (4) 녹내장의 진단
       ① 검안경검사(안저검사): 시신경 손상을 확인함
       ② 안압검사: 23mmHg 이상의 안압이 측정될 때
       ③ 시야검사: 중심 시야 측정 → 시신경 손상을 확인함
       ④ 세극등 현미경 검사: 급성 협우각형 녹내장 → 홍반성 결막, 전방수 혼탁, 동공반응이 없음

(5) 녹내장의 중재 13 14
　① 약물치료 14 : 방수배출 증가, 방수생성 감소 → 안압저하를 목적으로 함

- pilocarpine(축동제): 방수 배출 증가 23
- β-교감 신경 차단제, 탄산탈수소 효소 억제제 → 방수 생성 감소
- epinephrine 포함 제제: 방수유출 증진(단, 협우각형 녹내장에서는 금기)
- 협우각형 녹내장일 때, 금기약품: 모양근 마비제(동공이완), 산동제(동공확대)
  → 협우각형 녹내장 시 방수 유출을 억제하고 안압을 상승시킴

　② 급성 협우각형 녹내장의 중재 14
　　• 안압 저하를 위해 즉시 약물을 투약함
　　• 방은 어둡게, 이마에 찬물 찜질, 충분한 휴식, 조용한 환경을 조성함
　③ 수술 및 수술 후 간호 13
　　• 약물 및 레이저 수술로 치료되지 않은 경우 시행함
　　• 항생제를 결막 아래에 주입함 → 감염 예방
　　• 아스피린 복용을 금지함 → 출혈예방
　　• 수술한 쪽으로 눕지 않도록 함
　　• 수술 합병증: 맥락막의 출혈, 유착 등 13 25
　　　- 맥락막의 출혈 증상: 눈 심부의 급성 통증, 활력징후의 변화 13
　　　- 유착 방지를 위해 수술 후 산동제와 축동제를 교대로 투여함 25
　④ 퇴원 교육
　　• 시력감퇴, 안통, 광원 주위 무지개 등의 이상 증상이 있을 때 → 즉시 내원하도록 교육함
　　• 규칙적인 검진 필요(추후 관리 중요), 녹내장은 치료가 아닌 조절하는 것임을 설명함
　　• 안압을 상승시키는 활동을 피하도록 함
　　　예 허리 굽히기, 재채기, 기침, 코풀기, 무거운 것 들기 등
　　• 심리적 안정, 혈액순환 촉진, 치아건강 유지, 감기예방
　　• 과도한 나트륨 섭취 및 음주를 금함

3) 망막박리 15 18
(1) 망막박리의 정의: 망막의 바깥쪽인 색소상피세포층과 안쪽인 감각층 사이가 떨어지는 것을 의미함
(2) 망막박리의 원인: 가족력, 노화, 백내장 적출, 당뇨병, 종양, 고도근시, 외상 등
(3) 망막박리의 증상: 무통, 부유물 보임, 섬광(갑작스럽게 번쩍거림), 시야결손(커튼을 드리운 듯)
(4) 망막박리의 진단: 검안경 검사
(5) 망막박리의 중재: 수술, 가스 및 실리콘기름 주입술, 냉동요법, 투열요법 등

(6) 망막박리의 수술 간호

수술 전 간호	• 절대안정, 양 눈에 안대를 적용함 • 긴장 피하기, 정온제 또는 진정제를 투여함 • 안압 상승 행위를 피함, 배변 완화제를 투여함 • 10% phenylephrine과 산동제 투여

수술 후 간호	• 머리 움직이지 않도록 함
	• 눈의 휴식상태 유지: 안대와 눈 보호대를 착용함
	• 첫 24시간 안압 관찰, 상승 시 acetazolamide를 주입함
	• 오심, 구토, 통증 호소 시 진토제와 진통제를 투여함
	• 패드 혹은 플라스틱 안대로 압박 드레싱을 시행함
	• 모양근 마비제를 투여함(눈 산동 → 휴식 도모)
	• 항생제와 스테로이드가 합성된 안약을 점적함
	• 눈꺼풀의 부종을 완화하기 위해 냉찜질을 시행함
	• 무거운 것을 들거나 과도한 활동을 하지 않음
	• 독서를 피함(2~3주까지)
	• 체위(수술 방법에 따라 달라짐)
	  - 가스나 오일 주입술: 복위(가스를 망막 쪽으로 밀어내기 위함)
	  - 공막돌륭술: 앙와위 혹은 수술한 쪽으로 누움(수술 부위 유착 촉진)
	• 산동제 투여 시, 빛에 노출되지 않도록 검은 안경을 쓰도록 함
	• 눈 비비지 않기, 이물질이 들어갔을 때는 눈물이 흐르도록 하여 세척함
	• 합병증 교육: 감염과 박리 관련 증상을 교육함(증상 발생 시 내원해야 함)

4) 황반변성 [21]

  (1) 황반변성의 정의: 황반과 주위 조직에 위축성 변성이 나타나는 것을 의미함
  (2) 황반변성의 원인: 주된 원인은 노화이며 이외 유전적 요인, 흡연, 자외선 노출 등에 의해 발생함
  (3) 황반변성의 증상: 중심 시야가 흐려지며 직선이 구부러지거나 왜곡되어 보임
  (4) 황반변성의 진단: 안저검사, 빛간섭단층촬영, 형광안저조영술 등
  (5) 황반변성의 중재
    ① 항산화제, 항산화 비타민, 푸른 잎채소, 과일 등은 망막의 활성화를 도와 시력 저하를 지연시킴
    ② 자외선을 차단하기 위해 선글라스 등을 착용함
    ③ 치료요법: 레이저 수술, 광역학 치료요법, 항체주사 등

2 청력/청각장애

1) 귀의 구조와 기능

  (1) 귀의 구조

① 외이: 귓바퀴, 외이도
② 중이: 고막, 이관, 이소골, 난원창, 정원창
③ 내이: 반고리관, 와우, 전정, 코르티기관
(2) 기능: 청각기능, 평형기능

2) 귀의 사정
(1) 이명, 이통, 이루, 현훈, 청력감소, 안구진탕증 등의 증상을 사정함
(2) 진단검사 13 15

이경검사		· 외이도와 고막을 보기 위함 · 이개를 후상방 혹은 후하방으로 잡아 당겨 검사함
음차검사	Weber 검사	· 음차를 가볍게 진동시켜 대상자의 머리 중앙이나 이마, 치아 위에 댐 → 소리가 나는 곳을 확인하는 음차검사 · 편측성 청력손실을 확인하기 위해 검사함 · 정상: 양쪽에서 소리 들림 · 전도성 난청: 환측에서 더 잘 들림 · 감각신경성 난청: 건측에서 더 잘 들림 참고 신경이 손상된 경우, 소리에 대한 인지가 불가능함
	Rinne 검사	· 공기전도와 골전도를 비교하는 음차검사 · 청력손실의 원인이 전도성인지 감각신경성인지 확인하기 위해 검사함 · 정상: 공기전도 > 골전도(약 2배 이상 김) · 전도성 난청 13: 이환된 쪽의 골전도 > 공기전도 · 감각신경성 난청: 공기전도와 골전도의 소리 감소
평형검사	Romberg 검사 15	· 눈을 감은 채 똑바로 서게 하여 직립반사를 평가함 · 음성: 정상, 똑바른 자세 유지가 가능함 · 양성: 평형상실, 비틀거리며 균형을 잡지 못함

(3) 난청의 종류

종류	정의	특징
전도성(전음성) 난청	외이 또는 중이에서의 문제로 소리 전달에 문제가 있어 발생한 난청	소리가 약하게 들림, 소리 전달에 어려움이 있는 것으로 소리를 증폭해주면 잘 들림 24
감각신경성 난청	달팽이관 또는 청신경, 중추신경계의 이상으로 발생한 난청	소리가 왜곡됨, 높은 소리를 듣기 어려움
혼합성 난청	전도성 및 감각신경성 난청이 동시에 발생한 상태	전도성 및 감각신경성 난청이 혼합되어 나타남

3) 중이염

(1) 중이염의 정의: 중이에 염증이 발생한 것으로 발병 시기에 따라 급성, 만성으로 나뉨
  예 중이강, 이관, 유양돌기의 염증
(2) 중이염의 원인: 인플루엔자, 폐렴구균, 용혈성 연쇄상구균
(3) 급성 중이염의 증상

발적기	• 이통, 발열, 부종, 귀의 충만감, 충혈된 고막, 청력(정상)
삼출기	• 삼출물 형성, 전도성 난청, 광택 없는 고막
화농기	• 고막천공 전 심한 이통 → 천공으로 배농되면서 통증 및 발열 소실

(4) 급성 중이염의 중재
  ① 진통제를 투여함
  ② 감염 예방
    • 전신적 항생제 투여, 국소적 항생제 점적
      - 항생제 7~10일간 투여 → 감염재발 방지
      - 조기 항생제 사용 → 부비동염, 유양돌기염, 뇌수막염, 뇌농양 등 예방
    • 삼출물이 있는 경우, 면봉이나 거즈를 이용해 외이를 청결하게 함
    • 샤워, 수영 시 귀에 물이나 샴푸가 들어가지 않도록 주의함
    • 코를 세게 풀지 않음 → 중이로 병원균 전파를 예방함
    • 얼음주머니 적용 → 열과 부종 완화
  ③ 항히스타민제, 충혈완화제, NSAIDs, 해열제 투여
  ④ 피부간호: 분비물 자극되지 않도록 크림 적용
  ⑤ 적절한 수분섭취 및 충분한 휴식을 제공함
  ⑥ 수술요법: 고막절개술, 환기관 삽입술(고막에 구멍을 뚫어 삽입)
  ⑦ 고막절개술 후 간호 22

• 수술 후, 농과 삼출액이 배액되면 즉시 통증이 완화됨
• 외이도 주위에 바셀린 적용 → 피부손상 예방
• 수술한 귀에 물이 들어가지 않도록 주의함
• 기침, 재채기 등을 할 때 입을 벌린채 하기
• 수술 후 2~3주간 빨대 사용 금지
• 코 풀 때 입을 벌린 채 한쪽씩 풀기
• 환기관 삽입: 일시적 혹은 6~18개월 유지 가능, 소리가 크게 들릴 수 있음을 교육함

4) 메니에르병 13 17 19 21

(1) 메니에르병의 정의: 막미로의 확장과 내림프의 양이 증가하여 내림프수종을 일으키는 질환을 의미함
(2) 메니에르병의 증상 13 21
  ① 3대 증상: 심한 현훈(오심과 구토 동반), 이명, 감각신경성 난청
  ② 급성 발작기: 안구진탕증, 운동실조

③ 점차적인 청력 감소, 균형 장애
④ 난청은 초기에 대개 한쪽 귀에서 시작 → 양측으로 진행함
(3) 메니에르병의 진단: 청력검사, 영상촬영, Romberg test, 보행검사, 지시검사 등
(4) 메니에르병의 중재 [17] [19] [23]
  ① 항현훈성 약물 투여
  ② 진정제, 항콜린성 약물 → 오심, 구토, 발한 조절, 분비물 생성을 조절함
  ③ 이뇨제, 염분제한 식이 → 귀의 충만감 및 압력을 완화함
  ④ 카페인, 설탕, 화학조미료, 알코올 섭취를 제한함
  ⑤ 침대난간 올리고 침상안정 취함 → 낙상을 예방함
  ⑥ 불안 감소, 증상 유발 요인을 제거함 예 소음, 불빛, 스트레스, 피로 등
  ⑦ 현기증 심하면 베개로 머리의 양쪽을 지지함
    • 현훈 시 중재
      - 가능한 한 바닥에 눕히고 현훈이 멈출 때까지 눈을 감고 있도록 함
      - 머리 움직임 제한, 휴식 취하기, 어두운 방에서 안정을 찾도록 함
  ⑧ 전정 재활: 물리치료, 균형 훈련 운동
  ⑨ 외과적 수술: 내이 절제술, 전정신경 절제술, shunt 수술
    • 내과적 치료 실패 시, 청력 보존을 위해 시행함

5) 귀 수술 후 간호 [13]

- 약물투여: 항생제, 진통제를 투여함
- 출혈: 드물지만 소량의 장액 혈액성 분비물 관찰
- 코 풀기: 입을 벌리고 한 번에 한 쪽씩 부드럽게 풀기
- 기침, 재채기: 입 벌리고 하도록 함
- 낙상 예방: 침대 난간 올리기, 걸을 때 도움
- 감염 예방: 감기 혹은 상기도 감염 환자와의 접촉 피하도록 함
- 무거운 물건을 들지 않도록 함
- 수술 후 정상적으로 나타나는 초기 증상
  - 수술받은 귀의 청력 감소(드레싱 혹은 패킹이 원인이 됨)
  - 깨지거나 터지는 것 같은 귀의 소음
  - 약간의 통증, 턱의 불편감, 귀의 부종
- 귀 점적 약물의 사용방법을 교육함
  - 점적제 온도가 체온과 같도록 준비함
  - 환측을 위로 하여 성인은 후상방, 3세 이하의 아동은 후하방으로 귓바퀴를 당기고 점적함
  - 약물 투여 후 잠시 동안 같은 자세를 유지함

마인드맵
mind map

면역/신체손상

- 피부통합성 장애 ─ 진단검사 ─ 첩포검사
  - 감염성 피부질환 ─ 단순포진, 대상포진
  - 면역성 피부질환 ─ 천포창(물집증), 아토피성 피부염
  - 피부암 ─ 편평세포암, 중재
  - 화상 ─ 증상, 깊이, 중재(응급기, 급성기, 재활기)

- 면역이상 ─ 면역세포, 면역의 종류
  - 알레르기 ─ 유형, 진단검사, 중재
  - 면역계 장애 ─ 전신성홍반성낭창, 후천성 면역결핍증후군, 장기이식

- 응급환자 ─ 응급환자 분류 ─ 한국형 중증도 분류체계(KTAS)
  - 심폐소생술 ─ 시행순서, 방법
  - 응급상황 관리 ─ 다발성 외상, 약물중독, 흡인성 중독
  - 쇼크 ─ 쇼크의 종류, 계통별 증상, 중재

- 수술환자 ─ 수술간호 ─ 수술 전, 수술 후

- 감염관리 ─ 감염경로 ─ 비말감염, 공기감염, 접촉감염

안위변화

- 통증 ─ 통증사정 ─ PQRST, 증상
  - 약물요법 ─ 비마약성 진통제, 마약성 진통제, PCA

- 암 ─ 양성종양, 악성종양 ─ 특징
  - 암의 분류 ─ T, N, M
  - 암의 단계 ─ stage 1,2,3,4
  - 항암화학요법 ─ 부작용, 간호
  - 방사선요법 ─ 부작용, 간호

- 노인의 건강문제 ─ 노화 ─ 신체적 변화 및 문제, 낙상 위험

- 재활 ─ 재활간호 중재 ─ ROM

- 호스피스 ─ 정의, 임종환자 간호

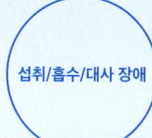
섭취/흡수/대사 장애

- 위장관계 ┬ 복부 신체사정 ─ 시진 → 청진 → 타진 → 촉진
          └ 진단검사 ─ 내시경, 조영술

- 구강, 식도 장애 ┬ 위식도역류병 ─ 약물요법, 중재
                 ├ 식도이완불능증 ─ 진단검사, 증상, 중재
                 ├ 식도게실 ─ 증상
                 └ 식도암 ─ 증상 및 중재

- 위, 십이지장 장애 ┬ 급성 위염, 만성 위염
                   ├ 소화성궤양 ─ 위궤양, 십이지장 궤양
                   └ 위암 ┬ 진단검사(조직생검-확진)
                         └ 위절제술(덤핑증후군-중재)

- 소장, 대장 장애 ┬ 염증, 감염성 장애 ─ 충수염, 복막염, 장게실염, 과민대장증후군, 크론병,
                 │   궤양성 대장염
                 ├ 신생물, 폐색성 장애 ─ 결장직장암(장루), 장폐색
                 └ 기타 장애 ─ 탈장, 치질, 항문 및 직장 농양

- 간, 담도계 ─ 진단검사 ─ 간생검, 담관조영술

- 간, 담도, 췌장 장애 ┬ 염증, 감염성 장애 ─ 간염, 췌장염
                     ├ 신생물, 폐색성 장애 ─ 담석증(중재, T-tube), 간암(진단, 간 절제술)
                     └ 기타 장애 ─ 간경화(진단, 합병증, 중재)

- 영양불균형 중재 ─ 위장관, PEG

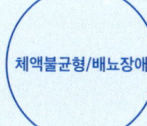
체액불균형/배뇨장애

- 체액불균형 ┬ 세포외액 불균형, 세포내액 불균형
            └ 전해질 불균형 ─ 칼륨, 나트륨, 칼슘 불균형

- 산-염기 불균형 ┬ 산증 ─ 호흡성, 대사성
                └ 알칼리증 ─ 호흡성, 대사성

- 신장, 요로계장애 ┬ 진단검사 ─ 혈액검사, 소변검사, 신생검, 방광경 검사
                  ├ 신부전 ┬ 급성 신부전, 만성 신부전
                  │   └ 복막투석, 혈액투석, 신장이식
                  ├ 염증, 감염성 장애 ─ 신우신염, 방광염, 요도염, 사구체신염
                  ├ 신생물, 폐색성 장애 ─ 신장암, 방광암, 요로결석
                  ├ 기타 장애 ─ 요실금
                  ├ 양성전립샘비대증 ─ 전립샘절제술
                  └ 유방암 ─ 증상, 유방절제술

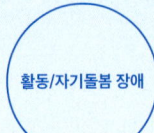활동/자기돌봄 장애

- 근골격계 사정
  - 신체사정 — 근력사정(0~5단계), 라크만 검사, 상지하수 검사
  - 신경 및 혈관사정 — 감각(S), 동작(M), 순환(C)
  - 진단검사 — 관절경 검사(방법, 중재)
- 골장애
  - 골다공증, 골연화증 — 원인, 증상, 중재
  - 골수염 — 증상, 중재
- 관절장애
  - 골관절염, 류마티스관절염, 강직척추염 — 정의, 증상, 중재
  - 통풍 — 진단(요산수치 증가), 중재
- 근육, 지지구조장애 — 염좌, 좌상 — 특징, 중재
- 기타 근골격계장애
  - 수근관증후군 — 진단(Phalen, Tinel, 수근압박검사), 중재
  - 전고관절치환술, 전무릎관절치환술 — 정의, 중재
  - 골절 — 합병증(구획증후군, 지방색전증, 무혈성 골괴저), 중재
- 근골격계 장애 관련 중재 — 견인장치, 석고붕대, 절단

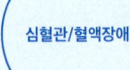심혈관/혈액장애

- 심장
  - 진단검사 — 심전도, 심도자술, 운동부하검사, 중심정맥압 측정
  - 울혈성 심부전 — 증상(좌심부전, 우심부전), 중재
  - 급성 폐수종 — 증상, 약물, 중재
  - 허혈성 심질환 — 협심증, 심근경색증, 니트로글리세린 복용법, PCI 및 CABG 시술 후 간호, 심장재활
  - 판막성 심질환 — 승모판(협착증, 기능부전), 대동맥판(협착증, 기능부전), 판막치환술
  - 심장압전 — 증상, 중재
  - 염증성 심질환 — 심내막염, 심낭염, 심근염, 류마티스성 심질환
  - 심근병증 — 확장성, 비후성, 억제성
  - 부정맥
    - 동빈맥, 동서맥, 동부정맥
    - 조기심방수축, 돌발심방빈맥, 심방조동, 심방세동
    - 1도, 2도, 3도 방실블록
    - 조기심실수축, 심실빈맥, 심실세동, 심정지
    - 심실전도장애
    - 중재(약물요법, 인공심박동기, 제세동, 심장율동전환)
- 혈관
  - 고혈압 — 약물요법, 비약물요법
  - 동맥질환 — 동맥류, 말초동맥질환, 폐쇄성 혈전혈관염(버거씨병)
  - 정맥질환 — 심부정맥혈전증, 만성정맥부전증, 정맥류
  - 림프부종 — 중재
- 혈액
  - 적혈구 관련 질환 — 철분결핍성 빈혈, 재생불량성 빈혈, 거대적아구성 빈혈, 용혈성 빈혈, 진성 적혈구증가증
  - 백혈구 관련 질환 — 과립구 감소증(무과립구증), 백혈병
  - 혈소판 관련 질환 — 파종혈관내응고(DIC), 혈우병, 저프로트롬빈혈증
  - 조혈기관 장애 — 다발성 골수종, 호지킨림프종, 비호지킨림프종

호흡기능장애

- 호흡기계 사정 ─ 촉진, 호흡음, 객혈과 토혈
- 호흡기계 진단검사
  - ABGA ─ 검사명, 정상범위
  - 폐기능검사(PFT) ─ 폐 질환 및 기능 평가
  - 흉강천자 ─ 검사 전/후 간호
- 호흡기질환 중재
  - 간호중재 ─ 심호흡 및 기침, 자세, 체위배액, 타진/진동, 흡인, 흉관삽입
  - 산소요법 ─ 저유량, 고유량, 인공호흡기
  - 부비동염, 편도선염, 후두암 ─ 정의, 중재
  - 천식 ─ 약물요법, 산소요법, 급성천식과 만성천식
  - COPD ─ 증상, 약물요법, 중재
  - 기관지 확장증 ─ 정의, 중재
  - 폐렴 ─ 증상, 약물요법
  - 폐결핵 ─ 진단검사(투베르쿨린), 항결핵제 복용법
  - 흉막염, 흉막 삼출 ─ 증상 비교
  - 기흉 ─ 폐쇄성 기흉, 개방성 기흉, 긴장성 기흉
  - 혈흉, 폐색전증, 급성호흡곤란 증후군
  - 폐암 ─ 수술관련 중재

인지/신경기능장애

- 신경계 사정
  - 중추신경계 ─ 대뇌, 간뇌, 뇌간, 소뇌, 뇌척수액, 윌리스환, 혈액뇌장벽
  - 말초신경계 ─ 뇌신경 12쌍
  - 자율신경계 ─ 교감신경계, 부교감신경계
  - 의식수준 ─ 명료, 기면, 혼미, 반혼수, 혼수
  - GCS ─ E(눈 뜨는 반응), V(언어 반응), M(운동반사)
  - 반사사정 ─ 심부건반사, 표재성반사
  - 요추천자 ─ 검사 전/후 중재
- 신경학적장애 ─ 두개내압 상승 ─ 증상, 두개내압 상승 예방 중재
- 뇌조직관류장애
  - 뇌졸중 ─ 치료적 중재
  - 뇌종양 ─ 수술 후 중재
- 감염성 질환 ─ 뇌막염 ─ kernig 징후, brudzinski 징후
- 신경운동장애 ─ 발작, 뇌전증 ─ 중재, 약물요법
- 퇴행성 질환
  - 파킨슨병 ─ 주증상(서동증, 진전, 강직), 치료약물(L-dopa)
  - 헌팅턴병 ─ 증상(무도증)
  - 치매, 알츠하이머병 ─ 정의, 중재
- 척수 질환
  - 추간판 탈출증 ─ 수술 후 중재
  - 척수 손상 ─ 부위별 장애, 증상
- 말초신경계 질환
  - Guillain-barre 증후군 ─ 상행성, 운동성, 하행성
  - 삼차신경통 ─ 증상, 중재
  - 안면신경마비(Bell's palsy) ─ 정의, 증상, 중재
  - 중증 근무력증 ─ 병태생리, 증상, 진단방법

조절기능장애

- **뇌하수체 기능장애**
  - 뇌하수체 전엽 — 거인증, 말단비대증
  - 뇌하수체 후엽 — 요붕증, SIADH
- **당대사장애** — 당뇨병
  - 제1형, 제2형, 3대 증상, 진단, 중재
  - 합병증(저혈당증, 당뇨병케톤산증), 발 간호
- **갑상샘기능장애**
  - 기능항진증 — graves병, 갑상샘 위기, 갑상샘 절제술
  - 기능저하증 — 크레틴병, 점액수종
- **부갑상샘기능장애**
  - 기능항진증 — 중재
  - 기능저하증 — 증상(테타니), 중재
- **부신기능장애**
  - 부신피질 기능항진증 — 쿠싱증후군
  - 부신피질 기능저하증 — 애디슨병, 애디슨 위기
  - 크롬친화세포종 — 증상

감각기능장애

- **시력/시각장애**
  - 백내장 — 수술 후 중재
  - 녹내장 — 중재, 약물요법(pilocarpine, 축동제)
  - 망막박리 — 수술 전/후 중재
  - 황반변성 — 증상
- **청력/청각장애**
  - 진단검사 — 이경검사, 음차검사(Weber, Rinne), 평형검사(Romberg)
  - 난청 — 종류(전도성, 감각신경성, 혼합성)
  - 중이염 — 중재, 고막절개술 후 간호
  - 메니에르병 — 증상(심한 현훈, 이명, 감각신경성 난청), 중재

2과목 | 모성간호학
women health nursing

1장 | 여성건강의 이해

1 여성건강 개념

1) 여성건강간호학의 개념 14 15 18

- (1) 여성의 일생을 통해 정치, 사회, 문화적인 맥락 내에서 환경과 상호작용을 하면서 건강을 유지, 증진, 회복함으로써 질적인 삶을 영위하도록 돕는 학문
- (2) 여성의 성 특성과 관련하여 사춘기에서부터 폐경기 이후 여성이 가족 및 사회문화적 맥락 내에서 그들의 역할과 기능, 신념 및 경험과 관련하여 발생하는 건강문제를 가족중심 및 여성중심 접근 방법으로 건강 문제를 중재하고 해결하는 학문
- (3) 여성뿐만 아니라 남편, 신생아를 포함한 가족 전체의 건강관리에 관심을 가짐
- (4) 여성건강간호사는 대상 여성과 동반자 관계로 함께 건강유지, 건강증진, 질병예방, 효과적인 건강문제 해결방법을 적용하여 최적의 안녕상태를 유지하도록 도움(간호제공자, 옹호자, 교육자, 연구자, 역할 모델, 정치/사회적 역할) 24

2) 여성건강간호의 목적 13 15 18 22

- (1) 여성의 성 특징을 중심으로 생식기관, 생식작용, 모성 역할 뿐만 아니라 여성의 전 생애에서 그들의 편치 않음을 탐구하고 간호함
- (2) 여성은 가족구성원의 핵심으로 역할과 기능을 통해 여성 개인뿐만 아니라 가족 전체의 건강을 도모함(가족중심 접근방법)
- (3) 여성의 건강을 여성의 입장에서 이해하는 여성중심 접근방법 → 여성이 자신의 건강문제를 인식하고 지식을 갖게 하여 스스로 결정하고 조정하는 능력을 갖게 함
- (4) 여성건강간호사는 여성의 가치와 신념을 존중하고 경험을 함께 나눔 → 옹호자, 지지자, 교육자, 직접간호제공자의 역할을 함

3) 여성건강간호의 접근방법

- (1) 가족중심간호 14 15 16 19
  - ① 여성과 어린이의 신체적 안녕 및 보호, 증진과 가족의 정신 및 사회적 요구에 대한 충족을 강조함
  - ② 임신, 분만, 육아는 여성의 일이 아닌 가족 전체의 과업임

③ 임산부, 가족, 신생아의 신체적, 사회심리적 요구를 충족시켜 질적인 간호를 제공함
④ 분만은 가정에서 가족들과 함께 경험하는 것으로 가족적 사건에 해당함
⑤ 자연분만, 참여분만, 모자동실, 가족분만 등
⑥ 기본원리

- 가족에게 충분한 정보 및 전문적인 지지가 제공되면 간호를 결정할 수 있음
- 출산은 가족생활에서 정상적이고 건강한 사건에 해당함
- 출산은 새로운 가족관계 형성의 시작을 의미함

참고 가족의 기능: 애정적 기능, 경제적 기능, 사회화 기능, 생리적 기능

(2) 여성중심간호 15 17 18 20 21
① 여성주의에 기초하여 여성을 이해하고자 함
② 여성을 그들의 삶 전체를 고려한 총체적인 존재로 인식함
③ 여성의 입장에서 그들의 건강문제를 해결하려 함
④ 여성을 수동적이고 단순히 반응하는 존재가 아니라 능동적인 존재로 봄
- 여성 스스로의 힘과 결단력 → 환경과의 끊임없는 상호작용 → 스스로 조정, 결정할 수 있는 힘을 가짐(자율적으로 의사결정할 수 있는 주체로 봄)

2 성 건강 간호

1) 성정체감 14
(1) 생물학적 요인, 생식/해부적 요인, 양육방식, 성장과정에서의 경험 등에 의해 형성, 결정되는 성적 오리엔테이션을 의미함
(2) 자신의 성에 대해 갖는 느낌, 태도, 인식
(3) 동성, 이성관계를 유지시키는 인간관계 시작의 출발점이자 원동력(애정표현과 대인관계의 기본 수단)
(4) 경험을 통해 3세 정도에 형성되며 자아정체감 형성에 도움을 줌
(5) 계속적으로 발달되는 성발달의 요소, 성장촉진의 요소가 됨

2) 사춘기 여성의 신체 생리적 발달 14 17
(1) 호르몬의 현저한 변화(2차 성징): 신체 생리적으로 많은 변화를 경험함
(2) 사춘기 여성
① 신장은 사춘기와 함께 빠른 속도로 성장함
- 빠른 성장 후 약 3년 이내에 대개 성인의 키에 도달함
② 초경을 시작함
- 생리적 성숙의 신호, 대개 무배란성, 불규칙, 양이 많을 수 있음, 평균 12~13세에 시작하지만 여러 요인으로 개인차가 큼
- 월경 시작 전, 젖몽우리 발달 → 유륜/유방 발달 → 치모 발현

③ 월경에 대한 올바른 이해가 필요함 [17]
- 생리적 반응으로 질병이 아님을 교육함
(3) 초경 [22]
① 처음으로 시작하는 월경(생식기의 생리적 성숙을 나타냄)
② 월경의 양/기간/간격 등 불규칙
③ 초경 후, 12~18개월 이후 정상 월경주기를 가짐

3) 성교육과 성상담 [13] [17]

(1) 성교육의 목표
① 자신과 이성의 성 특성을 올바르게 이해함으로써 자신의 문제를 객관적으로 판단하고 적응할 수 있는 능력을 키우도록 함
② 인간과 생명의 존엄성 및 가치, 성의 엄숙함을 자각하도록 도움
③ 바른 윤리관과 가치관으로 원숙한 인격 형성을 성취하도록 도움
④ 청소년은 현재와 미래 사회의 주인으로서 책임감과 연대 의식을 가지고 사회 환경에 올바르게 대처해 나가도록 지도함(건강한 사회인이 되도록 도움)
⑤ 개성존중과 평등사상을 바탕으로 우리 사회에서 요구하는 남성과 여성을 키움

(2) 성교육 및 성상담 방법 [13] [17]
① 성교육 및 성상담 진행 전 주의사항
- 미리 궁금해 하는 것을 파악함(개방형, 폐쇄형 질문 사용)
- 교육자는 열린 마음과 태도를 갖고 시행함
- 남녀 혼성집단으로 편성함
② 성교육 및 성상담 진행할 때 주의사항
- 대상자 수준에 맞는 성교육을 제공함
- 성교육 내용은 논리중심이 아닌 주제나 문제중심으로 구성함
- 정확한 명칭을 사용함(사실적/직설적/구체적으로 설명함)
- 성에 대해 긍정적이고 확고한 가치관을 능동적으로 습득하도록 함
- 성에 대한 지나친 흥미나 비하감을 갖지 않도록 하며 조숙하거나 미숙함에 대해 열등감을 느끼지 않도록 함
- 문제가 있는 대상자에게 상처되지 않도록 함 [예] 성폭력의 경험이 있는 대상자

(3) 성상담자가 피해야 할 감정: 주관적인 느낌 및 비판, 양가감정, 구원감정 등

4) 가족계획의 의미와 목적 [13]

부모의 건강, 가정의 경제적 능력, 자녀를 양육할 부모의 능력에 맞게 미리 계획을 세워 자녀를 출산하고자 하는 것으로 몇 명의 자녀를, 몇 년의 터울로, 언제 둘 것인지 계획하여 모성의 건강과 가족의 건강을 향상시키고자 함

5) 피임법

(1) 피임법의 조건: 효과성, 안정성, 수용성, 복원성, 간편성, 경제성, 성병 예방효과

- 효과성: 피임효과가 확실해야 함
- 안정성: 인체에 해가 없어야 함
- 수용성: 성교나 성감을 방해해서는 안됨
- 복원성: 피임효과가 일시적이어야 함(복원 가능해야 함)
- 간편성: 쉽게 사용할 수 있어야 함
- 경제성: 적은 비용으로 이용할 수 있어야 함
- 성병 예방효과: 성병을 예방할 수 있는 방법이어야 함

(2) 피임법의 분류
(3) 피임법의 종류

- 여성에게 적용: 경구피임약, 월경주기법, 자궁 내 장치, 난관결찰술, 다이아프램, 자궁경부캡, 질 살정제 등
- 남성에게 적용: 콘돔, 성교중절법, 정관수술 등
- 일시적으로 적용: 경구피임약, 콘돔, 성교중절법, 월경주기법, 다이아프램, 자궁 내 장치 등
- 영구적으로 적용: 난관수술, 정관수술

① 자연피임법

월경주기법	• 월경일을 기준으로 배란일을 계산하여 금욕하는 피임법 • 월경주기가 불규칙한 경우 맞지 않을 수 있음
기초체온법	• 매일 아침 일정한 시간에 체온을 측정하는 피임법 • 프로게스테론 호르몬의 영향으로 배란이 일어난 직후 기초체온이 상승함 [25]
경관점액관찰법	• 점액의 양상 변화를 통해 배란일을 확인하는 피임법 • 배란일이 가까울수록 점액은 점점 맑고 투명하며, 견사성이 증가함

② 경구피임약 [17] [25]

- 작용: 에스트로겐과 프로게스테론의 합성 호르몬으로 배란 억제 및 난관의 기능 방해, 자궁내막 및 경관점액의 변화로 착상을 방해함(월경주기 조절 및 여드름 완화에도 도움이 됨)
- 부작용: 오심, 유방압통, 기미, 점적출혈, 과소월경, 위축성 질염, 수분정체, 식욕증가, 피로, 우울, 다모증, 무월경 등
- 금기증 [17]: 혈전색전증, 혈관 질환, 유방암, 자궁암, 난소암, 간 질환, 임신 의심 시 등

③ 콘돔 [24]

- 성교 전 남성의 음경에 착용하여 정자가 질 내 진입하는 것을 막아줌
- 성병 예방에 효과적임, 부작용이 없음

참고 여성형 콘돔(페미돔)

④ 자궁 내 장치(intrauterine device) [21]
- 작용: 자궁강에 기구를 삽입하여 수정란의 착상을 방지하고 정자의 난관 이동을 방해함
- 장점: 지속적 피임 가능, 원할 때 쉽게 제거 가능 → 경산부의 터울 조절에 효과적임
- 부작용: 월경과다, 월경불순, 하복부 불편감, 요통, 자궁출혈, 골반염증성 질환, 세균성 질염, 질 분비물, 자궁천공, 자궁 외 임신 등
- 금기증: 골반염증성 질환, 자궁근종, 자궁의 부정출혈, 자궁암, 임신 의심 시 등

⑤ 영구피임법

- 난관결찰술, 난관절제술: 난관을 결찰/절제하여 정자의 난관이동을 차단함
- 정관절제술
  - 정관을 절제하여 정자의 정관이동을 차단함
  - 정액량 및 성욕에 영향을 미치지 않음(성생활에 지장 없음)
  - 정관 내 정자가 1~3개월간 남아 있기 때문에 정액검사에서 정자가 관찰되지 않을 때까지 피임이 필요함

⑥ 응급피임법(Yuzpe 응급피임법, 성교 후 피임법) [13] [19] [23]

- 작용
  - 계획되지 않은 성교, 피임의 실패 혹은 피임효과가 의심될 때, 성폭력으로 인한 성행위 후 임신을 방지하기 위함(사후피임법)
  - 배란을 억제하거나 지연시키고 자궁내막을 변형시켜 착상을 방지함, 난관의 운동을 억제함
- 주의사항
  - 의사 처방이 필요함
  - 성교 후 72시간 내에 복용해야 효과적임
  - 수정란 착상 후에는 효과를 볼 수 없음
  - 피임 성공 시에는 1주일 내에 질 출혈이 있음
  - 태아기형은 유발하지 않음
- 부작용: 오심, 두통, 유방통, 어지러움, 피로 등

3 생식기 건강사정

1) 생식기관의 구조와 기능

(1) 외생식기의 구조와 기능
① 처녀막을 기준으로 바깥쪽에 있는 생식기를 의미함, 외부에서 볼 수 있는 생식기(음부)

② 외생식기의 구조: 치구, 대음순, 소음순, 음핵, 음핵포피, 전정, 질구, 요도구, 스킨샘, 바르톨린샘, 요도구, 회음

- 치구
  - 외부생식기 중 가장 표면에 있음, 치골결합 상방에 위치함
  - 기름샘, 땀샘, 혈관 등이 있어 습한 상태를 유지함
- 대음순
  - 치구~회음부까지 양측 앞뒤로 길게 뻗어 있는 두꺼운 주름
  - 결합조직으로 구성되어 있으며 지방조직이 많음
  - 소음순, 요도구, 질구를 보호함
- 소음순
  - 대음순 안쪽에 위치함
  - 점막과 유사한 분홍색으로 성적 흥분 시 붉어짐
  - 신경, 혈관, 기름샘, 탄력섬유 등이 풍부함
- 음핵
  - 자극에 매우 민감한 작은 발기성 조직
  - 혈관분포가 많고 혈액공급이 잘되어 성적 흥분 시 크기가 커지고 딱딱해짐
- 음핵포피
  - 음핵전방에서 음핵을 둘러싸고 있는 피부주름
- 전정
  - 좌우 소음순 사이의 함몰부위
  - 질구, 요도구, 스킨샘, 바르톨린샘이 포함됨
    - ㉠ 질구: 질의 바깥쪽, 요도구 밑에 위치함, 입구는 처녀막으로 덮여 있음
    - ㉡ 요도구: 요도의 입구, 여성의 요도는 남성보다 짧아 비뇨기계 감염이 쉬움
    - ㉢ 스킨샘: 외요도구 외측에 있는 2개의 작은 분비샘(2시, 10시 방향)으로 임균의 서식처가 됨
    - ㉣ 바르톨린샘 13
  - 질 양 옆 2개의 분비기관(4시, 8시 방향)
  - 성적 자극 시 다량의 알칼리성 점액물질을 배출함
  - 질 주위를 축축하고 윤활하게 해주나 임균의 좋은 서식처가 됨
- 회음
  - 음순후연합부에서 항문까지의 마름모꼴의 근육체
  - 회음의 구성
    - ㉠ 항문올림근: 치골미골근(두덩꼬리뼈근), 장골미골근(엉덩꼬리뼈근), 치골직장근
    - ㉡ 회음체: 망울해면체근(구면해면체근), 회음표면횡근(항문가로근), 항문외조임근(바깥항문조임근)
  - 치골미골근(두덩꼬리뼈근)과 회음체: 케겔운동(Kegel's exercise)을 통해 강화될 수 있음
  - 속음부동맥 혈관과 음부신경이 분포되어 있음
  - 분만 시 손상받기 쉬움

(2) 내생식기의 구조와 기능
  ① 처녀막을 기준으로 안 쪽에 있는 생식기를 의미함
  ② 내생식기의 구조: 질, 자궁, 난관, 난소 등

- 질
  - 자궁~외음까지 이어지는 하나의 관
  - 요도/방광(질의 전방)과 직장(질의 후방) 사이에 위치함
  - 질의 기능: 산도의 기능(분만 시 태아가 통과함), 배설관의 기능(자궁분비물과 월경), 성교기관
  - 질의 구조
    ⊙ 질천장(질원개): 자궁경관이 질 상부에 삽입된 부분에 만들어지는 공간, 전질원개와 후질원개로 나누어짐, 후질원개는 내생식기의 촉진을 용이하게 해주며 분비물이 고이기 쉽기 때문에 암세포 검사물 채취 부위로 사용
    ⓒ 질벽: 추벽으로 되어 있어 질 확장이 용이함(가임기에는 추벽이 많이 생기고, 사춘기 이전이나 폐경기 이후에는 추벽 주름이 줄어듦)
  - 질 점막의 산도: 산성(pH 4~5)을 유지 → 세균 침입을 막음
  - 질 내 정상 세균인 유산간균(Doderlein's bacillus, 되데를라인간균) → 질 상피세포에서 나오는 글리코겐을 분해 → 유산으로 만듦 → 질 분비물을 산성으로 유지함

- 자궁 18
  - 두꺼운 불수의적 근육층
  - 방광(자궁의 전방)과 직장(자궁의 후방) 사이에 위치함
  - 전경, 전굴 유지(원인대에 의해서 질과 직각을 이룸)
  - 자궁의 기능: 월경기능, 임신 유지 기능 및 분만 시 태아를 밀어냄
  - 자궁의 구조: 체부, 협부, 경부로 구성됨
  - 자궁의 크기: 연령에 따라 변함
    ⊙ 유년기: 체부 1/3, 경부 2/3
    ⓒ 성숙기: 체부 2/3, 경부 1/3
  - 주요 자궁인대의 종류와 기능 15

기인대	• 협부와 질원개를 지나 골반 양측에 위치하는 인대 • 자궁 탈출 방지(손상 시 자궁이 아래쪽으로 처짐)
광인대	• 자궁 측방~골반벽까지 이어진 날개모양의 인대 • 자궁, 난관, 난소를 지지하여 정상위치에 놓이도록 함
원인대	• 자궁저부~대음순까지 연결된 인대 • 자궁저부를 당겨 전경전굴을 유지할 수 있게 함 • 임신 시 가장 많은 힘을 받음
자궁천골인대	• 자궁경관 후표면에 연결되어 있는 인대 • 자궁 탈수 방지, 자궁을 견인시켜 제 위치에 놓이도록 함

- 난관
  - 자궁의 간질부를 시작으로 양쪽으로 난소까지 뻗어 있음
  - 근육으로 된 3층의 관임
    - ㉠ 복막: 광인대에 연결
    - ㉡ 근막: 난소에서 난자 이동할 때 연동운동을 함
    - ㉢ 점막: 섬모세포, 난자가 자궁 쪽으로 이동하는 것을 도움
  - 난관의 기능: 난자 및 수정란을 자궁관으로 운반함(난관 점막의 섬모운동, 연동운동, 호르몬에 의한 난관수축운동으로 난자운반이 발생함)
  - 난관의 구조: 간질부, 협부, 팽대부, 체부로 구성됨
    - ㉠ 간질부: 자궁의 근층에 포함됨
    - ㉡ 협부: 가장 좁은 부위(지름 2~3mm)
    - ㉢ 팽대부: 가장 넓은 부위(지름 5~8mm), 수정이 이루어지며 자궁 외 임신 호발 부위가 됨
- 난소
  - 자궁 후면, 광인대 상부 양쪽에 각각 1개씩 위치함
  - 난소의 기능: 난자를 발육하고 배출함, 에스트로겐/프로게스테론을 분비함(내분비 작용)
  - 난소의 구조: 피질과 수질
  - 난소의 크기: 연령에 따라 다르나, 폐경기 이후 현저히 작아짐

2) 시상하부와 호르몬

(1) 시상하부호르몬의 분비 또는 억제 → 뇌하수체호르몬에 영향을 미침

(2) 뇌하수체호르몬의 종류

뇌하수체 전엽	난포자극호르몬(FSH), 황체형성호르몬(LH), 유즙분비호르몬(프로락틴)
	• 난포자극호르몬(FSH)
	  - 난소의 난포 성장을 자극하여 난자의 성숙을 도움
	• 황체형성호르몬(LH)
	  - 배란 직전 급격히 분비가 증가하여 배란을 유도하며, 배란 후 황체 형성을 도움

뇌하수체 후엽	옥시토신

3) 난소호르몬의 분비와 기능

종류	분비와 기능

Estrogen
(난포호르몬)
14
	• 분비: 난소의 과립막, 난포막, 황체, 태반, 부신피질 등
	• 기능
	  - 자궁내막 비후, 자궁근육 및 혈액공급 증대
	  - 자궁경관의 점액 분비 및 pH 증가, 견사성 증가, 양치엽상 형성, 점성도 저하
	  - 난관의 운동성 촉진(배란기 때 운동능력 최대화하여 이동을 촉진함)
	  - 간접적으로 난소조직에 작용 → 원시난포의 발달 촉진, 난포를 난소의 피질까지 이동시킴
	  - 대음순은 비후되어 뚜렷해짐
	  - 유방의 젖샘관을 발달시킴
	  - 뇌하수체에서 FSH의 분비 억제, LH의 분비 촉진함

Progesterone
(황체호르몬, 임신유지 호르몬)
13 15
	• 분비: 황체, 난소, 태반, 부신피질
	• 기능
	  - 자궁내막의 수정란 착상 및 임신유지를 도움(나선동맥형성 및 혈액공급, 선분비 증가, 글리코겐 축적으로 착상에 적당한 영양상태 형성 → 수정란의 지속적 발달을 도움)
	  - 자궁근을 이완하여 운동성을 저하시킴(옥시토신 분비억제로 인한 결과)
	  - 난관의 연동운동 촉진 → 수정란을 자궁강 내로 운반함
	  - 자궁경관의 점액 점성도 증가 및 분비물 양이 줄어듦, 백혈구 증가, 견사성 및 양치엽상 감소(정자의 통과를 어렵게 함)
	  - 유즙을 분비하는 선방세포 및 젖샘소엽 발달
	  - 기초체온이 상승함

Relaxin	• 분비: 난소
	• 기능
	  - 조산을 예방함
	  - 경관을 유연하게 하여 분만에 도움을 줌

4) 난소주기

(1) 월경시작 첫날부터 다음 월경 첫날까지를 1주기로 봄, 보통 28일이나 개인차가 있음
(2) 난소호르몬의 영향으로 이루어짐
(3) 난소의 난포가 성숙, 발달, 퇴화하는 과정으로 원시난포, 성숙난포, 황체, 백체의 과정을 주기적으로 거침

난포기	• 원시난포가 성숙하여 배란 전까지의 시기 - 출생 시 30~40만 개 원시난포가 존재함 - 사춘기 무렵, 원시난포 증식 및 발육 → 성숙난포가 되어 난소의 피질로 이동
배란기 13 14	• 다음 월경 14일 전, 가장 잘 성숙된 성숙난포가 난소표면으로 밀려 나옴 - 배란: 난자가 복강 내로 배출되는 것을 의미함 - 좌우 난소에서 교대로 배란이 일어남
황체기	• 배란 후부터 월경 직전까지의 난소의 상태 • 배란 직후 남아 있는 여포부분이 발달해 황체가 됨 - 수정되지 않은 경우: 황체 퇴화 → 백체로 변화하여 흡수되어 사라짐 - 수정된 경우: 황체는 난소에 그대로 남음 → 태반이 완성되는 12주까지 수정란의 착상 및 임신의 유지를 도움

5) 배란 시 신체적 증상과 징후 14 15 21

(1) 기초체온의 변화: 배란이 일어난 직후 기초체온이 상승함 25
(2) 자궁경관 점액의 변화(정자 통과가 용이하도록 변화함)
　① 경관점액의 양이 많아지고 맑아짐
　② 경관점액의 점성도가 저하됨
　③ 경관점액 pH가 약알칼리성으로 변화함
　④ 견사성(탄력있게 늘어나는 성질)이 증가함
　⑤ 점액을 슬라이드 글라스에 말려서 보면 분자 또는 양치모양을 관찰할 수 있음
(3) 중간 통증: 배란 과정에서의 소량 출혈이 복막을 자극 → 하복통을 경험함
(4) 호르몬 분비의 변화: 소변의 성선자극호르몬, 프레그난디올, 에스트로겐이 증가함

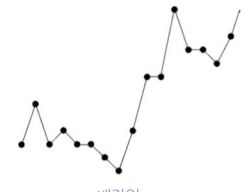
배란일

6) 월경주기(자궁내막주기)

월경기	• 월경주기 시작의 첫 5일 • 나선동맥의 혈관경련 수축 → 조직허혈 및 파열 → 기능층(조밀층, 해면층)이 떨어지고 기저층만 남음
증식기 23	• 월경주기 5~14일로 자궁내막이 비후됨 • 난포 성장으로 에스트로겐 분비 촉진, 자궁내막선의 발달, 혈관분포의 증가
분비기	• 월경주기 14~25일 • 나선동맥의 성장 및 분비물 축적 → 자궁내막이 비후됨 • 수분이 많아지고 글리코겐이 풍부 → 난자 착상에 이상적인 환경이 조성됨
월경전기(허혈기)	• 월경주기 25~28일 • 수정되지 않은 경우: 황체 퇴화함 → 에스트로겐, 프로게스테론 수치가 급격히 저하됨 → 자궁내막의 허혈로 혈관이 괴사함

7) 유방

(1) 외부구조

① 유두, 유륜, 피부로 구성됨

② 유두: 많은 혈관과 신경이 분포함 → 성적 자극에 예민한 발기성 조직임

③ 유륜(젖무리): 유륜 표면의 거칠고 작은 결절인 몽고메리샘 존재 → 임신 중에는 짙은 갈색으로 나타나며 유두를 보호함

(2) 내부구조

① 실질과 기질로 구성됨

② 실질: 샘조직을 통해 유즙의 배출을 촉진함

③ 기질: 지지조직, 지방층, 섬유성 결체조직으로 이루어짐

8) 여성생식기 건강사정

(1) 생식기 검진 시 유의사항 15 17

① 검진과 관련된 정보를 제공하고 설명함

② 프라이버시를 보호하고 편안한 환경을 조성함 예 적절한 조명기구 등

③ 검사가 용이하도록 쇄석위를 취하도록 함

④ 검사 1~2일 전 질세척 및 질좌약을 하였는지 확인함(부정확한 검사결과를 초래함)

⑤ 현재 월경 중인지 확인함(월경시기를 피하도록 함)

⑥ 검사 전, 방광을 비우도록 함(대상자의 불편감 완화를 위함)

⑦ 진찰자의 손과 질경을 따뜻하게 하여 시행함(대상자의 불편감 완화를 위함)

⑧ 검사 시, 무균법에 따라 시행함

⑨ 생식기 검진 순서: 복부 사정 → 외생식기 검진 → 질경 검사 → 검사물 채취 → 양손진찰법

(2) 외생식기 검진 [20]
- ① 시진 후 촉진을 시행함
  - 시진: 장갑을 끼고 대음순을 벌린 후 외부구조 파악, 외음부의 성적 성숙유형 및 상처 등을 사정함
    - 사정부위: 음모, 음핵 크기, 음순 비후, 부종, 낭종, 스킨샘, 요도구, 열상, 궤양, 분비물 등
  - 촉진: 검지(시지)와 중지(장지)를 질 안으로 넣어 사정함
    - 사정부위: 외음부, 요도, 스킨샘, 바르톨린샘(분비물의 색깔, 냄새, 양 사정)
- ② 골반근육의 지지정도를 사정함
  - 검지와 중지를 질 안으로 넣은 후, 대상자에게 아래로 힘을 주게 하여 사정함

(3) 내생식기 검진
- ① 질경검사 [14]
  - 질 크기에 맞는 질경 삽입
  - 질구를 벌리고 외구를 사정하며 삽입
  - 질경은 닫은 상태로 질 후벽 쪽으로 45° 각도, 아래쪽 방향으로 비틀어 삽입, 질경의 날이 수평이 되도록 회전시킴
  - 질경이 완전히 삽입되면 경부가 보이도록 질경을 벌리고 고정함
- ② 양손진찰법 [13]
  - 양 손으로 촉진하여 사정하는 방법
    - 한 손의 검지와 중지: 질강, 다른 한손: 치골결합과 제와사이의 복부에 놓음
    - 자궁 크기, 압통, 종양 여부, 질, 경관, 자궁, 난관, 난소, 직장 등을 사정함
- ③ 직장-질 검사 [13]
  - 윤활제를 바른 후 검지는 질강에, 중지는 항문에 넣고 밑으로 힘을 주게 하여 검사함
  - 자궁 경부 후면의 크기, 표면 특성, 이동성, 직장과 질 누공, 자궁 후굴 등을 사정함
- ④ 항문검진
  - 골반의 질병을 평가하기 위해 시행함
  - 검진 전 항문주위를 문지름(항문조임근을 이완시키기 위함)
  - 질, 직장벽의 종양, 폴립, 손상, 누공 등을 확인할 수 있음
  - 성경험을 갖고 있지 않은 여성 대상자의 경우 처녀막 보호를 위해 항문검진을 시행함
- ⑤ Pap smear 검사 [14]
  - 자궁경부암 진단을 위해 시행하는 검사
  - 검사 1~2일 전 질 세척, 질 좌약, 성교를 제한해야 함
  - 면봉으로 경부 분비물을 채취하여 검사함

(4) 유방검진 [15] [17]
- ① 유방검진의 시기 [17]
  - 월경 끝나고 1주일 내 시행함
  - 폐경 혹은 월경이 불규칙한 경우에는 매달 일정한 날을 정해 시행함

② 유방검진의 절차
- 시진
  - 상의를 벗기고 앉힌 상태에서 팔을 양 옆으로 내린 후 사정함
  - 시진 내용
    ㉠ 유방의 크기, 모양, 대칭성
    ㉡ 유방의 색, 피부표면, 함몰, 위축 유무
    ㉢ 유두의 분비물, 유두 종양
    ㉣ 목과 액와부의 종창, 발적 등
- 촉진
  - 누운 상태에서 검사하는 쪽의 어깨에 베개를 받침
  - 검사하는 쪽의 팔을 머리 위로 올리도록 하고 촉진하여 사정함
  - 촉진 내용 [15]
    ㉠ 유방 밑 → 유방 주위(바깥쪽 → 안쪽 방향으로 촉진)→ 유륜 순서로 체계적으로 검사함
    ㉡ 유방근육의 경도와 신축성, 유방 병변 및 압통
    ㉢ 유두의 탄력성, 분비물 등
- 유방자가검진
  - 본인 스스로 유방을 주기적으로 검진함으로써 유방암을 조기에 발견할 수 있게 함

2장 | 생애전환기 여성

1 월경 간호

1) 월경의 정의 및 특징 [17]

(1) 난자의 수정이 이루어지지 않아 자궁내막이 저절로 탈락하며 혈액과 함께 배출되는 것을 의미함
(2) 생리적인 반응으로 개인에 따라 차이가 있음

2) 월경장애

(1) 무월경
  ① 생리적 무월경 [20] [23]
    • 정상적인 무월경의 상태를 의미함 [예] 임신, 수유, 초경 전, 자연폐경 이후
  ② 병리적 무월경
    • 원발성 무월경 [21] [24]
      - 이차 성징 없이 만 14세까지 초경이 없는 경우
      - 이차 성징과 관계없이 만 16세가 되었어도 초경이 없는 경우
      - 원발성 무월경의 원인: 난소부전증, 해부학적 기형, 염색체 이상 등

- 속발성 무월경
  - 월경이 있었던 여성이 정상적인 월경 주기를 연속해서 3회 이상 건너뛰는 경우
  - 월경이 있었던 여성이 6개월 이상 월경을 하지 않는 경우
③ 무월경의 중재 [19] [22]
- 우선적으로 임신 가능성을 확인함 → 융모생식샘자극호르몬 검사 시행
- 원인 규명을 위해 여러 신체검사와 임상검사를 시행함 → 원인에 따른 치료 시행

(2) 월경전 증후군(PMS) [15] [17] [18]
① 월경전 증후군의 정의 [15]
- 일상적인 활동을 방해할 정도로 신체적, 정서적, 행동적으로 복합된 증상들이 나타나는 것
- 월경 전 2~10일 경 발생, 월경 시작 직전 혹은 월경 직후 사라짐
② 월경전 증후군의 증상
- 신체적: 피로, 두통, 요통, 유방통, 소화불량, 손과 발이 부음, 근육통 등
- 정서적: 안절부절못함, 불안, 예민, 긴장, 초조, 우울증 등
- 행동적: 자제력 상실, 큰 소리를 침, 싸움을 유발함 등
③ 월경전 증후군의 중재 [17] [21] [23] [24]
- 스트레스를 감소하며 식습관을 변화시킴
  - 카페인의 섭취를 줄이고 자극적인 음식 섭취를 제한함
  - 비타민, 칼슘, 마그네슘과 같은 미네랄을 보충하고 저염식이를 권장함
- 규칙적이고 적절한 운동을 권장함
- 월경일지를 통해 증상을 관리하도록 함
- 해결할 수 있는 문제임을 인식하도록 도움
- 심할 경우, 경구피임약 등의 호르몬 치료 및 정신과적 상담이 필요할 수 있음

(3) 비정상 자궁출혈
① 비정상 자궁출혈의 정의: 정상적인 생리주기에서 벗어난 비정상적인 출혈
② 비정상 자궁출혈의 종류: 월경과다, 월경과소, 부정자궁출혈, 기능성 자궁출혈 등
- 기능성 자궁출혈의 원인
  - 질의 해부학적 병변이나 문제 없이 자궁내막주기의 변화로 출혈이 발생함
  - 대개 난소의 기능 이상 혹은 무배란과 관련되어 발생함

(4) 월경통(월경곤란증)

분류	일차월경통(원발성 월경곤란증)	이차월경통(속발성 월경곤란증)
정의	• 골반의 기질적 병변 없이 월경곤란이 발생함	• 기질적인 원인으로 월경곤란이 발생함
발병시기	• 초경 후 6~12개월 이내 발병	• 초경 후 수년이 경과한 후 발병
원인 13 19	• 프로스타글란딘의 과도한 증가: 자궁평활근이 수축하면서 통증을 유발함 • 자궁협부의 장애: 월경혈 유출 장애 • 자궁내막동맥의 경련: 자궁근 경련 유발 • 정신적 요인: 불안, 예민, 초조 등	• 기질적인 골반 내 질환 • 자궁근종, 자궁내막증, 자궁내막증식증 • 골반염증성 질환, 선천성 기형 • 자궁내 피임장치 등
증상	• 오심, 구토, 설사, 식욕부진, 두통, 현기증, 피로, 신경과민 • 경련성/발작적 통증, 하복부 중압감 • 하복부에서 요추 또는 대퇴로 통증이 방사되기도함	
간호 17 18 20 25	• NSAIDs(프로스타글란딘 생성 억제), 경구피임제 사용 • 월경생리에 대한 지식 제공 • 적당한 운동 및 수면, 금연 • 스트레스 관리 및 안정 • 온열요법, 식습관조절(저지방식이, 채식 위주의 식사, 비타민제제 섭취)	• 원인에 따른 치료

2 폐(완)경 간호

1) 갱년기

(1) 갱년기의 정의: 난소기능의 쇠퇴로 호르몬 분비가 급격히 감소되어 내분비 변화가 오는 시기부터 완전 폐경 후 안정될 때까지의 기간을 의미함

(2) 갱년기의 심리·사회적 변화
   ① 기억력/집중력/판단력의 저하
   ② 역할상실로 인한 우울, 불면, 소외감, 의욕상실, 불면증 등

2) 폐경

(1) 정의: 월경이 자연적으로 정지되어 무월경이 1년 이상 경과한 경우를 의미함

(2) 종류
   ① 생리적 폐경: 50세 전후에 폐경이 되는 것, 자연적으로 난소의 기능이 쇠퇴하면서 일어나는 폐경
   ② 조기 폐경: 40세 이전에 폐경이 되는 것

(3) 폐경의 이행과정
① 호르몬과 월경의 변화 [14] [21] [22]

폐경전기	• 난소의 크기/무게/난포의 수 감소, 에스트로겐/인히빈 분비 저하 • 에스트로겐의 시상하부에 대한 음성 되먹임 기전을 약화시킴 • FSH 분비 증가 [25] → 난포의 성숙 촉진 → 월경주기가 단축됨 (23~25일)
주폐경기	• 비정상적인 난포성숙으로 배란성과 무배란성 월경을 함(기능장애 자궁출혈 발생) [25] • 난포 소실 가속화, LH의 상승파동 소실, FSH 분비 증가 • 배란 중단 또는 불규칙, 월경주기가 불규칙함 (21일 이하 혹은 45일 이상의 월경주기)
폐경후기	• 배란이 완전히 중단된 시기로 LH 분비가 증가함 • 최종 월경 후 1년간 월경이 없을 때, 완전한 폐경으로 간주함

② 계통별 변화 [20]
- 심혈관계의 변화 [20]
  - 에스트로겐의 결핍으로 혈중 지질과 지질단백이 변화함 → HDL 감소, LDL 증가 → 관상동맥 질환, 심혈관성 고혈압 등의 위험성이 증가함
- 자율신경계의 변화
  - 자율신경계의 불안정 → 모세혈관의 수축과 이완의 장애가 발생함(갱년기 초기)
  - 안면홍조(가장 흔한 증상) [15] [19]: 에스트로겐의 감소로 모세혈관이 확장됨 → 가슴 상부와 목이 갑자기 달아오르는 느낌을 받음 → 얼굴, 머리, 팔로 퍼지면서 발한을 경험함
- 골관절계의 변화 [13]
  - 에스트로겐 결핍으로 골형성 억제, 골흡수 촉진 → 골소실 가속화, 골밀도 저하가 발생함 [17]
  - 골다공증, 골절, 관절염 등의 위험성이 증가함
  - 골다공증 위험인자 [20]

• 나이, 여성, 폐경, 노화, 가족력
• 낮은 골량, 마른 체격, 작은 체격, 저체중, 위장관 장애
• 흡연, 적은 운동량, 칼슘 섭취부족, 과도한 음주/카페인 섭취 등
• 에스트로겐 결핍, 비타민D 결핍, 스테로이드/안정제/갑상샘 약물 복용 등

  - 골다공증에 좋은 음식: 우유, 치즈, 요구르트, 미역, 김, 녹황색 채소, 생선, 멸치 등
- 비뇨생식기계의 변화 [13] [15]
  - 에스트로겐의 결핍으로 질 및 요도 점막이 쇠퇴하고 pH가 변화 → 질감염, 요도감염의 위험성이 증가함
  - 요실금, 위축성 질염, 빈뇨, 성교통, 배뇨시 작열감 및 소양감, 자궁탈출의 위험이 증가함

3) 갱년기 및 폐경기 여성의 건강관리 13 16 18

- 갱년기 및 폐경에 대한 정보를 제공하고 지지체계를 구축함
- 건강한 생활습관을 형성할 수 있도록 도움
- 적정한 운동과 휴식
  - 케겔운동(긴장성 요실금을 예방할 수 있음)
  - 규칙적 운동(유산소 운동 중 저충격 운동 → 심폐기능 유지 및 관절통을 완화함)
- 영양섭취 교육 13
  - 식물성 에스트로겐(콩, 두부 등) 및 칼슘과 비타민의 섭취를 격려함
  - 지방섭취를 제한함
- 성생활 교육
  - 질위축으로 인한 성교통이 있을 수 있음 → 젤리 사용에 대해 설명함
  - 폐경중에도 배란 가능성이 있음 → 최종 월경 후 12개월까지는 피임하도록 교육함
- 호르몬 대체요법 16
  - 에스트로겐을 보충하여 폐경증상을 완화함
  - 금기증: 임신, 뇌졸중, 심근경색증, 간질환, 유방암, 자궁내막암, 혈전성 정맥염, 원인을 알 수 없는 질출혈 등
- 정서적 지지를 제공함

3장 | 생식기 건강문제 여성

1 생식기 종양 간호

1) 자궁경부암 15 16

(1) 자궁경부암의 정의: 자궁경부에 발생하는 악성종양을 의미함(우리나라 여성에게 발생하는 종양 중 1위)

(2) 자궁경부암의 원인 13 15 16 18 24
  ① 기혼여성, 다산부인 경우
  ② 첫 성교 연령이 낮을수록, 성 파트너가 많을수록 발생률이 높음
  ③ 포경수술을 하지 않거나 음경이 청결하지 못한 남성과 성교를 한 경우
  ④ 성전파성 질환에 감염된 경우
  ⑤ 인유두종 바이러스에 감염된 경우 24
  ⑥ 만성 자궁경부염이 진전하여 자궁경부암이 될 수 있음
    참고 만성 자궁경부염의 치료: 원인균에 맞는 약물치료, 냉동요법(염증조직을 냉각, 괴사시켜 새로운 상피 재생을 유도함) 25
  ⑦ 낮은 사회경제적, 교육수준을 갖고 있는 경우

(3) 자궁경부암의 호발부위: 편평원주상피세포 접합부

(4) 자궁경부암의 증상
　① 초기증상에는 출혈, 비정상적 분비물(담홍색 및 핏빛 분비물)이 나타남
　② 암이 상당히 진행되면 통증, 전신증상(식욕부진, 체중감소, 빈혈), 직장 침윤(변비, 직장이급후증, 직장출혈), 국소림프절 침범(하지부종 및 통증, 서혜부 통증) 등이 나타남
　③ 말기증상에는 요추천골통, 편측성 림프샘 부종, 요관폐쇄증의 3대 증상이 나타남
　　참고 자궁경부암 0기: 자궁경부 상피내암(Tis)을 의미함 [25]

(5) 자궁경부암의 진단검사

세포진검사 [19] [22] (Pap smear, 파파니콜로검사)	• 편평원주상피세포 접합부, 후질원개, 자궁경부 내부에서 세포를 채취하여 슬라이드에 도말 후, 세포형태를 관찰하는 검사방법 • 비침습적이며 조기발견을 위한 가장 신속한 방법임 • 주의사항 [20] 　- 검사 1~2일 전 질세척 및 성교를 하지 않아야 함 　- 생리 중에는 검사를 피함 • 검사 결과 분류 　- Class Ⅰ: 정상 　- Class Ⅱ: 염증으로 이상세포 관찰되나, 암세포는 없음 　- Class Ⅲ: 암세포가 의심되는 세포학적 이형성증 관찰됨 　- Class Ⅳ: 강하게 암세포가 의심되는 세포학적 이형성증 관찰됨 　- Class Ⅴ: 암세포가 확실함
쉴러검사 (Schiller test)	• 조직생검 전, 병소부위를 확인하기 위해 시행함 • 자궁경부에 요오드 용액을 묻혀 색의 변화를 사정함 　- 정상세포는 글리코겐을 함유하므로 요오드 용액에 반응함 　- 정상세포는 적갈색으로, 암세포는 노란색으로 변함 　- 노란색으로 변한 부위(암세포 부위)에서 조직생검을 시행함
질확대경검사 [16]	• 의심되는 부위를 직접 관찰함 • 자궁경부의 이상소견 및 정도, 범위를 확인할 수 있음 • 세포진 검사와 병행하여 시행함
조직검사	• 자궁경부조직의 일부를 떼 내어 검사함 　- 자궁경부암의 확진을 위해 시행함
원추절제술 [23]	• 자궁경부의 일부를 절제하는 것으로 진단과 치료의 목적으로 시행함 • 비교적 수술이 간편하며, 통증과 부작용이 적음

(6) 자궁경부암의 치료
　① 방사선요법(자궁강내 조사, 골반외부 조사)
　② 항암화학요법
　③ 보존적요법(루프환상절제술, CO_2레이저요법, 전기소작, 냉동요법, 원추절제술, 자궁경부절단술)

④ 수술요법(전자궁절제술, 광범위근치자궁절제술)
- 수술의 종류
  - 전자궁절제술(자궁 체부/경부 모두 절제), 전자궁절제술과 한쪽 난소난관절제술(자궁, 한쪽 난관 / 난소 절제)
    → 에스트로겐 분비됨(폐경 증상 없음), 월경없음, 임신불가능 [21] [24]
  - 전자궁절제술과 양쪽 난소난관절제술(자궁, 양쪽 난관/난소 모두 절제)
    → 에스트로겐 분비되지 않음, 월경없음, 임신불가능, 폐경증상 발현 [25]
  - 근치자궁절제술(자궁, 양쪽 난관/난소 절제, 질의 일부, 자궁 주위 림프절과 인대까지 모두 절제)
    → 에스트로겐 분비되지 않음, 월경없음, 임신불가능, 폐경증상 발현, 절제범위에 따라 다양한 변화가 나타남
  - 복강경을 이용한 자궁절제술(복강경을 삽입하여 질식 자궁절제술을 하는 방법으로 시야를 넓히기 위해 복강 내 CO_2 가스를 주입하게 됨)
    → 가스로 인한 복부팽만, 불편감 등의 사정이 필요함 [19]
- 자궁절제술 대상자의 교육 [20]
  - 수술의 목적, 장점, 위험성, 필요성 등을 설명함
  - 수술 후 나타날 신체변화 및 기대결과 등에 대해 설명함
  - 기침 및 심호흡 등 일반적인 수술 내용을 교육함
  - 수술 후 출혈 정도를 주의 깊게 관찰함

2) 자궁근종
(1) 자궁근종의 정의: 자궁근육조직 일부가 이상 발육하여 딱딱한 덩어리가 되는 것으로 가장 흔한 양성종양 중 하나에 해당함
(2) 자궁근종의 원인: 에스트로겐 자극에 비정상적인 반응을 보이며 발생함 → 폐경 후 자연히 소실됨
(3) 자궁근종의 종류
  ① 점막하근종: 자궁내막 바로 아래 위치 → 출혈, 감염의 증상이 나타남
  ② 근층내근종: 자궁근층 내 위치, 가장 흔함 → 월경과다의 증상이 나타남
  ③ 장막하근종: 복막 바로 아래 위치 → 난소종양과의 감별이 필요함
(4) 자궁근종의 증상: 대부분 무증상이나 약 25%에서 이상증상이 나타남
  ① 월경과다, 월경기간이 길어짐, 월경통, 골반통
  ② 부정자궁출혈, 부정과다출혈
  ③ 빈혈
  ④ 압박으로 인한 증상
    • 방광 압박 → 빈뇨, 배뇨곤란 등
    • 직장 압박 → 변비, 배변통 등
    • 하대정맥, 장골정맥 압박 → 정맥류, 하지부종 등
  ⑤ 만성 골반통
  ⑥ 불임, 유산

(5) 자궁근종의 치료
  ① 고식적 요법: 근종의 크기가 작고 증상이 없을 경우, 6개월마다 정기검진하며 관찰함
  ② 호르몬 요법: 수술의 보조적 요법 혹은 수술 요법이 힘든 경우 시행함
  ③ 수술 요법
    • 적응증
      - 근종의 크기가 클 때(자궁이 임신 12주 이상의 크기일 때)
      - 호르몬 치료에 반응하지 않는 빈혈과 함께 보이는 비정상적 출혈
      - 통증이 심할 때(생리통, 만성 골반통, 압통)
        악성화 과정인 육종성 변성이 의심될 때(폐경 후 그기가 증가함)
    • 수술의 종류
      - 자궁절제술: 자궁체부 및 경부를 제거하는 수술, 난소는 존재하므로 폐경증상은 나타나지 않음
        예 나이가 많고 자녀가 있는 여성에게 시행
      - 자궁근종절제술: 근종만 제거하는 수술
        예 미혼, 가임기의 젊은 여성, 자궁을 보존하고자 하는 여성에게 시행

3) **자궁내막암**
  (1) 자궁내막암의 정의
    ① 자궁체부에 발생하는 암 중 가장 흔함
    ② 폐경기 여성에게 호발됨
      • 자궁근종과 자궁경부암: 주로 폐경 전 발생, 자궁내막암: 주로 폐경 이후 발생
  (2) 자궁내막암의 고위험 요인 13 23
    ① 미산부, 늦은 폐경(장기간 에스트로겐 자극을 받은 경우)
    ② 자궁내막증식증, 월경불순, 무배란성 월경에 의한 불임증 등인 경우
    ③ 비만, 고령
    ④ 가족력
    ⑤ 장기간 타목시펜 호르몬제의 사용
  (3) 자궁내막암의 증상: 비정상적인 질 출혈, 월경과다, 혈성대하, 체중감소, 성교 시 통증, 골반통, 배뇨곤란, 빈뇨, 혈뇨, 변비 등
  (4) 자궁내막암의 진단 14 : Pap smear, 소파술을 통한 검사, 초음파 검사, 확진을 위한 자궁내막 생검
  (5) 자궁내막암의 치료
    ① 전자궁적출술 및 양측 난소난관절제술
    ② 방사선요법, 항암화학요법
    ③ 호르몬 요법

4) **자궁내막 폴립** 19
  (1) 자궁내막 폴립의 정의: 자궁내막조직이 국소적으로 과도하게 증식하여 돌출된 것으로 다양한 크기로 존재함

(2) 자궁내막 폴립의 증상: 크기가 크거나 2차적인 변성(퇴행성 또는 궤양성 변화)이 없다면 무증상인 경우가 많음, 질 출혈, 월경양과 기간의 증가, 질 분비물 증가, 생리통 등
(3) 자궁내막 폴립의 치료: 자궁내막소파술

5) 난소낭종 [20] [22]
(1) 난소낭종의 정의: 난소 내부에 발생한 낭성 종양
(2) 난소낭종의 증상: 낭종이 크지 않으면 자각하지 못하는 경우가 많음, 복부 불편감, 중압감, 복통, 소화불량 등
(3) 난소낭종의 종류: 난소점액성낭종, 유피낭종(낭종 내 머리카락, 손톱, 치아, 피부, 뼈 등이 들어있음) 등
(4) 난소낭종의 치료: 낭종절제술 등 → 낭종만 절제하거나 한쪽의 난소를 제거하는 경우, 정상 배란 및 월경 가능

2 생식기 감염질환 간호

1) 질염 [13] [15] [17]

모닐리아성 질염
(칸디다성 질염)
[13] [17]
	• 원인
	  - 진균성 질염으로 candida albicans에 이환되어 발생함
	  - 위험요인: 임산부, 당뇨, 폐경 이후, 장기간 항생제 사용, 스테로이드 제제, 구강피임약 사용 등
	• 증상
	  - 치즈 같은 백색 질 분비물, 심한 소양증, 배뇨곤란, 성교통 등
	• 중재
	  - 항진균제 사용
	  - 면 속옷 사용, 꽉 끼는 옷 피함, 회음부는 앞에서 뒤로 닦음
	  - 출생 시 신생아 아구창을 유발할 수 있으므로 이에 대한 치료가 필요함

트리코모나스 질염
(편모충질염)
	• 원인
	  - 원충성 질염으로 기생충에 이환되어 발생함
	  - 위험요인: 성접촉, 공중목욕탕, 온천, 화장실 등
	• 증상
	  - 녹황색 거품과 악취나는 질 분비물, 딸기상 반점
	  - 배뇨곤란, 배뇨통, 요도 소양증, 성기의 작열감, 성교통 등
	• 중재
	  - 재발 방지를 위해 배우자도 함께 치료해야 함
	  - 성교를 피하고, 콘돔을 사용하도록 함
	  - Metronidazole(Flagyl) 투여

노인성 질염 [15]	• 원인
	  - 에스트로겐 결핍이 주된 원인임
	  - 폐경 후, 에스트로겐의 급격한 저하 → 질 점막이 얇아지고 주름이 없어짐
	    → 감염이나 외상에 취약해짐 → 위축성 질염이 발생함
	• 증상
	  - 노란색 혹은 혈액 섞인 질 분비물
	  - 심한 소양증, 화끈거림, 성교통
	• 중재 [24]
	  - 에스트로겐 대체요법을 통해 보충함
	  - 에스트로겐 질정이나 크림을 사용하도록 함

2) 자궁경관염 [22]

(1) 자궁경관염의 정의: 자궁 경관에 염증이 생기거나 균에 감염된 상태, 원인균은 대부분 세균성으로 임균이나 클라미디아 및 연쇄상구균 등에 이환됨, 질병의 경과에 따라 급성과 만성으로 구분함
(2) 자궁경관염의 증상: 진하고 끈적이는 농성 대하(특징적인 증상), 골반통, 요통, 성교통 등
(3) 자궁경관염의 치료
　① 원인균에 따른 항생제 치료
　② 만성자궁경관염의 증상이 심한 경우 냉동요법, 소작법, 원추절제술 등을 시행

3) 골반염증성 질환(PID) [13] [14]

(1) 골반염증성 질환의 정의: 질과 자궁경관(하부 생식기)을 통해 침입한 세균이 상향하여 골반 주변에 속발성으로 염증반응을 일으키는 복합적인 질환을 의미함
(2) 골반염증성 질환의 종류: 급성 골반염증성 질환, 만성 골반염증성 질환
　① 급성 골반염증성 질환
　　• 급성 골반염증성 질환의 원인 [14]
　　　- 원인균: 임균(가장 흔함), 클라미디아균, 마이코플라즈마, 화농성 균 등
　　　- 보통 성병에 의해 감염, 산후감염, 자궁내 장치, 소파술
　　• 급성 골반염증성 질환의 종류
　　　- 급성 자궁내막염(월경 후 자연스럽게 완화됨)
　　　- 급성 난관염(불임, 자궁 외 임신 등 유발함), 급성 난관난소염
　　• 급성 골반염증성 질환의 증상
　　　- 무증상인 경우 많음
　　　- 복부 통증, 골반 압통, 농성의 질 분비물
　　　- 백혈구 증가, 고열(38°C 이상)
　　　- 오한, 오심, 구토, 허약감
　　　- 비뇨기계 감염 증상

- 급성 골반염증성 질환의 진단
  - 임상증상 및 간호력
  - 초음파, 복강경 검사
  - 질 분비물 도말 및 배양검사
  - 골반부위 촉진(압통, 농양 등)
  - 혈액검사(CBC, ESR, WBC 등)
- 급성 골반염증성 질환의 중재 15 16 17 19 23
  - 항생제 투여 16
  - 농양이 있는 경우 절개/배농 시행함
  - 반좌위 등 상체를 올려 주어 분비물 배설을 촉진함 15 17
  - 적절한 수분 공급, 진통제, 침상안정
  - 안전한 성생활
② 만성 골반염증성 질환
- 만성 골반염증성 질환의 원인
  - 급성 골반염의 만성적인 감염으로 유발됨
  - 자궁, 난관, 난소, 복막을 포함하여 골반유착, 난관유착 등이 나타남
- 만성 골반염증성 질환의 증상
  - 급성 골반염증성 질환의 재발과 악화의 반복

4) 골반결핵

(1) 골반결핵의 정의

결핵균에 의해 생식기와 그 주위의 골반강에 발생하는 여성 생식기 결핵을 의미함

(2) 골반결핵의 원인

① 1차적인 폐결핵을 시작으로 혈액을 따라 전파되어 발생함

② 결핵성 부고환염을 가진 배우자와의 성관계를 통해 전파됨

(3) 골반결핵의 증상

① 혈액 섞인 물 같은 분비물이 지속적으로 배출됨

② 월경불순, 하복부 복통

③ 불임, 자궁 외 임신

④ 대개 난관으로 전파되어 난관결핵(90~100%)을 유발함 → 복막염의 합병증을 유발할 수 있음

(4) 골반결핵의 치료

① 항결핵요법을 실시함

예 항결핵약물: 스트렙토마이신, 아이소나이아지드(INH), PAS, 리팜핀, 에탐부톨 등

② 필요 시 자궁 및 양측 부속기 절제술을 시행하기도 함

3 성전파성질환 간호

1) 임질
(1) 임질의 원인: 임균에 감염된 대상자와의 성접촉에 의함
(2) 임질의 증상
 ① 무증상인 경우도 많음
 ② 다량의 화농성 황록색 질 분비물
 ③ 배뇨곤란, 발적, 부종, 소양증
(3) 임질의 중재
 ① 항생제를 투여함
  • 내성이 발생할 수 있으므로 치료가 끝날 때까지 약물을 복용하도록 교육함
   예) penicillin, erythromycin
 ② 성 상대자와 함께 치료받아야 함
 ③ 치료기간 중 성교를 금지함

2) 매독 14 15
(1) 매독의 원인: 매독에 감염된 대상자와의 성접촉, 태반을 통한 선천성 매독, 혈액을 통한 감염, 감염자의 개방상처를 통한 감염 등
(2) 매독의 원인 임상적 단계

단계	특징
1기 매독 (경성하감=굳은궤양)	• 감염 후 10일~3개월의 잠복기를 지난 후 증상이 발현됨 • 경성하감(단단하고 무통성인 결절), 무통성 궤양, 림프절 비대 → 수 주후, 자연히 증상이 없어짐
2기 매독 (편평콘딜로마)	• 감염 후 6주~6개월 후 발생함 • 편평콘딜로마, 림프절 종대, 식욕부진, 열, 두통, 근육통, 전신권태, 피로 등
잠복 매독	• 1기 매독, 2기 매독의 치료가 되지 않을 경우 2/3가 잠복매독으로 진행함
3기 매독 (고무종)	• 10~20년 정도의 잠복기를 지나 3기 매독이 발현됨 • 주요 장기를 침범하고 손상시킴 • 고무종매독, 심혈관매독, 신경매독의 증상을 나타냄 - 고무종매독: 다양한 크기의 고무종이 피부, 뼈, 간 등을 손상시킴 - 심혈관매독: 동맥에 영향을 미쳐 동맥염, 관상동맥협착 등이 나타남 - 신경매독: 중추신경계의 감염으로 급성 뇌막염, 마비, 척수매독 등이 나타남

(3) 매독의 중재
 ① 항생제(penicillin)를 투여함 25
  • penicillin에 부작용이 있는 경우 → terramycin, 기타 항생제를 투여함

② 배우자와 함께 동시에 치료를 받아야 함
③ 신생아의 선천성 매독을 예방하기 위해 임부는 가능한 16주 이내에 치료받아야 함 14 24
 참고 임신 중 확진받는다면 확진되는 즉시 치료를 시작해야 함
④ 24개월 후에 추적검사를 시행해야 하며 추후 행해지는 검사의 중요성을 교육함

3) 인유두종 바이러스 감염(HPV) 18
 (1) 인유두종 바이러스 감염의 정의: 인유두종 바이러스에 의한 감염을 의미함
 (2) 인유두종 바이러스 감염의 원인: 피부와 점막의 접촉에 의해 감염됨, 성접촉에 의한 감염이 많음
 (3) 인유두종 바이러스 감염의 증상
  ① 첨형 콘딜로마와 같은 생식기 사마귀를 나타냄 21
  ② 정상 세포들을 변형시켜 암을 유발함 예 자궁경부암 등 24
 (4) 인유두종 바이러스 감염의 치료
  ① 신체 내 면역체계에 의해 자연적으로 제거되는 경우가 많음
  ② 세포 변이가 일어난 경우 레이저 치료 및 수술적 제거 등을 시행함
   참고 바이러스에 대항하는 치료제는 없음
 (5) 인유두종 바이러스 감염의 예방: 자궁경부암 백신 접종(인유두종 바이러스에 대항할 수 있는 항체를 생성하여 감염을 예방함)

4 자궁내막질환 간호

1) 자궁내막증 16 18 21 22 25
 (1) 자궁내막증의 정의: 자궁 내 존재해야 할 자궁내막 조직이 자궁강 이외의 부분에 존재하는 것을 의미함(난소에 가장 많이 발생함) 25
 (2) 자궁내막증의 증상 21 22 : 월경곤란증, 심한 월경통, 하복부 통증, 성교통, 골반통, 비정상적 자궁출혈, 불임 등
 (3) 자궁내막증의 중재
  ① 약물요법: 호르몬 요법, NSAIDs 등
  ② 수술요법: 비정상적 부위를 절제 혹은 소작, 심한 경우 근치적 수술(자궁적출술, 난소적출술) 등

2) 자궁내막증식증
 (1) 자궁내막증식증의 정의: 자궁내막의 분비샘 및 조직의 비정상적인 증식을 의미함
 (2) 자궁내막증식증의 증상: 비정상적인 질 출혈, 하복부 통증 등
 (3) 자궁내막증식증의 중재
  ① 약물요법: 호르몬 요법 19 23
  ② 수술요법: 자궁적출술

3) 자궁샘근육증(자궁선근증) 14 17 24

(1) 자궁샘근육증의 정의: 자궁내막선, 간질 등이 자궁내막조직에 증식하여 자궁이 커지는 것을 의미함
(2) 자궁샘근육증의 증상
    ① 무증상인 경우도 많음
    ② 빈혈을 동반한 월경과다, 월경곤란증, 성교통, 복부통증, 배변곤란증 등
(3) 자궁샘근육증의 진단
    ① 월경과다 또는 월경통이 심하면서 내진 시 자궁이 커져 있음
    ② 내진, 초음파, MRI를 통해 간접적으로 진단 → 자궁내막의 조직검사를 통해 확진함
(4) 자궁샘근육증의 중재
    ① 약물요법: 호르몬요법
    ② 수술요법: 자궁적출술

5 생식기 구조이상 간호

1) 자궁의 위치 13

(1) 자궁전방전위: 대개 치료가 필요하지 않음
(2) 자궁후방전위: 심한 요통을 경험함 → 중재: 슬흉위 취하기, 페서리 사용, 수술요법 등

2) 자궁탈출 17 20 22 24 25

(1) 자궁탈출의 정의 17: 자궁이 본래 위치에서 벗어나 질구 쪽으로 탈출되어 나온 상태를 의미함
    참고 골반장기탈출증: 자궁, 방광, 직장 등 골반 내 장기가 질구 쪽으로 나온 상태를 포괄적으로 의미함
(2) 자궁탈출의 원인: 고령, 다산부, 분만으로 인한 손상, 종양, 복수, 생식기 감염 등
(3) 자궁탈출의 증상 22
    ① 하복부 중압감, 요통, 기립 및 보행 시 성기 하수감
    ② 요실금, 빈뇨, 변비, 배뇨곤란 등
    ③ 탈출 정도에 따라 0~4기로 분류함
        • 0기: 자궁탈출이 없는 상태
        • 1기: 자궁경부가 질강 내 쳐져 있는 상태
        • 2기: 자궁경부가 질구 수준까지 내려온 상태
        • 3기: 자궁경부가 질구 이하 수준까지 내려와 노출된 상태
        • 4기: 완전히 자궁이 탈출된 상태
(4) 자궁탈출의 진단: 시진 또는 복압을 주어 자궁경부가 질구 쪽으로 돌출되는 것을 촉진하여 진단함 13
(5) 자궁탈출의 중재 20
    ① 대증요법: 케겔운동 권장 24 25
    ② 보존요법: 페서리 사용
    ③ 수술요법: 질식자궁절제술, 전질벽/후질벽 협축술, 질폐쇄술

3) 생식기 누공

- (1) 생식기 누공의 정의: 생식기와 비뇨기 혹은 생식기와 대장 사이에 생긴 비정상적인 통로로 인해 분비물이 새나오는 상태를 의미함
- (2) 생식기 누공의 유형: 방광질누공, 요도질누공, 직장질누공 등
- (3) 생식기 누공의 증상: 질을 통해 소변이나 분변 누출, 누출된 분비물로 인한 증상(소양증, 작열감, 염증 등), 요실금 등
- (4) 생식기 누공의 중재 [19]
    - ① 유치도뇨관 삽입, 수분 제한, 항생제 투여
    - ② 필요한 경우, 복원수술(자연적으로 막히기도 함)

6 난(불)임 여성 간호

1) 난임

- (1) 난임의 정의: 정상적인 부부관계를 했음에도 불구하고 1년 동안 임신이 되지 않을 때를 의미함
- (2) 난임의 사정
    - ① 난임 사정 시 주의사항
        - 부부가 함께 검사를 시행함
        - 남성난임 검사(정액검사)를 먼저 시행함(시간적, 경제적으로 효율적임) [17]
    - ② 난임 사정 방법
        - 정액검사 [16]
            - 남성의 정액을 채취함 → 정자의 이상여부를 확인함(정액의 양/색/점도, 정자 수/운동성 등)
            - 정액검사를 위해 2~3일간 금욕해야 함(2~4주 간격으로 2회 실시함)
            - 자위를 통해 정액을 채취하게 됨
            - 정액검사의 정상치(2021 WHO 가이드라인) [19]

정액검사 항목	정상치
정액량	1.5ml 이상
정자수(ml 당)	1500만 개 이상
총 정자수	3900만 개 이상
정자 운동성	40% 이상
정자 전진운동성	32% 이상
정상 형태의 정자	4% 이상
살아있는 정자수	58% 이상
백혈구(ml 당)	100만 개 이하
pH	7.2~8.0

참고 정상치는 하위 5%에 대한 값으로 평균을 의미하는 것이 아님
정상형태: 엄격한 기준의 정상형태의 정자를 의미함

- 기초체온검사 [18] [21]
  - 배란여부 확인, 황체 기능 사정, 자궁내막 검사 시기를 결정하기 위함
  - 배란이 일어난 직후 기초체온이 상승함
- 경관점액검사 [16] [20]
  - 배란기에 점액의 상태가 임신에 적합한지 파악하기 위함
  - 경관점액검사, 성교 후 검사로 나누어짐
  - 배란기 점액의 정상상태
- 점액 양상: 물같이 맑고 투명함
- 점액 견사성: 8~10cm로 증가함, 현미경 상 양치엽상이 뚜렷함
  - Rubin's test
    - 난관의 개방성 여부를 확인하기 위함
    - 배뇨 후 쇄석위 상태에서 질경을 삽입함 → CO_2 가스를 주입하여 가스가 자궁, 난관, 복강 내로 통하는지 확인함 → 대상자를 앉히면 CO_2 가스가 횡격막 신경을 눌러 대상자는 견갑통을 느낌 → 적어도 한쪽 난관은 개통성이 유지됨을 의미함
  - 자궁난관조영술 [22] [24]
    - 질을 통해 자궁 내로 조영제를 주입한 후, 방사선 촬영을 시행함
    - 자궁과 난관의 크기, 모양, 유착, 난관 개방 여부 등을 관찰함
    - 월경 직후~배란 전(월경 후 2~5일)에 검사를 시행함 [15] [24]
  - 자궁내막생검
    - 자궁체부 내막의 조직을 떼어내어 시행하는 조직검사
    - 수정란의 착상부위, 황체기에 황체호르몬의 영향, 배란 여부 등을 평가하기 위함
    - 월경주기 중 황체기에 검사를 시행함(월경 2~3일 전) [25]
  - 성교후 검사 [23]
    - 정자의 경관점액 통과를 위한 운동성 및 침투력을 확인하기 위함
    - 성교 후 여성의 경관점액을 채취하여 경관점액 내 정자를 사정함
    - 배란 예정 1~2일 전에 시행함(검사 전 질세척 등 금지)

4장 | 임신기 여성

1 정상임신 간호

1) 태아의 발달

(1) 태아의 발달과정: 배아전기(수정란기) → 배아기 → 태아기

(2) 수정과 착상

① 수정
- 수정의 정의: 난세포와 정세포의 핵이 만나 결합하는 과정
- 수정 발생의 과정
  - 난자 이동
    ㉠ 섬모운동, 연동운동, 난관수축운동에 의해 난관팽대부(난관의 바깥쪽 1/3 지점)로 이동함
    ㉡ 난자의 수명: 24시간
  - 정자 이동
    ㉠ 사정 후 4~6시간에 정자가 운동하여 나팔관에 도달함
    ㉡ 정자의 수명: 72시간
  - 수정
    ㉠ 대개 난관팽대부에서 수정이 이루어짐
    ㉡ 수정이 되면 접합자를 형성함(44XX 또는 44XY)
    ㉢ 수정란은 섬모운동, 연동운동, 난관수축운동에 의해 자궁강으로 이동함
- 수정란의 발달: 수정된 후 '접합자 → 상실배 → 배포'의 세포분열과정을 겪게 됨

② 착상
- 착상의 정의 15 22: 수정된 배아가 자궁내막에 붙어 침입하면서 자궁내막에 덮일 정도로 파고 들어가는 것, 태아가 모체로부터 산소 및 영양분을 받을 수 있는 상태를 의미함
- 착상 발생시기: 수정 후 7~8일(착상혈이 보일 수 있음)

(3) 배아의 발달 17

① 발달
- 수정 후 3주부터 초기배엽이 형성됨(외배엽, 중배엽, 내배엽)
- 수정 후 2~8주 정도가 되면 주요 기관이 발달하고 외형적 구조가 완성됨

② 난황낭
- 자궁태반 간 순환이 이루어질 때까지 배아에게 영양을 공급함
- 간이 조혈기능을 갖출 때까지 혈구와 혈장을 만듦
- 난황낭의 일부는 소화계 형성에 사용됨

(4) 태아부속물

① 태반
- 태반의 발달 14
  - 12주 경 태반 완성, 20주까지 발달함
  - 모체측의 기저탈락막과 번생융모막이 합쳐져 형성됨

- 태반의 크기와 기능 14
  - 15~20개의 태반엽으로 구성(암적색, 불규칙함)
  - 호흡기능, 면역기능(항체 전달), 영양 공급기능, 노폐물 배설기능, 내분비기능(태반호르몬 작용)
  - 태반호르몬의 종류
- 융모성선자극호르몬(HCG) 15
  - 황체에서 임신 유지에 필요한 에스트로겐과 프로게스테론을 분비함(임신 12주까지)
  - 호르몬의 수치 증가 → 임신 반응 검사 양성(+)
- 태반락토겐(HPL)
  - 모체의 인슐린에 대한 저항 증가 → 태반을 통한 당의 이동 촉진 → 태아성장에 필요한 영양을 공급함
- 에스트로겐
  - 자궁증대 및 임신유지의 기능을 함
  - 에스트리올 측정 → 태반기능 및 태아상태 파악 가능
- 프로게스테론 14
  - 자궁수축 억제, 자궁내막 유지 → 임신유지의 기능을 함

② 제대 14
- 제대의 구조: 2개의 동맥, 1개의 정맥
  - 제대동맥: 혈관 내 이산화탄소가 많음, 제대정맥: 혈관 내 산소가 많음
- 제대의 기능: 태아와 태반을 연결함
- 와튼젤리(Wharton's jelly): 점액성 결합조직으로 제대혈관의 압박을 방지 → 완충역할을 함

③ 양수
- 양수의 생성: 처음에는 모체의 혈액 → 나중에는 태아의 소변에서 생성됨
- 양수의 기능 16 24
  - 외부로부터 태아를 보호함
  - 노폐물 저장고, 구강액의 근원, 체온 유지
  - 태아의 근골격계 발달 및 성장과 발육을 도움
  - 자궁 개대를 도움, 분만 진행을 촉진함
- 양수량: 600~1200cc
  - 양수과소증: 양수 500cc 이하, 양수지수 5 이하(관련 질환: 태아의 신장 이상, 요로폐쇄증 등) 16
  - 양수과다증: 양수 2,000cc 이상, 양수지수 24 이상(관련 질환: 태아의 위장계 이상, 식도폐쇄증 등)

(5) 태아의 혈액순환
① 태반을 통해 산소와 영양분을 공급받음
② 태아기 순환의 특성
- 난원공: 우심방 - 좌심방 사이 위치
- 정맥관: 제대정맥 - 하대정맥 사이 위치
- 동맥관: 폐동맥 - 대동맥 사이 위치

(6) 태아의 주요 발달 양상

임신 주수	주요 발달 양상
4주	• 심장: 가장 먼저 발달되기 시작 • 신경관 형성 후 중추신경계로 분화
6주	• 간: 조혈기능 시작
8주	• 고환과 난소의 구분 가능 • 외생식기: 구분 불가능
12주 [20]	• 심장박동: 도플러 이용하여 청진 가능 • 외생식기: 구분됨, 성별 구별 가능 • 골수, 흉선, 비장, 림프절에서 혈액 생성 • 신장: 소변 생성 → 16주: 소변의 배설로 양수량 증가함 • 담즙: 배출 시작 • 손톱, 발톱 생성
16주	• 비장: 혈액 활발하게 생성 • 폐: 탄력섬유 생성 • 난자: 난자발생과정 시작 • 두피: 머리카락 형성, 지문 형성 • 장: 태변 존재 • 근육의 움직임: 확인 가능
20주 [19]	• 태동: 처음으로 느낄 수 있음 • 췌장: 인슐린 생성
24주	• lecithin: 양수에 나타나기 시작
28주	• lecithin: 폐포 표면에 형성 → 출생 시 생존 가능 • 고환: 음낭으로 하강 • 흡철 반사(빨기 반사) 보임
30~31주	• 피부: 분홍색, 매끈함 • 모체의 소리: 인식
36~40주	• 36주: L/S 비율 = 2:1 → 폐성숙을 의미함 [15] - L/S 비율의 부족은 호흡곤란증후군을 발생시킴 • IgG: 모체에서 태아에게 전달 • 태지: 거의 없음, 솜털 소실 • 고환: 음낭 내 위치

2) 임부 생리

(1) 임신에 따른 모성의 신체변화 [14] [15] [16] [17] [18] [19] [20] [21] [22] [23] [24]
  ① 생식기계

- 자궁
  - 모양: 서양배 → 공모양 → 타원형
  - 불수의적 무통성 자궁수축 발생(Braxton-hick's contraction)
    ㉠ 자궁의 혈액공급을 도움
    ㉡ 임신 초기에 발생할 수 있음
  - 자궁저부 높이의 변화
    ㉠ 임신 8주 - 골반강 안에 있어 복부에서 촉진되지 않음
    ㉡ 임신 12주 - 치골 결합 위 [20]
    ㉢ 임신 16주 - 치골 결합과 배꼽 사이
    ㉣ 임신 20주 - 배꼽 바로 아래
    ㉤ 임신 22주 - 배꼽 부위
    ㉥ 임신 24주 - 배꼽보다 약간 위
    ㉦ 임신 28주 - 배꼽에서 세 손가락 위
    ㉧ 임신 32주 - 검상돌기에서 3~5cm 아래
    ㉨ 임신 36주 - 검상돌기에 위치하며 가장 높음 [18] [22]
    ㉩ 임신 38주 - 임신 34주 때의 위치로 내려감
- 자궁경부
  - Chadwick's sign(6~8주): 질 경부점막이 자청색으로 변함(자궁혈류 및 림프액의 증가로 인함) [23]
  - Goodell's sign(6~8주): 자궁경부가 부드러워짐(혈액의 충혈로 인함)
- 질
  - 에스트로겐 → 질 상피의 글리코겐 풍부, 유산간균 작용 → 질 내 산성 상태 유지(pH 3.5~6) → 병원균 증식 억제, 곰팡이 감염 증가
- 유방 [21]
  - 임신 초기 유방 확대 및 압통, 유륜 착색, 몽고메리결절 비대, 임신선 발생, 전초유 분비(임신 16주경)
  - 몽고메리결절: 수유 시 유두를 보호하는 역할을 함 → 과도하게 씻어내지 않음

  ② 심맥관계
  - 혈액량 증가 [13] [14]
    - 1,500cc 정도 혈액량 증가: 출산에 대비하기 위함
    - 생리적 빈혈: 혈구량에 비해 혈장량이 과도하게 증가하면서 발생함
    - 혈전가능성 증가: 섬유소 용해작용의 저하, 혈액응고 요인 증가로 산후 혈전 발생가능성이 높음
  ③ 호흡기계
  - 호흡수 증가: 자궁증대로 인한 횡격막의 상승으로 호흡수 증가
  ④ 내분비계 [13] [14] [15] [17] [21]
  - 에스트로겐: 태반기능, 태아 건강상태의 평가 지표가 됨

- 프로게스테론
  - 자궁내막 증식 및 유지, 자궁수축 억제 → 임신 유지를 도움
  - 역류성 가슴앓이, 하지부종, 변비, 치질 등 유발
- 융모성선자극호르몬(HCG)
  - 임신 진단에 사용 → 임부의 소변, 혈액에서 검출
  - 태반에서 주로 생성
- 태반락토겐(HPL)
  - 태아체세포 성장을 촉진하나, 모체의 인슐린 저항성을 증가시킴
  - 불균형 시 임신성 당뇨병이 발생함
- 인슐린, 갑상샘 호르몬 분비 증가

⑤ 소화기계 13 15
- HCG의 영향: 입덧 발생
  - 4~6주에 오심, 구토 발생하며 12주까지 지속됨
  - 12주 이상 입덧 증상이 심하게 지속된다면 치료 필요(임신오조증)
- Progesterone 증가
  - 식도괄약근의 이완 → 가슴앓이 발생
  - 장의 연동운동 저하 → 변비와 치질 발생
- Estrogen 증가: 위산분비 감소 → 위궤양 문제가 해소됨

⑥ 비뇨기계 17 19 23
- 임신으로 인해 자궁이 커짐(자궁 비대) → 방광 압박 → 빈뇨, 야뇨 등 발생
- 신장의 혈류량 증가 → 사구체여과율 증가
- 임신 중 경미한 당뇨 → 정상으로 간주
- 임신 중 단백뇨 → 임신성 고혈압을 의미할 수 있음

⑦ 피부계
- 멜라닌세포 자극 호르몬 증가
  - 색소 침착: 흑선, 유두, 유륜, 외음부 등 색소침착 발생
  - 임신선: 분만 전 붉은색 → 분만 후 은빛색으로 변하며 흔적을 남김

⑧ 신경계
- 임신으로 목과 어깨가 구부러짐 → 손목에 통증과 이상감각이 나타남(손목터널증후군)
- 자궁의 골반신경 압박 → 다리경련 발생

⑨ 근골격계
- 복직근 이개: 임신 말기, 자궁의 복직근이 복부의 정중선에서 분리됨 → 분만 후 회복됨
- 릴랙신 분비: 관절 이완 → 분만과정을 도움
- 척추 전만증: 자궁 증대로 인하여 두드러지며 자세도 변화함

⑩ 대사
- 체중: 임신 중 9~12kg의 체중이 증가함
- 인슐린 저항: 에스트로겐, 프로게스테론, 태반락토겐의 영향으로 인슐린 저항이 증가함 → 임신성 당뇨가 발생할 수 있음

(2) 임신의 여러 징후
  ① 임신의 징후 13 16
    • 추정적 징후
      - 주로 임부에 의해 느껴지는 신체적 변화를 의미함
      - 임신이 아닐 때에도 발생할 수 있는 증상이 해당됨
        예 무월경, 오심, 구토, 입덧, 빈뇨, 유방의 민감성, 피로, 첫 태동
    • 가정적 징후
      - 검사자에 의해 확인되는 변화
      - 임신을 진단하는데 추정적 징후보다 객관적이지만 임신 확증을 의미하지는 않음
        예 Goodell's sign, Chadwick's sign, Hegar's sign, 임신 반응 검사(HCG 검사), 부구감, Braxton-Hicks contraction, 자궁증대
    • 확정적 징후
      - 태아출현과 관련되어 정확히 확인되는 변화
        예 초음파로 태아 확인, 태아의 심박동 청진, 의료진이 태아 움직임 확인
  ② 임신 시기에 따른 증상 24 25

임신 시기	증상
임신 1기 / 전기 (임신 14주까지)	• 오심, 구토(6~12주), 무월경, 빈뇨, 유방의 민감성 • Goodell's sign(6주) • Hegar's sign(6주) 25 • Chadwick's sign(6~8주) • 임신반응 검사 양성(6주~)
임신 2기 / 중기 (임신 28주까지)	• 오심, 구토 사라짐 • Braxton-Hick's sign(16주) • 현저한 자궁 증대, 부구감(16~18주) • 첫 태동 느낌(16~20주) • 흑선, 기미, 임신선 발현 참고 전초유는 임신 2기(임신 16주 경) 만들어지기 시작하여 임신 3기에 관찰되기도 함

임신 3기 / 말기
(임신 40주까지)
	• 중기(2기) 증상 모두 나타남 + 호흡수 증가
	• 태아 하강감
	  - 초산부: 분만 2~4주 전
	  - 경산부: 분만 직전, 분만의 시작과 함께
	• 태아 촉진 가능
	• 자궁 증대 및 하강 → 하지부종, 순환장애 24

3) 임부건강 사정 및 간호

(1) 산전관리: 1~7개월(매달, 1회), 8~9개월(2주, 1회), 10개월(매주, 1회) [25]

(2) 임부의 건강사정(첫 방문 시)

① 레오폴드 복부 촉진법 [14] [17] [20] [25]
- 1단계 [25]
  - 자궁의 저부를 촉진함 → 두위, 둔위 확인
- 2단계
  - 자궁의 좌우를 촉진함 → 등, 팔/다리 확인
- 3단계
  - 치골결합 상부를 촉진함 → 선진부의 진입 정도 확인, 태위와 태향 결정
- 4단계
  - 치골결합을 향해 깊숙이 촉진함 → 신전, 굴곡, 함입, 선진부를 파악

  참고 검사 전, 방광을 비우고 앙와위에서 무릎을 구부려 복부를 이완시키도록 함

② 자궁저부높이 측정, 태아심음 청진, 임신 중기 이후 골반검사

③ 산과력 사정
- 산과력 표시방법

5자리 산과력 [20] [24]	4자리 산과력 [22]
• G-T-P-A-L • 총 임신수(현재 임신 포함) - 만삭분만수 - 조기분만수 - 유산수 - 현재 생존아수	• T-P-A-L • 만삭분만수 - 조기분만수 - 유산수 - 현재 생존아수

참고 쌍둥이 임신의 경우: 총 임신수는 1, 생존아수는 2로 기록함

4) 임부의 산전교육

(1) 영양섭취 [13]
  ① 충분한 열량 섭취(300kcal의 섭취가 추가적으로 필요)
  ② 철분, 칼슘, 엽산의 섭취를 설명함
(2) 운동 [16]: 규칙적이며 적당한 운동 예 걷기
(3) 약물 복용 및 예방접종 [15]
  ① 임신 중 약물은 의사의 처방하에 복용함
    • 부적절한 약물 복용은 유산, 태아기형, 영아돌연사증후군 등을 유발함
  ② 금지 예방접종
    • 생바이러스, 생균인 예방접종(태반을 통과하여 태아에게 영향을 미침)
      예 풍진, 이하선염, 홍역, 수두, 소아마비백신 등
(4) 유방간호 [14] [15]
  ① 전초유가 분비되므로 유두는 매일 물로 씻음
  ② 조산의 위험이 있는 경우: 유방을 자극해서는 안됨

(5) 임신 중 위험증상 ⌞14⌟
　① 질 출혈, 질 분비물, 자궁수축, 복통
　② 얼굴 및 손의 부종, 급작스러운 체중 증가, 두통, 시력장애, 소변량 감소
　③ 급작스러운 태동 감소 및 소실, 배뇨 시 작열감, 설사, 발열, 오한 등
(6) 태동 측정 ⌞17⌟: cardiff count to ten 방법(매일 아침마다 처음 10번의 태동을 기록함)
(7) 분만예정일 계산법 ⌞20⌟ ⌞23⌟
　① 네겔의 법칙(Nagele's rule)을 이용하여 LMP를 기준으로 계산함
　② EDC = LMP - 3개월(혹은 + 9개월) + 7일 + 1년
　　　참고 EDC(estimated date of confinement): 분만예정일
　　　　　 LMP(last menstrual period): 최종월경주기
(8) 임부의 영양섭취
　① 엽산: 태아의 신경관 형성에 필수요소(부족 시 신경관 결함 발생)
　② 철분제: 임신 말기 철분결핍성 빈혈에 대비하기 위함(임신 중기~산욕 초기까지 복용)
　③ 칼슘: 태아의 골격성장에 필수요소
(9) 임신에 따른 생리적 변화에 대한 간호교육
(10) 출산준비교육으로 분만 시 호흡법을 설명함(임부의 분만 통증을 완화시켜주고 태아에게 산소를 충분히 공급해 줌) ⌞24⌟

5) 임신 시 불편감과 간호중재 ⌞13⌟ ⌞15⌟ ⌞17⌟

(1) 임신 시기별 불편감

임신 1기	• 입덧, 빈뇨, 피로, 유방압통 등
임신 2기	• 요통, 변비, 가슴앓이, 체위성 저혈압 등
임신 3기	• 다리경련, 하지부종 등

(2) 입덧 ⌞23⌟
　① 입덧의 원인: HCG의 증가, 임신에 대한 양가감정
　② 입덧의 간호중재
　　• 아침 기상 전 마른 크래커(고함수탄소 식이)를 섭취하도록 함
　　• 소량의 음식을 자주 제공함
　　• 경구섭취가 어려운 경우, 정맥 내 영양분을 공급함
(3) 빈뇨
　① 빈뇨의 원인: 자궁증대로 방광이 압박됨, 호르몬의 작용
　② 빈뇨의 간호중재
　　• 즉시 배뇨하여 방광팽만 및 요정체를 예방함
　　• 케겔운동을 교육함
(4) 변비
　① 변비의 원인: 철분제제의 복용, 프로게스테론의 작용(장운동 저하)
　② 변비의 간호중재

- 충분한 수분 섭취, 섬유소 섭취를 권장함
- 적절한 운동 및 규칙적인 배변습관을 권장함
- 관장은 자궁에 자극을 미칠 수 있으므로 제한함

(5) 가슴앓이 [21]
① 가슴앓이의 원인: 프로게스테론의 작용(위장운동 감소, 식도괄약근 이완 → 위산 역류)
② 가슴앓이의 간호중재
- 소량씩 자주 음식을 섭취함, 자극적인 음식을 제한함
- 식후 눕거나 취침 전 과식을 금지함
- 필요 시, 제산제를 복용하도록 함

(6) 유방압통
① 유방압통의 원인: 유선, 유두의 비대
② 유방압통의 간호중재
- 조이지 않고 잘 맞는 브래지어를 착용함
- 유방은 흐르는 물에 씻고 건조시킴, 유두는 물로만 닦음

(7) 체위성 저혈압 [19] [21]
① 체위성 저혈압의 원인: 자궁증대로 하대정맥이 압박됨(앙와위로 오래 누워있거나 검사받는 중 발생할 수 있음)
② 체위성 저혈압의 간호중재
- 좌측위를 취함(하대정맥의 압박을 방지함)
- 천천히 자세를 변경함

(8) 요통
① 요통의 원인: 자궁이 커지면서 요추 전만이 심해지고, 골반 관절과 인대가 이완되면서 발생
② 요통의 중재 [25]
- 골반 흔들기 운동: 복부의 무게 중심을 분산시켜 요추 전만을 완화하고 근육을 강화하여 요통 경감에 도움을 줌

6) 시기별 임부의 심리적 반응

임신 시기	심리적 반응
임신 1기	• 임신에 대한 양가감정: 임신/부모역할에 대한 불편감 있음 • 의존도가 높음, 기분 변화 심함 • 태아를 자신의 한 부분으로 인식함
임신 2기	• 안정기, 태아를 독립된 개체로 생각함 • 태교를 시작함 → 모아관계 시작
임신 3기	• 적극적, 활동적 시기 • 출산준비 및 집안 정리 등을 함 → 둥지 틀기 본능 • 출산이 임박함에 따라 불안 증가

2 고위험임신 간호

1) 임신오조증

(1) 임신오조증의 정의: 탈수, 전해질 불균형, 영양 결핍, 체중 저하 등 병리적 상태를 초래하는 오심과 구토 증상을 의미함

(2) 임신오조증의 원인: 융모성선자극호르몬(HCG)의 증가, 에스트로겐의 증가, 감소된 위 운동, 어머니 역할에 대한 심리적 갈등, 양가감정 등

(3) 임신오조증의 간호중재 [24]
  ① 수분과 전해질 불균형 사정 및 교정을 시행함
   • 소량씩 자주 수분 및 음식물을 섭취하도록 함
  ② 케톤뇨 여부를 사정함 [24]
   • 영양 부족으로 지방이 대사되어 케톤뇨가 발생할 수 있음
  ③ 구강섭취가 어려울 경우, 입원치료를 고려함
   • 입원치료를 통해 영양분을 정맥주입함
  ④ 심리적 지지를 제공함

2) 임신 전반기 출혈성 건강문제

(1) 유산
  ① 유산의 원인
   • 조기유산(임신 12주 이내): 유전적 결함, 염색체 이상 등
   • 후기유산(임신 12~20주): 모체의 감염, 자궁경관무력증, 자궁발육부전 등
  ② 유산의 종류 [13]

종류	특징 및 간호중재
절박유산 [19]	• 임신 20주 이전, 출혈을 동반하는 유산의 형태 • 특징: 임신유지 가능, 자궁경관-닫혀 있음 • 중재 - 적절한 치료, 침상안정, 성관계 금지, 질 분비물 관찰 등 - 자궁수축 시, 입원이 필요함
불가피유산	• 자궁경부 개대 및 양막이 파열된 유산의 형태 • 특징: 임신유지 불가능, 자궁경관-개대 • 중재 - 수혈, 소파술, 항생제 투여 → 출혈 및 감염예방을 위함

완전유산 [16]	• 태반 및 수태 산물이 모두 배출된 유산의 형태 • 특징: 임신유지 불가능, 자궁경관-닫혀 있음 • 중재 - 자궁수축제는 3~5일간 투여가 필요함 - 출혈 및 감염징후가 없다면 추가적인 중재는 필요하지 않음 - 3~4주간 성관계 금지 - 안정 및 휴식 필요 - 3~4개월 이후 재임신을 고려함
불완전유산 [20]	• 태아나 태반의 일부가 자궁 내 남아있는 유산의 형태 • 특징: 임신유지 불가능, 자궁경관-개대 • 중재 - 수혈, 소파술, 항생제 투여 → 출혈 및 감염예방을 위함
계류유산 [25]	• 태아가 사망한 채로 자궁 내 존재하는 유산의 형태 • 임신반응검사에서 음성(-)으로 바뀜 • 특징: 임신유지 불가능, 자궁경관-닫혀 있음 • 중재 - 파종성 혈액응고장애(DIC), 저섬유소혈증 징후를 사정함
습관성유산	• 임신 20주 이전, 연속적으로 발생하는 3회 이상의 유산의 형태 • 원인에 따른 치료 - 해부학적 요인: 자궁기형에 대한 교정 - 내분비적 요인: 호르몬 불균형 및 대사 불균형의 교정 - 면역학적 요인: 면역 글로불린 및 약물 투여 - 감염 요인: 항생제 투여

(2) 자궁 외 임신 [17] [21]
　① 자궁 외 임신의 정의: 수정란이 자궁강 이외에 착상하는 것을 의미함
　　• 난관팽대부에 착상하는 경우가 가장 많음(90%)
　② 자궁 외 임신의 원인: 난관협착, 난관폐쇄, 골반강내 염증, 자궁내 장치(IUD), 난관기형 등
　③ 자궁 외 임신의 증상
　　• 통증: 대개 경험, 칼로 찌르는 듯한 급격한 편측성 복통
　　• 출혈: 암갈색의 질 출혈
　　• 난관파열: 12주 이내 난관파열로 복강 내 출혈이 많이 발생함
　　　- 저혈압, 빈맥 등이 발생함
　　　- 파열 전후, 오심, 구토, 견갑통을 경험할 수 있음
　　　- Cullen's sign(출혈로 인해 배꼽 주변이 푸르스름한 색으로 바뀜)
　④ 자궁 외 임신의 중재
　　• 약물요법: MTX(methotrexate) 투여(임신조직을 파괴하여 인체 내로 흡수시킴)
　　• 수술요법: 필요 시 난관절제술, 자궁적출술을 시행함
　　• 수혈

(3) 포상기태 [14] [15] [18]
　① 포상기태의 정의
　　• 태반 융모막융모의 변성으로 포도상 낭포가 형성되는 것을 의미함
　　• 수포가 비정상적으로 빠르게 증식 → 자궁내강을 채움
　② 포상기태의 원인: 정확한 원인은 불분명
　　• 위험요인
　　　- 15세 이하 45세 이상의 임부
　　　- 단백질, 엽산, 카로틴 섭취의 부족과 같이 영양섭취가 부족한 임부
　③ 포상기태의 증상 [15] [18]
　　• 자궁크기: 임신 개월 수에 비해 자궁이 매우 크거나 작음
　　• 질 분비물: 간헐적 혹은 지속적으로 암적색 질 분비물이 배출됨
　　• 오조증상: 심한 오심과 구토를 호소함
　　• HCG 수치: 정상보다 높음
　　• 태동 및 태아심음이 없고 태아를 촉진할 수 없음
　　• 자간전증: 임신 12주 이전에 유발됨
　④ 포상기태의 진단: 초음파 검사, HCG의 증가 [14]
　⑤ 포상기태의 중재
　　• 수술요법
　　　- 소파술: 출혈 예방 위해 oxytocin을 주입함
　　　- 자궁적출술: 기태가 자궁근층 깊이 침투한 경우 시행함
　　• 융모상피암으로 이행될 가능성이 있어 기태제거 후에도 지속적인 관리가 필요함 [21]
　　　- 최소 1년 동안의 피임이 필요함
　　　- 흉부 X-ray 검사를 시행함(폐 전이가 잘 발생함)

- 소파술 후 1~2주 간격으로 HCG가 3회 연속 음성인지 확인 → 이후 6개월 동안 매달 검사 → 이후 1년 동안 두 달에 한 번씩 검사 → 그 후 6개월에 한 번씩 검사를 시행함
  참고 융모상피암(융모막암종)으로 진행되어 항암화학요법을 실시한 경우, HCG 검사를 통해 경과를 관찰함 24

(4) 자궁경관무력증(IIOC) 13
  ① 자궁경관무력증의 정의: 자궁경관이 약화되어 증가된 자궁의 무게를 지지하지 못하고 이완되어 태아 상실을 초래하는 것을 의미함
  ② 자궁경관무력증의 원인: 경관열상/외상, 짧은 경관, 선천적 기형 등
  ③ 자궁경관무력증의 증상 23
    • 임신 중반기 이후, 통증 또는 출혈 없이 갑자기 자궁경관이 개대되어 조산함
  ④ 자궁경관무력증의 중재
    • 쉬로드카, 맥도날드 수술 시행 → 조산이나 유산을 예방하기 위함

3) 임신 후반기 출혈성 건강문제
  (1) 전치태반
    ① 전치태반의 정의: 태반이 자궁경부의 내구를 전체 또는 부분적으로 덮는 것을 의미함
    ② 전치태반의 원인: 전치태반의 기왕력, 다산부, 다태임신, 과거 제왕절개 등
    ③ 전치태반의 증상: 무통성의 질 출혈
    ④ 전치태반의 중재 13 15 20
      • 절대안정: 최대한 임신을 유지하기 위한 노력을 함
      • 제왕절개: 질 출혈이 심한 경우 시행함
      • 내진을 금지하며, 필요 시 수혈을 시행함

  (2) 태반조기박리 14
    ① 태반조기박리의 정의: 태반의 일부 또는 전체가 태아 만출 전에 먼저 자궁에서 박리되는 것을 의미함
    ② 태반조기박리의 원인: 산모의 고혈압, 양막 파수, 산모의 나이가 많을수록 발생위험이 큼, 말초 소동맥 경련 등의 혈관질환, 양수과다, 쌍태아, 짧은 제대 등
    ③ 태반조기박리의 증상: 복통을 동반한 질 출혈, 자궁수축, 요통 등
    ④ 태반조기박리의 중재
      • 만삭인 경우, 즉각 분만을 시행함
      • 출혈이 심하지 않은 경우, 질분만을 시도함
      • 태아곤란증, 출혈, DIC(파종성 혈액응고장애)가 발생한 경우, 제왕절개를 시도함
        - 섬유소혈증, 자궁태반졸중, DIC 발생 → 수혈 및 수액 공급(저혈량성 쇼크 예방)

4) 임신성 고혈압 13 15 17 18
  (1) 임신성 고혈압의 정의: 임신 20주 이후 고혈압이 발생하는 것을 의미함
  (2) 임신성 고혈압의 진단: 정기 산전관리를 통해 조기발견함(체중, 혈압, 소변검사)
  (3) 임신성 고혈압의 증상: 임신 20주 이후 발생하는 고혈압, 단백뇨, 부종(단백뇨는 소변검사를 통해 확인함) 18 19

(4) 임신성 고혈압의 종류 18
  ① 자간전증, 중증 자간전증, 자간증

종류	자간전증	중증 자간전증	자간증

특징	• 혈압
	  - 140/90mmHg 이상
	  - 평소보다 수축기혈압 30mmHg 이상, 이완기혈압 15mmHg 이상
		• 혈압
		  - 160/110mmHg 이상
		  - 평소보다 수축기혈압 60mmHg 이상, 이완기혈압 30mmHg 이상
		• HELLP 증후군
		• 핍뇨, 지속적이고 심한 두통 등
			• 경련 동반
			  - 두통: 경련 전, 선행
			• 시야의 흐려짐, 일시적 시각장애, 심와부통증 등

② HELLP 증후군
  • HELLP 증후군의 정의: 주로 중증 자간전증 환자에게 발견되는 증후군을 의미함
  • HELLP 증후군의 증상: 용혈(hemolysis), 간효소 증가(elevated liver enzyme), 저혈소판증(low platelet), 오심, 구토, 권태감, 흉통, 우상복부 통증 등
  • HELLP 증후군의 중재: 확진 시 → 임신 주수와 관계없이 옥시토신을 이용하여 유도분만을 실시함

(5) 임신성 고혈압의 중재

자간전증	• 침상안정, 충분한 휴식, 좌측위

중증 자간전증, 자간증
16 17 21 22 23 25
	• 경련 관련 간호
	  - 침상안정, 방을 어둡고 조용하게 조성, 방문객 제한 → 외부 자극을 줄임
	  - 침대 난간을 올림 → 낙상 예방
	  - 단백질과 칼로리를 충분하게 섭취하게 함
	• 경련 투약 약물
	  - 항경련제를 투여함(황산마그네슘, MgSO₄)
	  - 황산마그네슘 중독 증상
	    ㉠ 슬개근반사의 소실, 맥박, 혈압 저하
	    ㉡ 호흡수 감소(12~14회/분 이하), 소변량 감소(30mL/hr 이하)
	    ㉢ 기면상태, 운동실조, 부정확한 발음 등
	    ㉣ 중독 증상 시 → 황산마그네슘(MgSO₄) 투여 중지 후 중화제(calcium gluconate)투여 25
	• 기타 약물
	  - 혈압강하제 → 이완기 혈압이 110mmHg 이상일 때 낮추기 위함
	  - 필요시 이뇨제 투여 → 관류 저하로 태아에게 영향을 미칠 수 있음
	  - 스테로이드 → 태아의 폐성숙을 촉진시킴
	  - methergine 투여 금지 → 산모의 혈압을 상승시킴

5) 임신성 당뇨 13 15 18

(1) 임신성 당뇨의 정의: 임신 중에 당뇨를 진단받는 것을 의미함

(2) 임신성 당뇨의 원인: 정확한 원인은 불분명
　① 태반호르몬의 분비: 인슐린 저항성 증가 → 인슐린 분비가 증가하지만, 인슐린 저항성을 극복하지 못함 → 당뇨 발생 15
　② 부신피질 호르몬의 분비 증가

(3) 임신성 당뇨의 진단: 임신 24~28주 사이 50g 경구 당부하 검사 실시(선별검사) → 1시간 후 혈당수치가 140mg/dL를 초과하는 경우, 진단을 위해 100g 경구 당부하 검사 실시 19 20 23

(4) 임신성 당뇨가 미치는 영향

태아 및 신생아에게 미치는 영향 13	• 태아거구증, 저혈당증, 저칼슘혈증 • 고빌리루빈혈증: 태아 성장지연으로 간이 미숙하여 발생함 • 호흡곤란증: 표면활성물질(계면활성제)의 합성이 지연됨 • 선천성 기형
임부에게 미치는 영향 21	• 비뇨기계 감염 및 모닐리아성 질염 증가 • 임신성 고혈압 발생률 증가 • 양수과다증: 커진 자궁으로 횡격막이 압박되어 심폐증상, 위장관 압박으로 인한 불편감, 하지 정맥순환을 저하시켜 정맥류가 발생할 수 있음 • 케톤산증: 케톤뇨, 산증 상태는 여러 기관에 영향을 미칠 수 있음 • 난산, 태아거구증으로 산도손상, 산후 출혈 발생

(5) 임신성 당뇨의 간호중재
　① 식이조절: 적절한 칼로리와 영양 섭취(불충분할 경우 산성증과 케톤혈증의 위험이 증가)
　② 주기적인 혈당 측정, 소변검사 시행
　③ 규칙적인 운동 시행
　④ 태아 사정(무자극 검사, 초음파 검사 등)
　⑤ 분만 후 신생아 저혈당 시 포도당 투여 23

6) 심장질환 15 17

(1) 심장질환 산모의 간호중재
　① 산전 간호중재
　　• 스트레스 관리, 충분한 휴식, 적절한 영양 섭취(저염식, 고단백, 철분 섭취)
　　• 체중증가: 10~12kg 이하로 조절 → 심부담 감소를 위함
　　• 반좌위, 좌측위 → 순환증진, 심부담 감소를 위함
　　• 예방적 항생제 투여 → 세균성 심내막염 및 비뇨기 감염을 예방하기 위함
　　• 약물복용: 임신 전 강심제를 복용하던 경우, 임신 중에도 계속 복용함
　② 분만 시 간호중재 15
　　• 진통제 투여 및 심리적 안정 도모 → 심부담 감소를 위함

③ 분만 후 간호중재 [17]
- 분만 직후 24~48시간 동안 주의: 심박출량의 증가로 가장 위험한 시기
- oxytocin 투여: 자궁수축을 촉진하기 위함(methergine 금지: 혈압을 증가시킴)
- 필요 시, 복대와 사지 압박대 적용 → 심장 혈액유입량의 갑작스런 증가를 억제하기 위함

7) 빈혈

(1) 빈혈의 진단 [22]

임신 초기	• Hb 11gm/dL, Hct 37% 이하
임신 중기	• Hb 10.5gm/dL, Hct 35% 이하
임신 말기	• Hb 10gm/dL, Hct 33% 이하

(2) 철분결핍성 빈혈
① 철분결핍성 빈혈의 원인: 임신 후 혈장량의 증가에 비해 적혈구의 증가가 적음 → 혈색소 농도의 감소 → 생리적 빈혈 발생
② 철분결핍성 빈혈의 증상: 피로, 상처치유 지연, 감염, 산후출혈, 태아성장부전, 조산, 자궁내 태아사망, 임신성 고혈압의 증가 등
③ 철분결핍성 빈혈의 중재: 임신 중기~산욕초기까지 경구용 철분제를 복용함, 철분 흡수를 돕기 위해 오렌지주스와 함께 섭취하도록 함 [22]

8) Rh 동종면역 [19]

(1) Rh 동종면역의 정의: Rh(-)인 어머니의 혈액 중에 항 Rh(-)인자인 면역체를 가지고 있는 것
(2) Rh 동종면역의 원인: Rh(-)인 어머니와 Rh(+)인 아버지 사이에서 Rh(+)인 태아 임신 시 → 첫 출산 후 Rh(+)인 태아혈액이 Rh(-)인 모체에 유입됨 → 모체 내 Rh(+) 항체 형성(다음번 임신에서 태아가 Rh(+)인 경우 모체의 Rh(+) 항체가 태아의 적혈구를 공격하여 파괴함)
(3) Rh 동종면역으로 인한 태아의 증상: 빈혈, 황달, 간기능부전, 심부전, 심한 경우 자궁 내 사망 등
(4) Rh 동종면역의 간호
① 임신 초기에 Rh 혈액형 검사
② 면역글로불린(Rho GAM) 투여: 임신 28주 이후에 예방적으로 투여, 분만 후 72시간 내(항체 형성 전) 투여

3 태아 건강사정

1) 산전 태아심박동의 사정

(1) 비수축검사(NST, nonstress test) [14] [18] [23]
① 비수축검사의 목적: 태동에 대한 태아심박수의 변화를 측정하여 태아의 건강상태를 평가하기 위함
② 비수축검사의 방법
- 검사방법 및 소요시간을 설명함

- 반좌위, 좌측위를 취하여 복부를 경사지게 만듦
- 태아 외부 전자모니터를 복부에 부착함
  - 초음파 변환기: 태아 심음 부위, 자궁수축 측정: 자궁저부 부위
- 최고 40분 동안 측정결과를 기록함
③ 비수축검사의 결과 해석 14 18 21
- 태아가 건강할 때(정상반응) 24
  - 20분간, 태아심음이 기준보다 15 박동 이상, 15초 이상 지속하는 것이 2회 이상 나타남
- 태아에게 문제가 있을 때(무반응)
  - 20분간, 태아심음이 기준보다 15회 박동 이상 상승하지 않거나, 15초 이상 지속되지 않음

(2) 자궁수축검사(CST, contraction stress test) 14 18
① 자궁수축검사의 목적: 태아에게 인위적으로 스트레스를 준 상태에서 태아의 심박동을 측정하여 태아의 건강상태를 평가하기 위함, 자궁수축이 있을 때 태반 혈류상태를 확인할 수 있음
② 자궁수축검사의 방법
- 반좌위, 좌측위를 취하여 복부를 경사지게 만듦
- 태아 외부 전자모니터를 복부에 부착함(NST 방법과 동일)
- 유두 자극 혹은 옥시토신을 정맥 주사하여 자궁수축을 유발함
- 자궁수축이 있을 때, 태아심박동의 양상을 확인함
- 30분~3시간 정도 사정함
③ 자궁수축검사의 결과 해석 21
- 태아가 건강할 때(음성): 10분 동안 3회 수축 시, 후기감속이 없음
- 태아에게 문제가 있을 때(양성): 10분 동안 3회 수축 시, 후기감속을 보임 예 태아질식, 태아사망 등

2) 삼중 또는 사중표지 물질검사 24 25

(1) 삼중 또는 사중표지 물질검사의 목적: 태아의 염색체 이상(다운증후군 등), 신경관 결손 여부를 조기에 선별하기 위해 시행함(이상 있는 경우, 양수천자 검사를 추가로 시행함) 25
① 삼중검사: AFP, 비결합 에스트리올, β-hCG
② 사중검사인 경우, 인히빈 A(Inhibin A)를 포함하여 검사함
　참고 통합선별검사: 두 차례에 걸쳐 혈액검사를 시행하여 통합적으로 분석함
(2) 삼중 또는 사중표지 물질검사의 방법
① 임신 약 15~20주 사이에 시행함 24
② 임부의 혈액을 채취하여 검사함

3) 양수천자

(1) 양수천자의 목적: 자궁내 양수를 채취하여 태아의 상태를 사정하기 위함
(2) 양수천자의 방법
① 복벽에 주삿바늘을 삽입하여 자궁내 양수를 채취함
② 임신 약 15~20주에 시행함

(3) 양수천자의 검사내용

폐성숙도 검사 (셰이크 검사, shake test)	• 알코올 1cc + 양수 1cc를 혼합하여 흔듦 • 표면의 거품 발생 여부를 통해 사정함 - 거품 발생: L/S 비율 2.0 이상을 의미하는 것으로 폐 성숙을 의미함
AFP(alpha-fetoprotein) [21]	• 신경관질환의 위험이 있는 태아 확인(무뇌아, 이분척추증 등) 및 태아의 기형을 확인함

(4) 양수천자의 합병증: 출혈, 복통, 양수 유출, 조기진통, 자연유산, 자궁내 감염 등

4) 융모생검 [21]

(1) 융모생검의 목적: 태아 핵형의 결함, 혈색소 이상, 페닐케톤뇨증, 다운증후군과 같은 질환 등을 확인하기 위함

(2) 융모생검의 방법
 ① 초음파를 이용하여 질이나 복부를 통해 소량의 융모돌기를 척수바늘로 흡인 채취하여 검사
 ② 임신 9~11주 사이에 시행하는 것이 가장 좋음

(3) 융모생검의 합병증: 양수천자에 비해 유산 확률이 높음, 양막파열, 양수누출, 자궁 내 감염, 출혈, 모체감염, Rh 동종면역반응 등

5) 분만 중 태아심박동의 변화 [13] [14] [21]

(1) 태아 심음 청진: 정상 심박동수(120~160회/분)

(2) 전자태아감시기 이용
 ① 자궁수축의 간격, 기간, 강도, 태아 심박수를 측정함
 ② 자궁수축이 있을 때 나타나는 태아 심박수의 변화를 측정할 수 있음

구분	조기감퇴 [14] [25]	후기감퇴 [13] [16] [22]	가변성감퇴
원인	• 아두 압박	• 자궁과 태반의 부적절한 순환	• 제대 압박
양상	• 태아심박동(FHR): 자궁수축과 함께 시작, 자궁수축이 끝나면 기본선으로 회복함	• 태아심박동(FHR): 수축의 극기에서 떨어지기 시작, 자궁수축이 멈추어도 회복이 지연됨	• 태아심박동(FHR): 자궁수축과 상관없이 태아심음의 감퇴가 발생함
중재	• 정상반응 • 기록하며 관찰함	• 옥시토신 중단 • 좌측위, 수액 공급, 산소 투여, 분만 시행 • 지속적 후기감퇴: 태아질식, 저산소증, 산증을 유발함	• 옥시토신 중단 • 내진으로 제대탈출 확인 • 고골반위, 좌측위, 태아심음 관찰, 산소 공급

5장 | 분만기 여성

1 정상분만 간호

1) 분만시작 이론

(1) 프로스타글란딘 이론 15: 프로스타글란딘의 분비증가로 자궁수축이 촉진되어 분만을 유도함

(2) 에스트로겐-프로게스테론 이론: 에스트로겐의 증가와 프로게스테론의 감소는 프로스타글란딘의 분비에 영향을 주어 자궁수축을 촉진함

(3) 옥시토신 이론: 옥시토신의 영향으로 자궁수축이 촉진됨

(4) 태아의 내분비 조절이론: 태아의 부신에서 코르티코스테로이드를 분비하며 이는 프로스타글란딘의 분비에 영향을 주어 자궁수축을 촉진함

(5) 자궁신전 이론: 만삭이 되면서 자궁근육세포가 신전되어 프로스타글란딘의 분비를 촉진함

2) 분만 관련 기본 요인

(1) 분만에 영향을 미치는 요인
  ① 만출물: 태아, 태반, 양막, 양수 등
  ② 산도: 경산도(골반), 연산도(경부, 질, 회음조직 등)
  ③ 만출력: 1차(자궁수축), 2차(산모의 노력)
  ④ 산모의 심리상태: 정서적 준비, 환경 상태, 지지자
  ⑤ 산모의 자세: 분만과정 중 산부의 자세

(2) 분만의 전구증상 14 16 22 24 25
  ① 태아 하강감: 태아 선진부가 진골반 속으로 하강할 때의 감각을 의미함 24
    • 초산부: 분만 2~4주 전
    • 경산부: 분만 직전, 분만의 시작과 함께 나타남
  ② 진진통과 가진통 14 16 22

특징	진진통	가진통
부위	• 등, 하복부	• 하복부에 국한
규칙성	• 규칙적	• 불규칙적
간격	• 점점 짧아짐	• 변화 없음
강도	• 강도가 점점 강해짐 • 걸으면 점점 심해짐	• 강도 변화 없음 • 걸으면 완화됨
이슬	• 대개 보임	• 보이지 않음
진정제	• 효과 없음	• 효과 있음

③ 이슬 [25]
- 혈액과 점액 마개가 섞여져 나오는 혈성 점액질을 의미함 [19]
- 선진부 하강으로 발생함

(3) 분만의 기전과 단계
① 분만의 기전: 진입 → 하강 → 굴곡 → 내회전 → 신전 → 외회전 → 만출

진입 [18] [24]	• 아두의 대횡경선이 골반입구를 통과할 때
하강	• 태아가 골반입구를 지나 골반출구를 향하여 내려가는 과정 - station -4 ~ +4로 표시함
굴곡 [16]	• 선진부가 하강하면서 골반의 저항으로 굴곡됨 → 턱을 앞가슴에 당기면서 가장 짧은 소사경으로 만출됨
내회전 [25]	• 골반입구에서 횡위로 진입 → 전후경선이 긴 골반출구에서 전방 또는 후방으로 회전함 → 아두의 시상봉합이 골반출구의 전후경선과 일치됨
신전 [21] [22]	• 내회전하여 완전 굴곡된 아두가 회음부에 닿음 → 다시 고개를 들어 신전함 • 후두, 이마, 얼굴 순으로 질 밖으로 배출됨
외회전	• 만출 후 태아의 후두가 골반입구 진입 시 위치로 다시 회전함
만출	• 치골결합 밑에서 전방견갑 및 후방견갑이 나오면서 태아가 완전히 만출됨

② 분만의 단계 [25]

분만 1기(개대기)	• 규칙적인 자궁수축~자궁경관 완전개대(10cm)
분만 2기(태아만출기)	• 자궁경관 완전개대~태아만출
분만 3기(태반기)	• 태아만출 후~태반 및 태아부속물 만출
분만 4기	• 태반만출 후 약 1~4시간 • 임신 전 상태로 회복하는 모체의 생리/심리적 변화가 있는 중요한 시기

③ 분만 1기의 단계 [14] [17] [18] [19] [20] [21] [25]
- 잠재기(경관개대: 0~3cm) → 활동기(경관개대: 4~7cm) → 이행기(경관개대: 8~10cm)
- 자궁수축은 점차 강도가 강해지고 간격은 짧아지며 수축 지속기간은 길어짐 [23]
- 초산부가 경산부보다 오랜 시간이 소요됨

(4) 분만 시 산부의 생리적 변화 [13] [15] [24]
① 분만 동안 심박출량, 혈압, 맥박이 증가함
② 체위성 저혈압 예방을 위해 좌측위를 취함
③ 백혈구 25,000~30,000/mm^{3}까지 증가함
- 30,000/mm^3 이상 시, 감염의 위험이 있음
④ 혈장 섬유소원의 증가로 혈액응고 시간 단축됨 → 산후 출혈의 위험이 감소함

⑤ 통증, 불안, 출산 등으로 산소 소모 증가, 과다호흡 → 저산소증, 호흡성 알칼리증 위험이 증가함
- 호흡성 알칼리증 증상을 보이면 종이봉투로 코와 입을 감싼 후 호흡하게 함 [24]
  참고 호흡성 알칼리증의 증상: 손발이 저리고 얼얼, 두통, 어지럼증 등
⑥ 심박출량 및 사구체 여과율 증가 → 다뇨증
- 방광팽만: 선진부 하강 방해, 자궁수축 저해 → 분만지연 초래, 감염 유발 → 2시간마다 배뇨하도록 격려함 참고 위장운동은 저하됨

3) 분만통증 관련 중재
(1) 비약물요법
  이완법, 호흡법, 정보 제공, 치료적 접촉, 마사지, 음악요법, 지압법, 아로마테라피, 연상법 등
(2) 약물요법
  ① 마약성 진통제
  - 분만 1기 활동기에 투여함
  - 종류: morphine sulfate, meperidine(demerol)
  - 주의점 [16] [17]
    - 분만 초기에는 투여하지 않음 → 분만 진행이 지연됨
    - 분만 1~2시간 전에는 투여하지 않음 → 태아의 호흡중추를 억제함
  - 해독제: naloxone
  ② 진정제
  - 종류: seconal, nembutal
  - 효과: 불안감소, 수면효과
  ③ 마취제(경막외 마취) [19] [23] [25]
  - 척수신경이 지나는 요추부위 경막외 공간에 얇은 카테터를 삽입하여 국소 마취제를 간헐적 혹은 지속적으로 투여함 [25]
  - 합병증: 저혈압, 오심, 구토, 요정체 등이 발생할 수 있음
  - 마취할 때 저혈압 발생을 예방하기 위해 정맥으로 수액을 공급함

4) 분만 간호
(1) 분만 1기 간호
  ① 분만 1기의 사정
  - 복부검진(Leopold's maneuver) [11] [12] [14] [17] [23]

단계	사정 내용
1단계	자궁의 저부 촉진 → 두위, 둔위 확인
2단계	자궁의 좌우 촉진 → 등, 팔/다리 확인
3단계	치골결합 상부 촉진 → 선진부의 진입 정도 확인, 1단계와 비교하여 태위와 태향 결정
4단계	치골결합을 향해 깊숙이 촉진 → 신전, 굴곡, 함입, 선진부 파악

- 태위, 태세, 태향 [20]
  - 태위: 모체의 장축(척추)과 태아의 장축(척추)과의 관계(종위, 횡위 등)
  - 태세: 태아 신체 각 부분의 상호관계(완전굴곡, 불완전굴곡, 불완전신전, 완전신전 등)
  - 태향: 태아의 선진부와 모체 골반의 전후좌우면과의 관계 [22]
    - ㉠ 두정위 준거지표: 후두골(occiput, O)
    - ㉡ 안면위 준거지표: 턱(mentum, M)
    - ㉢ 둔위 준거지표: 천골(sacrum, S)
    - ㉣ 견갑위 준거지표: 견갑골 돌출부(acromion, A)
  - 선진부: 모체의 골반 입구에 먼저 들어간 태아의 부분
  - 태아심음 청취 부위와 태위 [13] [19] [21] [23]

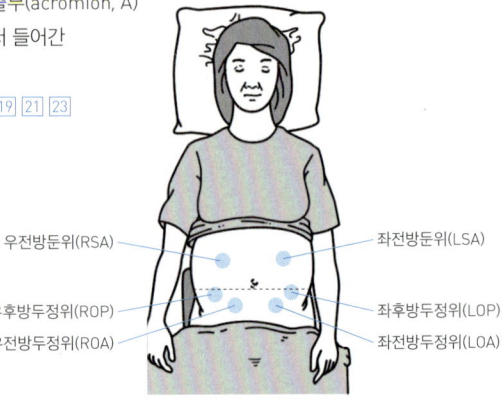

- 파막검사 [12] [16] [18]
  - 파막검사의 방법: 나이트라진 테스트를 통해 파막 여부 확인 [18]
  - 파막의 양상: 맑고 연한 노란색을 띰
  - 파막검사의 결과 해석: 양수는 알칼리성(pH 7.0~7.5)으로 파막인 경우 청색으로 변함
  - 파막검사의 중재
    - ㉠ 태아심음, 산모의 활력징후 → 2시간마다 체온을 측정함
    - ㉡ 파막 후 24시간 이상 방치 → 감염 위험성 증가함
② 분만 1기의 간호중재
  - 관장 [22]
    - 목적: 대장을 비워 산도를 넓힘 → 선진부 하강을 쉽게 해줌(분만 촉진), 분만 시 오염방지
    - 금기증: 급속분만, 질 출혈, 진입되지 않은 두정위나 횡위일 때
  - 배뇨
    - 목적: 방광팽만 → 분만지연, 산후출혈, 소변정체, 방광염 등을 초래
    - 간호중재: 2시간마다 배뇨 권장

- 호흡 13
  - 라마즈호흡법을 교육함
- 잠재기: 느린 흉식호흡
- 활동기: 빠르고 얕은 흉식 호흡
- 이행기: 빠르고 일정한 흉식호흡(히-히-히-후)
- 주의점: 과호흡 → 호흡성 알칼리증(손발이 저리고 얼얼, 두통, 어지럼증) 21

- 태아곤란증 15 17 18
  - 증상: 두정위에서 태변을 배출함(둔위에서의 태변 배출은 정상), 태아 심박동 120회/분 이하 또는 160회/분 이상, 자궁수축 지속시간이 90초 이상 지속, 자궁수축 간격이 2분 이하, 자궁 내압이 75mmHg 이상
  - 간호중재: 좌측위, 옥시토신 중단, 산소 공급 등

(2) 분만 2기 간호 15 18
　① 분만 2기의 특징
- 산모가 수의적인 힘주기를 시작함
- 오심, 구토, 대변감을 느낌
- 혈액 섞인 이슬이 증가함
- 파막, 양수 배출, 통증이 증가함
- 불안, 안절부절 못함
　② 분만 2기의 간호중재
- 힘주기 20
  - 6~7초 이상 지속적으로 힘을 주지 않도록 함 → 태아저산소증 예방
  - 성문을 열고 아래로 힘이 주어질 때만 힘을 주도록 함
- 분만실 이동
  - 초산부: 자궁경관 완전개대 후, 회음부 팽륜, 발로 초기에 옮김
  - 경산부: 자궁경관이 7~8cm 개대가 되었을 때 옮김
- 회음절개술 13
  - 아두가 3~4cm 보일 때 시행함
  - 회음절개술의 목적: 회음부 회복을 도움, 열상 방지, 방광류 및 직장류 예방, 분만 2기 단축 22 25
  - 회음절개술의 종류: 정중 회음절개술, 중측방 회음절개술, 측방 회음절개술
    ㉠ 정중 회음절개술: 통증과 출혈이 적음, 회복 쉬움, 봉합 용이, 열상 위험 높음
    ㉡ 중측방 회음절개술: 상대적으로 통증과 출혈이 심함, 열상 위험 낮음
    ㉢ 측방 회음절개술: 상대적으로 통증과 출혈이 심함, 복원이 어려움, 열상 위험 낮음
- Ritgen's maneuver
  - Ritgen's maneuver의 목적: 회음부 열상 방지, 분만 촉진
  - 발로 상태일 때, 회음절개술 후 시행함
  - 손가락을 이용해 만출 속도와 방향 조절 → 아두의 가장 작은 경선이 만출되도록 함

- 팽륜, 배림, 발로가 나타남
  - 팽륜: 선진부가 회음부를 압박하면서 회음부가 볼록해짐
  - 배림: 자궁수축에 맞춰 아두가 양 음순 사이로 보였다 안보였다함
  - 발로: 자궁수축이 없어도 아두가 양 음순 사이로 노출되어 있음
- 신생아 간호
  - 아프가 점수로 사정: 출생 1분, 5분에 실시, 5가지 영역의 총점으로 신생아의 건강상태를 평가함
  - 신생아 간호 순서: 기도유지 → 보온 → 제대결찰 순으로 간호를 수행함

(3) 분만 3기 간호 [14]
  ① 태반만출
  - 신생아 분만 직후 몇 번의 강한 수축과 함께 태반이 박리되어 나옴
  - 태반만출 지연 시 → 치골상부 압박법, 탯줄견인법, 용수박리법 등을 사용함
    - 태반 잔류 시, 산후 출혈 및 감염을 유발함
  ② 분만 3기의 간호중재
  - 너무 지나친 마사지는 피함 → 자궁이완을 유발함
  - 자궁수축 약물

methergine, ergonovine [19]	• 태반 분만 직후 사용 • 부작용: 혈압상승, 흉통, 심계항진 등 → 고혈압 시, 금기
oxytocin [22]	• 임신 말기, 분만 직후 사용 • 부작용: 항이뇨 작용, 저혈압, 빈맥 등

(4) 분만 4기 간호 [15] [16] [17]
  ① 산모의 신체사정

사정내용	특징
자궁저부	• 15분마다 사정함 • 제와부 혹은 제와 2cm 아래 위치함, 단단함 • 부드러운 경우, 단단해질 때까지 마사지를 시행함 • 우측으로 치우쳐져 있는 경우, 방광팽만을 의미함
배뇨 [15] [17] [20]	• 1시간마다 사정함 • 자연배뇨 촉진, 필요 시 인공도뇨를 시행함 • 방광팽만 → 자궁이완, 소변정체, 감염위험을 높임
오로 (산후질분비물)	• 15분마다 사정함 • 양이 많은 경우, 자주 확인 → 출혈 여부를 확인함
회음부	• 봉합부위 확인 • 깨끗하고 이상증상이 없으며 약간의 부종만 있다면 정상임

혈압	• 15분마다, 안정되면 30분마다 2회를 측정함 • 흥분과 분만 시 → 약간 상승, 1시간 내 정상 수준으로 회복함 • 고혈압인 경우 → 임신성 고혈압 의심

② 분만 4기의 간호중재 [21]
- 출혈 예방: 자궁수축제 투여, 자궁마사지, 태반 잔여조직 제거, 열상 시 봉합 등
- 방광 팽만 예방: 치골상부 팽만 여부 확인, 규칙적으로 배뇨하게 함
- 감염 예방: 패드교환, 앞에서 뒤로 패드 착용, 손 씻기를 교육함
- 모아관계 촉진: 산모의 일시적인 울적한 마음이 들 때 칭찬, 격려 등 정서적 지지를 제공함 [14]

2 고위험분만 간호

1) 난산 [15] [16]
  (1) 진통 시간이 길고 진행에 어려움이 있는 비정상적인 분만을 의미함
  (2) 분만 5P의 문제
    ① 만출력 이상: 자궁수축력의 약화, 부적절한 수의적 힘주기
    ② 태아 이상: 태위 및 태향 이상, 태아의 발육 이상 등
    ③ 산도 이상: 산도의 크기 및 형태 이상, 생식기 기형 등
    ④ 심리적 이상: 불안, 공포 등
    ⑤ 자세 이상: 분만에 부적합한 자세

2) 자궁기능부전

구분	고긴장성 자궁수축(자궁기능부전) [20]	저긴장성 자궁수축(자궁기능부전) [22] [24]
발생시기	분만 1기 잠재기	분만 1기 활동기
위험요인	초산부	경산부
증상	• 이완기 자궁내압 15mmHg 이상 (이완기 정상 자궁내압 12mmHg) • 통증: 심함	• 약한 수축, 자궁이 수축해도 저부가 부드러움 • 통증: 없거나 약간 있음
옥시토신 [15] [19] [24]	투여 금기	투여
중재 [25]	• 휴식 및 수분을 공급함 • NSAIDs, 진정제 및 진통제 투여 → 통증 완화	• 인공파막, 관장 → 자궁수축자극 • 옥시토신 투여 → 진통유발

3) 병리적 견축륜(Bandl's ring)
　(1) 병리적 견축륜의 정의: 자궁상부와 자궁하부 사이에 발생하는 경계선을 의미함
　(2) 병리적 견축륜의 기전
　　　① 자궁상부는 계속적 수축과 견축으로 두꺼워짐
　　　② 자궁하부는 늘어나서 얇아짐 → 상부와 하부 사이에 반지 모양의 수축이 발생함(자궁파열의 전조증상)
　(3) 병리적 견축륜의 원인: 옥시토신 과다투여, 아두골반 불균형 등
　(4) 병리적 견축륜의 증상: 태아하강 없음, 심한 복통, 불안, 태아질식 등
　(5) 병리적 견축륜의 중재
　　　① 사용중인 옥시토신을 중지함
　　　② 모르핀 투여(자궁 수축력을 감소시킨 후 제왕절개를 시행함)
　　　③ 금기: 자궁수축제 투여, 관장

4) 급속분만과 지연분만
　(1) 급속분만: 분만이 시작 후 3시간 이내에 끝나는 경우를 의미함
　　　① 모체측 합병증: 태반조기박리, 산도열상, 산후출혈, 자궁파열, 양수색전 등
　　　② 태아측 합병증: 경막하출혈, 저산소증, 뇌손상 등
　(2) 지연분만: 분만이 24시간 지속되는 경우를 의미함
　　　① 모체측 합병증: 탈수, 감염 등
　　　② 태아측 합병증: 질식, 저산소증 등

5) 조기양막파열(조기양막파수, PROM) [13]
　(1) 조기양막파열의 정의: 분만 진통이 있기 전에 파수되는 것을 의미함
　(2) 조기양막파열의 진단: 나이트라진 검사 결과, 청색으로 변함 [13]
　(3) 조기양막파열의 합병증: 융모양막염, 자궁내막염, 제대탈출, 조산, 자궁파열, 분만지연 등
　(4) 조기양막파열의 중재

구분	중재
만삭 전 조기양막파열 (PPROM) [19]	• 임신 37주 미만에서의 양막파열 • 침상안정, 태아상태 관찰, 수분 공급, 감염징후 사정, 필요시 항생제 투여, 내진 제한 등 • 임신기간 최대한 연장하여 태아가 최적의 상태로 분만되게 함
만삭 조기양막파열	• 임신 37주 이상에서의 양막파열 • 관장 후 24시간 내, 분만의 진전이 없으면 유도분만을 시도함 • 유도분만 실패 시, 제왕절개를 시행함

6) 조기분만(조산) [21]
　(1) 조기분만의 정의: 임신 20~37주 사이의 분만을 의미함

(2) 조기분만의 원인: 50% 정도는 원인 불분명, 1/3 정도는 조기파수 후 발생함
(3) 조기분만의 증상: 복통, 질 분비물 증가, 질 출혈, 이른 태아 하강감
(4) 조기분만의 예방을 위한 중재 [15] [24]
   ① 절대안정, 좌측위, 성관계를 금함
   ② 양수파막 사정, 질 분비물 관찰
   ③ ritodrine 투여 → 자궁수축을 방지함 [20] [22] [24]
   - ritodrine 투여 시, 자궁수축 정도를 사정하며 저혈압과 빈맥 등 부작용 발생에 주의함 [15] [17] [19] [22] [23]
   - ritodrine 투여 조건: 양막 파수 없음, 자궁경관 개대 4cm 이하, 태아가 생존력을 가짐, 태아 질식/태반조기박리/중증 자간전증 등의 임신을 지속할 수 없는 이상소견이 없음 등 [22]
   ④ betamethasone(스테로이드제) 투여 → 태아 폐성숙을 위함 [20] [22] [25]

7) 과숙분만
   (1) 과숙분만의 정의: 임신 42주 이상으로 지연되는 분만을 의미함
   (2) 과숙분만의 합병증: 태반 기능부전, 태아 저산소증, 질식, 양수과소증, 거대아 등 [17]

8) 자궁파열
   (1) 자궁파열의 정의: 자궁 근육의 열상으로 주로 협부나 체부에서 자궁이 파열되는 현상을 의미함
   (2) 자궁파열의 원인
      ① 다산부, 과거 제왕절개, 자궁수술의 흔적, 인공유산
      ② 병리적 견축륜이 발생한 경우
      ③ 과다한 자궁수축제의 사용
   (3) 자궁파열의 증상
      ① 완전파열: 날카로운 복통, 복강 내 출혈, 복부 팽만감, 질 출혈, 태아 심음 중단, 자궁수축 없음, 태아촉진 쉬워짐, 쇼크 증상(빠르고 약한 맥박, 혈압 하강, 차고 창백한 피부) 등
      ② 불완전파열: 수축 시 복통, 경미한 질출혈, 경관개대의 진전이 없음, 태아심음이 들리지 않음 등
   (4) 자궁파열의 중재
      ① 활력징후 사정 및 출혈량 사정, 수혈 시행함
      ② 저혈량 쇼크 및 복막염 증상을 사정함
      ③ 항생제 투여 → 복막염, 패혈증 등 감염을 예방하기 위함
      ④ 수술요법: 자궁적출술

9) 자궁내번증
   (1) 자궁내번증의 정의: 자궁의 내면이 바깥으로 뒤집어지는 것을 의미함
   (2) 자궁내번증의 원인
      ① 태반배출을 위해 제대를 지나치게 잡아당기는 경우
      ② 자궁저부에 무리한 압박을 가한 경우
   (3) 자궁내번증의 증상: 심한 통증, 질내 충만감, 감염, 출혈 등

10) 다태임신

(1) 다태임신의 정의: 둘 이상의 태아를 임신한 상태를 의미함

(2) 다태임신의 문제점 22

- 조산(다태임신의 가장 흔한 문제)
- 빈혈(단태임신에 비해 혈액량은 더 많이 증가하나 적혈구 증가는 부족하여 발생)
- 자궁기능부전(과도한 자궁증대, 양수과다 등에 의함)
- 태아위치 이상
- 산후출혈 및 산후감염의 위험성 증가 등

11) 양수색전증

(1) 양수색전증의 정의: 출혈과 함께 솜털, 태지 등이 섞인 양수가 모체혈류 속에 들어가 폐순환을 차단하는 것을 의미함

(2) 양수색전증의 증상: 청색증, 호흡곤란, 빈호흡, 흉통, 저혈압 등

(3) 양수색전증의 중재: 반좌위, 산소공급, 수혈, 혈소판 및 항응고제 투여

12) 후방후두위 14 17

(1) 후방후두위의 증상: 심한 요통(천골압박에 의함), 분만지연, 산후출혈 및 산후감염 위험성의 증가, 제대탈출 등

(2) 후방후두위의 중재: 횡경정지 발생, 아두 회전 실패 시 → 제왕절개술을 고려함 17

  참고 횡경정지: 태아가 전방으로 회전하지 못하여 분만 진행에 어려움이 있는 상태

13) 골반이상

(1) 골반이상의 원인: 골반의 입구, 골반강, 골반의 출구가 협소한 것을 의미함

(2) 골반이상의 중재: 제왕절개술을 시행함 16

14) 제대탈출

(1) 제대탈출의 정의: 아두만출 전 제대가 선진부 앞으로 먼저 나와있는 것을 의미함

(2) 제대탈출의 증상: 질강으로 제대가 보임, 가변성 감퇴가 나타남 21

  참고 태아 절박가사(fetal distress): 태아에게 충분한 산소가 공급되지 않아, 태아 심박동수가 급감하게 되는 상태를 의미함

(3) 제대탈출의 진단: 주로 내진을 통해 확인함

(4) 제대탈출의 중재 15 18

  ① 고골반위를 취함 → 제대가 압박받는 것을 방지함 예 좌측위, 슬흉위, 트렌델렌버그 체위 18
  ② 생리식염수로 적신 거즈를 이용하여 덮어줌 → 제대의 건조를 방지함
  ③ 산소를 공급함
  ④ 제대를 억지로 밀어 넣지 않음 → 제대 손상의 위험성이 있음
  ⑤ 필요 시, 제왕절개를 시행함

15) 유도분만 [13]

(1) 유도분만의 정의: 인위적으로 자궁수축을 유도하여 분만하는 것을 의미함
(2) 유도분만의 적응증과 금기증

적응증	• 분만지연, 파막 후 24시간이 지나도 분만 시작이 되지 않은 경우 • 태아가 위험한 상태일 때, 심한 임신성 고혈압 등
금기증	• 아두골반 불균형, 산도기형, 태위 이상, 태아선진부 이상 • 태아질식 상태, 저체중아, 미숙아 • 4회 이상의 다산부, 자궁파열 위험성(과거 제왕절개술, 자궁수술 등), 전치태반 • 질의 헤르페스 감염, 질 출혈

(3) 유도분만의 방법
  ① 옥시토신을 이용한 유도분만
    • 옥시토신 투여방법
      - 정맥 투여: 일정한 혈중 농도의 유지 가능, 문제발생 시 즉각적인 중지가 가능함
      - 용량 조절: 수축간격(3~4분), 수축시간(40~60초), 수축 시 자궁 내 압력(50~70mmHg)정도까지 증량함
    • 옥시토신 투여 시 중재 [14]
      - 태아저산소증 사정, 태반기능을 감시함 → 태아상태를 사정함
      - 후기감퇴, 심한 가변성 감퇴가 있는 경우 → 옥시토신 즉시 중단, 좌측위, 산소 공급
      - 자궁수축 시간이 90초 이상 → 일시적으로 옥시토신 투여 중단, 감량
      - 섭취량/배설량 확인(옥시토신의 항이뇨 효과) → 소변량 감소 시 의사에게 알림
      - 유도분만 실패의 경우 → 제왕절개수술을 진행함
    • 옥시토신 중단이 필요한 경우 [13] [20] [21] [23]
      - 후기감퇴, 심한 가변성 감퇴, 태변 배출
      - 두통, 고혈압, 자궁수축 기간 90초 이상
  ② 인공파막술
    • 인공파막술의 정의: 무균적인 기구를 질 내 삽입하여 인공적인 파막을 시도하는 것을 의미함
    • 인공파막술의 적응증: 선진부 진입이 되었을 때, 분만진통이 있을 때, 자궁경관 상태가 양호하며 질식분만이 가능할 때
    • 인공파막술의 금기증: 선진부 진입 전(제대탈출의 위험이 있음), 둔위, 횡위
    • 인공파막술의 중재
      - 태아 심음을 통해 제대탈출 및 제대압박 여부를 사정함
      - 감염징후를 사정함 [예] 자주 체온측정
      - 감염예방을 위해 내진을 금하고, 깨끗한 침구를 제공함
  ③ 프로스타글란딘을 이용한 경관 숙성 [19]
    • 프로스타글란딘 투여방법: 옥시토신 투여 전날 프로스타글란딘을 좌약이나 젤의 형태로 질에 삽입함
    • 프로스타글린딘 효과: 자궁경관이 연화, 개대, 소실됨 → 옥시토신에 대한 자궁근층의 민감도가 높아짐 → 효과적인 자궁 수축을 유발함

16) 흡인분만 [21]

(1) 흡인분만의 정의: 태아의 머리에 고정시킨 컵 안의 공기를 연결된 줄을 통해 완전히 빼내어 진공상태로 만든 뒤 견인하여 태아를 분만하는 것을 의미함

(2) 흡인분만의 적응증과 금기증

적응증	• 모체 요인: 분만 2기의 지연, 산부가 힘을 주면 안 되는 상황(고혈압, 심장병 등), 과거에 제왕절개를 시행한 경우, 마취로 인해 힘을 줄 수 없을 때 등 • 태아 요인: 제대 탈출, 분만 2기 자궁 내 태아 질식 등
금기증	조산아(흡인컵에 의해 아두의 두피가 손상받을 수 있음), 안면위와 둔위 등

(3) 흡인분만의 선행조건
  ① 선진부가 두정위이며 아두골반 불균형이 아니어야 함
  ② 양막 파수, 회음절개 후
  ③ 아두 진입으로 복부 촉진 상 아두가 만져지지 않을 때
  ④ 방광 비우기

17) 제왕절개분만(C/S) [14] [17]

(1) 제왕절개분만의 정의: 복부를 절개하여 태아를 분만하는 것을 의미함

(2) 제왕절개분만의 적응증과 금기증

적응증	아두골반 불균형(가장 흔함), 과거 제왕절개분만, 유도분만의 실패, 태아질식의 위험, 전치태반, 태반조기박리, 산도 감염(음부포진 등), 모체 건강상의 문제(중증 심장병, 고혈압, 당뇨병, 자궁경부암 등)
금기증	태아사망, 미숙아

(3) 제왕절개분만 후 중재 [14] [20] [24] [25]
  ① 심호흡, 기침 권장 → 호흡기계 합병증 예방을 위함
  ② 조기이상, 체위변경 격려 → 혈전성 정맥염 예방을 위함 [25]
  ③ 출혈 및 감염예방: 활력징후 사정, 패드 관찰, 자궁수축 및 수술부위 사정, 모래주머니로 수술부위를 압박하여 지혈을 도움
  ④ 24시간 동안 유치도뇨관 유지, 제거 후 4~8시간 내 자연배뇨를 사정함
  ⑤ 충분한 수분과 영양분을 제공함
  ⑥ 진통제를 투여함
  ⑦ 유방간호, 산후통 관리, 모아애착 형성(조기 모아 상호작용) 등을 도움

6장 | 산욕기 여성

1 정상산욕 간호

1) 산모의 생리적 변화

(1) 자궁의 크기 변화 13 15 18 20 23
  ① 분만 직후: 제와부위 혹은 제와부 2cm 아래 위치함(자궁 무게 1,000gm)
  ② 분만 후 12시간: 제와부나 제와부위로 상승
  ③ 분만 1주일 후: 치골결합과 제와부 중간에 위치(자궁 무게 500gm)
  ④ 분만 10일 후: 매일 1~2cm 씩 하강하여 복부에서 만져지지 않음 25
  ⑤ 분만 6주 후: 자궁은 50~60g의 정상 무게와 크기로 회복함
  ⑥ 자궁퇴축 기전: 자궁근섬유의 수축과 견축, 자궁벽세포 단백물질의 자가분해, 자궁내막의 재생
    참고 자궁퇴축(자궁내막의 재생)은 수유부, 초산모에게서 더 빨리 일어남 13

(2) 오로(산후질분비물) 13 15 16 25
  ① 시기별 오로 양상

구분	적색오로	갈색오로	백색오로
분비기간	산후 1~3일	산후 4~9일	산후 10일~3주
양상	• 혈괴 섞인 혈성 오로 • 서 있을 때, 수유 혹은 활동이 증가할 때 → 양이 증가함	• 분홍 혹은 갈색의 장액성 오로 • 혈괴 없음	• 소량, 흰색

  ② 비정상적인 오로 양상
    • 지속적인 적색오로 및 갈색오로, 2주 후에도 지속되는 장액성 오로 → 산욕기 출혈, 태반조직 잔류 등
    • 다량의 혈괴 배출, 나쁜 냄새 → 자궁퇴축 지연, 태반조직 잔류, 자궁내막염 등
  ③ 경산부, 비수유부, 질식분만 > 초산부, 수유부, 제왕절개수술 산모에 비해 오로의 양이 많음

(3) 유방
  ① 유즙분비에 영향을 미치는 호르몬
    • 에스트로겐, 프로게스테론: 태반에서 분비됨, 유관 및 유관소엽 발달
    • 프로락틴: 출산 24~48시간 내 분비, 선방세포에서 유즙생성 24
    • 옥시토신: 자궁수축 및 유즙사출에 관여
  ② 유방울혈과 초유 13
    • 유방울혈
      - 규칙적 포유, 유방을 계속해서 비워줌 → 지속적인 유즙생산을 도움
      - 유방마사지: 유방에서 유륜의 방향으로 마사지함
      - 수유 전: 온찜질, 수유 후: 냉찜질을 시행함
    • 초유
      - 산후 3~4일부터 약 1주일까지 배출, IgA 및 단백질을 함유하고 있음
      - 수유 시: 통증감소, 유방염의 가능성 낮음

(4) 심혈관계
　① 심박출량
　　• 분만 후 48시간 동안, 순환혈액량이 15~30% 증가함
　　• 심장질환을 갖고 있는 산모에게 가장 주의가 필요한 시기에 해당함
　② 활력징후 [15] [23] [25]
　　• 기립성 저혈압 및 일시적 서맥 발생
　　• 분만 후 첫 24시간 동안, 체온은 정상범위보다 약간 상승됨
　③ 혈액성분의 변화 [14]
　　• Hct: 분만 후 이뇨작용 → 혈장 소실량 > 철구 소실량보다 더 많아 수치가 상승함
　　• 백혈구: 분만 후 20,000~30,000/m³까지 증가(감염과 감별 필요)
　　• 혈액응고인자: 혈액응고인자의 상승 → 혈전증의 위험을 높임
(5) 소변 [13] [19]
　① 다뇨증: 산후 4~5일까지 1일 3,000mL의 소변 배설 → 임신 중 증가한 체액 배출 [25]
　② 정상 소변 성분: 경한 단백뇨, 아세톤뇨, 당뇨
　③ 분만 8시간 내 자연배뇨 격려: 자궁수축 촉진, 방광염 예방, 방광의 회복상태를 확인함
(6) 피부계
　① 멜라닌 색소 침착으로 발생되었던 유두, 기미, 흑선 등이 호전됨
　② 임신선의 탄력성은 회복 → 탄력섬유의 파열로 인한 임신선은 회복되지 않음
　③ 발한 발생 → 임신 중 증가한 체액 배출(보온, 피부청결의 유지 필요) [22] [25]
(7) 내분비계
　① 융모성선자극호르몬(HCG): 24시간 이내, 급격히 감소(1주일 후에는 검출되지 않음)
　② 프로게스테론: 3일 이내, 황체기 수준으로 감소
　③ 월경의 시작 [14] [15]
　　• 초기 월경: 몇 번은 무배란성인 경우가 많음
　　• 수유부: 수유기간 및 개인차에 따라 다름
　　• 비수유부: 수유부보다 월경이 빨리 시작됨(대개 2~3개월경, 50% 정도가 월경 회복)

2) 산모의 사회, 심리적 변화

(1) Rubin의 모성 심리적 변화과정 [18]
　① 소극기(분만 후 2~3일)
　　• 특징: 수동적, 의존적, 수다스러움, 애정이나 주의를 받고 싶어함
　　• 간호: 충분한 휴식, 수면, 적절한 영양섭취, 안위간호
　② 적극기(분만 후 3~10일) [18]
　　• 특징: 독립적, 자율적, 어머니로서의 새로운 역할을 시도함, 신생아를 돌보면서 피로, 우울감 경험함
　　• 간호: 육아법에 대한 교육
　③ 이행기(분만 후 1주일~산욕기)
　　• 특징: 아기를 독립된 개체로 인정, 새로운 어머니 역할에 대한 수용 및 실행, 가족의 도움이 필요한 시기
　　• 간호: 지지체계 연결

(2) 산후 우울 14
  ① 산후 우울의 정의: 산후 일시적으로 경험하는 우울감을 의미함
  ② 산후 우울의 원인
    • 생리적, 정신적, 사회적, 문화적 요인 등에 의해 정서장애 발생, 불충분한 사회적 지지 체계
    • 산욕 초기 호르몬의 변화 및 신체적 변화
    • 어머니 역할에 대한 부담, 긴장, 피로감
  ③ 산후 우울의 중재 14 18
    • 산후 일시적인 감정 변화는 호르몬에 의한 것으로 정상임을 설명함
    • 산모의 감정을 표현하도록 격려, 경청, 정서적 지지 및 충분한 휴식을 제공함
    • 대처법 제시, 부모역할 준비 및 지지체계를 의뢰함, 인내/이해가 필요함

3) 산욕기 산모의 간호
  (1) 자궁퇴축 15 16 17 18 19 20 21 24
    ① 자궁퇴축의 정의: 자궁이 임신 전 상태로 돌아가는 것을 의미함
      참고 자궁저부 높이는 자궁퇴축 정도를 사정할 수 있는 중요한 지표가 됨
    ② 자궁퇴축간호
      • 자궁저부 마사지 시행 17 18 19
        - 자궁이 이완되었을 때 본래의 강도를 유지할 때까지 간헐적으로 마사지를 시행함(혈괴가 배출됨)
        - 과잉 마사지 금기 → 자궁이완의 원인이 될 수 있음
      • 정기적 모유수유 → 옥시토신 분비 촉진 → 자궁수축을 유발함 19
      • 자궁이 오른쪽으로 치우쳐짐: 방광팽만 의심 → 배뇨를 격려함
      • 오로와 출혈양상을 관찰함
      • 자궁후굴 예방: 슬흉위를 교육함 21 23
      • 필요 시, 자궁수축제를 투여함
  (2) 산후통 21 23 25
    ① 산후통의 정의: 자궁이 수축하면서 발생되는 통증을 의미함
    ② 산후통의 원인
      • 산욕기 자궁의 간헐적 수축
      • 산후 24~48시간 후 자연적으로 없어짐
      • 경산부, 모유수유 시, 자궁수축제 투여 시, 다태아, 거대아 등에서 더 심하게 나타남
    ③ 산후통의 중재: 자궁저부 마사지, 방광 비우기, 따뜻한 팩 적용, 복위, 수유, 적절한 활동, 진통제 투여 등
  (3) 자연배뇨
    ① 산후 8시간 이내 자연배뇨를 실시함
    ② 산후감염 예방, 자궁수축 촉진, 산후출혈 예방, 방광기능 확인을 위함

(4) 회음부 [20] [23]
　① 냉요법
　　• 냉요법의 목적: 부종완화, 통증감소, 출혈예방을 위함 [24]
　　• 냉요법의 적용방법: 얼음주머니를 회음절개부위에 적용함
　　• 냉요법의 주의점: 너무 오래 적용하지 않음(상처 회복 지연)
　② 좌욕
　　• 좌욕의 목적: 순환증진, 부종완화, 조직이완, 회복촉진을 위함
　③ 감염 예방 및 안위 도모
　　• 회음패드를 교환하기 전후에 손을 씻게 함
　　• 패드를 교환할 때마다 외음부를 닦음
　　• 외음부를 닦을 때/패드를 착용할 때 앞쪽 → 뒤쪽 방향으로 시행함
(5) 운동과 휴식
　① 케겔운동(골반강화운동)
　　• 케겔운동의 목적: 골반근육의 탄력성 유지, 회음부 회복 촉진, 혈액순환 촉진, 스트레스성 요실금 예방을 위함
　　• 케겔운동의 방법: 회음근육의 수축과 이완을 반복하여 시행함
　② 휴식 [17]
　　• 분만 후 8시간: 충분한 휴식과 수면을 취하도록 함 [예] 방문객 제한
(6) 영양: 고단백/고열량식이, 충분한 수분과 칼슘 섭취를 권장함
(7) 성생활: 월경을 시작하지 않아도 임신 가능성 있음 → 임신조절이 필요한 경우 모유 수유와 상관없이 피임을 권장함
(8) 유방관리
　① 유방울혈 간호 [13] [16] [21]
　　• 유방울혈의 가장 좋은 간호: 모유수유
　　• 분만 직후부터 수유를 시작함 → 유즙분비 촉진
　　• 1일 8~12회, 15분 이상 젖을 물림, 아기가 원할 때마다 수유함
　　• 수유 전 비누로 손 씻기 → 감염 예방
　　• 수유 시 자세 → 양쪽 유방을 번갈아가며 수유함, 수유 후 남은 젖은 반드시 짜서 유방을 비움 → 유즙생성 및 분비를 촉진함
　　• 더운물 찜질, 유방마사지
　② 유두열상 간호 [14] [15] [20]
　　• 유두열상의 원인: 부적절한 수유 자세(유두만 물릴 때) [23]
　　• 수유 전 온요법, 수유 후 냉요법, 수유 후 유두를 건조시킴, 수유시간은 5분 정도로 제한함, 심한 경우 48시간 동안 수유를 금지함(젖은 짜냄)
　　• 유두열상 예방법 [22]
　　　- 수유를 할 때는 아이가 유륜까지 빨 수 있도록 자세를 취함
　　　- 유두는 물로만 닦음(유지방은 유두를 보호함)

2 고위험 산욕 간호

1) 산욕기 감염 18
- (1) 산욕기 감염의 정의: 분만 첫 24시간 이후부터 10일 동안 1일 4회의 체온 측정 시 38℃ 이상의 열이 2일간 지속되는 경우를 의미함
- (2) 산욕기 감염의 발생원인
  - ① 대부분 질내 연쇄상구균에 의해 발생함(분만과정에서 손상된 부위에 침투함)
  - ② 산전 요인
    - 빈혈, 영양결핍, 산전관리의 부족, 낮은 사회경제적 수준, 비만, 흡연, 약물남용 등
  - ③ 분만 중 요인
    - 지연분만, 겸자분만, 잦은 질 내진, 용수박리, 파수 후 분만 지연, 회음절개술, 제왕절개 등
  - ④ 산후 요인
    - 태반조직 잔여, 산후출혈 등
- (3) 산욕기 감염의 종류와 간호
  - ① 회음, 외음의 감염
    - 회음, 외음 감염의 원인: 회음절개 및 열상부위로 균이 침입함
    - 회음, 외음 감염의 증상: 산욕초기 발열, 통증, 발적, 부종, 맥박 상승, 농성 분비물 등
    - 회음, 외음 감염의 중재
      - 반좌위를 취함 → 분비물의 배액 증진
      - 패드를 자주 교환, 좌욕, 회음램프 등을 적용함
      - 충분한 수분을 공급함
      - 항생제 및 진통제를 투여함
  - ② 자궁내막염 14 21 24
    - 자궁내막염의 원인: 자궁내막, 태반 내 세균감염이 발생함
    - 자궁내막염의 증상 24
      - 산후 2~3일에 38℃ 이상의 체온상승
      - 다량의 악취 나는 암적색의 화농성 오로
      - 자궁 이완 및 민감성 증가, 오한, 권태, 두통, 하복부 통증, 식욕부진, 빈맥 등
    - 자궁내막염의 중재 22 23
      - 반좌위를 취함 → 분비물의 배액 증진
      - 충분한 수액 공급(3~4L/일)
      - 침상안정, 고단백/고비타민/고열량식이를 제공함
      - 항생제 및 자궁수축제를 투여함

2) 혈전성 정맥염 [20] [21]
   (1) 혈전성 정맥염의 원인: 산욕기 중 혈액응고인자의 상승으로 혈전이 생겨 염증이 일어나 발생
   (2) 혈전성 정맥염의 종류: 대퇴혈전성 정맥염, 골반혈전성 정맥염
      ① 대퇴혈전성 정맥염 [14] [17]
         • 주요 발생 혈관: 대퇴정맥, 슬와정맥, 복재정맥
         • 혈전 발병 시기: 산후 10~20일 정도
         • 증상: 오한, 권태, 혈전 발생 다리의 경직, 통증, 부종, 백고종, Homan's sign(+) 등
      ② 골반 혈전성 정맥염
         • 주요 발생 혈관: 난소, 자궁, 하복부 정맥
         • 혈전 발병 시기: 산후 2주 정도
         • 증상: 오한, 빈맥, 고열, 폐색전, 폐농양 등
   (3) 혈전성 정맥염의 중재 [24]
      ① 침상안정, 모유수유 중단, 혈전발생 부위의 상승
      ② 항응고제, 항생제, 진통제 투여 등
      ③ 혈전 생성을 방지하기 위해 탄력스타킹 착용 및 조기이상, 체위변경을 격려함 [22] [23]

3) 색전증/폐색전증 [13] [19] [25]
   (1) 색전증의 정의: 혈전이 떨어져 혈관의 일부 혹은 전체를 차단한 상태를 의미함
   (2) 색전증의 원인: 골반혈전성 정맥염에서 혈전이 떨어져 색전을 유발함(폐색전이 가장 많음)
   (3) 색전증의 증상: 빈호흡, 호흡곤란, 흉통, 청색증, 기침, 객혈, 불안 등
   (4) 색전증의 중재
      ① 항응고제, 혈전용해제를 투여함
      ② 절대안정 및 산소를 공급함, 주의 깊은 환자 사정 및 관찰이 필요함

4) 유방염 [13]
   (1) 유방염의 정의: 유선을 포함하여 유방에 생기는 감염을 의미함
   (2) 유방염의 원인
      ① 주로 황색포도상구균에 의해 발생함
      ② 유두열상 혹은 미란이 있는 상태에서 수유 시 균에 오염되어 발생함
   (3) 유방염의 증상
      ① 편측 유방의 발적을 동반한 통증, 유방 팽만감, 민감성 증가
      ② 체온상승, 오한, 권태감, 겨드랑이 림프절 증대
      ③ 유방농양이 발생하면, 덩어리가 만져지거나 유두에서 고름과 같은 분비물이 배출됨
   (4) 유방염의 중재 [13] [14] [15]
      ① 항생제를 투여함
      ② 젖을 짜내 유방울혈을 완화함
      ③ 유방농양이 생긴 경우, 절개와 배농을 시행함
      ④ 예방법: 유두열상 예방(아기를 가까이 안고 유륜까지 빨림), 수유 후 남은 젖을 충분히 짜냄(유방울혈 예방), 수유 전/후 손 씻기, 유두청결 등

5) 잔뇨증 [17]

(1) 잔뇨증의 정의: 자연배뇨 후 5분 이내 잔뇨량이 50mL 이상일 때를 의미함
(2) 잔뇨증의 원인: 소변 정체, 방광근 이완
(3) 잔뇨증의 증상: 1회 300mL 이하의 소변을 자주 봄, 치골상부의 불편감이 있음, 방광팽만 등
(4) 잔뇨증의 중재: 잔뇨가 있을 때마다 인공도뇨를 시행함, 필요 시 유치도뇨관을 삽입함 [17]

6) 산후출혈 [16] [18]

(1) 조기 산후출혈
　① 조기 산후출혈의 정의: 분만 24시간 이내 발생하는 500 mL 이상의 출혈을 의미함
　② 조기 산후출혈의 원인 [21]
　　• 자궁이완: 가장 흔함, 자궁의 과다팽만(거대아, 다태임신 등) 등이 원인이 되어 발생함 [22] [23] [25]
　　　- 자궁이완 증상: 물렁물렁한 자궁, 검붉은색 정맥성 출혈
　　• 산도열상: 선홍색 동맥혈성 출혈 지속 시 의심
　　• 태반조직잔류: 잔류태반이 자궁수축을 방해해 산후출혈의 원인이 됨
(2) 후기 산후출혈 [19] [25]
　① 후기 산후출혈의 정의: 분만 24시간 이후에서 산후 6주까지 발생하는 출혈을 의미함
　② 후기 산후출혈의 원인: 자궁의 복구부전, 태반조직 잔류, 감염
(3) 산후출혈의 중재
　① 자궁 마사지를 시행함
　② 옥시토신 투여, 수액요법 및 수혈을 시행함
　③ 수술요법: 소파술, 자궁적출술(출혈이 지속되고 산모의 생명에 위협이 되는 경우)

7) 자궁복구부전 [13] [18]

(1) 자궁복구부전의 정의: 임신 전 상태로의 자궁 복구 과정이 지연되거나 불완전한 것을 의미함
(2) 자궁복구부전의 원인
　① 양수과다, 쌍태아, 다산부
　② 태반조직 잔류, 골반염증성 질환, 자궁내막염, 자궁근종
(3) 자궁복구부전의 증상 [18]
　① 자궁촉진 시 물렁물렁함, 다량의 적색오로 및 출혈이 지속됨
　② 냄새 나는 질 분비물, 복통, 요통, 골반의 중압감
　③ 미열, 피로감, 불안
(4) 자궁복구부전의 중재 [14] [18]
　① 자궁마사지 및 모유수유를 교육함
　② 자궁수축제 및 항생제를 투여함
　③ 소파술을 시행함

8) 산후 혈종

(1) 산후 혈종의 정의: 분만 후 외음부 및 질 등에 혈종이 발생한 것을 의미함
(2) 산후 혈종의 중재
    ① 작은 혈종 → 자연 흡수, 냉찜질을 시행함 [17]
    ② 큰 혈종(지름 5cm 이상), 진행성 → 절개 후 배액 및 항생제를 투여함 [24]
    ③ 좌욕이나 건열요법을 실시하여 상처치유를 촉진함

9) 유착태반

(1) 유착태반의 정의: 태반이 분리되지 않고 기저탈락막이나 자궁근층에 단단히 붙어있는 것을 의미함
(2) 유착태반의 종류
    ① 유착태반: 태반이 기저탈락막까지 침투
    ② 감입태반: 태반이 자궁근층까지 침투
    ③ 첨입태반: 태반이 장막까지 침투
(3) 유착태반의 증상: 분만 후 태반조각이 남아 있을 경우 심한 자궁출혈 및 통증 유발, 자궁파열이 된 경우, 저혈량성 쇼크를 유발함
(4) 유착태반의 중재
    ① 용수박리술: 자궁 속으로 손을 집어 넣어 태반조각을 꺼냄
    ② 자궁절제술: 감입태반 및 첨입태반은 완전 유착상태로 수술이 필요함

10) 산후 정서장애 [14] [18]

(1) 산후우울감 [23] [25]
    ① 산후우울감의 정의: 많은 산욕부가 경험하는 일시적 적응장애의 한 형태로 정상반응을 의미함
    ② 산후우울감의 원인: 산욕 초기 급격한 호르몬의 변화, 신체적/심리적 요인 등
    ③ 산후 3~5일(산욕 초기)에 일시적으로 발생 → 10일경 자연히 사라짐
(2) 산후우울증
    ① 산후우울증의 정의: 산후우울감보다 정도가 심하고 2주 이상 지속되는 비정상적인 반응을 의미함
    ② 산후우울증의 증상: 우울감이 지속됨, 무가치감, 지침, 불안, 죄의식 등
    ③ 산후우울증의 중재: 비정상적인 상태로 치료가 필요함, 항우울제를 투여함, 산부의 감정표현을 격려하고 지지함 등
    [참고] 산후정신병: 산후 심한 우울증으로 입원치료 및 약물치료가 필요함

7장 | 사회문화적 건강문제가 있는 여성

1 성폭력 [20]

1) 성폭력의 정의

개인의 성적 결정권을 침해하는 범죄로서 성폭력, 성추행, 성희롱 등 모든 신체적, 정신적, 언어적 폭력을 포괄하는 광범위한 개념 [22]

2) 성폭력 피해 시 대처방법

- 성폭력 상담소, 각종 위기 전화상담소에 연락함
- 사건 즉시 병원응급실이나 산부인과에서 검진받음
  - 닦지 말고 바로 검사물을 채취함
  - 사생활 보호 및 유지가 필요함
- 경찰 신고 및 심리상담을 받도록 함
- 비슷한 경험이 있는 사람들의 모임단체에 가입하여 지지체계 마련함

3) 성폭력 피해 관련 간호 [13] [15] [23]

- 안정을 취할 수 있도록 정서적 지지를 제공함
- 신체손상 간호(상해 정도 사정 및 중재), 관련 검사 시행, 구체적으로 기록에 남김
- 사생활 보호 및 유지를 위해 특별히 마련된 편안하고 조용한 치료 장소를 이용함
- 피해자 입장 존중, 무비판적 지지 제공, 의사결정에 참여, 적극적으로 청취하는 자세가 필요함
- 성폭력 지원 단체 소개
- 성병예방을 위한 검사 및 치료를 시행함
- 임신예방을 위한 피임약 복용 및 임신반응검사를 시행함

2 가정폭력

1) 가정폭력의 잘못된 통념 [16]

(1) 가정폭력은 많지 않다? → 보고된 수치보다 많음
(2) 가정폭력은 사회경제적 수준이 낮은 계층의 문제이다? → 중산층에서도 많이 발생함, 숨기기 때문에 외부에 노출이 잘되지 않음
(3) 술과 약물남용은 폭력을 유발한다? → 요인이라기보다는 핑계인 경우가 많음
(4) 가정폭력을 당한 여성은 충분히 그 상황을 떠날 수 있다? → 실제로 사회보호기관이 부족하고 자녀들에 대한 책임감으로 인해 쉽게 떠나지 못함
(5) 가정폭력을 당하는 여성은 피학적이다? → 이는 몇몇 학자의 주장일 뿐, 폭력을 방지하기 위한 시도에 해당함
(6) 가정폭력을 당하는 여성은 자신을 때리도록 남성을 자극한다? → 근본적으로 남성의 내적 무력감으로 인해 발생함
(7) 가정폭력 환경에 있는 남성과 여성은 변화할 수 없다? → 효과적 기술 습득으로 변화할 수 있음
(8) 구타당하는 여성들은 임신하면 더 안전해질 것이다? → 최근 임신을 한 여성들도 살인이나 사망률이 높음

2) 가정폭력 관련 간호 [14]

- 신체적 간호: 식욕부진, 불면증, 고혈압, 상처 등에 대한 간호를 수행함, 사진을 찍고 기록을 남김
- 정서적 간호: 자존심 회복, 고립과 격리 방지, 폭력을 당한 후 24~72시간은 충분한 휴식이 필요함, 본인의 상황에 대한 정확한 인식을 도움, 대상자가 내리는 결정을 지지해 줌
- 지역사회자원에 대한 정보 및 상담: 위기중재, 응급의료서비스, 법적 대응에 대한 지식과 정보 제공, 피신처를 제공함

3 다문화가정 이주여성

1) 다문화가정의 증가

(1) 국제결혼이 증가하면서 우리사회의 다문화가정도 빠르게 증가하고 있음
(2) 농촌지역 남성의 외국여성과의 국제결혼이 많은 비중을 차지함

2) 다문화가정 이주여성 관련 간호 [23] [25]

언어, 음식, 주거양식, 문화 등의 차이로 어려움을 겪음 → 문화적 차이를 인식하고 존중함

마인드맵
mind map

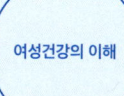
여성건강의 이해

- **여성건강 개념** ┬ 개념, 목적, 접근방법 — 가족중심, 여성중심
  └ 여성건강간호사 — 다양한 역할
- **성 건강 간호** ┬ 성정체감, 성교육, 성상담
  ├ 사춘기 여성의 신체 생리적 발달 — 특성, 초경
  └ 피임법 — 종류, 장점, 부작용
- **생식기 건강사정** ┬ 외생식기, 내생식기 — 바르톨린샘, 자궁, 질, 난소
  ├ 뇌하수체 호르몬 — FSH, LH, 프로락틴, 옥시토신
  ├ 난소 호르몬 — estrogen, progesterone
  ├ 난소주기 — 난포기-배란기(배란 시 신체적 증상과 징후)-황체기
  ├ 월경주기 — 월경기-증식기-분비기-월경전기
  └ 생식기 건강검진 — 질경검사, 양손진찰법, 직장-질 검사, Pap smear, 유방검진

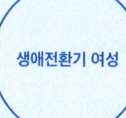
생애전환기 여성

- **월경 간호** ┬ 무월경 — 생리적무월경, 병리적무월경(원발성, 속발성), 중재
  ├ 월경전 증후군 — 정의, 중재
  ├ 비정상 자궁출혈
  └ 월경곤란증 — 원발성, 속발성, 중재
- **폐경 간호** ┬ 폐경 이행과정 ┬ 호르몬 변화(폐경전기, 주폐경기, 폐경후기)
  │   └ 계통별 변화, 신체적 변화
  └ 갱년기/폐경기 건강관리 — 운동, 휴식, 영양, 호르몬 대체요법

- 생식기 건강문제 여성
  - 생식기 종양 간호
    - 자궁경부암 — 원인, 진단검사, 자궁절제술(종류, 중재)
    - 자궁근종 — 원인, 증상
    - 자궁내막암 — 위험요인
    - 자궁내막 폴립, 난소낭종 — 정의, 중재
  - 생식기 감염질환 간호
    - 질염 — 모닐리아성, 트리코모나스, 노인성
    - 자궁경관염 — 증상, 치료
    - 골반염증성 질환 — 원인, 증상
  - 성 전파성질환 간호
    - 임질, 인유두종 바이러스 감염
    - 매독 — 단계(1기, 2기, 잠복, 3기)
  - 자궁내막질환 간호 — 자궁내막증, 자궁내막증식증, 자궁샘근육증
  - 생식기 구조이상 간호 — 자궁의 위치, 자궁탈출, 생식기 누공
  - 난(불)임 여성 간호 — 난임 사정 — 정액검사, 기초체온검사, 경관점액검사, Rubin's test, 자궁난관조영술, 자궁내막생검, 성교후 검사

- 임신기 여성
  - 정상임신 간호
    - 수정, 착상
    - 배아, 태아부속물
      - 융모성선자극호르몬(HCG), 태반락토겐, 에스트로겐, 프로게스테론
      - 제대, 양수(기능)
    - 태아 혈액순환, 주요발달 양상 — 난원공, 정맥관, 동맥관, 주수에 따른 발달
    - 임부 생리
      - 임신의 징후(추정적, 가정적, 확정적)
      - 임신시기에 따른 증상(전기, 중기, 말기)
      - 산전관리(레오폴드 복부 촉진법(1~4단계), 산과력 사정)
    - 산전교육 — 영양, 운동, 약물, 유방간호, 위험증상
    - 임신 시 불편감 — 입덧, 빈뇨, 변비, 가슴앓이, 유방압통, 체위성 저혈압, 요통
  - 고위험임신 간호
    - 임신오조증
    - 임신전반기 출혈성 건강문제 — 유산, 자궁 외 임신, 포상기태, 자궁경관무력증
    - 임신후반기 출혈성 건강문제 — 전치태반, 태반조기박리
    - 임신성 고혈압 — 자간전증, 중증 자간전증, 자간증
    - 임신성 당뇨 — 임신성 당뇨가 미치는 영향
    - 심장질환 — 산전, 분만 시, 분만 후 중재
    - 빈혈 — 진단, 철분결핍성 빈혈 중재
    - Rh 동종면역 — 원인, 중재
  - 태아 건강사정
    - 산전 태아심박동의 사정 — 비수축검사(NST), 자궁수축검사(CST)
    - 삼중 또는 사중표지 물질검사 — 목적
    - 양수천자 — 검사내용(폐성숙도 검사, AFP)
    - 융모생검 — 목적
    - 분만 중 태아심박동의 변화 — 조기감퇴, 후기감퇴, 가변성감퇴

- **분만기 여성**
  - 정상분만 간호
    - 기본요인 ─ 만출물, 산도, 만출력, 산모의 심리상태, 산모의 자세
    - 전구증상 ─ 태아 하강감, 진진통/가진통, 이슬
    - 분만 단계 ┬ 진입 → 하강 → 굴곡 → 내회전 → 신전 → 외회전 → 만출
                 └ 1기(잠재기 → 활동기 → 이행기), 2기, 3기, 4기
    - 분만 통증 ─ 약물요법(마약성 진통제)
    - 분만 1기 간호 ─ 복부검진, 관장, 배뇨
    - 분만 2기 간호 ─ 힘주기, 분만실 이동, 회음절개술, Ritgen's maneuver
    - 분만 3기 간호 ─ 태반만출
    - 분만 4기 간호 ─ 출혈/감염 예방, 배뇨확인, 모아관계 촉진
  - 고위험분만 간호
    - 자궁기능부전 ─ 고긴장성, 저긴장성
    - 병리적 견축륜 ─ 정의, 중재
    - 급속분만, 지연분만
    - 조기양막파열(PROM) ─ PPROM
    - 조기분만(조산) ─ 정의, 조산 예방 중재
    - 자궁파열 ─ 원인, 증상, 중재
    - 다태임신 ─ 문제점
    - 제대탈출 ─ 진단, 중재
    - 유도분만 ─ 적응증, 금기증, 옥신토신 투여 시 중재
    - 흡인분만 ─ 적응증, 금기증, 선행조건
    - 제왕절개분만 ─ 적응증, 수술 후 중재

- **산욕기 여성**
  - 정상산욕 간호
    - 산모의 생리적 변화 ─ 자궁크기, 오로양상, 유방, 심혈관계, 소변, 월경시작
    - 산모의 사회, 심리적 변화 ─ 모성 심리적 변화과정(소극기 → 적극기 → 이행기)
    - 산욕기 산모의 간호 ─ 자궁퇴축간호, 산후통간호, 자연배뇨, 회음부, 케겔운동, 유방울혈간호, 유두열상간호
  - 고위험 산욕 간호
    - 산욕기 감염 ─ 정의, 종류(회음감염, 자궁내막염)
    - 혈전성 정맥염 ─ 증상, 중재
    - 색전증 ─ 폐색전증, 중재
    - 유방염, 잔뇨증 ─ 중재
    - 산후출혈 ─ 조기 산후출혈, 후기 산후출혈, 중재
    - 자궁복구부전 ─ 증상, 중재
    - 산후 정서장애 ─ 산후우울감, 산후우울증

- **사회문화적 건강문제가 있는 여성**
  - 성폭력 ┬ 정의
           ├ 대처방법 ─ 신고, 검진, 심리상담
           └ 피해 관련 간호 ─ 정서적 지지, 신체손상 간호, 사생활보호, 성병/임신 예방간호
  - 가정폭력 ┬ 잘못된 통념
             └ 피해 관련 간호 ─ 신체적 간호, 정서적 간호 지역사회자원 활용
  - 다문화가정 이주여성 ─ 다문화가정의 증가, 관련 간호

2026 간호사 국가고시
초단기완성 파이널 핵심요약집

2교시

1과목   아동간호학

2과목   지역사회간호학

2과목   정신간호학

홍지문

…

1과목 | 아동간호학
pediatric health nursing

1장 | 아동 간호의 개념

1 아동과 가족, 간호사

1) 아동간호의 개념

(1) 아동의 범위: 태아, 신생아, 영유아, 학령기 아동, 사춘기 아동
(2) 아동의 건강을 연구하며 성장, 발달 과정에서 발생하는 문제를 다룸
(3) 가정과 지역사회 안에서 건강한 신체적·인지적, 사회·정서적 성숙을 촉진함

2) 아동간호의 목적과 원리

(1) 목적: 가정과 지역사회 안에서 신체적, 인지적, 사회·정서적으로 건강하게 성숙하도록 촉진하기 위함
(2) 원리: 건강증진, 가족중심 간호, 성장과 발달, 의사소통, 아동옹호

3) 아동의 건강관리에 영향을 미치는 빈곤과 아동학대(사회적 요인) [14]

(1) 빈곤: 영양결핍, 영아사망률, 자신감 부족, 낮은 학업 성취도, 위생결핍 등에 영향을 줌
(2) 아동학대: 신체적 학대, 정서적 학대, 성적 학대, 방임
  ① 신체적 학대: 아동에게 의도적으로 신체적 손상을 입힘
  ② 정서적 학대: 아동의 자존감 및 정서적 영역에 손상 입힘
  ③ 성적 학대: 성적인 자극이나 충족을 위해 성인이나 나이가 많은 아동이 아동에게 성적 행위를 하는 것
  ④ 방임: 아동의 생명유지에 필요한 신체적 양육(의식주, 보호 등), 애정, 정서적 욕구를 충족시키지 못하여 양육의 의무를 소홀히 하는 것
  ⑤ 아동학대 의심 시, 학대 가해자로부터 분리, 아동의 말을 경청하고 감정을 표현하도록 격려함 [22]

4) 아동의 주요 건강지표

(1) 영아사망률
  ① 출생아 1,000명중 1년간(출생 12개월 전) 사망한 영아의 수
  ② 국가의 보건복지 수준을 나타내는 기본적인 지표

(2) 이환율
① 일정기간 동안 1000명을 기준으로 질병이 있는 사람의 비율
참고 호흡기 질환 → 아동 입원의 주요 원인

5) 아동간호사의 역할 13 16 17 25
    (1) 직접간호제공자: 아동 및 가족에게 직접적인 간호를 제공함
    (2) 옹호자 16 : 치료 및 절차에 대한 정보를 제공 → 스스로 의사결정할 수 있도록 도움
    (3) 협력자: 다른 건강관리 팀원과 연계 → 높은 수준의 건강서비스를 제공함
    (4) 교육자: 질병예방 및 건강증진을 위해 교육함
    (5) 연구자 17 : 연구를 통해 근거기반, 환자중심의 간호를 제공, 지식을 형성함
    (6) 간호관리자: 아동의 전반적인 간호 계획/조정, 직원의 교육/관리를 담당함
    (7) 윤리적의사결정자 25 : 의료윤리 원칙에 따라 아동과 가족이 최적의 의사결정을 내릴 수 있도록 도움

6) 부모와 양육
    (1) 양육방식의 유형

독재적 유형	• 부모에 대한 복종과 존경을 중요시, 자녀가 무조건 수용해주기를 원함
권위적 유형	• 권한을 가진 부모가 자녀의 의견을 존중하며 토론을 자유롭게 함
허용적 유형	• 자녀의 행동을 통제하지 않으며 가정 내 규칙이 일관적이지 않음

(2) 부모의 역할행위
    ① 일관성: 부모역할 모델 및 규칙, 시행이 일관적이어야 함
    ② 규칙: 아동에게 행동의 지침이자 도덕적 발달의 필수적 요소임
    ③ 역할모델: 관찰에 의한 학습을 의미함
    ④ 강화: 바람직한 아동의 행동을 격려하기 위해 사용함
    ⑤ 훈육: 바람직하지 않은 아동의 행동을 감소시키기 위한 방법
        • 훈육방법 17

타임아웃 23	• 아동 혼자만의 반성의 시간을 갖게 함(잘못에 대한 관심을 주지 않음)
체벌	• 신체적 체벌을 주는 방법(비효율적임)
결과의 체험	• 잘못된 행동의 결과를 그대로 체험하게 함
논리적 설득	• 잘못된 행동이 허용되지 않는 이유를 논리적으로 설명함
행동수정	• 긍정적 행동은 보상하고 부정적 행동은 무시하여 없앰
방향수정	• 문제행동을 제거하고 다른 방향으로 전환함

2장 | 아동의 성장발달

1 아동의 성장발달 특성

1) 성장발달의 원리 14 15 17 18 19

(1) 성장발달의 방향성 15
① 단순함 → 복합성으로 진행
② 일반적 → 구체적으로 진행
③ 중심부 → 말초부로 진행(근원성)
④ 머리(두부) → 발끝(미부)로 진행(두미성)

(2) 성장발달의 연속성
① 발달은 발달단계의 순서를 따라 연속적으로 진행됨 예 기어 다니기 → 서기 → 걷기
② 순차적인 과정으로 예측 가능함
③ 개인차가 있음(성장 속도는 일정하지 않음)

(3) 복합성
① 신체, 인지 정서 등의 상호관련 + 유전과 환경의 영향을 받음
② 복합적, 연속적, 비가역적

(4) 결정적 시기 15
① 성장발달이 최적으로 달성되는 민감한 시기
② 결정적 시기에 적절한 자극이 없다면 발달 결함이 나타날 수 있음

(5) 발달 속도 15
① 일정한 순서는 있지만 속도는 일정하지 않음
② 태아기, 영아기, 청소년기에 급성장

2) 아동의 성장발달 이론 14 15 16 17

연령대	Freud 성 발달이론	Erikson 사회심리 발달이론	Piaget 인지 발달이론	Kohlberg 도덕 발달이론
영아기(0~1세)	구강기	신뢰감 대 불신감	감각운동기(0~2세)	도덕개념 없음(0~2세)
유아기 (1~3세)	항문기	자율감 대 수치감	전조작기(2~4세) 전개념기	전인습적 도덕기: 복종-처벌 지향(2~3세)
학령전기 (3~6세)	남근기	솔선감 대 죄책감	전조작기(4~7세) 직관적 사고기	전인습적 도덕기: 상대적 쾌락주의(4~7세)
학령기 (6~12세) 16	잠복기	근면감 대 열등감	구체적 조작기 (7~12세)	인습적 도덕기: 착한 소년소녀 지향, 질서와 권위 지향(7~12세)
청소년기 (12세~)	생식기	자아정체감 대 역할 혼돈	형식적 조작기	후인습적 도덕기: 사회계약 지향

(1) Freud의 성 발달이론 14 15
　① 구강기(영아기, 0~1세)
　　• 엄마와의 애착이 중요
　　• 빨면서 욕구를 충족하는 시기
　　• 욕구가 충족되지 못하면 이후 과음, 의존적 성격, 과도한 흡연을 보임
　② 항문기(유아기, 1~3세)
　　• 대소변 가리기 훈련을 시행함
　　• 욕구가 충족되지 못하면 이후 결벽증 또는 인색함을 보임
　③ 남근기(학령전기, 3~6세)
　　• 생식기에 대한 흥미와 성 정체감이 형성됨
　　• 동성 부모와 동일시하여 역할을 습득함
　　• 남아 → 오이디푸스 콤플렉스, 여아 → 엘렉트라 콤플렉스
　④ 잠복기(학령기, 6~12세)
　　• 성적 욕구가 감소하는 시기
　　• 지식을 획득하고 놀이에 집중함 → 또래집단에 영향을 받음
　⑤ 생식기(청소년기, 12세~)
　　• 성에 대한 관심이 증가함
　　• 사춘기가 시작됨
(2) Erikson의 사회심리 발달이론 13 14 15 16 24
　① 신뢰감 대 불신감(영아기, 0~1세)
　　• 일관성 있는 어머니(양육자)의 돌봄이 중요함
　　• 기본 욕구 충족 → 신뢰감이 형성됨
　② 자율감 대 수치감(유아기, 1~3세) 21
　　• 자기 신체 및 환경을 조절하면서 자율성을 획득함
　　• 독립적으로 행동하며 독립적이지 못할 때 수치심을 느낌
　③ 솔선감 대 죄책감(학령전기, 3~6세)
　　• 행동을 주도하며 추상적 사고를 하기 시작함(상상력 풍부)
　　• 목표 지향적, 경쟁적, 성역할이 나타남
　　• 행동을 주도하지 못하면 죄책감을 느낌
　④ 근면감 대 열등감(학령기, 6~12세) 16 24
　　• 학교에서의 또래와의 관계를 통해 협동, 경쟁, 규칙을 배움
　　• 주변의 기대가 크거나 스스로 기대에 못 미친다고 느끼면 열등감 느낌
　⑤ 자아정체감 대 역할 혼돈(청소년기, 12~18세)
　　• 자기 자신에 대한 탐색 및 고민을 함
　　• 또래가 중요한 시기로 많은 영향을 받음
　　• 부모로부터의 독립을 원함

(3) Piaget 인지 발달이론 14 15 16 17 21 24
  ① 감각운동기(영아기, 0~2세)
    • 감각적이고 반사적인 행동으로 사물을 이해함
    • 대상영속성의 개념을 획득함
    • 간단한 감각운동을 조정하는 단계
  ② 전조작기(유아기/학령전기, 2~7세) 21
    • 조작기로 진행하는 전단계로 논리적이지 않음
    • 물활론적 사고: 모든 물건이 살아 있다고 생각함
    • 상징적 사고: 눈 앞에 보이지 않지만 있는 것이라 생각함
    • 마술적 사고: 생각하는 대로 사건이 일어날 것이라 생각함
    • 비가역적 사고: 일의 과정이나 순서를 역으로 생각하지 못함
    • 자기중심적 사고: 다른 사람도 나와 동일하게 볼 것이라 생각함
  ③ 구체적 조작기(학령기, 7~12세) 16
    • 현실과 가상을 구분할 수 있음
    • 보존개념: 대상의 외양이 달라져도 속성은 변하지 않는다고 생각함 25
      예 둥근 컵에 담긴 물 → 기다란 컵에 그대로 옮겨 담음 → 물의 양은 같음을 인지함
    • 가역성: 일의 과정이나 순서를 역으로 생각할 수 있음
    • 탈중심화: 자기중심적 사고에서 벗어남 → 타인의 관점에서 생각함
  ④ 형식적 조작기(청소년기, 11세~)
    • 타인중심적 사고를 함
    • 추상적인 것을 이해할 수 있는 능력을 갖춤
(4) Kohlberg의 도덕 발달이론 13 17 21
  ① 전인습적 도덕기(0~7세)

• 0단계(0~2세): 옳고 그름 구분하지 못함 → 자아중심, 순수함
• 1단계(2~3세): 벌을 피하고 상을 받고자 함 → 복종, 처벌 지향
• 2단계(4~7세): 자기중심으로 규칙을 따름 → 상대적 쾌락주의

  ② 인습적 도덕기(7~12세) 21

• 3단계(7~10세): 다른 사람들 반응에 따라, 사회규칙에 맞게 행동 → 착한 아동 지향
• 4단계(10~12세): 법, 사회질서 인정 → 권위와 사회질서 지향

  ③ 후인습적 도덕기(청소년기~성인기): 개인의 가치에 의한 도덕적 행위를 결정

• 5단계(청소년기): 최대다수 최대이익 → 사회계약 지향, 공리주의 단계
• 6단계(성인기): 도덕적으로 성숙한 경우 나타남 → 양심에 따라 판단하며 보편적 원리 지향

3) 연령별 놀이의 형태 14 16

(1) 놀이의 종류

① 단독놀이
- 혼자서 다른 아동과 다른 장난감을 가지고 놀이를 함
- 자신의 신체부위 탐색, 모든 것을 입으로 가져가서 탐색함

② 방관놀이
- 다른 아동들의 놀이에 직접 끼지 않고 보고 있음

③ 평행놀이 21
- 다른 아동의 옆에서 놀지만 같이 놀지는 않음
- 주위 아동과 비슷한 장난감을 갖고 놀지만 독립적으로 놀이를 함

④ 연합놀이
- 다른 아동과 목표 없이 함께 놀이를 함

⑤ 모방놀이
- 성인을 모방하여 놀이를 함 예 소꿉놀이, 역할놀이 등

⑥ 협동놀이
- 목표를 달성하기 위해 조직화된 집단에서 함께 놀이를 함
- 균형감, 협응력 및 운동기술이 증가함
  예 수집, 그림, 만들기, 수수께끼, 복잡한 퍼즐, 축구, 자전거 타기, 모형 만들기, 악기 연주 등

(2) 발달 단계에 따른 놀이 14 16 17

단계	놀이 종류
영아기	단독놀이
유아기	단독놀이, 평행놀이, 방관놀이
학령전기	연합놀이, 모방놀이
학령기	협동놀이

(3) 놀이의 효과

① 스트레스와 긴장을 해소함
② 놀이를 통해 감정 표현의 기회를 제공할 수 있음
③ 신체적, 정서적, 지적, 사회성, 창의성 등의 발달을 촉진함

2 아동의 성장발달 사정

1) 아동의 신체사정 및 검사에 대한 준비
(1) 연령에 따른 신체사정 준비

영아기	출생~6개월	• 부모가 아동을 안고 앉은 자세 또는 검진대에 아동을 눕힘 • 부드러운 목소리로 조용히 대화함 • 아동이 잠을 잘 때는 깨우지 않고 폐음, 심음 등을 청진함 • 아동이 울 때 딸랑이, 노리개, 젖꼭지를 사용함
	6~12개월 [15]	• 아동을 부모의 무릎에 앉힌 채로 검진을 시행함(부모의 협조를 구함) • 불편한 검사는 마지막에 실시 예 구강검진 등
유아기 [22]		• 검진 동안 사용할 물체를 만지도록 해줌 • 부모를 통해 편안한 환경을 조성함 • 좋아하는 장난감을 사용하여 아동을 달램 • 장난감, 인형 등 특정 사물을 이용하여 설명함 • 검진에 대한 저항이 심한 시기로 억제가 필요한 경우 부모에게 도움을 청함
학령전기 [19] [23]		• 스스로 검진에 협조할 수 있도록 칭찬을 함 • 부모는 아동의 곁에 있도록 함 • 놀이를 통해 편안한 분위기를 조성함 • 간단한 문장으로 설명함
학령기		• 아동이 질문하면 단순하고 개방적으로 대답함 • 머리 → 발끝 순으로 신체를 사정함
청소년기		• 부모가 없는 상태에서 검진함 • 아동의 프라이버시를 존중함

(2) 아동의 검사 및 시술에 대한 준비: 신뢰관계 형성, 부모 참여 확인, 아동의 발달 수준에 맞는 언어를 사용함(아동의 이해수준에 맞게 짧고 간단하게 설명) [20]

2) 아동과 가족 면담 시 주의점 [25]
(1) 면담 전 면담의 목적을 먼저 설명함, 차분하고 조용한 목소리로 진행함
(2) 면담할 때 아동을 함께 참여시킴
(3) 대상자(아동, 가족)와 신뢰관계를 형성함
(4) 아동의 발달 수준에 맞는 언어를 사용함
(5) 부모와 신뢰관계를 형성할 수 있는 적절한 주제로 대화를 이끌어 감(아동의 관심사, 건강상태 등)
(6) 부모의 감정을 공감하며 자유롭게 표현할 수 있도록 격려함

3) 신체사정
(1) 기본사정 순서: 시진 → 촉진 → 타진 → 청진
(2) 복부사정 순서: 시진 → 청진 → 타진 → 촉진

4) 신체계측
- (1) 신장
    - ① 2세 이하의 영아, 유아: 평평한 측정대에 눕혀 측정함
    - ② 3세 이상의 아동: 선 채로 측정함
- (2) 체중
    - ① 영아: 옷을 벗김, 기저귀는 채운 채로 측정함
    - ② 아동: 성인용 체중계에서 선 채로 측정함
- (3) BMI와 성장 정도 [17] [20]
    - ① BMI(체질량지수): 과체중아 선별 위해 측정함(85~95%: 과체중, 95% 초과: 비만)
        - 참고 BMI = 체중(kg) ÷ 신장(m)^2
    - ② 성장도표: 성장 정도를 평가하는 지표(97% 초과, 3% 미만의 체중과 신장: 성장장애)
- (4) 머리
    - ① 두위 측정: 출생~36개월까지의 아동에게 해당함, 후두의 융기부분과 양 눈썹 위를 지나도록 하여 측정함
    - ② 천문이 함몰된 경우 → 영양장애, 탈수 등
    - ③ 천문이 융기된 경우 → 두개내압 증가, 혈종, 갑상샘기능 저하증 등의 질환 가능성
    - ④ 출생 후 6개월이 지난 아동이 목을 가누지 못함 → 근육발달의 취약을 의미함
    - ⑤ 구강사정: 어린 아동을 불안하게 할 수 있음 → 검진 마지막에 시행함
- (5) 흉부
    - ① 가슴둘레: 신생아에서만 측정(머리둘레 > 가슴둘레)
    - ② 연령에 따른 호흡형태: 6~7세 이하(복식 또는 횡격막호흡), 7세 이상(흉식호흡)
- (6) 심장
    - ① 제3심음: 아동에게 정상일 수 있음
    - ② 아동의 심첨맥박: 4~5번째 늑간근에서 확인할 수 있음
- (7) 복부
    - ① 생리적 척추 전만증으로 아동의 배는 볼록함(4~5세 사라짐) [24]
    - ② 연동 운동 항진: 설사, 장폐색, 위장염
    - ③ 연동 운동 소실: 마비성 장폐색, 초기 복막염
- (8) 림프조직
    - ① 유아기 및 아동기에 빠르게 발달하여 12세 경 성인의 2배 크기에 달함 → 사춘기 이후 크기가 점차 줄어들며 성인과 비슷한 수준이 됨 [24]
    - ② 림프절: 작고 둥글며 유동적, 압통이 없어야 정상임
- (9) 눈
    - ① 차폐검사: 사시, 사위를 진단하기 위함
        - 영유아의 경우 각막반사, 안저반사를 통해 사시를 판정함 [23]
    - ② 생후 3~4개월: 가시범위 안에서 눈을 고정할 수 있음
- (10) 귀
    - ① 이경검사: 3세 미만(후하방), 3세 이상(후상방)
    - ② 음차: 전도성 청력상실, 신경감각성 청력상실을 확인하기 위함 예 Weber검사, Rinne 검사

(11) 남성 생식기
① 신생아의 음낭수종은 대부분 자연적으로 흡수되어 해결됨
② 음낭수종: 빛 통과함(탈장, 덩어리 등은 빛이 통과하지 못함)
(12) 신경계
① 신경계 발달 정도와 기능부전을 확인함(대뇌기능, 소뇌기능)
② 6세미만은 Denver II 검사를 통해 사정함

5) 발달사정-Denver II 발달선별검사(DDST) 15 20
(1) 출생 시부터 6세까지의 아동을 대상으로 시행하는 검사(미숙아는 교정연령으로 평가)
(2) 발달 지연이 의심되는 아동의 객관적인 확인이 가능함, 고위험 아동을 관리할 수 있음
(3) 사정 영역: 4개 영역
① 개인-사회성: 자가간호 수행 능력 및 타인과 어울리는 능력
② 미세운동-적응: 눈과 손 움직임의 조화 및 문제해결 능력
③ 언어: 언어를 듣고 이해하고 사용하는 능력
④ 전체운동: 앉거나 뛰는 능력
(4) 검사 표시 및 해석
① 검사 표시: P(pass, 통과), F(fail, 실패), R(refusal, 거부), No(no opportunity, 기회 없음)
- 월등 항목: 연령선 오른쪽 항목 → 완벽 통과
- 정상 항목: 연령선 오른쪽 항목 → 실패 혹은 거부/ 25~75% 사이의 항목 → 통과, 실패, 거부
- 주의: 연령선을 지나는 항목 → 실패 혹은 거부/ 75~90% 사이의 항목 → 실패, 거부
- 지연: 연령선 왼쪽 항목 → 실패 혹은 거부
- 기회 없음: 시도할 기회가 없던 경우로 전체 검사 해석 때 포함시키지 않음
② 검사 해석 20 24
- 정상 발달: 지연 항목 없음, 주의 항목은 최대 1개 → 다음 정규 방문 때 검사 실시
- 의심스러운 발달: 1개 이상의 지연 항목 (and/or) 2개 이상의 주의 항목 → 1~2주 내 재검사 실시
- 검사 불능: 완전히 연령선 왼쪽인 항목에서 1개 이상의 거부나 75~90% 사이에 연령선이 지나는 항목에서 2개 이상의 거부가 있는 경우 → 1~2주 내 재검사 실시

3장 | 아동의 건강증진

1 아동의 건강 증진 간호

1) 영양상태 사정 16 17 24
(1) 신체검진을 통하여 영양 상태를 사정함(영양불량 위험, 영양불량, 양호, 체중과다, 비만 등)
(2) 신체측정: 체중, 신장, 체질량 지수, 두위, 팔 둘레, 피부 두께

(3) 식이력: 식사일기, 식품 섭취 빈도 조사 등
① 식사일기: 일정 기간 동안 아동이 섭취한 모든 식품과 음료의 종류, 양을 기록하는 것 24
② 식품 섭취 빈도 조사: 일정 기간 동안 아동이 어떤 식품을 얼마나 자주 섭취했는지 확인하는 것

2) 예방접종

(1) 생백신과 사백신
① 생백신(=약독화 백신)
- 독성을 인위적으로 약화시킨 백신을 의미함
- 체내에서 증식하나 질병을 일으키지 않고 항체 형성에 도움을 줌
  예 결핵, MMR(홍역, 유행성이하선염, 풍진), 수두, 경구용 소아마비(OPV)

② 사백신(=불활성화 백신)
- 병원 미생물을 사멸시킨 백신을 의미함
- 질병의 위험이 없으며 항체 형성에 도움을 줌
- 반복적인 추가접종이 필요함(면역기간이 짧음) 예 주사용 소아마비(IPV), 파상풍

(2) 표준 예방접종 일정표 13 14 15 17 18 19 20 22 24 25

접종시기	예방접종 종류		
출생 시	• HepB 1차	4주 이내 18	• BCG 1회
1개월	• HepB 2차		
2개월 25	• DTaP 1차, IPV 1차, Hib 1차, PCV 1차, RV 1차		
4개월 24	• DTaP 2차, IPV 2차, Hib 2차, PCV 2차, RV 2차		
6개월	• HepB 3차, IPV 3차(6~18개월), DTaP 3차, Hib 3차, PCV 3차, RV 3차(백신 종류에 따라 2차 또는 3차까지 접종)		
12~15개월 15	• Hib 4차, PCV 4차, MMR 1차, VAR 1회		
12~23개월	• HepA 1~2차(1차: 12~23개월, 2차: 1차 접종 후 6개월 이상 경과 후), IJEV 1~2차, LJEV 1차		
15~18개월	• DTaP 4차		
24~35개월	• IJEV 3차, LJEV 2차		
만4~6세 22	• DTaP 5차, IPV 4차, MMR 2차, IJEV 4차(6세)		
만11세~12세	• Tdap/Td 6차, IJEV 5차(12세), HPV 1~2차		

BCG(결핵), HepB(B형간염), Tdap/Td(파상풍·디프테리아·백일해/파상풍·디프테리아),
Hib(b형 헤모필루스 인플루엔자), IPV(폴리오), PCV(폐렴구균), RV(로타바이러스), MMR(홍역·유행성이하선염·풍진), VAR(수두), HepA(A형간염), IJEV(일본뇌염 불활성화 백신), LJEV(일본뇌염 약독화 생백신), HPV(사람유두종바이러스) 감염증

참고 2023년 부터 로타바이러스 백신이 국가예방접종에 포함됨, 백신 종류에 따라 2차(RV1) 또는 3차(RV5) 접종을 시행함

참고 홍역 유행 시(또는 유행지역을 여행하는 경우): 생후 6~11개월 미만의 영아에게 MMR 백신 접종 가능함
→ 단, 생후 12개월 이전에 접종받았더라도 표준 예방접종 일정에 따라 재접종해야 함(생후 12~15개월, 만 4~6세) 19

(3) 예방접종 주의사항
　① 접종 전 주의사항
　　• 아동의 건강상태를 가장 잘 알고 있는 사람이 동행함
　　• 집에서 아동의 체온을 측정하여 열이 없는 것을 확인하고 방문함
　　• 모자보건수첩 또는 아기수첩을 지참하고 방문함
　　• 접종 전날 목욕을 시키고, 깨끗한 옷을 입혀 방문함
　　• 가능하면 예방접종을 하지 않을 아이는 데리고 방문하지 않음
　② 접종 후 주의사항 [20]
　　• 접종 후 20~30분간은 접종기관에 머물러 아동의 상태를 관찰함
　　• 귀가 후 적어도 3시간 이상 주의 깊게 관찰함
　　• 접종당일과 다음날은 과격한 운동을 하지 않음
　　• 접종부위는 청결하게 유지함
　　• 접종후 최소 3일 간은 특별한 관심을 가지고 관찰하며 고열, 경련이 있을 때에는 즉시 진찰을 받음
　　• 접종부위에 발적, 통증, 부종이 생기면 찬 물수건을 대줌
　　• 아이는 반드시 바로 눕혀서 재움
　③ 예방접종 금기사항
　　• 열이 없거나 미열이 동반된 가벼운 급성 질환, 경증 또는 중등도의 국소 이상반응, 이전 접종 후 미열 혹은 중등도의 발열, 미숙아, 질병의 회복기 등 → 예방접종 가능

영구적인 금기	• 이전의 예방접종에서 과민반응의 경험이 있는 경우 • 백일해 또는 백일해 포함 백신 접종 후 7일 이내에 원인을 알 수 없는 뇌증이 발생한 경우 백일해 또는 백일해 포함 백신 금기 • 중증복합면역결핍 또는 장중첩증의 병력이 있는 경우 로타바이러스 백신 금기
생백신의 일시적인 금기	• 임신, 면역저하자
일시적인 주의	• 중등도 또는 심한 급성기 질환은 모든 백신의 접종 시 주의 필요 • 최근에 항체 함유 혈액제제를 투여받은 경우에는 MMR과 수두 함유 백신 등 주사용 생백신의 접종 일정에 주의를 요함

3) 치아관리 [15] [17]
　(1) 양치 방법
　　① 유치 나기 전: 수유 후에 젖은 면 수건으로 잇몸을 닦아 줌
　　② 유치 나온 후: 물에 적신 수건이나 거즈, 아동용 칫솔로 닦아 줌
　　③ 수유 후, 취침 전 양치를 시행함
　　④ 유치: 4~6개월부터 맹출(월령-6), 20개, 6세부터 탈락이 시작됨
　(2) 치과 방문시기 [15]: 유치가 모두 나면 첫 방문, 이 후 1년에 2회 검진(6개월마다)

(3) 치아관리법
- ① 젖병 충치: 젖병을 물고 잠을 자지 않게 함 [예] 잠들 때 젖병을 찾는다면 노리개젖꼭지를 물림 25
- ② 노리개 젖꼭지: 4~6개월 까지만 사용, 1세 이후 사용하지 않도록 함
- ③ 불소침착증(치아의 갈색반점): 치약을 너무 많이 삼키지 않도록 함

4) 연령별 안전사고 및 관리 13 14
- (1) 영아기 13 14 15 19 24
  - ① 뒤집고 기어 다니기 시작하면서 낙상이 빈번하게 발생함, 영아기의 주요 사망원인이 됨 24
  - ② 우유와 목욕물의 온도를 점검하여 화상을 예방함
  - ③ 흡입 및 질식을 예방하기 위해 수유 후 충분한 트림을 시킴, 수유 시에 영아를 눕히고 젖병을 기대어 먹이지 않음, 이물질에 의한 기도폐쇄가 심한 경우 등 두드리기, 가슴 밀어내기를 시행함(이물질이 나오거나 의식이 없어질 때까지 교대로 반복 시행) 17 22
  - ④ 카시트는 차 뒷 자석에 설치하고 차의 뒤쪽을 보도록 장착(후방주시), 체중에 맞는 카시트를 사용함 13 23
- (2) 유아기 13 15
  - ① 화학제품(화장품, 약, 가정용 화학제품 등)은 항상 뚜껑을 닫아 아동이 접근할 수 없는 곳에 둠, 독성물질이 담겼던 용기는 사용 후 폐기함 13
  - ② 욕조, 수영장, 물가에 아동을 혼자 두지 않음
  - ③ 화상은 유아기의 주요 사망원인으로 불이나 뜨거운 물 등이 아동의 손에 닿지 않도록 함
- (3) 학령전기 14 15
  - ① 호기심이 많고 새로운 것을 시도하려 함
  - ② 화재 시 도망가기 보다는 가구 안으로 숨음(사망위험이 높음)
  - ③ 정확한 성지식을 교육함(거절 → 도망가기 → 다른 어른에게 알리도록 가르침)
  - ④ 일산화탄소 중독이 된 경우 → 고압산소치료를 시행함
- (4) 학령기
  - ① 성인을 그대로 흉내 냄, 안전교육을 통한 예방이 중요함
  - ② 신장 145cm 이상의 아동은 성인용 안전벨트를 착용하도록 함
  - ③ 화재 대피연습을 반복하여 교육, 불꽃놀이에 주의함
  - ④ 물놀이와 관련된 안전수칙을 교육하고 수영을 배우도록 격려함
- (5) 청소년기
  - ① 자살: 청소년 사망원인 1위로 자살위험이 있는 청소년의 선별이 시급함
  - ② 폭력: 가까운 사람의 폭력과 대중매체에서의 폭력물에 대한 노출로 학습됨
  - ③ 성생활
    - 성관계 시작을 늦출 수 있는 환경 제공: 안정적인 가족환경, 부모의 감독, 종교, 높은 소득수준, 좋은 부모 자녀관계
    - 성교육 프로그램: 올바른 성교육, 자위, 피임법 교육, 건전한 이성 관계

4장 | 발달단계별 건강유지, 증진

1 신생아의 건강유지, 증진 간호

1) APGAR 점수 [19] [21] [25]
(1) 출생 후 1분과 5분에 측정, 5가지 영역을 평가하여 사정함
(2) 총점 0~3점: 심각한 곤란, 4~6점: 중등도 곤란, 7~10점: 정상

평가 영역	점수		
	0	1	2
피부색(Appearance)	전신: 청색증, 창백	몸통: 분홍, 사지: 창백	전신: 분홍
심박동(Pulse)	없음	<100	≥100
반사능력(Grimace)	없음	얼굴을 찌푸림	재채기, 기침, 울음
근육긴장(Activity)	기운이 없고 늘어짐	사지 신전할 때 약간 저항	활발히 움직임
호흡능력(Respiration)	없음	느리고 불규칙함, 얕은 호흡	규칙적임, 잘 움

2) New Ballard Scale
(1) 신체 성숙도(6개항), 근신경계 성숙도(6개항)를 검사하여 성숙도를 평가함
① 신체 성숙도
  • 항목: 피부, 솜털, 발바닥 주름, 유방, 눈/귀, 생식기(남자), 생식기(여자)

항목	기준
피부	• 성숙: 갈라지고 주름짐 • 성숙하지 않음: 끈적끈적함, 손상되기 쉬움, 투명함
솜털 [15]	• 성숙: 대부분 벗겨짐 • 성숙하지 않음: 없음
발바닥 주름 [15] [22]	• 성숙: 발바닥 전체 주름 있음 • 성숙하지 않음: 발뒤꿈치에서 발가락까지 40~50mm: -1, <40mm: -2
유방	• 성숙: 완전한 유륜, 유두 5~10mm • 성숙하지 않음: 감지할 수 없음
눈, 귀	• 성숙: 두꺼운 연골, 단단함 • 성숙하지 않음: 눈꺼풀이 붙어 있음, 느슨하게: -1, 단단하게: -2
생식기(남자) [15]	• 성숙: 고환이 매달려 있고, 음낭에 깊은 주름이 잡혀 있음 • 성숙하지 않음: 음낭 편평, 부드러움
생식기(여자)	• 성숙: 대음순이 음핵과 소음순을 덮고 있음 • 성숙하지 않음: 돌출된 음핵, 편평한 음순

② 근신경계 성숙도
  • 항목: 자세, 손목 굴곡, 팔 반동, 슬와 각도, 스카프 징후, 발뒤꿈치 귀닿기

항목	성숙, 미성숙 기준
자세	• 기준: 팔과 다리의 굴곡정도 - 성숙: 완전 굴곡 - 미성숙: 신전 상태(늘어져 있음)
손목 굴곡	• 기준: 손목을 고정한 상태에서의 굴곡정도 - 성숙: 손과 전박은 전면 각도 0° - 미성숙: 손과 전박은 전면 각도 180°
팔 반동	• 기준: 팔을 완전히 굴곡시키고 놓았을 때의 펴지는 정도 - 성숙: 팔이 굴곡됨 <90° - 미성숙: 팔이 굴곡되지 않고 펴진 상태임 180°
슬와 각도	• 기준: 고관절을 완전히 굴곡한 상태에서 무릎을 폈을 때, 무릎관절 아래의 각도 - 성숙: 무릎관절 아래의 각도 <90° - 미성숙: 무릎관절 아래의 각도 180°
스카프 징후	• 기준: 팔꿈치가 몸체 중앙선을 넘어가는 지점 - 성숙: 팔꿈치가 중간선 까지 닿는다. - 미성숙: 팔꿈치가 반대편 겨드랑이 선까지 간다.
발뒤꿈치 귀닿기	• 기준: 발뒤꿈치와 귀와의 거리, 무릎의 굴곡상태 - 성숙: 거리가 멀고 무릎이 굴곡됨 - 미성숙: 거리가 가깝고 무릎이 신전됨

3) 신체사정
  (1) 전반적 외모 [17]
    ① 굴곡자세: 정상적인 근력상태를 의미함, 열손실을 감소시킴
    ② 근육긴장의 감소: 진정, 외상, 조산을 의미함
    ③ 재태연령 측정: 근신경계 성숙도, 신체 성숙도
    ④ 신체 계측: 머리둘레, 가슴둘레, 체중, 신장 등
  (2) 호흡 [19] [25]
    ① 정상 신생아 호흡양상 [19] [22]
      • 분당 호흡수는 30~60회/분
      • 호흡이 불규칙하며 주로 복식호흡을 함
      • 정상적으로 잠깐의 무호흡이 나타날 수 있음
      • 울거나 움직임이 활발한 경우 호흡이 매우 불규칙해질 수 있음
    ② 미숙아 무호흡: 20초 이상의 무호흡 또는 서맥(100회/분 미만), 청색증, 창백, 무기력 등을 동반하는 무호흡이 나타날 때를 의미함
      • 20초 이상의 무호흡을 보이면 즉시 부드럽게 등을 두드리거나 발바닥을 자극함

(3) 순환 19

    ① 정상 심박수: 120~160회/분 20

    ② 일시적으로 말초부위(손, 발, 입술주위 등)에 청색증을 보일 수 있음

(4) 피부 15 16 20 21 22 23

- 태지: 피지선과 상피세포의 분비물에 의한 것으로 회백색의 치즈 같은 물질임, 피부가 접힌 부위에 많으며 생후 1~2일에 자연소실됨 23
- 좁쌀종: 피지선의 분비물 정체로 코, 턱 주위에 나타나며 자연소실됨 21
- 딸기모양 혈관종: 이완된 모세혈관으로 발생함, 생후 1년까지 계속 커지다가 7~10년이 되면 완전히 사라짐
- 할리퀸 피부색 변화: 신생아를 옆으로 누였을 때 바닥에 닿는 몸의 부분은 붉게 위쪽은 창백하게 변하는 것을 의미함
- 몽고반점: 동양인의 약 90%에서 발생하는 것으로 불규칙한 진한 푸른색의 반점을 의미함 23
- 생리적 황달: 생후 2~3일에 간의 미성숙으로 황달이 발생함 24
- 중독성 홍반: 생후 2~3일 정도에 발생하는 구진성 분홍색 반점으로 대부분 자연소실됨
- 피하지방의 결여: 조산 혹은 영양불량을 의미할 수 있음

(5) 머리와 얼굴

    ① 대천문: 생후 12~18개월에 닫힘, 소천문: 생후 2개월에 닫힘 24

    ② 산류 14 15 18 : 두피와 골막 사이의 넓은 부종, 봉합선을 넘어 분포함, 생후 3일 정도 되면 없어짐

    ③ 두혈종 14 15 25 : 두개골과 골막 사이의 혈종, 봉합선을 넘지 않음, 흡수까지 2~3주 정도 걸림

    ④ 눈 13

- 좌안과 우안이 대칭임, 일시적인 사시 혹은 안구진탕, 안검 부종이 나타날 수 있음
- 수두증인 경우, 일몰징후가 나타남 참고 일몰징후: 눈이 아래로 처져 홍채 위쪽의 공막이 보임

    ⑤ 귀 23

- 귓바퀴의 윗부분이 눈높이에 위치함(낮을 경우 염색체 이상, 기형 등의 가능성 있음)

    ⑥ 입 23

- 엡스타인진주 : 경구개에 보이는 작은 흰색의 상피세포 덩어리로 수주 내 자연소실됨

    ⑦ 안면신경마비: 질 분만 중 제7뇌신경(안면신경)의 압박 및 손상으로 얼굴 근육의 마비가 발생할 수 있음

- 얼굴이 한쪽으로 처지거나 입꼬리가 처짐, 한쪽 눈이 감기지 않음
- 대부분 일시적으로 나타나며 자연 회복됨 25

(6) 몸통과 사지 14

    ① 흉부: 전후경과 좌우경이 같음, 좌우 대칭, 원통형

    ② 유방울혈, 마유: 모체 호르몬의 영향으로 발생함

- 마유: 2주 내에 자연소실, 짜지 않도록 함(감염예방)

    ③ 제대: 동맥 2개, 정맥 1개로 구성됨

- 알코올로 소독하며 건조시켜 관리함
- 생후 6~10일 경 자연 탈락됨

- 제대에서 악취가 나거나 노란 분비물이 있는 경우, 제대 아래 부분의 피부가 붉은 경우, 제대 또는 제대 근처 피부를 만질 때 아기가 우는 경우는 이상징후에 해당하므로 중재가 필요함 [22]
④ 선천성 고관절 탈구 여부: 오톨라니 징후를 확인함
- 오톨라니 징후(Ortolani's sign): 신생아를 바로 눕힌 후 고관절, 무릎관절을 90° 구부린 상태에서 손가락을 무릎 부위에 대어 점차 고관절을 밖으로 돌리는 검사, 탈구 시 떨걱 소리가 남
⑤ 항문: 태변배출이 없는 경우, 손가락이나 고무 카테터에 윤활제를 바른 후 항문 폐쇄 여부를 확인함
⑥ 생식기: 여아의 경우 모체의 에스트로겐의 갑작스러운 감소로 가성월경을 보이나 자연 소실됨 [21]

(7) 신경계 검사 [13] [14] [15] [17] [18] [21] [24]

반사	행동적 반응	소실시기
바빈스키반사 (바빈스키반사)	• 발뒤꿈치에서 엄지발가락 쪽으로 자극을 주어 사정함 • 엄지발가락은 배굴되고, 나머지 발가락은 쫙 펴짐	1년 후
먹이찾기반사 (포유반사) [23]	• 뺨을 톡톡 치면 자극된 방향으로 머리를 돌림	3개월
빨기반사	• 물체로 입술을 자극하거나 입안에 넣으면 빨기를 시도함	4~6개월
잡기반사	• 손바닥 및 발바닥을 자극하면 오므림	손: 3개월 발: 8개월
모로반사	• 손으로 아기의 머리와 목을 받치고 있다가 머리를 갑자기 떨어뜨렸을 때 나오는 반사 • 등과 팔다리를 쭉 펴면서 양팔을 외측으로 쭉 펴며 손가락을 폈다가 포옹하는 자세로 팔을 가슴 앞으로 가져옴 • 뇌손상 여부 및 쇄골골절을 평가할 수 있음	3~4개월
강직목반사 [21]	• 앙와위에서 얼굴을 한 쪽으로 돌리면 돌린 쪽의 팔과 다리는 신전되고 반대 쪽의 팔과 다리는 굴곡됨	3~4개월
보행반사 [24]	• 영아를 세워 두 발을 평면 위에 딛고 세우면 걷는 것처럼 다리를 움직임	3~4주
몸통만곡반사 (몸통굽음반사)	• 아기 배를 지지하고 척추에 자극을 주면 자극을 받은 쪽으로 허리가 휘어지면서 몸이 구부러짐	1~2개월

(8) 생리적 체중감소 [23]
① 생후 첫 3~4일 동안 체중이 감소함(과도한 체액 및 태변의 배출)
② 출생 시 체중에서 약 5~10% 가까이 체중이 감소될 수 있으며 점차 회복됨

(9) 생리적 황달 [13] [16] [24]
간 기능이 미숙하여 생후 2~3일에 황달이 나타남
① 황달: 혈청 빌리루빈 상승, 피부, 공막이 노랗게 변함
② 혈청 빌리루빈 15mg/dL 이상 → 광선요법을 시행함
  참고 병리적 황달(생후 24시간 이내에 나타남)

(10) 배설
  ① 배변
    - 생후 24~48시간에 태변을 배출함(암녹색, 냄새 없음)
    - 태변(3일간) → 이행변 → 우유변으로 변화
  ② 배뇨
    - 생후 24시간 이내 첫 소변이 이루어짐

4) 감각 발달 20 23 25
  (1) 후각: 엄마의 체취 및 모유 냄새를 구별할 수 있음
  (2) 미각: 여러 가지 맛을 구분할 수 있음 예 단맛을 선호하고 쓴맛에 싫은 표시를 함
  (3) 청각: 엄마 목소리와 다른 목소리를 구별할 수 있음, 갑작스럽고 큰 소리에 놀람반사를 보임
  (4) 시각: 볼 수 있는 거리 20~25cm로 제한적(모빌 등 활용)
  (5) 촉각: 가장 먼저 발달하는 감각 중 하나, 통증 자극에 민감하게 반응함

5) 건강유지와 증진 15 17
  (1) 대사이상검사, 체온조절, 목욕, 수면행동
    ① 신생아 대사이상검사: 생후 7일 이전에 시행

  - 신생아 대사이상검사 기본 6종
    - 페닐케톤뇨증, 선천성 갑상샘 기능저하증, 갈락토스혈증, 호모시스틴뇨증, 단풍당뇨증, 부신기능항진증

    ② 체온조절 15 17 20 23
      - 이상적인 신생아의 정상 체온: 36.5~37.1℃(가능한 36.5℃ 이하로 내려가지 않게 함)
      - 온도 22~24℃, 습도 40~60%로 유지함
      - 열손실 발생 15 17 22 : 체중에 비해 넓은 체표면, 피하지방의 부족, 양수로 인해 젖어 있음, 비전율성인 열생산 기전
        참고 신생아 열손실 기전: 복사, 전도, 대류, 증발 24
        복사: 주변의 찬 물체로 인한 열 손실
        전도: 찬 물체와의 접촉에 의한 열 손실
        대류: 주변 찬 공기의 이동에 의한 열 손실 예 에어컨과 거리를 둠
        증발: 수분 증발로 인한 열 손실 예 출생 후 증발로 인한 열손실을 방지하기 위해 물기를 닦아주고 머리에 모자를 씌워 줌
    ③ 목욕 15 20
      - 목욕물 온도 37.7℃(화상에 주의함)
      - 머리 → 발끝 방향으로 진행, 눈과 얼굴부터 닦음(눈꺼풀: 안 → 밖), 여아 생식기(앞 → 뒤)
      - 비누를 사용하지 않고 물로만 씻김(피부의 산성막을 보호하기 위함)
    ④ 수면: 엎드려 재우지 않음 → 영아돌연사증후군 예방

(2) 눈간호 [24]
   출생 직후 임균성 안염, 감염성 결막염을 예방하기 위해 0.5% 에리스로마이신 또는 1% 테트라사이클린이 포함된 안연고나 점안액을 적용함
(3) 제대간호
   ① 70% 알코올로 제대를 소독함
   ② 제대 탈락 때까지 통목욕을 금함(생후 10일 경 제대는 자연 탈락함)
   ③ 기저귀가 제대에 닿지 않도록 주의함(감염 예방, 기저귀 끝부분을 접어 내림)
(4) 기도유지 [21]
   ① 신생아 간호에서 가장 중요한 것은 기도개방을 유지하는 것
   ② 양수를 제거하기 위하여 출생 후 고무 흡인기를 이용함
(5) 모유수유 [17] [18] [20] [21]
   ① 모유수유 방법/자세/장점

모유수유 방법	• 1회에 15분 이상 젖을 물림 • 아기가 원할 때마다 수유함 • 손을 씻고 수유함(감염 예방) • 분만 직후부터 수유함(유즙분비 촉진)
모유수유 시 자세	• 먼저 유방을 문지르고 유즙을 짠 후, 수유함 • 아기의 입천장에 유두가 향하게 하고 아랫입술은 유두아래에 위치 → 유륜까지 감싸도록 함 • 수유 후 아기의 머리를 높이고 오른쪽으로 눕힘
모유수유 장점	• 태변의 배설을 도움 • 경제적, 간편함, 위생적 • 엄마와의 애착 강화 → 아기의 심리적 안정감을 도모함 • 자궁수축 촉진 → 출혈 예방 • 면역물질 함유(IgA) → 알레르기 예방 • 불포화 지방산 함유 → 칼슘, 지방의 체내 흡수를 촉진함 • 락토즈 다량 함유

   ② 모유수유가 제한되는 경우 [20]
      • 엄마 측 원인: 항암치료 중인 경우, HIV, CMV, 활동성결핵 상태(14일 동안 치료 후 가능), 다량의 알코올 섭취 등
      • 영아 측 원인: 갈락토오스혈증
(6) 모유 보관 방법
   ① 냉장 보관: 4℃에서 24시간 동안 냉장보관할 수 있음
   ② 냉동 보관할 때의 주의사항
      • 한 번 수유할 만큼의 양을 얼림
      • 날짜를 기입하고 가장 먼저 냉동한 것부터 사용함
      • 모유를 녹일 때에는 냉장고 안에서 녹이거나 중탕하여 해동함
      • 해동된 모유를 재냉동하지 않음

(7) 젖병 수유 [19]
    ① 먹고 남은 것은 즉시 폐기함(세균 번식의 위험 때문)
    ② 아기의 뺨과 턱을 지지하여 수유를 촉진함
(8) 기저귀 발진 [18]
    ① 기저귀로 인해 발생하는 접촉성 피부염
    ② 원인: 세균, 곰팡이, 모유에서 인공유 또는 고형식 등 새로운 식이를 시작할 때, 기저귀 교환을 자주 하지 않았을 때 등
    ③ 접촉성 피부염의 예방법
       • 기저귀 자주 갈아주기(건조하게 유지), 천 기저귀를 사용함
       • 가능하면 기저귀 채우지 말고 공기 중에 피부를 자주 노출시킴 [24]

2 영아의 건강유지, 증진 간호

1) 신체적 발달 [14] [15] [25]
  (1) 신장: 생후 1년이 되면 출생 신장의 50%가 증가함(1.5배, 50cm → 75cm)
  (2) 체중: 영양상태의 유용한 지표
    ① 생후 5~6개월: 2배
    ② 생후 1년: 3배 [25]
    ③ 생후 2년: 4배
       참고 키와 몸무게 백분위수 정상범위: 3~97백분위수 (50백분위수: 평균, 3백분위수 미만: 저체중 또는 성장지연, 97백분위수 초과: 과체중 또는 급성장) [25]
  (3) 두위 [15]
    ① 출생 시: 두위 > 흉위
    ② 생후 1년: 두위 = 흉위
  (4) 신경계
    생후 1년: 두뇌 성장이 가장 빠른 시기임
  (5) 호흡기계 [25]
    ① 기도 직경이 좁고 길이가 짧음 → 감염의 위험 높음, 염증 시 기도저항 증가(호흡곤란 쉽게 발생)
    ② 귀관(이관, eustachian tube)은 짧고 수평임 → 중이염의 위험 높음
    ③ 성인에 비해 폐포 수가 적고, 기관을 지지하는 연골이 약하고 연함
  (6) 면역계
    ① 면역글로불린이 부족함
    ② 모체로부터 받은 항체로 감염에 대한 반응이 이루어짐

2) 운동 발달 15 16 17 19 21

연령	운동
1개월	• 머리가 뒤로 처짐, 복위에서 머리를 간신히 들어 올리거나 옆으로 돌림 • 손에 물건을 놓으면 바로 떨어뜨림
2~3개월	• 복위에서 머리를 45~90° 정도 들어 올림 • 잠시 물건을 쥘 수 있음
4~5개월 15 20 21	• 복위 → 앙와위 방향으로 뒤집기 가능 • 앉은 자세에서 목을 잘 가눔 • 손바닥을 물건에 대고 잡음
6~7개월 15 24	• 앙와위 → 복위 방향으로 뒤집기 가능 • 엎드린 채 양팔로 몸무게를 지탱하여 혼자 앉기 시작함 • 손 전체로 물건을 잡음
8~9개월 19 22	• 네 발로 기어 다님 • 손을 짚지 않아도 혼자 잘 앉을 수 있음 • 손가락으로 집기를 시작함
10개월 17	• 잡고 설 수 있음 • 엄지와 집게손가락으로 집기를 잘함
12개월	• 가구를 잡고 걸어 다닐 수 있음 • 숟가락과 컵을 이용하여 음식을 먹음

3) 인지 발달: 감각운동기 13

(1) 1~4개월: 단순한 행동(목적 없음)
(2) 4~8개월: 목적 있는 행동, 대상영속성 개념 발달(까꿍놀이) 20 25, 낯가림 시작
(3) 8~12개월: 점차적으로 목적을 지향함, 간단한 문제를 해결하고 새로운 상황에 적응해 감

4) 감각 발달

(1) 눈 움직임의 협응, 눈 근육 조절 → 생후 4~6개월
(2) 소리가 나는 쪽으로 눈과 머리를 돌림 → 생후 4개월

5) 언어 발달 13

(1) 2~3개월: 옹알이를 함
(2) 4~6개월: 의미 없는 소리를 냄 예 아, 마, 다
(3) 12개월: 몇 개의 단어를 사용함 예 엄마, 아빠

6) 심리사회적 발달: Erikson(신뢰감 대 불신감)

(1) 부모의 일관성 있는 사랑이 신뢰감을 형성하게 함
(2) 가족의 규칙적 일상 → 애착에 도움
(3) 첫 의사소통의 단계로 사회적 미소가 나타남 22

7) 낯가림과 분리불안

(1) 낯가림 ㉑ ㉒
  ① 양육자와 낯선 사람을 구분함(애착이 잘 형성됨)
  ② 9~10개월에 심하게 나타남
  ③ 중재: 영아와 눈높이를 맞추고 안전거리를 유지하며 껴안거나 크게 웃는 등의 갑작스럽고 강제적인 행동을 피함

(2) 분리불안 ⑰ ⑱ ㉔: 애착 대상과의 분리에서 느끼는 불안을 의미함(분리되는 경우 좋아하는 담요나 장난감 등을 제공함)
  ① 단계: 저항기 → 절망기 → 부정기(무관심) ⑬ ⑮
  ② 저항기: 부모 찾음, 울음, 매달림
  ③ 절망기: 우울, 슬픔, 퇴행행동, 주변에 대해 무관심
  ④ 부정기: 주위 환경에 관심, 낯선 사람과도 상호작용

8) 영아 산통 ⑮ ⑳

(1) 원인: 정확한 이유를 알 수 없음, 영아의 기질, 소화 능력의 미성숙, 알레르기 등이 원인일 수 있음
(2) 증상: 원인을 알 수 없는 영아의 발작적인 울음과 보챔(생후 3~4개월)
(3) 중재
  ① 복부를 부드럽게 마사지함
  ② 자세를 변경함, 차에 태워 외출함
  ③ 트림을 자주 할 수 있게 도움
  ④ 조금씩 자주 수유함, 조제유를 교환함
  ⑤ 유산균을 복용함

9) 영아돌연사증후군(SIDS)

(1) 영아돌연사증후군의 정의: 1세 미만 영아의 갑작스럽고 설명할 수 없는 죽음(대개 수면 중 발생)
(2) 영아돌연사증후군의 예방 ⑯ ㉑

- 수면 중 노리개 젖꼭지를 물림
- 엎드려 재우지 않음
- 무호흡 모니터를 사용함
- 너무 푹신한 이불을 사용하지 않음
- 별도의 아기 침대나 요를 사용함
- 따뜻하지만 덥지 않은 환경을 조성함
- 임신 중 또는 출산 후 엄마의 금연, 간접흡연 피하기 등

10) 영양, 치아, 수면, 피부관리

(1) 영양 ⑬ ⑭ ⑯ ⑰ ㉑
  ① 모유: 완전식품으로 엄마의 영양 상태가 좋다면 모유만으로 충분한 영양 공급이 가능함. 다만,

4~6개월 이후에는 비타민D와 철분의 보충이 필요하므로 이유식을 시작함
　② 이유식과 고형식이 13 14 16 17 19
　　• 4~6개월: 이유식 시작, 쌀미음(곡물 시리얼)부터 시도함 16 25
　　• 6~12개월: 고형식이 시작, 한 번에 한 가지씩 새로운 음식을 추가하여 진행함 24
　　　예 식이 진행: 쌀미음 → 야채 → 과일 → 고기, 생선, 달걀노른자 순
　　• 12개월 전 제한 식품: 소금, 설탕, 달걀 흰자, 꿀, 등 푸른 생선, 새우유 등
　　• 새로운 음식은 알레르기 여부 확인을 하면서 일정한 간격을 두고 먹임 22 23
(2) 치아관리
　① 유치: 4~6개월부터 나옴
　② 유치 순서: 하악중절치 → 상악중절치 → 상악측절치 → 하악측절치 → 어금니 → 송곳니 순
　③ 생후 1년(첫돌): 평균 6~8개의 유치가 나옴
　④ 젖병 충치: 상악 중절치에서 많이 발생함(잠자는 동안 젖병을 물고 자지 않도록 하고, 잠들 때 젖병을 찾는다면 노리개젖꼭지를 물림)
　⑤ 치아가 나올 때: 통증 있을 수 있음. 마른빵이나 얼음조각 등을 깨물고 놀게 함(딱딱하거나 차가운 음식이 도움이 됨) 19 23
　⑥ 유치 나오기 전: 젖은 수건으로 닦아줌
　⑦ 유치 나온 후: 칫솔질을 시행함
(3) 수면 16 : 하루 평균 13~15시간의 수면시간(대부분 REM수면)
(4) 피부관리: 제대관리, 기저귀 발진, 적절한 목욕, 유가에 주의함
　참고 유가: 지루성 피부염, 두피에 발생하는 두껍고 노란 비닐 모양의 반점

3 유아의 건강유지, 증진 간호

1) 신체적 발달
(1) 신장과 체중: 신체성장 속도가 느려지는 시기임
(2) 두위와 흉위 15 24
　① 출생 후 1년: 두위 = 흉위
　② 출생 후 2년: 두위 < 흉위, 두위는 2세에 성인 크기의 90%가 됨
(3) 신체기관 14
　① 뇌: 2세 말이 되면 75%가 완성됨
　② 비뇨기계: 배변훈련 가능(요도 조임근 조절 능력과 방광 용적의 증가) 14
　③ 림프조직: 유아기 때부터 점차 커짐 → 10~11세: 림프조직 크기 최대
　참고 림프계는 유아기 및 아동기에 빠르게 발달(성인보다 크기가 커짐) → 사춘기 이후 크기가 줄어들며 성인과 비슷한 수준이 됨
　예 유아기에 정상적으로 편도가 큼 24
(4) 운동발달 15
　① 가장 중요한 운동기술: 걷기, 달리기 15

② 유아기 발달시기에 따른 운동 발달

발달시기	운동 발달
15개월 [23]	• 혼자 걷기 가능 • 블록 2개 정도를 쌓을 수 있음
18개월 [22] [23]	• 양손으로 컵을 잡고 마시기, 숟가락 사용 가능 • 블록 3~4개 정도를 쌓을 수 있음 • 바퀴가 달린 장난감을 밀고 당길 수 있음
2세	• 숟가락을 사용해 혼자 음식을 먹음 • 블록 6개 정도를 쌓을 수 있음
3세	• 세발자전거 타기 가능 • 발을 교대로 디뎌 계단을 걸을 수 있음 • 블록 8~10개 정도를 쌓을 수 있음

(5) 활력징후

혈압 80~110/50~80mmHg, 맥박 80~130회/, 호흡 24~40회/분

2) 인지 및 언어발달

(1) 인지발달
① 호기심이 풍부해져 인지력이 빠르게 성장함
② 감각운동기
  • 12~18개월: 시행착오를 통한 학습이 이루어짐
  • 19~24개월: 대상영속성, 지연모방, 가사모방
③ 전조작기: 전개념기(2~4세), 직관적 사고기(4~7세)
  • 상징적 사고 가능, 자기중심, 물활론, 마술적 사고, 비가역성
  • '나, 내 것'이라는 단어를 많이 사용함
④ 표현하는 언어보다 이해하는 언어가 많음
⑤ 언어표현 급속도로 발달 → 말을 잘 못하더라도 말을 많이 걸어주고 들려줌, 끝까지 말할 수 있도록 기다려줌 [19] [25]

(2) 언어발달
① 18개월 → 10개 단어
② 2세 → 300개 단어, 어휘력이 급속도로 발달함, 2~3개 단어를 이용해 문장 만듦, 자기중심적 언어를 사용함(나, 내 것)
③ 3세 → 900개 단어, 3~4개 단어를 이용해 문장 만듦

3) 사회 정서적 발달 [13] [14] [15] [19] [23]

(1) 자율성 대 수치심(자신의 의지와 방식을 고집함)
(2) 거부증 [13] [15] [16] [17] [22]
  ① 시기: 18개월~3세(가장 흔함), 정상적인 반응

② 행동양상: 거절(아니), 독립성 표현, 소리 지르기, 호흡 참기
③ 적절한 부모의 태도: 아동이 선택할 수 있는 질문을 함 21 24
    예 "A 할까, B 할까?"
(3) 분노발작: 독립심 형성되나 언어 및 사고의 제한으로 자신의 감정을 표현할 수 없어 발생
    ① 시기: 18개월~3세(가장 흔함)
    ② 행동양상: 소리 지르기, 물건 던지기, 분노 표출
    ③ 적절한 부모의 태도
        • 아동이 진정될 때까지 무관심으로 대하고 일관적인 태도 보이기(자리는 떠나지 않음)
        • 분노발작이 가라앉으면 그때 아동을 위로하고 사랑을 표현해줌, 행동의 한계를 확실히 설정함
(4) 분리불안 21
    ① 아동의 독립적 욕구, 엄마와 떨어지고 싶어 하지만 엄마도 떨어져 있고 싶어할까봐 겁남
    ② 일시적인 대체물 사용(좋아하는 담요나 장난감 등을 제공), 솔직하게 아이에게 설명함
(5) 의식행동 14 23
    ① 일상생활의 반복: 통제감과 자신감을 느끼게 함
    ② 행동양상: 친숙한 물건에 집착하며 사용하려고 함 예 같은 물건 사용, 같은 의자 사용 등

4) 영양 15 23
   (1) 생리적 식욕부진: 소량씩 음식을 자주 제공하고 식사 시간을 즐겁게 만듦
   (2) 매일 적당량의 우유 또는 유제품 섭취 권장(1L/일 이상 섭취 시 우유빈혈이 초래될 수 있음)
   (3) 우유, 간식, 주스가 밥을 대신할 수 없음
   (4) 단백질, 비타민D, 칼슘, 인의 요구량 높아짐

5) 치아관리 15 17 18
   (1) 12개월: 보통 6~8개의 유치
   (2) 30~36개월: 20개의 모든 유치 나옴
   (3) 치과 방문 시기: 유치가 모두 나온 후 방문함
   (4) 충치예방: 불소함유 치약이나 물 사용(잘 뱉어내야 함)
   (5) 부모를 따라 아동 스스로 양치할 수 있도록 유도함

6) 수면과 휴식
   잠자기 싫어하는 시기, 규칙적인 취침시간을 갖도록 함

7) 대소변 가리기 훈련 14 17 19 22 23 25
   (1) 시기: 18개월~2세경(항문괄약근의 조절감이 생기는 시기)
   (2) 순서: 대변 → 소변 순, 낮소변 → 밤소변 순으로 가림
   (3) 방법
       ① 아동이 신체적, 정서적 준비가 되어있을 때 시작함
       ② 성공할 때마다 칭찬하고 격려함 (실수했을 때 절대 혼내지 않음, 차분하게 안내하고 성공 경험을

　　　　강화하는 데 초점을 둠)
　　　③ 쉽게 벗을 수 있는 옷, 팬티, 기저귀 등을 입힘
　　　④ 유아용 변기 등을 사용함
　　　⑤ 발이 바닥에 닿는 경우 자세를 안정시키는 데 도움을 줌
　　　⑥ 소변이나 대변이 마려운 느낌을 인식하는지 확인한 후 변기에 앉힘

8) 훈육 [13] [17]
　　(1) 부모의 태도
　　　① 일관된 태도를 유지함
　　　② 긍정적 언어를 사용함, 신체적 체벌은 비효과적인 방법임
　　　③ 잘못된 행동에 초점을 맞춤, 잘못된 행동 직후 훈육함
　　(2) 다양한 훈육법: 타임아웃, 무시하기, 꾸짖기, 주의전환, 긍정적 강화

4 학령전기 아동의 건강유지, 증진 간호

1) 신체적 발달 [13]
　　(1) 신장과 체중: 느리지만 꾸준하게 성장함
　　(2) 골격계
　　　① 근육이 빨리 성장하며 마르고 민첩함, 다리가 길어짐
　　　② 곧아진 척추로 안정적 자세 유지 가능함
　　(3) 비뇨기계
　　　① 5세경이면 성숙됨
　　　② 3~4세: 방광 조절, 4세: 배변을 위해 옷을 벗고 입을 수 있음
　　(4) 감각: 시각(원시 경향), 청각(거의 완성)

2) 운동발달
　　(1) 4세: 공을 잡음, 난간 잡지 않고 계단 오름, 사람을 3부분으로 그림
　　(2) 5세: 민첩하게 달림, 줄넘기 가능, 개인 위생활동을 독립적으로 수행함, 사람을 6~7부분으로 그림

3) 인지발달 [13] [15] [20] [21] [23]
　　(1) 전개념적 단계(2~4세), 직관적 사고 단계(4~7세)
　　(2) 물활론적 사고, 상징놀이
　　(3) 인지형태
　　　① 장의존성: 대상을 전체로만 받아들임(하위 부분을 인식하지 못함)
　　　② 자기중심적: 자신이 바라보는 것처럼 다른 사람도 볼것이라 생각함
　　　③ 마술적 사고: 논리적인 사고가 불가능함
　　　④ 통증 인식: 죄에 대한 벌로 생각함 [15] [16]

⑤ 퇴행: 스트레스로 인해 발달이 퇴행할 수 있음 [18] [20]
　　예 소변을 가리던 아동이 입원 후 옷에 소변을 봄
⑥ 비가역성: 사건의 과정을 거꾸로 생각하지 못함

4) 언어발달
(1) 3세: 900단어, 짧고 간결한 문장 가능, 혼잣말 또는 상상 속의 친구와 대화
(2) 4세: 1,500단어, 끊임없이 말함, 과장하여 말하는 경향을 보임(관심받기 위해)
(3) 5세: 2,100단어, 길고 완벽한 문장 구사 가능

5) 말더듬 [16] [21] [24]
(1) 발생 상황: 흥분상태, 길고 복잡한 문장 혹은 특정 단어를 생각할 때
(2) 부모의 대처: 아동의 얘기를 경청, 말더듬을 무시(지적하거나 교정하지 않음), 증상이 지속되면 병원을 방문함
　　참고 아동의 발음이 부정확한다면 부모가 정확한 발음의 언어 모델이 되어줌

6) 심리사회적 발달, 심리성적 발달
(1) 심리사회적 발달 [13] [15] [16]
　① 솔선감 대 죄책감
　② 스스로 시도하려고 함, 놀이, 작업, 삶에 최대한 참여 → 솔선감 얻음
　③ 자신의 능력과 탐구의 한계를 넘음 → 죄책감 느낌
　④ 역할 모델 모방, 동성부모에 대한 경쟁심
(2) 심리성적 발달 [14]
　① 남근기
　② 동성 부모의 행동을 모방 → 성 정체성과 적절한 역할을 습득
　③ 오이디푸스 콤플렉스, 엘렉트라 콤플렉스
　④ 적절한 양의 사실에 근거한 성교육이 필요함

7) 영양: 비만과 과체중 조절
참고 치과검진(6개월마다), 양치 및 치실을 사용할 수 있도록 도움(양치 후 부모가 검사함)

8) 수면 [18]
(1) 상상력이 풍부하고 미성숙하여 수면 문제가 많이 발생함
(2) 악몽: 갑자기 놀라서 깸
(3) 야경증: 잠이 깨지 않은 상태에서 울고 소리 지름 → 억지로 깨우지 않음, 안아주고 기다림 [25]
(4) 중재: 안아주고 위로함, 다시 잘 수 있도록 도움, 일정한 취침시간 유지(안정감, 건강한 수면습관), 밤에 미등 켜두기 [21]

9) 훈육

분명한 한계 설정, 처벌을 미리 알려주고 잘못하면 즉시 훈육, 일관성 있는 태도 유지 [15]

10) 안전 [13] [14] [15]

(1) 호기심 향상: 위험한 행동을 시도
(2) 성적 안전: 거절하기 → 도망가기 → 어른에게 알리기
(3) 사고예방: 독극물 보관 용기는 폐기, 일산화탄소 중독 시 고압산소요법 [13]

5 학령기 아동의 건강유지, 증진 간호

1) 신체적 발달 [15]

(1) 골격의 급성장: 성장통 발생(주로 밤), 추후 자연소실 → 마사지, 스트레칭, 운동량 조절, 휴식 취하기, 필요시 진통제를 투여함 [15] [20] [21] [24] [25]
   [참고] 성장통: 열, 부종 등의 염증 증상이나 검사에서 이상 소견 없이 다리에 발생하는 통증으로 주로 밤에 통증을 호소하고 아침이 되면 사라짐
(2) 10~12세경: 여학생의 성장 속도 증가함(남학생보다 2년 정도 빠름)
(3) 근육의 비율 증가 → 지방 감소
(4) 폐 기능 완성: 호흡기계 감염 감소
(5) 유치 모두 빠짐 → 영구치 나옴(총 32개 중 28개)
(6) 6세 → 눈이 완전히 발달함, 7세 → 시력, 안근조절, 색 구별 가능함
(7) 10세 → 림프조직 급성장, IgG와 IgA는 성인 수준에 도달함

2) 운동 발달

(1) 6~8세: 신발 끈을 묶음, 옷을 입고 벗음(단추, 지퍼 사용)
(2) 9세: 물건을 조립함
(3) 10~12세: 전체운동영역에서 근육 조절과 기술이 완성됨
(4) 활동: 협동놀이를 하며, 활동적이고 에너지 넘침 → 피로도 높으나 아동은 인지하지 못함
(5) 대사율: 성인보다 높음

3) 인지 발달 [15] [16] [18] [20]

(1) 구체적 조작기 [15] [16]
(2) 자기중심에서 벗어나 타인의 관점과 다를 수 있음을 인지함
(3) 보존: 외적인 변화가 있어도 사물의 특성은 변하지 않음을 이해함 [16] [18] [20]
(4) 분류: 사물의 유사점과 차이점을 구분함, 사물의 특성에 따라 분류할 수 있음, 논리적 순서에 따라 배열 가능
(5) 가역성: 사건의 과정을 거꾸로 생각할 수 있음, 시간과 달력을 이해함

4) 언어 발달

   욕설이나 농담을 모방하여 함

5) 발달이론에 따른 특성

   (1) 심리사회적 발달 16 21
      ① 근면감 대 열등감
      ② 과제를 성공적으로 달성함 → 근면감 발달
      ③ 목적 있는 활동으로 자존감과 자신감 발달
      ④ 긍정적인 피드백 및 인정을 받으면서 자존감이 높아짐
      ⑤ 친구를 좋아하며 점점 독립적으로 성장, 협동을 배움
   (2) 성심리 발달
      ① 잠복기, 성에 대한 욕구가 억압됨
      ② 성에 대한 질문에 사실적이고 솔직한 대답이 필요함
   (3) 도덕 발달 13 14 17
      ① 규칙을 따름, 올바른 행동 지향
      ② 옳고 그름에 대한 기준: 개인의 기준보다 또래/단체의 기준을 따름
         • 7~10세: 착한 아이 지향, 규칙 따름
         • 10~12세: 규칙 준수, 사회적 질서를 따름
   (4) Fowler의 영적발달
      ① 종교에 강한 흥미가 있음
      ② 신앙, 이야기, 관습 등을 받아들이기 시작함
      ③ 천국과 지옥 등 추상적인 개념을 사용함
   (5) 공포: 머리 잡아당기기, 손톱 물어뜯기 등의 모습을 나타냄

6) 영양 14 18

   (1) 식욕 증가 → 비만예방과 영양교육을 실시함
   (2) 잘못된 식사습관 및 편식 발생함 → 교정이 필요함

7) 치아관리 15 17 22

   (1) 영구치 나기 시작함 → 치아관리, 치아교정(보통 영구치열이 완성되는 시기가 적합하나 아동마다 성장 속도 등이 다르므로 차이가 있을 수 있음)
   (2) 올바른 양치질 및 치실 사용, 불소치약 사용, 치과 방문(6개월마다)
   (3) 스스로 칫솔질을 할 수 있게 격려함

8) 사회화 15

   (1) 또래와 학교생활 중심으로 이루어짐

(2) 학교공포증: 정신적, 신체적 증상이 발생함

학교공포증: 등교거부 15 19 23

① 학교생활에 대한 스트레스 → 성적 저하, 잦은 결석, 학습 부진 등
② 정신적, 신체적 증상이 발생함 예 오심, 구토, 두통, 복통 등
③ 학교를 가지 않으면 신체증상이 나타나지 않음
④ 증상에 따른 부모의 태도 23
  • 증상이 단순한 경우: 자녀를 학교로 돌려보냄
  • 증상이 심각한 경우: 교사에게 자녀의 학교생활을 확인하고 상황에 따라 등교 방법 및 시간을 조절하면서 지켜봄
⑤ 등교에 대한 긍정적 강화 → 친구와의 만남 격려, 학교에 대한 긍정적 측면 강화함

6 청소년의 건강유지, 증진 간호

1) 신체적 발달

(1) 신장과 체중 13 18
  ① 신장 최대 속도 시기: 여학생(만 12세경), 남학생(만 14세경)
  ② 여학생이 남학생보다 신장 최대 속도 시기가 2년 빠름, 성장통을 경험할 수 있음
(2) 신체기관
  ① 어깨가 넓어지고 몸통이 성장함
  ② 뼈의 성장 2배 → 체중 증가
  ③ 사춘기 동안 모든 기관 → 2배로 성장
(3) 2차 성징 13 14 17

  • 여성: 9.5~14.5세
   - 유방 봉오리(유방 발달) → 음모, 초경, 액모, 땀샘 발달, 유두 돌출 25
    참고 사춘기 초기: 한쪽 유방이 더 커보일 수 있으며 점차 균형을 잡아감 23
  • 남성: 10.5~16세
   - 고환 커짐 → 음경/고환/음낭 커짐, 음모, 목소리 변함, 땀샘 발달, 여드름, 수염, 몽정 22

2) 인지발달

(1) 형식적 조작기
  ① 논리적, 추상적, 철학적 사고가 가능함
  ② 귀납적, 연역적 사고 가능
  ③ 가설을 세울 수 있음

3) 발달이론에 따른 특성
   (1) 심리사회적 발달 13 14
      ① 정체감 형성 대 역할 혼란
      ② 또래집단과 동일화, 성 정체성, 독립, 직업 정체성 등의 과제를 가짐
   (2) 성심리 발달
      ① 생식기
      ② 성에 대한 관심이 증가 → 성교육이 필요함
   (3) 청소년 시기에 따른 특성 13 14

청소년 시기	특성
초기(11~14세)	• 자기중심적, 부모에게 반항 • 신체 변화에 대한 관심이 커짐, 동성친구와 친하게 지냄 • 나쁜 일들은 자신에게 일어나지 않을 것이라 생각
중기(15~17세)	• 직업 정체성 형성 • 이성에 대한 관심도 증가 • 부모와의 갈등이 고조됨(부모의 입장에서 가장 힘든 시기)
후기(18~21세)	• 본인만의 정체성이 발달함, 독립을 준비함 • 타인에 대한 배려심, 친밀감 → 사회적 관계가 성숙해짐 • 추상적 사고, 다양한 관점에서 사고함

4) 도덕 발달
   (1) 타인과의 관계에서 정의감이 발달함
   (2) 옳고 그름, 계약, 최대다수의 최대이익을 중요시 함

5) 안전
   (1) 자살: 15~19세 청소년의 주요 사망 원인 중 하나
   (2) 약물남용
      ① 원인: 호기심, 정서적 문제, 또래와의 유대감 표현 등으로 알코올 혹은 약물 등을 남용함
      ② 간호: 독성 및 금단 증상 치료, 장기간 재활, 가족지지 격려 등

5장 | 아동의 건강회복

■ 입원아동 간호의 기본원리

1) 건강검진 시 유의사항
   (1) 아동의 발달단계에 적합한 용어를 사용함

(2) 병실에서 떨어진 처치실에서 검진을 수행함
(3) 가능하다면 아동에게 선택권을 줌 16
(4) 아동의 협조에 칭찬하며 격려함

2) 발달시기에 따른 적절한 의사소통 15 16

발달시기	의사소통 방법
영아기	• 천천히 접근함 • 시간을 갖고 영아가 간호사를 알고 익숙해지도록 함
유아기	• 시행 직전 준비교육을 시행함 • 유아적 언어를 사용하여 대화함
학령전기	• 시행 시작 몇 시간 전 준비교육을 간단하게 시행함 - 인형, 놀이, 그림책 등을 사용하여 교육 16 24 • 간단한 문장으로 설명함
학령기	• 절차 수일 전 준비교육을 시행함 • 책, 사진, 비디오 등을 사용하여 교육함
청소년기	• 관심분야에 대해 대화를 시도 • 개인적 요구를 존중함

3) 낙상 방지를 위한 중재

(1) 아동을 혼자 두지 않음(가장 중요한 예방법)
(2) 침상 난간은 항상 올려 놓음(만약 내려야 하는 상황이라면 아동을 잘 붙잡아 낙상을 방지함), 침대 높이는 최대한 낮게 유지, 야간에는 수면등을 켜 놓음, 침대 바퀴를 고정함 등 22
(3) 신체보호대(억제대)
  ① 억제대: 아동의 외상 및 낙상 방지를 위해 일시적으로 움직임을 억제함
  ② 억제대 적용방법
    • 1~2시간마다 억제대 적용 부위를 사정함(순환, 피부)
    • 치료가 종료되면 곧바로 억제대를 제거해야 함
  ③ 억제대(신체보호대) 종류

종류	목적
전신 억제대(미라 억제법) 17	• 머리나 목 부위의 치료나 검사를 시행하기 위함 예 위관삽입, 정맥천자, 인후검사 등
팔꿈치 억제대	• 팔꿈치를 구부려 손이 가지 않게 하기 위함
팔다리 억제대	• 사지의 움직임을 제한하기 위함

4) 검사의 종류
   (1) 소변검사: 일반 소변 검사, 배양검사, 24시간 소변 검사
   (2) 대변검사, 혈액검사, 객담검사, 인후/비인두 검사(멸균면봉을 이용하여 채취)
   (3) 뇌척수액 검사: 요추 3~4번 사이에 바늘을 삽입하여 뇌척수액 채취
   (4) 골수검사 [14] [20]: 아동은 후장골능을 가장 많이 이용함

5) 영양과 배설
   (1) 경장영양(장관영양) [15]
      ① 위관 삽입 길이 [19]
         • 비위관 삽입의 경우: 코끝-귓불-검상돌기까지의 길이를 측정
         • 구위관 삽입의 경우: 코끝-귓불-검상돌기와 제대 중간부까지의 길이를 측정(비위관이 일반적이나 호흡기능을 방해할 수 있는 경우 구위관을 삽입함)
      ② 경장영양공급(구위관, 비위관, 비장관 경로) [22]
         • 흡인한 위 내용물은 다시 주입(전해질 불균형 예방), 증류수로 관을 통과시킴
         • 이상증상(청색증, 호흡부전, 구토 등) → 영양공급 중지, 의사에게 알림
         • 사회화 발달: 영아 → 노리개 젖꼭지를 물림
      ③ 위루영양: 발적, 출혈, 누출 등 이상증상을 사정함, 주기적으로 세척을 시행함
   (2) 관장: 연령에 맞는 카테터를 선택함, 윤활제 충분히 발라 시행함(통증 감소)

6) 기도 흡인
   (1) 영아 혹은 아동에게 적절한 크기의 카테터를 선택함
   (2) 적절한 흡인 압력을 설정하여 적용함
   (3) 저산소증 예방을 위해 흡인은 5~10초 미만으로 시행함

7) 투약
   (1) 구강투여 [15]
      ① 영아: 주사기를 이용하여 혀 뒤쪽에 소량 투여함, 앙와위나 복위에서 시행하지 않음, 우유에 약물을 섞어 주지 않음
      ② 유아
         • 숟가락, 약 컵, 주사기를 이용하여 투여함
         • 2세 정도가 되면, 가루약을 용액과 섞어 투여할 수 있음
   (2) 안약투여
      ① 미라 억제법을 적용할 수 있음
      ② 내안각 → 외안각의 방향으로 투여함
   (3) 귀약 투여 [13] [14]: 3세 미만 → 후하방, 3세 이상 → 후상방으로 귓바퀴(이개)를 당김
   (4) 근육주사 부위
      ① 영아: 외측광근 [예] 출생 후 비타민 K 근육주사 [25]
      ② 유아, 학령전기: 3세 전까지 외측광근, 이후 복측둔근

③ 학령기: 복측둔근
④ 청소년: 배측둔근, 삼각근, 복측둔근

8) 발열 아동
(1) 해열제 투여: acetaminophen, ibuprofen 많이 사용함
(2) 아스피린: Reye 증후군과 연관되므로 주의가 필요함
> 참고 Reye 증후군: 간의 지방변성과 뇌의 급성부종이 특징적으로 나타나는 증후군

9) 수술 전 아동

발달시기	간호
영아·유아기	• 부모와 분리되는 시간을 줄여줌
학령전기	• 아픈 부위를 고쳐줄 것임을 확인시킴 • 장난감이나 이불 등을 제공하여 편안함을 제공함
학령기	• 마취를 설명하고 수술 후 깨어날 것임을 확인시킴
청소년기	• 수술과 관련된 정보를 제공함

10) 호스피스 아동
(1) 발달시기에 따른 죽음에 대한 개념 [21]

발달시기	Piaget 인지 발달 이론	죽음에 대한 개념
0~2세	감각운동기	• 죽음은 피할 수 있다고 생각함 • 돌보는 사람의 상실
2~7세	전조작기	• 죽음은 일시적인 것이라 생각함(떠나는 것, 잠자는 것)
7~12세	구체적 조작기	• 죽음을 비가역적, 영구적인 것으로 이해 • 잠과 죽음을 구별
12세 이상	형식적 조작기	• 필연적이며 비가역적인 것으로 여김 • 자신과는 먼 사건으로 생각함

(2) 임종을 앞둔 아동 간호 [24] [25]
① 아동을 절대 혼자 두지 않고 곁을 지킴 [24]
② 죽음이 아동의 탓이 아니라는 것을 알려줌
③ 아동의 요구를 우선적으로 고려함
④ 죽음에 관해 편하게 이야기할 수 있도록 아동이 신뢰하는 사람과 개방적인 대화를 이어나가도록 함
⑤ 호스피스의 목적은 생명 연장이 아니라 남은 삶의 질을 높이고 고통을 완화하는 것임(통증이 있다면 마약성 진통제를 사용하여 조절함)
⑥ 아동과 가족이 친밀한 관계를 유지하며 남은 시간을 보내고, 심리적 안정을 얻도록 지지함 [25]

2 고위험 신생아 간호

1) 신생아 분류 [14]

분류 기준	내용	
재태연령	① 미숙아: 37주 미만 ③ 과숙아: 42주 이후	② 만삭아: 37~42주
체중	① 저체중아: 2.5kg 미만 ③ 초극소저체중아: 1kg 미만	② 극소저체중아: 1.5kg 미만
재태연령-체중	① 부당경량아(SGA): 자궁내 성장곡선상 10% 미만 　→ 재태연령에 비해 체중이 적게 나가는 아동 ② 적정체중아(AGA): 자궁내 성장곡선상 10~90% 　→ 재태연령에 비해 체중이 적절한 아동 ③ 부당중량아(LGA): 자궁내 성장곡선상 90% 이상 　→ 재태연령에 비해 체중이 많이 나가는 아동	

2) 신생아 분류에 따른 특징

(1) 미숙아 [14] [16] [20] [21]

① 특징
- 불완전한 호흡 → 과소 환기, 호흡성 산증
- 태지가 거의 없고 피하지방 적음, 솜털은 많음
- 손바닥 주름이 거의 없음
- 감염 가능성 높음(IgG 부족)
- 고빌리루빈혈증, 동맥관개존증의 위험이 있음
- 철분이 부족하기 쉬움
- 스카프 징후 보임
- 관절이 이완(신전)되어 있음
- 머리가 신체에 비해 매우 큼
- 귀 연골이 부드러움

② 간호 [21]
- 호흡 유지, 체온 유지, 감염 예방, 영양 공급
- 환경 자극을 최소화함
  - 가능한 적게 만짐 → 미숙아의 에너지 보전을 위함
  - 소음이 유발되지 않도록 주의함
  - 조명 조도를 낮추어 줌
- 저산소증을 비롯한 질병과 주요 기관의 미성숙이 나타났을 경우 상태가 안정화될 때까지 비경구영양을 시행할 수 있음

- 경구 수유 [22]
  - 수유 시 잦은 휴식과 트림이 필요함
  - 산소포화도, 호흡, 맥박 등 상태를 자주 확인함
  - 아기가 힘들 수 있으므로 한번에 너무 오랜 시간 먹이지 않음, 필요시 위관 영양을 고려함

(2) 과숙아 [17]
  ① 원인: 확실하지 않음. 당뇨병 산모, 다산모에서 발생률이 높음
  ② 증상: 태변 흡인, 허혈성 발작, 저혈당증, 태지 감소, 피부 건조, 부적절한 영양 등

(3) 부당경량아(임신나이저체중) [14]
  ① 원인: 임신**중독증**, 심장질환, 신장질환, 고혈압 **등**
  ② 증상: 글리코겐 및 지방이 부족함 → 포도당을 공급함

(4) 부당중량아(임신나이과체중)
  ① 원인: 당뇨병 산모, 유전 등
  ② 증상: 저혈당이 올 수 있음 → 혈당을 측정하고 관찰함

3) 호흡과 관련된 간호

(1) 호흡곤란 증후군(RDS)
  ① 호흡곤란 증후군의 정의: 폐포의 표면활성물질(surfactant) 부족으로 유발되는 급성 호흡기 장애
  ② 호흡곤란 증후군의 원인: 미숙아, 당뇨병 산모, 저혈압, 신생아가사, 제왕절개술, 저체온증 등
  ③ 호흡곤란 증후군의 기전: 폐포의 표면활성물질 부족 → 무기폐 → 저산소증, 고탄산혈증 → 대사성 산증
  ④ 호흡곤란 증후군의 증상: 코 벌렁거림, 호흡근 사용, 호흡곤란, 빈호흡, 청색증, 산소포화도 저하 등
  ⑤ 호흡곤란 증후군의 중재 [22]

  - 산소 공급, 필요시 기계적 호흡기 적용함
  - 표면활성물질을 인공적으로 만들어 보충 → 폐포를 확장하여 호흡을 도움
  - 산증 교정, 정상범위 내 활력징후가 유지되도록 중재함
  - 섭취량, 배설량, 소변농도, 전해질 사정 → 적절한 수액 주입

(2) 무호흡 [18]
  ① 무호흡의 정의: 15~20초 이상 혹은 그 이상 호흡하지 않는 것을 의미함
  ② 무호흡의 원인: 심폐기관의 문제, 조산아
  ③ 무호흡의 증상: 청색증, 서맥, 창백 등
  ④ 무호흡의 중재: 발이나 등을 부드럽게 자극함, 흡인을 시행함 등

(3) 태변흡인증후군 [17]
  ① 태변흡인증후군의 정의: 태아 질식 혹은 자궁 내 스트레스로 태아의 항문이 이완 → 태변이 배출 → 신생아의 기도로 흡인된 상태를 의미함
  ② 태변흡인증후군의 원인: 심폐기능 문제, 분만 시 질식기간, 과숙아에서 잘 나타남
  ③ 태변흡인증후군의 중재: 흡인(태변 제거), 산소공급, 기계적 환기요법, 필요 시 산증상태 교정을 위해 중탄산나트륨 투여 등

4) 영아돌연사증후군 [16]

1세 이하 영아의 원인을 알 수 없는 갑작스러운 죽음(대개 수면 중 발생함)

5) 신생아 용혈성 질환

(1) 태아적혈모구증(태아적아구증)(Rh 부적합 용혈성 질환)
  ① 태아적혈모구증의 정의: 산모와 신생아의 혈액형 부적합 → 항원-항체 반응 → 산모의 면역 글로불린 IgG항체가 태아의 적혈구를 공격하는 것을 의미함
  ② 태아적혈모구증의 원인: 어머니 Rh(-), 태아 Rh(+)로 부적합일 때, 두 번째 임신에서 많은 영향을 미침
  ③ 태아적혈모구증의 예방
    • Rho(D) immune globulin(RhoGAM) 투여
      - 분만 또는 유산 72시간 내 투여함
      - 모체의 혈액에서 항체가 발견되면 면역글로불린을 투여해도 효과 없음

(2) ABO 부적합 용혈성 질환
  ① ABO 부적합 용혈성 질환의 정의: 산모의 ABO 혈액형 항체가 신생아의 적혈구를 파괴하는 것을 의미함
  ② ABO 부적합 용혈성 질환의 원인
    • 산모 O형, 태아 A형 또는 B형 → IgG 항체 생성 → 신생아의 적혈구 항원과 결합 → 신생아의 적혈구를 파괴함
    • 첫 임신일 때 더 자주 발생함
  ③ ABO 부적합 용혈성 질환의 중재
    • 교환수혈(제대정맥 이용), 자궁 내 수혈
    • 광선요법

6) 고빌리루빈혈증 [13] [16] [21]

(1) 고빌리루빈혈증의 원인 [16]: 적혈구 수명이 짧음(60~80일), 간 미숙, 모유 수유, 패혈증 등
(2) 고빌리루빈혈증의 증상: 얼굴 → 복부 → 발 순으로 황달이 진행됨, 공막, 피부도 노랗게 됨
(3) 고빌리루빈혈증의 진단
  ① 생리적 황달: 생후 2~3일에 발현, 1~2주 이상 황달 지속, 자연 소실, 빌리루빈 5mg/dL 이상으로 증가
  ② 병리적 황달: 생후 24시간 이내 발현, 2주 이상 황달 지속, 빌리루빈 12~15mg/dL 이상으로 증가
  ③ 핵황달: 혈청 빌리루빈의 농도가 높게 유지될 때 뇌세포에 손상을 입힐 수 있음
(4) 치료 [15]
  ① 광선요법 [21]
    • 혈청 빌리루빈의 농도가 높을 때(15mg/dL 이상) 적용함
    • 광선을 쐬어 간접 빌리루빈의 형태로 체외배설을 촉진함
    • 중재 [20]
      - 안대를 착용함(남아라면 고환도 가림) → 손상을 방지하기 위함
      - 자주 체위를 변경함 → 광선을 효과적으로 적용하기 위함
      - 적절한 수분 보충 → 불감성 수분 소실로 인한 탈수를 예방하기 위함

- 체온 조절 → 체온 저하 혹은 상승을 방지하기 위함
② 교환수혈

7) 출생모반(출생점) 20
(1) 출생모반의 원인: 색소침착, 혈관 확대
(2) 출생모반의 종류: 몽고반점, 혈관종, 포도주색반점 등
(3) 출생모반의 치료: 레이저 요법을 주로 시행함(외과적 수술 및 피부이식은 흉터를 남길 수 있으므로 되도록 하지 않음)

8) 미숙아 망막증 14
(1) 미숙아 망막증의 정의: 망막의 혈관이 완전하지 않은 미숙아의 망막에 비정상적인 섬유혈관증식이 발생함
(2) 미숙아 망막증의 원인: 고농도 산소요법의 합병증, 망막의 미숙 등
(3) 미숙아 망막증의 중재: 산소농도를 주의 깊게 모니터링함, 고농도 산소요법을 시행했던 미숙아 혹은 신생아는 주기적으로 망막검사를 시행함, 빛에 대한 노출에 주의함 등

9) 뇌실주위, 뇌실 내 출혈 15
(1) 뇌실주위, 뇌실 내 출혈의 정의: 뇌실 주변 혹은 뇌실 내 출혈이 발생함
(2) 뇌실주위, 뇌실 내 출혈의 진단: 뇌초음파, 뇌 CT 등
(3) 뇌실주위, 뇌실 내 출혈의 중재: 매일 두위를 측정함, 뇌압 상승을 피함(급격한 체위변경 및 자극 등)

3 영양/대사 문제를 가진 아동 간호

1) 수분 전해질 불균형 관련 간호
(1) 탈수 15 16
① 탈수의 유형

구분	등장성 탈수	저장성 탈수	고장성 탈수
정의	• Na^+ 130~150mEq/L 유지	• Na^+ 130mEq/L보다 낮음	• Na^+ 150mEq/L보다 높음
기전	• 세포외액 소실 → 혈장량 감소 → 쇼크	• 세포내액의 농축 → 세포 내로 수분 이동 → 세포외액의 손실 → 쇼크	• 세포외액의 농축 → 세포 외로 수분 이동 → 발작 같은 신경학적 장애
원인	• 설사, 구토, 장 누공, 잦은 흡인 등 • 수분과 염분의 손실	• 심한 발한, 만성 설사 • 수분 과다, 염분 손실	• 고농도 염분 섭취, 요붕증, 화상, 발열 등 • 수분 손실, 염분 과다

② 탈수의 정도 15 16
- 영아의 탈수 정도: 경증(체중의 5%), 중등도(5~10%), 중증(10~15%)
- 소아의 탈수 정도: 경증(체중의 3%), 중등도(체중의 3~6%), 중증(체중의 6~10%)
- 정확한 체중감량의 정도를 알기 어려우므로 임상증상에 근거하여 판단함

③ 탈수의 증상 16 21 23
- 탈수 증상: 빈맥, 혈압 저하, 피부/점막 건조, 천문 함몰, 핍뇨, 체중 감소, 냉감, 피부긴장도 저하, 모세혈관 재충전 시간 지연, 반점 등
- 최소 5%의 수분 결핍일 때의 증상(4가지 중 2가지 이상)
  ㉠ 점막 건조
  ㉡ 눈물이 나오지 않음
  ㉢ 모세혈관 재충전 시간 2초 이상
  ㉣ 아픈 표정

④ 탈수의 중재 17 19 21
- 수분 전해질 불균형의 교정이 우선임 15 22
  - 경구 재수화 용액을 천천히 투여함
  - 정맥을 통해 수액을 주입함(등장액 주입): 구강으로의 수분 투여가 불가능할 때, 중증 탈수, 극심한 구토, 혼수 상태 등에 적용
  - 등장성, 저장성 탈수 → 신속한 수분 보충이 필요함
  - 고장성 탈수 → 천천히 수분을 보충함(빠른 수분 보충은 뇌부종을 유발할 수 있음)

(2) 설사 15 17
  ① 설사의 원인: 기생충, 로타바이러스, 위생불량, 영양장애 등
  ② 설사의 증상: 피부 건조, 체중 감소, 소변량 감소, 전해질불균형 등
  ③ 설사의 중재 15
  - 수분 전해질 균형이 맞도록 수분을 제공함
  - 원인균이 판명될 때까지 대상자를 격리함
  - 철저한 손 씻기와 배설물 관리가 이루어져야 함
  - 필요 시 금식하여 장을 쉬게 함

(3) 구토 15
  ① 구토 양상에 따른 원인 15

녹색 토사물	• 십이지장 이하에서의 장폐색
투사성 구토	• 유문협착증
변 냄새의 토사물	• 복막염, 대장폐색

  ② 구토의 중재
  - 흡인 방지 및 기도개방 유지를 위해 좌위 혹은 측위를 취하게 함
  - 구토양상을 사정하고 원인에 따른 치료를 시작함
  - 소량씩 자주 수유하여 위장의 부담을 줄임
  - 탈수 발생 시 정맥으로 전해질과 수분을 공급함

(4) 변비 22
  ① 변비의 원인: 장의 구조적 장애, 약물 복용, 환경적 또는 사회심리적 원인 등
  ② 변비의 증상: 배변횟수의 감소, 복통, 식욕부진 등
  ③ 변비의 중재
    • 섬유질과 수분섭취를 격려함
    • 정상적인 배변습관을 형성하도록 함(매일 일정한 시간을 정해 변기에 앉힘 등)
    • 심한 변비 시, 완화제를 투여하거나 관장을 시행할 수 있음(남용 및 규칙적인 사용은 피함)

2) 소화관 기능 장애 관련 간호
  (1) 구순구개열 13 14
    ① 구순구개열의 정의: 구순(입술) 혹은 구개(입천장)를 만드는 조직의 부적절한 연결을 의미함, 구순열과 구개열이 동시에 발생한 경우 구순구개열이라 부름
    ② 구순구개열의 원인: 유전, 풍진, 노산, 모성의 흡연 등
    ③ 교정 시기
      • 구순: 생후 3~6개월(조기에 수술 시행) → 모아결속 증진, 수유를 용이하게 함
      • 구개열: 생후 6~12개월
    ④ 수술 전 간호
      • 충분한 영양을 공급함
        - 길고 구멍이 큰 젖꼭지, 부드러운 플라스틱, 압축용기를 사용함
        - 수유 시 똑바른 자세를 취함, 수유 중간에 자주 쉬며 트림을 유도함
    ⑤ 수술 후 간호
      • 기도개방 유지
      • 구순열 수술 후, 수술 부위 봉합선을 관리함 13 14 19
        - 복위 금함 → 봉합선이 바닥에 닿지 않게 하기 위함
        - 빨대, 설압자, 노리개 젖꼭지의 사용을 제한함
        - 1~2주 동안 치아를 닦지 않음 → 물로만 헹구어 냄
        - Logan bow, 팔꿈치 억제대 적용함
  (2) 식도폐쇄, 기관식도루(기관식도샛길) 16 18
    ① 식도폐쇄, 기관식도루의 증상 18
      • 3C: 기침(Coughing), 청색증(Cyanosis), 질식(Chocking) 16
      • 수유 시 구토와 기침, 다량의 거품 섞인 타액
      • 비위관이나 카테터 삽입의 어려움
    ② 수술 전 간호 19
      • 비위관 튜브를 5~10분 간격으로 자주 흡인함
      • 앙와위에서 침상머리를 상승하여 흡인을 예방함
      • 산소 공급, 금식(정맥 주입)

③ 수술 후 간호 [18]
- 호흡상태 사정, 수술부위 감염 예방 및 통증 완화
- 노리개 젖꼭지 사용 → 빨기 욕구 충족, 연하반사를 유지시킴
- 수액 공급, 영양 보충, 천천히 소량씩 수유

(3) 위식도 역류
① 위식도 역류의 원인: 하도식도괄약근(분문괄약근)의 미숙으로 이완되어 발생함 [24]
② 위식도 역류의 증상: 식후 구토 및 게워냄, 호흡기 질환 및 천식을 동반하고 중이염이 재발함
③ 위식도 역류의 중재
- 소량씩 자주 먹임, 자주 트림시킴
- 점도를 높인 조제분유를 먹임 [25]
- 수면 시 위식도 역류가 있더라도, 생후 12개월 미만의 영아는 영아돌연사증후군을 예방하기 위해 앙와위로 눕혀 재움

(4) 감염성 위장염 [15]
① 감염 관리가 중요: 손 씻기, 개별 변기를 사용하도록 함
② 정상식이 공급(고지방, 고당식이, 당분 있는 음료는 제한)
③ 필요 시, 수액을 보충함

(5) 비후성 유문협착증(비대날문협착증) [14] [15]
① 비후성 유문협착증의 정의: 유문근(위-십이지장 사이의 괄약근)의 비후로 유문강이 좁아진 상태를 의미함
② 비후성 유문협착증의 증상 [14] [15] [20]
- 담즙을 포함하지 않은 투사성(분출성) 구토
- 우상복부에 나타나는 올리브 모양의 덩어리
- 구토 후 매우 배고파 함
- 체중 감소, 변비, 탈수, 농축된 소변, 안절부절 못함
③ 수술 전 간호
- 비위관 삽입 및 유지(장내 감압, 낮은 압력 유지함)
  → 장 팽만 및 구토 방지, 배출량, 농도, 색 사정 가능
- 기도 흡인을 예방하기 위해 좌위 혹은 측위를 취함
④ 수술 후 간호
- 소량으로 수유하고 점차 양을 늘려나감
- 수유 후 오른쪽 반좌위를 취하게 함

(6) 장중첩증 [14]
① 장중첩증의 정의: 장의 한 부분이 윗부분의 장 속으로 들어간 것을 의미함
② 장중첩증의 진단: 직장검사, 바륨관장검사
③ 장중첩증의 증상 [20] [21] [25]
- 급작스러운 심한 복통, 복부팽만
- 우상복부에 나타나는 소시지 모양의 덩어리
- 담즙 섞인 구토, 점액성 혈변(대변에 혈액과 점액이 섞임)
- 대개 생후 6개월 남아에게 발생빈도가 높음

④ 장중첩증의 중재 [14] [19] [20]
- 금식
- 위장관 배액을 시행함 → 복압을 감소시키기 위함
- 관장을 시행함(수압관장, 공기압관장, 바륨관장) [25]
  - 압력을 이용하여 환원함
  - 바륨관장인 경우, 대변에 회백색 바륨이 섞여 나옴을 설명함
  - 기계적 폐쇄, 구토, 복막염, 고열, 쇼크 등의 증상이 있다면 적용하지 않음
  - 관장 후 배변 상태를 확인함
- 필요 시 응급수술(외과적 중재)을 시행함

(7) 선천성 거대결장 [17]
① 선천성 거대결장의 정의: 선천적으로 결장이 커 장에서 항문 쪽으로 장의 내용물이 이동할 수 없는 상태를 의미함
② 선천성 거대결장의 원인: 결장과 직장의 신경절 세포 부재, 선천적 장애
③ 선천성 거대결장의 증상 [17] [23]
- 변비, 복통, 복부팽만, 리본모양의 대변, 대변덩어리 촉지, 구토, 성장장애
- 신생아의 경우, 담즙을 포함한 구토 및 복부 팽창
  - 출생 후 배출 확인(태변배출의 지연)
④ 선천성 거대결장의 진단: 바륨관장, 복부촬영, 직장생검
⑤ 선천성 거대결장의 중재
- 무신경절 제거술을 시행함
  - 일시적인 결장루 형성술
  - 수술 전, 등장성 관장과 금식이 필요함

(8) 괴사성 장염 [13] [19] [23]
① 괴사성 장염의 정의: 장 점막에 발생하는 급성 괴사성 염증 질환을 의미함
② 괴사성 장염의 원인: 미숙아, 수유법, 세균감염 등
③ 괴사성 장염의 증상: 위 정체, 복부 팽만, 수유곤란, 혈변, 구토, 기면 등
④ 괴사성 장염의 중재
- 금식이 필요함
- 위관 삽입 → 장내 감압을 위함
- 수분 및 전해질 불균형 교정 → 정맥으로 공급함
- 균에 맞는 항생제를 투여함
- 앙와위나 측위 권장 → 복압을 낮춤
- 장 천공이 발생하면, 즉시 외과적 수술을 시행함

(9) 직장항문 기형 [18]
① 직장항문 기형의 정의: 누공이 있거나 항문의 개구가 기형적임
② 직장항문 기형의 증상: 배변곤란, 복부팽만, 누공이 있는 경우 소변색이 녹색으로 나타남
③ 직장항문 기형의 진단: 출생 시 진찰에 의해 쉽게 진단 가능함, 신생아 출생 후 태변 배출을 확인함
④ 직장항문 기형의 치료: 항문성형술

(10) 유당불내증(젖당불내성)
  ① 유당불내증의 정의: 유당(젖당)을 분해, 소화하지 못하고 설사, 구토 등의 증상을 보이는 질환을 의미함
  ② 유당불내증의 원인: 선천적 유당불내증인 경우 유전적 요인으로 발생
  ③ 유당불내증의 증상: 심한 설사, 폭발적이고 거품나는 물 같은 대변, 4~5세 아동의 경우 우유를 거부함, 탈수, 장내가스 등
  ④ 유당불내증의 진단: 소장 생검 시 락타아제가 부족함
  ⑤ 유당불내증의 중재: 유당을 적게 먹이거나 아예 먹이지 않음

4 호흡기 문제를 가진 아동 간호

1) 호흡기 문제 관련 간호

(1) 중이염 19
  ① 중이염의 원인 14 18
    • 6개월~2세 호발(귀관(이관, eustachian tube)이 성인에 비해 곧고 짧음)
    • 간접흡연 시 중이염의 위험이 증가함
  ② 중이염의 증상
    • 통증이 있어 아픈쪽 귀를 잡아당기거나 비빔
    • 울고 안절부절 못함, 머리를 이쪽저쪽으로 돌림
    • 발열, 구토, 식욕부진
    • 만성이 되면, 청력장애 및 의사소통장애, 이명 등이 발생할 수 있음
  ③ 중이염의 중재 22
    • 2주간 꾸준히 항생제 복용이 필요함을 설명함
    • 고열 시 해열제 투여 → 열성경련을 예방함
      - 해열제: acetaminophen, ibuprofen 등
    • 수유할 때는 앉은 자세에서 진행하도록 함(눕는 자세는 귀관으로 우유가 들어갈 수 있음)
    • 코를 세게 풀지 않도록 교육함(한 쪽씩 풀기)
    • 상기도 감염 환아의 경우, 중이염으로 진행되지 않는지 주의 깊게 관찰함
    • 외과적 중재: 고막절개술

(2) 인두염 16 18
  ① 인두염의 원인
    • A군 β-용혈성 연쇄상구균(가장 흔함), 바이러스
  ② 인두염의 증상
    • 겨울에 빈번, 4~7세 호발
    • 발열, 권태, 쇠약, 식욕부진, 연하곤란, 인후통, 침흘림, 복통, 구토 등

③ 인두염의 중재
- A군 B-용혈성 연쇄상구균의 치료를 위해 10일간 penicillin을 투여함 [16]
  - 페니실린에 민감한 아동: erythromycin을 투여함
- 해열제 및 진통제를 투여함
- 온/냉습포 적용으로 통증을 완화함, 침상안정, 따뜻한 식염수로 함수함
- 실내 습도 높게 유지 → 분비물 배출을 촉진함
- 분비물로 인한 전파 가능성을 교육함

④ 인두염의 회복 및 합병증 [15] [16]
- 바이러스성 감염
  - 회복시기: 7일 내
  - 합병증: 중이염
- 세균성 감염
  - 회복시기: 14일 내
  - 합병증: 류마티스열, 급성 사구체 신염, 화농성 중이염 등

(3) 편도선염 [17]
① 편도선염의 원인: 세균(가장 흔함), 바이러스, 성인보다 큰 편도
② 편도선염의 증상: 구강으로 호흡함, 음식섭취의 어려움 등
③ 편도선염의 중재
- 세균 감염: 항생제 치료를 시행함
- 가습기를 틀어주고, 따뜻한 식염수를 함수하게 함
- 해열제 및 진통제를 투여함
- 호흡곤란이 있다면, 편도선 절제술을 시행할 수 있음
- 편도선 절제술 후 간호 [14] [17]
  - 배액 분비 촉진: 측위, 반복위, 복위, 흡인을 시행함
  - 출혈 관찰
    - 과도하게 침을 삼키지 않는지, 활력징후 변화(맥박 증가, 혈압 저하) 여부를 사정함
    - 분비물 및 구토물의 양상을 사정함
  - 금기사항 교육: 기침, 빨대, 자극적인 음식, 지나친 양치질 등
  - 통증 완화
    - 얼음목도리를 적용함
    - 진통제를 투여함: acetaminophen 등 [참고] 아스피린은 출혈위험이 있으므로 사용금지

(4) 크룹(크루프) [13] [15] [17]
① 크룹의 정의: 후두를 포함한 기관, 기관지에 발생하는 염증성 질환으로 컹컹 거리는 쇳소리 기침과 천명음, 호흡곤란을 동반함

② 급성 후두개염과 급성 후두기관기관지염

구분	급성 후두개염 13 16 17 21	급성 후두기관기관지염 17
호발연령	3 ~ 7세	3개월 ~ 8세
원인	세균, Haemophilus influenzae	RSV, parainfluenza virus
발병	갑자기 발생(급속히 진행)	서서히 발생(미열 동반)
증상	• 호흡곤란(흡기가 어려움) • 연하곤란, 침 흘림 • 의사소통 어려움	• 흡기 시 천명음, 쇳소리 기침 • 미열, 호흡곤란, 불안정

치료 및 간호	• 즉각적인 응급조치가 필요함
	• 차가운 공기 흡입 → 후두경련 완화
	• 아동의 목에서 배양검사 금지 → 기도 폐쇄를 유발할 수 있음
	• 기관 내 삽관, 기관 절개술을 시행할 수 있음 → 기도 유지 19
	• 스테로이드제제 투여 → 부종 감소
	  - 기관 내 삽관 제거 24시간 전에 미리 투여함
	• 항생제 치료(정맥으로 7~10일 간 투여) 21
		• 크룹텐트 제공(격리하지 않음) 16
		  - 고습도의 찬 증기 → 혈관 수축 16 23
		• 호흡곤란 시 에프네프린을 분무함
		  → 기관지 확장, 혈관 수축, 부종 감소
		• 구강섭취가 어려운 경우, 정맥으로 수액을 공급함
		• 안위 제공, 정서적 지지, 아동을 울리지 않음

(5) 기관지염

① 기관지염의 증상: 마른 기침(밤에 심함, 구토 유발), 2~3일 내 분비물 있는 기침으로 변함
② 기관지염의 중재: 대증요법, 크룹텐트 제공, 진해제 및 항바이러스 투여 등

(6) 세기관지염 13 20

① 세기관지염의 호발연령: 대부분 2세 이하, 생후 6개월경 가장 흔히 발생함
② 세기관지염의 중재: 습도 및 산소 공급, 수분 섭취, 안위 제공, 반좌위 취함, 필요시 비강 흡인, 필요시 항생제를 투여함(2차적인 세균성 기관지 폐렴이 발생한 경우)

(7) 천식 13 19 23 25

① 원인
- 알레르기성 과민반응, 유전적 소인(알레르기성 비염, 천식 아토피성 피부염의 가족력) 23
- 외부의 기관지 압박, 기도 내 이물질, 염증, 찬 공기, 정서적 요인 등

② 증상 25
- 천명음, 수포음, 날숨(호기) 지연, 타진 시 과공명음
- 마르고 발작적 기침, 거품있는 끈끈한 객담
- 밤에 증상이 더 심해짐

③ 치료 및 간호 [19]
- 과민반응을 유발하는 알레르기원을 피함
- 적절한 온도와 습도를 유지함(실내 습도는 50% 이하로 낮춤)
- 좌위를 취하도록 하고 산소를 공급함
- 흉부 물리요법을 시행함
- 일상생활 활동 및 적당한 운동을 권장함
- 천식발작을 예방하는 것이 중요함
- 약물요법

약물의 종류	약물의 효능
epinephrine	• β-adrenergic agonists의 약물 • 기관지 확장제, 급성 천식 발작 시 사용함 • 흡입제 사용이 가장 효과적
theophylline, aminophylline	• 기관지 확장제
corticosteroid	• 천식 치료에 반응이 없을 때 사용함

- 탈감작요법
  - 알레르기원이 확인되었을 때, 이를 피하에 주입하는 방법
  - 점진적으로 양을 증가하며 주입함

(8) 폐렴 [13] [15]

폐렴의 종류	특징 및 중재
세균성 폐렴 [13]	• 갑자기 발생함 • 균에 따라 다양한 증상이 나타남 • 수분 및 산소 공급, 수액 공급, 항생제 및 해열제 등을 투여함 • 잦은 체위변경, 반좌위, 폐렴이 일측성인 경우, 침범된 쪽으로 눕힘
바이러스성 폐렴 [15]	• 대증요법 • 세균감염과 중복된 경우 항생제를 사용함
원발성 비정형성 폐렴	• 대증요법

(9) 기관지폐형성이상
① 신생아 호흡곤란증후군으로 인공환기요법과 산소치료를 받은 경우 발생하는 만성 폐질환, 미숙아에게 호발함
② 동맥관 개존증을 동반하는 경우가 많음

(10) 이물질 흡인 [17]
① 이물질 흡인의 원인: 영아기 아동의 입에 물건을 가져가는 특성
② 이물질 흡인의 증상: 기관지 폐쇄 (우측 > 좌측), 구토, 천명음, 청색증, 심한 기침, 일시적 무호흡 등
③ 이물질 흡인의 중재 [19]

- 이물질 제거: 절대 손가락으로 제거하려 하지 않음(오히려 깊이 들어갈 수 있음)
  - 후두경 검사, 기관지경 검사를 통해 제거함
- 1세 이하 영아: 등치기와 가슴 밀어내기
- 1세 이상 아동: 하임리히 요법

5 심혈관 문제를 가진 아동 간호

1) 출생 후 순환기 특징

(1) 태아 순환의 특징
① 태아는 난원공(타원구멍)과 동맥관의 구조를 통해 혈액순환하며 태반에서 가스교환이 일어남
  (난원공: 우심방과 좌심방 사이의 구멍, 동맥관: 대동맥과 폐동맥 사이의 관)
② 산소분압이 높은 혈액: 제대정맥 → 정맥관 → 하대정맥 → 우심방으로 흐름
③ 우심방으로 유입된 혈액: 난원공을 통해 좌심방으로 유입됨 [19]
④ 우심실로 유입된 혈액: 폐동맥을 통해 동맥관으로 유입되어 하행대동맥으로 흐름
  (폐동맥 압력이 높기 때문)

(2) 출생 후 신생아 순환의 특징
① 폐에서 가스교환 시작: 폐가 확장되면서 폐순환 압력이 감소하고 체순환 압력이 증가함
② 난원공과 동맥관은 출생 후 점차 폐쇄되어 3주 이내 완전히 폐쇄됨

2) 폐혈류 변화 관련 간호

(1) 폐혈류 증가(좌우 단락) [25]

구분	심실중격결손(VSD) [14]	심방중격결손(ASD)	동맥관개존증(PDA)
정의	• 가장 흔한 선천성 심질환(약 25% 차지) • 우심실과 좌심실 사이의 벽이 개방됨	• 우심방과 좌심방 사이의 벽이 개방됨	• 폐동맥과 대동맥 사이의 통로가 있음(prostaglandin의 농도가 높아 발생)
증상	• 심한 호흡곤란, 심비대, 빈맥, 부종, 간 비대, 수유곤란 등	• 호흡곤란, 운동지속성 저하 등	• 쉽게 피로, 성장지연 등
진단	• 심전도, 흉부방사선, 심초음파, 심잡음		

중재	• 대개 자연적으로 폐쇄됨
	• 심부전 증상을 보일 때
	  - digoxin & 이뇨제 투여
	  - 항생제 투여
	  - 수술요법
		• 대개 자연적으로 폐쇄됨
		• 수술요법: 2~3세 정도, 흉곽 절개술을 시행함
			• Indomethacin을 투여함
			  → prostaglandin 생성을 억제함
			• 수술요법: 1~2세 정도에 시행함

(2) 폐혈류 감소(우좌 단락) 25
   ① 팔로 4징후(팔로네증후, TOF) 16 17
      • 팔로 4징후의 정의: 4가지 증상이 특징적으로 나타남
         - 심실중격결손, 폐동맥 협착, 대동맥기승, 우심실 비대 22
      • 팔로 4징후의 증상
         - 청색증, 곤봉상지, 웅크린 자세
         - 무산소 발작(TET 발작): 울음, 배변, 수유 시 과다호흡과 함께 청색증이 악화되는 발작을 의미함
      • 팔로 4징후의 진단: 심잡음, 심전도, 흉부 방사선(장화 모양의 심장)
      • 필로 4징후의 중재
         - 심내막염 예방: 구강위생을 청결히 함
         - 무산소 발작의 중재: 슬흉위, morphine 및 propranolol 투여, 산소 공급 등
         - 적절한 철분섭취(저산소증)
         - 수술요법: Blalock-Taussig shunt
            우측 혹은 좌측 쇄골하 동맥을 폐동맥과 연결 → 폐로 가는 혈류량을 증가시킴
   ② 삼첨판 폐쇄(TA)
      • 삼첨판 폐쇄의 정의: 삼첨판이 폐쇄되어 우심방에서 우심실로 혈류가 흐를 수 없는 상태를 의미함
      • 삼첨판 폐쇄의 증상
         - 보챔, 안절부절 못함, 청색증, 운동지속성 감소, 발작
         - 동맥관에 전적으로 의존함 → 동맥관 폐쇄 시, 심한 청색증, 호흡곤란 등이 발생함
      • 삼첨판 폐쇄의 진단: 심잡음, 심전도, 심초음파
      • 삼첨판 폐쇄의 중재
         - 초기 약물 치료: prostaglandin E1(PGE1) 투여 → 동맥관으로 폐순환을 가능하게 하기 위함
         - 수술요법: 폰탄수술(전신 정맥과 폐동맥을 문합함)
(3) 청색증형 선천성 심질환: 팔로 4징후, 대혈관 전위, 삼첨판 폐쇄 등
(4) 비청색증형 선천성 심질환: 심실중격 결손, 심방중격 결손, 동맥관 개존증 등

3) 폐쇄성 심질환 관련 간호

구분	대동맥 협착증	대동맥 축착증 21
정의	• 대동맥 입구가 좁아진 상태 • 좌심실 비후 • 폐부종 • 심근허혈 초래	• 대동맥이 좁아진 상태(동맥관과 좌측 쇄골하동맥부위)
증상	• 피로, 수유곤란, 운동 시 호흡곤란 • 흉통, 실신, 고혈압 등	• 상지와 하지의 혈압차가 있음 (상지혈압 > 하지혈압) 23 • 상지의 혈압이 정상 수치보다 높음(상지 고혈압) • 하지의 맥박이 약하게 촉지됨

중재	• 수술요법: 판막성형술, 판막치환술, 풍선개대술 • 예방적 항생제 투여 　- 심내막염 예방을 위함	• 수술요법: 대동맥축착절제술 및 단단문합술 • 혈압 확인, 항고혈압제를 투여함

4) 대혈관전위(심실대혈관불일치연결)
　(1) 대혈관 전위의 정의: 대동맥은 우심실에서, 폐동맥은 좌심실에서 기시함 [25]
　(2) 대혈관 전위의 증상: 저산소증, 청색증, 울음 시 발작 등

5) 류마티스열(류마틱열) [14] [15] [16] [19] [24]
　(1) 류마티스열의 정의: 심장, 관절, 피하조직, 중추신경계를 침범하는 급성 전신성 염증질환을 의미함
　(2) 류마티스열의 원인: A군 β-연쇄상구균성 편도선염, 인두염, 농가진 등의 감염 이후, 가족력 등
　(3) 류마티스열의 증상: 다발성 관절염, 심근염, 고열(38℃ 이상), 무도병, 홍반성 구진성 발진, 피하결절 등
　(4) 류마티스열의 임상검사: 연쇄상구균 항체(ASO) 역가 상승, CRP 및 ESR 수치 증가, A군 연쇄상구균 배양검사 양성 등
　(5) 류마티스열의 중재 [20] [24]
　　① 연쇄상 구균의 조기발견 → 예방이 가장 중요함
　　② 약물치료: penicillin(치료에 가장 효과적), aspirin(관절염 완화), steroid(심근염 완화), 항생제
　　③ 산소공급, 침상안정, 활동제한 → 심장의 부담을 줄임
　　④ 불편감 및 통증 완화 → 진통제를 투여함 예 aspirin, acetaminophen, 관절에 온찜질을 적용함
　　⑤ 피부손상 예방, 체위변경 시행, 적절한 영양을 공급함
　　⑥ 맥박의 변화를 주의 깊게 사정함 → 심장 손상을 알리는 첫 번째 징후가 됨
　　⑦ 상기도 감염 예방에 대한 교육이 필요함

6) 가와사키병 [14]
　(1) 가와사키병의 정의: 전신에 다양하게 침범하지만 주로 피부, 점막, 임파절에 발생하는 급성 열성 혈관염을 의미함
　(2) 가와사키병의 원인: 정확한 원인은 모름, 6개월~2세에서 많이 발생
　(3) 가와사키병의 증상 및 진단기준 [14]
　　① 해열제로 떨어지지 않는 38℃ 이상의 고열
　　② 다음 5가지 중 4항목 이상
　　　• 화농이 없는 양측성 결막 충혈
　　　• 입술의 홍조 및 갈라짐, 딸기혀, 구강 발적
　　　• 부정형 발진
　　　• 급성기(8~10일): 비화농성 경부 림프절 비대, 손발 부종과 홍조
　　　• 아급성기(10~35일): 손톱, 발톱 주위의 낙설
　(4) 가와사키병의 임상검사: ESR, WBC, CRP 증가함

(5) 가와사키병의 중재
  ① 아스피린, 면역글로불린 치료
  ② 울혈성 심부전 증상과 징후를 관찰함
  ③ 피부 관리 및 적절한 영양을 공급함
  ④ 안위와 휴식, 심리적지지 제공함

6 혈액 문제를 가진 아동간호

1) 철분결핍성 빈혈 13
  (1) 철분결핍성 빈혈의 정의: 체내 철분 부족으로 적혈구 생성이 부족하게 되어 혈색소 수치가 낮아진 빈혈을 의미함
  (2) 철분결핍성 빈혈의 원인: 철분 부족
    ① 저장된 철분의 부족
      • 미숙아: 2~3개월이면 철분이 고갈됨
      • 만삭아: 4~6개월 동안의 필요한 철분을 갖고 있음
    ② 철분의 섭취 부족
  (3) 철분결핍성 빈혈의 증상: 피부 및 점막 창백, 불안정, 식욕부진, 성장지연 등
  (4) 철분결핍성 빈혈의 진단: 적혈구 수치, 혈청 철분 수치, 신체검진
  (5) 철분결핍성 빈혈의 중재
    ① 경구용 철분 공급: 철분 보충제를 복용함
    ② 비경구적 철분 공급: 근육 주사(Z-track법)
  (6) 철분 보충제 복용과 관련된 간호

  • 빨대 또는 점적기 사용 → 치아 착색을 방지함
  • 변의 양상이 검고 녹색일 수 있음을 설명함
  • 비타민C 복용 → 철분 흡수를 도움 예 오렌지 주스
  • 오심, 구토, 설사, 변비 등의 위장관 자극 증상이 없는지 주의 깊게 관찰함

2) 재생불량성 빈혈 14
  (1) 재생불량성 빈혈의 정의: 범혈구 감소증이 나타나는 조혈기능장애 질환을 의미함
  (2) 재생불량성 빈혈의 증상: 적혈구/백혈구/혈소판 모두 감소, 출혈, 빈혈, 감염, 창백함, 피로감 등
  (3) 재생불량성 빈혈의 중재: 조혈모세포 이식(감염 주의), 수혈, 스테로이드 요법 등 21

3) 혈우병 13 16
  (1) 혈우병의 정의: X 염색체 유전자의 돌연변이로 혈액 내 Ⅷ, Ⅸ번 응고인자가 부족하여 발생하는 출혈성 질환을 의미함
  (2) 혈우병의 원인: 열성 유전(남자)

(3) 혈우병의 증상: 무릎 혈관절증, 타박상, 비출혈, 구강출혈, 중추신경계 출혈 등 16
(4) 혈우병의 진단: PTT - 지연, PT와 출혈시간 - 정상
(5) 혈우병의 중재 간호 19 22
   ① 과격하거나 부딪히는 운동(축구, 야구 등) 금지 → 권장운동: 수영, 소프트볼, 달리기, 하이킹, 자전거
   ② 안전한 환경 조성 → 외상 및 출혈을 방지함
   ③ 진통제 투여 → 통증을 조절하고 안위를 제공함
   ④ 약품은 되도록 침습적인 경로를 피함 → 구강 또는 항문으로 투여
   ⑤ 정기적 건강검진을 받도록 함
   ⑥ 구강위생을 청결히 하도록 교육함
   ⑦ 아스피린 또는 아스피린이 함유된 약물을 투여하지 않음(아세트아미노펜 투여)
   ⑧ 출혈이 발생한 경우 해당 부위를 상승시키고 움직이지 않도록 함
   ⑨ 출혈 또는 출혈 예방을 위해 결핍된 응고인자를 보충함

4) 혈소판 감소성 자반증 20 21 24 25
(1) 혈소판 감소성 자반증의 정의: 면역기전의 이상으로 혈소판이 파괴되어 출혈이 나타나는 질환을 의미함
(2) 혈소판 감소성 자반증의 원인: 원인불명, 자가면역 반응, 바이러스 감염의 선행 후 발생 예 풍진, 홍역
(3) 혈소판 감소성 자반증의 증상: 혈소판수 감소(20,000~30,000/㎣ 이하), 점상출혈, 반상출혈 등
   참고 프로트롬빈 시간은 정상
(4) 혈소판 감소성 자반증의 진단: 혈소판 수치, 혈액응고검사, 골수검사 등 24
(5) 혈소판 감소성 자반증의 중재 20 21
   ① 아동의 경우 대개 바이러스 감염 선행 후 급성으로 발생하며 이후 자연 회복됨
      • 필요시 면역글로불린 투여, 스테로이드 요법을 실시함
   ② 과격하거나 부딪히는 운동을 피하도록 함, 외상 방지, 아스피린 투여 금지 등 → 출혈 예방 간호를 수행함

7 면역 문제를 가진 아동 간호

1) 전신성 홍반성 낭창(전신홍반루푸스, SLE)
   (1) 전신성 홍반성 낭창의 정의: 만성적인 자가면역질환을 의미함
   (2) 전신성 홍반성 낭창의 원인: 정확한 원인을 알지 못함, 유전적/호르몬/환경적 요인이 복합적으로 영향을 미침
   (3) 전신성 홍반성 낭창의 증상
      ① 양쪽 볼의 나비모양 붉은 반점
      ② 광과민성, 원판성 발진
      ③ 관절염, 혈액질환
      ④ 여러 장기 침범: 심낭염, 복막염, 흉막염 등

(4) 전신성 홍반성 낭창의 중재
① 스테로이드 요법, ibuprofen, cyclophosphamide, 항경련제, 항고혈압제 등 투여함
② 저염식이, 저단백식이를 제공함
③ 햇빛의 노출 및 추위, 감염되지 않도록 주의함

2) 헤노흐-쇤라인자색반(Henoch-Schonlein purpura) 22
(1) 헤노흐-쇤라인자색반의 정의: 피부와 신장 등의 조직에 면역복합체의 축적으로 발생되는 전신성 혈관염
(2) 헤노흐-쇤라인자색반의 원인: 정확한 원인을 알지 못함
(3) 헤노흐-쇤라인자색반의 증상: 자반, 관절통, 관절염, 복통이나 설사 등의 위장관계 증상, 혈뇨, 단백뇨 등(신장에 침범한 경우 만성 신장병으로 진행될 수 있음)
(4) 헤노흐-쇤라인자색반의 중재: 스테로이드요법, 대증요법 시행

8 피부 문제를 가진 아동 간호

1) 접촉성 피부염 13
(1) 접촉성 피부염의 증상: 홍반, 수포, 부종, 진물, 소양증, 두드러기, 색소침착 등
(2) 접촉성 피부염의 중재
① 원인 물질에 가급적 접촉하지 않음
② 소양증 있는 경우 → 서늘한 온도, 냉습포를 적용함
③ 피부가 건조하지 않도록 수분이 많은 크림과 로션을 바름
④ 항히스타민제와 스테로이드를 투여함

2) 아토피 피부염 13 15
(1) 아토피 피부염의 정의: 영유아기에 대개 시작하며 심한 소양증을 동반하는 만성적 염증성 피부질환을 의미함
(2) 아토피 피부염의 중재 13 15
① 수분 유지: 크림이나 연고 사용, pH 중성의 습윤성 비누 사용, 피부를 깨끗하게 유지, 장시간을 목욕을 피함
② 적절한 식이: 고탄수화물 식이, 고지방식이 제한 → 알레르기를 유발함
③ 피부손상 및 2차감염 예방: 억제대 적용, 손톱은 짧고 청결하게 유지
  • 염증이 발생한 경우, steroid 크림을 도포함
④ 서늘한 환경 제공, 부드러운 면제품 착용

3) 여드름

(1) 여드름의 원인: 스트레스, 가족력, 생화학적, 면역학적 요소, 호르몬 등
(2) 여드름의 중재
① 청결유지: 매일 머리 감음, 2회/일 항세균성 비누를 사용하여 세안함
② 여드름을 과도하게 문지르거나 짜지 않음
③ 균형잡힌 식사, 스트레스 관리, 적절한 휴식과 운동
④ 햇빛을 직접 받지 않도록 자외선 차단제를 사용함
⑤ tretinoin, topical benzoyl peroxide, 광범위 항생제 → 면봉을 사용해 여드름 부위에 바름

4) 아구창(구강칸디다증) 18

(1) 아구창의 정의: 칸디다(곰팡이)가 구강점막에 증식하는 질병을 의미함
(2) 아구창의 원인: 질, 노리개 젖꼭지 등을 통한 칸디다균의 감염
(3) 아구창의 증상: 혀, 잇몸, 뺨 안쪽 점막 → 플라그같은 흰 응괴가 생성됨
  • 플라그는 제거하기 어려우며, 무리하게 제거 시 출혈이 발생할 수 있음
(4) 아구창의 중재
① nystatin 현탁액이나 연고를 바름 18
② 노리개 젖꼭지, 우유병 등 철저하게 세척하고 손 씻기를 자주 시행함
③ 조금씩 자주 수유하며 큰 아동은 시원한 음료를 제공하여 줌

5) 옴 13

(1) 옴의 원인: 옴 진드기
(2) 옴의 증상: 심한 소양감, 발진, 표피박탈, 감염
(3) 발진 부위: 2세 미만 → 발과 발목, 2세 이상 → 손과 손목
(4) 옴의 중재
① 장갑을 착용하고 간호를 제공함
② 옷이나 침대보 등은 뜨거운 물로 세탁함
③ 손을 자주 씻고, 손톱은 짧게 유지함, 청결하게 유지
④ 가려운 부위는 냉습포를 적용함
  • 옴 진드기가 제거되어도 각질이 다시 생성될 때까지 발진과 소양증이 있음을 알림(약 2~3주)

6) 농가진 23

(1) 농가진의 원인: 오염된 손톱, 상처 부위 등을 통한 세균 감염
(2) 농가진의 증상: 홍반성 구진 → 수포/농포 → 벌꿀색 가피
(3) 농가진의 중재
① 피부를 깨끗하게 씻고 소독함
② 항생제 연고 도포, 필요시 항생제 복용

9 내분비 문제를 가진 아동의 간호

1) 당뇨병 14 16 17

구분	1형 당뇨병	2형 당뇨병
발병 연령	20세 미만, 소아	대개 중년에 발병
발병 양상	갑자기	점차적
당뇨병 비율	5~8%	85~90%, 대부분
인슐린 분비	거의 분비가 되지 않음	약간 부족, 인슐린 저항성 증가
인슐린 투여	필수적	필요시 투여
경구혈당 강하제	비효과적	효과적
식이 및 운동	비효과적	효과적
케톤산혈증	흔함	흔하지 않음

(1) 당뇨병의 증상
    ① 다음, 다갈, 다뇨, 다식, 피로, 체중감소 등
    ② 당뇨성 케톤산증: 케톤뇨, 구토, 쿠스말 호흡, 호흡 시 아세톤 냄새, 의식저하 등 21
    ③ 저혈당: 창백, 발한, 심계항진, 의식저하 등 23
(2) 당뇨병의 진단: 혈당검사, 당화혈색소검사 등
(3) 당뇨병의 중재
    ① 인슐린 투여가 필요한 경우, 자가주사 방법을 교육함

- 주사부위와 주사방법
  - 상박, 복부, 대퇴, 둔부
  - 복부를 선호 → 인슐린이 일정하게 흡수됨
  - 한 곳에만 주사하지 않음(주사부위를 이동함) → 피하지방조직의 위축 방지 및 효과적인 흡수를 위함
- 인슐린 주사 관련 교육내용
  - 성장 요구에 맞추어 3~4개월마다 인슐린 양을 조절함
  - 과식, 질병, 스트레스, 수술 시 혈당이 올라감 → 인슐린 주사 증량

    ② 식이요법과 운동요법을 교육함 24
        • 단순 당 섭취를 줄이고 균형 잡힌 식사를 함
        • 규칙적인 운동을 권장함(강도 높은 운동은 저혈당을 유발할 수 있음)
    ③ 적정 체중을 유지하게 함

2) 갑상샘 기능저하증(크레틴병) 16 17

(1) 갑상샘 기능저하증의 증상
    ① 체중 증가, 키/두위 정상

② 위장관 운동 저하 → 태변 배설의 지연
③ 제대 탈장, 반사반응 지연
④ 치료하지 않을 경우 신경계 발달 지연 → 지능저하, 정신지체를 유발할 수 있음
⑤ 아기가 잠도 잘 자고, 거의 울지 않음 → 부모는 순하고 조용한 아기라고 생각함
(2) 갑상샘 기능저하증의 진단: 혈액검사(T_3, T_4: 하강, TSH: 상승) 17
(3) 갑상샘 기능저하증의 중재 16
    ① Levothyroxine(갑상샘 호르몬) 구강으로 보충함
        • 약을 매일 복용하도록 함(아동의 성장에 따라 양 조절) → 갑상샘 호르몬 수치를 확인하기 위해 주기적으로 혈액검사를 시행함 22
        • 과량 복용은 불면, 체중감소, 발열, 초조, 맥박증가, 호흡곤란 등의 증상을 유발함
    ② 출생 직후 치료하면 정상 성장 가능함

3) 갑상샘 기능항진증(그레이브스병)
    (1) 갑상샘 기능항진증의 증상: 빈맥, 고혈압, 불안정, 체중감소, 돌출된 눈, 갑상샘 비대 등
    (2) 갑상샘 기능항진증의 중재
        ① 항갑상샘제 투여: propylthiouracil(PTU), methimazole
        ② 방사성 요오드 치료
        ③ 갑상샘 절제술 (60~80% 재발)

4) 요붕증 14
    (1) 요붕증의 원인: 항이뇨호르몬(ADH)의 부족 → 신장의 수분 재흡수 장애가 발생함
    (2) 요붕증의 증상: 다뇨, 다갈, 탈수, 혈압 저하, 피부긴장도 저하, 빈맥 등
    (3) 요붕증의 중재: 섭취량/배설량 확인, 체중측정, 소변비중 확인, vasopressin(DDAVP)을 투약함

5) 페닐케톤뇨증 25
    (1) 페닐케톤뇨증의 원인: 페닐알라닌을 분해하는 효소의 결핍으로 체내에 페닐알라닌이 축적되어 발생함, 상염색체 열성유전
    (2) 페닐케톤뇨증의 증상: 성장지연, 근육경직, 소변 내 페닐케톤 및 대사산물 축적, 소변과 땀에서 곰팡이 냄새 등
    (3) 페닐케톤뇨증의 중재
        ① 페닐알라닌이 제한된 특수조제분유를 먹임
            • 모유수유 가능하나 페닐알라닌 혈중 농도를 모니터링하며 특수조제분유와 혼합하여 먹임
            • 페닐알라닌의 혈중 농도를 적정하게 유지할 수 있도록 수유하고 모니터링함
        ② 단백질이 풍부한 식품의 섭취를 제한함(평생 식이요법 필요)

6) 성조숙증 14
    (1) 성조숙증의 원인: 뇌손상, 중추신경계 종양 등으로 성호르몬이 조기에 분비되어 발생함
    (2) 성조숙증의 증상: 대개 여아에게 발생, 조기 골 성숙, 조기 이차성징, 성숙한 외모, 최종 신장은 작음
    (3) 성조숙증의 검사: 신체검진, 혈액검사, 방사선 촬영검사(손목)

7) 성장호르몬 결핍증 [14]

(1) 성장호르몬 결핍증의 원인: 뇌하수체 기능저하, 터너증후군, 뇌종양 등으로 성장호르몬이 결핍됨
(2) 성장호르몬 결핍증의 증상: 성장지연, 작은 체구, 성장률 감소, 사춘기 지연, 근육 감소 등
(3) 성장호르몬 결핍증의 중재: 합성 성장호르몬을 피하주사함

[10] 배설문제를 가진 아동 간호

1) 급성 사구체신염 [16] [17] [20] [25]

(1) 급성 사구체신염의 정의: 연쇄상구균의 선행감염 이후에 잠복기를 거친 뒤 급성으로 발병되는 부종, 혈뇨, 단백뇨, 고혈압 증상이 나타나는 질환을 의미함
(2) 급성 사구체신염의 증상 [16] [17]
   ① 단백뇨, 혈뇨(콜라색), 소변량 감소, 사구체 여과율(GFR) 감소
   ② 체중 증가, 고혈압, 얼굴 부종, 복통
(3) 급성 사구체신염의 진단: 소변검사(혈뇨, 단백뇨, 요비중 ↑), ASO titer, 인후배양검사, 백혈구 및 ESR 증가
(4) 급성 사구체신염의 중재 [20] [25]
   ① 수액의 균형유지: 체중 측정, 고칼륨혈증 사정(핍뇨), 섭취량/배설량 사정
   ② 약물 투여: 항생제, 항고혈압제, 이뇨제, 항경련제(발작 시)
   ③ 적절한 영양공급: 저염식이, 신부전 시 단백질 섭취를 제한함
   ④ 급성기: 침상안정, 회복 시 적절한 운동을 권장함
   ⑤ 장기적 관리: 신부전증 사정, 혈액투석, 신장이식

2) 신증후군 [15] [18] [21] [25]

(1) 신증후군의 정의: 사구체 모세혈관에서 혈청 단백이 투과되어 단백뇨가 나타나는 질환을 의미함
(2) 신증후군의 증상: 4대 증상(단백뇨, 저알부민혈증, 부종, 고지혈증), 소변량 감소, 거품나는 요, 체중 증가, 식욕부진, 안절부절못함, 활동량 감소 등 [25]
(3) 신증후군의 중재 [22]
   ① corticosteroid, 면역억제제 투여 → 증상을 완화함
      • 스테로이드 부작용: 체중 증가, 혈압 상승, 감염 등
      • 면역억제제 부작용: 백혈구감소증, 탈모증, 남성불임 등
      • 면역이 억제되어 있는 경우 생백신 금기
   ② 소변양상 사정, 소변검사, 섭취량/배설량 측정, 체중 측정, 이뇨제를 투여함 [25]
   ③ 머리를 높게 올린 채 수면 → 얼굴부종을 완화함
   ④ 휴식을 취하고 조기이상을 도움
   ⑤ 피부는 청결하고 건조하게, 체위변경 자주 시행, 크래들 침대 사용 → 피부손상을 방지함
   ⑥ 적절한 영양 공급, 소량씩 자주 제공, 염분 제한
   ⑦ 감염원으로부터의 보호

3) 요로감염

(1) 요로감염의 원인
　① 대장균(75~90%), 세균성 감염
　② 여성(요도가 남성보다 상대적으로 짧고 항문과 가까이 위치함)

(2) 요로감염의 증상
　① 구토, 설사, 무기력, 식욕부진
　② 빈뇨, 악취나는 소변, 배뇨통, 긴급뇨, 열 등

(3) 요로감염의 중재
　① 광범위 항생제 투여: amoxicillin 7~10일 투여(소변색이 붉은 오렌지색으로 보임)
　　• 증상이 완화되어도 감염재발을 방지하기 위하여 예방적으로 항생제를 투여함
　② 지속적으로 약물을 투여할 수 있도록 격려함
　③ 충분한 수분섭취 격려(3~4시간마다)
　④ 회음부 닦는 방향(앞 → 뒤), 조이는 옷을 피함
　⑤ 소변을 참지 않도록 함

11 인지/감각 문제를 가진 아동 간호

1) 다운증후군 13 14

(1) 다운증후군의 정의: 21번 염색체가 여분의 염색체를 1개 더 가진 상태(삼체성)를 의미함, 선천적 질환
(2) 다운증후군의 원인: 노산(산모 연령이 증가할수록 발생률이 높아짐)
(3) 다운증후군의 증상 14

머리	• 편평한 얼굴, 대천문 폐쇄 지연	흉부	• 선천성 심질환 동반, 폐감염이 잦음
눈	• 눈이 외상방형으로 치켜 올라가 있음, 몽고주름	신장	• 키가 작음
코	• 작고 납작한 콧대	관절	• 관절 움직임 이완 • 근육 긴장도 저하
입	• 작은 구강 → 혀를 내밀고 있음 • 입은 항상 벌림 • 구개는 짧고 좁으며, 비정상적인 치아 배열이 나타남	손	• 짧고 폭이 넓음 • 손바닥에는 단일선 있음
귀	• 낮게 위치한 작은 귀	목	• 짧고 굵음

(4) 다운증후군의 중재
① 음식을 깊숙이 넣어줌 → 혀가 두껍고 앞으로 돌출됨
② 수유 시 소량씩 자주 제공 → 구강호흡을 하므로 다량의 수유는 부담이 됨
③ 근육 긴장 저하로 열손실 증가 → 보온에 주의함
④ 코를 청결하게 하고, 비강 건조를 방지함
⑤ 변비와 비만 예방
⑥ 부모에 대한 심리적지지 제공

2) 자폐증 [15]
(1) 자폐증의 정의: 발달장애로 감각 및 표현, 사회관계 의사소통의 장애가 있는 상태를 의미함
(2) 자폐증의 구분
① 영아 자폐아: 12~18개월까지 정상 → 이후 사회접촉 위축되며 자폐 증상이 나타남
② 학령전기 자폐아: 충동적이고 의식적 행동, 사회적 미소의 지연, 무반응, 반향 언어증, 기계적 행동을 보임
(3) 자폐증의 중재: 특수교육, 부모와의 애착 수립을 도움, 부모와의 상담, 아동에게 친숙한 환경을 조성함

3) 주의력 결핍, 과잉행동장애(ADHD) [16]
(1) ADHD의 정의: 주의집중력, 과잉행동, 충동조절 세 영역에서 지속적으로 보이는 만성행동장애를 의미함
(2) ADHD의 원인: 유전적 소인, 중추신경계 이상, 분만 합병증, 임신 중 약물 복용 등
(3) ADHD의 중재: 약물요법, 인지행동요법, 아동 수준에 맞는 전략 수립, 부모상담 및 부모에 대한 심리적지지 제공

4) 인지장애 [13]
(1) 인지장애의 특징: 눈을 잘 마주치지 않음, 접촉에 대해 반응이 없음, 수유기간 연장, 부자연스러운 행동, 자극에 대한 반응이 느림 등
(2) 인지장애의 진단: 특징적인 증상을 통해 조기진단, DDST(덴버발달검사)
(3) 인지장애의 중재
① 말보다는 행동으로, 이해보다는 기술을 습득하도록 유도
② 간단한 지시를 통해 학습시킴
③ 가능하면 독립적인 활동이 가능하도록 자가간호 기술을 가르침
④ 아동에게 가능한 최적의 발달을 증진시킴 [13]
⑤ 발달지연 프로그램에 참여

12 근골격계 문제를 가진 아동 간호

1) 아동기 근신경과 근골격계의 특성 15 17 19

- 골단 성장판은 뼈의 약한 부위에 해당 → 손상 시 성장에 문제가 발생함
- 골막은 두꺼운 편 → 뼈에 혈액과 영양을 공급하고, 골절 시 손상되지 않을 수 있음
- 1세 이하의 영아의 뼈 → 휠 수 있으나 골절은 거의 발생하지 않음
- 뼈가 유연 → 생목골절(한쪽 면은 골절, 다른 한쪽은 구부러짐), 선상골절(선 모양으로 금이 감)이 나타남 23
- 아동은 빠르게 성장 중임 → 충분한 혈액이 공급되어 손상 시 치유가 빠름

2) 견인의 유형 21

Bryant 견인	• 피부견인으로 주로 2~3세 이하의 아동에게 적용함 • 다리를 둔부에서 90° 각도로 굴곡시킴 • 둔부를 침대에서 약간 들리게 함

3) 골수염 13 15

(1) 골수염의 정의: 여러 원인에 의해 골수 조직에 염증이 발생한 상태를 의미함
(2) 골수염의 원인: staphylococcus aureus(가장 흔함)
(3) 골수염의 증상
  ① 5세 이하 남아에게 호발함
  ② 영아: 고열, 안절부절, 수유장애 등
  ③ 아동: 통증, 열감, 압통, 발적, 관절운동범위(ROM) 제한 등
(4) 골수염의 중재
  ① 해열제 및 진통제를 투여 → 통증 및 증상을 완화함
  ② 활동을 제한함, 침상안정, 올바른 신체선열, 단단한 침요를 제공함
  ③ 고단백식이, 고칼로리 식이, 소량씩 자주 제공함

4) 선천성 고관절 탈구 14

(1) 선천성 고관절 탈구의 증상
  ① 비대칭적인 둔부 주름, 비정상적인 걸음걸이
  ② 다리길이가 다름, 제한된 외전, 탈구된 대퇴가 짧음
  ③ 이환된 다리의 안쪽 대퇴 위의 피부 주름이 많음
  ④ Allis' sign(Galeazzi sign): 누운 상태에서 무릎을 세우면 탈구된 다리의 무릎 높이가 낮음

(2) 진단
- ① Barlow test: 전자 하부 측면에 압력을 가하여 불안정한 대퇴구를 관골구 밖으로 밀어 봄
- ② Ortolani test: 누운 상태에서 무릎과 고관절을 90° 굴곡시키고 고관절 밖으로 돌림 → 탈구된 쪽에서 '뚝'하는 느낌이 듦
- ③ 초음파 검사, CT, MRI

(3) 선천성 고관절 탈구 중재
- ① 견인, 정복, 석고붕대, 외전장치를 적용함
  - 참고 석고붕대 적용 시, 말초부위 감각, 동작, 순환을 사정함 24
- ② 피부를 보호함, 휴식을 취하고, 정상수면을 취할 수 있도록 도움
- ③ 성장발달 및 신체 운동성 유지를 도움
- ④ 부모와 아동의 정서적 지지를 제공함

5) 척추만곡증

(1) 척추측만증 13 14 16
- ① 척추측만증의 정의: 척추가 10° 이상 옆으로 굽어진 것을 의미함
- ② 척추측만증의 원인
  - 선천적: 척추기형
  - 후천적: 나쁜 자세(청소년에서 가장 흔한 원인), 종양, 감염, 영양문제
- ③ 척추측만증의 증상 22
  - 서 있을 때: 어깨 높이 및 둔부 높이가 다름, 견갑골이 튀어 나옴
  - Adam's 전면굴곡검사: 허리를 앞으로 굽히면 등 높이가 다름
- ④ 척추측만증의 중재
  - 25° 이하: 관찰
  - 25~40°: 진행성 만곡, 보조기를 착용해야 함 16
    - 보조기 착용법: 성장이 멈출 때까지 적용, 티셔츠 입고 보조기 착용, 로션/파우더 제한
  - 40° 이상의 성장기 아동: 수술을 시행함

(2) 척추후만증
- ① 척추후만증의 정의
  - 45° 이하의 척추후만곡: 정상 상태
  - 45° 이상의 척추후만곡: 병리학적 이상을 의미함
- ② 척추후만증의 증상: 피로감, 통증
- ③ 척추후만증의 중재
  - 45~65°: brace를 착용함
  - 65° 이상: 수술을 시행함

6) 소아류마티스관절염

(1) 소아류마티스관절염의 정의: 16세 미만의 소아에서 발생하며 6주 이상 지속되는 만성 관절염
(2) 소아류마티스관절염의 원인: 정확한 원인 밝혀지지 않음(자가면역체계, 유전, 환경 등의 요인 추정)
(3) 소아류마티스관절염의 증상
　① 관절통, 부종, 열감, 아침에 관절이 뻣뻣함(조조강직), 피로, 눈의 염증, 성장 장애 등
　② 류마티스 인자(RF)가 음성인 경우도 많음
(4) 소아류마티스관절염의 중재
　① 약물치료: 비스테로이드소염제(NSAIDs), methotrexate(MTX) 등 25
　② 물리치료 및 운동, 균형 잡힌 식이 등

13 신경계 문제를 가진 아동 간호

1) 세균성 뇌막염(수막염, 뇌수막염) 25

(1) 세균성 뇌막염의 증상: 목의 경축, 두통, kernig's sign(+), Brudzinski's sign(+), 반궁긴장 등
(2) 세균성 뇌막염의 진단: CT, MRI, 뇌척수액 검사(백혈구 증가, 단백질 증가, 포도당 감소), 혈액검사(WBC 증가, CRP 증가)
(3) 세균성 뇌막염의 중재: 광범위 항생제 투여(이후 배양검사 결과에 따라 적절한 항생제 투여), 두개내압 감소를 위한 중재(침상머리 올리기, 수분 제한, 통증 조절, 방을 어둡고 조용하게 유지 등)

2) 뇌수종(수두증) 13 18

(1) 뇌수종의 정의: 뇌척수액의 생산율과 흡수율 간의 불균형으로 뇌척수액이 비정상으로 축적되는 질환을 의미함
(2) 뇌수종의 증상
　① 뇌압 상승, 두통(아침에 극심), 유두부종, 사시, 구토, 운동실조증, 불안정, 무기력 등
　② 2세 이하: 비정상적으로 두위 증가 → 천문 팽창, 수유장애, 고음의 울음, 눈의 일몰 현상, 구토, 짜증 등
(3) 뇌수종의 중재(두개내압 증가의 예방과 관리) 19
　① 동공 크기, 운동능력, 의식수준 등 신경학적 사정을 자주 시행함
　② 침상머리를 30° 올려줌
　③ 이뇨제 및 진통제를 투여함
　④ 수술 후 24시간 동안에는 상체를 올리지 말고 머리를 평평하게 유지함

3) 뇌전증 15 16 17

(1) 뇌전증의 정의: 만성적으로 발작이 발생하는 질환을 의미함

(2) 뇌전증의 증상: 부분발작, 전신발작

부분발작	• 단순부분발작: 의식변화 없음, 1분 내로 짧음 • 복합부분발작: 전조증상이 있은 후, 감각증상이 발생함 참고 전조증상: 발작이 있기 전, 일어날 것임을 알 수 있는 증상
전신발작	• 대발작(전신성 강직성-간대성 발작): 굴곡 → 신전 → 진전 → 간대 → 발작후(5단계)로 진행 • 소발작(결신발작): 전조없음, 잠깐의 의식소실, 30초 이내 멈춤, 발작 후 아무 일 없다는 듯 행동함 • 간대성 근경련발작: 순간적인 의식상실, 빠른 근육의 움직임 • 무긴장성 발작: 갑자기 순간적으로 근육긴장이 상실됨

(3) 뇌전증의 중재 16 17 19 20

① 발작 시 응급처치

- 옷을 느슨하게 풀어줌
- 몸을 옆으로 돌려 기도개방을 유지함
- 주변의 위험한 물건을 치워 손상을 방지함
- 억제하려 하거나 자극을 주지 않음
- 설압자 등 입 안에 어떤 것도 넣지 않음

② 항경련제를 투여함
- 발작이 없을 때까지 지속적으로 투여함, 약물의 용량을 차츰 감소시킴
  예 phenobarbital, phenytoin(dilantin), carbamazepine
- 발작은 투약으로 조절 가능함을 알리고 중요성을 설명함

③ 수술요법: 미주신경자극

4) **열성경련** 15 18 22

(1) 열성경련의 원인: 고열이 원인이 되어 경련이 나타남
   참고 열성경련 환자의 약 1/4이 부모나 형제 중에서 열성경련의 가족력이 있음, 부모/형제가 열성경련의 병력이 있으면 일반인보다 약 3-4배 높게 발생함

(2) 열성경련의 증상: 6개월~3세 아동에게 흔하게 발병, 신경학적 손상은 없음(남아 > 여아), 대개 전신성 강직간대발작이 나타남

(3) 열성경련의 중재: 해열제를 투여함(acetaminophen), 경련 시 좌약 형태의 해열제를 투여함, 미온수 목욕 등
   참고 바이러스 질환 시 아스피린의 투여를 제한함 → Reye 증후군의 위험

5) 뇌성마비 16

(1) 뇌성마비의 정의: 여러 가지 원인에 의한 뇌의 병변(영구적, 비진행성)으로 발생하는 자세 및 운동기능 장애를 의미함 21
(2) 뇌성마비의 원인: 출생 시 미성숙, 선천적 기형, 임신중독증, 급속분만, 질식, 외상 등
(3) 뇌성마비의 증상
　① 운동장애: 강직성(80~90%), 무정위형, 무긴장성
　② 성장장애, 대근육 발달지연, 원시반사가 지속됨
(4) 뇌성마비의 중재: 흡인예방, 영양관리, 특수교육, 물리치료, 가족지지
(5) 간호
　① 흡인되지 않도록 안전하게 음식을 제공함 15
　② 적절한 영양을 공급함
　③ 인지능력과 사고과정을 촉진함, 건강한 자아개념을 갖도록 도움
　④ 적절한 발달 증진에 목표를 둠
　⑤ 언어적/비언어적 의사소통을 증진함
　⑥ 건전한 부모 역할, 가정을 지지함

6) 이분척추 13 14

(1) 이분척추의 정의: 등뼈가 완전히 형성되지 못하여 뒤쪽 뼈가 서로 붙지 않고 벌어져 있는 것을 의미함
(2) 이분척추의 원인: 정확한 원인은 알 수 없음, 임부의 엽산 결핍, 유전적 소인 등
(3) 이분척추의 증상: 잠재성 이분척추, 낭성 이분척추(척수수막류, 수막류)

- 잠재성 이분척추: 가장 흔함, 등뼈 사이 약간의 틈이 있으나 척수가 손상되거나 뇌수막이 밖으로 나오지 않은 상태
- 척수수막류: 가장 심각함, 벌어진 등뼈 사이로 척수나 신경섬유가 돌출해 신경장애를 유발하는 상태, 빛이 투과되지 않음
- 수막류: 벌어진 등뼈 사이로 신경섬유는 돌출되지 않고 수막만 돌출되어 낭을 형성한 상태 (뇌척수액으로 차 있음), 빛이 투과됨 14

(4) 낭성 이분척추의 수술간호
　① 수술 전 간호 14 24
　　• 복위를 취함 → 낭포가 터지지 않도록 하기 위함
　　• 기저귀를 채우지 않음 → 감염 예방(대소변으로 인한 수술부위 오염방지)
　② 수술 후 간호
　　• 기저귀를 채우지 않음 → 감염 예방(대소변으로 인한 수술부위 오염방지)
　　• 둔부를 노출시킴

14 전염성 문제를 가진 아동 간호

1) 수두 15 17 19 21 25

    (1) 수두의 원인균: varicella - zoster virus

    (2) 수두의 전파: 직접접촉, 비말감염, 공기감염(비인두의 분비물, 분비물과의 접촉 및 공기를 통한 감염도 가능함)

    (3) 수두의 증상 19

        ① 갑작스런 미열, 소양증을 동반한 피부의 발진 → 반점 → 구진 → 수포 → 농포 → 가피의 단계로 진행됨

        ② 발진의 진행: 몸통 → 전신

        ③ 여러 단계의 수포가 동시에 공존함

    (4) 수두의 중재 21

        ① 격리 및 항바이러스 제제를 투여함

        ② 피부 간호, 칼라민 로션 적용, 서늘한 환경 유지 → 소양증 완화 15 25

2) 홍역 13 14 15 16 18

    (1) 홍역의 원인균: measles virus

    (2) 홍역의 전파

        ① 전파경로: 직접접촉, 비말감염, 공기감염(비인두의 분비물, 분비물과의 접촉 및 공기를 통한 감염도 가능함)

        ② 전염기간: 발진 4일 전~발진이 나타난 후 4일 경

    (3) 홍역의 증상 16 20

        ① 전구기(카타르기): 전염력이 강한 시기, 발열, koplik 반점(특징적인 구강 내 병변), 결막염, 기침, 콧물 등

        ② 발진기: 홍반성 구진성 발진이 목 뒤, 귀 → 몸통, 사지로 확산됨

        ③ 회복기: 발진의 진행 순서대로 소실 → 발진이 났던 곳에 색소침착이 발생함

    (4) 홍역의 중재

        ① 전염기간 동안 호흡기 격리가 필요함

        ② 감염 후 3일 이내 감마글로불린 투여 → 발병 예방 가능함

        ③ 침상휴식, 차가운 습기 제공, 해열제를 투여함

        ④ 눈 보호를 위해 직사광선을 피하고, 실내조명을 어둡게 함, 생리식염수로 눈을 닦고 분비물을 제거함

3) 이하선염(볼거리) 15 16 17

    (1) 이하선염의 원인균: paramyxovirus

    (2) 이하선염의 전파: 비말감염, 접촉감염

    (3) 이하선염의 증상

        ① 전구증상(발열, 두통, 전신 권태감 등) 나타난 후 통증을 동반한 이하선 종창

        ② 종창시작 전~5일 경까지 전염력이 강함

    (4) 이하선염의 중재 15 21

        ① 전염기간 동안 격리가 필요함

② 충분한 휴식 및 안정, 해열제 및 진통제를 투약함
③ 자극 없는 씹기 편한 음식 제공 → 액체, 연식, 유동식 23

4) 풍진

(1) 풍진의 원인균: rubella virus
(2) 풍진의 전파: 직접접촉, 비인두 분비물
(3) 풍진의 증상
　① 전구기: 미열, 두통, 권태감, 결막염, 비염 등
　② 발진기: 얼굴 → 상지, 몸통, 다리로 퍼짐, 하루 만에 온 몸에 확산됨
(4) 풍진의 중재
　① 해열제 및 진통제를 투약함
　② 임산부는 주의가 필요함: 임신 3개월 이내 감염 시, 태아기형을 유발함

5) 성홍열 15 16 24

(1) 성홍열의 원인균: A군 β-용혈성 연쇄상구균
(2) 성홍열의 전파: 비인두 분비물
(3) 성홍열의 증상
　① 전구기: 갑작스러운 고열(39~40℃), 두통, 구토 등
　② 내발진기: 편도선 증대, 인두염, 처음에는 흰 딸기혀 나중에는 붉은 딸기혀로 나타남
　③ 발진기: 발진이 전신으로 퍼짐, pastia 증상, 입 주위 창백해 보임
　　　참고 pastia 증상: 팔꿈치나 사타구니 안쪽에 없어지지 않는 충혈된 횡선이 나타남
(4) 성홍열의 중재 24
　① 항생제(penicillin 또는 amoxicillin)를 10일 간 투여함
　　　참고 알레르기가 있는 경우, erythromycin 등으로 대체하여 투여함
　② 침상안정, 해열제 투여, 유동식을 제공함
　③ 피부발진이 없어도 전염력 있을 수 있으므로 관리가 필요함

6) 파상풍

(1) 파상풍의 원인균: clostridium tetani
(2) 파상풍의 전파: 오염된 흙, 동물의 분비물
(3) 파상풍의 증상
　① 저작근 경련: 턱을 벌리기 어려움, 과민증, 불안정, 연하곤란
　② 고열, 빈맥, 호흡곤란, 잦은 경련으로 사망할 수 있음
　③ 격리는 필요하지 않음
(4) 파상풍의 중재
　① 파상풍 톡소이드를 투여함
　② 항생제를 경구 혹은 정맥을 통해 투여함
　③ 경련을 예방하기 위해 자극을 최소화함 예 어둡고 조용한 환경

7) 백일해

(1) 백일해의 원인균: bordetella pertussis
(2) 백일해의 전파: 비말감염, 비인두 분비물 [22]
(3) 백일해의 증상
  ① 카타르기(1~2주): 콧물, 결막염, 눈물, 기침, 미열, 식욕부진 등
  ② 경해기(2~4주 또는 그 이상 지속): 발작적 짧은 호기성 기침을 하다 흡기 말에 '흡'하는 소리를 냄, 끈끈한 다량의 점액성 가래, 눈충혈, 기침과 함께 구토를 하기도 함, 청색증, 비출혈 등
  ③ 회복기(1~2주): 기침은 여러 달 지속되나 기침의 정도와 횟수, 구토가 점차 감소함
(4) 백일해의 중재 [20] [24]
  ① 항생제(erythromycin)를 투여함
  ② 항생제 투여 후 5일간 혹은 카타르기(가장 전염력이 강한 시기)동안 격리를 시행함
  ③ 입원 시 비말감염 주의, 마스크 착용
  참고 백일해 예방을 위해 여러 번의 DTaP 예방접종을 시행함

8) 돌발피진 [22]

(1) 돌발피진의 원인균: human herpesvirus type 6, 드물게 type 7
(2) 돌발피진의 전파: 건강한 성인의 타액, 코나 뺨 또는 결막 점막을 통해 침입
(3) 돌발피진의 증상: 갑작스러운 고열, 발진, 인두염, 기침, 콧물 등 경미한 감기 증상
(4) 돌발피진의 중재
  ① 수분 공급, 시원한 환경 제공 등 대증요법을 시행함
  ② 고열 시 해열제 투여(고열과 함께 열성경련이 나타날 수 있으므로 주의함)

15 종양 문제를 가진 아동 간호

1) 백혈병 [13] [14] [16] [17] [19] [20] [22] [24] [25]

(1) 백혈병의 정의: 비정상적인 백혈구가 과도하게 증식하여 정상적인 적혈구, 백혈구, 혈소판의 생성을 방해하는 질환을 의미함(15세 이전 아동에게 가장 흔한 악성 질환으로 급성림프구백혈병(ALL)이 가장 높은 비율을 차지함)
(2) 백혈병의 진단 [25]
  ① 혈액검사, 방사선검사, 골수검사(장골능 후방, 전방), 요추천자(중추신경계 침범 여부 확인을 위함)
  ② 골수의 60~100%가 미성숙한 백혈구로 확인됨
(3) 백혈병의 증상: 골수기능 부전과 관련된 여러 증상(빈혈, 감염, 출혈, 발열, 피로감, 체중 감소 등)
(4) 백혈병의 치료적 중재: 항암화학요법, 방사선요법, 조혈모세포 이식

(5) 백혈병의 중재 [13] [14] [16] [17] [22]
- ① 감염 예방 [20] [24]
    - 손 씻기, 청결 유지, 발한 시 이불 자주 교환
    - 체온 측정, 주기적으로 정맥주사 교환 등
    - 면역력이 저하된 상태에서는 날 음식 섭취를 제한함
- ② 출혈 예방 [16]
    - 근육주사 제한, 직장체온/좌약/관장 금지
    - 부드러운 칫솔 사용, 치실 금지
- ③ 항암화학요법의 부작용 간호 [19] [22]
    - 가장 흔한 부작용: 구내염, 탈모증, 불충분한 영양섭취 등
        - 구내염 → 구강을 청결하게 유지하고, 생리식염수로 가글 시행, 고단백식이, 비타민과 수분을 공급함
        - 탈모 → 일시적인 것으로 치료가 완료된 후 다시 회복됨을 설명함
        - 불충분한 영양섭취 → 고열량식이, 필요 시 위관영양이나 정맥 내 영양 공급을 시행함
    - 오심 및 구토
        - 진토제를 투여함, 심리적지지 등
        - 달고 기름기 많은 음식, 고염식이, 강한 자극이나 냄새가 나는 음식은 피함

2) 신경모세포종 [16] [21]
(1) 신경모세포종의 정의: 원시 신경능 세포에서 발생하는 악성 종양을 의미함(교감신경절 부위 및 부신 수질에서 발생함)
(2) 신경모세포종의 원인: 원인 불명, 대개 5세 이전의 소아에게 발생함
(3) 신경모세포종의 증상 [21]
- ① 복강 내 발생하는 경우가 많으나 흉강 내, 경부 등 다양한 부위에서 발생할 수 있음
- ② 복강 내 발생: 복부에 단단하고 불규칙적인 덩어리가 만져짐

3) 신장모세포종(Wilms tumor) [13] [25]
(1) 신장모세포종의 정의: 소아에게 많이 발생하는 신장의 악성 종양
(2) 신장모세포종의 증상
- ① 복부 중앙선을 넘지 않는 복부 덩어리(크고 딱딱함)
- ② 복통, 혈뇨, 고열, 고혈압, 식욕부진 등
(3) 신장모세포종의 중재: 촉진 금지 → 종양을 퍼뜨릴 수 있음 [25]

마인드맵
mind map

아동 간호의 개념
- 아동과 가족, 간호사
  - 개념, 아동학대 — 신체적 학대, 정서적 학대, 성적 학대, 방임
  - 아동간호사의 역할 — 직접간호제공자, 옹호자, 협력자, 교육자, 연구자, 간호관리자, 윤리적의사결정자
  - 훈육방법 — 타임아웃, 체벌

아동의 성장발달
- 아동의 성장발달 특성
  - 성장발달의 원리 — 방향성, 연속성, 복합성, 결정적 시기, 발달속도
  - 성장발달 이론 — 성발달이론, 사회심리발달이론, 인지발달이론, 도덕발달이론
  - 연령별 놀이의 형태 — 단독, 방관, 평행, 연합, 모방, 협동
- 아동의 성장발달 사정
  - 연령별 신체사정 — 영아기, 유아기, 학령전기, 학령기, 청소년기
  - Denver II 발달선별검사 — 정의, 평가방법

아동의 건강증진
- 아동의 건강 증진 간호
  - 영양상태 사정 — 신체검진, 신체측정, 식이력
  - 예방접종 — 표준 예방접종 일정표/금기증
  - 치아관리 — 양치 방법, 치과 방문시기
  - 안전사고 — 기도폐쇄 시 중재, 사고 예방 방법

발달단계별 건강유지증진
- 신생아의 건강유지, 증진 간호
  - APGAR 점수 — 피부색, 심박동, 반사능력, 근육긴장, 호흡능력
  - New Ballard Scale — 신경근육도성숙도, 신체성숙도
  - 신체사정 — 외모, 호흡, 순환, 피부, 머리, 얼굴, 몸통, 사지, 체중, 황달, 배설
    - 신경계 검사(바뱅스키반사, 먹이찾기반사, 빨기반사, 잡기반사, 모로반사, 강직목반사, 보행반사, 몸통만곡반사)
    - 생리적 체중감소, 생리적 황달
  - 감각 발달
  - 건강유지, 증진 — 대사이상검사(6종), 체온, 목욕, 제대간호, 기도유지, 모유/젖병 수유, 기저귀 발진
- 영아의 건강유지, 증진 간호
  - 발달
    - 신체적 발달(신장, 체중, 두위, 신경계, 호흡기계, 면역계)
    - 운동 발달, 인지 발달, 언어 발달, 심리사회적 발달
  - 낯가림, 분리불안 — 분리불안 단계(저항기 → 절망기 → 부정기)
  - 영아산통, 영아돌연사증후군 — 중재
  - 영양, 치아, 수면, 피부관리 — 이유식/고형식이, 치아관리

- 유아의 건강유지, 증진 간호
  - 발달 — 신체적 발달, 인지 발달, 언어 발달, 사회정서적 발달(거부증)
  - 영양, 치아, 수면 — 치아관리(유치가 완전히 나오는 시기, 치과방문 시기)
  - 대소변 가리기 훈련, 훈육 — 부모의 태도

- 학령전기 아동의 건강유지, 증진 간호
  - 발달 — 신체적 발달, 인지 발달, 언어 발달(말더듬), 심리사회적/성적 발달
  - 영양, 수면, 훈육, 안전 — 호기심 증가(위험한 행동 시도)

- 학령기 아동의 건강유지, 증진 간호
  - 발달 — 신체적 발달, 운동 발달, 인지 발달, 언어 발달, 심리사회적/성적/도덕 발달
  - 영양, 치아관리, 사회화 — 또래/학교생활 중심, 학교공포증

- 청소년의 건강유지, 증진 간호
  - 발달 — 신체적 발달, 운동 발달, 인지 발달, 심리사회적/성적 발달
  - 특성 — 청소년 초기/중기/후기

○ 아동의 건강회복

- 입원아동 간호의 기본원리
  - 발달시기에 따른 적절한 의사소통 — 영아기, 유아기, 학령전기, 학령기, 청소년기
  - 낙상 방지 — 억제대(전신, 팔꿈치, 팔다리)
  - 영양과 배설 — 경장영양 중재
  - 투약간호 — 구강투여, 안약투여, 귀약투여, 근육주사(부위)
  - 발열중재 — 해열제투여

- 고위험 신생아 간호
  - 신생아 분류, 간호 — 재태연령, 체중, 재태연령-체중
  - 호흡 관련 간호 — 호흡곤란증후군, 무호흡, 태변흡인증후군
  - 영아돌연사증후군 — 원인불명, 갑작스런 죽음
  - 신생아 용혈성 질환 — 태아적아구증, ABO 부적합 용혈성 질환
  - 고빌리루빈혈증 — 원인, 종류(생리적, 병리적), 치료(광선요법)
  - 미숙아 망막증 — 원인, 중재
  - 뇌실주위, 뇌실 내 출혈 — 정의, 중재

- 영양/대사 문제를 가진 아동 간호
  - 수분 전해질 불균형 — 탈수(등장성, 저장성, 고장성), 설사, 구토, 변비
  - 소화기 문제, 질환
    - 구순구개열, 식도폐쇄, 기관식도루(3C), 위식도역류
    - 감염성 위장염, 비후성 유문협착증
    - 장중첩증, 선천성 거대결장(증상), 괴사성 장염(증상, 중재), 직장항문 기형
    - 유당불내증

- 호흡기 문제를 가진 아동 간호 — 호흡기 문제, 질환
  - 중이염, 인두염, 편도선염, 크룹(급성 후두개염, 급성 후두기관기관지염)
  - 세기관지염, 천식, 폐렴(세균성, 바이러스성), 이물질 흡인

- **심혈관 문제를 가진 아동 간호**
  - 폐혈류 증가 관련 심질환 — 심실중격 결손, 심방중격 결손, 동맥관 개존증
  - 폐혈류 감소 관련 심질환 — 팔로 4징후, 삼첨판 폐쇄
  - 폐쇄성 심질환 — 대동맥 협착증, 대동맥 축착증
  - 류마티스열 — 원인, 증상, 중재
  - 가와사키병 — 진단기준/증상, 중재

- **혈액 문제를 가진 아동 간호**
  - 빈혈 관련 질환 — 철분결핍성 빈혈(철분 보충제 복용 간호), 재생불량성 빈혈
  - 출혈 관련 질환 — 혈우병, 혈소판 감소성 자반증

- **면역 문제를 가진 아동 간호**
  - 전신성 홍반성 낭창 — 증상, 중재
  - 헤노흐-쇤라인자색반

- **피부 문제를 가진 아동 간호**
  - 피부염 — 접촉성 피부염, 아토피성 피부염
  - 여드름, 아구창, 옴, 농가진 — 정의, 중재

- **내분비 문제를 가진 아동 간호**
  - 당뇨병 — 증상, 진단, 중재
  - 갑상샘 질환 — 갑상샘 기능저하증(크레틴병), 갑상샘 기능항진증(그레이브스병)
  - 기타 질환 — 요붕증, 페닐케톤뇨증, 성조숙증, 성장호르몬 결핍증

- **배설 문제를 가진 아동 간호** — 비뇨기 문제
  - 급성 사구체 신염(단백뇨, 혈뇨, 사구체 여과율 감소)
  - 신증후군(4대 증상-단백뇨, 저알부민혈증, 부종, 고지혈증)
  - 요로감염(중재)

- **인지/감각 문제를 가진 아동 간호**
  - 다운증후군 — 21번 염색체 3개, 증상
  - 자폐증, 주의력결핍과잉행동장애, 인지장애

- **근골격계 문제를 가진 아동 간호**
  - 아동의 근골격계 특성, 견인(Bryant 견인)
  - 근골격계 질환 — 골수염, 선천성 고관절 탈구, 척추만곡증, 소아류마티스관절염

- **신경계 문제를 가진 아동 간호** — 신경계 질환 — 세균성 뇌막염, 뇌수종, 뇌전증, 열성경련, 뇌성마비, 이분척추

- **전염성 문제를 가진 아동 간호** — 전염성 질환 — 수두, 홍역, 이하선염, 풍진, 성홍열, 파상풍, 백일해, 돌발피진

- **종양 문제를 가진 아동 간호**
  - 백혈병 — 정의, 증상, 중재(감염예방, 출혈예방), 항암화학요법(부작용, 간호)
  - 신경모세포종, 신장모세포종

2과목 지역사회간호학
community health nursing

1장 | 지역사회 건강요구 사정

1 국내외 보건정책 이해

1) 지역사회의 이해

(1) 지역사회의 정의(WHO): 지리적 경계 또는 공동가치와 관심에 의해 구분되는 사회집단으로, 이들은 서로를 알고 상호작용하면서 특정 사회구조 내에서 기능하며 규범, 가치, 사회제도를 창출한다.

(2) 지역사회의 속성
 ① 지리적 영역의 공유: 주민 간 상호작용이 가능하도록 근접성을 지니고 있어야 함
 ② 사회적 상호작용: 상호교류를 통해 지역주민의 공동관심/공동유대감이 형성돼야 함
 ③ 공동 유대감: 지역사회의 주민들이 사회생활을 통해 획득한 공동의식

(3) 지역사회의 기능 [19]
 ① 사회화 기능: 지역사회가 공유하는 지식, 사회적 가치, 행동양상 창출, 유지, 전달
 ② 사회통제 기능: 구성원들로 하여금 사회 규범에 순응하게 하는 기능
 ③ 경제적 기능: 일상생활을 영위하는데 필요한 재화와 서비스를 생산하며, 분배하고, 소비하는 기능
 ④ 사회통합 기능: 사회 구성원들 간의 상호간 협력과 결속력을 강조하는 기능
 ⑤ 상부상조 기능: 도움이 필요한 상황에서 지역사회 구성원들이 서로 도움을 주는 기능

(4) 지역사회의 유형 [14] [15] [19]
 ① 구조적 지역사회: 시간적, 공간적인 관계에 의해서 모인 공동체

집합체	사람이 모인 이유와 관계없는 '집합' 그 자체, 동일한 건강문제가 있는 집단, 생활환경 자체가 위험에 노출된 위험집단 예 미혼모 집단, 매매춘 집단, 노숙자 집단, 광산촌
대면공동체	구성원 간 상호교류가 빈번하고 서로 간에 친근감과 공동의식을 소유한 집단 예 가족, 이웃, 교민회
생태학적 문제 공동체	지리적 특성, 기후, 자연환경과 같은 요인의 영향으로 인해 동일한 생태학적 문제를 공유하는 집단 예 대기오염, 수질오염, 토질오염 등의 문제가 있는 지역사회

지정학적 공동체	법적, 지리적 경계로 구분된 지역사회 예 특별시, 광역시, 시, 군, 읍, 면 등
조직	일정한 환경 아래에서 특정 목표를 추구하는 일정한 구조를 가진 사회 단위 예 병원, 학교, 보건소, 교회, 산업장 등
문제해결 공동체	문제를 정의 내릴 수 있고, 문제를 공유하며 해결할 수 있는 범위 내에 있는 구역 예 오염된 지역사회 + 문제해결을 지지하는 정부기관(오염된 한강+환경청)

② 기능적 지역사회: 성취하고자 하는 어떤 목표를 중심으로 모인 집단

동일한 요구를 지닌 공동체	특별한 문제가 있는 장소, 어떤 건강문제와 그 건강문제에 영향을 미치는 요인을 포함하는 영역으로 주민들의 일반적인 공통문제 및 요구에 기초를 둔 공동체 예 장애아동 집단, 치매환자 집단, 오염지역과 동일한 영향을 받은 인근 지역
자원공동체	어떤 문제를 해결하기 위해 필요한 자원의 활용범위로 모인 집단 자원에는 경제력, 인력, 소비자, 다른 사회의 영향력, 물자 등이 있음

③ 감정적 지역사회: 정서와 감정을 공유하는 공동체

소속공동체	동지애와 같은 정서적 감정으로 결속된 공동체 예 학연, 지연, 종친회
특수흥미 공동체	특수 분야에 대한 같은 관심과 목적을 가진 공동체 예 대한간호협회, 동아리, 산악회, 낚시회 등

(5) 지역사회 간호사의 역할 [13] [14] [16] [17] [18] [21] [22]
  ① 대상자중심 역할
    • 직접간호제공자
      - 대상자에게 간호과정을 적용하여 간호 문제를 해결하는 역할
      - 가장 오래된 역할
    • 일차간호제공자
      - 지역사회 내에서 주민들이 보편적으로 접근할 수 있는 필수 보건의료서비스 제공
    • 교육자
      - 대상자의 교육 요구 사정, 보건 교육 계획, 수행, 결과 평가
      - 대상자 건강에 영향을 미치는 요인 설명, 건강행위 관련 태도, 기술 개발
    • 상담자
      - 대상자가 건강문제 해결을 위해 실행 가능한 방법을 선택하는 과정을 돕는 역할
      - 문제해결과정에서 대상자가 가장 적절한 행동을 결정하도록 지지
    • 자원의뢰자 / 알선자
      - 대상자의 문제가 전문적인 조치가 필요한 경우 다른 도움이 될 자원을 안내
      - 주민들의 다양한 요구를 필요에 따라 여러 분야와 접촉, 의뢰하는 역할

- 옹호자 / 대변자
  - 어떤 개인이나 집단을 위해 행동하거나 그들의 입장에서 의견을 제시
  - 대상자 스스로 정보를 얻는 능력이 생길 때까지 알려주고 안내
- 역할모델
  - 다른 사람에게 비슷한 역할을 수행할 수 있도록 그 행동을 시범하는 역할
  - 특히 학교 보건교사에게 중요시 되는 역할
- 사례관리자
  - 사례관리 대상자 건강요구의 사정과 확인, 산출/투입 증가를 위해 보건 의료서비스 선택, 사용일지시 조정
- 관리자
  - 지역사회 내에서 제공되는 모든 간호활동을 관리하는 역할
  - 가족 간호 감독, 건강관리실/보건실 운영, 보건사업을 기획 및 수립하는 업무 등이 해당됨

② 전달중심 역할
- 조정자
  - 건강관리를 제공할 사람, 중복되는 서비스, 불충분한 서비스가 이뤄지는 곳을 결정
  - 대상자의 요구에 대해 다른 보건의료 인력과 의사소통하고 필요한 경우 사례연구 모임을 준비
- 협력자
  - 지역사회 보건사업을 전개하는데 도움이 되는 다른 건강요원(약사, 의사, 물리치료사, 영양사, 사회복지사 등)과 함께 팀원으로 활동하는 경우

③ 인구중심 역할
- 지도자
  - 대상자, 건강전문가, 공무원과의 활동에서 리더십 발휘
  - 조직원 요구를 파악하고 바람직한 해결 방안을 모색, 목표 달성을 위해 지속 노력
- 변화촉진자 23
  - 의사결정 과정에서 영향을 주어 대상자의 행동이 바람직한 방향으로 변화하도록 유도
  - 대상자의 건강교육 요구에 부응하고 건강증진/건강행위에 대한 동기를 부여
- 건강관리 책임자
  - 지역사회를 하나의 대상자로 간주, 인구집단이나 지역사회의 건강문제를 진단하고 치료
- 연구자
  - 연구 결과를 실무에 적용, 연구문제 확인하고 연구결과를 보급

2) 지역사회간호의 역사

(1) 세계 발달사
  ① 푀베(Phoebe, 60년경): 최초의 방문간호, 지역사회 간호사
  ② Paul 신부(1617년): 자선 수녀단 창설, 현대 방문간호의 원칙을 도입
  ③ 윌리엄 라스본(William Rathbone, 1859년) 최초의 비종교적 방문 간호단을 영국 리버풀에서 조직
  ④ 왈드(Lillian Wald, 1893년): 미국 뉴욕 헨리가에 구제사업소 설치하여 통합된 보건간호 실시 (구역간호 + 보건간호)
  ⑤ WHO 알마아타 선언(1978년): 일차건강관리전략을 천명

(2) 국내 발달사
  ① 방문간호시대(1910~1945년)
    • 1923년: 로젠버거(Rosenberger, 로선복) 태화여자관에 보건사업부 설치(우리나라 지역사회간호사업 시초)
  ② 보건간호시대(1945~1980년)
    • 1956년: 보건소법 제정
    • 1977년: 의료보험법 시행
  ③ 지역사회간호시대(1980년~현재)
    • 1980년: 농어촌 보건의료를 위한 특별조치법 공포 → 보건진료소 설치(읍·면 단위)
    • 1989년: 전국민 의료보험 실시
    • 1990년: 산업안전보건법 개정(산업장 간호사 → 보건관리자)
    • 1991년: 가정간호사제도 제정(의료법 개정)
    • 1995년: 국민건강증진법, 정신보건법 제정
    • 2008년: 노인장기요양보험제도 전면 실시

3) 보건의료체계
  (1) 보건의료체계: 한 국가 국민의 건강을 향상시키기 위한 보건의료서비스의 생산·분배·소비와 관련되는 요인들 간의 구조적·기능적 체계의 총칭. 즉, 한 국가나 사회가 그 구성원의 건강수준을 향상시키기 위하여 마련한 보건의료사업에 관한 제반 법률과 제도를 총칭
  (2) 보건의료체계의 5가지 하위 구성요소 14

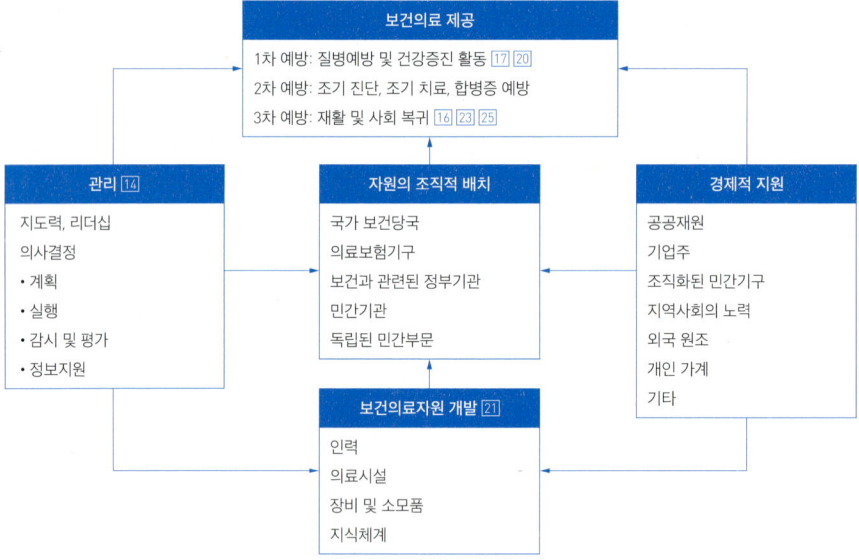

(3) 보건의료전달체계의 유형(Fry, 1970) 13 14 16 18 20 22 24

구분	자유방임형	사회보장형	사회주의형
의료의 원칙	• 의료의 자유 선택과 책임 강조 • 기획, 조정이 어려움 • 행위별수가제 채택 • 전문화 추구	• 국민보건 서비스형 • 무료 의료서비스 • 초진은 일반의, 병원치료는 전문의	• 의료는 사회경제 정책의 일부 • 무상의료서비스 • 예방의학강조
의료의 기본 구조	• 가족단위 개념 없음 • 환자 스스로 의료서비스, 의료기관선택 • 전문의 진료 • 다양한 의료기관	• 가정의사제도 • 일반의에게 등록되어 진료를 받음 • 의사를 선택하여 등록할 수 있는 권리 부여	• 초진의사 방문 진료 • 병원은 주로 입원 환자 취급 • 농촌에서는 중급 의료인력활용 • 의사의 선택제한
장점	• 의료의 질이 높음 • 의료인에게 충분한 재량권 부여	• 의료서비스의 포괄성과 지속성 • 자원의 효율적 활용	• 예방서비스 위주 • 자원활용도 높음
단점	• 의료의 수준·자원의 지역 및 사회계층간 불균형 • 의료비가 높음	• 의료서비스가 비효율적일 수 있음 • 의료서비스의 생산성, 질이 떨어짐	• 의료서비스의 생산성, 질이 떨어짐 • 관료체제에 따른 경직성
해당 국가	한국, 미국, 일본, 프랑스 등	영국, 뉴질랜드, 북유럽 국가	사회주의 국가(구소련), 쿠바, 북한

(4) 보건의료자원 평가요소(WHO) 16
　① 양적 공급: 필요한 의료서비스 제공에 요구되는 의료자원의 양적 공급에 관한 과제로서 흔히 인구당 자원의 양으로 표시
　② 질적 수준: 의료인력의 주요 기능 수행 능력과 기술, 지식 수준, 그리고 시설의 규모와 적정 시설 구비의 정도
　③ 분포성: 인력 자원의 경우에는 지리적, 직종간, 전문과목별 분포가, 그리고 시설 자원의 경우에는 지리적, 종별(기능별), 규모별 분포가 주민의 의료 필요에 상응하게 분포되어 있는가
　④ 효율성: 개발된 의료자원으로 얼마만큼의 의료서비스를 산출해 낼 수 있느냐 혹은 일정한 의료서비스를 생산하기 위하여 얼마나 많은 자원이 필요한가
　⑤ 적합성: 제반 의료자원의 복합적 집합체로서 공급된 의료서비스의 역량이 대상 주민의 의료 필요에 얼마나 적합한가
　⑥ 계획성: 장래에 필요한 보건의료자원의 종류와 양을 얼마나 체계적이고 정확하게 예측하고 계획하는가
　⑦ 통합성: 보건의료자원 개발의 중요 요소인 계획, 실행, 관리 등이 보건의료서비스 개발과 얼마나 통합적으로 이루어지는가

(5) 보건의료자원 23
　① 보건의료인력의 특징
　　• 노동집약적 업무를 수행하며 다양한 인력의 협동이 요구됨
　　• 양성을 위한 비용과 시간이 많이 필요 → 공급의 탄력성이 낮음
　　• 교육부(인력 생산 및 공급) 보건복지부(인력활용)의 협력체계로 인력수급 계획
(6) 경제적 지원
　① 보건의료재원의 종류: 세금, 건강보험료(가입자, 사업자, 국가부담), 이용자 직접 부담, 기타
　② 국민의료비 억제대책
　　• 단기적 방안
　　　- 수요억제: 본인부담률 인상, 보험급여 확대 억제
　　　- 공급억제: 의료수가 상승 억제, 고가 의료 기술의 도입과 사용 억제, 행정절차의 효율적 관리 운영
　　• 장기적 방안: 사후결정방식에서 사전결정방식으로 지불 보상제도 개편, 의료전달
　　　체계의 확립, 저렴한 비용으로 이용 가능한 대체의료기관 서비스 개발 및 활용, 보건의료체계 점검
　③ 진료비 지불방식 13 14 15 19 22 24
　　• 행위별수가제(fee-for-service)

정의	서비스 항목별 진단, 치료, 투약 서비스 등 행위 각각에 대해 진료비를 책정하는 방식 진료비 = 서비스 단위당 가격 × 제공된 횟수
장점	의료 장비 및 기술 개발에 긍정적 영향, 양질의 서비스 제공 의료인의 자율성과 재량권을 보장
단점	과잉진료나 의료남용, 복잡한 행정업무, 의료비 상승, 의료인과 보험자 갈등, 예방보다 치료 중심, 의료자원의 지역간 편재

　　• 포괄수가제

정의	질병군 또는 환자군 별로 미리 책정된 일정액의 진료비를 지급하는 제도
장점	의료서비스의 남용 억제, 의료기관 생산성 증대, 행정 절차 간편
단점	서비스 제공을 무리하게 최소화하여 의료의 질적 수준을 저하시킬 우려, 행정직의 진료진에 대한 지나친 간섭
기타	우리나라에서 적용하는 포괄수가제 질병군 7개: 수정체 수술(백내장), 편도 및 아데노이드 수술, 항문 및 항문주위 수술(치질), 서혜 및 대퇴부 탈장 수술, 충수절제술, 자궁 및 자궁부속기 수술, 제왕절개

　　• 일당지불제

정의	인원 1일당 또는 외래 진료 1일당 수가를 정하여 지불하는 방식
장점	관리비용이 상대적으로 낮으며, 행정적으로 간편
기타	• 장기 환자를 다루는 의료서비스 제공자에게 진료비를 보상하기 위한 방법으로 주로 쓰임 • 정신과 질환으로 인한 입원 치료와 요양병원 입원료에 적용하고 있음

- 인두제(capitation)

정의	의사가 맡고 있는 환자 수, 즉 자기의 환자가 될 가능성이 있는 일정지역의 주민 수에 일정금액을 곱하여 이에 상응하는 보수를 지급 받는 방식 등록자가 실제 진료를 받았는지 여부와 관계없이 진료비를 지급
장점	진료의 계속성 증대, 비용 절감효과가 큼, 예방 치중, 행정절차 간편
단점	환자의 선택권 제한, 과소 진료의 가능성, 환자 후송이나 의뢰 증가

- 봉급제(salary)

정의	의료인들에게 그들 각자의 근무경력, 기술수준, 근무하는 의료기관의 종별 및 직책에 따라 보수수준을 결정하고 그에 따라 월 1회 또는 일정기간에 한 번씩 급료를 지급하는 방법
장점	과다한 의료행위 배제로 의료비 절감
단점	관료화, 형식주의화, 경직화로 인한 환자 진료 소홀

- 총액계약제

정의	보험자측(보험자단체)과 의사단체(보험의협회)간에 총액으로 계약하여 진료비를 지급하는 방식
장점	의료비 지출의 사전 예측이 가능하여 보험 재정의 안정적 운영 가능, 총진료비 억제
단점	진료비 계약을 둘러싼 교섭의 어려움, 신기술 개발 및 도입 및 의료의 질 향상 동기가 저하, 과소 진료의 가능성

(7) 사회보장제도와 의료보장제도
  ① 사회보장의 정의: 질병·장애·노령·실업·사망 등의 사회적 위험으로부터 모든 국민을 보호하고 빈곤을 해소하며 국민생활의 질을 향상시키기 위해 제공되는 사회보험·공공부조·사회복지서비스 및 관련복지제도
  ② 사회보장제도 체계 [20]

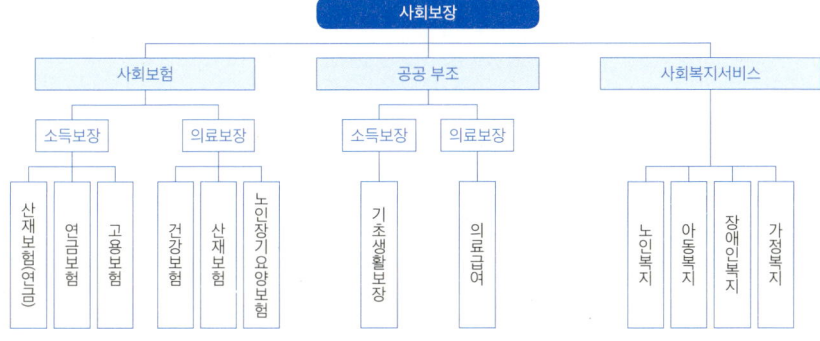

참고 사회보험과 공공부조 비교

구분	사회보험	공공부조
목적	• 사회적 위험을 보험의 방식으로 대처 • 사전 예방적 복지	• 생활이 어려운 국민의 최저생활을 보장 및 자립 지원 • 사후 구제적 복지
대상	보편적, 일정 요건을 갖춘 모든 국민	절대 빈곤층
재원	기여금, 부담금(수혜자, 고용주, 국가)	국가재정(일반 조세수입)

③ 의료보장제도
- 정의: 국민의 건강권을 보호하기 위하여 요구되는 보건의료서비스를 국가나 사회가 제도적으로 제공하는 것
- 유형 16

구분	사회보험방식(NHI)	국가보건서비스방식(NHS) 23
정의	보험자가 낸 보험료를 재원으로 하여 의료를 보장하는 방식	국민의료를 국가가 직접 관장하고 보장하는 형태
재원조달	보험료, 일부 국고지원	조세
관리기구	보험자(조합, 금고)	정부기관
관리운영	조합 중심 자율 운영 관리운영비 상대적으로 높음	정부기관 직접 관리 관리운영비 절감
장점	양질의 의료 제공 첨단 의료기술 발전	의료비 통제 효과가 강함 소득 재분배 효과
단점	의료비 억제 기능 취약, 보험자간 보험료 부과 형평성 문제, 보험재정의 불안정 위험	의료의 질 저하, 정부의 과다한 복지비용 부담
대표국	한국, 독일, 일본, 이탈리아 등	영국, 스웨덴, 캐나다 등

4) 우리나라 보건의료체계
  (1) 복합적 보건의료제도
    ① 민간의료기관 중심의 공공재원이라는 독특한 구조
    ② 보건의료 이용의 효율성과 형평성 추구
  (2) 특징
    사회보험형 전국민 건강보험제도와 민간 주도 의료공급체계가 상호작용하는 복지지향형 보건의료제도
    ① 보건의료공급: 민간이 90% 이상 점유한 자유경제체계
    ② 보건의료재정: 국가가 주도하는 공공재원
    ③ 정부가 민간의료기관 관장: 진료수가체계 및 진료수가 통솔
    ④ 의료공급: 자유기업형(민간주도)

(3) 국민건강보험 15 16
  ① 정의: 국민들이 평소에 보험료를 낸 것을 보험자인 국민건강보험공단이 관리 운영하다가 국민들이 의료를 이용할 경우 보험급여를 제공함으로써 국민 상호간에 위험을 분담하고 의료서비스를 제공하는 사회보장제도
  ② 특징
    • 강제가입, 강제납부
    • 부담능력에 따른 보험료 차등 부담
    • 보험급여의 균등한 수혜
    • 제 3자 지불제
    • 단기보험
    • 예측 불가능한 질병 대상
    • 소득 재분배 및 위험 분산 기능
  ③ 보험 급여 형태
    • 현물급여: 요양급여, 건강검진
    • 현금급여: 요양비, 부가급여, 장애인보장구

5) 국제보건의료체계
  (1) 세계보건기구(WHO: World Health Organization)
    ① 범세계적인 보건 수준 향상을 위한 국제적 협력을 촉진시키기 위해 1948년 설립된 UN 산하 조직체로 스위스 제네바에 위치
    ② 설립목적: 모든 사람이 가능한 최고 수준의 건강을 영위하게 하는 것
    ③ 우리나라는 1949년 65번째로 가입하였으며 서태평양지역(본부: 필리핀 마닐라)에 속함
  (2) 국제간호협의회(ICN)
    ① 1899년에 설립된 보건의료분야에서 가장 오랜 역사를 지닌 전문단체
    ② 스위스 제네바에 본부 위치
    ③ 4년마다 총회 실시
    ④ 한 주권국의 한 회원국만 인정
    ⑤ 우리나라는 1949년 정식회원국으로 가입

2 지역사회 간호과정

1) 지역사회간호
  (1) 정의: 지역사회를 대상으로 간호제공 및 보건교육을 통해서 지역사회의 적정기능수준의 향상에 기여하는 것을 궁극적으로 목표로 하는 과학적 실천(김화중)
  (2) 목표: 대상자들의 건강을 그들 스스로 적정기능수준으로 향상시킬 수 있도록 하는데 있음(건강증진)

(3) 지역사회 간호의 기본 요소

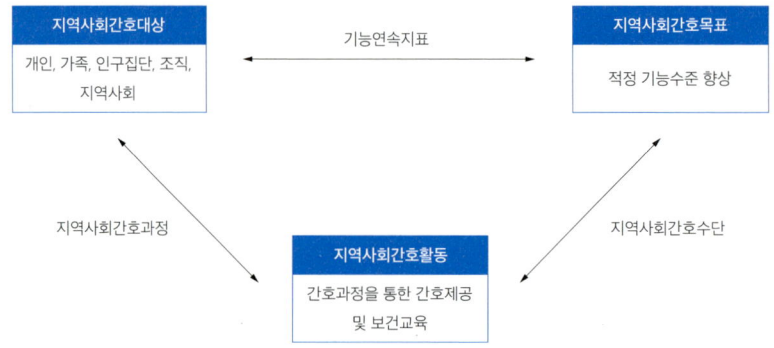

2) 지역사회간호과정

사정	진단	계획	수행	평가
• 자료수집 • 자료분석	• 간호진단 • 우선순위 설정	• 목표설정 • 간호방법과 수단 선택 • 수행계획 • 평가계획	• 활동수행 - 조정, 감시, 감독 • 필요한 지식과 기술 선정 • 수행의 장애요인 인식	• 평가실행

(1) 지역사회 간호사정

지역사회를 대상으로 건강 문제를 확인, 간호를 계획해서 평가하는데 이용되는 중요한 관련 자료를 수집, 분석하는 과정

① 자료수집
  • 자료수집방법 분류 13 16 19 21 22 23 24

일차 자료 (직접수집)	• 지역시찰(차창밖조사): 걸어다니거나 자동차를 타면서 관찰하거나 자료 수집 • 정보원 면담: 그 지역의 지도자, 종교지도자, 행정가 등을 만나 자료 수집 • 초점 집단면담: 조사하려는 내용에 맞게 선정한 소수의 사람들을 대상으로 심층적 질적 면접조사 • 참여관찰: 지역사회주민에게 미치는 의식, 행사 등에 직접 참여하여 관찰
이차 자료 (간접자료수집)	• 인구학적 자료 및 생정통계 자료, 공공기관 보고서, 연구 논문 자료 등 • 신속하고 효율적으로 건강문제 도출 가능

- 자료수집의 내용

지역특성	지리적 특성	지역사회 유형, 면적, 위치, 가구 및 시설분포, 역사 및 발전상황
	인구학적 특성	연령, 인구분포, 인종, 가족계획 실시 상태 등
	사회경제적 특성	경제상태, 교육수준, 문화 및 관습, 오락 및 휴식
	교통, 통신	교통수단, 통신수단, 안전시설 등
건강특성 14 18	생정통계	영유아 사망률, 성별, 연령별, 원인별 사망률 등
	질병이환 상태	급성질환 발생률, 만성질환 발생률·유병률, 전염병 유무, 잠재적인 건강문제를 가진사람의 수, 풍토병 등 ※ 지역사회 건강상태 측정의 가장 정확한 지표
	건강행위	식습관, 음주·흡연율, 운동실행률, 보건사업 이용률, 질병치료 및 예방행위, 어린이 성장 및 건강관리 등
지역사회 자원 14 21	인적자원	건강 관련 인력의 종류 및 태도, 24시간 이용 가능성
	사회자원	양로원, 탁아소, 음식점, 휴식공간 등
	정치자원	건강관련 정부기관, 지방자치단체, 사립단체 등
	보건의료자원	병원, 의원, 약국, 보건소, 보건지소 등 의료시설 규모와 수
	기타 자원	지역사회 학교 수, 보건교사의 활동

② 자료분석
- 자료 분석의 단계 20 22 24: 분류(범주화) → 요약 → 비교 및 확인 → 결론
- SWOT 분석: 분석 대상의 환경을 내적요소인 '강점(Strength)'과 '약점(Weakness)'과 외적요소인 '기회(Opportunity)'와 '위협(Threat)'으로 파악하여 분석 21 23 24
- SWOT 분석을 통한 전략 19 25

내부환경요인 외부환경요인	강점(Strength)	약점(Weakness)
기회(Opportunity)	• SO전략: 기회를 활용하기 위해 강점 사용 • 공격적전략: 사업 확대	• WO전략: 약점을 극복하여 기회를 활용 • 국면전환전략: 구조조정, 혁신운동
위협(Threat)	• ST전략: 위협 회피를 위해 강점 사용 • 다각화 전략: 새로운 고객/시장 개발	• WT전략: 시장 위협 회피 및 약점 최소화 • 방어적 전략: 사업 중단, 축소

(2) 지역사회 간호진단
  ① 오마하 진단분류체계(OMAHA system) [17] [23] [24]
    • 오마하 방문간호사 협회가 연방정부 기금으로 수행한 연구를 통해 개발한 포괄적이고 상호배타적인 분류법
    • 지역사회 간호 실무 영역에서 가장 효율적으로 사용 가능
    • 구성

수준 1	수준 2	수준 3	수준 4
영역	문제	수정인자	증상/징후
• 대상자 문제를 조직적으로 그룹화 한것 • 환경적, 사회·심리적, 생리적, 건강 관련 행위 4개 영역	• 현재 또는 미래에 건강상태에 영향을 미칠 수 있는 어려움 • 42개 간호진단으로 구성	• 대상자: 개인, 가족, 집단, 지역사회 • 심각도: 건강증진, 결핍/손상 가능성, 결핍/손상	• 증상: 주관적 증거 • 징후: 객관적 증거 • 총 378개로 구성

    • 오마하 진단분류체계 영역별 문제 [23] [24] [25]

환경영역	수입, 위생, 주거, 이웃/직장 안전
심리사회 영역	지역사회자원과의 의사소통, 사회적 접촉, 역할변화, 대인관계, 영성, 슬픔, 정신건강, 성적 관심, 돌봄/양육, 무시, 학대, 성장과 발달
생리 영역	청각, 시각, 언어와 말, 구강건강, 인지, 동통, 의식, 피부, 신경-근골격 기능, 호흡, 순환, 소화와 수분, 배변기능, 배뇨기능, 생식기능, 임신, 산후, 감염성 질환
건강관련행위 영역	영양, 수면과 휴식, 신체적 활동, 개인위생, 약물오용, 가족계획, 건강관리 감시, 투약

  ② 지역사회간호진단 우선순위
    • 우선순위 결정의 목표
      - 보건의료비용을 형평성 있게 배분하되 최소의 지출에서 최대의 편익을 얻기 위함
    • 우선순위 결정 방법들

BPRS [17] [19] [20] [24] (Basic Priority Rating System)	공식: BPRS = (A+2B) × C (A: 건강문제의 크기, B: 문제의 심각도, C: 사업의 추정 효과) 보건소 등에서 가장 널리 사용됨
PATCH [18] (Planned Approach To Community Health)	1980년대 미국 CDC(질병관리본부)에서 개발 건강문제의 '중요성'과 '변화가능성'으로 우선순위 결정
John Bryant 우선순위 설정 기준	유병도(문제의 크기), 문제의 심각도, 난이도, 문제에 대한 관심도
PEARL	기준: 적절성, 경제성, 수용성, 자원, 적법성 BPRS 계산 뒤 사업 실현가능성 판단하는 용도

(3) 지역사회간호 계획
  ① 목표설정 기준: 관련성, 실현가능성, 관찰가능성, 측정가능성
  ② 목표기술시 SMART 원칙 [25]
    • Specific(구체적): 구체적으로 기술
    • Measurable(측정가능성): 측정 가능해야 함
    • Aggressive & Achievable(적극성, 성취가능성): 목표는 성취가능한 수준이어야 하지만, 별 노력 없이 성취 가능할 정도로 소극적인 목표는 안 됨
    • Relevant(연관성): 목적과 문제해결은 직접적으로 관련성이 있어야 함
    • Time limited(기한): 목표 달성을 위한 기한이 명시되어야 함
  ③ 목표 기술의 구성요소 [20]: 무엇을(내용, what), 누가(대상, who), 어디서(장소, where), 언제(기간, when), 범위(extent)
  ④ 목표의 위계에 따른 분류
    • 투입-산출별 분류 [18]

용어	개념	예시
투입목표	사업에 투입하는 인력, 시간, 돈, 장비, 시설 등 자원의 변화	인력, 시설, 예산, 정보
산출목표	사업의 결과로 나타나는 활동, 서비스, 생산물 등 의도하는 사업량의 변화	교육건수, 사업건수, 인용건수 등
결과목표 [18]	건강수준이나 건강결정요인의 변화	삶의 질, 평균수명연장, 사망률 저하 등

    • 시간에 따른 목표 분류

분류	기간	개념
단기목표	2·3개월~1년	정책 지지변화, 지식/태도/믿음의 변화
중기목표	2~5년	서비스 이용의 변화 정도, 행동의 변화
장기목표	5~10년	사망, 상병 등 건강상태의 변화, 사회적 가치의 변화

  ⑤ 지역사회간호 전략 수립(사회생태학적 모형) [24]

수준(차원)		전략의 유형
개인적 수준		교육, 상담, 행태개선 훈련, 직접서비스 제공, 유인 제공
개인간 수준 (대인관계 수준)		기존 네트워크 활용, 새로운 네트워크 개발(멘토 활용, 동료 활용, 자조집단 형성), 비공식적(자생적) 지도자 활용
지역사회 수준	조직 요인	조직개발이론과 조직관계이론의 적용, 금연사업장 운영
	지역사회 요인	이벤트, 매체홍보, 사회마케팅, 지역사회 역량 강화
	정책 요인	옹호(advocacy), 정책개발

⑥ 지역사회간호 수행계획 14 21
  • 수행계획 구성요소: 누가, 언제, 무엇을, 어디서
⑦ 지역사회간호 평가계획
  • 평가계획 구성요소: 평가자, 평가대상, 평가시기, 평가도구, 평가범주
  • 체계모형에 따른 평가범주 14

사업성취도	설정된 목표가 제한된 기간 동안 어느 정도 도달되었는지 구체적 목표에서 파악하는 것 측정 가능한 용어나 숫자로 제시
투입된 노력	인적, 물적 소비량을 보는 것, 간호팀이 사업을 위해 어느 정도 노력했는가를 측정하는 것 예산보다는 간호사업을 위해 제공한 시간이나 가정방문 횟수, 자원동원 횟수 등
사업의 진행정도	수행계획에 기준하여 내용 및 일정에 맞도록 수행되었는지 혹은 진행되고 있는가를 파악하는 것 수행이 원활치 않으면 원인을 분석하여 계획을 변경하거나 원인을 제거
사업의 적합성	인적, 물적 자원의 충족 여부를 파악할 수 있는 것 모든 사업의 실적을 산출하고 지역사회 요구량과 비율을 계산 [예] 사업의 목표나 사업 자체가 지역사회 요구에 얼마나 적합한지, 투입된 노력에 대한 사업 결과는 합당한지 등에 관한 평가
사업의 효율성 23 24	투입량에 대한 산출량을 측정, 인적, 물적 자원을 비용으로 환산하여 그 사업단위 목표량에 대한 투입된 비용이 어느 정도인가를 산출 ※ 효율의 계산: 산출량/투입량

(4) 지역사회간호 수행 16
  지역사회간호사는 계획된 활동대로 수행하기 위해 간호사가 해야 할 업무와 보건요원 및 지역사회 주민들의 업무활동을 조정하고 사업의 진행을 감시하고, 활동을 감독해야 함
  ① 조정: 요원 간 업무 활동 중복, 결핍이 오지 않도록 분담
  ② 감시: 목적 달성을 위해 사업이 계획대로 진행되고 있는지 확인, 지속적인 관찰, 기록의 감사, 물품의 점검, 지역사회와의 의사소통 등을 통해 시행 20
  ③ 감독: 사전 정보를 지니고 지역사회를 방문하여 실시, 사업목적이 적절한지, 수행 정도에 영향을 미치는 것이 무엇인지, 직원의 동기나 능력 정도는 어떠한지, 자원은 어느 정도 충족되었는지 등을 확인하며 담당인력들의 활동을 지원, 격려하기 위한 수단으로 활용

(5) 지역사회간호 평가
  ① 평가의 절차: 평가대상 및 기준설정 → 평가자료 수집 → 비교 → 가치판단 → 재계획 20 23
  ② 평가의 목적
    • 목적 달성 정도 파악
    • 사업의 효과나 효율 판정
    • 사업의 개선방안을 찾기 위해
    • 사업 책임 명확히 하기 위해
    • 건강, 건강 결정요인, 보건사업에 대한 새로운 지식 획득

③ 사업과정(투입-산출 모형 ≒ 논리모형)에 따른 평가 [13] [15] [16] [19] [20] [22] [24] [25]
- 구조(투입)평가: 사업의 철학이나 목적에 비추어 사업에 들어간 자원에 대한 평가
  예 시설 및 장비의 적절성, 도구, 물품, 인력 등
- 과정(활동)평가: 투입된 자원이 계획대로, 일정대로 실행되는지 여부를 평가
  - 과정평가: 사업 목표 달성을 위한 활동 평가(서비스 제공, 교육자료 개발)
  - 산출평가: 활동의 결과로 나타나는 실적 평가(이용건수, 교육시간 등)
- 결과평가: 활동 및 산출에 의해 발생하는 건강수준이나 건강 결정요인 평가
  예 지식, 태도, 행동의 변화, 평균수명 연장 등
④ 체계모형에 따른 평가: 사업성취도(목표의 달성정도), 투입된 노력(투입), 사업의 진행정도(과정/평가), 사업의 적합성, 사업의 효율성(산출/투입) (각 내용은 평가계획 부분 참고)

3 역학지식 및 통계기술 실무적용

1) 역학의 이해

(1) 역학의 정의: 인구 집단 내 발생하는 질병의 빈도와 분포를 결정하는 요인들에 대한 연구
(2) 역학의 기능
  ① 기술적 역학의 기능: 자연사에 관한 기술 / 건강수준과 건강 및 질병양상에 관한 기술 / 모집단 및 인구동태에 관한 기술 / 기술지수의 개발 및 계량치에 대한 정확도와 신뢰도 검증
  ② 원인규명의 역할
  ③ 연구전략 개발의 역할
  ④ 질병과 유행발생의 감시역할 [19]
  ⑤ 보건사업평가의 역할
(3) 역학조사의 단계 [21]: 진단의 확인 → 유행의 확인 → 유행자료의 수집 및 분석 → 역학적 가설 설정 → 가설검정 → 관리대책 수립 → 보고서 작성
(4) 역학조사 시 원인적 연관성의 확정조건 [22]
  ① 시간적 속발성: 원인이라 생각되는 요인이 질병의 발생보다 선행되어야 함
  ② 연관성의 강도: 비교위험도 또는 교차비로 표시되는 관련 정도의 크기가 큼
  ③ 용량 반응관계: 노출량이 증가할수록 질병 위험도 증가함
  ④ 결과의 반복성: 다른 연구와 다른 집단에서도 일정한 결과를 관찰할 수 있음
  ⑤ 기존 지식과의 일치: 추정원인이 이미 확인된 지식과 일치하는 경우
  ⑥ 생물학적 개연성: 동물실험으로 증명이 되면 원인적 연관성이 커짐
  ⑦ 노출 중단: 특정 요인의 노출 감소나 소멸 시 질병 위험이 감소되는 경우
  ⑧ 연관성의 특이성: 어떤 요인이 특정 질병에만 연관성을 보이는 경우

2) 질병의 역학적 모형
    (1) 생태학적 모형(지렛대 이론, 역학적 삼각형 모형)
        ① 인간의 질병발생은 병원체, 숙주, 환경 3요인의 상호작용의 결과로 설명하는 모형
        ② 건강상태를 병원체, 숙주, 환경 요인들이 평형을 이루는 상태로 설명
        ③ 감염병을 설명하는데 적합하나, 비감염성 질환의 발생을 설명하기엔 적절치 않음
    (2) 수레바퀴 모형(Wheel model)
        ① 인간이 속한 생태계를 큰 동심원으로 표시, 인간과 환경의 상호작용에 의해 질병이 발생한다고 보는 모형
        ② 병원체 요인보다는 인간의 유전적 소인과 생물학적·물리화학적·사회경제적 환경의 상호작용으로 질병이 발생한다고 설명
    (3) 거미줄 모형(Web of causation)
        ① 원인망 모형이라고도 하며 질병 발생에는 선행하는 여러 요소들이 복잡하게 연결되며, 이러한 연결의 결과로 질병이 발생
        ② 병인, 숙주, 환경을 구분하지 않고 모두 질병발생에 영향을 주는 요인으로 파악, 질병발생과 관련된 선행요소는 마치 거미줄처럼 서로 복잡하게 얽혀 있기 때문에 그 근원을 찾기는 어렵다고 봄

3) 질병의 역학 및 관리
    (1) 병원체와 숙주의 상호작용 지표
        ① 감염력: 병원체가 숙주에 침입하여 감염을 일으킬 수 있는 최소량의 병원체수. 지역사회간호에서는 직접 측정이 불가능하므로 아래와 같은 공식으로 도출한다.

        $$\text{감염력} = \frac{\text{감염자수}}{\text{감수성자수(주민총수)}} \times 100$$

        ② 병원력: 병원체가 감염된 숙주에서 질병을 일으키는 능력. 감염자 중에서 현성증상을 나타내는 사람들이 차지하는 비율로 계산

        $$\text{병원력} = \frac{\text{현성감염자수}}{\text{감염자수}} \times 100$$

        ③ 독력과 치명률 [20]: 임상적으로 증상이 발현한 사람들 중에서 매우 심각한 임상증상이나 장애를 초래하게 하는 정도. 사망자만을 포함하는 경우 치명률이라고 한다.

        $$\text{독력} = \frac{\text{중환자수} + \text{사망자수}}{\text{현성감염자수}} \times 100$$

        $$\text{치명률} = \frac{\text{사망자수}}{\text{현성감염자수}} \times 100$$

(2) 병원체와 숙주의 상호반응 16 19

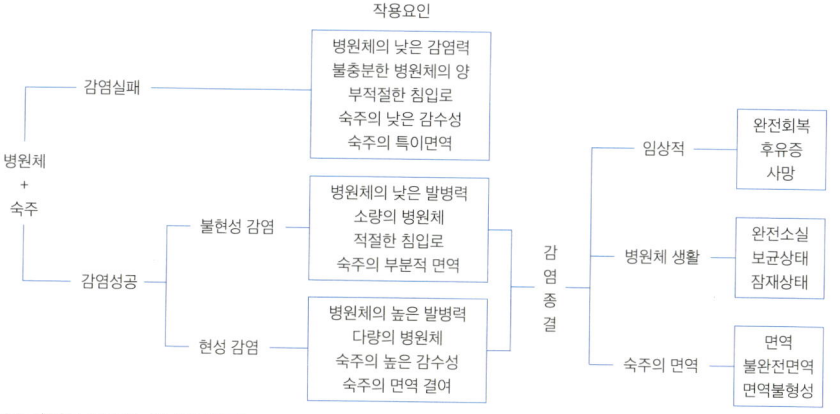

(3) 감염성 질환의 생성과정 18

병원체 → 병원소 → 병원체 탈출 → 전파 → 침입 → 숙주의 감수성

① 병원체: 질환을 야기하는 생물체 총칭. 세균, 바이러스, 기생충, 진균, 리케차 등
② 병원소: 병원체가 증식하고 생존할 수 있는 숙주. 인간병원소, 동물병원소, 토양
③ 병원체의 탈출: 병원체가 병원소에 머물고 있으면 새로운 전염은 일어나지 않으나 병원체는 숙주와의 싸움에서 이기든 지든 숙주를 탈출
④ 전파: 배출된 병원체가 새로운 숙주에 운반되는 과정. 직접전파와 간접전파로 구분
⑤ 새로운 숙주로의 침입: 침입경로는 병원소로부터 병원체 탈출의 경로와 같은 경우 많음
⑥ 새로운 숙주의 저항성: 높은 저항성 면역성이 있다면 질병은 발생하지 않음
  • 비특이성 저항력: 일반적인 경우. 피부, 점막의 점액, 섬모 균 차단, 염증반응 등
  • 특이적 저항력(면역)의 분류 13 17 19 22

선천적 면역		태어날 때부터 체내에 갖고 있는 자연 면역
능동면역	자연능동면역	감염 후 면역획득(전염병을 앓고 난 후)
	인공능동면역	예방접종 후 면역획득 예 약독화 생백신, 사균백신, 톡소이드
수동면역	자연수동면역	태반이나 초유를 통해 모체로부터 면역항체 획득
	인공수동면역	동물이나 사람의 면역글로불린 항체를 투여해서 획득되는 면역

  • 집단면역 (군집면역, herd immunity): 지역사회 혹은 집단에 병원체가 침입하여 전파하는 것에 대한 면역성, 저항성을 나타내는 지표로 집단의 총인구 중 면역성을 갖고 있는 사람의 비로 나타냄 24

(4) 감염성 질환의 관리 방법

① 병원체와 병원소 관리: 병원소를 제거하거나 격리. 가장 근본적인 방법
② 전파관리: 병원소로부터 탈출을 저지, 탈출하였다 해도 새로운 숙주에게 전파되지 못하게 통로 차단(위생적 음식·식수 공급, 환경 위생 관리)
③ 숙주관리: 숙주의 면역력을 높이는 면역증강이나 감염될 위험이 높은 경우 실시하는 화학적 예방

4) 역학적 연구 방법 [14]

(1) 기술역학: 인구집단 내의 생리적 상태, 질병, 사망 등의 규모와 분포를 사람, 장소, 시간의 3가지 측면에서 그대로의 상황을 관찰, 기술하는 연구

(2) 분석역학 [22]

단면 연구 (cross-sectional study) [23]	시점연구, 조사연구, 상관관계연구, 유병률 조사 특정 시점, 짧은 기간 동안 대상 인구집단의 질병별 발생률과 연구하고자 하는 속성의 유무를 동시에 조사한 후 이들간의 원인적 연관성을 찾는 연구
환자-대조군 연구 (casecontrol study) [22]	두 집단간에 질병의 원인, 위험요인이라고 의심되는 요인의 과거 노출된 정도를 비교함으로써 질병 유무와 연구 요인의 상관관계를 교차비(odds ratio)로 제시하는 설계
코호트 연구 (cohort study) [24]	• 연구시작 시점에서 특정 건강문제에 대한 원인요인이 있는 집단과 요인이 없는 집단으로 나누어 시간의 흐름에 따라 각 집단에서의 질병발생률을 상대위험비 비교하는 방법. • 전향적 코호트 연구 [20]: 현재의 위험요인 노출에 따른 결과를 추적 조사 • 후향적 코호트 연구: 연구자가 연구시작 시점에서 질병발생을 파악하고 위험요인 노출여부는 과거의 기록을 이용하는 경우

(3) 실험역학

① 임상실험 연구(clinical trail): 연구대상을 실험군과 대조군으로 나눌 때 개개인을 확률적으로 할당하는 방법으로 병원, 임상실험 연구기관에서 주로 수행

② 지역사회실험 연구(community trail): 집단을 단위로 할당하는 방법으로 주로 지역사회에서 이뤄짐

5) 주요 역학 지표

(1) 출생지표

① 조출생률: 인구구조상의 모든 조건을 포함한 출생빈도를 나타내는 지표

- 조출생률 = $\dfrac{\text{같은 기간의 출생아수}}{\text{특정 기간의 중앙인구}} \times 1,000$

② 합계출산율(TFR, Total Fertility Rate): 한 여자가 가임 기간(15~49세) 동안 낳을 것으로 예상되는 평균 출생아 수를 나타내는 지표로 가임여성의 연령별 출산율을 합하여 산출. 출산력 수준을 나타내는 대표적인 지표로 2.1인 경우 인구가 감소하지 않고 유지할 수 있음 [22]

참고 분모가 전체 인구이면 출생률(Birth rate), 여성인구만 대상으로 산출하면 출산율(Fertility rate)이라고 쓴다.

③ 모아비: 가임연령(15~49세)의 여자인구에 대한 0~4세의 유아인구비를 나타낸 것 [25]

- 모아비 = $\dfrac{0 \sim 4\text{세 인구}}{\text{가임기}(15 \sim 49\text{세})\text{여자인구}} \times 1,000$

(2) 사망지표
  ① 사망률

  - 사망률 = $\dfrac{\text{같은 기간의 사망자수}}{\text{특정 기간의 중앙인구}} \times 1,000$

    참고 조출생률/사망률은 일반적으로 천분비를 쓰기 때문에 100을 곱하지 않고 1,000을 곱한다.

  ② 비례사망지수(PMI): 전체 사망자 수 중 50세 이상 사망자가 차지하는 분율로 수치가 높을수록 집단의 건강수준이 높음을 의미 19 22

  - 비례사망지수 = $\dfrac{\text{같은 연도의 50세 이상 사망자수}}{\text{특정 연도의 사망자수}} \times 100$

  ③ 영아사망률(IMR): 지역사회 건강수준을 평가하는 대표적 지표

  - 영아사망률 = $\dfrac{\text{동일 연도의 영아(1세 미만) 사망자수}}{\text{어떤 연도의 출생아수}} \times 1,000$

  ④ α-index 19 25: 영아사망률과 신생아사망률의 비교해서 보건수준의 지표로 사용. 1.0에 가까울수록 바람직

  - α-index = $\dfrac{\text{동일 연도의 영아 사망자수}}{\text{어떤 연도의 신생아 사망자수}}$

  ⑤ 모성사망비: 정상 임신 수에 대한 모성사망수의 비, 총 산모 파악이 어렵기 때문에 출생아수를 분모로 함 25

  - 모성사망비 = $\dfrac{\text{동일 연도의 임신, 분만, 출산으로 인한 모성사망자수}}{\text{연간 총 출생아수}} \times 100,000$

  ⑥ 모성사망률: 15~49세 가임기 여성수에 대한 모성 사망수의 비

  - 모성사망률 = $\dfrac{\text{동일 연도의 임신, 분만, 산욕과 관련된 인한 모성사망자수}}{\text{어떤 연도의 가임기 여성수}} \times 100,000$

  ⑦ 주산기 사망률: 모자보건 분야의 건강지표로 활용

  - 주산기 사망률 = $\dfrac{\text{임신 28주 이후 태아 사망수 + 출생 후 7일 이내 신생아 사망수}}{\text{총 출생아}} \times 1,000$

(3) 이환지표 [13] [15]
① 유병률: 어떤 시점에서 전체 인구 집단 중 질병을 가진 사람의 수 [25]

- 시점 유병률 = $\dfrac{\text{같은 시점의 환자수}}{\text{특정 시점에서 인구 크기}}$

- 기간 유병률 = $\dfrac{\text{같은 기간 동안의 환자수}}{\text{특정 기간의 인구 크기}}$

② 발생률: 특정기간 동안 일정한 인구집단에서 새롭게 질병이 발생하는 수

   참고 유병률 = 발생률 × 이환기간

③ 발병률: 어떤 집단이 한정된 기간에 한해서 어떤 질병에 노출될 위험에 놓여 있는 사람 중 그 질병이 발생한 사람 수에 대한 분율

- (일차)발병률 = $\dfrac{\text{발병한 환자수}}{\text{유행 기간 중 원인 요인에 노출된 인구}} \times 100$

- 이차발병률 = $\dfrac{\text{해당 병원체의 최장 잠복기간 내 발병하는 환자수}}{\text{발단환자(일차환자)와 접촉한 감수성 있는 사람의 수}} \times 100$

(4) 인과관계 측정 [19]
① 상대위험도(비교위험도, RR; Relative Risk ratio)
- 특정요인 여부에 따른 발생률의 비로 코호트 연구에 많이 사용
- 상대위험도 = $\dfrac{\text{위험 요인에 폭로된 집단의 발생률}}{\text{요인에 폭로되지 않은 집단의 발생률}}$

$$= \dfrac{\dfrac{A}{A+B}}{\dfrac{C}{C+D}} = \dfrac{A(C+D)}{C(A+B)}$$

② 교차비(대응위험도, OR; Odds Ratio) [25]
- Odds: 특정 조건하에서 발생할 확률과 발생하지 않을 확률의 비
- 환자군과 대조군의 Odds를 비교한 것으로 환자-대조군 연구에서 주로활용
- 교차비 = $\dfrac{\text{환자군에서의 Odds}}{\text{대조군에서의 Odds}}$

$$= \dfrac{\dfrac{A}{C}}{\dfrac{B}{D}} = \dfrac{A \times D}{B \times C}$$

③ 기여위험도(귀속위험도, AR; Attributable Risk)
- 질병의 발생률(위험도) 중 특정 원인(위험요인)의 노출이 직접 기여한 정도
- 기여위험도 = 폭로군에서의 발생률 − 비폭로군에서의 발생률

6) 진단검사

(1) 집단검진 22 23
① 정의: 질병이 없는 사람들 중에서 질병이 있을만한 사람들을 적절한 검사를 통해서 신속하고 분명하게 가려내는 것
② 조건
- 선별해 내려는 상태는 중요한 건강문제여야 함
- 질병이 조기에 발견되면 효과적인 치료법이 있어야 함
- 잠복기 또는 초기 증상을 나타내는 시기가 있는 질병이어야 함
- 질병의 발생 및 진행과정이 알려진 질병이어야 함
- 치료해야 할 환자로 규정하는 기준이 마련되어 있어야 함
- 질병의 유무 결과를 내주는 타당하고 신뢰성 있는 검사 방법이 있어야 함
- 검사를 시행하기 쉽고 단가가 싸며 검사방법 자체가 거부감 없이 받아들일 수 있는 것이어야 함
- 검진 비용, 시간, 노력이 질병의 심각성 측면 또는 치료방법 모색에서 이점이 있어야 함
- 환자 색출이 계속적으로 이루어져야 하며 한번으로 끝나서는 안 됨

(2) 타당도(validity): 어떤 측정치 또는 측정방법이 측정하고자 목적하는 것을 성취하는 정도 그 측정 결과가 진정한 참값을 반영하는 정도
① 타당도 지표

검사결과 \ 질병	유	무	계
양성	A	B	A+B
음성	C	D	C+D
계	A+C	B+D	A+B+C+D

- 민감도(Sensitivity): 실제 질병을 가진 사람의 검사결과가 질병이 있다고(양성) 측정하는 정도 24

  민감도 = $\dfrac{A}{A+C} \times 100$

- 특이도(Specificity): 실제 질병이 없는 사람의 검사결과가 질병이 없다고(음성) 측정하는 정도 21 23

  특이도 = $\dfrac{D}{B+D} \times 100$

- 양성예측도: 질병이 있다고 판단한 사람들 중 실제로 질병을 가진 사람의 비율 25

  양성예측도 = $\dfrac{A}{A+B} \times 100$

- 음성예측도: 질병이 없다고 판단한 사람들 중 실제로 질병이 없는 사람의 비율

  음성예측도 = $\dfrac{D}{C+D} \times 100$

(3) 신뢰도 [23]
  ① 같은 내용을 반복 측정했을 때 같은 결과가 나오는 정도
  ② 영향요인으로 관측자간 오차, 관측자내 편차, 생물학적 변동에 의한 편차, 도구자체(기계적) 편차 등이 있음

7) 인구구조

(1) 성비
  ① 여자 100명에 대한 남자의 수
  - $\dfrac{남자수}{여자수} \times 100$

  ② 1차 성비: 태아성비, 2차성비: 출생성비, 3차성비: 현재 인구의 성비

(2) 부양비 [13] [14] [16] [17] [24] [25]

  ① 유년부양비: $\dfrac{0\sim14세\ 인구}{15\sim64세\ 인구} \times 100$

  ② 노년부양비: $\dfrac{65세\ 이상\ 인구}{15\sim64세\ 인구} \times 100$

  ③ 총부양비: 유년부양비 + 노년부양비 = $\dfrac{0\sim14세\ 인구 + 65세\ 이상\ 인구}{15\sim64세\ 인구} \times 100$

(3) 노령화 지수 [19]: $\dfrac{65세\ 이상\ 인구}{0\sim14세\ 인구} \times 100$

(4) 인구피라미드 유형 [19]

구분	별칭	특징	기준	형태
피라미드형	후진국형	인구 증가형 (출산율, 사망률 高)	0~14세 인구 > 50세 이상 인구 × 2	
종형	선진국형	정지형 (출산율, 사망률 低)	0~14세 인구 ≒ 50세 이상 인구 × 2	
항아리형 (방추형)	감퇴형 (선진국형)	인구 감소 출생률 < 사망률	0~14세 인구 < 50세 이상 인구 × 2	
별형 [20]	전입형 도시형	청장년층 비율과 유년층 비율이 높음	15~49세 인구 > 전체 인구 50%	
호로형 (표주박형)	전출형 농촌형	청장년층 유출로 유년층 비율도 낮음	15~49세 인구 < 전체 인구 50%	

4 건강형평성의 이해와 문화적 다양성의 실무적용

1) 지역사회와 건강 [13]

(1) 건강의 정의(WHO): 단순히 질병이나 불구가 없을 뿐 아니라 신체적·정신적·사회적으로 완전한 안녕 상태

(2) 지역사회간호의 건강: 적정기능수준의 최대화

① 테리스(Terris)의 건강연속선: 건강이나 상병은 정도의 차이가 있는 연속된 상태이다. 따라서 질병(disease)보다는 상병(illness)이라는 용어가 더 적절함

② Freshman의 기능연속: 긍정적 영향의 적정기능 수준과 부정적 영향인 기능장애 사이의 어느 시점에 건강수준이 있는 것이라고 봄

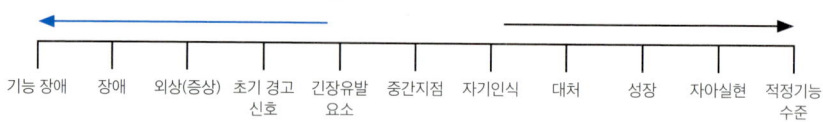

기능 장애 | 장애 | 외상(증상) | 초기 경고 신호 | 긴장유발 요소 | 중간지점 | 자기인식 | 대처 | 성장 | 자아실현 | 적정기능 수준

2) 건강권과 건강형평성

건강권 [20] [23]	• 국민의 기본권적 생존권리로서의 건강개념이며 건강하게 살 권리 • 보건의료의 접근성과 관계가 깊음
건강형평성 [21] [24]	• 누구나 차별 없이 보건의료서비스의 혜택을 누리는 것
건강불평등 [25]	• 교육, 소득, 재산 등과 같은 사회경제적 위치에 따른 건강상의 차이
건강문해력	• 보건의료서비스를 이용할 때 적절한 의사결정을 할 수 있도록 건강관련 정보를 얻고 생각하고 이해하는 능력

3) 지역사회간호와 문화적 다양성

(1) 다문화 사회에서 간호사의 문화적 역량 [17]

① 문화적 역량: 다른 문화를 수용하고 존중하는 능력
  • 대상자와의 효과적 의사소통을 통한 효율적인 서비스 제공, 대상자의 만족도 향상 유발
  • 집단에서의 문화적 역량: 건강관리서비스의 다양성을 가능하게 하며 지속적으로 정책이 유지되는지 감시하는 것으로 표현

② 건강관리 영역에서의 문화적 다양성: 대상자의 생활습관, 건강관리 요구, 건강에 대한 신념, 태도, 건강행위의 다양성을 의미

(2) 다문화 사회에서 간호의 실무 원칙 [20]

① 문화적 자기인식(cultural self-awareness) 개발
② 문화적 민감성(cultural sensitivity) 향상
③ 대상자가 속한 집단 사정: 대상집단 관찰, 주정보제공자(key informant) 면담, 관련 자료 검색 등
④ 다른 문화에 대한 존경과 인내
  • 문화적 상대주의(cultural relativism): 상대방이 지닌 문화적 맥락 안에서 행동, 신념, 가치를 이해하고 대안적 관점 존중, 인정
⑤ 건강행위와 문화와의 연관성 점검

(3) 제4차 다문화가족정책기본계획(2023~2027) [25]
　① 비전: 다문화가족과 함께 성장하는 조화로운 사회
　② 목표: 다문화 아동·청소년의 동등한 출발선 보장, 다문화가족의 안정적 생활환경 조성
　③ 추진과제

다문화 아동·청소년 성장단계별 맞춤형 지원	결혼이민자 정착주기별 지원	상호존중에 기반한 다문화 수용성 제고	다문화가족정책 추진기반 강화
① 영유아 자녀양육 지원 ② 학령기 다문화 아동 학습역량 제고 ③ 다문화 청소년 진로개발 지원 ④ 다문화 아동·청소년의 정서안정 기반 조성	① 건전한 국제결혼 환경 조성 ② 다문화가족 가구상황별 맞춤형 지원 ③ 결혼이민자 경제활동 참여 확대 ④ 가정폭력 예방 및 피해자 보호	① 다문화 이해교육 확대 ② 다양성 존중 인식 확산 ③ 다문화가족 사회 참여 활성화	① 다문화가족정책 환류 시스템 구축·운영 ② 다문화가족 지원 서비스 접근성 제고 ③ 다문화가족정책 협력체계 강화

2장 | 보건사업 기획 및 자원활용

1 보건사업 기획

1) 보건사업 기획의 모형

(1) PATCH(Planned Approach To Community Health) [21]
　① 미국 CDC(질병관리본부)에서 건강증진 및 질병예방 프로그램의 계획 및 수행을 위해 개발
　② 지역사회 단위의 건강문제 우선순위 확인, 건강문제 목표설정, 특정 인구집단의 보건요구도 측정에 활용
　③ 지역사회 조직화 → 자료 수집 및 분석 → 우선순위 결정과 대상 집단 선정 → 포괄적인 중재안 개발 → 평가

(2) MATCH(Multilevel Approach To Community Health)
　① 개인의 행동과 환경에 영향을 주는 요인들을 개인부터 조직, 지역사회, 정부, 공공 정책 등 여러 수준으로 나누어 프로그램 계획
　② 질병과 사고예방을 위한 행동과 환경적인 요인이 알려져 있고 우선순위가 정해졌을때 적용가능
　③ 목적 설정 → 중재 계획 → 프로그램 개발 → 실행 → 평가

(3) MAPP(Mobilizing for Action through Planning and Partnership) [20] [22]
　① 지역사회 건강증진을 위한 접근법으로 지역보건체계의 리더십 개발과 지역사회 구성원 참여를 강조
　② 조직화와 파트너십 개발 → 비전 설정 →4가지 MAPP 사정(지역사회의 목표와 강점, 지역사회 보건의 료체계, 지역사회 건강수준, 변화가 필요로 되는 영역) → 전략적 과제의 확인(우선순위 과제 선정) → 목표와 전략의 개발 → 행동(기획-실행-평가)

2) 지역사회간호 간호이론

(1) 체계이론(System Theory) [19]
   ① 체계
      - 상호 의존하면서 상호작용을 통해 존재하는 구성물의 집합체
      - 구성요소들의 상호관계는 부분들의 합 이상인 하나의 전체를 만듦
   ② 체계는 외부환경과 상호교환 관계를 맺으며 유지
   ③ 지역사회 구성, 구성요소간의 관계, 외부환경과의 관계 등 지역사회를 설명하는데 유용

(2) 교환이론(Exchange Theory)
   ① 교환: 상호주고 받는 과정으로 양자 서로 대등한 위치에서 발생
   ② 교환에는 물질적(일상적인 상거래) 교환과 비물질적 교환(부모 자식간 사랑, 신뢰 등)으로 구분
   ③ 간호 과정의 수행단계에서 교환이 가장 잘 이루어짐

(3) Neuman의 건강관리체계이론 [14]
   ① 인간과 환경을 이해, 다양한 간호문제에 전인적 접근하려는 이론으로 간호대상을 생리적, 심리적, 사회문화적, 발달적, 영적 변수로 구성된 하나의 체계 봄
   ② 생존의 필수 요소로 구성되어 있는 기본구조와 이를 둘러싼 3가지 보호막으로 구성
   ③ 기본구조: 생명유지에 꼭 필요한 조건
   ④ 저항선: 기본구조에 가장 가까운 보호막
   ⑤ 정상방어선 [20]: 대상자의 안녕상태 혹은 스트레스원에 대해 정상범위로 반응하는 상태 건강의 정상(지역사회가 오랜 시간에 걸쳐 도달한 건강수준)을 유지하기 위해 지역사회가 생활자극 요인들에 대처하는 방법
   ⑥ 유연방어선: 외적 변화에 방어할 잠재력을 가지고 환경과 상호작용하여 수시로 변화하는 역동적 구조, 환경과 체계의 상호작용을 암시
   ⑦ 일차예방: 스트레스원 제거/약화, 유연방어선 및 정상방어선 강화
   ⑧ 이차예방: 저항선 강화, 나타나는 반응에 대한 조기발견 및 정확한 처치
   ⑨ 삼차예방: 기본구조 손상 시 기본구조의 재구성을 돕는 활동

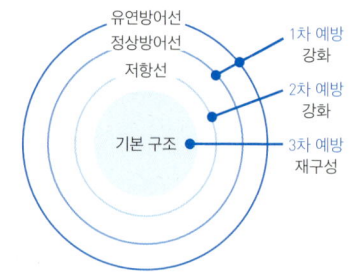

(4) Orem의 자가간호 결핍이론 [18]
   ① 자가간호: 인간이 자신의 생과 건강, 안녕을 유지하기 위해 솔선하여 수행하는 행동으로 인간 내부에는 자가간호를 위한 요구와 자가간호 수행 역량을 동시에 지니고 있음
   ② 자가간호 결핍: 자가간호요구가 자가간호 역량보다 높은 경우 발생

③ 주요개념 15 21

자가 간호 요구	일반적 자가간호요구	인간의 기본적 욕구 충족을 위한 요구 공기, 물, 영양, 배설, 휴식과 활동, 고립과 사회적 상호작용, 위험으로부터 해방 등
	발달적 자가간호요구	성장발달과 관련된 상황에서 필요로 하는 요구 (배변훈련을 위한 활동, 임신, 배우자와 부모 사망 등)
	건강이탈 자가간호요구	질병상태와 진단 및 치료에 관계된 비정상적 상태에 대한 요구 (자가간호에 대한 새로운 기술 선정, 자아상의 변경, 일상생활습관 변화, 적응 등)
자가 간호 역량		자가간호활동을 수행하는 힘, 개인이 생과 건강 및 안녕 유지를 위해 건강활동을 시도하고 자가 간호를 수행할 수 있는 지식, 기술, 태도, 신념, 가치, 동기화 등
간호 체계	전체적 보상체계	환자의 모든 욕구를 충족시켜줘야 하는 경우 환자가 자가간호를 수행하는데 있어 아무런 활동적 역할을 수행하지 못하는 상황
	부분적 보상체계	개인 자신이 일반적인 자가간호요구는 충족시킬 수 있으나 건강이탈 요구를 충족시키기 위해서는 도움이 필요
	교육지지체계 17	환자가 자가간호를 수행할 수 있으나 지식이나 기술 획득을 위한 도움을 필요로 하는 경우

(5) Roy의 적응이론 16
① 주위환경으로부터 계속적으로 투입되는 자극을 받으며, 이러한 자극에 대해서는 내부과정인
대처기전을 활용하여 적응양상을 나타내고, 그 결과 반응을 나타내게 된다고 봄
② 구조도

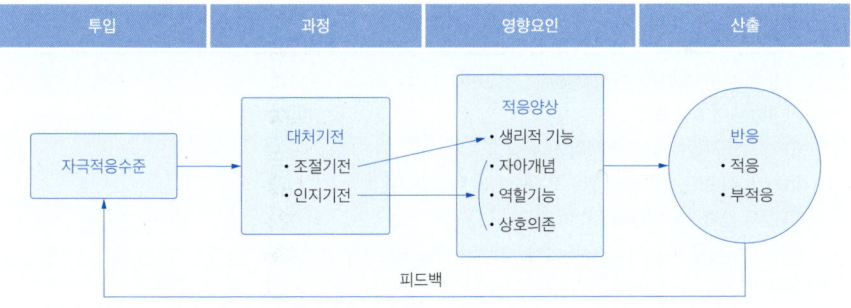

③ 자극: 인간의 행동과 발달에 영향을 주는 모든 상황
• 초점자극(focal stimuli): 즉각적, 직접적인 사건이나 상황변화(시험, 임신 등)
• 연관자극(contextual stimuli): 초점자극으로 유발되는 모든 자극(피곤, 소화불량, 우울)
• 잔여자극: 인간행동에 간접적인 영향을 주는 태도, 신념, 성격 등(특정 행위에 대한 안 좋은 경험)

④ 대처기전: 변화하는 환경에 대처하는 생물학적, 심리학적 능력
- 조절기전(regulation): 화학적, 내분비계 반응을 통한 자율적 대처기전으로 생리적 적응양상과 관련
- 인지기전(cognator) 인지적 정보처리, 학습, 정서 등을 통한 대처기전으로 자아개념, 역할기능, 상호의존 적응양상 등과 관련

2 자원활용

1) 건강관리실 [22]
(1) 장점
① 방문활동 비교 시간 절약
② 비품, 기구, 물품 등 사용
③ 독립된 공간 확보 산만성 적음
④ 상담, 의뢰 활동 즉시 수행
⑤ 동일 문제 대상자와 이야기할 기회

(2) 단점
① 대상자와 가족의 실제상황 파악 어려움, 상황에 적절한 시범 제공 어려움
② 접근성 어려움
③ 대상자의 솔직한 문제 파악 어려움

2) 가정방문활동 [13] [15]
(1) 방문활동의 원리 [21] [23]
① 정확한 계획 수립, 개인, 가족 상황 충분히 이해 후 접근
② 방문활동 대상 중요도: 개인 < 집단, 건강한 집단 <취약한 집단(신생아, 임산부 등), 구환자 < 신환자, 성인 < 노인 < 청소년 < 영유아, 비감염성 질환 < 감염성 질환(단, 감염을 막기 위해 방문 순서는 반대임), 만성질환 < 급성질환

(2) 가정방문시 주의사항
① 약속된 시간에 정확한 계획 하에 실행
② 방문 시 반드시 신분을 알리고 대상자의 비밀을 지킴
③ 먼저 신뢰감을 형성하는것이 중요
④ 건강문제를 지닌 가족구성원 뿐만 아니라 모든 가족에게 간호 제공

(3) 장점 [24]
① 편리성: 대상자 긴장 감소, 통합적 서비스, 대상자의 이동이나 대기시간 없음
② 포괄적 정보수집: 전반적 정보파악, 교육과 상담 제공
③ 관계 증진: 대상자 결정권, 통제권 향상되어 관계 증진
④ 접근성: 거동 불편, 교통불편 대상자에게 서비스제공 가능

(4) 단점
      ① 간호사의 비용, 시간 소모 많음
      ② 건강관리실 물품이나 기구를 활용하기 어려움
      ③ 교육이나 상담시 산만
      ④ 대상자의 부담

3) 자원의 활용과 의뢰
   (1) 자원의 종류 19 23
      ① 인적자원: 가사도우미, 자원봉사자 등
      ② 물리적자원: 시설, 도구, 자료 등
      ③ 사회적자원: 건강에 대한 지식, 기술수준 변화에 적용(자조모임, 종교적 단체)
      ④ 경제적자원: 총수입, 일반적인 재정, 사회사업 단체 등을 통한 의료비 지원 등
   (2) 의뢰 시 주의사항 15 17 19 21 24
      ① 의뢰 전 대상자와 논의하여 의뢰결정은 대상자가 내리도록 함
      ② 의뢰 전 의뢰 기관에 접촉해 관련 사실을 파악
      ③ 가능하면 먼저 연락하거나 방문하여 의뢰서를 작성한 뒤 대상자, 가족에게 전달하여 직접 그 기관으로 가도록 함
      ④ 의뢰 직전 대상자 상태 재확인
      ⑤ 의뢰는 개개인을 대상으로 실시
      ⑥ 대상자와 가족에게 의뢰하는 기관에 대해 설명하고 필요한 정보 제공

4) 지역사회 조직화와 주민참여 21 24

동원단계	주민의 자발적 참여도가 아주 낮은 형식이고 강제적인 참여
협조단계	참여를 유도하지만 보건사업 계획과 조정과정이 여전히 제공자 측에 독점
협력단계	보건사업의 계획과 조정과정에서 주민들의 의사가 반영. 설득방식에 의한 주민참여가 강조됨
개입단계	개발사업과정이 공개되기를 주민 측에서 주장. 의사결정과정에서 개입하려고 함
주도단계	주민 주도적 접근이 최고조에 다다름. 주민 스스로의 자주관리 강조.

5) 상담활동 13 23
   (1) 정의: 피상담자와 접촉을 통해 원만한 대인관계를 형성하여 이전에 받아들일 수 없었던 지식, 긍정적 태도, 행위 등을 받아들이도록 새로운 변화를 유도하는 과정
   (2) 목적: 대상자 자신의 문제를 인식, 스스로 문제해결방안 찾도록 도와줌
   (3) 장점: 대상자가 실천할 수 있는 중재 가능, 집단교육보다 효과 높음
   (4) 단점: 강의나 그룹토의보다 비경제적

6) 매체활동 16 24

우편	• 정기적 약속을 어겼을 때, 다음 시간을 알려주는데 주로 사용 • 경비 절약, 문제해결을 위한 책임감 느끼게 해줌
전화	• 가장 자주 사용 하는 매체이며, 경제적인 매체 • 서신보다 친근감이 있음
유인물	• 흔히 발생하는 건강문제에 대해 알릴 때, 많은 내용을 담고 싶을 때
벽보	• 시각을 자극해 많은 대상자에게 전파 가능
방송	• 감염병 등 긴급하게 많은 사람들에게 알릴 때 활용

7) 사례관리 24

(1) 정의: 여러 문제와 장애를 가지고 있는 사례 관리 대상자에게 적합한 형태로 적절한 시기에 필요로 하는 포괄적 서비스를 제공하기 위한 방법

(2) 원칙 19 22 25
  ① 지속성: 사례관리서비스, 사후관리, 지지적 관계, 재평가가 연속적으로 이어져야 함
  ② 포괄성: 특정 시점에 대상자가 가지고 있는 다양한 요구를 반영
  ③ 통합성: 다양하게 분리된 전달체계 내에서 통합적 접근
  ④ 개별성: 대상자의 요구와 환경에 맞춰 개별적으로 사례관리가 이루어져야 함
  ⑤ 책임성: 사례관리 과정 전반에 대해 책임성이 있어야 함

(3) 사례관리 절차 24 : 접수 → 사정 → 계획 → 수행(실행 및 조정) → 점검 → 평가 및 종결

(4) 사례관리자의 기능 20 25
  ① 옹호자 및 교육자: 대상자에게 필요한 서비스와 교육을 한다.
  ② 임상간호조정자 및 촉진자: 대상자의 건강을 위해 다양한 간호를 촉진하고 조정한다.
  ③ 지속적인 관리자: 대상자에게 필요한 간호의 적절한 수준을 유지한다.
  ④ 재정관리자: 서비스 제공과 관련된 자원을 관리한다.
  ⑤ 결과관리자: 대상자가 원하는 목적을 성취하도록 중재하고 지속적으로 관찰한다.
  ⑥ 정신·사회적 관리자: 개인, 가족, 환경을 포함하여 대상자의 정신·사회적 요구를 사정하고 관리한다.
  ⑦ 연구개발자: 간호중재의 변화를 위해 연구, 개발한다.

3장 | 인구집단별 건강증진 및 유지

1 건강증진사업 운영

1) 건강증진의 이해
(1) 개념: 개인의 건강과 안녕을 잠재적 확대를 통해 향상시키려는 적극적, 긍정적 의미
(2) 건강증진의 역사적 배경
  ① 1974년 캐나다 라론드 보고서 19 : 건강증진의 개념 표명화, 건강결정요인 중 생활습관이 가장 중요
  ② 1978년 알마아타 선언(WHO): 일차보건의료 개념과 함께 건강증진 필요성 제언
  ③ 1985년 캐나다 오타와에서 제1차 건강증진 국제대회 개최(오타와 헌장) 14
   • 건강증진의 3대 원칙: 옹호, 역량강화, 중재
   • 건강증진의 5대 활동 요소 25
    - 건강관련 공공정책 수립: 입법, 재정, 조세 및 조직개선 등 다양한 부분에서 상호보완적으로 접근하며 건강한 공공 서비스, 쾌적한 생활환경 확보 등을 계획
    - 지지적 환경 구축: 직장환경과 생활환경 등을 조성
    - 지역사회 활동 강화: 구체적이고 효과적인 지역사회활동 수행, 지역사회의 인적/물적자원의 개발, 공공의 협력을 강화 등
    - 개인의 기술 개발: 생애주기에 따른 건강증진활동 등
    - 보건의료사업의 방향 재정립: 건강추구에 함께 기여하는 보건의료체계를 만듦
(3) 제5차 국민건강증진종합계획(HP2030) 사업 내용 18 20 21
  ① 비전: 모든 사람이 평생 건강을 누리는 사회
  ② 목표: 건강수명 연장(73.3세)과 건강형평성 제고 23
  ③ 기본원칙: 1. 모든 정책에서 건강을 우선적으로 고려(HiAP; Health in All Policies), 2. 건강형평성 제고, 3. 모든 생애과정, 4.건강친화환경, 5. 누구나 참여, 6. 다부문 연계

④ 사업분야 및 대표지표

총 6분과	중점과제	대표지표
Ⅰ. 건강생활실천	1. 금연	성인 현재 흡연율
	2. 절주	성인 고위험음주율
	3. 영양	식품 안정성 확보 가구분율
	4. 신체활동	성인 유산소 신체활동 실천율
	5. 구강건강	영구치(12세) 우식 경험률
Ⅱ. 정신건강관리	6. 자살예방	자살사망률(인구 10만명당)
	7. 치매	치매안심센터의 치매환자 등록·관리율
	8. 중독	알코올 사용장애 정신건강 서비스 이용률
	9. 지역사회정신건강	정신건강 서비스이용률
Ⅲ. 비감염성 질환 예방관리	10. 암	성인 암 발생률(인구 10만명당)
	11. 심뇌혈관질환	고혈압 유병률, 당뇨병 유병률, 급성 심근경색증 환자의 발병 후 3시간 미만 응급실 도착 비율
	12. 비만	비만 유병률
	13. 손상	손상 사망률
Ⅳ. 감염 및 기후변화성 질환 예방관리	14. 감염병 예방 및 관리	신고 결핵 신환자율(인구 10만명당)
	15. 감염병위기대비대응	MMR 완전접종률
	16. 기후변화성 질환	기후보건영향평가 평가체계 구축 및 운영
Ⅴ. 인구집단별 건강관리	17. 영유아	영아사망률(출생아 1천명당)
	18. 아동·청소년	고등학생 현재 흡연율
	19. 여성	모성사망비(출생아 10만명당)
	20. 노인	노인의 주관적 건강인지율
	21. 장애인	성인 장애인 건강검진 수검률
	22. 근로자	연간 평균 노동시간
	23. 군인	군 장병 흡연율
Ⅵ. 건강친화적 환경 구축	24. 건강친화적법제도개선	
	25. 건강정보이해력 제고	
	26. 혁신적 정보기술의 적용	
	27. 재원마련 및 운용	
	28. 지역사회자원(인력, 시설) 확충 및 거버넌스 구축	

2) 건강증진이론 [13]

(1) 건강신념모형(HBM; Health Belief Model) [21] [25]

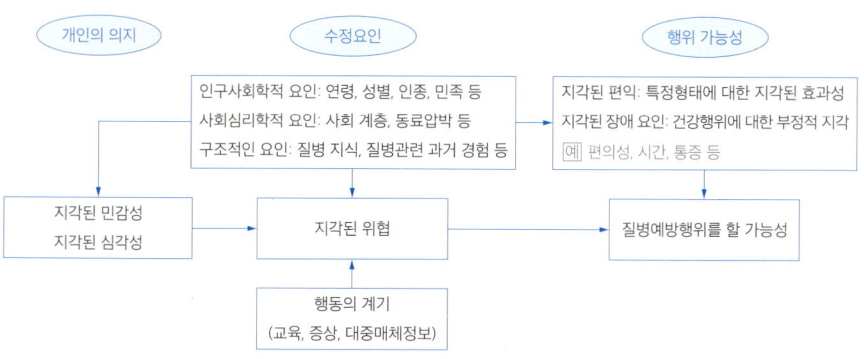

① 사람들이 질병예방 프로그램에 참가하지 않는 이유를 설명하기 위한 모델
② 신념(belief)은 건강을 추구하는 행동에 중요한 역할을 한다고 가정
③ 목표: 질병예방 행위를 꺼리는 사람들이 건강예방행위를 할 가능성을 높이는 것
④ 지각된 편익 > 지각된 장애요인 → 행동 실행 가능성 상승

(2) 범이론적 모형(TTM: Transtheoretical Model) [20] [22] [25]

① 한사람이 행태를 변화하고자 할 때 5단계를 통해 변화

구분	내용	전략
계획전 단계	6개월이내 행동을 취할 의도가 없음	변화 필요성 인식 높이기 위해 편익 정보 제공
계획 단계	6개월이내 문제를 해결하려는 의도는 있으나 구체적 계획은 없음	동기부여, 특별 계획 세우도록 격려
준비 단계	30일 이내 건강 행동을 취할 의도가 있으며 몇몇 행동으로 옮김	구체적 행동 계획 개발, 수행 및 단계적 목표 설정 돕기
행동 단계	6개월 미만 동안 행위를 변화시켰음	피드백, 문제해결책, 사회적 지지, 재강화 제공
유지 단계	6개월 이상 행위를 변화시켰음	대체돕기, 추후관리, 대안 찾기, 적용가능한 재발 대처

(3) Pender의 건강증진모형(HPM; Health Promotion Model)

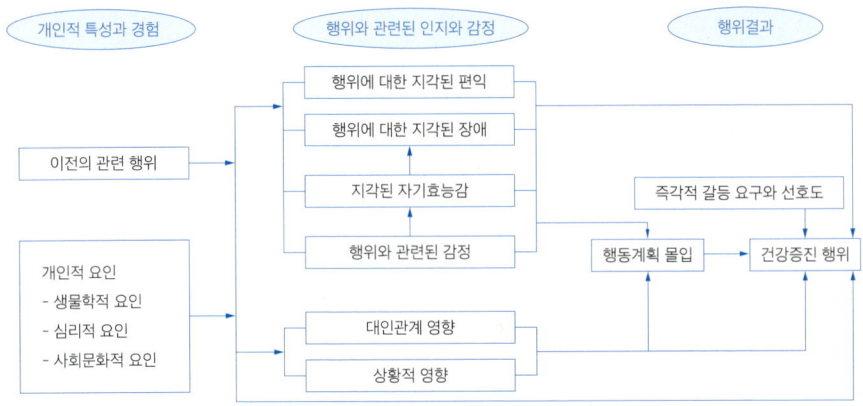

① 건강에 영향을 미치는 개인적, 환경적 요인에 중점을 두고, 건강증진을 향상시키는 관련요인을 조사하는 모형
② 개인적 특성과 경험
  - 이전의 관련 행위: 현재와 비슷하거나 같은 행위를 과거에 얼마나 자주 하였는지에 대한 내용으로 행위의 주요 예측 요소
  - 개인적 요인: 생물학적 요인(연령, 성, 비만도 등), 심리적 요인(자존감, 자기 동기화, 개인능력 등) 사회문화적 요인(보건교육, 사회교육 수준 등)
③ 행위와 관련된 인지와 감정: 간호중재의 대상
  - 행위에 대한 지각된 편익: 특정 행태에 대한 개인이 기대하는 이익, 긍정적 결과
  - 행위에 대한 지각된 장애: 특정 행위를 할 때 부정적 측면으로 지각하는 것
  - 지각된 자기효능감 [18]: 특정 행위를 확실하게 성취할 수 있는 개인의 능력에 대한 판단
  - 행위와 관련된 감정: 행위 전, 중, 후에 일어나는 행위에 대한 주관적 느낌
  - 대인관계 영향: 다른 사람의 행위나 신념, 태도에 의해 영향을 받는 것
  - 상황적 영향: 상황에 대한 개인의 지각과 인지로 행위를 촉진, 방해
④ 행위 결과
  - 건강행위계획 수립: 구체적으로 전략을 짜는 것
  - 즉각적 갈등 요구와 선호도: 계획된 건강증진행위를 방해하는 다른 행위
  - 건강증진 행위: 대상자가 긍정적 건강증진 결과를 성취하도록 하는 것, 긍정적 삶의 경험 성취

(4) PRECEDE-PROCEED 기획 모형

건강증진에 생태적 접근법으로 건강행위에 사회적 생태학적 측면을 중시하는 지역사회수준의 건강행위 이론 모형

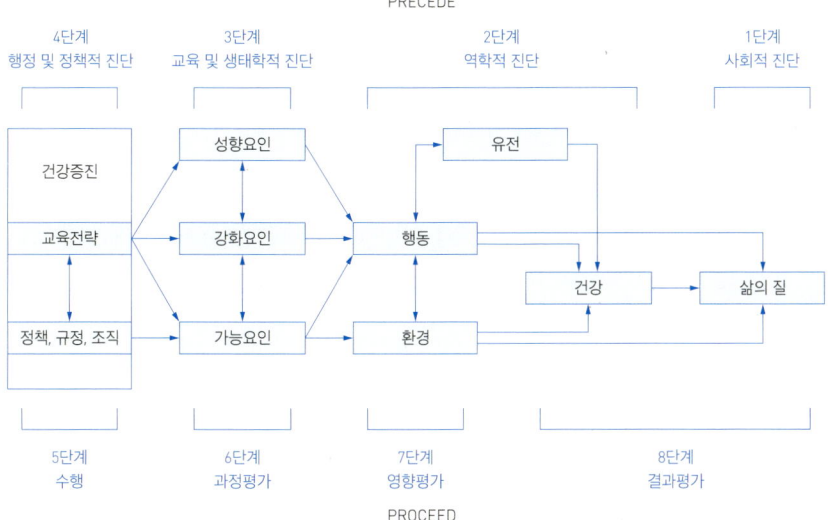

① 1단계 사회적 진단: 객관적, 주관적 사정을 통해 지역사회 인구집단을 이해하는 것
② 2단계 역학적 진단(유전적 특성, 행위 및 환경적 진단): 건강문제에 영향을 미치는 행태적, 환경적 요인 규명, 건강문제의 우선순위 설정
③ 3단계 교육 및 생태학적 진단: 건강행위를 유도하는 건강행위 결정 요인 사정 17 22 23

성향요인 (소인요인)	• 행위를 하기 전에 내재된 요인: 개인의 건강 관련 지식, 태도, 신념, 가치관, 자기효능 등. 보건교육 계획에 유용한 자료
가능요인 (촉진요인)	• 건강행위를 가능하게 도와주는 요인 • 보건의료 및 지역사회 자원 이용 가능성, 접근성, 시간적 여유, 개인의 기술, 개인 및 지역사회 자원, 법, 규정 등
강화요인	• 보상, 칭찬, 처벌 등 행위를 지속 유지하거나 중단시키는 요인 • 사회적·신체적 유익성, 대리보상, 사회적 지지, 친구의 영향, 충고, 보건의료 제공자에 의한 긍정적·부정적 반응 등

④ 4단계 행정 및 정책적 진단: 건강증진프로그램을 촉진하거나 방해하는 정책, 자원, 조직의 환경을 분석
⑤ 5단계 수행
⑥ 6단계 과정평가: 프로그램 수행이 정책, 이론적 근거, 프로토콜 등에 따라 잘 수행되었는지 평가
⑦ 7단계 영향평가: 성향요인, 강화요인, 촉진요인, 환경요인이 목표 행동에 미치는 즉각적 효과 평가
⑧ 8단계 결과평가: 프로그램이 건강 및 삶의 질에 미치는 효과 평가

3) 보건교육

(1) 보건교육의 정의
　　개인 또는 집단의 건강에 관여하는 지식, 태도, 행위의 변화가 오도록 영향을 주는 모든 경험의 총합

(2) 학습이론 [14]

행동주의 이론 [18]	• 학습은 자극과 반응의 조건화의 결과로 봄. 행동의 원인이 되는 학습조건(외부환경)의 조작을 통해 행동변화(학습)가 된다고 전제 • 학습원리: 연습 및 반복을 중시, 정확하고 즉각적인 피드백 제공, 학습은 점진적, 단계를 거쳐 발전, 동기유발은 외부의 보상, 목표에 도달하고자 하는 욕망과 흥미에 의해 제공
인지주의 이론	• 사람의 내면에 있는 지식, 태도, 가치, 신념 등 인지적 요인을 행동으로 변화시키도록 교육, 설득으로 접근 • 학습원리: 주의집중이 학습을 증진, 정보자료 조직화가 학습을 증진, 정보를 연결하여 학습을 증진, 신기함이나 새로움, 우선적인 것은 학습을 증진시킴
인본주의 이론 [24]	• 학습자 개개인의 개성과 인격을 존중, 자율성을 보장하여 학습자의 자아실현 도모 • 교육목표 설정이 모호, 교육효과 검증과 평가 어려움 • 학습원리: 학습자가 스스로 학습내용과 방법 선택, 교사는 학습자의 요청에 반응하는 역할, 교육은 배우는 그 자체에 가치를 두어야 함
구성주의 이론 [20]	• 학습이란 자신의 개인적인 경험에 근거해서 독특하게 개인적인 해석을 내리는 능동적이며 개인적인 과정으로 봄. • 문제중심학습(problem based learning)의 철학적 배경이 됨 • 학습원리: 학습자가 학습의 주체이며 학습자 주도적 학습환경을 제공, 학습한 지식이 실제 사용될 수 있는 맥락과 제공.교육자는 학습자의 흥미 유발 및 의미구성을 촉진

(3) 보건교육계획
　① 보건교육계획 과정 [15] [17] [20]
　　보건교육 요구사정 → 학습목표 설정 → 학습내용 선정 → 교육방법 선정 → 교육 시간 배정 → 교육매체 선정 → 평가 기준 결정
　② 보건교육 요구 사정 [13] [15] [22]
　　• 보건교육 요구 유형(Bradshaw)

규범적 요구	전문가의 판단에 의해 규정되는 요구
내면적 요구	학습자의 개인적 생각이나 느낌에 의하여 인식되는 요구
외향적 요구	학습자의 말이나 행동으로 나타나는 요구
상대적 요구	다른 대상자와 비교를 통해서 나타나는 요구

- 대상자 준비도 사정(PEEK)

신체적 준비 정도	• 학습자의 신체적 기능 정도가 건강행위를 수행할 수 있는가, 또는 학습자의 건강수준이 복잡한 건강행위 시범을 따라할 수 있는가에 대한 준비 • 학습자의 성별, 기능 정도, 건강상태, 신체상태, 신체에 직접 영향을 주는 환경 등
정서적 준비 정도	• 건강행위에 필요한 노력을 최대한 투입하려는 학습자의 동기 • 불안수준, 지지체계, 동기화 정도, 마음상태, 발달단계 등
경험적 준비 정도	• 새로운 학습과 관련된 교육 이전의 경험이나 훈련 • 학습자가 가지고 있는 배경, 성공 경험, 과거의 대처기전, 내적·외적 통제위, 지향점 등
지식적 준비 정도	• 학습자의 현재 지식기반, 학습능력 정도, 선호하는 학습 유형 • 현재의 지식 정도, 인지적 능력, 학습장애, 학습 유형 등

③ 학습목표의 진술 원칙 [20]
- 구체적이고 명료한 행위적 용어로 진술
- 학습자 중심의 진술
- 행위와 내용이 모두 포함
- 넓은 행위 특징의 변화를 충분히 포함할 수 있도록 포괄적이어야 함
- 학습목표들 사이에 일관성이 있어야 함
- 실현가능한 것이어야 함
- 목표의 타당성이 언제나 평가될 수 있고, 비판될 수 있고, 필요에 따라 변경될 수 있어야 함

④ 학습목표의 영역(Bloom) [22]
- 인지적 영역: 지식의 증가와 그 정보를 이용하는 능력
  - 지식(암기) → 이해 → 적용 → 분석 → 종합 → 평가
- 정의적 영역: 인간의 흥미, 태도, 감상, 가치관, 감정, 신념 등과 관련된 학습목표
  - 감수 → 반응 → 가치화 → 조직화 → 성격화(채택)
- 심리운동 영역: 인간의 조작적 기능으로 운동기능 및 신경근육 조정이 요구되는 동작을 포함하는 경우로 관찰 가능하여 측정이 용이함
  - 지각 → 태세 → 지시에 따른 반응 → 기계화 → 복합 외적 반응 → 적응 → 창조

⑤ 학습 내용 조직: 선정된 학습내용을 어떻게 계열화, 조직화, 체계화하는가의 문제 [13] [25]
- 교육내용 조직 방법: 알고 있는 것 → 모르는 것, 쉬운 것 → 어려운 것, 직접적인 것 → 간접적인 것, 구체적 → 추상적, 단순 → 복잡, 전체 → 부분, 친숙 → 낯선, 과거 → 최근

⑥ 학습교육 단계 16

도입단계	학습의 준비 단계, 동기유발 단계 학습자의 동기를 유발하고, 학습목표 제시, 사전경험과 관련짓기
전개단계	학습과제의 전반적인 내용들이 학습자에게 제시 다양한 학습방법 및 매체 사용, 학습자들의 참여유도
정리단계	학습한 전체 내용을 총괄하여 조직, 결론짓는 종결단계 학습내용을 요약, 정리하고 강화시키며 일반화 지도

⑦ 교육방법 13 14 15 17 21 22 23

구분	특징	장점	단점
강의법	• 가장 오래된 교육방법	• 단시간에 많은 정보 전달 • 경제적	• 학습자 이해도 파악 어려움, 학습자가 수동적이 되어 변화유도 어려움
개별상담	• 직접 대화로 태도, 행위를 바람직한 방향으로 유도	• 개별화된 교육으로 효과적	• 비효율, 학습자 심리적 부담
분단토의 (와글와글 학습법, buzz session)	• 참여자를 소그룹으로 나누어 토론하게 한 뒤 전체 토의시간을 가져 의견을 상호 교환	• 자유롭게 발언, 적극적 토의 유도	• 일부 의견이 그룹의견이 될 수 있음 • 참가자 준비 없으면 무의미
집단토론	• 참가자들이 특정주제에 대하여 자유롭게 상호의견을 교환하고 결론을 내림	• 상호협동적, 민주적 회의 능력 기를 수 있음 • 의사 전달 능력 배양	• 많은 대상자 참여가 어려움(10명내외가 적당) • 토론유도기술 부족시 장점을 살릴 수 없음
배심토의 (panel discussion)	• 어떤 주제에 대립, 다양한 견해를 가진 4~6명 전문가가 사회자 진행에 따라 단상에서 좌담식 자유 토론 (100분 토론 형태)	• 제한된 시간내 전문가의 다양한 의견 청취 가능	• 적절한 전문가 선정이 쉽지 않음 • 사회자의 토의 진행기술에 따라 좌우됨 • 경제적 부담이 큼
심포지움 (학술토론회, symposium)	• 전문가가 강연식으로 10~15분 발표 후 사회자의 진행에 따라 청중(전문가)과 질의응답	• 다양한 지식, 경험 습득	• 연사 발표 내용 중복 우려 • 청중 이해도 떨어지면 효과 감소

브레인스토밍	• 아이디어 개발 방식 중 하나로 여러 구성원이 최대한 많은 아이디어를 기록한 뒤 최선책을 결정	• 창조적 문제 해결 능력 증진 • 어떤 주제든지 가능	• 시간낭비로 끝날 수 있음 • 성공적으로 하기 위해 고도의 기술 필요
시범교육 [20] [23] [25]	• 교수자가 실제로 행동으로 보이고 학습자에게 따라하게 하는 방법	• 흥미, 주의 집중, 동기 유발, 실무에 적용 용이	• 경제성 없음 • 교육준비에 많은 시간 소모
역할극	• 학습자들이 실제 상황의 한 인물로 등장, 연기하면서 해결방안 모색	• 흥미, 동기 유발	• 많은 준비시간 소모 • 극중 선택인물 용이하지 않음
견학 (현장답사)	• 실제 현장을 직접 관찰하여 학습 유도하는 방법	• 학습자의 관찰 능력 배양, 태도 변화 용이 • 실제 적용능력 향상	• 시간, 경비 많이 소모, • 전체 파악 어려움
전시	• 학습자에게 알리려는 내용을 일정한 곳에 전시하여 학습자의 주의 집중 유도	• 전달 핵심 함축하여 이해 용이, 수시로 볼 수 있어 교육목표 도달 용이	• 장소 선정 어려움 • 주의 환기 어려움
프로젝트 학습 [19]	• 학습자 스스로 계획을 세우고 활동을 이끌어 나가는 방법	• 학습에 대한 확실한 동기가 이루어짐 • 창조적 문제 해결 능력 증진	• 많은 시간이 소요 • 집단으로 이루어질 경우 우수한 학습자가 독점할 수 있음
캠페인	• 비교적 단시간에 목적 설정하여 집중 반복, 강조하여 많은 사람들에게 교육내용 알림	• 학교, 병원, 지역사회 어디에서나 활용 가능	• 대상자가 집중하지 않으면 효과 없음
모의 실험 (시뮬레이션) [22]	• 학습자에게 실제와 유사한 상황이나 중요한 요소를 제공하여 활동을 재현하는 방법	• 실제와 유사한 조건에서 연습 가능 • 위험한 활동을 안전하게 수행 가능 • 즉각적 피드백 가능	• 많은 시간, 비용이 소모 • 단순하게 묘사한 경우 실제 상황을 제대로 이해하지 못할 수 있음
플립러닝 [24]	• 사전에 온라인으로 내용을 미리 학습을 한 다음, 수업시간에는 다른 학습자들과 협력적인 환경에서 토론, 보충 등 상호작용하며 학습하는 것	• 반복 학습이 가능하다 • 수업 참여도가 상승한다 • 자기 주도적 학습이 가능하다	• 수업을 준비하기 위한 준비가 많이 필요하다 • 오프라인 수업참여가 저하된다 • 선행학습이 어려울 수 있다

⑧ 교육매체의 선정

구분	장점	단점
실물	• 학습 효과 증대 • 즉시 교육내용 활용 가능	• 소수에만 적용 가능 • 보관이 어려움
모형	• 실물과 비슷한 효과 • 확대, 축소, 단면화 가능	• 소수에만 적용 가능 • 대체로 비싸고 쉽게 파손
게시판	• 전체 학습자가 다 볼 수 있어 효과적 • 특정한 지식에 대해 흥미 유발 기능 • 많은 수의 학습자에게 지속적으로 전달되므로 경제적	• 복잡한 메시지에는 맞지 않음 • 게시물이 분실되거나 손상된다면 비효과적
팸플릿	• 그림을 효과적으로 사용할 때 이해가 빠르며, 쉽게 기억할 수 있음 • 쉽게 제작할 수 있으며 사용이 용이	• 기제작된 자료는 학습목표가 동일하지 않아 정보를 제공에 제한 • 자세한 내용을 다루기 어려움
투시환등기(OHP)	• 학습반응을 보면서 수업진행 가능 • 암막이 필요 없음 • 자료제작 및 보관이 쉽고 저렴	• 제작에 사전 계획과 준비 필요 • 단조로운 수업의 우려
실물화상기	• 사전 제작 불필요 • 필요한 부분을 다양한 각도에서 볼 수 있고, 확대 및 축소가 가능	• 모니터 또는 투사기 필수적 • 고비용
영화	• 대상자의 높은 집중력 유지 용이 • 대상 집단 크기 관계없음	• 고비용, 기술적 능력이 필요
대중매체	• 신속하고 대량정보 전달 가능(전염병) • 주의 집중 용이	• 사전 준비가 철저해야 함 • 일방적인 정보 전달

⑨ 대상자별 수행 전략 [21] [22]
- 영/유아기, 학령기: 그림책이나 인형극 활용하기, 장난감을 통한 역할놀이, 간단하고 구체적으로 설명하기, 아동을 돌보는 보호자에게 교육을 실시하기 등
- 청소년기: 학습자를 존중하고 신뢰하기, 즐겨 쓰는 은어의 뜻을 이해하고 교육 시 적절히 사용하기, 성취한 것은 칭찬하여 학습을 촉진시키기 등
- 성인기: 학습자 중심으로 교육하며 논쟁하지 않기, 사실을 간단명료하게 전달하며 학습자가 스스로 해결하도록 하기 등
- 노년기: 무조건 가르치려고 하지 않기, 큰 글자와 복잡하지 않은 그림 사용, 분명한 발음으로 천천히말하기, 가족관계에서 이용가능한 자원을 확인하여 참여하도록 격려하기, 개인적 능력과 수준에 맞도록 교육하기 등

⑩ 평가유형 14 17 19 20 24
- 평가시기: 진단평가(교육 전), 형성평가(교육 중), 총합평가(교육 후)
- 평가기준: 절대평가(목표지향평가), 상대평가(규준지향평가)
- 평가성과
  - 과정평가: 보건교육이 어떻게 시행되었는가 평가
  - 영향평가: 단기적으로 나타난 바람직한 변화를 평가
  - 성과평가: 보건교육으로 나타난 바람직한 변화가 시간이 흐름에 따라 미치는 긍정적 효과 평가

⑪ 평가 방법 21
- 질문지법: 지적 영역의 학습을 평가하는데 적합하며 질문지 개발의 타당도와 신뢰도가 검증되어야 함
- 구두질문법: 관찰과 함께 사용할 수 있는 평가방법으로 쉽게 관찰되지 않는 행동을 평가할 수 있으나 시간이 많이 소요됨
- 관찰법: 행동측정에 유용한 방법이나 객관적으로 관찰해야 함
- 자기감시법: 내면적/외향적 행위를 한 후 자신의 행위를 기록하는 방법으로 외부에서 관찰한 자료와 다를 수 있음
- 자가보고서: 대상자의 태도, 흥미, 선호, 불안 등 정의적 영역 평가 시 유용함

2 일차보건의료 제공

1) 일차보건의료

(1) 일차보건의료의 이해

① 인류 건강문제의 85%가 1차 건강문제를 갖기 때문에 건강문제의 대부분을 1차 보건의료로 해결이 가능하다

② 일차보건의료 접근법(WHO의 4A) 13 19 20 22 23 24
- 접근성(Accessible): 지역적 · 지리적 · 경제적 · 사회적인 이유로 보건의료서비스를 이용하는데 차별받아서는 안 되며 시간적으로나 장소적으로 쉽게 이용할 수 있어야 함
- 수용가능성(Acceptable): 지역사회가 쉽게 받아들일 수 있는 방법으로 사업을 제공해야 함
- 주민참여(Active): 지역주민의 참여가 무엇보다 중요함
- 지불부담능력(Affordable): 지역사회 지불능력에 맞는 보건의료수가로 제공돼야 함

③ 일차보건의료 사업의 내용(WHO 1978년 알마아타 선언)
- 현존 건강문제의 예방과 관리에 대한 보건교육
- 가족계획을 포함한 모자보건
- 식량 공급 및 영양증진
- 안전한 음료수 공급 및 기본환경위생 관리
- 풍토병 예방 및 관리
- 그 지역의 주된 감염병의 예방접종
- 통상질환과 상해의 적절한 관리
- 정신보건 증진
- 기초약품 제공

(2) 지역보건의료계획 수립
  ① 기초, 광역자치단체 수준에서 지역 특성에 따라 건강 현황을 분석, 반영하여 수립한 보건의료사업에 대한 계획으로 하의상달 방식으로 4년 주기로 작성
  ② 목적: 지역주민의 건강요구를 파악하고, 지역특성에 부합하는 보건소사업을 능동적으로 개발, 수행
  ③ 지역보건의료계획 내용(지역보건법 시행령 제4조)

시군구	1. 지역보건의료계획 달성목표 2. 지역현황과 전망 3. 지역보건의료기관과 민간의료기관간의 기능분담 및 발전방향 4. 보건소의 기능 및 업무의 추진계획과 추진현황 5. 지역보건의료기관의 인력, 시설 등 자원 확충 및 정비계획 6. 취약계층의 건강관리 및 지역주민의 건강상태 격차 해소를 위한 추진계획 7. 지역보건의료와 사회복지사업 사이의 연계성 확보계획
시도	1. 시군구의 지역보건의료계획 내용(상기 시군구 1~7번 내용) 2. 의료기관 병상의 수요, 공급 3. 정신질환 등의 치료를 위한 전문시설의 수요, 공급 4. 시군구의 지역보건의료기관의 설치, 운영의 지원 5. 시군구의 지역보건의료기관 인력의 교육훈련 6. 지역보건의료기관과 보건의료 관련기관, 단체 간의 협력, 연계 7. 그밖에 시도지사가 지역보건의료계획 수립에 필요하다고 인정하는 사항

2) 지역보건사업
  (1) 보건소 업무내용 13 18
    ① 건강 친화적인 지역사회 여건의 조성
    ② 지역보건의료정책의 기획, 조사·연구 및 평가
      • 지역보건의료계획 등 보건의료 및 건강증진에 관한 중장기 계획 및 실행계획의 수립·시행 및 평가에 관한 사항
      • 지역사회 건강실태조사 등 보건의료 및 건강증진에 관한 조사·연구에 관한 사항
      • 보건에 관한 실험 또는 검사에 관한 사항
    ③ 보건의료인 및 보건의료기관 등에 대한 지도·관리·육성과 국민보건 향상을 위한 지도·관리
      • 의료인 및 의료기관에 대한 지도 등에 관한 사항
      • 의료기사·보건의료정보관리사 및 안경사에 대한 지도 등에 관한 사항
      • 응급의료에 관한 사항
      • 공중보건의사, 보건진료 전담공무원 및 보건진료소에 대한 지도 등에 관한 사항
      • 약사에 관한 사항과 마약·향정신성의약품의 관리에 관한 사항
    ④ 공중위생 및 식품위생에 관한 사항
    ⑤ 보건의료 관련기관·단체, 학교, 직장 등과의 협력체계 구축

⑥ 지역주민의 건강증진 및 질병예방·관리를 위한 다음 각 목의 지역보건의료서비스의 제공
　　• 국민건강증진·구강건강·영양관리사업 및 보건교육
　　• 감염병의 예방 및 관리
　　• 모성과 영유아의 건강유지·증진
　　• 여성·노인·장애인 등 보건의료 취약계층의 건강유지·증진
　　• 정신건강증진 및 생명존중에 관한 사항
　　• 지역주민에 대한 진료, 건강검진 및 만성질환 등의 질병관리에 관한 사항
　　• 가정 및 사회복지시설 등을 방문하여 행하는 보건의료 및 건강관리사업
　　• 난임의 예방 및 관리

(2) 보건진료소 [19] [25]
　① 목적: 알마아타 선언에 영향을 받아 보건의료취약지역 주민들에게 보건의료를 효율적으로 제공하여 국민 의료균점과 보건향상에 이바지하기 위해 설치
　② 보건진료 전담 공무원 [15] [22] [24]
　　• 자격: 간호사, 조산사 면허를 가진 자로 보건복지부장관이 실시하는 24주 이상의 직무교육을 받은 자
　　• 근무지역으로 지정받은 의료취약지역 안에서 대통령령이 정하는 경미한 의료행위를 할 수 있음
　　• 의료행위 관련 업무
　　　- 질병·부상상태를 판별하기 위한 진찰·검사
　　　- 환자의 이송
　　　- 질병·부상의 악화 방지를 위한 처치
　　　- 만성병 환자의 요양지도 및 관리
　　　- 정상분만 시의 분만 도움
　　　- 예방접종
　　　- 외상 등 흔히 볼 수 있는 환자의 치료 및 응급 조치가 필요한 환자에 대한 응급처치
　　　- 위 의료행위에 따르는 의약품의 투여
　　• 의료행위 외의 업무
　　　- 환경위생 및 영양개선에 관한 업무
　　　- 질병예방에 관한 업무
　　　- 모자보건에 관한 업무
　　　- 주민의 건강에 관한 업무를 담당하는 사람에 대한 교육 및 지도에 관한 업무
　　　- 그 밖에 주민의 건강증진에 관한 업무
　③ 보건진료소 운영협의회 [25]
　　• 보건진료소의 원활한 운영을 위하여 보건진료소가 설치된 해당 지역 주민으로 구성되는 협의체
　　• 업무: 보건진료소의 운영 지원, 보건진료소 운영에 관한 건의

(3) 건강생활지원센터 [20]
　지방자치단체가 보건소의 업무 중 특별히 지역주민의 만성질환 예방 및 건강한 생활습관 형성을 지원하기 위하여 설치

(4) 지역보건의료 기관 설치 기준 및 근거 14

구분	설치기준	설치근거
보건소	시, 군, 구별로 1개소	지역보건법
보건지소	읍, 면마다 1개소 (보건소가 설치된 곳은 제외)	지역보건법
보건진료소	리(里)단위의 벽오지에 설치 (인구 500인 이상/도서 300~5000인 기준)	농어촌 등 보건의료를 위한 특별조치법
건강생활지원센터	읍, 면, 동마다 1개소(보건소가 설치된 곳은 제외)	지역보건법

(5) 우리나라 공공 보건조직의 문제점
  ① 보건행정조직의 이원화 → 사업수행의 어려움
    • 행정자치부: 직접적인 지도, 감독
    • 보건복지부: 업무의 지도, 감독
  ② 보건복지 정책을 기획, 조정하기에 미약한 조직체계
  ③ 간호인력 비중이 높음에도 간호행정 전담부서 없음
  ④ 보건의료서비스와 사회복지서비스 연계, 전달체계의 미흡
  ⑤ 공공보건의료 기능의 미약

3) 모자보건
  (1) 모자보건사업의 대상
    ① 모성 인구: 광의 - 초경~폐경의 모든 여성 / 협의 - 임신, 분만, 산욕기, 수유기 여성
    ② 아동 인구: 광의 - 출생~사춘기의 남녀 / 협의 - 미취학 아동
  (2) 모자보건의 중요성
    ① 예방사업으로 얻는 효과가 크다
    ② 대상인구가 전국민의 다수 차지(50~70%)
    ③ 임산부, 영유아는 건강상 취약 계층
    ④ 다음세대 인구자질에 영향
  (3) 모성보건사업
    ① 결혼 전 건강관리
    ② 산전 관리: 임신부 정기 건강진단 실시(~7개월: 4주, 8~9개월: 2주, 10개월: 매주)
    ③ 분만관리
    ④ 산후관리
  (4) 가족계획
    ① 가족계획의 개념: 가족의 시작기 부부의 자녀에 대한 출산계획. 즉 계획적으로 출산의 시기 및
      간격을 조절하여 양육능력에 맞는 건강한 자녀를 출산하고자 하는 것. 불임증 환자의 진단 및 치료도
      가족계획에 포함된다.
    ② 영구적 피임법: 정관절제술, 난관결착술

③ 일시적 피임법: 경구피임약, 콘돔, 페미돔, 자궁내 장치 등
④ 이상적인 피임법
- 피임효과가 정확하고 절대적일 것
- 사용이 편리하고 안전할 것
- 비용이 적게 들고 인체에 무해할 것
- 원할 때는 언제나 임신이 가능할 것
- 성생활에 지장을 주지 않고, 피임에 실패해도 태아에 악영향을 주지 않을 것

(5) 영유아 보건
① 영유아 건강검진 주기(모자보건법)
- 신생아: 수시
- 출생 후 1년 이내: 1개월마다 1회
- 출생 후 1년 초과 5년 이내: 6개월마다 1회
② 예방접종 주의사항 15
- 접종 전
  - 접종 전날 목욕
  - 고열 시 예방접종 연기
  - 청결한 의복 입히기
  - 모자보건 수첩 갖고 가기
  - 어린이의 건강상태를 잘 아는 보호자 동반
- 접종 중
  - 접종 후 2~30분 접종기관에서 대기 및 관찰
  - 귀가 후 적어도 3시간 관찰
  - 접종 당일은 목욕 금지
  - 접종 부위는 청결유지
- 예방접종 금기대상
  - 열이 있는 사람
  - 최근 질환을 앓았던 일이 있거나 현재 앓는 경우
  - 현재 설사를 하고 있는 경우
  - 습진 등 피부병이 있는 경우
  - 예방 접종 후 경련 과거력
  - 약 또는 달걀을 먹고 두드러기나 설사한 적이 있는 경우

4) 노인보건
(1) 노인의 변화
① 신체적 변화
- 질병 이환율 증가
- 신체의 전반적인 기능 저하: 체온 하강, 혈압 상승, 골다공증, 시력·청력·감각·운동능력 감소, 피부 주름 증가 등

② 심리적 변화
- 수동성, 경직성, 의존성, 사회적 고립감 증가
- 지각 및 정신 기능의 변화 우울증 경향 증가

③ 사회적 변화
- 독거 노인 비율 증가
- 학대 받는 노인의 증가
- 우리나라는 2017년 기준으로 고령사회에 진입

참고 용어정의
- 고령화사회 (aging society): 전체 인구의 7% 이상 노인
- 고령사회(aged society): 전체 인구의 14% 이상 노인
- 초고령사회(super aged society): 전체 인구의 20% 이상 노인

(2) 노인복지시설 14 16
　① 노인주거복지시설: 양로시설, 노인공동생활가정, 노인복지주택
　② 노인의료복지시설: 노인요양시설, 노인요양공동생활가정
　③ 노인여가복지시설: 노인복지관, 경로당, 노인교실
　④ 재가노인복지시설: 방문요양서비스, 주·야간보호서비스, 단기보호서비스, 방문 목욕 서비스
　⑤ 노인보호전문기관: 노인복지법에 근거 노인학대예방 및 노인인권보호를 위한 업무 실시
　⑥ 노인일자리지원기관

(3) 노인장기요양보험제도
　① 고령, 노인성 질병 등으로 목욕, 집안일 등 일상생활을 혼자서 수행하기 어려운 이들에게 신체활동, 가사지원 등의 서비스를 제공하여 노후 생활의 안정과 그 가족의 부담을 덜어주기 위한 사회보험제도
　② 노인장기요양보험법에 근거하여 2008년부터 시행되었으며, 국민건강보험제도와 별개의 제도로 운영되는 제도이나 국민건강보험공단에서 관리 운영 주관
　③ 적용 대상자: 건강보험 가입자(장기요양보험 강제가입) + 의료급여 수급권자(국가 및 지방자치단체의 부담)
　④ 급여 대상: 65세 이상 노인 또는 치매, 뇌졸중, 파킨슨병 등 노인성 질병으로 6개월 이상 기간 동안 혼자서 일상생활을 수행하기 어려운 대상자
　⑤ 장기요양급여의 종류 19: 재가급여, 시설급여, 특별현금급여로 구성
- 재가급여: 방문요양, 방문간호, 방문목욕, 주·야간보호, 단기보호, 기타 재가급여
- 시설급여: 요양시설에 장기간 입소하여 신체활동 지원 및 기능유지 향상을 위한 교육·훈련 등을 제공하는 장기요양 급여
- 특별현금급여: 가족요양비, 특례요양비, 요양병원 간병비

　⑥ 재원조달방식
- 장기요양보험료: 건강보험료액 × 장기요양보험료율(2024년 기준 12.95%)
- 국가지원: 장기요양보험료율 예상수입액 20% 부담
- 본인일부부담: 시설급여 20%(비급여: 식재료비, 이·미용료 등은 본인부담), 재가급여 15%

5) 가족 간호

(1) 가족의 이해
① 가족은 개인과 사회에 중간에 위치, 사회에 대해서는 사회집단 형성을 위한 하나의 기본적인 사회단위로 작용. 개인에 대해서는 개인의 성장과 발달에 큰 영향을 미치는 일차적 집단체계
② 특성: 일차적 집단, 공동사회 집단, 폐쇄적 집단, 형식적 집단이나 관계는 비형식적, 혈연집단, 이질적 성원들로 구성된 집단, 개인처럼 스스로 성장, 고유의 문화 창조, 건강행위의 기본단위
③ 기능: 애정과 성 기능, 생식 기능, 경제적 기능, 교육과 사회화 기능, 정서적 안정 및 휴식제공 기능 [20]
④ Duvall의 가족발달 단계 [13] [14] [17] [18] [19] [21] [22]
  • 가족의 형성으로 시작되어 해체될 때까지 가족의 생활을 통해 계속적으로 나타나는 일련의 특징적인 단계들로 첫째 자녀를 기준으로 생활주기를 분류함

단계	기간	발달 과업
신혼기 가족	결혼 ~ 첫 자녀 출생 전	• 결혼생활의 적응과 밀접한 부부관계의 수립 • 자녀 출생에 대한 준비, 친척에 대한 이해와 관계수립
양육기 가족	첫 자녀 출생 ~ 30개월	• 부모의 역할과 책임에 대한 적응 • 가족구성원 역할갈등의 조정 • 임신, 자녀 양육에 대한 배우자 간의 동의
학령전기 가족	첫 자녀 30개월 ~ 6세	• 자녀들의 사회화 교육 및 영양관리 • 안정된 부부관계의 유지 • 자녀들 간의 경쟁이나 자녀와의 관계 대처
학령기 가족	첫 자녀 6세 ~ 13세	• 자녀들의 사회화와 학업성취 증진 • 만족스러운 부부관계의 유지 • 가족 내 규칙과 규범 확립 및 가족 전통의 전승
청소년기 가족 [18]	첫 자녀 13세 ~ 20세	• 10대 자녀들의 책임감 균형 유지와 성 문제 대처 • 세대 간 갈등 대처, 자녀 출가 준비 • 경제적 안정화
진수기 가족	첫 자녀 출가 ~ 막내 자녀 출가	• 자녀 출가에 따른 부모 역할 적응 • 부부관계의 재조정 • 늙어가는 부모에 대한 지지 • 새로운 흥미 개발과 참여
중년기 가족	자녀 출가 이후 ~ 은퇴	• 경제적 풍요 • 출가한 자녀 가족과의 유대관계 형성 • 부부관계의 재확립
노년기 가족 [19] [22]	은퇴 ~ 배우자 사망	• 은퇴에 대한 대처와 생활 유지 • 건강 문제와 사회·경제적 지위 감소에 대한 대처 • 배우자 상실 대처 • 의존과 독립의 전환, 권위의 이양

⑤ 우리나라 가족의 변화양상 15 18
- 가족기능의 변화: 가족 유대감 약화, 가정과 일터의 분리, 부양기능 약화, 가족재생산 기능 약화, 정서적 기능 약화, 자녀의 양육과 사회화 기능의 취약
- 가족 구조의 변화: 가족 형태의 다양화, 가족 규모의 축소, 세대구성의 단순화

(2) 가족 간호의 이해
① 가족 간호의 목적: 가족 건강 유지 및 증진. 여기서 가족건강이란 건강증진과 안녕의 일차적인 사회적 인자로서 가족의 적절한 기능을 의미(WHO, 1973)
② 가족 간호의 중요성
- 질병양상의 변화: 급성에서 만성퇴행성으로 변함
- 가족의 생활양식이 가족 구성원의 건강과 관련된 습관, 가치, 태도에 영향을 주어 집단적 질병 발생의 원인이 됨
- 가족의 건강 문제 결정권은 가족에게 있음
- 국민건강증진이 국가정책으로 채택되면서 가족 단위의 접근이 개인건강행위 조절에 효율적

③ 가족 간호의 주요 이론 14 15 16 25

이론	내용
구조-기능 이론	• 가족구조의 기능이 어느 정도 사회 전체의 요구에 맞는지가 중요 • 구조적인 측면에서 가족의 구조적 형태뿐만 아니라 가족 내 권력구조, 역할구조, 대화 또는 상호작용 구조 등에 중점을 둠 • 내용이 매우 구체적이며, 사정기술 자체가 잘 개발되어 가족 사정 시 쉽게 적용가능(가계도, 사회지지도 등)
발달 이론	• 가족에도 개인과 같이 성장 발달기가 있으며 각 발달기의 과업을 어느 정도 성취하였는가를 중심으로 가족 건강을 평가함 • 가족 형태에 따라 발달단계를 먼저 사정하고 그 시기의 발달과업을 어느 정도 수행하고 있는가를 사정 • 짧은 시간에 사정을 요구하는 경우나 많은 가족을 관리해야 하는 보건간호사에게 유용
상징적 상호작용주의 이론	• 가족 구성원간의 상호작용에 대한 개인의 중요성 강조 • 각 개인은 할당된 역할을 지각하고 다른 가족 구성원의 역할기대를 받게 됨 • 가족의 상호작용은 외부 관찰만으로 설명할 수 없고 가족구성원이 그 상황을 지각하는 방식으로 이해되어야 함
체계이론	• 가족을 하나의 개방체로 이해. 하나의 체계는 상호작용하는 여러 요소들의 복합체임 • 가족 구성원들간의 상호작용이나 가족 내 하부체계와의 관계를 접근할 때 가족체계의 안정과 변화를 통한 성장에 초점을 둠. 외부환경체계와의 교류에 의한 균형에 초점을 둠

(3) 가족 간호과정
　① 가족 사정의 원칙 23
　　• 가구원보다는 가족 전체에 초점
　　• 가족의 다양성과 변화성에 대한 인식
　　• 가족의 문제점과 강점을 사정
　　• 가족이 함께 사정에서부터 전 간호과정에 참여
　　• 가구원 외에도 지역자원 및 기존자료를 통해서 자료를 수집
　② 가족 사정 도구 15 18 22

구분	개념
가족구조도 (가계도)	• 3세대 이상 걸친 가족구성원에 대한 정보/관계를 도표로 기록 • 가족에 관한 정보 도식화로 복잡한 가족유형의 형태도 쉽게 파악 • 가족 구성원이 새로운 관점으로 자신들을 볼 수 있도록 도와줌으로써 간호중재에 가족과 합류하는 중요한 방법
가족밀착도 24	• 가족 구성원 간의 밀착 관계와 상호 관계를 그림으로 도식화한 것 • 현재 동거하고 있는 구성원들 간의 밀착관계와 상호 관계를 이해하는데 도움
외부체계도 22	• 가족관계와 외부체계와의 관계를 그림으로 나타내는 도구 • 외부환경과 가족의 상호작용을 분석하기 위한 시각적인 방법 • 에너지의 유출, 유입, 지지체계 등 관찰 가능 • 대상자와 가족에게 유용한 자원과 스트레스가 되는 자원, 부족한 자원과 보충해야 하는 자원, 연계의 성격에 대한 정보를 제공
사회지지도 21	• 가족내 가장 취약점을 가지고 있는 가구원을 중심으로 가족내 뿐 아니라 외부와의 상호작용을 보여줌 • 그리는 방법(동심원 5개를 중심부터) 　① 가구원(가장 문제가 있는 사람) → ② 동거가족 → ③ 친척 → ④ 이웃,친구,직장동료 → ⑤ 사회기관, 보건기관 등 지역사회 자원
가족연대기 19	• 가족의 역사중에서 가장 중요하다고 생각되는 사건을 순서대로 열거하여 개인의 질환과 중요한 사건의 관련성을 추구할 때 사용
가족 APGAR 사정도구 (가족기능 평가도구)	가족기능을 측정하기 위한 도구로 항목 당 2점을 배정해 7~10점을 받는 경우 가족기능이 좋다고 봄 • 적응력(Adaptability): 문제해결을 위한 가족자원 활용 능력의 정도 • 동반자(Partnership): 의사결정 공유, 서로 동료의식을 가진 정도 • 성장(Growth): 가족간 상호지지와 지도를 통해 신체적·정서적 충만감을 달성하는 정도 • 애정(Affection): 가족간의 돌봄, 애정의 정도 • 문제해결 (Resolve): 다른 구성원의 지지를 위해 시간을 내어주는 정도

③ 가족진단의 우선순위 결정시 고려할 사항
- 가족들이 실제로 행동을 함으로써 변화된 결과를 보거나 경험할 수 있는 것
- 도미노 현상을 일으킬 수 있는 것(근본적 문제)
- 가족의 관심도가 높은 것
- 가족이 쉽게 수행 가능한 것
- 응급 또는 긴급을 요하는 것
- 가족 전체에 영향을 줄 수 있는 것

④ 가족 간호 수행의 유형
. 예측적 안내(가족들이 경험힐 수 있는 문제들을 예측하여 이에 대처할 수 있는 능력을 키워주는 것), 건강상담, 보건교육, 직접적인 간호제공, 의뢰, 가족의 자원 강화, 가족-간호사의 계약 등

(4) 취약가족 간호
① 취약가족의 정의: 가족들이 평상시 사용하던 문제해결 전략으로는 해결하기 어려운 상황에 처함으로써 가족의 기능적, 구조적 장애가 초래된 가족
  예 결손가족, 저소득 가족, 만성 질환자 가족, 장애인 가족, 폭력가족, 다문화가족

② 취약가족의 문제
- 위기상황의 장기화로 많은 스트레스를 받게 되므로 복합적 위기를 경험한다.
- 가족은 한 명 이상 가족구성원이 없거나 분리되어 있다.
- 위험상황에 있는 가족 구성원에게만 관심이 집중되어 다른 구성원들의 신체, 정서적 욕구가 무시되는 경향이 많다.
- 빈번하게 가족 내 역할변화를 가져온다.
- 취약상황에 있는 부모는 아이 훈육에 어려움을 겪는다.
- 경제적인 어려움을 가지고 있다.

6) 학교보건

(1) 학교보건의 이해
① 정의: 학생과 교직원이 건강하고 안전하게 생활할 수 있도록 질병을 예방, 건강을 보호, 증진함으로써 건강한 학교생활을 유지하기 위함
② 목적: 학교의 보건관리와 환경위생 정화에 필요한 사항을 규정하여 학생, 교직원의 건강을 보호 증진하게 함으로써 학교교육의 능률화를 기하기 위함(학교보건법)
③ 학교보건의 필요성
- 학교인구가 차지하는 대상자의 범위가 큼(전체인구 중 25~30%)
- 교육의 학습효과가 높은 시기이며, 좋은 건강습관을 길러주면 평생을 감
- 학교는 지역사회의 중심적 역할을 하므로 파급효과가 큼
- 전염에 대한 저항력이 약한 학령기 집단생활은 전염병 발생의 근원임
- 국민 건강 향상에 기여하며 보건사업 수행에 유리함

(2) 학교보건인력
  ① 학교보건인력 배치 기준 [14]
    • 초·중·고등학교: 보건교사 1명 (단, 36학급 이상이면 2명 이상)
    • 학교의사, 학교약사: 학교장이 위촉 및 채용 가능
  ② 학교보건인력의 직무 [13] [14] [15] [17]

보건교사 [24]	- 학교보건 계획 수립 - 학교환경위생 유지 관리 및 개선에 관한 사항 - 학생 및 교직원에 대한 건강진단 실시의 준비, 실시협조 - 각종 질병의 예방처치 및 보건지도 - 학생 및 교직원의 건강관찰과 학교의사의 건강상담, 건강평가 등의 실시협조 - 신체허약학생 보건지도 - 보건지도를 위한 학생가정방문 - 교사의 보건교육에 관한 협조와 필요 시 보건교육 - 보건실의 시설, 설비 및 약품 등의 관리 - 보건교육의 자료수집, 관리 - 학생 건강기록부 관리 - 의료행위(외상 등 흔히 볼 수 있는 환자의 치료, 응급처치, 상병악화방지 처치, 건강진단 결과 발견된 질병자의 요양지도 및 관리, 의약품 투여 등) - 기타 학교 보건관리
학교의사	- 학교보건계획 수립에 관한 자문 - 학교환경위생의 유지, 관리 및 개선에 관한 자문 - 학생 및 교직원에 대한 건강진단과 건강평가 - 각종 질병의 예방처치 및 보건지도 - 학생과 교직원의 건강상담 - 기타 학교보건 관리에 관한 지도
학교약사	- 학교보건계획 수립에 관한 자문 - 학교환경위생의 유지, 관리 및 개선에 관한 자문 - 학교에서 사용하는 의약품 및 독극물 관리에 관한 자문 - 학교에서 사용하는 의약품 및 독극물 실험 및 검사 - 기타 학교보건관리에 관한 지도

> [참고] 학교장의 역할 [13]
> 학교 환경위생, 식품위생 유지의무, 건강검사 실시의무, 등교중지 명령(감염병 감염되었거나 감염된 것으로 의심되거나 감염될 우려가 있는 학생 및 교직원), 학생 및 교직원 보건관리 의무, 휴업조치, 전염병 신고 의무, 건강진단, 예방접종, 학생 보건관리 등

(3) 학교보건서비스
  ① 건강 검사
   • 건강검사 내용 및 실시방법 [19]

검사항목	대상학년	실시기관	실시내용 및 방법
신체발달상황	초 1, 4 / 중 1 / 고1	검진기관	키, 몸무게 측정 후 비만도(BMI) 산출
	초 2, 3, 5, 6 / 중 2, 3 / 고 2, 3	당해학교(교직원)	
건강조사	초 1, 4 / 중 1 / 고 1	검진기관	문진표나 건강조사 설문지로 조사
	초 2, 3, 5, 6 / 중 2, 3 / 고 2, 3	당해학교(교직원)	
건강검진	초 1, 4 / 중 1 / 고 1 (단, 구강검진은 초등학교 전학년 실시)	검진기관	근·골격 및 척추, 눈, 귀, 콧병, 목병, 피부병, 구강, 기관능력, 병리검사 등
신체능력검사	초 5, 6 / 중·고 전학년	당해학교(교직원)	50m 달리기, 제자리 멀리뛰기, 윗몸일으키기, 윗몸앞으로 굽히기 등

   • 학년별 건강검진 내용

학교	학년	기본공통항목	추가항목	
초등학교	1학년	근골격 및 척추, 눈, 귀, 목, 피부, 구강, 기관능력, 소변검사, 혈압	-	혈액형
	4학년		색각검사	비만학생(혈당, 총콜레스테롤, AST, ALT)
중학교	1학년		색각검사, 간염검사, 결핵검사	
고등학교	1학년		결핵검사 [24], 혈색소(여학생)	

• 별도 검사: 학교의 장이 건강검사 외에 학생의 건강을 보호·증진하기 위하여 별도로 실시하는 검사

구분	소변검사	시력검사	구강검사	결핵검사
대상	초, 중, 고등학생 중 교육감이 지정하는 학년의 학생		중, 고등학생 중 교육감이 지정하는 학년의 학생	고등학생 중 교육감이 지정하는 학년의 학생
내용	뇨당, 뇨단백, 뇨잠혈, 뇨pH	시력 측정	치아상태, 구강상태 등	X-선 검사
방법	학교출장 검진	교직원실시	학교출장 검진	학교출장 검진

② 학교 감염병 발생시 조치
- 감염아동 관리
  - 등교 중지 / 가정통신문 발송하여 진단서나 소견서를 제출하도록 한 후 보관
  - 감염아동 일일 파악조사
  - 전염병 환자 출결처리(감염병의 경우 출석 인정됨)
- 휴업 또는 휴교조치
  - 감독청의 장은 감염병예방이나 학교보건에 필요하면 휴업 또는 휴교를 명할 수 있음
  - 학교장은 전염병 발생으로 정상수업이 곤란한 경우 휴업할 수 있음
- 신고 및 보고
  - 보건교사는 감염병 발생시 즉시 학교장에게 보고
  - 학교장은 감염병 발생시 즉시 보건소에 신고, 감독청에 보고

③ 응급 건강문제
  응급환자 발생 시 신속, 체계적 구급 처치 수행하고 의료기관에 후송하여 응급상태의 학생 생명을 구하고 증상 악화 방지, 후유증 최소화하여 학생 보호

④ 학교 환경관리 13
- 교구관리
  - 의자: 무릎높이 - 1.5cm
  - 책상: 앉은키의 1/3 + 의자 높이
- 실내공기
  - 미세먼지(μg/m³): 100
  - 포름알데하이드(μg/m³): 100
  - 이산화탄소(ppm): 1000
- 소음: 교사 내 55dB 이하 유지
- 채광 및 조도
  - 채광(자연조명): 창문은 교실 바닥 면적의 20% 이상, 최대 조도와 최소 조도 10:1 넘지 않도록 함
  - 조도(인공 조명): 300lux 이상, 최대 조도와 최소 조도 3:1 넘지 않도록 함
- 온도 18~28℃, 습도 30~80% 유지

⑤ 교육환경보호구역 [14]
  - 절대보호구역: 학교 출입문으로부터 직선거리 50m까지 지역
  - 상대보호구역: 학교 경계선으로부터 직선거리 200m까지 지역 중 절대보호구역 제외한 지역
  - 보호구역의 관리
    - 교육감이 설정하며, 보호구역이 설정된 학교장이 관리
    - 상, 하급 학교간의 보호구역이 중복되면 하급학교(단, 유치원인 경우 상급학교)에서 관리하며, 같은 급인 경우 학생 수가 많은 학교에서 관리

7) 산업보건
  (1) 산업 보건 인력
    ① 보건관리자 자격: 의사, 간호사, 산업위생관리기사, 환경관리기사 등
    ② 보건관리자 직무 [14] [16]
      - 산업안전보건위원회에서 심의, 의결한 직무와 안전보건관리 규정 및 취업 규칙에서 정한 직무
      - 보호구(保護具) 구입 시 적격품 선정에 관한 보좌 및 지도·조언
      - 위험성평가에 관한 보좌 및 지도·조언
      - 물질안전보건자료의 게시 또는 비치에 관한 보좌 및 지도·조언
      - 사업장 보건교육계획의 수립 및 보건교육 실시에 관한 보좌 및 지도·조언
      - 전체 환기장치 및 국소 배기장치 등에 관한 설비의 점검과 작업방법의 공학적 개선에 관한 보좌 및 지도·조언
      - 사업장 순회점검, 지도 및 조치 건의
      - 산업재해 발생의 원인 조사·분석 및 재발 방지를 위한 기술적 보좌 및 지도·조언
      - 산업재해에 관한 통계의 유지·관리·분석을 위한 보좌 및 지도·조언
      - 법 또는 법에 따른 명령으로 정한 보건에 관한 사항의 이행에 관한 보좌 및 지도·조언
      - 업무 수행 내용의 기록·유지
    ③ 보건관리자 직무 중 간호사와 의사만 할 수 있는 직무 [25]
      - 사업장의 근로자를 보호하기 위한 다음 각 목의 조치에 해당하는 의료행위
        - 자주 발생하는 가벼운 부상에 대한 치료
        - 응급처치가 필요한 사람에 대한 처치
        - 부상·질병의 악화를 방지하기 위한 처치
        - 건강진단 결과 발견된 질병자의 요양 지도 및 관리
        - 상기 의료행위에 따르는 의약품의 투여
      참고 산업보건의 직무내용
        - 건강진단 결과의 검토 및 그 결과에 근로자의 건강보호 조치
        - 근로자의 건강장해의 원인 조사와 재발방지를 위한 의학적 조치
        - 그 밖에 고용노동부 장관이 정한 의학적 조치

(2) 건강진단
① 건강진단의 종류

구분	목적	주기
일반건강진단	일반 질환 조기 발견	사무직: 2년에 1회 이상 일반근로자: 1년에 1회
특수건강진단	특수건강진단 대상 업무 종사자의 직업병 조기 발견	유해인자별로 다름 (6~24개월에 1회)
배치전 건강진단 [19]	특수건강진단 대상 업무 종사자 신규 배치 시 기초건강자료 확보 및 적성평가	유해인자노출업무 신규 배치 전
수시건강진단	유해인자로 인한 증상이나 의학적 소견을 보이는 경우	의심증상 발현시 근로자 요청에 따라
임시건강진단 [18]	동일 유해인자에 노출되는 근로자에게 유사한 증상이 발생하는 경우 지방노동관서장의 명령으로 실시	지방노동관서장의 명령에 따라

② 건강관리 구분 판정 [19]

건강관리구분		건강관리 구분 내용
A		건강관리상 사후관리가 필요 없는 근로자(건강한 근로자)
C	C_1	직업성 질병으로 진전될 우려가 있어 추적검사 등 관찰이 필요한 근로자 (직업병 요관찰자)
	C_2	일반질병으로 진전될 우려가 있어 추적관찰이 필요한 근로자(일반질병 요관찰자)
	C_N	질병으로 진전될 우려가 있어 야간작업 시 추적관찰이 필요한 근로자(질병요관찰자)
D	D_1	직업성 질병의 소견을 보여 사후관리가 필요한 근로자(직업병 유소견자)
	D_2	일반 질병의 소견을 보여 사후관리가 필요한 근로자(일반질병 유소견자)
	D_N	질병의 소견을 보여 야간작업 시 사후관리가 필요한 근로자(질병 유소견자)
R		건강진단 1차 검사결과 건강수준의 평가가 곤란하거나 질병이 의심되는 근로자(제2차건강진단 대상자)

※ "U"는 2차 건강진단대상임을 통보하고 30일을 경과하여 해당 검사가 이루어지지 않아 건강관리구분을 판정할 수 없는 근로자

(3) 작업환경관리 [15]
  ① 대치: 작업환경 대책의 근본적인 방법
    • 공정변경: 작업과정 변경(페인트를 분무 도장 → 페인트에 담그기)
    • 시설변경: 사용하던 시설이나 기구 바꾸기(가연성 물질 보관을 유리 → 철제통)
    • 물질변경: 독성이 약한 물질로 대체 (성냥 제조시 황인 → 적인)
  ② 환기
    • 국소환기: 유해물질의 발생원 가까이에서 빨아들여 배출
    • 전체환기: 작업환경의 유해물질을 희석(= 희석환기)
  ③ 격리: 작업장과 유해인자 사이에 물체, 거리, 시간 등으로 차단하는 방법 [20]
    • 자동화, 원격조정 기술 적용
    • 보호구 착용: 안전모, 안전화, 안전장갑, 방진, 방독마스크, 귀마개, 보안경 등
  [참고] 작업환경관리 원칙은 대치 → 환기 → 격리 순으로 적용
  ④ 교육: 정기적 교육을 실시하여 작업환경관리의 필요성을 인식
  ⑤ 유해물질 허용 기준

시간가중 평균농도 (TLV - TWA)	• 1일 8시간, 1주 40시간의 정상 노동시간 기준 평균 농도
단시간 노출기준 (TLV - STEL)	• 1회에 15분간 유해인자 노출 기준 • 1회 노출 간격이 1시간 이상, 1일 4회 노출 이하
최고허용농도 (TLV - C)	• 근로자가 1일 작업시간동안 잠시라도 노출돼서는 안되는 기준

(4) 직업성 질환 관리
  ① 소음 [24]
    • 허용기준: 연속음은 8시간 작업 기준 90dB, 충격음은 115dB를 넘어선 안 됨
    • 대책: 소음원 격리 및 차단, 보호구(귀마개, 귀덮개) 사용, 정기 청력검사
  ② 진동
    • 전신진동 장애: 주로 운송업종사자에게 나타남, 자율신경장애, 신경통, 요통, 말초혈관수축, 혈압, 맥박증가, 내분비계영향, 월경장애, 위장장애 등
    • 국소진동 장애: 손에 나타남, 골관절 장해, 국소혈관, 신경, 근육의 지각 이상, Raynaud 현상(지동맥의 혈관경련과 청색증, 특히 한랭 환경에서 심각)
  ③ 잠함병(감압병) [16]
    • 원인: 급감압시 N_2 기포가 혈중에 남아 질소가스 색전발생
    • 증상: 피부소양증, 관절통, 척추마비, 내이와 미로 장애, 혈액순환, 호흡기계장애
  ④ 열중증
    • 열경련: 고온환경, 발한과다로 탈수, 탈염분, 근육경련 / 생리 식염수 주사 또는 경구투여
    • 열피로(열허탈증): 고온환경에서 육체노동시, 말초순환기계 이상으로 허탈, 현기증발생 구토, 청색증, 두통 / 강심제 주사, 포도당 투여 후 안정

- 열사병 23: 체온조절의 부조화, 중추신경계의 마비, 피부건조 / 얼음물 등을 이용하여 체온 하강, 사지 격렬히 마찰, 항신진대사제 투여
- 열쇠약: 고열작업에 의한 만성 체력소모, 권태, 식욕 부진, 비타민B_1 결핍이 중요 원인

⑤ 중금속 중독 16 21 22 23 25
- 납중독(연중독): 빈혈(피부 창백), 치은부 납침착, 호염기성 과립적혈구의 증가, 소변 중의 코프로폴피린(Coproporphyrin) 검출
- 카드뮴 중독: 이타이이타이병 유발, 만성폭로시 신장장애, 폐기종, 단백뇨증상
- 수은 중독: 미나마타병, 구내염, 근육진전, 정신증상
- 크롬 중독: 비중격천공, 신(장)기능 장애, 폐암, 피부암
- 벤젠 중독: 유기용제, 추출제에 사용, 만성폭로시 조혈기능저하, 빈혈, 백혈병

⑥ 진폐증: 분진을 흡입하여 폐에 섬유증식증이 발생(5μm이하인 호흡성 분진이 침착)
- 예방: 방진마스크, 환기, 습식작업으로 공기 중 분진 발생 예방

⑦ VDT 증후군(Visual display terminal syndrome)
- 컴퓨터 화면 등 영상단말기(VDT) 앞에서 장시간 사용하면서 생기는 각종 신체적 정신적 장애
- 안정피로(시력감퇴, 안구건조증, 안통 등), 경견완 증후군(견완 장애, 허리 통증), 전신신경장애(낮의 피로감, 기시감, 불안, 초조), 피부증상(발진, 소양감), 임신·출산의 이상 등

(5) 산업재해 통계지표
① 도수율: 재해발생 상황을 파악하기 위한 표준적인 지표로 1,000,000 근로시간당 재해발생 건수를 말한다. 빈도율이라고도 한다.

- 도수율 = $\dfrac{\text{재해건수}}{\text{연근로시간수}} \times 1{,}000{,}000$

② 건수율: 근로자 1,000 명당 재해발생 건수. 산업재해 발생상황을 총괄적으로 파악하는데 도움이 되지만 작업시간이 고려되지 않은 한계가 있다.

- 건수율 = $\dfrac{\text{재해건수}}{\text{평균 실근로자수}} \times 1{,}000$

③ 강도율: 근로시간 합계 1,000 시간당 재해로 인한 근로손실일수를 말한다.

- 강도율 = $\dfrac{\text{총근로손실일수}}{\text{연근로시간수}} \times 1{,}000$

④ 평균손실일수: 재해건수 당 작업손실 규모 정도

- 평균손실일수 = $\dfrac{\text{근로손실일수}}{\text{재해건수}}$

3 감염성질환과 만성질환 관리

1) 주요 감염성 질병과 예방법

감염성 질병	예방법
신증후군출혈열 (유행성 출혈열)	• 쥐의 분뇨의 바이러스에 의한 호흡기, 비말감염 - 쥐의 접촉을 금하며 서식지를 멀리함 • 예방접종
쯔쯔가무시증 21 24	• 털 진드기의 유충에 물려 감염되므로 주의 - 야외활동 시 기피제 사용, 긴 소매와 양말 착용 - 야외활동 후 즉시 샤워를 하여 진드기 제거 - 야외활동 후 작업복, 양말 등을 모두 세탁 - 돗자리를 사용하여 풀밭에 앉기
렙토스피라증 25	• 사람-동물간의 공통감염으로 주의 - 쥐의 배설물을 피함 - 오염된 물, 토양이 상처난 피부에 닿아 감염된다. • 고여 있는 물 등 오염이 의심되는 물과 접촉을 피한다. • 불가피하게 작업을 해야하는 경우 피부 보호를 위한 작업복(특히 장화)을 착용한다.
말라리아	• 모기에 물리거나 수혈 등의 병원 감염으로 전파되므로 주의 - 모기가 무는 저녁부터 새벽까지 외출 자제 - 외출 시 긴 소매의 상의, 긴바지 착용 - 모기 기피제 사용 - 모기 방충망 설치
신종인플루엔자	• 호흡기 비말전파와 접촉 전파가 주된 전파경로이므로 주의 - 사람이 많이 모이는 곳을 피함 - 외출 시 일반 마스크 착용 - 손씻기를 생활화 함 - 기침과 재채기 시 입을 가리고 함
결핵 23	• 공기로 전파되므로 주의 • BCG 예방접종 시행

2) 방문보건사업
  (1) 방문건강관리사업의 비교 13 14 15 21 22

구분	(보건소)방문건강관리사업	(의료기관)가정간호	장기요양보험 방문간호
목적	취약계층의 건강형평성	입원대체 서비스	노인의 보건의료서비스 접근성 제고
대상	취약계층	조기퇴원 환자	장기요양보험 대상자
제공인력	간호사, 의사, 사회복지사, 물리치료사 등	가정 전문간호사	간호사, 간호조무사
제공기관	보건소	의료기관	민간기관
법적 근거	지역보건법	의료법, 건강보호법	노인복지법, 장기요양보험법
비용부담	무료	기본방문료 + 진료행위별 수가로 구성 - 가정간호수가 및 처치료: 20%	본인부담 15% 시설은 20%
업무범위	건강문제 스크리닝, 건강관리 서비스 제공, 보건소 내/외 연계 등	간호, 검사, 투약, 주사, 교육, 상담, 의뢰 등	간호, 검사, 투약, 주사, 교육, 상담, 의뢰 등

3) 만성질환 관리사업
  (1) 만성퇴행성질환의 특징 16 19 21
    ① 직접적인 원인이나 발병일이 불명확
    ② 발병하면 3개월 이상 지속 됨
    ③ 증상의 호전과 악화가 반복되지만 결과적으로는 악화
    ④ 연령이 증가하면 유병률 증가
    ⑤ 발병률보다 유병률이 높음
  (2) 만성질환의 예방
    ① 일차 예방 20 21
      • 위험인자에 대한 교육 및 홍보, 금연금주교실 등
      • 직접원인이 밝혀지지 않아 일차 예방이 어려움
      • 발생률 감소로 효과 측정

② 이차 예방
- 질병의 조기발견, 치료, 사망 예방
- 대부분의 만성질환이 이차 예방에 치중함
- 유병률 감소로 효과 측정

③ 삼차예방
- 질병으로 인한 불능, 조기사망 감소
- 사망률 감소로 효과 측정

4) 재활간호사업
(1) 재활간호의 개념
질병·장애로 인해 신체의 일부 또는 그 기능의 일부를 상실한 사람에게 그가 가진 능력을 최대한으로 개발시켜 사회 속에서 신체적·사회적·교육적·직업적으로 최대의 독립성을 가지고 살 수 있도록 도와주는 모든 과정

(2) 재활간호의 특징
① 간호사와 대상자가 역동적·치료적·지지적 관계 안에서 서로 영향을 미치면서 변화, 발전하는 간호실무
② 다양한 건강간호와 지역사회구조 안에서 이루어짐
③ 광범위한 지식 기반이 필요
④ 개별화된 질적 성과를 얻기 위해 간호과정을 이용
⑤ 목적을 종합적으로 성취하기 위해 여러 전문 분야로 구성된 재활팀 요원과 협력적 관계 속에서 재활실무가 이루어짐

(3) 재활간호의 필요성
① 산업사고나 교통사고가 증가하면서 신체적 불구자가 급증
② 시설중심재활로는 대상자의 2~3%만 수용 가능
③ 지역에 살고 있는 장애인들이 가지고 있는 재활욕구의 70%는 일차보건의료수준에서 해결 가능 → 지역사회에서 해결할 수 있도록 제반 여건의 조성이 필요함

(4) 재활간호의 목적: 장애인의 사회통합 (궁극적 목표)
① 잠재적 기능을 극대화. 자급자족의 성취감을 갖게함
② 삶의 질을 성취하게 함
③ 변화된 삶에 적응
④ 최적의 안녕상태를 유지
⑤ 지역사회에 복귀
⑥ 환자와 가족을 교육하고 상담

4장 | 안전과 환경관리

1 환경보건관리

1) 환경영향평가제도 [21]
(1) 의미: 사업계획의 수립에 있어 해당 사업으로 인하여 환경에 영향을 미치는 해로운 영향을 미리 예측, 분석하고 부정적인 환경영향을 줄이는 방안을 마련하는 계획과정으로 의사결정을 지원하는 수단임
(2) 대상사업: 도시개발, 산업입지 및 공공단지 조성 등

2) 대기와 건강 [15]
(1) 대기의 구성요소: 질소(78%), 산소(21%), 아르곤(0.9%), 이산화탄소(0.04%) 등
  ① 질소: 공기 중 가장 많은 양, 잠함병과 관련
  ② 산소: 공기 중 21% 차지, 부족하면 저산소증 유발, 산소중독과 관련
  ③ 이산화탄소: 실내공기오염지표, 위생학적 허용기준 0.1%, 호흡곤란 8%, 질식 10%
  ④ 일산화탄소: 헤모글로빈과 친화성이 높아 산소결핍증 유발
(2) 대기의 자정작용
  ① 대기 자체 희석작용
  ② 강우, 강설 등에 의한 세정작용
  ③ 산소, 오존 등에 의한 산화작용
  ④ 자외선에 의한 살균작용
(3) 기후
  ① 기후 3대 요소: 기온, 기습, 기류
  ② 온열요소: 기온, 기습, 기류, 복사열
  ③ 온열지수 [14]
    • 감각온도: 기온, 기습, 기류의 요소를 종합하여 인체에 주는 온감
    • 쾌감대: 안정시 옷 입은 상태에서 가장 쾌적하게 느끼는 기후범위를 표시
    • 불쾌지수: 기후상태로 인해 인간이 느끼는 불쾌감을 표시한 것으로 온도와 습도의 영향을 받음
    • 카타냉각력: 온도, 습도, 기류가 종합하여 인체의 열을 빼앗는 힘
(4) 대기오염
  ① 1차 오염물질: 직접 배기가스로 배출
    • 황산화물(SO_x): 아황산가스(SO_2) 등
      - 부식성이 높은 황산 mist를 형성
      - 산성비의 원인, 기관지 후두 자극 및 만성호흡기질환 초래
    • 질소산화물(NO_x): NO와 NO_2(온실가스, 오존층 파괴) 등
      - 주배출원으로는 자동차 배기가스
      - NO_x는 광화학 반응에 의한 광화학 옥시던트로 전환(LA형 스모그)
      - 폐포 자극, 메트헤모글로빈 형성되면 중추신경 마비

- 일산화탄소(CO)
  - 무색, 무미, 무취의 가스, 맹독성
  - 연료의 불완전 연소 시에 발생
  - 대부분 자동차 배기에서 배출, 산소결핍증 및 뇌의 활동에 영향
② 2차 오염물질 [18]: 1차 오염물질이 합성, 분해되어 형성되는 물질, 광화학적 스모그, 오존, 알데히드 등

(5) 대기오염 현상 [14]
① 기온역전
- 대기 중 상부 공기층 온도가 하부층 온도보다 높아서 대류가 일어나지 않는 현상. 기온역전 현상은 스모그의 원인 중 하나임
- 복사성 역전: 밤동안 지열복사로 지표면의 하부 공기층 냉각으로 생기는 역전
- 침강성 역전: 고기압 상태에서 공기가 침강하면서 단열 압축되어 따뜻한 공기층 형성되어 생기는 역전

② 열섬현상 [17]: 도심지역이 주변 다른 지역보다 높은 온도를 형성하는 현상. 열섬효과로 공기흐름이나 기류를 지연되어 대기 오염물질이 체류하면서 오염 농도가 높아짐

③ 온실효과
- 이산화탄소, 메탄, 이산화질소, 염화불화탄소, 오존 등 온실가스가 증가로 대류권의 기온은 상승하고 기후가 온난화하는 현상 [24]
- 해수면 온도 상승을 유발→기상이변과 엘니뇨 현상 유발

④ 오존층 파괴
- 오존층: 고도 20~30km에 존재, 지상에 도달하여 인체 및 생태계에 유해한 태양의 자외선을 차단
- 프레온가스(CFCs), 이산화탄소(CO_2), 메탄가스(CH_4), 산화이질소(N_2O) 등에 의해 오존층이 파괴되면 유해 자외선이 지구에 직접 도달되어 피부암, 백내장을 유발

⑤ 산성비: pH 5.6 이하의 빗물. 황산화물과 질소산화물로 인해 발생
⑥ 스모그: 연기 + 안개의 합성어. 대기 오염 물질로 하늘이 뿌옇게 보이는 현상

런던형 스모그	LA형 스모그
• 석탄 연료에 의한 분진 및 SOx이 원인 • 겨울의 이른 아침 발생 • 호흡기질환(내부질환) 유발	• 자동차 배기가스에 의한 탄화수소, 이산화질소가 원인 • 여름, 낮에 발생 • 눈, 코(외부질환), 기도점막자극

3) 물과 건강
(1) 상수
① 물의 자정작용: 희석, 침전, 일광, 산화, 생물의 작용
② 상수의 정수과정: 침전 → 폭기 → 여과 → 소독 [13]
- 침전: 보통침전(유속을 추고 12시간 체류), 약품침전(응집제를 넣어서 침전)
- 폭기: CO_2, CH_4, H_2S, NH_4 등과 O_2를 교환
- 소독: 염소소독, 오존소독

③ 수돗물 검사기준 [13]
- 대장균군: 100ml 중 불검출, 분변 오염의 지표
- 일반세균: 1ml 중 100CFU 넘지 않을 것
- 불소: 1.5mg/L 이하, 충치 예방에 유효하나 높은 농도는 비타민, 지방, 미네랄대사 방해
- 암모니아성 질소: 0.5mg/L 이하, 간접적인 분뇨성분 및 대장균의 수질오염 측정 지표 [20]
- 냄새, 맛: 소독 냄새 및 맛 외에 없을 것
- 색도: 5도 이하, 탁도: 1 NTU 이하, 수소이온농도: pH 5.8~8.5

④ 수질오염의 지표 [19]
- 용존산소(DO): 물 속에 녹아 있는 산소의 양. 낮을수록 오염도 높음
- 생화학적 산소 요구량(BOD): 물 속의 유기 물질을 호기성미생물에 의해 분해될 때 필요한 산소의 양, 높을수록 오염도 높음 [23]
- 화학적 산소 요구량(COD): 물속의 산화성 무기물질을 산화제에 의하여 화학적으로 산화시킬 때 소비되는 산소요구량, 높을수록 오염도 높음
- 부유물질(SS): 유기와 무기의 물질을 함유한 입자상 고형물. 많을수록 오염도 높음

(2) 하수처리 과정
① 1차처리(예비처리): 부유물질을 물리적 방법으로 제거
- 스크리닝(대형 부유물질) → 침사법(토사 등 비중이 큰 물질을 가라앉힘) → 침전법(보통침전, 약물침전)

② 2차 처리(본처리): 생물학적 처리방법으로 유기성 고형분 처리
- 호기성 처리: 살수여상법, 활성오니법
- 혐기성 처리: 부패조, 임호프조(상층에는 침전, 하층에는 오니의 소화)

③ 3차 처리: 2차 처리에 제거되지 않은 미량의 유기물, 질소, 인 등 처리

4) 식품과 건강

(1) 세균성 식중독 [15] [25]

구분	감염형	독소형
원인	세균이 체내에 대량 증식. 대량균이 소화기에 작용	세균이 증가할 때 생기는 체외독소
독소	균내독소	균체외독소
잠복기	길다	짧다
가열에 의한 효과	있음	없음
분류	살모넬라, 장염 비브리오, 병원성 대장균	포도상구균, 보툴리누스
	중간형(생체내 독소형): 웰치균	

(2) 바이러스성 식중독

노로바이러스: 겨울철 주로 발생, 전파력이 높으며 급성위장관염을 유발. 손씻기를 철저히 하고 굴 등의 어패류는 가열해서 먹어서 예방

(3) 화학성 식중독

① 유해한 화학물질이 식품에 혼입되어 섭취하여 체내에 이상현상을 일으키는 것

② 고의 또는 오용에 의한 식중독: 농약, 살충제 묻은 과일 섭취 등

③ 유해 식품첨가물: 착색료, 착향료, 감미료, 방부제 등

(4) 자연성 식중독

① 동물성: 테트로도독신(복어), 베네루핀(굴·바지락), 미틸로톡신(소개·홍합)

② 식물성: 무스카리딘(독버섯), 솔라닌(감자), 에르고톡신(맥각)

③ 곰팡이류: 아플라톡신(재래식된장, 땅콩, 곶감 등)

5) 생활환경과 건강

(1) 라돈 [25]: 자연 방사능 물질이며 무색, 무취, 무미의 기체로 폐암을 유발

(2) 포름알데하이드: 새집증후군의 주된 원인 물질, 농도 1ppm, 또는 그 이하에서 눈, 코, 목의 자극을 보이는 발암성물질

2 재난

1) 재난관리

(1) 재난

① 국민의 생명, 신체, 재산과 국가에 피해를 주거나 줄 수 있는 것

(2) 재난의 특성

① 누적성: 재난은 오랜 시간동안 누적되어 온 위험요인들이 표출된 결과이다.

② 불확실성: 재난은 부정형으로 진화하며 불확실

③ 상호작용성: 재난은 대부분 단일한 원인으로 발생하지 않으며 재난발생 후에도 다양한 요인들의 상호작용에 의해 피해의 강도와 범위가 정해짐

④ 복잡성: 재난은 복잡한 원인들에 기인

(3) 재난의 분류(재난관리 및 안전관리기본법)

① 자연재난: 태풍, 홍수, 호우, 강풍, 풍랑, 해일, 대설, 낙뢰, 가뭄, 지진, 황사, 조류 대발생, 조수, 화산활동 등 자연현상으로 인하여 발생하는 재난

② 사회재난 [17]
- 화재·붕괴·폭발·교통사고(항공사고, 해상사고를 포함)·화생방사고·환경오염사고 등
- 에너지·통신·교통·금융·의료·수도 등 국가기반체계의 마비
- 가축전염병의 확산 등으로 인한 피해

참고 2014년 재난관리 및 안전관리기본법 개정으로 인적재난은 사회재난 개념에 통합됨

③ 해외재난: 대한민국의 영역 밖에서 대한민국 국민의 생명·신체 및 재산에 피해를 주거나 줄 수 있는 재난

(4) 재난 관리(Petak) [19] [21] [25]

단계	구분	재난관리활동
1단계 예방완화	재난발생 전	위험성 분석 및 위험지도 작성, 건축법 제정과 정비, 조세유도 재해보험, 토지이용관리, 안전관련 제정 및 정비 등
2단계 재난 대비 및 계획		재난대응 계획수립, 비상경보체계 구축, 비상통신망 구축, 유관기관 협조체제 유지, 비상자원의 확보, 비상훈련 등
3단계 재난대응	재난발생 후	재난대응계획의 시행, 재난의 긴급대응과 수습, 인명구조 구난활동 전개, 응급의료체계 운영, 환자의 수용과 후송, 의약품 및 생필품 제공 등
4단계 재난복구 [20]		잔해물 제거, 전염병 예방 및 방역활동, 이재민 지원, 임시거주지 마련, 시설복구 및 피해보상 등

(5) 재난 시 중증도 분류 [22] [24]

분류	색	중증도
긴급 Immediate	적색	즉각적인 치료가 필요한 환자
응급 Delayed	황색	생존에 영향을 주지 않는 범위에서 치료가 지연돼도 안전한 환자
비응급 Minimal	녹색	치료가 필요한 손상이 있으나 치료여부와 상관없이 생존이 예상되는 환자
사망예상 Expectant	흑색	생존해 있으나 사용가능한 자원으로는 생존시키기가 거의 불가능하다고 판단되는 환자
사망 Dead		자발호흡의 증거가 전혀 없는 사망자

마인드맵
mind map

지역사회 건강요구사정

- **지역사회의 이해**
  - 지역사회의 분류
    - 구조적 지역사회: 집합체, 대면공동체, 생태학적 문제공동체, 지정학적 공동체, 조직, 문제해결 공동체)
    - 기능적 지역사회: 동일한 요구를 지닌 공동체, 자원공동체
    - 감정적 지역사회: 소속공동체, 특수흥미공동체
  - 지역사회 간호사 역할 ─ 직접간호제공자, 교육자, 상담자, 알선자, 역할모델, 사례관리자, 조정자, 협력자, 사례발견자, 지도자, 변화촉진자, 옹호자, 연구자

- **보건의료체계**
  - 구성요소 ─ 관리, 자원의 조직적 배치, 경제적 자원, 보건의료자원 개발, 보건의료제공
  - 보건의료전달체계의 유형 ─ 자유방임형, 사회보장형, 사회주의형
  - 보건의료자원 평가요소 ─ 양적공급, 질적수준, 분포성, 효율성, 적합성, 계획성, 통합성

- **경제적지원(재원)**
  - 국민의료비 억제대책 ─ 단기적 방안, 장기적 방안
  - 진료비 지불방식 ─ 행위별수가제, 포괄수가제, 일당지불제, 인두제, 봉급제, 총액계약제

- **사회보장제도**
  - 사회보험과 공공부조의 비교
  - 의료보장제도 ─ 사회보험방식, 국민보건서비스방식
  - 국민건강보험
    - 특징: 강제성, 차등부담, 균등수혜, 제3자 지불제, 단기보험 등
    - 현물 급여(요양급여, 건강검진), 현금급여(요양비, 부가급여, 장애인보장구)

- **지역사회 간호사정**
  - 자료수집 방법의 분류 ─ 일차자료, 이차 자료
  - 자료수집의 내용
    - 지역특성: 지리적 특성, 인구학적 특성, 사회경제적 특성, 교통, 통신
    - 건강특성: 생정통계, 질병이환 상태, 건강행위
    - 지역사회 자원: 인적자원, 사회자원, 정치자원, 보건의료자원, 기타자원
  - 자료분석의 단계 ─ 분류 → 요약 → 비교 및 확인 → 결론
  - SWOT 분석 ─ SO전략(보건사업 확대), WO전략(구조조정), ST전략(새로운 대상자 개발), WT전략(보건사업 중단)
  - 지역사회 간호진단 ─ 오마하 진단분류체계, NANDA, ICNP
  - 우선순위 결정 방법 ─ BPRS, PATCH, Bryant 우선순위 결정법, PEAR
  - 목표의 분류 ─ 투입-산출별 분류: 투입목표, 산출목표, 결과목표
  - 체계모형에 따른 평가범주 ─ 사업성취도, 투입된 노력, 사업의 진행정도, 적합성, 효율성
  - 지역사회간호 수행 ─ 조정, 감시, 감독
  - 투입-산출 모형에 따른 평가 ─ 구조평가, 과정평가, 결과평가

- 역학
  - 질병의 역학적 모형 ── 역학적 삼각형 모형, 지렛대 모형, 수레바퀴 모형, 거미줄 모형
  - 면역의 분류 ── 선천적 면역, 자연능동면역, 인공능동면역, 자연수동면역, 인공수동면역
  - 역학적 연구방법
    - 기술역학
    - 분석역학: 단면연구, 환자-대조군 연구, 코호트 연구
    - 실험역학: 임상실험 연구, 지역사회실험 연구
  - 주요 역학지표
    - 병원체와 숙주 상호작용 지표: 감염력, 병원력, 독력, 치명률
    - 출생지표: 조출생률, 합계출산율
    - 사망지표: 사망률, 비례사망지수, 영아사망률, α-index, 모성사망비, 모성사망률
    - 이환지표: 유병률, 발생률, 발병률
    - 인과관계 측정: 상대위험도, 교차비
  - 진단검사
    - 타당도지표: 민감도, 특이도, 양성예측도, 음성예측도
    - 신뢰도
  - 인구구조
    - 기본개념 ── 성비, 부양비, 노령화지수
    - 인구피라미드 ── 피라미드형, 종형, 항아리형, 별형, 호로형

보건사업 기획 및 자원활용

- 보건사업 기획 ── PATCH, MATCH, MAPP
- 지역사회간호 관련 이론
  - 체계이론
  - 교환이론
  - 뉴만의 건강관리체계이론 ── 기본구조, 저항선, 정상방어선, 유연방어선
    - 일차예방, 이차예방, 삼차예방
  - 오렘의 자가간호 결핍이론 ── 자가간호요구: 일반적 자가간호요구, 발달적 자가간호요구, 건강이탈 자가간호요구
    - 자가간호역량
    - 간호체계: 전체적 보상체계, 부분적 보상체계, 교육적 보상체계
  - 로이의 적응이론 ── 자극: 초점자극, 연관자극, 잔여자극
    - 대처기전: 조절기전, 인지기전
- 자원활용
  - 건강관리실 ── 단기적 방안, 장기적 방안
  - 가정방문활동 ── 간호체계: 전체적 보상체계, 부분적 보상체계, 교육적 보상체계
  - 의뢰 ── 의뢰시 주의사항
  - 매체활동 ── 우편, 전화, 유인물, 벽보, 방송

인구집단별 건강증진 및 유지

- 건강증진의 역사적 배경
  - 제1차 건강증진 국제대회(오타와 대회)
  - 5차 hp2030
- 건강증진이론
  - 건강신념모형
  - 범이론적 모형 ── 계획전 단계 → 계획 단계 → 준비 단계 → 실행 단계 → 유지 단계
  - 건강증진모형(Pender)
  - PRECEDE-PROCEED 기획 모형

- 보건교육
  - 학습이론 — 행동주의 이론, 인지주의 이론, 인본주의 이론, 구성주의 이론
  - 보건교육계획 과정 — 보건교육 요구사정 → 구체적 학습목표 설정 → 학습내용 선정 → 교육방법 및 매체 선정 → 교육 시간 배정 → 평가 기준 결정
  - 보건교육 요구 유형 — 규범적 요구, 내면적 요구, 외향적 요구, 상대적 요구
  - 학습목표의 유형 — 인지적 영역, 정의적 영역, 심리운동적 영역
  - 학습교육 단계 — 도입 → 전개 → 정리
  - 교육방법 — 강의법, 개별상담, 분단토의, 배심토의, 심포지움, 브레인스토밍, 시범교육, 역할극, 견학, 전시, 캠페인, 프로젝트 학습
  - 교육매체의 선정 — 실물, 모형, 게시판, 유인물, OHP, 실물화상기, 영화, 대중매체

- 일차보건의료
  - 일차보건의료 집근법 — 접근성, 수용가능성, 주민참여, 지불부담능력
  - 일차보건의료 사업의 내용 — 1978년 알마아타 선언

- 지역보건사업
  - 보건소 — 보건소의 업무
  - 보건진료소 ┬ 보건진료소 전담 공무원 직무
  -            └ 설치기준 및 설치근거
  - 우리나라 공공 보건조직의 문제점

- 모자보건
  - 모자보건의 중요성
  - 가족계획 — 피임법

- 영유아보건

- 노인보건
  - 노인복지시설 — 노인주거복지시설, 노인의료복지시설, 노인여가복지시설, 재가노인복지시설, 노인보호전문기관
  - 노인장기요양보험제도

- 가족 간호
  - Duvall의 가족발달이론 — 신혼기, 양육기, 학령전기, 학령기, 청소년기, 진수기, 중년기, 노년기
  - 가족 간호 주요이론 — 구조-기능이론, 발달이론, 상징적 상호작용주의 이론, 체계이론
  - 가족 사정 도구 — 가족구조도, 가족밀착도, 외부체계도, 사회지지도, 가족연대기, APGAR

- 학교보건
  - 학교보건인력 배치 기준
  - 학교보건인력의 직무
  - 건강검사 내용 및 실시방법
  - 학교환경관리

- 산업보건
  - 보건관리자 직무
  - 건강진단의 종류 — 일반, 특수, 배치, 수시, 임시
  - 작업환경관리 ┬ 대치, 환기, 격리
  -              ├ 유해물질허용기준: 시간가중평균농도, 단시간노출기준, 최고허용농도
  -              └ 직업성 질환: 잠함병(감압병), 열중증(열경련, 열피로, 열사병, 열쇠약), 납 중독, 카드뮴 중독, 수은 중독, 크롬 중독, 진폐증, VDT 증후군
  - 산업재해 통계지표 — 도수율, 건수율, 강도율, 평균손실일수

- 만성질환 관리사업
  - 만성퇴행성질환의 특징
  - 만성질환의 예방 — 일차예방, 이차예방, 삼차예방
- 재활간호 — 재활간호의 필요성 및 목적

안전과 환경관리

- 대기오염
  - 대기오염물질 — 황산화물, 질소산화물, 일산화탄소
  - 대기오염현상 — 기온역전, 열섬현상, 온실효과, 오존층 파괴, 산성비, 스모그(런던형, LA형)
- 물과 건강
  - 상수
    - 정수과정: 침전 → 폭기 → 여과 → 소독
    - 수돗물 검사기준
    - 수질오염지표 — 용존산소(DO), 생화학적 산소요구량(BOD), 화학적 산소요구량(COD)
  - 하수처리과정
    - 1차 처리: 스크리닝, 침사법, 침전법
    - 2차 처리: 살수여상법, 활성오니법, 부패조, 임호프조
- 식품과 건강
  - 세균성 식중독 — 감염형, 독소형
  - 화학성 식중독
  - 자연성 식중독
- 재난
  - 재난의 분류 — 자연재난, 사회재난, 해외재난
  - 재난관리 — 예방완화, 준비계획, 재난대응, 재난복구
  - 재난 시 중증도 분류

# 3과목 정신간호학
psychiatric mental health nursing

1장 | 정신건강

❶ 정신건강과 정신질환의 개념

1) 정신건강의 정의
   (1) 인간이 사회생활을 자발적이고 독립적으로 영위해 나가기 위해 생각하고 판단하는 능력에 병적 증세나 정신병리가 없음
   (2) 환경에 대한 적응력이 있으며, 성숙한 인격을 갖추고 있는 상태
   (3) 주관적인 안녕감, 자기효능감, 자발성, 유능감, 세대 상호 간의 의존과 타인과의 관계 속에서 개인의 인지적·정서적 잠재능력에 대한 자기실현 등을 포함함

2) 정신질환의 정의

   사고, 감정, 행동의 변화로 환경에 잘 적응하지 못하고 자신 및 타인에게 해로운 영향을 주는 임상적으로 유의한 행동적, 심리적 증후군을 의미함

3) 정신건강과 정신질환의 연속성
   (1) 정신건강과 정신질환을 정확히 구별할 수 없음
   (2) 신체와 정신은 상호연관성을 지니고 있음
      ① 신체적 고통 → 불안, 우울 유발
      ② 정신적 긴장 → 혈압, 심박동 증가 유발
   (3) 정신현상의 기저에는 신체적인 현상과 연관성이 있음

4) 정신질환에 대한 잘못된 통념 14 17

- 정신질환은 흔하지 않은 병이다? → 누구나 걸릴 수 있음
  (25개 정신질환의 평생 유병률은 25.4% - 보건복지부, 2016년)
- 정신질환은 유전병이다? → 유전적 소인이 있음
  (정신질환은 가족력이 있는 질환임)
- 정신질환은 마음의 충격이나 스트레스 때문에 발생한다? → 충격이나 스트레스는 촉진요소에 해당함
  (정신질환은 유전적 경향과 신경생물학적 원인에 의한 뇌질환임)
- 정신질환은 가난하면 걸린다? → 가난이 정신질환의 직접적인 원인이라 볼 수 없음
  (가난은 적절한 치료시기를 놓칠 수 있어 유병기간을 증가시킬 수는 있음)
- 정신질환은 불치병이다? → 조기발견으로 적절한 치료를 받으면 완치될 수 있음
  (조현병의 경우 13%는 완전 회복, 30%는 증상호전 및 정상생활이 가능한 것으로 보고됨)
- 정신질환자는 항상 제정신이 아니다? → 증상이 24시간 지속되는 것은 아니며, 모든 정신기능이 와해되는 것은 아님
  (조현병 -사고/지각기능 장애, 우울증/양극성 장애-정서기능장애)
- 정신질환자는 난폭하고 위험하다? → 증상으로 인하여 불안하고 위축, 소심하고 수동적임
  (조현병은 피해망상으로 인해 폭력 위험성이 있을 수 있음, 하지만 약물복용을 통해 피해망상이 조절되면 폭력 위험성은 감소됨)
- 정신질환 치료제는 위험하고 중독성이 있다? → 정신질환 치료제는 부작용이 있음
  (정신질환 치료 약물에 대해 지속적으로 갈망하지 않으므로 중독되는 것은 아님)
- 정신질환자는 회복되더라도 사회적 기능을 할 수 없다? → 지속적인 치료로 사회적응이 가능함
  (약물 복용으로 증상이 조절되면 사회적 기능을 수행할 수 있음)

2장 | 정신건강 간호

1 치료적 인간관계와 의사소통

1) 치료적 인간관계의 개념
대상자에게 성장할 수 있는 잠재력을 제공하고 적절한 대처기술을 개발하도록 돕는 목표지향적인 조력관계

2) 치료적 인간관계의 목적
(1) 자기수용, 자기실현, 자존감 증진
(2) 인간 정체감과 통합성 증진
(3) 현실적인 목표성취 향상 및 능력 증진, 욕구만족
(4) 친밀하고 상호의존적인 대인관계 형성

3) 치료적 인간관계에서의 간호사 자질 [14] [15]

자기인식, 공감능력, 온화함, 신뢰, 겸손, 인내, 헌신, 윤리감과 책임감, 치료적 의사소통 기술 전이와 역전이의 이해, 유머감각

- 자기인식 [14]: 자기자신을 분석하는 것은 대상자에 대한 공감을 도우며 대상자의 자기표현을 격려, 양질의 간호를 제공하기 위한 첫 번째 단계
- 전이 [15]: 대상자가 과거의 중요한 인물들에게 느꼈던 감정이나 생각을 치료자에게 투사하는 것
- 역전이: 치료자가 자신의 생활에서 부모나 그 밖의 타인과의 관계에서 경험한 긍정적 또는 부정적인 감정을 대상자에게 투사하는 것

4) 치료적 인간관계에서 치료자 태도 [14]

일관성, 명확성, 긍정적, 강함, 안정감, 공감적, 수용, 민감성, 비판단적, 창조적

5) 치료적 인간관계의 단계(peplau) [13] [14] [17] [18] [19] [21] [22] [23] [24] [25]

단계	특징
상호작용 전 단계	• 간호사 자신을 탐구하는 단계 • 자기 탐색/자기 분석 필수
초기(오리엔테이션)단계 [23]	• 대상자의 요구를 사정함 • 자기소개 및 서로의 이름을 알리고 관계를 형성함(관계를 맺어가는 시기) • 간호사와 대상자의 역할, 비밀보장에 대한 계약, 한계 설정, 목표 설정, 만남과 장소의 시간 설정, 종결 계획에 대해 미리 알림
활동단계 [21] [24]	• 목표달성(문제해결)을 위한 활발한 활동이 이루어짐 • 실제적인 행동의 변화를 기대함 • 대상자의 행동/사고/감정을 연결하여 통찰력 발달 • 불안 조절, 독립, 책임감 증대 • 건설적 자기 방어기전 개발을 도움
종결단계 [20] [22] [25]	• 목표달성 여부를 평가하는 시기 • 종결에 대한 상실감 및 두려움으로 퇴행이 나타날 수 있음(분리 감정을 잘 처리할 수 있도록 감정 표현을 격려)

6) 치료적 의사소통 13 14 15 16 17 18 21 22 23 24 25

치료적 의사소통 기술	내용
경청 15 16 17	대상자에게 객관적으로 공감하면서 주의를 기울이는 적극적 과정(즉각적인 반응, 온화한 시선, 고개를 끄덕임 등)
반영 14 15 17 18 19 20 21 23 24	대상자가 나타낸 감정이나 생각, 내용 등을 간호사가 다른 용어로 대상자에게 다시 표현하는 것 예 ~해서 속상하셨군요. 　　그 상황은 당신을 화나게 했나요? 　　~라고 생각하는군요.
명료화 14 16 17 19 25	대상자의 표현이 모호하고 불분명할 때 내용을 명확하게 해주는 것
반복(재진술) 14	대상자가 말한 내용과 감정을 반복하여 다시 말함으로써 확인함
침묵 16	대상자에게 사고, 느낌, 결정 등을 심사숙고할 수 있는 충분한 시간을 제공함
개방적 질문 22	"예" 또는 "아니오"로 답할 수 있는 폐쇄적 질문보다는 서술형으로 답할 수 있는 질문의 형태(개방적 질문이 대상자로 하여금 충분히 감정을 표현하도록 도움)
수용	대상자를 비평하지 않고 있는 그대로를 받아들임
정보 제공	건강교육이나 약물복용, 부작용, 규칙, 질병에 대한 정보 등에 관한 교육적 자료를 제공할 때 사용하는 기술
현실감 제공	왜곡된 인지를 하는 경우 실제 일어나고 있는 현실에 대해 사실대로 알려줌
초점 맞추기	대상자가 여러 이야기를 하여 주제가 모호해질 때 한 가지에 집중되도록 하는 기술
접촉	신체적인 접촉을 통해 위로하고 관심을 갖고 있음을 표현함
유머	대상자의 경/중등도의 불안 및 긴장을 감소시키는 기술
공감	대상자의 감정, 느낌 있는 그대로 이해하고 인정하는 기술
직면	대상자에게 나타나는 모순을 확인하고 직접적으로 현실을 인식시켜 주는 기술

7) 비치료적 의사소통

비치료적 의사소통 기술	내용
일시적 안심 14	문제가 있는 대상자에게 걱정할 이유가 없다고 말하는 것
주제 바꾸기	대화의 주제가 불편할 때 간호사가 화제를 바꾸는 것
상투적 반응	의미 없는 상투적인 말을 하는 것
문자적 반응	대상자가 이야기하는 뜻을 생각하지 않고 한말 그대로를 받아들여 대답하는 것
충고	대상자에게 지시하는 것으로 간호사가 대상자보다 높은 위치에 있음을 암시하는 것
거절	대상자의 생각 혹은 행동을 고려하지 않고 거절하는 것
지나친 동의	대상자에게 무조건적으로 찬성하는 태도를 보이는 것
부정, 불일치	대상자의 생각과 간호사의 생각이 다름을 표현하는 것
과도한 칭찬	사소한 것에 대해 필요 이상으로 칭찬하는 것
평가	간호사가 대상자에 대해 옳고 그름을 평가하는 것
감정을 얕봄	대상자의 생각과 느낌에 대해 잘못 판단하는 것
방어	직원이나 기관에 대해 하는 말에 간호사가 방어하는 것
도전	대상자로 하여금 증거를 요구하는 것

2 정신건강 사정

1) 정신건강의 이해
  (1) 정신역동: 마음이나 성격, 정신의 여러 부분이 상호 관계를 맺는 것
  (2) 정신에너지 14
    ① 정신기능을 하기 위해 필요한 힘이나 추진력
    ② 이드 → 자아 → 초자아로 전환

2) 정신세계의 구조
  (1) 의식과 성격의 구조

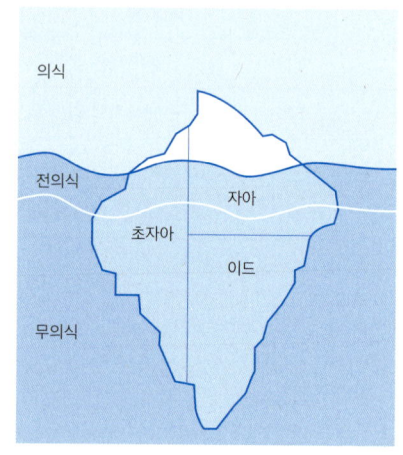

(2) 의식의 구조

의식 (conscious)	• 개인이 현재 각성하고 있는 모든 경험과 감각 즉 사고, 지각, 감정, 기억 등(주로 깨어 있을 때 작용, 현재 깨닫고 있는 모든 행위와 감정 상태) • 전체 정신세계 중에서 극히 일부에 불과, '자아'와 '초자아'의 일부만 포함됨 • 일상생활의 일부분만이 의식의 범위에 속함
전의식 13 (preconscious)	• 조금만 노력하면 의식 속으로 떠올릴 수 있는 생각이나 감정(현재는 의식 밖에 있지만 어느 정도 노력을 한다면 내가 의식할 수 있는 단계로 가져올 수 있음) • '잠재의식' 또는 '이용 가능한 기억'이라고 함 • 주로 '자아'로 구성 예 3개월 전에 있었던 사건, 본인의 생일, 지인의 이름 등
무의식 (unconscious)	• 의식 밖에 존재하는 것으로 노력해도 떠올릴 수 없는 생각이나 감정(자신의 힘으로는 의식 속으로 끌어올리기 어려움) • 의식 상태에 두기에는 너무 위협적이거나 고통스러운 생각, 감정, 기억 혹은 충동을 무의식 상태로 잠복시킴(의식으로부터 없애 버림 → 하지만, 마음 속 깊은 무의식의 자리에 남아 있음) • 대부분의 방어기제가 무의식에 속함 • 주로 '이드'와 '초자아'로 구성, 빙산의 가장 아랫부분

(3) 성격의 구조 13 16

이드 (원초아, Id)	• 성격의 가장 원초적인 부분(인간의 본능이 존재하는 곳, 에너지의 원천) • 일차 사고과정, 비언어적, 비논리적, 비현실적, 비체계적 • 주관적, 쾌락 추구 • 선과 악을 구분하지 못하고 현실에서 실현 가능한 것과 불가능한 것을 구분하지 못하며 억제하지 못함
자아 (Ego)	• 성격의 집행자: 본능과 충동을 조절하여 행동을 통제함 • 현실적이고 논리적인 사고를 하며 환경에 적응함 • 객관적, 이차 사고과정을 통해 고차원적 정신작용을 함 • '이드'와 '초자아'의 중재자 • 이드의 욕망을 영구적으로 제한하는 것이 아니라 이드의 욕망이 적절할 때 현실적인 방식으로 만족되도록 잠시 지연시킴 • 대부분은 '의식' 영역에 속하나, 방어기제는 '무의식' 영역에 속함
초자아 (Superego)	• 성격의 사법부: 무엇이 옳고 그른지를 결정함 • 도덕적 원리를 따르며 사회의 보편적 규범을 수용하도록 함 • 비난받을 이드의 충동을 지연시키는 것이 아니라 완전히 금지함 • 자아가 도덕적인 측면을 고려하여 행동하도록 함 • 사고, 말, 행위에서 절대적인 완벽성을 갖도록 함

3) 방어기전 13 14 15 16 17 18 21 23

억제 23	• 의식적으로 잊으려고 노력하는 방어기제 • 유일하게 의식적으로 사용됨(다른 방어기제들은 무의식적인 방어기제) 예 화가 났을 때 참으려 노력함
승화	• 본능적 욕구나 참기 어려운 충동 에너지를 사회적으로 용납할 수 있는 형태로 바꾸어 사용하는 가장 건전하고 건설적인 방어기제 예 폭력적 공격 충동의 승화 - 권투선수
유머	• 곤란하거나 불편한 상황에서 웃음을 유발하는 행동이나 농담, 풍자 등을 통해 긴장감을 줄임 예 신발이 벗겨지자 "제 발이 인사합니다"라고 말하며 웃음을 줌
동일시 15	• 타인의 바람직한 태도와 행동을 닮아 가는 것 예 연예인의 행동을 따라하는 청소년, 엄마의 화장을 따라하는 여자 아이
합일화	• 동일시의 원시적인 형태 • '자기'와 '자기 아닌 것'을 구분하지 못함 예 신생아는 엄마가 웃으면 자기도 웃는다고 생각함
전환	• 심리적 갈등이 신체감각기관 및 수의근육계의 증상으로 표출되어지는 것 예 어느 날 갑자기 오른팔에 마비가 오는 것
신체화	• 심리적 갈등이 신체감각기관 및 수의근육계를 제외한 신체적 증상으로 표출되어지는 것 예 사촌이 땅을 사면 배가 아픔
함입 24	• 외부의 대상을 자기 나름대로 느끼고 생각하여, 자기의 자아 속에 받아들이는 것, 외부 대상에게 주었던 사랑이나 증오가 자기 내면 세계 속의 대상으로 자리 잡게 함, '자기'와 '자기 아닌 것'을 구분하는 시기에 발생하는 원시적 동일화의 형태 예 모두 내 탓이야
퇴행	• 좌절을 심하게 당했을 때 또는 아주 심한 스트레스를 받았을 때 초기 발달 수준으로 후퇴하는 현상 예 동생이 태어나자 대소변을 잘 가리던 4살짜리 아이가 오줌을 싸는 것
고착	• 인격발달과정 중 어떤 시기에 좌절을 심하게 겪었거나 반대로 너무 만족하였을 때 그 단계에 고착하게 되는 것 예 손가락을 입에 물거나 어린아이처럼 말을 함
투사 19 21	• 자신의 특성들을 외부 세계의 다른 사람이나 사물 탓으로 돌리는 것 예 교사 자신이 학급에서 아이들을 좋아하지 않는다는 것을 인정하기가 싫기 때문에, 그 대신 아이들이 자신을 좋아하지 않는다고 말하는 것
부정 14	• 현실의 불쾌한 측면들에 직면하지 않고자 불안 유발 자극들을 지각하지 않으려는 것 예 학업성취도가 낮은 아동들은 "일이 잘 진행되고 있어요. 나의 성적은 이번에 더 오를 거예요"

억압	• 불안에 대한 일차적 방어기제, 가장 많이 사용하는 방어기제 • 의식 중의 위험한 기억, 갈등, 생각, 또는 지각을 억지로 무의식 속으로 들어가도록 하여 억눌려진 요인이 다시 나오지 못하도록 규제하는 것 예 어린 시절 따돌림 당한 사실을 기억하지 못함
반동형성	• 겉으로 나타나는 태도나 언행이 마음속의 생각이나 욕구와는 정반대인 경우의 방어기제 예 좋아하는 친구를 오히려 괴롭힘, 미운 상대일수록 오히려 잘 대함
취소 [20]	• 자신의 욕구와 행동(상상 속의 행동 포함)으로 인하여 타인에게 피해를 주었다고 느낄 때 그 피해적 행동을 중지하고 원상 복구시키려는 일종의 속죄 행위 예 부인을 때린 남편이 꽃을 사다 주는 것
전치 [17]	• 의식적으로 불특정 대상에게 주었던 것인데 자기의 감정을 주어도 덜 위험한 대상에게로 옮김 예 언니를 미워하는 동생이 언니의 공책을 찢어버리는 행위
격리 [13]	• 과거의 고통스러운 사실은 기억하지만, 그 사실과 관련되었던 감정을 의식에서 격리함, 무의식 속으로 감정을 억압하여 의식적으로는 느끼지 못하는 것 • 강박장애에서 흔히 볼 수 있음 예 사랑하는 사람의 죽음을 감정 없이 얘기하는 것
해리	• 마음을 편치 않게 하는 성격의 일부가 그 사람 자신의 지배를 벗어나 하나의 독립된 성격인 것처럼 행동하는 방어기제 예 엄청나게 심한 시집살이를 하던 30대 주부가 시아버지 귀신이 붙었다 하여 병원에 입원함, 이중인격
상징화	• 어떤 대상 혹은 사상이 다른 대상 혹은 다른 형태로 나타내는 것 예 자식을 낳을 수 없는 여성이 아기처럼 예쁜 꽃송이를 안고 행복한 꿈을 꿈 참고 꿈, 공상, 문학 등의 예술작품에서 볼 수 있음
합리화 [15] [18]	• 자기보호와 체면 유지를 위해서 우리가 가장 많이 사용하는 방어기제 • 인식하지 못하고 있는 어떤 동기에서 나온 자신의 행동을, 나름대로의 이론체계를 들어 설명하는 것 예 친구가 "살이 좀 찐 것 같네"라고 말할 때 "옷 때문에 쪄 보이는 거야"라고 말함
주지화	• 상당히 궤변적인 것으로 느낌보다는 사고와 정서적 불편을 제거하려는 것 예 자신을 괴롭히는 사람이 있을 때 모든 상황과 자료를 수집하여 그 원인을 분석함
보상 [22]	• 실제적인 것이든 상상의 것이든 간에 자신의 성격, 외모, 지능 등의 결함을 보완하기 위해서 취하게 되는 무의식적인 노력 예 작은 고추가 맵다
상환	• 배상하는 행위를 통해 무의식에 있는 죄책감을 줄이려는 것 예 반평생 돈을 모아 자선단체에 기부함

저항	• 괴롭고 불안한, 억압된 자료들이 의식계로 떠오르지 않도록 막는 것 예 상담자가 억압된 자료와 관련된 질문을 하면 그것은 별로 중요하지 않다고 함
대리형성 (대치)	• 목적을 이루지 못할 때 이로 인한 좌절감을 최소화하기 위하여 원래의 것과 비슷한 것을 가지므로 대리만족 하는 것 예 꿩 대신 닭, 아버지를 존경하는 딸이 아버지와 닮은 사람과 결혼함

4) 발달단계별 특성

(1) Freud 정신성 발달이론 13 14 16 21
  ① 구강기(0~18개월): 입과 입술을 통해 외부세계와 접촉하고, 성적 만족도 그 부위에 집중
  ② 항문기(18개월~3세): 성적 관심은 항문 부위에 모아지며 대소변을 통해 쾌락을 느낀다
    • 충족되지 못하면 항문기적 성격을 보임(완고함, 인색함, 결벽증 등)
  ③ 남근기(3~6세) 16 21: 정신 에너지를 성기에 집중시켜 성기를 가지고 놀며 쾌락을 느낌
    • 같은 성의 부모를 동일시하고 반대 성의 부모를 소유한다고 가정함 25
    • 초자아가 발달하는 시기로 잘 해결되지 않는 경우 초자아가 잘못 형성되거나 결핍됨
    • 남아: 오이디푸스 콤플렉스(어머니에게 애착을 보이며 동시에 아버지에게 경쟁심, 질투, 적개심을 보임)
    • 여아: 엘렉트라 콤플렉스(아버지에게 애착을 보이며 동시에 어머니에게 경쟁심, 질투, 적개심을 보임)
  ④ 잠복기(6~12세): 성적욕구가 억압되어 성적 충동 등이 잠재되어 있는 시기, 지적활동이 활발해지는 시기
  ⑤ 성기기(12세~) 24: 성 에너지가 무의식에서 의식의 세계로 나오는 시기, 성적 욕구 및 이성친구에 대한 관심이 증가함, 2차 성징이 나타남

(2) Erikson 정신사회 발달이론 13 18 23
  ① 영아기(0~1세): 신뢰감 대 불신감
  ② 유아기(초기아동기, 1~3세): 자율감 대 수치감
  ③ 학령전기(후기아동기, 3~6세): 주도성 대 죄책감
  ④ 학령기(7~12세): 근면감 대 열등감
  ⑤ 청소년기(12~18세): 주체성 대 역할혼돈
  ⑥ 성인기(18~45세): 친밀감 대 고립감
  ⑦ 중년기(45~65세): 생산성 대 자기침체감
  ⑧ 노년기(65세~): 통합성 대 절망감

(3) Piaget 인지 발달이론 13 15
  ① 감각운동기(0~2세): 감각 운동적 탐색, 모방, 대상영속성, 공간이동 개념 형성
  ② 전조작기(2~7세): 자아중심적 사고, 물활론적 사고, 보존개념 없음, 상징적인 놀이 발달
  ③ 구체적 조작기(7~12세): 자아중심적 사고 벗어남(탈중심화), 보존개념 획득, 공통점/차이점/관계성을 이해하고 분류할 수 있음
  ④ 형식적 조작기(12세 이후): 논리적/가설적 사고, 추상적/개념적 사고 가능

(4) Sullivan 대인관계 발달이론 14 24
 ① 영아기(0~18개월): 수유를 통한 어머니와의 최초의 교류
 ② 아동기(18개월~6세): 대소변훈련을 통해 욕구충족 지연 및 수용을 배움, 소꿉놀이를 통해 성의 개념과 역할에 대해 습득함
 ③ 소년기(6~9세): 또래 친구와의 관계형성을 배움(사회화)
 ④ 전청소년기(9~12세): 동성 친구와의 관계형성을 배움
 ⑤ 초기청소년기(12~14세): 이성 친구와의 관계형성을 배움
 ⑥ 후기청소년기(14~21세): 사회적 관계가 발달함(성숙한 대인관계)

(5) Mahler 분리개별화 발달이론 15
 ① 정상자폐기(0~1개월): 모든 세상을 자신으로 여기며 생존에 필요한 욕구충족 및 안위에 초점
 ② 공생기(1~5개월): 양육자와 공생하는 시기로 애착을 보임
 ③ 분리개별화기(5~36개월): 양육자에게서 신체적, 정신적으로 분리되는 시기
  • 분화분기: 분리된 개인으로서의 자기인식이 증가함
  • 실행분기: 분리된 개인으로서의 자기인식이 급속히 발달함, 분리불안을 경험함
  • 화해접근분기: 양육자와 분리되어 있음을 확실히 인식함, 분리불안이 해결됨
  • 통합기: 궁극적인 개체와 자아분리감이 형성됨

(6) 발달단계별 발달이론

발달단계	Freud 정신성 발달이론	Erikson 정신사회 발달이론	Piaget 인지 발달이론	Sullivan 대인관계 발달이론	Mahler 분리개별화 발달이론
영아기	구강기 (0~18개월)	영아기 (0~1세)	감각운동기 (0~2세)	영아기 (0~18개월)	정상자폐기 (0~1개월)
유아기	항문기 (18개월~3세)	유아기 (1~3세)	전조작기 (2~7세)	아동기 (18개월~6세)	공생기 (1~5개월)
학령전기	남근기 (3~6세)	학령전기 (3~6세)			분리개별화기 (5~36개월)
학령기	잠복기 (6~12세)	학령기 (6~12세)	구체적 조작기 (7~12세)	소년기(6~9세) 전청소년기 (9~12세)	
청소년기	성기기 (12세~)	청소년기 (12~18세)	형식적 조작기 (12세 이후)	초기청소년기 (12~14세)	
성인기		성인기 (18~45세)		후기청소년기 (14~21세)	
중년기		중년기 (45~65세)			
노년기		노년기(65세~)			

5) 정신 생물학적리듬 이해

(1) 변연계: 감정작용에 관여하는 부위로 희노애락, 만족감, 공격성 등 감정의 중심지 [22]

해마	장기기억에 관여(단기기억을 장기기억으로 전환)
편도체	위험 감지, 공포나 불안에 대한 반응에 관여

(2) 신경전달물질

dopamine	• 학습, 감정, 운동조절 등에 영향
norepinephrine	• 자율신경계 반응에 관여
serotonin [24]	• 기분, 감정, 공격성, 각성과 수면, 불안, 조현병의 음성 증상 등에 관여 • 체온 조절, 통증조절체계와 관련이 있음
acetylcholine	• 기억, 기분장애, 각성과 수면, 통증 인지에 관여 • 근육에 활동 신호를 보냄
GABA	• 공격성, 흥분, 불안의 감소에 관여

6) 정신사회 문화적 이해

(1) 문화: 일정한 목적 또는 생활 이상을 실현하고자 사회 구성원에 의하여 습득, 공유, 전달되는 행동 양식 혹은 생활 양식의 과정, 그 과정에서 이루어 낸 물질적·정신적 소득을 의미함
  [예] 의식주, 언어, 풍습, 예의, 학문, 예술, 종교, 제도 등
(2) 한국문화 관련 증후군 [15]: 화병, 무병
  ① 화병: 명치에 뭔가 걸린 느낌 등 신체 증상을 동반함, 우울증의 일종으로 우울과 분노를 억누르기 때문에 발생하는 증후군
  ② 무병: 무당이 되기 전 이유 없이 겪게 되는 통증과 환청 등의 증후군

7) 이상행동의 이해

(1) 사고장애: 사고 형태의 장애, 사고 진행의 장애, 사고 내용의 장애

사고 형태의 장애 [13] [14] [17]	• 생각의 앞뒤가 서로 연결되지 않는 형태 • 자폐적 사고: 자기 자신만의 생각에 빠지는 경우 • 마술적 사고: 특수한 생각, 말 등이 초자연적인 방법에 의해 그대로 성취될 수 있다고 믿음, 사고가 기묘하고, 특이하며, 기괴함, 강박적인 경향을 보임 • 구체적 사고: 은유를 사용하지 못하고, 그 의미를 잘 헤아리지 못함, 1차원적인 사고, 조현병에서 흔히 나타남 • 신어 조작증: 자기자신에게만 의미 있는 새로운 말을 만들어냄

사고 진행(과정, 흐름)의 장애
13 15 20
24 25
	• 사고의 비약 13 24: 연상작용이 지나치게 빨라 대상자의 생각과 대화가 하나의 주제에서 다른 주제로 빠르게 진행되는 현상
	• 사고의 지연: 사고 과정에서 연상속도가 매우 느려짐으로써 사고가 원활하지 못한 현상, 매우 느리게 말하고 목소리도 작음
	• 우회증: 목적한 결론에 이르기는 하지만 연상되는 사고가 너무 많아 빙빙 돌아 결론에 도달하는 현상 15 25
	• 지리멸렬 20: 말이 연결되지 않고, 일관성이나 조리가 없어 이야기의 줄거리나 내용을 파악할 수 없는 현상 → 조현병에서의 연상이완, 정도가 심할 때 말비빔 현상(단어만을 나열)이 나타남
	• 사고단절: 외부의 자극 없이도 사고의 흐름/문장의 중간에서 갑자기 멈추는 현상
	• 부적절한 사고: 질문내용과 전혀 연관성이 없는 동문서답식의 엉뚱한 대답을 하는 경우
	• 보속증: 계속 새로운 자극이 주어지고 사고를 진행시키려고 노력하는데도 사고가 더 이상 진행되지 못하고 머물러 있게 되는 현상 24
	• 음송증: 의미 없는 말을 지속적으로 반복하는 현상
	  예 손 손 손
	• 음연상: 음이 비슷한 말에서 생각이 연상되는 현상
	  예 영자, 정자, 명자, 경자

사고 내용의 장애
15 16 17 18
19 21 23
	• 환상: 기대해온 것에 대한 비현실적인 생각을 하는 것
	• 망상: 사실과 다른 불합리하고 잘못된 믿음
	  - 피해망상 16 18 23: 누군가 자신이나 가족을 해치려고 하거나, 감시하고 있다고 믿는 망상, 처음에는 무시하려 노력하지만 지속되면서 점차 현실감을 상실하고 시비를 걸거나 싸움 등 공격성을 표출할 수 있음
	  - 과대망상 17 20: 자신의 힘, 능력, 권력, 위대성 등을 현실과 동떨어져 실제보다 과장해서 믿고 있는 망상
	  - 관계망상 16 19 21 22: 주위에서 일어나는 일들이 모두 자기 자신과 관련되어 있다고 믿는 망상
	  - 신체망상: 용모, 손, 발, 성기 등 자신의 신체 일부가 다른 사람과 달리 기형적으로 생겼다거나, 전염병 등에 이환되었다고 호소하는 망상
	  - 우울망상: 실제로는 아닌데도 절망적이고 우울해하는 망상
	  - 종교망상: 자신이 전지전능한 신이라고 주장하는 등 종교적 내용의 망상
	• 강박사고: 잘못된 생각인지 알면서도 의식에서 떨쳐버릴 수 없는 지속적 사고, 감정, 충동 등(불안감소를 위해 강박적 행위를 수행함)
	• 공포증: 과장되고 지속되는 병리적 두려움을 갖는 것

(2) 정서장애: 정서부조화, 둔마된 정서, 불안정한 정서, 제한된 정서, 단조로운 정서, 무감동, 들뜬 기분, 불안정한 기분, 우울, 공황, 긴장, 초조, 두려움, 양가감정, 부끄러움, 불안, 죄책감 등
  ① 정동(affect)
    • 객관적으로 관찰가능하면서 일정기간동안 보여지는 정서
    • 타인에 의해 관찰되는 측면 의미
    • 정서부조화, 둔마된 정서, 불안정한 정서, 제한된 정서, 단조로운 정서, 무감동
  ② 기분(mood)
    • 전반적이고 지속적이며 우세한 정서
    • 주관적으로 경험하는 감정의 주관적 요소 + 다른 사람이 관찰한 객관적 요소 모두 포함
    • 들뜬 기분(다행감 → 의기양양 → 흥분/기고만장 → 황홀), 불안정한 기분, 우울
      - 다행감: 기분이 적당히 좋고 자신 있으며, 낙관적, 행복함, 들뜬 기분의 첫 단계
  ③ 감정(emotion)
    • 정동 및 기분과 관련된 정신적, 신체적, 행동적 구성요소로 이루어진 복합적인 느낌
    • 자신에 의한 표현 + 타인에 의해 관찰 → 개인의 전체적인 감정 경험 의미함
    • 공황, 긴장, 초조, 두려움, 양가감정, 부끄러움, 불안, 죄책감
      - 양가감정 [17]: 대조적인 두 가지 감정, 태도, 생각 등이 동시에 존재하는 것
      - 불안: 통제할 수 없는 위험한 충동에서 나오는 위협에 대한 반응으로 무의식적이고 내적인 정신적 갈등에 의해 유발됨, 실제 위협을 주는 대상이 존재하지 않음 (두려움: 실제 위협을 주는 대상이 있고 그에 대해 반응하는 것)
(3) 행동장애 [17] [21]: 과다행동, 과소행동, 반복행동(상동증, 기행증, 강직증, 납굴증), 자동증(반향언어, 반향동작), 강박행동, 거부증(함구증, 거식증)

과다행동	• 증가된 내적 욕구로 지나친 활동을 하는 것, 감정이 고조된 상태
과소행동	• 행동의 빈도나 강도가 모두 저하된 상태, 동작이 느림

반복행동	• 계속 같은 행동을 반복하는 것
	  - 상동증: 특별한 의미가 없으나 무의식적인 긴장이나 갈등을 해소하기 위한 방편으로 계속 같은 행동을 반복하는 것(단추 풀고 잠그기 등)
	  - 기행증: 대상자 특유의 습관적이고 불수의적인 행동(제스처, 걸음걸이, 표정, 눈깜박임 등)
	  - 강직증: 반복행동이 지나쳐서 그것이 매우 불편한 자세인 경우라도 계속 같은 자세를 취하고 있는 것
	  - 납굴증: 심한 강직증 상태, 전혀 움직이지 않고 계속 같은 자세를 취함, 다른 사람에 의해 피동적으로만 움직임

자동증	• 자신의 의지나 생각이 전혀 없는 로봇처럼 타인의 요구나 암시에 복종하여 그대로 따라하는 것
	  - 반향언어: 다른 사람의 말을 메아리처럼 그대로 따라함 [21]
	  - 반향동작: 다른 사람의 동작을 그대로 따라함

강박행동	• 불합리하고 쓸데없다는 것을 잘 아는데도 같은 행동을 반복하는 것
거부증 [17]	• 타인의 요구와 정반대로 행동하거나 이에 대한 저항의 표시로 전혀 반응하지 않는 것 - 함구증: 말할 수 있으나 전혀 말을 하지 않음 - 거식증: 식사를 거부함

(4) 지각장애: 인지불능증, 착각(거시증, 소시증, 이인증, 비현실감), 환각(환청, 환촉, 환시, 환후, 환미)

인지불능증(실인증)	• 자극의 중요성을 파악하거나 의미를 이해하는 능력이 상실된 상태로서 사물을 인지하지 못하는 현상
착각 [20] [25]	• 외부에서 감각기관으로의 자극과 그 전달과정은 정상이나, 뇌에서 이를 통합하고 해석하는 과정에서 문제가 발생 → 실제의 외부대상을 왜곡하여 인식함 [25] - 거시증: 사물이 더 커 보이는 현상 - 소시증: 사물이 더 작아 보이는 현상 - 이인증: 자기 자신이 아닌 것 같고, 낯설고 어색하게 느껴지거나 존재하지 않는 것 같은 느낌이 드는 상태 - 비현실감: 주변 환경에 대한 현실감이 없음 → 낯선 환경이 친숙하게 느껴지거나 반대로 익숙한 환경이 아주 낯설게 느껴지는 시공간적 왜곡 현상
환각 [18] [19] [24]	• 실제 외부 자극이 없는데도 실제처럼 지각하는 현상 - 환청: 외부자극은 없으나 실제처럼 소리를 듣는 경우, 환각 중 가장 흔함 - 환촉: 외부자극은 없으나 몸에 닿거나 찌르거나 누르는 등의 감각을 느끼는 경우 - 환시: 존재하지 않는 대상을 보는 경우 - 환후: 외부자극은 없으나 특정 냄새를 지각하는 경우 - 환미: 존재하지 않는 맛을 지각하는 경우

8) 정신건강간호의 이론적 모형 13 14 16 17 19 20 22 25

이론적 모형	이상행동에 대한 관점	주요 치료과정	대상자-치료자 역할
정신분석모형 19	• 어린 시절 미해결된 갈등에서 증상이 발생함	• 자유연상(떠오르는 생각을 자유롭게 표현하는 것) • 꿈 분석 기법	• 대상자: 능동적 참여자로 생각이 떠오르는 대로 자유롭게 표현 • 치료자: 객관성을 유지하기 위해 대상자의 시선 밖에 위치, 대상자의 생각, 꿈을 해석함
대인관계모형 17	• 대인관계의 부정적인 자기체계로 불안이 발생함	• 대상자: 치료자 관계의 안정감 구축 • 치료자와의 건강한 관계 경험을 통해 대인관계 방법을 학습하도록 함	• 대상자: 치료자와 관심을 공유 • 치료자: 대상자를 치료에 참여시키고 신뢰감 형성, 무비판적이고 수용적인 환경 조성
사회적모형 16 22 25	• 사회적, 환경적 요소가 스트레스와 불안을 유발함 • 수용할 수 없는 행동이 사회적으로 규정됨 • 같은 행동이라도 문화에 따라 정상 또는 비정상, 정신증적으로 보일 수 있음	• 긍정적인 사회적 변화 및 지지를 이용하여 대상자의 변화를 유도함	• 대상자: 해결해야 할 문제를 치료자에게 표현하고 지역사회자원을 활용해야함 • 치료자: 대상자가 변화할 수 있도록 협력, 강제적 요소 배제, 자원, 지역사회 체계 협조를 구함
실존모형 20	• 개인이 자신 또는 환경으로부터 멀어졌을 때 이상행동이 발생함	• 자신을 진정으로 깨닫고 자기 존재에 대한 인식을 되찾게 함	• 대상자: 자신의 행동에 대해 책임지며, 치료자가 제시하는 도전에 적극적으로 노력함 • 치료자: 길 안내자로 변화해야 하는 부분을 직접적으로 알려주어 파악하도록 도움

행동모형	• 불안을 감소하기 위해 잘못 학습된 습관적인 반응	• 바람직한 행위를 강화해줌 • 상호억제기법 이완요법 • 자기주장훈련 • 탈감작화, 혐오요법 • 토큰강화, 행동조성 • 사고중지기법	• 대상자: 능동적인 참여자 • 치료자: 행동 전문가, 교사로서 행동목표를 설정하여 대상자의 행동을 강화함
의사소통모형	• 언어, 비언어적 메시지가 왜곡되어 정확히 전달되지 않음	• 의사소통 유형을 사정 → 진단 및 피드백을 제공함	• 대상자: 의사소통 유형분석에 참여함, 의사소통을 명료화함 • 치료자: 대상자의 의사소통을 해석함, 시범을 통해 좋은 의사소통 원리를 교육함
의학적모형	• 중추신경계의 이상, 신경자극 전달의 이상, 신경전달물질의 이상 등으로 발생	• 진단적 검사를 시행함 • 신체적 치료, 약물 치료	• 대상자: 처방된 치료계획에 따름 • 치료자: 질병을 확인하고 치료계획을 세움
간호모형	• 잠재적, 실제적 건강문제에 대한 부적응적 반응으로 발생	• 간호과정을 적용함 • 질병이 아닌 개개인의 반응에 초점을 맞춤	• 대상자: 자신의 건강요구 및 특성을 알리고 간호계획에 협조함 • 치료자: 다른 건강 전문인과 상호관계를 유지하면서 대상자에게 서비스를 제공함

9) 간호사정 방법

(1) 문제 확인
① 응급이나 위기 상황 시 문제 확인에 목적을 둠
② 문제 서술 시 간단명료, 문제의 본질, 심각성 정도, 원인에 대한 가정을 세우며 동시에 중재를 제공함

(2) 문제의 명료화
① 응급이나 위기 상황이 아닌 경우 문제를 명료화하는데 목적을 둠
② 심리/사회/문화적 기왕력에 대해 체계적으로 사정

(3) 총체적 사정
① 생활과 경험 모든 측면을 사정함
② 생물학적/정신적/사회적/문화적/영적 영역을 모두 포함

10) 간호사정도구

(1) 정신상태검사 (MSE, Mental Status Examination)

검사자가 관찰한 바를 요약하여 임상적으로 평가하는 검사로 시간에 따라 변화하는 소견을 보이며 다양한 도구가 있음

검사항목	내용
일반적 기술	• 외모: 몸가짐, 의복상태, 외향 등 • 검사자에 대한 태도: 적대적, 협조적, 우호적, 무덤덤 등 • 언어: 수다스러운, 유창한, 과묵한 등 • 행동과 정신운동 활성: 경직, 민첩함, 천천히 걷기, 반향 행동증 등
기분과 정동 표현	• 기분: 실제로 느끼는 지속적인 감정으로 짜증, 공포, 공허함 등 • 정동표현: 얼굴표정 등 모든 표현행동으로 나타나는 감정 반응으로 기분과 일치하지 않을 수 있음 • 정동의 적절성
사고	• 사고과정: 사고의 비약, 음향연상, 사고 단절, 보속증, 말비빔, 신어조작증 등 • 사고내용: 망상, 강박, 공포 등
지각	환각, 이인증 등
감각과 인지	• 의식: 명료, 기면, 혼미 등 • 지남력: 시간, 장소, 사람에 대한 지남력 • 집중력: 단어 거꾸로 말하기, 100에서 7씩 차례로 빼기 등 • 기억력: 과거 기억(어린 시절 회상), 근래 기억(수 개월 전의 일), 최근 기억(아침식사 질문 등) • 계산능력: 간단한 덧셈과 뺄셈, 물건 값 계산하기 등 • 상식과 지능: 교육수준이나 사회 경제적 수준을 고려하여 평가 • 읽기와 쓰기 능력: 간단한 문장을 쓰게 한 후 읽게 함 • 시각공간 능력 • 추상적 사고: 간단한 속담 풀이 등 [21]
판단력 [23]	사회적 판단능력과 행동의 결과 등을 평가 [예] 주민등록증을 길에서 주웠을 때 어떻게 해야 하나요?
병식	병에 걸렸다는 사실에 대한 인식과 이해의 정도
신뢰도	환자와 환자 보고 내용에 대한 신뢰 정도

3 정신간호 중재기법

1) 환경요법
(1) 치료적 환경의 정의
① 대상자가 변화할 수 있는 지지적인 환경을 의미함
② 대상자가 보호받고 이해받으며 의지할 수 있으며 치료적으로 유익한 변화를 도모할 수 있는 환경

(2) 치료적 환경의 목적 [22]
① 신체적/정서적 안정을 위한 안전한 환경 유지
② 자아기능 회복
③ 정서적 욕구 충족
④ 대인관계 증진 및 사회생활 적응

(3) 치료적 환경의 구성요소 [17]: 물리적 환경, 사회적 환경, 치료 프로그램
① 물리적 환경: 적절한 병실구조, 병동 내 색조, 대상자의 사생활 보호 및 독립성, 안전이 유지되는 환경, 응급약물과 응급장비, 응급 시 협조할 수 있는 직원의 확보 등
② 사회적 환경: 질서유지를 위한 병동 규범 및 제한을 설정함, 병동 구성 및 운영(공동체 모임, 권익체계 등)
③ 치료 프로그램: 활동요법, 사회기술 훈련, 생활기술 훈련, 직업 훈련, 자존감 훈련 등

(4) 치료적 환경 내 간호사의 역할
① 환경 조성에 있어 중추적인 역할
> 참고 환자가 병동 규범에 대해 불만을 제기할 경우: 강요하거나 개인적 예외를 허용하지 않음 → 병동 모임에서 문제를 제안하도록 안내함 [25]

② 간호사 자신의 자아인식 및 인간행동 이해를 바탕으로 대상자 이해
③ 정서적 지지 및 대상자에게 기회 제공
④ 기능적 의무 수행(투약, 행위관찰, 환경제한, 증상치료/관찰)
⑤ 환자에게 역할모델, 감독, 조정, 조직, 팀의 평가

2) 활동요법 [13] [15] [16]
(1) 활동요법의 정의 [20]
환경요법의 일부로써 대상자에게 오락, 음악, 작업, 무용, 연극 등과 같은 다양한 활동에 참여할 수 있는 기회를 제공함 [예] 미술요법, 음악요법, 오락요법, 작업요법, 무용요법, 독서요법, 공업요법 등

(2) 활동요법의 목적
① 치료과정을 통해 환각, 망상, 퇴행 등과 같은 정신병리를 치료함
② 일상생활에 잘 적응하도록 돕고 대인관계기술을 향상시킴
③ 지식과 기술을 배워 사회복귀가 가능하도록 함
④ 건강을 도모하고 의사소통을 증진함
⑤ 병동생활의 단조로움, 답답함을 덜어주는데 도움이 됨

3) 인지행동요법 [21]
   (1) 인지행동요법의 정의
      행동요법에서 개발되어온 다양한 기법에 인지적 기법을 도입하여 인지적 문제와 행동적 문제를 함께 다루는 치료법
   (2) 인지행동요법의 원리(행동수정요법)
      ① 기본원리: 인간의 행동은 상과 벌의 균형에 따라 학습되거나 소멸되는 것으로 봄
      ② 적응행동 강화: 바람직한 행동의 강화 및 증가를 위함 [예] 정적강화, 부적강화 등
      ③ 부적응행동 감소: 바람직하지 않은 행동의 감소를 위함 [예] 소거, 무관심, 차별강화, 타임아웃, 벌 등
   (3) 인지행동요법의 종류: 체계적 둔감법, 주장훈련, 혐오자극법, 바이오피드백 등

4) 스트레스 관리기법 [13] [16] [17]
   (1) 스트레스의 정의: 내/외적 요구가 개인에게 과도한 부담이 되거나 개인의 역량이나 대처능력을 넘어서는 상황을 의미함
   (2) 스트레스 관리전략
      ① 스트레스 인식일지, 사고중지기법 사용
      ② 심리적지지 제공, 적절한 환경 조성 및 자원 확보
   (3) 스트레스 극복방법
      ① 이완요법, 자기주장훈련, 충분한 휴식과 수면
      ② 감정을 표현함 [예] 소리지르기, 울기 등
      ③ 문제중심의 접근: 문제 분석 → 재정의 → 방안 모색 → 스트레스 극복

5) 정신요법(개인, 집단, 가족)
   (1) 개인정신치료
      ① 개인정신치료의 정의: 대상자의 행동 변화를 목적으로 전문가와의 의사소통을 통해 치료하는 것
      ② 개인정신치료의 종류: 지지 정신치료, 정신분석, 분석적 정신치료, 단기역동 정신치료 등
   (2) 집단정신치료
      ① 집단정신치료의 정의: 정서적 장애가 있는 대상자들이 모여 대화를 수단으로 상호작용하며 치료하는 것
      ② 집단정신치료의 효과: 서로의 감정과 문제를 공유 → 자신을 탐색할 수 있는 기회를 가짐, 문제해결방식을 배우거나 새로운 문제해결방식을 발견할 수 있음
      ③ 집단정신치료의 장점: 경제적, 사회화/자존감/자신감/현실참여/통찰력 증진 등
   (3) 가족정신치료 [15]
      ① 대상자의 문제를 개인의 정신 내적 문제만으로 보지 않고 가족체계의 기능장애로 봄
      ② 개인이 아닌 가족체제에 초점을 맞춤
      ③ 가족 전체가 대상자를 돕도록 도움, 대상자와 가족의 역할 향상을 도모함
      ④ 가족체제 내에서 일어나고 있는 변화들에 관심을 가짐

6) 약물요법

(1) 항정신병 약물
① 작용기전: 도파민 수용체를 차단하여 도파민의 활성을 감소시킴
② 종류

- 정형적 항정신병 약물 [15]
  - haloperidol, pimozide, chlorpromazine
  - 도파민 경로를 비선택적으로 차단함 → 양성증상 감소, 여러 부작용 초래
- 비정형적 항정신병 약물 [17]
  - clozapine, olanzapine, quetiapine, aripiprazole, risperidone, ziprasidone, amisulpiride, sulpiride
  - 선택적으로 작용 → 양성, 음성 증상 모두 효과적, 정형적 항정신병 약물보다 부작용 적음

③ 효과: 안정효과, 진정효과, 항정신병효과
④ 부작용 및 간호 [15] [17]: 추체외로계 부작용, 항콜린성(자율신경계) 부작용, 알레르기 반응 등

부작용의 종류	증상 및 간호

추체외로계 부작용 [20] [25]	• 도파민 차단으로 발생
	• 급성 근긴장 이상 증상 [18]
	  → 갑자기 목, 어깨가 뒤틀림, 호흡곤란 발생함
	  → 즉각적인 처치 필요, benztropine(cogentin, 항파킨슨 약물)을 투여함
	• 파킨슨 증후군
	• 정좌불능증
	• 지연성 운동장애

항콜린성 부작용	• 구강건조, 흐린 시야, 갈색 시야 • 기립성 저혈압, 심계항진
알레르기 반응 [15]	• 무과립구증, 발열, 권태 • 광선 과민증, 피부 발진, 소양증

(2) 항우울제
① 작용기전: 노르에피네프린, 세로토닌의 재흡수를 억제함
② 종류 [14]: Tricyclics(TCA), SSRIs, MAOIs
  - Tricyclics(TCA): imipramine, clomipramine
  - SSRIs: fluoxetine(prozac), sertraline, fluvoxamine
  - MAOIs: moclobemide, hydrazide
③ 효과: 활동 증가, 식욕 증가, 불면증 해결, 정신운동지연 회복

④ 부작용

약물의 종류	부작용
Tricyclics(TCA)	• 기립성 저혈압, 항콜린성 부작용, 체중증가, 심장독성
SSRIs	• serotonin 증후군 　- 혈중 serotonin 농도가 상승하면서 나타나는 증후군 　- 증상: 설사, 고열, 진전, 경직, 불안, 섬망, 혼수 등
MAOIs	• tyramine이 함유된 음식(초콜렛, 치즈, 술 등)과 함께 복용하면 고혈압성 위기 유발, 불면, 식욕부진 등이 발생할 수 있음

(3) 기분안정제(항조증약물)
　① 작용기전: 신경과 근육세포에서의 나트륨 전달기전을 변화시킴
　② 종류: Lithium carbonate 16
　③ 효과: 조증과 양극성장애에서 일차적으로 사용되는 약물임
　　• 혈중 치료농도: 급성기(1.0~1.5mEq/L), 일반적인 치료용량 범위(0.6~1.2mEq/L), 독성 범위(1.5mEq/L 이상)
　④ 부작용: 리튬의 혈중농도에 따라 증상이 달라짐
(4) 항불안제
　① 작용기전: GABA의 전달을 촉진하여 신경자극 속도를 느리게 함
　② 종류: benzodiazepine 계열(chlordiazepoxide, diazepam, clonazepam, lorazepam, alprazolam)
　③ 효과: 항불안효과, 긴장감소, 진정작용
　④ 부작용: 수행기능의 저하, 기억장애 등
　참고 GABA: 억제성 신경전달 물질
(5) 인지기능개선제
　① 작용기전: 아세틸콜린 분해효소 억제제로 뇌의 아세틸콜린을 증가시켜 대뇌 기능 강화
　② 종류: 콜린에스테라아제 억제제(tacrine, donepezil, rivastigmine, galantamine), NMDA 수용체 길항제(memantine)
　③ 효과: 인지기능 개선
　④ 부작용: 어지러움, 오심, 구토 등

7) 전기경련치료
　(1) 전기경련치료의 정의
　　발작을 전기적으로 유도함으로써 이로 인해 정신 안정을 제공하는 치료법
　(2) 전기경련치료의 간호중재
　　① 치료 전: 동의서 필요, 금식, 배뇨/배설, 의치 제거, 헐렁한 옷 착용, 활력징후 측정, 흉부/척추 X-ray, 신체검사, EKG, EEG
　　② 처치 후: 산소공급, 측위로 눕힘, 활력징후 측정, 낙상에 주의함
　　③ 부작용: 기억장애 및 두통, 섬망 등이 나타날 수 있음

3장 | 지역사회 정신건강

1 지역사회 정신건강 간호

1) 지역사회 정신간호

(1) 지역사회 정신간호의 개념

지역사회와 밀접한 관계를 갖고 지역사회 내에서 이루어지는 지속적, 포괄적, 통합적인 정신건강사업을 뜻함

(2) Bloom의 지역사회 정신건강의 특성 22 23 24

① 지역사회를 기반으로 하는 실천활동
② 지역사회 전체가 대상이 됨
③ 건강증진, 질병 예방을 강조
④ 서비스는 포괄적, 지속적이어야 함
⑤ 간접서비스(상담, 교육 등)가 필요함
⑥ 혁신적인 임상전략이 요구됨
⑦ 현실적으로 프로그램을 계획해야 함
⑧ 전문인력뿐만 아니라 비전문인력, 준전문인력도 참여
⑨ 지역사회가 적극적으로 참여
⑩ 지역사회 내에서 병리적 원인, 스트레스 요인을 찾고 관리함

(3) 지역사회 정신건강복지사업의 기본 원칙 21

① 전 국민을 대상으로 정신건강 증진, 예방, 환경 조성을 강조함
② 지역사회 인프라 강화, 정보시스템, 협력체계 구축을 통해 서비스 접근성을 확보
③ 정신건강증진사업의 리더십을 강화함
④ 정확한 정보와 근거를 바탕으로 정신건강정책과 사업을 수행함

(4) 정신건강의 예방

① 1차 예방: 질병 예방 및 건강 증진 13 14 16 18 20

- 정기적인 예방검진의 한 부분으로 아동, 청소년, 성인, 노인의 정신건강문제를 정기적으로 검사
- 고위험집단(우울, 자살 등의 문제를 갖고 있는 대상자 및 가족)의 집중적 관리와 가정방문
- 스트레스와 폭력의 조절을 위한 예방대책
- 건강 교육, 환경 변화, 사회적 지지, 부모 역할 훈련

② 2차 예방: 조기 발견 및 조기 치료, 위기 중재 19 22

- 질병의 유병률이나 이상 상태를 감소시키는 데 초점을 둠
- 조기진단과 즉각적 치료로 장애의 진행을 막음
- 위기 중재 방법도 해당

③ 3차 예방: 재발 방지 및 재활, 사회 복귀 [16] [21] [23]

- 정신 사회재활 또는 정신재활로 인식되어 온 활동
- 대상자와 가족의 삶의 질을 개선하는 데 목적을 둠
- 지역사회 내에서 성공적으로 생활하는 데 필요한 모든 서비스를 포함함
- 대상자의 강점에 중점, 장기간 진행되는 과정임
- 대상자 본인, 가족, 정신의학, 간호학, 임상심리학, 사회사업학 등 전문가들과의 협력이 필요함
- 만성정신질환자의 정신재활 및 일상생활기술 교육

(5) 정신보건 전문요원: 정신건강 간호사, 정신보건임상심리사, 정신보건사회복지사
(6) 정신건강 간호사의 역할 [14]

- 정신질환의 진단 및 보호 신청
- 정신질환 1차, 2차, 3차 예방활동
- 대상자와 가족의 교육 및 상담
- 정신보건에 관한 조사연구
- 대상자의 사회적응 및 직업재활
- 사회복귀시설의 운영
- 사회복귀 촉진을 위한 일상생활훈련 및 작업훈련
- 위기간호, 사례관리

2) 정신사회재활

(1) 정신사회재활의 정의 [15] [19]
- 장기적인 정신적 능력저하를 갖고 있는 대상자가 최소한의 전문적인 개입만 받으면서 장애를 극복하고 개별화된 평가와 보살핌 안에서 성공적이면서도 만족스럽게 살 수 있도록 돕는 것
- 3차 예방에 해당함

(2) 정신사회재활의 목적 [16] [25]
- 정신질환을 갖고 있는 대상자가 만족스러운 생활을 영위할 수 있도록 필요한 기능을 증진시킴
- 사회적 기능 및 직업적 기능 촉진 → 지역사회 재통합
- 독립심 증가 → 개인적 성장 도모
- 정신질환의 회복 및 재입원 감소
- 삶의 질 증진

(3) 정신사회재활 프로그램 13 14 15 17
- 사례관리: 사회재활 서비스를 연결해 줌으로써 지역사회 내에서 성공적으로 살아갈 수 있도록 조정함
  예 위기중재 서비스, 주거시설 제공, 권익 보호하기, 정신장애 치료, 신체건강 관리 등
- 대상자 및 가족 교육 15: 대상자의 성공적인 정신사회재활을 위한 교육
  예 대상자가 새로운 기술을 사용하기 시작하면 격려 및 칭찬하기, 질병 관리를 위한 장기계획을 수립, 실행하도록 교육, 재활을 위해 지속할 수 있도록 교육, 지나치게 개입하지 말고 대상자 스스로 자기 방식을 갖도록 교육, 처방된 약물의 정확한 투여 및 부작용에 대한 교육 등
- 사회 기술 훈련 13: 사회에서 겪을 수 있는 상황들을 적응하도록 돕는 훈련
  예 대인관계 훈련, 자기주장 훈련 등
- 일상생활 기술 훈련: 일상적인 기술을 습득할 수 있도록 돕는 훈련
- 주거서비스 17 20: 대상자에게 거주할 수 있는 장소를 제공함
  예 집단 가정, 공동거주센터, 지정 아파트, 중간 치료소, 위탁가정 등
  - 집단 가정: 정신질환자를 24시간 관리, 감독하며 사회 적응을 위한 기술훈련을 시켜주는 주거서비스
- 직업재활: 직업을 통해 사회적 역할을 수행할 수 있도록 도움

2 위기간호(자살, 학대 및 폭력 대상자 포함)

1) 위기간호

(1) 위기의 정의와 특성
  ① 위기의 정의
   - 신체적, 정신적, 사회적 변화에 직면하여 일어나는 중요한 갈등이나 문제
   - 지금의 대응기전으로는 해결하지 못하여 위협으로 인지되어 나타나는 불균형 상태
   - 생의 과정에서 성숙 혹은 퇴행을 결정하는 전환점
  ② 위기의 특성
   - 인간은 정서적 평형상태, 원래의 평형상태로 되돌아가려는 항상성이 있음 → 어떤 방법으로든 해결하고자 함

(2) 위기의 유형 16 17
  ① 성숙위기(발달위기) 20 21 24
   - 정상적인 발달단계의 과업을 이루지 못할 때 발생하는 위기
     예 입학, 졸업, 입대, 취업, 결혼, 출산, 자녀 결혼시키기, 정년퇴직 등
  ② 상황위기 23
   - 예상하지 못한 특수한 외적 사건에 의해 발생하는 위기
   - 개인의 정신적 평형상태가 깨지거나 개인이 속한 집단의 평형상태가 깨졌을 때 발생
     예 사랑하는 사람의 죽음, 원치 않는 임신, 질병 발생, 실직, 부도 등

③ 우발위기(재난위기) [25]
- 자연적 또는 인위적인 원인으로 대량파괴, 인명피해 등 예기치 못한 사건에 의해 발생하는 위기
  - 자연재난 [예] 홍수, 화재, 지진
  - 국가재난 [예] 전쟁, 폭동, 포로수용
  - 폭력범죄 [예] 강간, 살인, 배우자/아동 학대

(3) 위기의 중재 [14] [16]
① 위기중재의 원리
- 위기는 한계성이 있어 대개 4~6주 안에 해결됨
- 위기중재의 목적: 위기 전 단계의 기능을 유지하는 것
- 위기중재의 초점: '지금 그리고 여기' → 현재문제와 즉각적인 위기를 해결하는 것
- 대상자가 현실적인 목표를 세우고 현 상황에 초점을 두어 중재를 계획하도록 격려함
- 위기상황에서도 대상자들은 정신적으로 건강한 상태임
- 간호사의 태도: 능동적, 직접적으로 위기를 중재함
② 위기중재의 사정: 문제인식, 상황지지, 극복기술
③ Shield의 위기중재 4단계: 환경적 조작, 일반적지지, 일반적 접근, 개인적 접근
④ 위기중재의 방법: 전화상담, 가정방문, 재난중재(현장 프로그램), 건강교육, 위기집단 모임, 위기대상자의 가족중재, 팀접근 등

2) 자살간호

(1) 자살 행동의 정신역동: 양가성, 절망, 죄책감, 공격성
(2) 자살 행위의 위험 요인

- 성별 및 나이: 남자, 특히 청년 혹은 노인
- 결혼 여부: 미혼, 별거, 이혼, 미망인 등
- 정신질환: 정신질환을 갖고 있을 때
- 물질남용: 알코올, 약물, 흡연, 가솔린 등
- 스트레스: 최근에 발생한 생활사건으로 인한 스트레스(죽음, 이별 등)
- 가족력: 자살에 대한 가족력이 있을 때
- 계획 및 시도 경험: 자살에 대한 치밀한 계획을 세울 때, 이전의 자살을 시도한 경험이 있을 때

(3) 자살의 단서 [16]
① 언어적 단서 [25]

- 죽을 거야, 난 더 이상 견딜 수 없어, 난 살 가치가 없어, 나를 위해 기도해줘, 너는 행복해야 해, 요즘 너무 힘들어서 잠에서 영영 깨지 않았으면 해

② 행동적 단서

- 본인의 소유물을 다른 사람에게 나눠 줌, 갑자기 평온한 모습을 보임, 묘 자리나 장기기증에 대해 알아봄, 평소와 달리 타인의 도움을 거부함

(4) 자살환자 간호 13 14 17 18 19 20 22 23

- 직접적으로 자살에 대한 생각 및 계획을 질문하고 표현하도록 격려함
- 자살에 사용할 수 있는 도구 제거, 안전한 환경을 조성함
- 일관적, 수용적인 태도, 대상자에 대한 세심한 관찰과 돌봄, 관심을 제공함
- 안전계약: 삶에 대한 책임감을 갖도록 함
- 자존감증진: 대상자를 인정하고 칭찬을 제공함
- 긍정적인 정서경험 및 새로운 대처기전의 개발을 도움
- 대상자/가족 교육, 사회적 지지체계 연결(전화상담 서비스 등)
- 약물복용 시, 적절하게 복용하였는지 주의깊게 확인함

3) 가정폭력간호

(1) 가정폭력의 정의
　① 가족 구성원 중 한 사람이 다른 가족에게 계획적이고 반복적, 의도적으로 물리적인 힘을 사용하거나 정신적 학대를 통하여 심각한 신체적, 정신적, 재산상의 손상과 고통을 주는 것
　② 신체적 폭력(신체적 학대)뿐만 아니라, 성폭력(성적 학대), 정서적 학대, 유기, 방임(태만, 의무 불이행), 경제적/물질적 학대(재산, 돈 착취), 언어폭력 등이 포함됨 22 25

(2) 가정폭력 이론
　① 사회학습이론 19
　　- 폭력을 학습된 행위로 여김(가계전승)
　　- 아동은 가족과 친구들의 행동을 따라함
　　- 부모의 폭력은 자녀의 폭력을 허용함
　② 정신병리 및 성격장애이론: 성격상 취약한 욕구조절과 스트레스 관리 기술 부족으로 학대와 방임을 야기시킴
　③ 가부장적 가족관계: 지배-종속 관계에서 가족 내 폭력을 허용하게 됨

(3) 폭력주기이론(Walker)
  ① 1단계(긴장형성단계)
    • 사소한 분쟁으로 시작 → 폭언, 협박으로 이어짐 → 피해자를 복종시키거나 다른 방법으로 손상, 굴욕감을 줌
    • 긴장이 상승함
  ② 2단계(폭발단계)
    • 대부분의 외상이 발생하는 단계 → 자제력 부족 및 파괴적인 공격자가 순간적으로 공격함
    • 가해자 본인만이 2단계를 중단할 수 있음
    • 피해자는 안전한 장소로 이동 및 자신을 보호하기 위해 노력함
  ③ 3단계(밀월단계)
    • 가해자는 2단계의 문제점들이 진전되는 것을 막고자 함 → 다정, 사랑, 협상, 뉘우침의 모습을 보임
    • 만성적 폭력의 경우 3단계(밀월단계)가 점점 단축됨
(4) 가정폭력의 특성
  ① 반복적, 장기적, 시간이 지날수록 다양한 유형을 보이고 심화됨
  ② 세대 간 전수가 일어남(배우자 폭력 → 자녀 폭력 → 가족 폭력 등을 유발)
  ③ 폭력에 대한 공포와 무력감이 나타남(폭력적 가정에 안주함)
  ④ 만성적 스트레스를 왜곡된 방법으로 해결하려 함(자살, 타살 등)
(5) 폭력 가해자의 특성 [14] [15] [18]
  ① 낮은 자존감을 갖고 있으나, 자아도취적인 모습을 보임
  ② 자신의 결점을 타인에게 투사함
  ③ 공격적 충동의 자제력이 부족함
  ④ 쉽게 좌절, 정서적으로 미성숙함
  ⑤ 타인에 대한 불신을 가짐
(6) 폭력 및 학대 피해자의 반응 [16] [18] [21] [24]
  ① 신체적 반응
    • 머리, 얼굴, 목, 인후, 기관지, 생식기 등에 상처
    • 소화장애, 만성 통증, 두통, 월경장애 등을 경험
    • 스트레스로 인한 면역체계의 이상으로 심인성, 신체화 증상이 발생할 수 있음
  ② 행동적 반응
    • 반복되는 폭력 상황 → 자신의 저항으로 통제할 수 없다고 느끼며 무력해짐(학습된 무력감)
    • 피해자는 가해자를 떠나는 것보다 머물러 있는 것이 낫다고 생각함
    • 피해자는 내적, 외적으로 슬픈 감정을 갖고 있음
  ③ 심리적 반응
    • 피해자는 자신을 비난함 → 자존감 저하 → 장기간의 우울에 영향을 미침, 만성적인 자존감 저하
    • 공포감, 죽음에 대한 두려움을 느낌
    • 외상 후 스트레스 장애를 경험, 기억 손상 및 집중력 저하가 나타남
    • 문제해결 능력은 심각하게 손상받을 수 있음

(7) 가정폭력 및 학대 피해자 간호
　① 배우자: 가해자의 치료를 법적으로 명령하도록 함
　② 아동: 아동보호기관에 보고함
　③ 노인: 노인의 돌봄으로 스트레스를 가지고 있는 돌봄 제공자(가족 등)에 대한 중재도 필요함
　④ 성폭행: 경청 및 심리적 지지, 의료적 응급처치 등
(8) 가정폭력 예방간호 18
　① 1차 예방: 가정폭력이 발생하기 전 예방함, 폭력에 대한 사회적 인식의 변화가 필요함, 가족의 효율적인 대응이 이루어져야 함
　② 2차 예방: 위험요인을 사정하고 악순환을 방지하기 위한 토론과 대안을 검토해야 함, 폭력에 대한 전문훈련 프로그램의 교육이 필요함, 현행법을 검증하고 적절한 조치를 취함

4) 성폭행 및 강간
(1) 정신과적 처치: 정서적 지지, 안정감을 느낄 수 있도록 도움
(2) 산부인과적 처치: 의학적 검사 시행, 성병/임신 등 예방
(3) 법적 처치: 대상자의 사전 동의를 통해 진행할 수 있음

5) 상실 및 슬픔 18
(1) 관계있는 사람 혹은 물건 등을 상실한 후 느껴지는 슬픔은 '정상반응'임
(2) 정상적인 애도단계가 진행되지 않는 경우, '우울증'으로 진행할 수 있음
　애도반응의 5단계: 부정 → 분노 → 타협 → 우울 → 수용

4장 | 정신질환 간호

1 조현병 스펙트럼 및 기타 정신병적 장애

1) 조현병 스펙트럼 및 기타 정신병적 장애의 종류(DSM-5) 14 18
(1) 조현병
　• 스펙트럼 및 기타 정신병적 장애들 중 가장 심각한 상태의 장애
(2) 망상장애 16 18 25
　• 한 가지 혹은 그 이상의 망상이 1개월 이상 지속됨
　• 망상은 실생활에서 충분히 일어날 만한, 기이하지 않은 망상으로(예: 누군가 자신을 미행하거나 배우자가 외도하고 있다고 함) 망상 외 전반적인 기능 손상이나 이상한 행동이 두드러지지 않음
　• 피해형, 질투형, 색정형, 과대형, 신체형
(3) 단기 정신병적 장애
　• 조현병과 기분장애의 정신병적 증상이 최소 하루 이상 1개월 이내로 나타남

(4) 조현양상장애
- 조현병과 유사하나 6개월 이내 회복되어 병전 상태로 돌아감(6개월 이상 지속되면 조현병으로 진단)

(5) 조현정동장애
- 조현병과 기분장애(조증, 우울증)를 모두 갖고 있는 상태

(6) 물질/약물로 유발된 정신병적 장애
(7) 의학적 상태로 인한 정신병적 장애
(8) 정신장애와 관련된 긴장증
(9) 의학적 상태로 인한 긴장증적 장애

2) 조현병의 정의 및 진단기준

(1) 조현병의 정의
- 사고, 감정, 지각, 행동 등 인격의 여러 측면에 걸쳐 광범위한 와해를 일으키는 정신 질환

(2) 조현병의 진단기준
- 망상, 환각, 와해된 언어, 극도로 와해된 또는 긴장성 행동, 음성증상 중 2개 이상이 1개월 동안 상당기간 지속되며, 망상, 환각, 와해된 언어 중 한 가지가 포함되어 있어야 함
- 장애의 발병이래 상당부분의 시간 동안 일, 대인관계 혹은 자기관리 같은 주요 영역의 한 가지 이상에서 기능수준이 발병 전 성취된 수준 이하로 현저하게 저하될 때
- 장애의 징후가 최소 6개월 동안 지속될 때

3) 조현병의 관련요인

(1) 생물학적 요인: 유전적 소인, 신경전달물질(도파민 및 세로토닌 분비 등), 신경발달학적 요인, 바이러스 감염 등
(2) 심리학적 요인: 가족이론, 초기발달장애 등
(3) 사회문화적 요인: 낮은 사회/경제적 지위, 복잡한 생활환경, 사회적 고립, 가족 해체 등
(4) 스트레스 요인: 생물학적/환경적 스트레스원

4) 조현병의 증상: 양성증상, 음성증상 14 18

양성증상 [23]	• 일반인들에게는 없는 사고, 감정, 행동이 존재하거나, 일반인들에게는 경미한 정도로 나타나는 사고, 감정, 행동이 심하게 나타날 때
	• 환각, 망상, 사고과정의 장애, 와해된 행동
	  - 환각: 환청, 환시, 환촉, 환후, 환미(환청, 환시가 가장 대표적/환청이 가장 흔함)
	  - 망상: 관계망상, 피해망상, 과대망상, 종교망상 등
	  - 사고과정의 장애: 지리멸렬, 비논리적 사고, 보속증, 반향언어, 자폐적 사고 등
	  - 와해된 행동: 긴장성 혼미, 반향행동, 긴장성 흥분상태, 기행증 등
	• 양성증상은 기괴하고 심각해 보이지만, 음성 증상에 비해 약물 치료에 대한 반응이 좋음

음성증상	• 일반인들에게는 있는 사고, 감정, 행동이 존재하지 않거나, 매우 경미한 정도로만 나타날 때 • 무감동, 무쾌감, 감정표현 결여, 언어의 빈곤, 주의력 결핍 등

5) 조현병의 약물치료

(1) 항정신병 약물의 기전
   도파민 수용체를 차단하여 도파민의 활성을 감소시킴

(2) 항정신병 약물의 종류
   ① 정형적 항정신병 약물
   - 도파민 수용체를 비선택적으로 차단함, 양성증상에 효과적
     예) chlorpromazine, haloperidol

정형적 항정신병 약물	특징 및 부작용
chlorpromazine	• 저역가 약물, 진정작용, 고역가 약물에 비해 추체외로 부작용이 적은 편
haloperidol	• 고역가 약물, 추체외로계 부작용이 잘 발생함

   ② 비정형적 항정신병 약물
   - 세로토닌-도파민 길항제로 도파민을 선택적으로 차단함, 비교적 음성증상에도 효과적
     예) clozapine, quetiapine, olanzapine, risperidone, aripiprazole, ziprasidone

비정형적 항정신병 약물	특징 및 부작용
clozapine [19]	• 추체외로 부작용 거의 없음, 무과립구증, 체중 증가
quetiapine	• clozapine과 비슷, 무과립구증 없음
olanzapine [17]	• 체중증가, 대사장애 유발
risperidone	• 성 기능 장애
aripiprazole	• 체중증가 없음
ziprasidone	• 체중증가 없음, 심장독성 있음

(3) 항정신병약물의 부작용 [15] [17]
   ① 항콜린성(자율신경계) 부작용 [17]: 입마름, 변비, 기립성 저혈압, 시력장애
   ② 추체외로 증상: 정좌불능(불수의적 좌불안석), 급성 근긴장 이상 증상, 파킨슨 증후군, 지연성 운동장애(비가역적 불수의적 상동운동장애) → 치료제: benztropine(cogentin) 투여
   ③ 무과립구증: clozapine의 투여로 인해 발생할 수 있음(CBC 검사를 시행하여 백혈구 수치를 모니터링함) [19] [22] [23]

6) 예후에 영향을 미치는 요인 13

좋은 요인	좋지 않은 요인
• 늦은 나이, 급성 발병 • 확실한 스트레스원, 촉발요인 있음 • 병전 좋은 사회적, 성적, 직업적 기능을 가진 경우 • 긍정적이고 확실한 지지체계 • 양성증상	• 이른 나이, 잠행성 발병 • 특별한 스트레스원, 촉발요인 없음 • 병전 좋지 않은 사회적, 성적, 직업적 기능을 가졌던 대상자 • 열악한 지지체계 • 음성증상

7) 조현병의 간호중재
　(1) 간호진단 19 22 23 24 25: 사고과정장애, 폭력위험성, 자살위험성, 자가간호 결여, 수면장애, 영양장애, 사회적 상호작용장애, 의사소통장애, 자존감 저하 등
　(2) 간호목표
　　① 급성기 간호목표: 자신이나 타인에게 해를 가하지 않음, 현실감이 생김
　　② 유지기 간호목표 16: 치료지시에 대한 자발적 수행이 가능함, 사회적응능력이 향상됨
　(3) 간호중재
　　① 사고과정장애(망상) 14 15 16 17 18 19 20 21 22 23 24 25

• 현실감각
　- 현실에 초점을 두어 활동을 계획함
　- 통찰력이 있을 때 망상과 현실감을 구별하도록 격려함
• 수용
　- 대상자와 신뢰관계를 형성함
　- 망상을 증상으로 보고 수용함(망상의 강도, 빈도, 기간, 내용 등 사정 필요)
　- 망상의 내용보다는 이면의 정서적인 느낌을 중점으로 반응함(망상을 강화하지 않도록 주의)
• 의사소통
　- 단순, 명료한 언어 사용, 망상을 논리적으로 설명하거나 설득하지 않음
　- 최근의 생활이나 느낌을 솔직하게 표현하도록 함
　- 상황에 대해 다르게 생각해 보도록 대상자에게 요청, 잘못된 생각이 수정될 수 있도록 먼저 시도함
• 대상자 자신의 생각을 글로 쓰고 가끔씩 확인하도록 격려함
• 다른 대상자와 이야기 할 때 작게 속삭이거나 귓속말을 하지 않음(망상을 유발할 수 있음)
• 지나친 친절이나 신체접촉에 주의함(망상을 유발할 수 있음)

② 감각지각장애(환각) 13 15 18 19 20 21 22 25

- 개방적 의사소통을 통해 대상자와 신뢰관계를 형성함
- 의사소통 방법: 현실에 근거한 직접적이고 명확하며 구체적인 의사소통
- 전환전략: 환각에서 주의를 돌릴 수 있는 활동 격려 예 음악듣기, 독서, TV시청 등
- 환경조절: 활동 수준 및 환경 내 자극을 사정하고 조절함 예 불안유발요소를 제거함
- 감정초점: 환각의 내용보다는 근원적인 감정에 초점 → 대상자의 감정수용, 현실감 제공
- 환각의 선행요인 및 이로 인한 이득이 무엇인지 파악함
- 대상자가 행동을 통제할 수 없을 때 → 격리 시행(환경을 제한함)
- 최대한 치료적 환경 유지, 처방된 의학적, 정신사회적 치료계획을 지지하고 관찰함
- 적절한 휴식과 수면을 취하도록 하고 충분한 영양을 제공함

③ 언어적 의사소통 14

- 적극적으로 경청함
- 적절한 의사소통 기술을 교육함
- 의사소통 기술을 이용하여 정확한 의사전달을 촉진함 예 재진술, 초점맞추기, 명료화 등

④ 비효율적인 대처 16

- 망상, 환각으로 인한 감정을 솔직하게 표현하도록 격려함
- 사고 중지기법, 이완기법 등을 교육하고 활동치료, 집단치료에 참여시킴
- 적응적 행동을 보일 때에는 적극적으로 칭찬하여 대상자의 자긍심을 높임
- 대상자에게 병원은 안전한 곳임을 알리고 인지하도록 도움
- 안위를 증진시키는 편안한 환경을 조성함

⑤ 폭력위험성 18 20 23

- 망상, 환각의 증상으로 자해, 타해의 위험성이 있음
- 위협적인 폭력위험성: 필요시 강박 혹은 격리하여 보호함
- 안전하고 보호적인 환경을 조성함
- 폭력위험성 사정 및 행동 관찰, 지나친 자극이나 스트레스를 주지 않음
- 폭력 행동을 유발하는 요인 사정, 폭력 행동에 대한 제한 설정, 폭력 행동에 대한 대처를 위해 대상자와 함께 계획을 세움

⑥ 사회적 고립 [15]

- 대상자의 고립정도를 사정함 → 상호작용을 계획함
- 긍정적 피드백을 통해 대상자와의 상호작용을 강화함
- 대상자의 흥미나 관심거리에 초점을 두고 비언어적 의사소통에 집중함
- 상호작용에 필요한 기술을 교육함
- 영양섭취 및 수면, 개인위생을 사정함 → 정상적인 일상생활을 유지하도록 격려함
- 현실에 초점을 둔 활동요법을 진행하고 적극적으로 참여하도록 격려함

⑦ 자가간호결핍 [15]

- 대상자의 수준을 고려하여 스스로 의사결정할 수 있도록 도움
- 자가간호 기술 격려, 일상생활 참여 강화 및 보상
- 적절한 영양, 수면, 개인위생관리를 격려함

2 기분 관련 장애 간호

1) 양극성 관련 장애

(1) 양극성 관련 장애의 원인 [13]
  ① 유전적인 요인
  ② 부적절한 신경전달 물질
   - 조증: catecholamine, serotonin, dopamine↑
   - 우울증: catecholamine, serotonin, dopamine↓
  ③ 무의식적인 상실이나 자존감 손상에 대한 방어 혹은 보상 반응
  ④ 현실에 대한 왜곡된 인지

(2) 양극성 관련 장애의 종류
  ① 제1형 양극성 장애 [18]: 조증과 주요우울이 번갈아 또는 조증이 반복적으로 나타나는 경우
  ② 제2형 양극성 장애: 주요우울장애와 경조증의 삽화가 있는 경우
  ③ 순환성 장애 [18]: 적어도 2년 이상 경조증과 경우울증 삽화가 반복되어 나타나는 경우
  ④ 물질/약물로 유발된 양극성 및 관련 장애
  ⑤ 다른 의학적 상태로 인한 양극성 및 관련 장애
  ⑥ 달리 명시된 양극성 및 관련 장애

(3) 양극성 관련 장애의 조증 행동특성 [15] [16]

신체적	인지적	정서적	행동적
수면부족, 체중감소, 탈수, 영양결핍	주의산만, 주의력 저하, 사고의 비약, 과대망상, 착각, 현실감 부족	다행감, 의기양양, 자신감, 행복, 무절제, 심한 기분동요	충동적, 공격적, 흥분, 과다행동, 성욕항진, 논쟁, 참견, 도발, 과도한 소비

(4) 양극성 관련 장애의 약물치료
　① 일차약물: Lithium [16]
　　• 조증과 양극성 장애에서 일차적으로 사용되는 약물
　　• 작용기전: 신경과 근육세포에서의 나트륨 전달기전을 변화시킴
　　• 치료적 혈중 농도: 0.6~1.2mEq/L
　　• 부작용 [20] [25]
　　　- 리튬 혈중농도에 따라 증상이 심해짐 → 투약 시 리튬 혈중농도 주의 깊게 모니터링
　　　- 장기간 사용하는 경우 갑상샘 기능 이상 유발 → 갑상샘기능검사 주기적으로 시행

리튬 혈중농도	증상
< 1.5mEq/L	무덤덤함, 기면, 나른함, 집중력 저하 어눌한 말씨, 손떨림 경한 근위축, 근연축 경한 운동실조증
1.5~2.5mEq/L	심한 설사, 오심, 구토 중등도 운동실조, 무감동, 기면 중등도의 어눌한 말씨 시야 흐림, 이명, 불규칙한 진전 근육 약화
> 2.5mEq/L	안구진탕증, 구음장애, 환시, 환촉 핍뇨 또는 무뇨, 심부건 과잉반사 혼돈, 발작, 혼수, 사망

　　• 혈중 농도 증가에 따른 증상이 있을 때 간호중재 [22] [24]
　　　- 즉시 보고, 투약 중지, 수액 주입(나트륨 및 전해질 불균형 교정)
　　　- 활력징후 및 EKG 측정
　② 기타약물: valproic acid, carbamazepine, topamax, clonazepam 등
(5) 양극성 관련 장애의 간호진단 및 중재
　① 간호진단 [21]: 폭력위험성, 신체손상 위험성, 자가간호 결핍, 영양장애, 사고과정 장애, 수면 장애, 감각지각장애, 사회적 상호작용 장애 등
　② 간호중재 [14] [15] [17] [18] [19] [20] [21] [22] [23] [24] [25]
　　• 치료적 환경 조성: 편안하고 조용한 분위기 조성(자극 최소화), 방문객 제한, 단순한 장식
　　• 행동조정: 공격적인 에너지를 건설적인 방향으로 발산할 수 있도록 활동을 제공함(운동, 샌드백치기 등), 공격성을 사정하고 행동을 제한함, 복잡하지 않고 오래 걸리지 않는 활동을 선택하여 제공함
　　• 간편하게 들고 다니며 먹을 수 있는 간식을 제공함(영양 관리)
　　• 개인위생을 돕고 수면을 취할 수 있도록 도움
　　• 온화하지만, 일관성 있고 단호한 태도 유지
　　• 대상자와 논쟁하지 않음, 설명할 때는 짧고 간략하게 말함
　　• 한번에 한 가지 주제로 대화함

2) 우울장애

(1) 우울장애의 원인 [13] [24] [25]
   ① 생물학적 요인: 유전적 소인, 신경전달물질(세로토닌/노르에피네프린/도파민 등) 저하, 호르몬 이상(코티솔 증가, 갑상샘 기능 저하, 시상하부-뇌하수체-부신피질 축 기능 항진 등)
   ② 사회환경적 요인: 스트레스, 애착으로부터의 분리, 환경으로부터의 긍정적 강화 부족
   ③ 심리적 요인: 심한 상실로 인한 분노가 내부로 함입됨, 자기 자신에 대한 부정적인 인지, 우울의 강화요인을 통제할 수 없다고 생각(학습된 무력감)

(2) 우울장애의 종류(DSM-5)

- 주요우울장애: 우울한 기분, 흥미나 즐거움의 뚜렷한 저하, 체중변화, 식욕변화, 수면변화, 정신운동변화, 피로 혹은 활력 상실, 무가치감, 과도하거나 부적절한 죄책감, 사고력 혹은 집중력의 감소, 우유부단함, 반복되는 죽음에 대한 생각 및 자살기도와 계획의 증상 가운데 5개 이상의 증상이 연속 2주 동안 지속될 때
- 지속성 우울장애(기분저하증) [20] [23]: 고조되는 시기는 없으나, 전형적인 주요우울장애보다 훨씬 오래 지속됨, 만성적 우울감으로 2년 이상 하루 중 대부분 우울한 기분을 경험함, 기간은 길지만 주요우울장애보다는 덜 심각함
- 파괴적 기분조절부전장애: 불쾌한 기분을 조절 못하고 분노행동으로 표출, 아동과 청소년에게 주로 발생함
- 월경전 불쾌감장애: 월경 며칠 전, 우울증과 불안 증상을 경험하는 것
- 물질/약물치료로 유발된 우울장애: 알코올 혹은 다른 약물(중독 혹은 금단)로 발생하는 것
- 다른 의학적 상태로 인한 우울장애
- 달리 명시된, 명시되지 않은 우울장애

(3) 우울장애의 행동특성 [15] [22]

신체적	인지적	정서적	행동적
불면, 과수면, 피로, 월경 변화, 식욕 및 체중 변화, 성욕 감퇴	흥미, 동기 상실, 자기비하, 혼돈, 주의산만, 자살사고, 자해사고	슬픔, 죄의식, 무력감, 절망감, 우울, 무가치감, 자존감 저하	사회적 고립, 개인위생 결핍, 위축, 의존성, 공격성, 정신운동지연, 무기력

(4) 우울장애의 치료 [14]
   ① 항우울제의 종류: Tricyclics(TCA), SSRIs, MAOIs
      - Tricyclics(TCA, 삼환계 항우울제): imipramine, clomipramine
      - SSRIs(선택적 세로토닌 재흡수 억제제): fluoxetine(prozac), sertraline, fluvoxamine
      - MAOIs(단가아민 산화효소 억제제): moclobemide, hydrazide
   ② 작용기전: 노르에피네프린, 세로토닌의 재흡수를 억제함
   ③ 효과: 활동 증가, 식욕 증가, 불면증 해결, 정신운동지연 회복

④ 부작용

약물의 종류	부작용
Tricyclics(TCA)	• 기립성 저혈압, 항콜린성 부작용, 체중증가, 심장독성
SSRIs	• serotonin 증후군 - 혈중 serotonin 농도가 상승하면서 나타나는 증후군 - 증상: 설사, 고열, 진전, 경직, 불안, 섬망, 혼수 등
MAOIs	• tyramine이 함유된 음식(초콜렛, 치즈, 술 등)과 함께 복용하면 고혈압성 위기, 불면, 식욕부진 등이 발생할 수 있음 21

⑤ 전기경련치료, 인지행동치료, 경두개자기자극술 등
- 인지행동치료: 부정적, 비합리적인 사고방식에 대해 현실적이고 합리적인 사고로의 교정을 도움 25
  예 인지재구성, 홍수법, 바이오피드백, 노출치료 등이 해당됨

(5) 우울장애의 간호진단 및 중재
① 간호진단 15 19 21 23 24 : 수면장애, 폭력위험성, 자해위험성, 자살위험성, 무력감, 사회적 고립, 사고과정 장애, 영양장애, 자가간호 결여, 자존감 저하, 기능이상을 유발하는 슬픔 등
② 간호중재 13 14 15 17 18 19 20 22 25
  • 치료적 환경 제공
    - 편안하고 조용한 환경, 소음 최소화
    - 대상자에게 필요한 적절한 지지체계를 동원함
  • 치료적 관계 형성
    - 조용하고 따뜻하며 수용적인 태도로 대상자와 라포를 형성함, 함께 있어 줌
    - 대상자의 존재가치를 인정하는 태도로 대상자의 속도에 맞추어 천천히 간단명료하게 대답함
    - 과도하게 명랑한 태도를 보이지 않음
  • 우울장애 증상 조절
    - 대상자가 본인의 문제를 인지할 수 있도록 도움
    - 달성 가능한 목표를 수립하고 활동을 계획함
    - 오락요법, 작업요법 등 신체적 활동을 계획하여 증상완화를 도모함
  • 자가 간호 활동을 도움
    - 식사: 기호식품 선택, 높은 칼로리의 식사 혹은 간식을 소량씩 자주 제공, 섭취량/배설량 확인 및 기록, 체중 측정
    - 수면: 적절한 활동, 규칙적인 수면습관 유도, 편안한 환경 조성
    - 개인위생: 목욕, 옷 입기, 몸치장 등을 스스로 할 수 있도록 격려하고 도움
    - 배변: 수분섭취 권장, 적절한 운동권장, 고섬유성 식이 제공
③ 우울장애의 자살간호 13 14 17 21
  • 자살 가능성 사정(심한 우울에서 어느 정도 회복될 때 자살 위험성이 높아짐)
  • 위험한 요소를 제거함, 환자의 소지품에 주의함
  • 일대일로 관찰하며 지속적으로 사정함(자살계획 및 시도가 있는지 확인)

- 불규칙적인 병실순회, 가능한 대상자를 혼자 두지 않음
- 따뜻하며 수용적인 태도로 라포를 형성하고 대상자의 감정표현을 촉진함
- 대상자의 양가감정을 수용하고 주의 깊게 간호함
  → 극심한 우울증이 갑자기 호전될 때, 죽음에 대한 양가감정을 가질 수 있음(우울증이 극복될 것이라는 희망과 불가능할 것이라는 절망)

3 불안 관련 장애 간호

1) 불안장애

(1) 불안의 정의 [17]
① 불확실하고 모호하며 막연한 염려
② 환경에 적응하기 위한 생체의 가장 기본적인 반응양상
③ 스트레스에 대한 반응으로 주관적으로 경험, 내적인 갈등에 대한 조절 능력 상실로 인함
④ 자존감, 정체감이 위협받을 때 발생
⑤ 불안을 경험할 때 극복하면 자아의 긍정적인 측면이 성장됨
⑥ 일시적인 불안을 느끼는 것은 정상적인 반응이나, 적절한 대처가 이루어지지 않아 사회적, 직업적 기능에 문제가 발생하면 불안장애로 발전하게 됨

(2) 불안의 원인 [14] [16]
① 정신분석이론
  - 충족되지 않은 본능으로 불안을 경험함
  - 외적인 위협이나 내적 갈등이 자아의 심리적 평형상태를 위협한다는 신호 [18]
② 대인관계이론
  - 아이와 양육자 간에 형성되는 정서적 애착 관계로부터 불안을 경험함
  - 양육자와의 관계에서 낮은 자존감을 갖고 있는 대상자는 불안에 민감함
③ 행동이론
  - 특수한 환경 자극으로 인한 조건화된 반응으로 불안을 경험함
  - 생의 초기에 큰 두려움을 경험한 경우, 나중에 쉽게 불안을 경험함
④ 생물학적이론
  - 신경전달 물질에 의해 불안을 경험함(GABA, norepinephrine, serotonin)
  - 건강 및 피로 등의 신체적인 요인과 관련하여 발생
  - 영양결핍, 호르몬 변화 등 기타 신체적인 요인과 관련하여 발생
⑤ 유전적 요인, 문화적 요인 등

(3) 불안의 수준 [14]
① 경증 불안
  - 신체적인 증후 없음, 지각영역은 확대됨
  - 일상생활의 긴장과 관련
  - 학습을 동기화하고 성장과 효율성을 가져옴

② 중등도 불안 16 19 21 25
- 선택적인 영역에만 주의를 기울이기 때문에 지각영역이 다소 축소됨
- 불안을 일으키는 대상에만 주의를 기울임(선택적 부주의)
- 약간의 발한, 근육의 긴장, 논쟁하려는 행동 등

③ 중증 불안 24
- 지각영역이 현저하게 축소됨, 상황을 정확하게 지각하지 못하고 왜곡되게 해석함
- 불안을 경감시키는 것에만 집중하여 다른 활동을 하지 못함
- 신체적인 증상이 현저히 증가함(교감신경계 활성화)

④ 공황
- 극심한 불안상태
- 장기간의 긴장이 절정에 이르러 성격이 분열되며 자신을 조절하지 못함
- 자신이나 타인에게 해를 입힐 수 있으므로 즉각적인 중재가 필요함

(4) 불안의 행동특성

신체적	인지적	정서적	행동적
자율신경계의 활성화: 전신 발한, 안절부절 못함, 경직, 심계항진, 어지러움, 빈뇨, 질식할 것 같은 느낌, 호흡이 증가함 등	주의력 장애, 집중력 감소, 건망증, 판단 실수, 지각영역 축소, 혼돈 등	분노, 우울, 긴장, 두려움, 공포 등	행동조정장애, 불수의적인 운동, 대인관계장애 등

(5) 불안장애의 종류(DSM-5)
① 공황장애 15 22 : 뚜렷한 이유 없이 갑자기 극도의 두려움과 불안이 나타남(심계항진, 발한, 질식할 것 같은 느낌 등)
② 광장공포증 18 19 : 낯선 곳에 가기를 두려워 함, 당황스러워 보이는 장소나 상황에 처하는 것을 두려워 함, 탈출이 어렵거나 도움받기 어려울 것이라는 생각으로 느껴지는 극심한 두려움과 불안
  예 백화점, 주차장, 영화관, 사람이 많은 곳 등
③ 범불안장애 17 18 25 : 만성적이고 광범위한 불안을 느낌, 보통 6개월 이상 지속되며 일상생활에서 느끼는 비현실적이고 과도한 불안
④ 분리불안장애 23 : 애착 대상과의 분리에 대해 공포나 불안이 나타남
⑤ 선택적 무언증(함구증): 문제가 없던 아동이 특정상황에서 갑자기 의사소통의 문제가 나타남
⑥ 특정공포증: 특정 대상이나 상황에서 극심한 공포나 불안이 나타남(비행기 타기, 피를 보는 것 등)
⑦ 사회불안장애 23 : 사회적 상황 혹은 대인관계에서 불안이 나타남

(6) 불안장애의 간호진단 및 중재
① 간호진단: 불안, 비효율적 대응, 무기력, 자존감 저하, 손상 위험성, 수면장애 등
② 간호중재 13 14 15 16 18
- 중증 및 공황 수준의 불안 간호 18 20 21
  - 과호흡 시 pCO_2의 농도가 떨어지므로 봉투를 이용하여 내쉰 이산화탄소를 다시 마시도록 함

- 대상자 지지, 보호적인 태도, 경청, 수용
- 어느 정도의 불안이 감소될 때까지 환자의 곁에 있음
- 조용하고 안정된 환경을 제공함
- 점진적으로 건설적인 사회적 활동을 격려함(단순한 게임, 작업요법 등)
- 항불안제를 투여함 15 16
• 중등도 불안 간호
 - 불안에 대해서 인식하도록 함
 - 불안에 대한 통찰력을 갖도록 함
 - 건실적인 대처기전을 습득할 수 있도록 함(과거의 대처방법 파악 및 새로운 대처방법 학습)
 - 스트레스에 대한 적절한 조절로 이완반응을 증진할 수 있도록 함
• 공포장애 간호
 - 공포를 느끼는 자극이나 요인에 대해 인식하도록 함
 - 체계적 탈감작, 홍수법, 지속적 노출치료 등을 적용함
  예 체계적 탈감작 13 20 23: 자극이 되는 요인에 점진적으로 노출시켜 적응시킴
   홍수법 22: 체계적 이완법과 비슷하나, 이완단계가 없고 자극 노출에 순차성이 없음(예: 고소공포증이 있는 대상자에게 높은 곳에 바로 올라가게 함)

2) 강박충동 관련 장애

(1) 강박충동 관련 장애의 정의 13 14
 대상자 자신의 의지와는 상관없이 사고와 행동이 반복적으로 되풀이되는 것
(2) 강박충동 관련 장애의 종류(DSM-5)
 ① 강박장애 13 14 16 20 22 23
  • 강박장애의 주된 증상: 강박사고, 강박행동
  • 강박사고: 반복적으로 떠오르는 고통스러운 생각, 충동 등(반복적 의심)
  • 강박행동: 반복적인 행동(손씻기, 정돈하기, 확인하기), 반복적인 정신활동(숫자 세기, 기도하기)
  • 강박사고와 강박행동은 불안을 감소시키기 위해 무의식적으로 하는 것임
 ② 신체이형장애: 신체 외모에 대한 주관적 결함에 과도하게 집착함 22
 ③ 저장장애: 필요할지 모른다는 생각으로 물건들을 집 안에 쌓아둠
 ④ 발모광: 자신의 머리카락을 뽑는 행위를 반복함
 ⑤ 피부뜯기장애: 반복적으로 피부를 뜯거나 벗김으로써 피부를 손상시킴
(3) 강박충동 관련 장애의 특성 15 16
 ① 강박적 사고나 충동을 없애기 위해 다른 사고나 행동을 함 16
 ② 자각적인 강박감, 저항, 병식을 갖고 있음
  • 강박에 저항하려 하나 억제할 수 없음 → 억제 시 불안이 상승함 16
 ③ 방어기제: 취소, 격리, 반동형성 25
(4) 강박충동 관련 장애의 간호진단 및 중재
 ① 간호진단: 불안, 비효과적 대처, 두려움, 무기력, 자존감 저하, 손상 위험성, 자기돌봄결핍 등

② 간호중재 16
- 기본욕구의 충족 여부를 확인함(식사, 청결, 휴식 등)
- 강박 행동에 대한 대상자의 욕구를 인정하고 공감함 → 강박행동을 할 수 있는 시간을 허용함
  16 19 21 24
  - 강박행동을 억제하는 경우 공황상태를 유발할 수 있음
- 감정과 강박행동의 관련성을 이해시키고 서서히 제한함
- 강박행위를 서서히 줄이고 바람직한 대처기전을 강화함 예 게임, 단순한 활동 및 과제 등

3) 외상과 스트레스 관련 장애

(1) 외상과 스트레스 관련 장애의 정의 13 15

충격적인 외상사건이나 스트레스 사건 경험 후 발생하는 스트레스 장애

(2) 외상과 스트레스 관련 장애의 종류(DSM-5)

① 외상 후 스트레스 장애(PTSD) 13 17 18
- 충격적인 사건으로 인해 스트레스 반응이 나타나는 것
  예 사건에 대한 반복적인 회상, 악몽, 재경험, 회피행동 등
- 외상 후 스트레스 장애 대상자의 1/2 이상: 주요 우울증을 동반
- 외상 후 스트레스 장애 대상자의 1/3 이상: 알코올 중독, 공포, 정신증, 기질적 정신장애 동반

② 급성 스트레스장애
- 충격적인 사건을 경험한 후 1개월 이내 증상이 나타남
- 2일~4주 이내로 증상이 지속됨(4주 이상 지속되면 외상 후 스트레스장애로 진단함)

③ 반응성 애착장애 16
- 애착 대상과 분리될 때 보이는 심한 불안증상을 의미함
- 아동이 양육자와의 적절한 애착형성이 되지 않아 발생함
- 타인과의 관계형성에 어려움이 있고 정서표현이 제한됨
- 적절한 사회적 관계를 얻는데 어려움이 있음

④ 부적절한 사회참여장애
- 5세 이전, 사회적 기능의 이상 패턴을 보임
- 모든 사람에게 주의를 끌려 하거나 낯선 사람에게 지나치게 친밀감을 표현함

⑤ 적응장애
- 일반적인 스트레스를 겪은 후 일정기간 내 발생하는 임상적으로 의미 있는 정서적이거나 행동적인 증상

⑥ 지속적 애도장애
- 밀접한 관계에 있던 사람의 사망 후 최소 12개월(아동·청소년은 6개월)이 지난 시점에서 진단 가능함
- 사망 후 고인에 대한 강렬한 그리움/열망, 기억에 대한 몰두, 정체성 혼란, 죽음에 대한 현저한 불신감, 삶의 무의미감, 극심한 외로움 등이 있으며 이로 인해 일상의 중요한 영역에 심각한 손상을 초래함

(3) 외상과 스트레스 관련 장애의 치료

약물치료, 행동치료, 안구운동, 탈감작치료, 위기중재, 집단치료, 가족치료

(4) 외상과 스트레스 관련 장애의 간호진단 및 중재
  ① 간호진단: 불안, 비효과적 대처, 두려움, 무기력, 자존감 저하, 손상 위험성, 외상 후 증후군 등
  ② 간호중재 19 21
    • 대상자의 감정과 행동은 심각한 외상으로 인한 전형적인 반응임을 인식하도록 도움
      (외상 경험과 대상자의 감정, 행동, 문제와의 연관성을 알림)
    • 외상사건이 대상자의 책임이 아님을 설명함
    • 대상자가 본인의 감정을 언어로 표현하도록 격려함
    • 적응적인 대처 전략을 갖도록 격려함(이완요법, 운동 등)
    • 플래시백(외상 사건에 관련된 강렬한 기억에 몰입하는 현상) 증상이 나타났을 때 옆에 있어주며 지지적 간호를 제공함 24
    • 지지적 상담을 통해 외상사건에 대해 이야기 할 수 있도록 격려함(억지로 이야기하게 하는 경우 증상이 더 악화될 수 있으므로 주의)

4) 신체증상 관련 장애
  (1) 신체증상 관련 장애의 정의
    명백한 병리적 소견이나 병태생리가 없으나 정신사회적 스트레스가 다양한 신체증상으로 표현되어 나타나는 정신장애
  (2) 신체증상 관련 장애의 종류(DSM-5)
    ① 신체증상장애
      • 스트레스 갈등이 만성적이고 복합적인 여러 증상으로 나타나는 것
      • 방어기제: 억압, 퇴행
    ② 질병불안장애/건강염려증 14
      • 질병에 걸렸다는 집착 및 공포를 나타냄
      • sick role: 곤란한 상황을 피하고 사회적 책임을 회피하려 함
      • 방어기제: 억압, 퇴행, 상환
    ③ 전환장애 14 15 16 18 22 25
      • 무의식적 내적 갈등이 원인이 되어 감각기관이나 수의근계 기능상실 증상으로 전환되어 나타남
      • 하나 이상의 신경학적 증상이 나타남(마비, 감각이상, 시력마비)
      • 갑자기 증상이 발병함, 극적으로 심해져 전시효과가 큼
      • 1차 이득: 내적 갈등 해소, 2차 이득: 관심, 보호, 체면 유지
      • 만족스런 무관심: 신체증상에 대해 특별히 걱정하지 않음 23
      • 방어기제: 억압, 전환
      • 병전성격: 의존적, 반사회적, 연극적, 수동공격형
    ④ 인위성장애 17 24
      • 거짓된 신체적, 심리적 징후나 증상, 상처, 질병을 조작하거나 유도함
        예 의도적으로 상처를 입힘, 약물을 과다복용함 등
      • 의도적으로 아프거나 장애가 있는 것으로 다른 사람에게 표현함
      • 외적 보상이 없는 상태에서 이러한 행동을 보임(단지 다른 사람의 관심과 동정을 얻어내기 위함)

참고 스스로에게 부여된 인위성장애, 타인에게 부여된 인위성장애
- (3) 신체증상 관련 장애의 행동특성 14
  - ① 복합적인 신체 증상을 호소함
  - ② 증상이 유동적이며 모호함(의도적인 것은 아님)
  - ③ 기질적 단서를 찾기 어려움, 의학적 치료에 의해 잘 호전되지 않음
  - ④ 우울, 불안, 불면 등의 신경증적 증상 동반
  - ⑤ 정신사회적 스트레스원과 관련됨
  - ⑥ 대상자는 신체증상이 심인성임을 납득하지 못함
  - ⑦ 2차 이득 있음(타인의 관심을 끌 수 있음)
  - ⑧ 치료를 위해 약국, 병원, 종교집회 등을 장기간 전전함 예 닥터쇼핑
  - ⑨ 항우울제나 항불안제로 증상이 호전됨
- (4) 신체증상 관련 장애의 간호진단 및 중재 19
  - ① 간호진단 20 : 만성 통증, 비효과적 대처, 신체상 혼란, 지식 부족 등
  - ② 간호중재 13 16 17 19 25
    - 신체증상의 원인이 심인성임을 인식시키는 것이 필요함
      - 신체질환에 대해 시인하지 않되, 신체증상을 무시해서는 안됨
      - 대상자가 병을 인지하고 불필요한 약물, 처치, 수술 등을 반복하지 않도록 함
      - 치료진은 일관된 정보를 제공함
    - 스트레스로 인한 감정을 적극적으로 표현하도록 하고 대상자의 감정을 수용함
    - 대상자의 2차 이득을 통제함
    - 대상자 스스로 자신감과 자긍심을 갖도록 도움
    - 불안과 스트레스에 대처할 수 있는 방법을 교육함(이완요법, 환기요법 등)
    - 집단요법, 치료적 시술을 할 수 있음
      - 집단요법: 경험 공유, 대처방법에 대한 정보 획득(성공한 대상자는 효과적 모델이 됨)
      - 치료적 시술: 전기자극요법, 신경 차단술
    - 항불안제, 항우울제 투여
    - 지지적 환경을 제공하고 독립적인 활동을 격려함

5) 해리장애
- (1) 해리장애의 정의
  의식, 기억, 행동 및 자기정체감의 통합적 기능에 갑작스럽게 일시적인 이상이 나타나는 장애
- (2) 해리장애의 종류(DSM-5)
  - ① 해리성 기억상실
    - 뇌의 기질적 손상 없이 중요한 기억이나 사건 등을 갑자기 기억하지 못함
    - 심인성 기억장애로 기억상실은 극심한 심리적 스트레스에 의해 발생함
    - 해리성 둔주: 자신의 과거나 신분, 이름, 직업 등 정체성에 대한 기억을 상실함, 갑자기 예기치 못한 곳을 배회하거나 새로운 정체성을 가지고 생활하기도 함(둔주 기간에 있던 일들을 기억하지 못함)

② 해리성 정체성 장애(다중인격장애)
- 한 사람 안에 두 개 이상의 정체성 혹은 인격을 보이는 것
- 각 정체성은 고유한 행동, 생각을 가짐(한 정체성이 활동할 때 다른 정체성은 그 시간 동안의 기억을 상실함)

③ 이인증/비현실감 장애
- 이인증: 자신이 자신으로부터 분리된 느낌을 갖는 것(자신을 외부에서 관찰하는 것 같은 느낌을 받음)
- 비현실감: 주변 환경이 자신과 분리된 것 같은 경험을 하며 비현실적으로 느껴짐

(3) 해리장애의 행동특성 24
① 기억장애(관련된 사건이나 경험의 선택적 회상이 불가능함)
② 지남력장애, 현실감각 상실, 이인감
③ 자신에 대한 인식과 삶의 목적에 대한 혼돈과 방황
④ 충격적인 상황과 위험으로부터 자신을 보호하기 위해 도피함

(4) 해리장애의 간호진단 및 중재
① 간호진단: 불안, 비효과적 대처, 자아정체성 손상 등
② 간호중재
- 해리를 유발하는 충격적인 사건이나 갈등의 근원적인 탐색이 필요함
- 수용적, 무비판적이고 안전한 환경을 제공함, 도움 받을 수 있는 지지체계를 형성함
- 대상자가 본인의 감정, 행동, 경험에 대해 솔직하게 표현할 수 있도록 격려함
- 대상자의 장점을 지지함(대상자 자신의 잠재력을 깨닫게 하여 자기실현 할 수 있도록 도움)
- 대상자가 사용하는 대처기전을 파악함(효율적인 대처기전을 사용할 수 있도록 도움)
- 대상자가 스스로 일상생활을 관리할 수 있도록 도움(성취가능한 목표를 설정하고 실천하도록 함)
- 감정을 통제하고 표현할 수 있는 기술을 교육함(이완요법, 예술요법, 활동요법 등)
- 항불안제, 항우울제 투여

4 성격장애 간호 14 15 17 18

1) 성격장애의 정의
성격 자체가 특이한 것으로 어린 시절부터 서서히 발전하여 성인기에 개인의 성격으로 굳어진 심리적 특성이 부적응적 양상을 보이는 것

2) 성격장애의 원인 14
(1) 생물학적 요인: 부적절한 신경전달물질의 분비, 뇌기능 이상, 변연계 이상
(2) 유전적 요인: 정신장애와의 유전적 연관성
  예 A군 성격장애는 조현병을 갖고 있는 대상자의 친척에서 더 자주 발생함
(3) 심리적 요인: 초자아의 미성숙한 발달, 불안 수준 상승
(4) 사회환경적 요인: 가족의 불안정, 초기 외상, 어린 시절의 학대

3) 성격장애의 종류(DSM-5) 13 14 15 16 17 19 20 21 22 23 24 25

(1) A군 성격장애: 편집성, 조현성, 조현형
  ① 편집성 성격장애 15 16 17 19
    • 타인에 대한 불신과 의심으로 적대적인 태도를 보임
    • 대인관계를 맺기 어려우며 사회적 부적응을 나타냄
      예 의처증, 의부증, 습관적인 소송 등
  ② 조현성 성격장애 18
    • 대인관계를 잘 형성하지 못함, 감정표현도 극히 제한됨
      예 혼자 하는 일에 불편감을 갖지 않음(능동적 사회적 고립)
  ③ 조현형 성격장애 13 22 24
    • 사회적 관계에서의 고립과 제한된 감정표현이 광범위하게 나타남
    • 사고, 지각, 언어, 행동 등이 기이함(망상, 환각은 없음)
    • 조현병의 병전성격에 해당함
      예 사이비 종교의 교주, 자칭 도사

(2) B군 성격장애: 반사회적, 경계성, 히스테리성(연극성), 자기애적
  ① 반사회적 성격장애 14 16 22 25
    • 반사회적 행동(타인의 권리 침해 등)을 보이며 죄책감을 느끼지 않음
      예 범법자, 사기꾼
  ② 경계성 성격장애 15 18 19 23
    • 감정상태의 심한 불안정성을 보이고 자제력이 결여됨
    • 자해적 행동을 보일 수 있음
  ③ 히스테리성(연극성) 성격장애 14 20 23
    • 다른 사람의 관심을 끌기 위해 과장되고 유혹적인 행동을 함
    • 대인관계에서 피상적이고 불성실한 모습을 보임
    • 변덕스러운 성격을 갖고 있음
  ④ 자기애적 성격장애
    • 자기중심적이며 다른 사람의 생각에 관심이 없음
    • 자신을 현저하게 과대평가함, 타인에게 인정받고 찬양받고자 함

(3) C군 성격장애: 회피성, 의존성, 강박성
  ① 회피성 성격장애 16
    • 타인으로부터 부정적 평가를 받는 것에 대해 과도하게 두려워 함
    • 사회적 상황에서 지나치게 감정을 억제하고 부적절감을 많이 느낌
    • 다른 사람과의 만남에 대한 불안 및 두려움으로 대인관계를 회피함
  ② 의존성 성격장애 25
    • 독립적인 생활을 하지 못하고 다른 사람에게 과도하게 의존하거나 보호받으려 함
    • 주변에서 의지할 대상을 찾으며 그런 대상에게 매우 순종적이고 복종적인 태도를 보임
    • 사회적 활동에 소극적이며 결정을 내려야 하거나 책임을 져야할 때 심한 불안감을 느낌

③ 강박성 성격장애 21 24
- 완벽주의적이며 세부적인 사항이나 규칙과 절차에 집착함, 인색함
- 정신분석 발달단계의 항문기적 성격에 해당함
- 융통성과 타협성이 부족하여 직업적 부적응을 초래할 수 있음
  - 예 지나친 완벽주의자

(4) 기타 성격장애: 수동공격성 성격장애

4) 성격장애의 특성 15
(1) 타인에 대한 부정적 반응 초래
(2) 부정적 정서 경험으로 인해 새로운 정보와 환경 해석에 어려움이 있음
(3) 인간관계나 환경에 접근하는 유연성이 없으며 부적응적 삶이 지속됨

5) 성격장애의 간호진단 및 중재
(1) 성격장애의 간호진단 16 : 사고과정장애, 사회적 고립, 폭력 위험성, 자해 위험성, 불안, 절망, 자존감 저하, 비효율적 대처, 상호작용장애, 의사소통장애, 수면장애 등
(2) 성격장애의 간호중재 13 14 16 17 18 19 21 23
  ① 자해로부터의 보호
  - 지속적인 관심, 일관성 있게 정해진 시간을 함께 함
  - 계획에 대상자가 참여할 수 있도록 도움
  ② 한계설정 및 구조제한 16 18 20
  - 용납되지 않는 행동에 대한 확고한 처벌 한계를 설정함
  - 대상자에게 자신의 행동에 책임지는 것이 필요함을 설명함
  ③ 치료적 행동 전략
  - 지나치게 친절하거나 접근하지 않음, 사무적이고 중립적인 태도를 보임
  - 대인관계 기술훈련 및 분노관리 등의 훈련을 제공함
  - 인지행동치료 17 : 일관성 있고 확고한 규칙을 통해 행동을 조절함, 바람직한 행동이 있을 때에는 긍정적 보상을 제공함
  ④ 정신심리적 간호중재
  - 대상자의 표현을 격려하고 수용함, 치료적 관계를 수립함
  ⑤ 운동요법과 같은 신체활동을 통해 긴장 완화 및 억압된 감정을 표출하도록 함
  ⑥ 항정신병약물, 항우울제, 항불안제를 투여함
  ⑦ 심각한 자해 또는 타해의 위험이 있거나 자살 가능성이 있을 때 입원치료를 할 수 있음

5 물질 관련 및 중독 장애 간호

1) 물질 관련 및 중독 장애의 용어 14 17 23

오용	• 의학적인 목적으로 사용하지만 의사의 처방에 따르지 않고 임의로 사용 • 처방된 약을 제대로 혹은 지시대로 사용하지 않는 것
남용	• 개인의 생활에 문제를 일으킬 만큼 쾌락을 목적으로 알코올이나 약물을 사용하는 것 혹은 알코올이나 약물을 과용하는 것
의존	• 알코올이나 약물이 항상 필요한 경우 • 문제가 있음에도 불구하고 약물중단이나 조절이 어려운 것
내성 14 23	• 약물사용 시 효과가 감소 → 같은 효과를 보기 위해 점차 용량을 증가시켜야 하는 것
교차내성 17	• 특정 약물에 노출되어 내성이 생긴 후 → 그 약물과 화학 구조나 약리 작용이 비슷한 유사 약물에도 내성이 생기는 것
중독	• 조절이 불가능할 정도로 약물사용에 대한 강박적 집착을 나타내는 것 • 해로운 결과가 예측됨에도 불구하고 강박적으로 약물을 사용함 • 신체적/심리적 의존 상태
갈망	• 약물의 양성적 강화 → 약물관련 냄새, 상황, 장면 등에 의해 유발되는 조건화되고 장기간 지속되는 욕구반응
금단증상	• 물질 복용의 중단으로 인해 일시적으로 나타나는 증상 예 불안, 초조, 손 떨림, 심계항진, 빈맥, 다한, 오심, 구토, 불면 등
플래시백	• 환각제를 복용하지 않았는데도 중독기간에 경험했던 지각적 증상을 재경험하는 것
관문약물	• 다른 불법 약물을 사용하는데 있어 다리역할을 하는 약물 예 술, 담배, 마리화나 등

2) 물질 관련 및 중독 장애의 원인

- (1) 생물학적 요인
    - ① 가족력: 알코올중독자 및 마약중독자의 부모에서 태어날 때 높은 발생률을 보임
    - ② 뇌의 보상중추 및 약물로 인한 생화학적 변화
    - ③ 신경전달물질의 유전적 경향
- (2) 심리적 요인
    - ① 정신분석이론: 구강기에 고착된 성격
    - ② 인지이론: 왜곡된 인지로 발생
    - ③ 행동주의 및 학습이론: 부적응저 행동 혹은 과도한 학습
    - ④ 성격이론: 내성적, 수동적, 신경증적 장애(불안, 우울, 불면 등)
    - ⑤ 가족체계이론: 세대 간 물질남용의 대물림
- (3) 사회문화적 요인
    - ① 속해 있는 환경: 종교, 법, 가족 배경 등에 따라 약물에 대한 태도, 가치, 규범이 달라짐
    - ② 광고 및 매스컴: 사람들을 매혹시키는 요인이 됨
    - ③ 사회적 활동 증가: 물질 노출의 기회 증가

3) 물질 관련 장애의 종류(DSM-5)

- 중추신경 흥분제: 카페인, 암페타민, 코카인, 담배 등
- 중추신경 억제제: 술, 신경안정제, 수면제, 아편, 본드, 부탄가스 등
- 환각제: 대마초, LSD, PCP 등

- (1) 알코올 관련 장애
    - ① 알코올 관련 장애의 특성
        - 알코올의 작용: 중추신경억제제
        - 지속적인 음주는 신체, 심리, 사회적 문제를 야기시킴
        - 음주 문제는 가족 기능의 손상과 가족구성원에게 영향을 미침
        - 방어기제: 부정, 합리화, 투사
    - ② 혈중 알코올 농도와 행동장애
        - 혈중 알코올 농도에 따라 다양한 행동장애가 나타남
        - 식별기능 저하, 주의력 감퇴, 사고력/판단력/자제력 약화, 수의적인 운동기능의 조화/감정 조절의 어려움, 혼돈, 혼미 등
        - 심각한 경우 호흡 및 심장에 영향 → 혼수, 사망을 초래할 수 있음

③ 알코올 관련 장애의 종류

- 알코올 중독: 과도하게 알코올을 섭취하여 심하게 취한 상태로 부적응적 행동이 나타남
  예 불분명한 말투, 운동 조정 장애, 불안정한 걸음, 안구진탕, 집중력/기억력 손상, 혼미/혼수
- 알코올 금단증상 14 16 18 : 지속적으로 사용하던 알코올 중단 시, 여러 가지 신체 생리적 또는 심리적 증상이 나타나는 상태, 알코올 중단 후 24~72시간 사이에 나타남(48~72시간 사이에 가장 심함)
  예 자율신경계 기능 항진, 손 떨림 증가, 불면증, 오심 및 구토, 일시적인 환시, 환청, 환촉, 착각, 정신운동성 초조증, 불안, 대발작
- 알코올 진전섬망(금단섬망) 14 18 21 23 : 심각한 금단증상으로 알코올 중단 후 2~3일 경 나타날 수 있는 급성 정신증적 상태
  예 망상, 환각, 진전, 혼돈, 동공확대, 고혈압, 발열, 심계항진, 불면 등 24
- 알코올 관련 정신증 13 : 알코올을 중단 또는 감량한 후 환청이나 환시를 동반하는 기질적 환각을 48시간 이내에 보일 때
- 알코올 관련 신경인지장애 13 19 25 : 베르니케 증후군(티아민의 결핍으로 발생, 시신경 마비와 복시, 운동실조, 졸림, 혼돈, 혼수), 코르사코프 증후군(만성 알코올 중독자에게서 나타남, 베르니케 증후군에서 회복 중인 환자에게서 자주 발생하며 두 증후군이 함께 나타나면 베르니케-코르사코프증후군, 대뇌와 말초신경의 퇴행성 변화, 혼란, 기억손상, 작화증)

(2) 아편제: 중추신경억제제 18
  ① 동공축소, 야윔, 수척, 창백, 서맥, 저체온, 청색증 등
  ② 금단증상: 중단 후 12~16시간부터 나타남(48~72시간에 최고조, 7~10일이 지나면 증상 완화) → 치료제: methadone 22
    예 morphine, heroin, meperidine, codein, opium(생아편) 등
(3) 진정수면제: 중추신경억제제
  ① 신체적, 심리적 의존 강함, 내성 발생이 쉬움
  ② 금단증상: 불면, 불안, 악몽, 심할 경우 경련, 사망
    예 phenobarbital, pentobarbital 등
(4) 암페타민: 중추신경흥분제 19 24 25
  ① 진통 및 다행감, 식욕감퇴, 피로감 해소 등의 효과를 가짐
  ② 기분을 좋게 하고 피로감을 줄이며 에너지가 상승하는 느낌을 줌
  ③ 중독되면, 불안과 초조 및 피해망상과 같은 망상형 조현병을 초래함
    예 methamphetamine(philopon), dextroamphetamine(dexedrine), methylphenidate(ritalin) 등
(5) 코카인: 중추신경흥분제 17 21
  ① 주로 흡입(비점막 흡수, 비점막 손상의 위험), 주사, 흡연 등의 경로로 투여함
  ② 신체적 의존과 갈망으로 금단 후 재발률이 높음
  ③ 중독되면, 이명, 망상, 환각, 충동적, 과다행동 등을 초래함

(6) 환각제: 감각, 지각, 사고, 자기인식, 감정 등에 영향을 미쳐 시공간에 대한 지각을 변화시키고 환각 현상을 유도함 [20]
　① LSD: 무색무취, 음료수나 음식에 첨가하여 사용, 플래시백 효과가 나타남

- 플래시백 [20]: LSD를 사용하지 않아도 사용한 것처럼 환각을 경험함

　② 마리화나: 주로 흡입, 장기간 복용한 경우 무동기 증후군이 발생함

- 무동기 증후군 [16]: 무기력하고 의욕이 없음, 무관심, 무감동 등

　③ 펜사이클리딘(PCP): 해리성 마취제(정맥주사용)로 개발됨, 중독되면 판단력 손상으로 공격성이 나타날 수 있음, 정신질환을 악화 혹은 재발시킬 수 있음
(7) 기타물질
　① 흡입제 [15]: 중추신경억제제
　　- 값이 싸고 구입하기 쉬움 → 청소년의 접근이 용이함
　　- 즉각적, 빠른 쾌감 효과(5분 후 효과)
　　- 중독되면, 다행감, 붕뜨는 느낌, 착각, 환각 등
　　- 연수중추 마비, 급성 신부전, 질식으로 사망을 초래할 수 있음
　　　예) 본드, 부탄가스, 시너, 페인트, 니스, 스프레이 등
　② 니코틴
　　- 주로 흡연
　　- 도파민의 유리를 자극하고 작용을 연장함, 산화질소의 발생 증가
　　- 금단증상: 흥분, 초조, 근심, 식욕증가, 체중증가, 니코틴 의존 등
　③ 카페인
　　- 혈압 상승, 신경과민, 각성상태 증가 등
　　- 중독되면, 신체적 의존 및 금단증상 나타남
(8) 병적 도박(도박 중독)
　① 병적 도박의 정의: 개인, 가족, 직업적 활동에 차질을 초래할 정도로 병적으로 반복적, 지속적 도박을 하는 것
　② 병적 도박의 역학: 전체인구의 1~3%, 치료 중 20%가 자살을 시도함
　③ 방어기제: 잃은 돈을 찾을 수 있다는 생각으로 자신을 속임, 근거없는 자신감으로 현 상황을 부정함

4) 물질 관련 및 중독 장애의 간호진단 및 중재
　(1) 물질 관련 및 중독 장애의 간호진단: 신체손상, 비효율적 대처, 자존감 저하, 영양장애, 폭력위험성, 자가간호 결핍 등

(2) 물질 관련 및 중독 장애의 간호중재 13 16 17 20 22
  ① 치료적 환경
    • 지각, 감각장애가 있는 경우 비위협적인 현실 제시
    • 자해/타해의 위험이 있을 때 입원을 고려함(안전을 유지하기 위함)
  ② 심리적 중재
    • 대상자 개인의 문제를 신뢰관계, 역할모델, 심리적 지지 및 사회적 지지를 통해 해결
    • 개인정신치료 (해결 중심 치료, 환자 중심적 동기 조성)
    • 자조집단 16 22: 집단 안에서 정서적 지지 및 대처 능력 향상 → 사회적 기능을 회복
      예 AA(알코올 중독자 모임), Alanon(알코올 중독자 가족, 배우자, 친척, 친구, 부모 등), Alateen,(알코올 중독자가 부모인 10대 청소년들을 지원하는 단체), ACOA(알코올 중독자 자녀들의 친목 모임)
    • 가족치료
  ③ 인지행동치료
    • 인지치료: 역기능적 사고 패턴을 증명하고 변경함, 부정적 감정과 비순응적 반응을 제거함
    • 행동치료: 물질의존에서 회복하는데 꼭 필요한 단계, 새로운 대처방법을 학습하여 주변 환경을 다스리는 기술을 습득하도록 함
  ④ 정신건강교육
    • 물질관련 장애자가 가족과 지역사회의 일원으로서 완전한 기능을 하도록 도움
      예 물질관련 장애자의 물질남용 예방교육
  ⑤ 약물치료
    • 알코올 치료: acamprosate, disulfiram(혐오요법), 비타민 치료
    • 아편중독 치료: methadone 치료 → 아편 중독자의 금단증상 억제 위해
  ⑥ 금단증상 및 진전섬망 간호 14 16
    • 금단증상이 심할 경우 동일계통의 대체 약물을 처방함
      예 아편 → methadone, barbiturate(진정제) → benzodiazepine
    • 금단증상인 경련, 발작 발생에 대비하도록 함
    • 지지적이고 조용한 환경조성
    • 수액을 공급하여 탈수를 예방함, 비타민 투여

6 신경인지 관련 장애 간호(치매, 섬망)

1) 주요 및 경도 신경인지장애 정의

  (1) 주요 신경인지장애: 인지적 영역(복합 주의, 실행 기능, 학습 및 기억, 지각-운동 기능 또는 사회적 인지)에서 한 가지 이상이 과거의 수행 수준에 비해 심각한 인지적 저하가 나타나는 것
  (2) 경도 신경인지장애: 주요 신경인지장애에 비해서 증상의 심각도가 경미한 경우, 인지기능이 과거의 수행 수준에 비해 상당히 저하되었지만 일상생활에는 큰 문제가 되지 않는 것

2) 신경인지장애의 원인
   (1) 생물학적 요인: 유전적 결함, 신경전달물질의 이상, 비정상적 단백질 산물, 신경섬유망의 미세한 상실
   (2) 기질적인 요인: 뇌의 기질적인 병변으로 인해 발생할 수 있음

   • 뇌조직의 퇴행/변성/노화, 뇌 손상(만성 지주막하 혈종), 중추신경계 감염, 독성 대사 장애(갑상샘 기능저하, 악성 빈혈, 엽산 결핍), 혈관성장애(다발성 경화증 등), 신경계장애(파킨슨병, 헌팅톤 무도병, 다발성 경화증)

3) 신경인지장애의 하위유형(DSM-5) 18
   (1) 알츠하이머형 치매
      ① 단순치매, 일차성 치매, 대표적인 치매, 우리나라 성인 치매 환자의 50% 이상을 차지함
      ② 후기 단계까지 뚜렷한 전신적 증상 없이 진행하는 전형적 신경퇴행성 질병
   (2) 혈관성 치매
      ① 뇌출혈, 뇌졸중과 같은 뇌혈관의 파열로 뇌세포가 손상되어 치매증상이 나타나는 경우
      ② 뇌혈관 장애와 더불어 급격하게 증상이 나타나며 뇌혈관 장애의 치료와 더불어 증상이 호전될 수 있음

4) 신경인지장애의 행동특성 14 15
   (1) 기억력 장애: 공통적인 증상, 가장 주요한 치매 증상
      ① 단기기억장애: 새로운 정보저장 능력이 감소함
      ② 최근기억장애, 전진성 기억상실(작화증 → 과거에 집착 → 최근 화제에서 소외 → 고립)
   (2) 언어 장애: 실언증, 실어증
   (3) 지남력 장애 14 : 지남력(시간/공간/사람) 장애 예 화장실 못찾음, 자식을 알아보지 못함
   (4) 추상적 사고장애: 일반화, 합성화, 감별(구별), 논리적/사고력/추리력, 개념 형성의 능력 감퇴
   (5) 실행능력 장애: 어떤 행동을 순서에 따라 하지 못함 예 옷 입기
   (6) 판단력 장애: 계획을 세우고 결정하는 것이 어려움 예 돈 관리
   (7) 인격 장애: 자기중심적, 수동적 경향 증가, 외부관심은 감소, 은둔하는 생활
   (8) 의심, 망상, 환각, 수면장애, 발작적/충동적/반복적 행동, 성적 노출 등

5) 신경인지장애의 간호진단 및 중재 13 14 15 17
   (1) 신경인지장애의 간호진단 15 : 폭력위험성(자해/타해), 손상위험성, 자가 간호 결핍, 사고과정장애 등
   (2) 신경인지장애의 간호목표: 최대기능수준 유지
   (3) 신경인지장애의 간호중재 22 24
      ① 치료적 환경 조성
         • 보호적, 지지적, 안정된 환경 조성
         • 소음 제거, 조명 조절(밤에 완전히 소등하지 않음) → 환각, 착각을 줄임
         • 지남력 유지: 큰 시계, 달력, 가족사진 등
         • 잠재적 위험요소 제거, 익숙한 가구 배치, 일관된 치료자 등

② 최적의 신체건강상태(최적수준의 기능) 유지
- 적절한 개인위생, 영양섭취 및 배설, 수면상태 유지
- 목욕시간 및 식사시간, 활동시간 미리 계획
- 낮 활동을 격려하고 통증, 불면 등을 세밀히 사정

③ 독립적 기능 증진
- 일관성 있고 구조화된 일과를 갖도록 함
- 충분한 시간 제공, 독립적으로 할 수 있도록 격려함

④ 의사소통 13 14 17 19 21
- 대상자와 논쟁하거나 직면하지 않음
- 분명하고 간결한 문장을 사용함
- 예/아니오로 답할 수 있는 폐쇄형 질문을 사용함
- 환경: 소음이 없는 곳에서 분명하고 낮은 목소리로 대화함
- 반복하여 물을 때: 같은 단어를 사용함
- 이해하지 못할 때: 몇 분 후에 반복하여 다시 이야기함(폐쇄적 질문)
- 꾸며낸 이야기(작화증)에 대한 반응: 대상자가 표현하는 느낌에 반응하도록 함

⑤ 사회화 촉진
- 현실안내요법: 현실을 상기하도록 도움
- 회상요법 17: 과거 경험, 오래된 기억 활용 → 감정을 표현함(즐거움, 슬픔, 분노 등)
- 음악요법, 음식(요리), 신체적 접촉(춤) → 자부심과 재사회화 촉진
- 작업요법: 단순한 활동 격려 예 수건정리, 베갯잇 개기 등
- 그림요법: 그림의 색채 → 대상자의 시각 자극, 최근 기억력 회복 촉진, 방향감각 증진
- 집단치료: 소집단 활동에 참여함 → 안전하고 긍정적인 분위기 경험
- 동물매개치료: 진정효과(위안, 사랑, 애정 증진), 감각 촉진, 기억력 증진

6) 섬망과 주요 및 경도 신경인지장애의 차이점 13

구분	섬망	경도 신경인지장애(치매)
특성	급성 뇌 기질 장애	만성 뇌 기질 장애
증상	일시적, 가역적	영구적, 비가역적
의식변화	있음	없음
착각, 환각	있음	없음
주의력 손상	있음	없음
병식	있음	없음

7) 섬망의 정의 [18]

(1) 일과성, 기질적 정신장애, 일시적인 정신기능의 장애
(2) 주의집중력이 저하되며, 사고의 정리가 안 되거나 인지기능의 변화가 갑자기 발생함
(3) 며칠 동안 유지될 수 있으며, 증상이 주로 밤에 심해짐
(4) 의식수준은 혼돈, 혼미, 혼수까지 다양하게 나타날 수 있음

8) 섬망의 행동특성

(1) 인지기능 저하
(2) 기억력(최근) 및 지남력 장애
(3) 기타: 불면, 감각지각장애, 정신운동활동의 증가 혹은 저하

9) 섬망 환자의 간호진단 및 중재 [13] [14] [15]

(1) 섬망 환자의 간호진단: 손상위험성, 폭력위험성, 사고과정장애, 감각지각장애, 자가간호결핍, 영양장애, 수면장애 등
(2) 섬망 환자의 간호중재 [20] [23]
  ① 삶을 유지시키는 신체적 간호중재가 최우선 순위(최적의 신체 건강상태를 유지하도록 함)
  ② 방문객과 치료자의 수를 제한하고 쾌적한 환경을 유지함
    • 익숙한 가구와 도구 등의 환경을 제공함
    • 가능한 자극이 없는 환경을 유지함
  ③ 지남력이 상실된 대상자는 혼자 두지 않아야 하며, 물리적 억제는 되도록 삼가도록 함
    • 시간, 장소, 사람에 대한 직접적이고 명확한 의사소통을 해야 함
    • 세심한 관찰, 밤에도 완전히 소등하지 말 것
  ④ 고열량, 고비타민 식이, 소량씩 자주 섭취, 충분한 수분 섭취
  ⑤ 수면장애 대상자는 마사지, 온수, 우유 등을 제공, 가족과 함께 있게 허용함
  ⑥ 단순하고 낮은 목소리, 시선접촉이 필요함
  ⑦ 구체적이고 명확하게, 직접적인 용어 사용

7 급식과 섭식 관련 장애 간호

1) 급식과 섭식장애의 종류(DSM-5)

신경성 식욕부진증 16 24	• 체중과 음식에 집착하며 강박적인 생각을 함 • 체중감소를 위한 행동과 독특한 음식 다루기를 보임 • 체중증가에 대한 강한 공포 → 잘못된 자아상 • 잔인할 정도로 날씬해지려는 욕구를 가짐 → 현저한 저체중(심각성을 인식하지 못함)
신경성 폭식증 17 18 21 24	• 음식 섭취에 대한 통제력 상실 → 다량의 음식, 단기간 내 폭식함 • 식사 후 체중증가를 막기 위해 스스로 구토 유발, 강한 운동이나 하제, 이뇨제를 복용함(이러한 행동에 대해 죄책감, 우울, 자기혐오감을 느낌) • 위, 식도, 장의 이상을 호소 • 구토 유발로 인해 치아 부식과 이하선 증대, 월경불규칙, 전해질 불균형, 충치 등의 증상이 나타남
폭식장애	• 반복되는 폭식 삽화가 최소한 3개월 동안, 일주일에 1회 이상 있음 • 평소보다 많은 양을 급하게 먹음(폭식 후 과도한 죄책감) • 체중 증가에 대한 보상행동(구토, 운동, 하제, 이뇨제)을 보이지 않음

2) 급식과 섭식장애의 원인 16

(1) 생물학적 요인
  ① 가족력
  ② 시상하부(식욕조절 중추)의 문제, 코티솔/세로토닌의 부적절한 분비
(2) 심리적 요인
  ① 왜곡된 자아상, 낮은 자존감, 무능감
  ② 충동조절의 어려움(자율성 상실)
  ③ 불안, 강박행위, 강박사고, 완벽주의
  ④ 성적, 생물학적 성숙에 대한 두려움
(3) 환경적 요인
  ① 갈등이 있는 가정환경, 약물남용, 자살시도, 무단결석 등과 같은 행동장애를 경험한 경우
  ② 성적 학대는 폭식증 환자의 20~50%에서 보고됨
  ③ 비만한 사람을 비난하는 부모의 태도
(4) 사회문화적 요인
  야윈 것이 높이 평가되는 사회문화적 분위기

3) 급식과 섭식장애의 간호진단 및 중재 13 14 15 18
  (1) 급식과 섭식장애의 간호진단
      신체상 장애, 불안, 체액부족, 신체손상 위험성, 영양장애, 자존감저하, 사고과정장애, 비효율적 대처 등
  (2) 급식과 섭식장애의 간호중재 13 14 15
    ① 안정된 영양 19 20 22 23 25
      • 급식과 섭식장애의 최우선 간호중재
      • 바람직한 목표체중 및 체중증가, 감소의 조절에 대한 기대비율의 확립
      • 구조화된 프로그램 및 프로토콜: 식사시간, 섭취량 유지, 체중측정 등
      • 필요 시 정맥주사 혹은 비위관을 통해 전해질, 수분, 영양을 공급할 수 있음
      • 적절한 영양섭취의 중요성을 교육함
      • 구토하는 것을 막기 위해 식사 후 환자를 주의 깊게 관찰함
    ② 적절한 운동식사시간
      • 칼로리를 소모하기 위한 것이 아니라 양호한 신체적인 상태를 유지하기 위한 것
      • 점진적인 운동 프로그램
    ③ 인지행동중재 15 19 24
      • 신체상, 체중, 음식에 대한 왜곡된 인지 수정(합리적인 신념을 갖도록 함)
      • 행동수정프로그램: 대상자가 음식선택에서 통제력을 기르는 섭식환경을 제공함
      • 체중감소에 대해 괴롭히거나 벌하지 않음
    ④ 심리적 중재 18
      • 자기주장훈련, 나 전달법: 대상자가 본인의 감정을 표현하도록 지지
      • 자신의 장점 및 자신에 대한 긍정적 사고를 하도록 격려
      • 합리적이고 현실적인 사고를 하도록 격려
      • 갈등을 직면하고 직접적이고 건설적으로 문제 해결
      • 혼돈된 가족경계와 과잉보호로부터 벗어나 개인적 정체감 확립
    ⑤ 가족참여: 치료 초기부터 가족이 함께 참여하도록 함
    ⑥ 집단치료: 인지행동, 정신교육, 정신역동 상호관계 등을 통해 치료함
    ⑦ 약물치료: 항우울제를 투여함

8 수면각성장애 간호

1) 수면생리

NREM [20]	• non rapid eye movement
	• 맥박수 감소(규칙적), 혈압 감소, 호흡수 감소, 뇌혈류량 감소
	• 가장 많이 분비되는 호르몬: 성장호르몬
	• 1단계
	  - 수분간, 가장 얕은 수면단계
	  - 각성상태의 alpha파 소실, theta파 많음
	• 2단계
	  - 가벼운 수면상태, 깨기 쉬움, 전체수면의 45~50%
	• 3단계
	  - 깊은 수면상태, 깨기 어려움
	  - delta파가 주로 나타남
	  - 신체회복을 도움, 근육은 완전히 이완됨
	  - 호흡 및 맥박: 감소
	  - 성장호르몬을 분비하는 단계
	  - 몽유병, 야뇨증이 나타날 수 있음
	  - 전체 수면의 약 25%를 차지함

REM	• rapid eye movement(급속 안구운동 수면상태) • NREM 수면에 이어 REM이 나타남 • 전체수면의 약 20~25% • 꿈(추상적, 초현실적)을 꾸는 수면단계 • 첫 REM: 10분 내외, 밤이 깊어질수록 길어짐 • 호흡/심박동 불규칙, 근 긴장 저하, 음경 발기, 뇌혈류량 증가 • 어릴수록 길고, 나이 들수록 감소함

2) 수면각성장애의 종류(DSM-5) 13 14

불면장애 13 14	• 원발성 불면증, 정신생리학적 불면증 • 뚜렷한 신체적, 정신적 원인 없이 최소 1개월 동안 입면 및 수면유지가 어렵거나 잠을 자도 회복되지 않는 수면을 호소함
과다수면장애	• 원발성 수면과다증 • 뚜렷한 신체적, 정신적 원인 없이 최소 1개월 동안 과도한 졸음으로 사회적, 직업적 기능에 장애 및 고통을 받는 경우
기면증 14 18 21 24	• 주 증상으로 수면발작이 나타나며 보조증상으로 수면마비, 탈력발작(갑작스러운 근육 긴장도 상실), 입면환각이 동반됨 　참고 입면환각: 잠에 들거나 깰 때 발생하는 생생한 꿈 같은 환각으로 보통 무서운 내용을 담고 있음 • 최소 3개월 동안 지속됨 • REM 수면이 비정상적으로 빠르게 나타남 • 낮에 지나치게 졸린 증상과 함께 자기도 모르게 잠에 빠짐 • 일시적이면서 불가항력적인 수면이 되풀이되는 상태 • 수면 후 일시적으로 상쾌함을 느끼나 다시 증상이 반복됨
호흡관련 수면장애	• 수면 중 무호흡(10초 이상) 증상이 수면 중 30회 이상 나타남 • 중추성 무호흡증, 폐쇄성 무호흡증, 상기도성 무호흡증 • 치료를 위해 C-PAP, 기관절개관 등을 적용할 수 있음
사건수면	• 악몽장애 　- REM 중 안전, 생존 등에 위협을 주는 무서운 꿈으로 인해 반복적으로 잠에서 깸 • NREM 수면각성장애 　- 수면 중 보행유형(몽유증), 수면 중 경악유형(야경증) 　참고 야경증: 수면 중 반복적으로 비명을 지르며 깨는 것 • REM 수면행동장애 　- REM 중 말을 하거나 꿈 내용에 해당하는 행동을 보임 • 하지불안증후군 　- 잠들 때 혹은 수면 중 다리의 감각이상으로 수면이 방해됨 • 주기성 사지운동장애 　- 수면 중 근육의 경축이 반복되어 수면이 방해됨

3) 수면각성장애의 간호중재 14 15 16 17

(1) 수면장애를 유발하는 원인을 확인하고 해결함 16
　강박적 성격 성향, 정신/신체적 질환, 신체구조적 결함, 스트레스, 생활주기 변화, 약물 또는 기타물질 사용 등

(2) 수면 문제와 관련된 감정을 표현하도록 격려하고 수용함
(3) 수면 위생을 지키고 건전한 수면습관을 갖도록 함
(4) 수면증진을 위해 인지행동요법, 복식호흡법, 점진적 근육 이완법, 명상, 음악요법, 수면체위조절 등을 시도함
(5) 약물치료
   ① 불면치료: 수면제(benzodiazepine, zolpidem) [20]
   ② 과수면 치료: 중추신경자극제(amphetamine), 항우울제(fluoxetine)
   ③ 기면증 치료: 중추신경자극제(amphetamine, methylphenidate)
   ④ 호흡관련 수면장애: 정신자극제(acetazolamide, clomipramine)
(6) 수면위생법 [15] [17] [19] [22] [23] [25]

- 규칙적인 기상시간 갖기
- 수면 시간만큼만 침대에 있기
- 불규칙한 낮잠을 피하고, 아무 때나 눕지 않기
- 잠자고 일어났을 때 상쾌한 기분을 갖도록 하기
- 안락하고 쾌적하며 소음이 차단된 수면 환경을 조성하기
- 규칙적으로 운동하기
- 저녁 시간에 과식이나 격렬한 활동 피하기
- 잠자기 전 따뜻한 샤워 혹은 독서 등 자신에게 맞는 이완요법을 찾아 시행하기
- 규칙적인 하루 일정 보내기
- 술, 담배, 커피, 각성음료 등 중추신경계 작용물질 가급적 피하기
- 잠자기 전 물 많이 마시지 말기
- 잠이 오지 않을 때에는 억지로 자려 하지 말고 침실에서 나와 무언가 하기, 잠이 올 때 다시 들어가 잘 것(단, 적게 잤어도 다음날 제 시간에 일어나기)
- 자꾸 시계를 보게 되면 시계를 치우기
- 낮에 복잡한 일이 있고 나쁜 감정이 남았더라도 자기 전에는 편한 마음으로 잠자리에 들기

9 성 관련 장애 간호

1) 성에 대한 개념 [14]

(1) 성(sexuality)
   종족보존은 물론 성적 쾌락의 추구 등 성 행동과 관련된 생물학적, 인지적, 심리적, 문화적 요소까지 포함하는 자기표현의 한 형태
(2) 유전학적 성 정체성(sexual identity)
   생물학적 주체성, 생물학적 성(염색체, 외성기, 내성기, 성호르몬, 이차성징 등)의 특징에 따라 자신이 남성 또는 여성임을 인식함

(3) 정신적 성 정체성(gender identity)
　　성적 정체성, 남성성 혹은 여성성에 대한 주관적 성, 자신을 남성이나 여성으로 지각하고 인식하는 것, 양육방식과 환경, 사회화, 외상, 좌절, 갈등 등의 경험에 의해 획득된 주체성, 생후 3세 전후 결정됨
(4) 성 역할(gender role)
　　성적 주체성(남성 혹은 여성)에 어울리는 행동, 태도 및 감정 등으로 자신의 성 주체성을 표현하는 것, 행위에 대한 기대, 인식, 고정관념 같은 한 개인의 문화적 성 역할의 특성
(5) 성적 지향(sexual orientation)
　　성적 선호하는 성, 남성성, 여성성에 대한 성적 선호나 감정, 매력 등 한 개인이 매력을 느끼는 성
　　[예] Heterosexual, Homosexual, Bisexual

2) 성 기능 장애
(1) 성 기능 장애 정의
　　정상적인 생리반응의 억제로 성행위에 곤란을 느끼는 상태
(2) 성 기능 장애의 종류

성적욕구장애	성적욕구의 저하
성적혐오장애	성기접촉에 대한 혐오로 성관계를 적극적으로 회피
성적흥분장애 [17]	여성(성적흥분장애), 남성(발기부전증)
성적절정감장애 [16]	여성(절정감 장애), 남성(절정감 장애), 조루증
성적통증장애	성교통증, 질 경련

3) 성 관련 장애의 종류(DSM-5) [13] [14] [16] [17] [18] [19] [20] [22] [23]
(1) 성별불쾌감(성정체성장애) [23]
　　① 생물학적 성과 정신적 성 정체성 사이의 불일치
　　② 자신의 성에 대한 심한 고통, 반대 성으로 살고자 하는 강력한 욕구가 2년 이상 지속됨
　　③ 어려서부터 여성이나 남성의 역할을 거부하는 특성이 인지됨
　　④ 어린 시절 동성의 부모가 없어 동일시 경험을 하지 못한 경우 장애발생의 위험이 높아짐
　　⑤ 호르몬 요법, 성전환 수술을 통해 반대 성의 외모를 갖고자 함
(2) 성도착장애
　　① 노출장애 [18]: 자신의 성기를 불특정 다수의 낯선 사람에게 노출시킴 [예] 바바리맨
　　② 물품음란장애 [19] [22] [24]: 무생물적인 물건에 집착하며 성적흥분을 보임
　　③ 마찰도착장애 [20]: 상호 동의하지 않은 사람에게 성기를 접촉하거나 문지름
　　④ 소아성애장애: 13세 이하 소아를 상대로 성행위를 시도함
　　⑤ 성적피학장애: 학대를 받으며 성적 만족을 느낌
　　⑥ 성적가학장애: 성적 흥분을 위해 잔혹한 행동을 함
　　⑦ 복장도착장애: 이성의 옷을 입으며 성적흥분을 보임
　　⑧ 관음장애 [25]: 성과 관련된 행위를 보거나 촬영함으로써 성적 만족을 느낌

4) 성 관련 장애의 간호 [15] [16] [18]

(1) 간호사 자신의 이해
  ① 면담 전, 간호사 자신의 성에 대한 가치관을 인식함
  ② 성적 관습에서 종교적, 사회문화적 차이를 존중하며 다른 사람과 자신이 다를 수 있음을 인식
(2) 성교육
  ① 예방적 차원에서 학령전기에 성교육을 실시함
  ② 성장애 환자, 아동(학령전기), 부모를 대상으로 성행위에 대한 정보 전달
  ③ 성행위에 대한 가치관, 신념, 태도를 발전시키기 위한 기회 제공
  ④ 성관계에 대한 책임의식 강화
(3) 인지행동치료
  비합리적이고 사회적으로 용납되지 않는 행동을 감소하고 적응적 성반응을 촉진함
(4) 자기표현 기술과 의사소통 기술 [16] [21]
  ① 솔직, 개방, 객관, 따뜻하고 공감적인 태도
  ② 비지시적, 비판단적인 태도로 경청
  ③ 이해하기 쉬운 용어와 편안한 단어 사용
(5) 약물치료
  심리치료와 병행하는 것이 보다 효과적임

10 신경발달 관련 장애 간호

1) 신경발달장애의 종류(DSM-5) [14]

(1) 지적장애
  지능지수(IQ)가 70 미만 + 인지기능의 저하가 있을 때
(2) 자폐스펙트럼장애 [13] [15] [16] [17] [19] [22] [24] [25]
  사회적 상호작용 장애, 언어적/비언어적 의사소통장애, 행동장애를 특징으로 하는 질환, 40%(IQ 50 이하), 30%(IQ 50~70 이상)

• 사회적 상호작용 장애
  - 유아기 미소가 거의 없음, 눈, 신체접촉을 피하고 혼자 지내려 함
  - 사람이 아닌 대상(장난감, 세탁기 등)에 관심이 많음
• 언어적/비언어적 의사소통장애
  - 옹알이를 하지 않고 언어발달이 지연됨
  - 의사표현은 하나 의사소통이 되지 않음
• 행동장애 [20] [21]
  - 상동증을 보임(괴상한 행동을 반복적으로 되풀이 함) 예 몸을 주기적으로 흔듦, 발가락 끝으로 걷기
  - 새로운 환경을 수용하지 못하고 같은 것만 고집함

- 지속적으로 주의력이 부족하여 산만하고 과다활동, 충동성을 보이는 상태
- 행동장애로 발전할 확률이 높음
- 주의력 결핍 증상
    - 주의집중을 하지 못함, 멍하게 딴 생각을 함
    - 남의 이야기를 귀담아 듣지 않음
    - 학습이나 놀이 중에 주의력이 쉽게 분산됨
    - 꼼꼼하지 못하고 부주의한 실수가 잦음
    - 교사의 지시대로 잘 따라 하지 못함(단순하고 구체적인 지시가 필요함)
    - 주어진 과제를 끝마치지 못함, 일을 체계적으로 수행하지 못함(한 번에 한 가지를 하게 함)
    - 물건들을 자주 잃어버리고 해야 할 일들이나 약속 등을 잘 잊음
- 과잉행동 및 충동성 증상
    - 계속 움직이고 자리에 가만히 앉아있지 못함
    - 손발을 꼼지락 대고 만지작거림
    - 지나치게 말이 많고 질문이 채 끝나기 전에 성급하게 대답함
    - 순서를 지키는 것을 힘들어함, 참고 기다리는 것을 어려워함
    - 다른 사람의 활동을 방해하고 간섭함
- 증상 완화를 위해 중추신경자극제인 메틸페니데이트(methylphenidate)를 사용함 25
    - 집중력 향상, 과잉행동과 충동성 억제의 효과

(4) 특정학습장애
    ① 읽기, 쓰기, 산술과 같이 공부할 때 필요한 가장 기본이 되는 학업 기술을 학습하는 데 있어 지속적인 문제가 발생함 예 난독증
    ② 지능이 낮거나 학습이 부족한 환경에서 자랐거나, 시각/청각 등에 문제가 있는 것이 아님

(5) 파괴성행동장애
    ① 적대적 반항장애
        - 지속적으로 부정적, 명령에 저항 및 불복종
        - 권위적인 대상에게 적대적인 모습을 보이나 적대적 대상이 아닌 또래와는 잘 지냄
        - 사회적 규범을 무시하거나 타인의 권리를 침해하지 않음
    ② 품행장애 13 16 18 23
        - 소아가 반복적, 지속적으로 사회적 규범을 무시하고 타인의 권리를 침해함
        - 최소 6개월 이상 지속됨
        - 지나친 공격성, 자기 물건이나 남의 물건을 파괴함, 잔인한 행동, 동물학대, 사기, 도둑질, 욕설, 반항적, 적대적인 행동을 보임
        - 대개 문제의 발생을 남탓으로 돌리거나 행동의 불가피성을 합리화함

(6) 틱장애
  ① 반복적, 갑자기, 빠르게 나타나는 근육의 움직임이나 어떤 형태의 소리
  ② 운동틱: 눈 깜박거림, 얼굴 찡그림, 머리 흔들기, 어깨 들썩이기, 외설적인 행동 등
  ③ 음성틱: 킁킁거리기, 가래뱉는 소리, 기침소리, 침뱉는 소리, 욕설, 남의 말을 따라하기 등
  ④ 투렛장애: 운동틱과 음성틱이 동시에 1년 이상 나타남 22

2) 신경발달장애의 간호진단 및 중재

(1) 신경발달장애의 간호진단: 불안, 비효과적 역할수행, 자해 위험성, 폭력 위험성 등 21
(2) 신경발달장애의 간호중재 13 15 16 18 19 20
  ① 환경중재
    • 규칙적인 일과 제공(식사, 운동, 학습, 활동, 오락, 수면시간 등)
    • 안전한 환경제공
    • 다양한 치료적 프로그램 제공
    • 가정-학교-병원-지역사회의 치료적 환경관리의 연속성 유지
    • 허용되지 않는 행동에 대해서는 허용되지 않음을 확고하게 전달
  ② 심리적중재
    • 자신의 불안, 충동, 감정을 언어로 표현하도록 격려
    • 자기이해 증진을 위한 정신 역동적 접근
  ③ 행동수정요법 14 16 18
    • 내적 억제력 회복, 긍정적 자아상 및 새로운 적응능력 회복
    • 바람직한 행동에 대한 보상: 온정적으로 성취 보상, token economy 등 24
    • 바람직하지 않은 행동(공격적, 과도한 떼쓰기) 수정: 가벼운 벌, 무시, time out 등
  ④ 집단요법
    또래집단을 통해 강점은 강화시키고 문제행동은 적응행동으로 수정함
  ⑤ 놀이요법
    • 0~12세 미만 아동은 대화를 통한 치료가 어려우므로 놀이를 통해 치료함
    • 놀이에서 나타나는 환아의 갈등을 사정함(문제 진단 및 치료적 접근)
    • 놀이에서 불안 및 공포 해결, 감정의 정화, 의사소통 및 관계 회복, 사회성을 도모함
  ⑥ 가족교육 및 가족치료
    • 정상 아동 발달의 이해를 위한 교육, 건강한 아동발달을 위한 부모역할교육
    • 가족과 환아와의 상호관계의 문제점을 인식하고 변화시킴
    • 아동에게 말할 때는 단순하고 명확하게 함

마인드맵
mind map

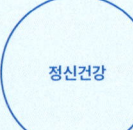
정신건강

정신건강과 정신질환의 개념 ── 잘못된 통념

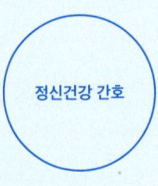
정신건강 간호

치료적 인간관계와 의사소통 ─┬─ 간호사 자질 ── 치료자 태도
　　　　　　　　　　　　　　├─ 치료적 인간관계의 단계 ── 상호작용 전 단계, 초기단계, 활동단계,
　　　　　　　　　　　　　　│　　　　　　　　　　　　　　　종결단계
　　　　　　　　　　　　　　├─ 치료적 의사소통 ── 경청, 반영, 명료화, 반복, 침묵, 개방적 질문,
　　　　　　　　　　　　　　│　　　　　　　　　　　현실감 제공, 초점 맞추기, 공감, 직면
　　　　　　　　　　　　　　└─ 비치료적 의사소통 ── 일시적 안심, 주제바꾸기, 상투적 반응, 충고, 거절

정신건강 사정 ─┬─ 의식의 구조 ── 의식, 전의식, 무의식
　　　　　　　├─ 성격의 구조 ── 이드, 자아, 초자아
　　　　　　　├─ 방어기제 ── 성숙(억제, 승화, 유머), 미성숙, 신경증적, 기타
　　　　　　　├─ 발달단계별 특성 ── 정신성 발달이론, 정신사회 발달이론, 인지 발달이론, 대인관계
　　　　　　　│　　　　　　　　　　발달이론, 분리개별화 발달이론
　　　　　　　├─ 중추신경계, 신경전달물질 ── 특징
　　　　　　　├─ 이상행동 ─┬─ 사고장애(형태, 진행, 내용)
　　　　　　　│　　　　　　├─ 정서장애(다행감, 불안, 양가감정)
　　　　　　　│　　　　　　├─ 행동장애(과다, 과소, 반복, 강박, 자동증, 거부증)
　　　　　　　│　　　　　　└─ 지각장애(인지불능증, 착각, 환각)
　　　　　　　├─ 이론적 모형 ── 정신분석, 대인관계, 사회적, 실존, 행동, 의사소통, 의학적, 간호모형
　　　　　　　├─ 간호사정 방법 ── 문제 확인, 문제의 명료화, 총체적 사정
　　　　　　　└─ 간호사정도구 ── 정신상태검사(MSE)

정신간호 중재기법 ─┬─ 환경요법, 활동요법, 인지행동요법, 스트레스 관리기법, 정신요법 ── 정의, 목적
　　　　　　　　　├─ 약물요법 ─┬─ 항정신병약물(정형적, 비정형적), 부작용(추체외로계, 항콜린성,
　　　　　　　　　│　　　　　　│　　알레르기)
　　　　　　　　　│　　　　　　└─ 항우울제, 항조증약물(Lithium), 항불안제, 인지기능개선제
　　　　　　　　　└─ 전기경련치료

- **지역사회 정신건강**
  - 지역사회 정신건강 간호
    - 지역사회 정신건강의 특성
    - 지역사회 정신건강복지사업의 기본 원칙
    - 1차, 2차, 3차 예방 — 정신건강 간호사의 역할, 정신사회재활
  - 위기간호
    - 위기유형 — 성숙위기, 상황위기, 우발위기
    - 자살간호 — 자살의 단서, 중재
    - 가정폭력 — 정의, 폭력 가해자의 특성, 피해자의 반응, 예방간호

- **정신질환 간호**
  - 조현병 스펙트럼 및 기타 정신병적 장애
    - 종류, 관련요인
    - 양성증상, 음성증상
    - 약물요법 — 항정신병약물(정형적, 비정형적), 부작용(추체외로계, 항콜린성, 알레르기)
    - 예후 — 예후에 영향을 미치는 좋은 요인, 좋지 않은 요인
  - 기분 관련 장애 간호
    - 양극성 관련 장애 — 원인, 종류(1형, 2형), 행동특성, Lithium(농도, 부작용), 중재
    - 우울장애 — 원인, 종류, 행동특성, 약물요법(항우울제), 중재, 자살간호
  - 불안 관련 장애 간호
    - 불안장애 — 정의, 원인, 수준(경증, 중등도, 중증, 공황), 행동특성, 종류, 중재
    - 강박충동 관련 장애 — 강박장애(특성, 중재), 신체이형장애
    - 외상과 스트레스 관련 장애 — 정의, 종류, 중재
    - 신체증상 관련 장애
      - 신체증상장애, 건강염려증, 전환장애, 인위성장애
      - 행동특성, 중재
    - 해리장애 — 정의, 행동특성
  - 성격장애 간호
    - 성격장애 종류
      - A군(편집성, 조현성, 조현형)
      - B군(반사회적, 경계성, 히스테리성, 자기애적)
      - C군(회피성, 의존성, 강박성)
    - 성격장애 중재 — 손상 보호, 한계 설정, 치료적 행동 전략
  - 물질 관련 및 중독 장애 간호
    - 관련 용어 — 오용, 남용, 의존, 내성, 교차내성, 중독, 갈망, 금단증상, 플래시백, 관문약물
    - 물질 관련 장애의 종류 — 알코올 관련 장애
      - 아편제, 진정수면제, 암페타민, 코카인, 환각제, 흡입제, 니코틴, 카페인
    - 물질 관련 장애의 중재 — 자조집단
  - 신경인지 관련 장애 간호
    - 하위유형 — 알츠하이머형 치매, 혈관성 치매
    - 섬망, 치매 — 차이점, 중재
  - 급식과 섭식장애 간호
    - 급식과 섭식장애의 종류 — 신경성 식욕부진증, 신경성 폭식증, 폭식장애
    - 간호진단, 중재 — 영양, 운동, 인지행동중재, 심리적중재, 가족참여, 집단치료, 약물치료
  - 수면각성장애 간호
    - 수면생리 — NREM, REM
    - 수면각성장애 — 종류(불면장애, 과다수면장애, 기면증, 호흡관련 수면장애, 사건수면), 중재

- 성 관련 장애 간호
  - 성에 대한 개념
  - 성 기능 장애 — 종류(성적욕구, 성적혐오, 성적흥분, 성적절정감, 성적통증)
  - 성 관련 장애 — 종류(성별불쾌감, 성도착장애), 중재

- 신경발달장애 간호
  - 신경발달장애의 종류, 특성
    - 지적장애, 자폐스펙트럼장애, 주의력결핍과잉행동장애, 특정 학습장애, 파괴성 행동장애, 틱장애
    - 자폐스펙트럼장애의 특성
    - 주의력결핍과잉행동장애(ADHD)의 특성
  - 파괴성행동장애 — 적대적 반항장애, 품행장애
  - 틱장애 — 투렛장애
  - 신경발달장애의 중재 — 행동수정요법

2026 간호사 국가고시
초단기완성 파이널 핵심요약집

3교시

1과목	간호관리학
2과목	기본간호학
3과목	보건의약관계법규

홍지문

1과목 | 간호관리학
nursing management

1장 | 간호전문직의 이해

1 세계간호의 역사

1) 근대의 간호
- (1) 종교개혁이 간호에 미친 영향 [14]
  - ① 교회가 경영하던 병원의료와 구호사업이 중단
  - ② 간호 기관의 폐쇄로 우수했던 수녀 간호요원들이 병원을 떠남
  - ③ 병원이 설립되어도 준비된 간호요원이 부족하여 간호의 질적 수준 저하
  - ④ 신교도들의 병원운영이나 간호사업에 대한 관심 부족
  - ⑤ 여자들의 사회활동과 지위가 국한
  - ⑥ 1545년 트렌트 종교회의에서 평신도의 간호활동을 까다롭게 제한
  - ⑦ 의료기관 운영권이 국가 행정부서로 이양됨에 따라 사명감 없는 여성들이 고용
    → 간호의 암흑기 초래 (1550~1850)
- (2) 사회개혁과 간호
  - ① 자선간호단: 병원개선과 자선간호를 통해 사회개혁을 실시한 체계화된 단체
  - ② 신교 여집사 간호단(문스터): 암흑시대를 현대 간호사업으로 전환시킨 중요한 역할을 담당한 단체, 초대 기독교시대의 여집사운동을 계승 → 암흑기에서 현대 직업적 간호로 전환되는데 중요한 계기를 제공 [24]

2) 나이팅게일과 간호 [13] [14] [15]
- (1) 크림 전쟁 당시 활동
  - ① 군대 위생제도 개선 → 사망률을 42%에서 2.2%로 저하
  - ② 군대내 의학실험실 및 군의학교 설치에 큰 역할
  - ③ 우편, 저금제도 등 관리제도 개선
  - ④ 간호사 교육 및 관리
- (2) 크림 전쟁 이후 활동 [21]
  - ① 영국 군대의 의무 행정을 개선: 병원보고의 도표화와 질병과 사망의 합리적 분류를 제시
  - ② 미국 남북전쟁 시 군인들을 위한 구호사업을 위해 참고자료를 제시

③ 인도 위생개선안 제안
④ 노무병원 설립을 지시하여 지역사회 간호를 크게 발전
⑤ 농촌 위생과 지방의 방문 간호사 양성을 주장
⑥ 여성의 참정권 및 복지 후생사업의 중요성을 강조
⑦ '간호에 관한 일들'과 '병원에 관한 일들' 등 발간
⑧ 적십자 창설에 힘을 보탬
⑨ 나이팅게일 간호학교를 설립 [17]
- 크리미아전쟁 후 국민 성금으로 성 토마스 병원에서 설립(1860)
- 경제적으로 독립한 세계 최초의 간호교육 기관

(3) 나이팅게일 간호이념 [14]
① 간호는 직업이 아니고 사명이다.
② 간호사업은 비종교적이어야 하고 간호사의 신앙은 존중되어야 한다.
③ 간호사는 어디까지나 간호사이고 의사가 아니다.
④ 간호사는 자신을 희생하는 것이 아니라 자신의 긍지와 가치관에 따른 간호활동을 하는 것이다.
⑤ 간호란 질병을 간호하는 것이 아니고 병든 사람을 간호하는 것이다.
⑥ 예방간호와 정신건강의 중요성 역설
⑦ 간호의 일체는 간호사에 의해 관리되어야 한다.
⑧ 환자에 대한 차별 없는 간호 주장
⑨ 간호사 면허등록제도 반대: 형식적 제도가 간호사의 사명감과 헌신적 태도를 약화시킨다고 봄

3) 영국의 간호 [13] [14] [15] [16] [23]

(1) 영국간호가 현대 간호에 미친 영향: 현대 간호의 모체
① 나이팅게일 간호학교 졸업생 미국 간호가 발전하는데 정신적 지주가 됨
② 구빈법 개정(1834년): 사회보장제도의 시초. 간호가 가장 먼저 직업적 간호사업으로 발전
③ 펜위크 여사의 제2간호혁명 → 간호사 면허제도 도입(최초 X)
④ 임상간호를 위한 실무 교육 중시 → 직업적 간호로 빠르게 발전

(2) 제2간호혁명
① 제1간호혁명: 나이팅게일 직업적인 전문 간호로 전환
② 제2간호혁명: 펜위크 여사의 조직적인 간호활동 [17] [19] [25]
- 간호사 시험제도를 도입하고 간호사를 하나의 독자적인 직업으로 공식적으로 인정할 것을 요구
- 1887년 영국 간호협회(BNA)를 조직
- 미국간호협회(ANA) 조직을 도움
- 1899년 국제 간호협의회(ICN)를 창립
- 1919년 영국에서 간호사 면허시험제도가 의회를 통과
- Nursing Times를 발간

③ 영국의 면허시험제도가 늦어진 이유
- 영국 정부와 병원관리자: 간호를 독자적 직업으로 인정하지 않으려 함
- 나이팅게일의 면허제도 반대

4) 미국의 간호 13 15

(1) 미국이 현대 간호사업을 주도하게 된 요인
  ① 개척정신과 창의력: 간호사업에 적용
  ② 실용주의 정신: 전문 직업 부분에 접목
  ③ 영국에 비해 여성의 지위가 상대적으로 높음
  ④ 간호 지도자들이 간호교육의 충실화를 위해 노력
  ⑤ 정부나 일반 사회단체들의 경제적 후원을 통한 간호교육의 질적 혁신

(2) 미국 간호교육의 발전
  ① 나이팅게일식 학교: 벨뷰 코네티컷, 보스턴 간호학교
  ② 콜롬비아 대학: 최초의 대학수준 간호교육(1899), 최초로 간호사 교수 임용(너팅)
  ③ 미네소타 대학교(1909): 정식으로 4년제 간호학과 설치
  ④ 볼튼 법규 제정(1943): 간호교육을 위한 특별기금이 조성
  ⑤ 브라운 보고서 발표(1948)
    • 일명 '미래를 향한 간호'로도 알려짐, 미국 간호교육 전반에 큰 영향
    • 간호교육이 대학 수준에서 이루어져야 한다고 주장

(3) 미국 간호지도자
  ① 너팅: 컬럼비아 대학교에 보건간호 학과를 설치, 1907년 최초로 간호학 교수로 임명
  ② 왈드: 헨리가 집단부락을 조직하여 방문간호사업을 펼침. 미국 보건간호협회 창립 및 초대회장을 역임
  ③ 구드리치: 헨리가 집단 부락 방문간호사의 지도를 맡음. 군간호학교 초대 회장을 역임

5) 간호관련 국제 조직

(1) 국제간호협의회(ICN; International Council of nurse)
  ① 1899년 영국의 펜위크여사의 발의에 따라 준비위원회 구성
  ② 보건의료분야에서 가장 오랜 역사와 가장 큰 규모를 자랑하는 전문직 단체
  ③ 국제간호협의회는 국가의 정치, 사상, 종교를 초월한 순수 전문단체
  ④ 한 주권국의 한 회원국만 인정
  ⑤ 국제사회에서 간호와 간호사를 대변하는 공식기구의 역할
  ⑥ 매 4년마다 ICN 총회 개최
  ⑦ 주요기능 17
    • 전문직 간호실무의 표준화
    • 간호의 수준 향상
    • 간호법과 윤리규정을 통한 전문직 자율 규제
    • 간호사의 사회, 경제, 복지 향상
    • 국제적 정치, 경제, 의료 및 보건단체들과의 횡적인 교류
    • 간호사업의 국제적 통계 및 정보 관리
    • 회원국의 전문직으로서의 지위향상을 연구, 상호 협조
    • 국가 단위로 할 수 없는 일을 수행
    • 전 인류의 건강과 인권 옹호에 앞장

(2) 세계보건기구(WHO) 22
  ① 국제연합(UN)의 한 전문기구로서 1948년에 정식으로 발족
  ② 목표: 세계 온 인류의 건강을 가능한 한 최고의 수준에 도달하게 한다.
  ③ 전 세계를 6개 지구(region)로 나누고, 본부는 스위스 제네바(Geneva)에 두고 있음
  ④ 우리나라는 서태평양 지역에 속해 있고, 지역본부는 필리핀 마닐라(Manila)에 있음
(3) 국제적십자사 18 20
  ① 1859년 앙리 듀낭이 창설. 나이팅게일의 도움을 받아 1863년에 운동을 발기
  ② 목적
    • 평화 시에는 재해방지, 안전, 구호 및 예방을 하는 국제협력 조직단체
    • 전시나 사변 시에는 중립적인 의료, 간호 및 구호사업을 수행
  ③ 매 2년마다 나이팅게일 기장 수여

2 한국간호의 역사

1) 근대 간호(1867~1910)-현대간호의 도입기

(1) 선교간호사가 근대적 간호에 미친 영향 14 21
  ① 한국 간호사업의 내용과 체제를 확립
  ② 한국간호사업의 현대적 간호교육의 기초를 마련하고 공식적인 간호교육이 시작
  ③ 전문직으로서 간호직 등장 계기 마련
  ④ 간호사업 육성과 더불어 초기 여성의 사회참여를 촉구
(2) 초기 선교간호사

년도	성명	나라	공헌
1891	히드코트(Emily Heathcote)	영국	최초의 선교인 간호사 서울 정동에 부녀자를 위한 진료소 개설
1892	웹스터(Elizabeth Webster)	영국	장로교 해외 선교부에서 파송한 간호사 제중원에 근무
1897	쉴즈(Esther Shields)	미국	세브란스 간호사 양성소 설립(두 번째) 24 최초의 간호사협회인 재조선 서양인 졸업 간호사회 조직 한국의 나이팅게일로 불림
1903	에드먼드(Margaret Edmunds)	미국	최초의 간호 교육기관인 보구여관 설립
1920	로렌스(Edna Laurence)	미국	쉴즈에 이어 세브란스 간호사 양성소 소장

(3) 간호사 양성소
① 정동 보구여관(1903년): 에드먼드에 의해 설립된 한국 최초의 간호사 양성소 [25]
② 세브란스 병원 간호교육(1906): 쉴즈에 의해 두 번째로 설립
③ 대한의원 간호교육(1907): 우리나라 정부에서 최초로 실시한 간호교육

2) 일제 강점기의 간호-한국 간호의 수난기

(1) 선교식 간호와 일본식 간호 특성 비교

선교식 간호	일본식 간호
수업연한 3~4년	수업연한 1년 반~3년
입원환자와 임상간호 중심	의사를 위한 진료보조역할에 치중
생활과 건강교육 등 간호의 질을 중시하는	간호사의 지위가 매우 낮음
진취적이고 전인적인 간호	개별적 간호법 중심의 수기와 치료에 중점

(2) 공중보건 간호활동
① 1924년 경성 태화여자관에서 로선복(Rosenberger)이 한신광과 함께 최초로 보건간호활동 시작
② 공중보건사업에 헌신한 사람: 한신광, 이금전, 이효경, 김정선, 김상원, 최신은

3) 현대 간호

(1) 미 군정기 간호(1945~1948) [19]
① 1946년 간호사업국 보건 후생부 내 설치
 • 간호교육, 행정 등 간호 사업의 중요성 인식시키는 계기로 작용
② 교육제도의 개편
 • 간호부 양성소 폐지, 고등간호학교로 개칭(1946년)
 • 교육연한 3년으로 통일
 • 해방 전 단기 교육 면허 소지자 재교육
③ 간호사 자격 검정고시제 폐지운동
 • 1949년 폐지 → 6. 25 전쟁으로 복구 → 1962년 완전 폐지

(2) 정부 수립 이후(1948~1960)
① 1948년 간호사업국 → 간호사업과로 축소 개편
 • 예산 부족으로 인해 축소 개편 및 인력 감소
 • 시도 간호 사업 유지 못함(서울 제외)
② 육군 간호 장교단 창설(1948)
③ 1951년 국민의료령 제정
 • 명칭변경: 간호부 → 간호원
 • 간호사 자격 검정고시제 부활
④ 1952년 고등간호학교→간호고등기술학교 변경

(3) 대한민국 발전기(1960~1980)
  ① 1962년 의료법 개정 [20]
    • 간호학교 졸업자에 한하여 간호사 국가고시 실시
    • 간호사 자격 검정고시 제도 완전 폐지
    • 조산사 교육 과정 분리: 간호면허 소지자가 조산 수습과정 1년간 이수
    • 의료업자 신고제: 매년 취업상황 신고 의무화
  ② 1973년 의료법 개정 [22]
    • 간호고등기술학교 폐지
    • 업무분야별 간호사 제도 신설: 보건간호사, 정신간호사, 마취간호사
    • 간호사 보수교육 명문화
(4) 1980년 이후 간호발전기
  ① 1980 농어촌 등 보건의료를 위한 특별조치법 제정 및 공포
  ② 1981 의료법 개정: 의료인 보수교육 의무화
  ③ 1987 의료법 개정: 간호원 → 간호사
(5) 우리나라 간호교육제도 개편
  ① 1903~1945년: 간호부 양성소
  ② 1946년: 고등간호학교
  ③ 1952년: 간호고등기술학교
  ④ 1962년: 간호학교
  ⑤ 1970년: 간호전문학교
  ⑥ 1979년: 간호전문대학
    [참고] 1955년 이화여자대학교에서 간호학과 최초 설치 / 1960년 이화여자대학교에서 간호학 석사학위 최초 개설 / 1978년 연세대학교에서 간호학 박사학위 과정 최초 개설 [23]
(6) 세계 속의 한국 간호사 활동
  ① 1960년: 집중인인 한국 간호사 파견(서독)
  ② 영향
    • 한국 간호의 세계화 초석
    • 병원 간호인력의 부족
    • 간호조무사 제도 확립의 계기
    • 간호교육의 양적 증대

3 간호전문직관

1) 전문직의 이해
  (1) 정의: 높은 수준의 교육을 받고 고도의 지식 및 기술적 차원의 능력을 갖춘 전문인들이 합리성에 근거하여 업무를 수행하면서, 중요한 사회적 공헌을 하는 직업

(2) 전문직의 일반적인 특성 [19] [20] [21] [24]
　　① 체계적인 지식체계를 가짐
　　② 지식에 근거한 권위가 사회적으로 인정받음
　　③ 직업의 자율성 보장: 일의 내용이나 조건에 관해 외적인 간섭, 통제를 받지 않음 [23]
　　④ 윤리강령 및 전문직으로서의 행위규범을 갖게 됨
　　⑤ 전문성 습득을 위한 전문교육이 장기간 요구됨
(3) 전문직의 특성과 간호의 위치: Pavalko의 직업-전문직 연속 모델 [14] [15]

차원	직업	간호	전문직
이론	없음	제한적 존재	존재
사회가치와 관련성	부적절	적절	적절
훈련기간	단기간, 전문화 안됨	기간다양, 일부 전문화	장기간, 전문화됨
선택 동기	자기 관심	봉사	봉사
자율성	없음	불완전	완전
종사기간	단기간	비교적 단기	장기간
지역사회와의 결속	낮음	최소한의 기준 충족	높음
윤리강령	미개발	고도로 개발	고도로 개발

(4) 간호전문직 발전을 저해하는 요인 [18]
　　① 간호전문직에 대한 올바른 직업관 부재
　　② 대중의 간호에 대한 왜곡된 인식
　　③ 기혼 간호사의 재취업을 위한 제도 미비
　　④ 임금차별, 업무과중으로 인한 높은 이직률
　　⑤ 간호성 실효성 미확보 및 자율성과 파워 부족
(5) 간호전문직 발전을 위한 전략 및 과제 [13]
　　① 간호 전문성 신장을 위한 전략
　　② 고유한 지식과 숙련된 기술의 개발
　　③ 임상 연구 활동 촉진 및 연구와 실무의 상호 이해와 지식 공유
　　④ 새로운 간호이미지 창출
　　⑤ 타 의료인과 협력
　　⑥ 간호와 관련된 정책 형성과 의사결정에 참여
　　⑦ 건강증진과 역할 확대를 통한 자율성의 증진
　　⑧ 간호 리더십과 관리 기술 향상

2) 전문직의 재사회화 과정 모델 [16]
　(1) 전문직 사회화: 전문직 역할 수행을 위해 지식, 기술, 태도, 가치, 규범, 문화 등을 습득하고 내면화하여 발달시키는 과정 [22]

(2) Dalton의 모델

단계	주요활동	역할	심리적 쟁점
1단계	도움, 학습, 지시 수행	수습자	의존
2단계	독립적 활동	동료	독립
3단계	타인을 위한 교육, 상호작용	멘토	타인을 지도
4단계	조직의 방향 제시	후원자	권력 행사

(3) Benner의 모델: 초보자에서 전문가로(novice to expert) 25

단계	주요 행동
1. 초보자	• 단순 암기에 의한 지식 • 규칙과 다른 사람의 기대에 의존 • 간호학생에 해당
2. 신참자	• 본인의 경험에 근거해 의사결정 가능 • 우선순위를 결정하는 능력이 부족함 • 신규간호사에 해당
3. 적임자	• 업무를 숙련되고 조직적으로 수행함 • 분석적으로 사고하고 목표와 계획을 수립함 • 여러 가지 업무를 동시에 조정함
4. 숙련가	• 총체적 관점으로 환자를 보며 미묘한 변화를 인식함 • 우선순위를 쉽게 결정함 • 장기적인 목표에 초점을 맞춤
5. 전문가	• 자연스럽게 업무를 수행함 • 직관적으로 환자욕구를 파악하고 통합적으로 반응함 • 전문기술이 자연스럽게 발휘됨

(4) Kramer의 모델: 현실충격 4단계

단계	주요 행동
1. 밀월기	만사가 다 좋게 보이고 쉽게 흥분하며 의욕이 넘치는 시기
2. 충격기	모든 것이 나쁘게만 보이는 시기
3. 회복기	상황을 객관적으로 사정하는 능력이 생기며 상황을 예견하게 됨에 따라 긴장감 감소 → 다시 적응하고 흥미 높아짐
4. 해결기	새로운 균형을 찾게 되며 사물을 여러 관점에서 바라보고 판단할 여유 생김

4 간호윤리

1) 간호윤리 관련 이론

(1) 도덕발달이론: 길리건과 콜버그 [13]

구분	길리건: 배려와 책임감의 도덕성	콜버그: 정의의 도덕성
특징	관계와 보살핌을 중요시	정의와 법을 준수
도덕적 자아	상황적이고 특수화 개인뿐 아니라, 타인도 특수화	객관적인 입장을 도덕적 관점으로 정의
행위의 대상	타인에 대한 관심 (돌봄, 사랑, 공감, 동정심, 정서적 민감성)	관심 없음
옳은 행위	정서, 인지, 행위 각각이 아니라 이들의 얽혀짐을 포함 즉 돌봄의 행위는 정서와 이해의 표현	형식적 합리성의 행위
도덕적 원리	보편화와 일반화를 부정	보편적이어서 모든 사람에게 적용 가능
도덕성	도덕적 신명 이전에 존재 배려와 책임의 느낌 속에 기초	도덕 그 자체 타인에 대한 도덕적 반응이란 원리의 준수를 말함

(2) 윤리이론: 의무론과 공리주의 [14] [22]

구분	의무론 [17] [21] [23] [25]	공리주의(목적론) [14] [24]
특징	• 옳은 행위는 도덕 규칙에 부합하는 행위 • 도덕규칙을 중시하는 비결과주의 이론	• 행동의 옳고 그름은 결과에 달려있다고 보는 결과주의적 이론 • 최대다수의 최대행복을 추구
장점	• 일반인들이 통상적으로 생각하고 있는 도덕을 고려 • 인간관계의 복잡성을 고려 • 과거행위를 고려	• 도덕의 목표가 명확 • 도덕 추론의 과정이 합리적 • 도덕규칙의 원리 적용의 신축성 • 규칙들간의 상충을 피할 수 있음
단점	• 도덕 규칙들간의 상충이 있을 때 문제해결이 어려움 • 도덕 추론의 절차가 불명확함	• 특수한 관계를 갖는 사람들에 대한 도덕적 의무를 고려하지 못한다. • 다수의 행복을 위해 개인의 권리가 무시될 가능성
분류	• 행위 의무론: 직관에 의해 개별 행위 판단 • 규칙 의무론: 규칙에 의거하여 도덕적으로 선택하고 판단	• 행위 공리주의: 공리의 원리를 개별적인 행위에 직접 적용 • 규칙 공리주의: 공리의 원리를 행위들에 사용될 수 있는 각 도덕규칙들에 적용

2) 윤리적 의사결정

(1) 윤리적 딜레마
  ① 두 개 혹은 그 이상의 바람직하지 않은 대안 중의 하나를 선택해야만 하는 상황을 말함
  ② 윤리적 딜레마는 딜레마가 지닌 본질적 속성으로 인해, 한 가지의 좋은 해결책은 없음

(2) 윤리적 의사결정 단계
  ① 전통적 문제해결과정: 문제확인 → 자료수집 → 대안탐색 → 대안평가 → 해결책 선택 → 수행 → 평가
  ② MORAL 의사결정 모델: 딜레마분석 → 선택 약속 → 딜레마 해결 → 대안 적용 및 행동 → 돌이켜보기
  ③ Value-Be-Do 모형: '나는 무엇에 가치를 두는가?', '나는 무엇이 돼야 하는가?', '나는 무엇을 해야 하는가?'라는 질문을 통해 딜레마 상황에 대한 숙고의 기회 제공

(2) 윤리적 사고 단계(보참과 칠드레스) [20]
  ① 윤리적 판단과 행동: 특정한 상황에 처해서 선택해야 할 행동의 결정을 위한 판단
  ② 윤리규칙: 윤리원칙으로부터 나오며 보다 구체적인 성격을 보임
  ③ 윤리원칙: 윤리 이론에서 유도되는 일반적이며 기본적인 진리와 법칙
  ④ 윤리이론: 가장 이론적이며, 보편적인 수준의 윤리적 판단과 사고

3) 생명윤리의 원칙

(1) 자율성존중의 원칙 [13] [14] [19] [22] [24]
  ① 자율적인 행위자가 자신의 개인적 가치와 믿음에 기초해서 자신의 견해를 선택하고 그 견해에 따라 행위할 수 있는 권리인 자율성을 존중하라는 것
  ② 정보를 제공하고 그 내용을 확실하게 이해할 수 있도록 하여 상대방이 적절하게 의사결정 할 수 있도록 하는 전문가로서의 의무
  ③ 사전 동의(informed consent) [17]
    • 충분한 설명에 근거한 동의는 환자의 자율성의 원칙을 보장하기 위한 장치
    • 기본요소
      - 동의할 사람이 동의할 능력을 보유해야 함
      - 외부의 간섭이나 강요가 없어야 함
      - 결정하는데 필요한 지식과 정보를 충분히 이해할 수 있어야 함
    • 사전 동의의 일반적 기준
      - 전문직에서 시행되는 모든 내용을 알려 준다.
      - 합리적인 보통 사람이 알고 싶어 하는 모든 것이다.
      - 환자가 알고 싶어 하는 것이다.

(2) 악행금지의 원칙(무해성의 원칙) [21]
  ① 모든 의료인은 대상자에게 해가 되는 어떤 행위도 하지 말라는 것
  ② 대상자에게 해가 될 위험을 초래하는 것을 금지하거나 고의적으로 해를 가하는 것을 피해야 한다.
  ③ 더 나아가 환자에게 가해지는 위험과 고통을 최소화해야 한다는 의미

(3) 선행의 원칙 [13] [20] [22]
  ① 선행의 원칙은 타인에게 보다 적극적으로 선행을 베풀라고 하는 이타주의적 원리
  ② 선행의 원칙은 악행금지의 원칙을 넘어서 해악의 예방과 제거와 적극적인 선의 실행을 요구

③ 선의의 간섭주의(온정적 간섭주의) 13 14 15 16 23 24
- 환자의 자율성 존중의 원칙과 의료인의 선행의 원칙이 갈등을 일으킬 때 환자의 자율성을 무시하는 경우
- 선의의 간섭주의가 정당화되기 위한 조건
  - 대상자의 자율성이 지켜지지 않을 때
  - 결과가 대상자에게 이익이 된다는 것이 확실할 때
  - 대상자에게 자율성이 확보되는 상황이라면 동의할 것이라고 추측하는 것이 합리적일 때

(4) 정의의 원칙 13 14 18 20
① 해악과 선행이 공존하는 상황에서 어떻게 공평하게 분배하는가를 의미
② 정의는 사람들 간의 이익과 부담을 공정하게 분배할 때 실현 됨
③ 분배의 기준
- 획일적인 분배 또는 동일한 몫의 분배: 선착순
- 필요에 따른 분배: 건강보험 혜택
- 노력과 성과에 따른 분배
- 공적에 따른 분배

4) 생명윤리의 규칙: 생명윤리 원칙의 하위 개념

(1) 정직의 규칙
① 진실을 말해야 하는 의무
② 다른 사람을 존중하고 선을 위해서 진실을 말해야 함
③ 약속을 지키는 것, 선한 것, 무해한 것, 정의와 같은 독립적인 원리가 함께 행해져야 함

(2) 신의의 규칙 14 15 16 25
① 환자의 사생활을 유지시킬 의무
② 간호사의 법적의무에 해당: 비밀누설 금지(의료법 제 19조)

(3) 성실의 규칙
① 약속을 지켜야 한다는 규칙
② 자율성의 원리와 개인 인격의 독자성으로부터 기인하는 도덕법

5) 한국 간호사 윤리강령 13 14 15

(1) 제정배경
① 간호사의 자율적인 통제의 표준을 사회에 알리고 구성원들에게 지키도록 권유하기 위함
② 급격한 의료환경 변화에 대처하기 위함
③ 간호사의 의사결정 판단의 근거가 되게 하기 위함(법적근거는 아님)

(2) 한국간호사 윤리강령 각론(3 영역, 16개의 항목) 19 23 25

Ⅰ. 간호사와 간호 대상자	1. 평등한 간호 제공 2. 개별적 요구 존중 3. 사생활 보호 및 비밀 유지 4. 알 권리 및 자기 결정권 존중 5. 취약한 간호 대상자 보호 6. 건강 환경 구현 7. 인간의 존엄성 보호
Ⅱ. 전문인으로서 간호사의 의무	8. 간호 표준 준수 9. 교육과 연구 10. 정책 참여 11. 정의와 신뢰의 증진 12. 안전을 위한 간호 13. 건강 및 품위 유지
Ⅲ. 간호사와 협력자	14. 관계 윤리 준수 15. 간호 대상자 보호 16. 첨단 생명 과학 기술 협력과 경계

(3) 윤리강령의 한계점 15 16 21
 ① 도덕문제를 해결하기 위한 답을 주는 것은 아니며, 최소한의 지침을 주는 것이다.
 ② 규약은 상반되는 지침을 피할 수 없으며, 그에 따라 광범위한 수용을 하게 된다.
 ③ 규약이 간결성과 단순의 유용성을 잃게 되면, 매우 많은 양의 부피를 가지게 되는 단점이 있다.
 ④ 모든 상황에 분명한 지침을 주는 목표를 가진다면 규약이 아무리 구체적이라 할지라도 그러한 규약은 항상 불완전한 것이다.
 ⑤ 시대적 상황에 따라 변화하는 한계가 있다.

6) 연구와 관련된 윤리 지침

(1) 뉘른베르크 강령(1947년) 19
 ① 연구 윤리에 관한 최초의 국제적 지침
 ② 대상자의 자발적인 동의가 없으면 어떤 실험도 할 수 없다는 내용
(2) 헬싱키 선언(1964년)
 ① 세계의학총회에서 인체 실험에 대한 연구윤리선언으로 채택된 인간 대상 임상시험 연구에서 가장 우선적 기본원칙
 ② 뉘른베르크 강령과 달리 법적 무능력자에 대한 동의를 고려함(법정대리인의 동의)

5 간호사의 법적 의무와 책임

1) 면허와 자격
- (1) 면허: 일반적 금지를 특정인에게 해제하여 적법하게 일정한 행위를 할 수 있도록 하는 허가.
  간호사는 국가시험에 합격 시 보건복지부장관의 면허
- (2) 자격: 특정 사실을 공적으로 증명하여 공적증거력을 부여하는 것
- (3) 면허제도의 목적
  - ① 간호를 받는 국민을 불법적인 간호행위로부터 보호
  - ② 정확한 통계적 정부를 얻기 위함
  - ③ 면허간호사를 법적으로 보호
  - ④ 국가 비상시 활용할 수 있는 수와 소재 파악

2) 간호사의 법적 의무
- (1) 주의의무 [18] [24]
  - ① 유해한 결과가 발생하지 않도록 정신을 집중할 의무
  - ② 주의의무 태만으로 타인의 생명 또는 건강의 위해를 초래하였을 경우 민·형사상 책임을 지게 됨
  - ③ 주의의무 태만의 판단기준
    - 의료행위 당시 일반 간호학적 지식 정도의 능력을 갖춘 간호사가 통상 베풀어야할 의무
    - 사고 당시의 일반적인 의학수준, 의료 환경, 조건, 의료행위의 특수성, 재량성 고려
  - ④ 결과예견의무: 위법적인 사실의 발생을 인식 내지 예견하여야 할 의무
  - ⑤ 결과회피의무: 예견 가능한 위험이 발생하는 경우 피할 수 있는 수단을 강구해야할 의무, 즉 나쁜 결과의 회피의무
- (2) 확인의무 [13] [22] [23] [25]
  - ① 간호의 내용 및 그 행위가 정확하게 이루어지는 가를 확인해야 하는 의무
  - ② 간호단위에서 확인의무 [17]
    - 간호보조행위자에 대한 확인의무
    - 동료의료인의 행위에 대한 확인의무
    - 의약품과 기자재 사용에 대한 확인의무
      - 의약품 및 재료의 변질여부 확인
      - 피 투여자의 확인
      - 투여 또는 사용의 필요성 및 시기 확인
      - 의약품의 확인(용량, 부위, 방법)
      - 의약품, 재료의 변질여부
      - 수혈용 보존혈의 오염여부
      - 의료기구 및 장비의 사용 전 확인

(3) 설명 및 동의의무 16 19
① 간호사가 간호행위를 시행할 때 환자에게 그 결과를 설명해야 하며, 특히 위험을 내포한 간호는 이에 앞서 설명하고 동의를 얻어야 하는 의무
② 필요한 정보를 주지 않고 일방적인 설명으로 동의를 구한 경우 무효가 됨
③ 동의서에 포함되어야 할 내용: 간호행위의 목적과 방법, 기대되는 결과와 이에 수반되는 위험, 다른 치료 및 간호 방법, 전문적 간호시술에 대한 방법
④ 설명 및 동의를 구하지 않아도 되는 상황
- 알 권리자가 그 권리를 포기한 경우
- 응급환자인 경우와 가정적인 승낙이 전제된 경우
- 설명이 환자의 심신에 중대한 영향을 미칠 것이 우려되는 경우

(4) 비밀유지 의무 24
① 의료인이 직무상 알게 된 환자에 관한 정보를 공개하지 않을 의무
② 비밀유지의 의무 예외
- 본인의 동의가 있는 경우
- 법령에 의해 요구 되는 경우: 전염병의 신고, 아동 학대의 신고 등
- 정당한 업무 행위: 직장 건강 검진 시 감염병환자 고지 등
- 중대한 공익상 필요성이 있어 법원에서 증언 할 경우

(5) 간호기록부 기록 및 보존의 의무 13
① 의료인은 각각 진료기록부, 조산기록부 또는 간호기록부를 비치하여 그 의료행위에 관한 사항과 소견을 상세히 기록하고 서명하여 이를 보존하여야 함(의료법 제 22조)
② 간호기록부 기록 내용: V/S, 투약, 섭취 및 배설물에 관한 사항, 처치와 간호에 관한 사항 등
③ 간호기록은 법적 증거물로서 사실적으로 명확히 기록해야 함

(6) 진료 요청에 응할 의무
의료인은 진료 또는 조산의 요구를 받을 때에는 정당한 이유 없이 거부하지 못함

3) 간호사고

(1) 간호사고와 과오 및 과실의 개념 13 14
① 간호사고
- 간호사로부터 제공 받은 간호행위로 인하여 발생한 예상하지 못한 인신 상의 불상사
- 간호 업무 중 발생되는 모든 사고를 일컫는 가치 중립적인 개념
② 간호과오
- 간호사의 부주의로 일어난 과오
- 과오: 과실의 특수한 형태로서 같은 상황에서 합리적으로 신중한 전문가라면 수행하였을 표준적 행위를 충족하지 못한 경우
- 즉, 간호사가 간호행위를 함에 있어서 업무상 요구되는 주의의무를 게을리 하여 환자에게 손해를 끼치는 것

③ 간호과실
- 간호사고 중에서 간호과오가 있다는 것이 객관적으로 입증되었거나 인정되어 법적 판단을 받은 경우(법률적 개념)
- 간호과실은 간호사고에 기인되나 모든 간호사고의 원인이 과실인 것은 아님

(2) 간호사고의 발생 유형 및 예방방안 [13]
① 투약사고: 투약원칙 엄수, 투약 전후 환자상태 관찰
② 안전사고: 낙상, 화상, 장비사고 등 예방을 위한 절차 시행
③ 간호사정: 잠재적 문제까지 사정하고 표준화된 간호 수행
④ 기록: 스스로를 보호하는 가장 중요한 방법

(3) 간호사고에 대한 간호사의 법적 책임
① 민사책임: 가해자에 대한 사적인 책임을 추궁하는 것으로 발생한 손해에 대한 금전적 배상을 원칙으로 함 [13] [14] [21]

구분	채무불이행 책임	불법행위 책임
개념	의료계약에 있어 의료인으로서의 의무를 다하지 못한 경우	고의 또는 과실에 대한 위법한 행위로 남에게 손해를 끼치는 경우
발생요건	• 불완전한 이행 • 간호사의 고의, 과실 • 손해발생 • 불완전이행과 손해의 인과관계	• 위법한 간호행위 • 간호사의 고의, 과실 • 손해발생 • 행위와 손해 사이의 인과관계
귀책사유	고의, 과실(주의의무 위반)	
입증책임	간호사(채무자) → 환자에게 유리	환자(피해자) → 환자에게 불리
손해배상 책임주체	• 의료기관의 간호사: 채무자(개설자)의 고의/과실과 동일시 됨 • 간호사가 요양원 개설시 단독 배상 책임	• 의료기관의 간호사: 사용자 책임 [20] • 의사진료 협조시: 의사 단독 또는 간호사와 공동불법행위 책임 • 간호사고유업무시: 간호사 단독 또는 개설자와 공동불법책임

② 형사책임
- 위법 행위에 대한 사회적인 책임 추궁
- 범죄자를 처벌함으로서 범죄의 발생을 억제하고 가해자를 제재하는 것
- 원칙적으로 고의범만 처벌하지만, 과실범도 사람의 생명과 신체를 침해하는 경우 과실치사상죄에 의해 처벌
- 간호업무와 관련된 형법상의 죄: 허위진단서 작성, 위조 등의 사문서 행사, 업무상 비밀누설죄, 명예훼손, 업무상 과실치사상죄

2장 | 기획

1 간호관리의 이해

1) 간호관리

(1) 정의: 조직의 목표달성을 위해 자원을 이용하는 과정이며 기획, 조직, 지휘, 통제 등의 관리기능이 요구됨

(2) 관리의 과정 [14] [16] [21]

기획	• 조직의 목표를 달성하기 위하여 해야 할 활동과 구체적 행동방안을 계획하는 과정 • 조직의 절차, 목적, 목표, 정책, 규칙, 장단기 계획, 예산 계획, 각 부서의 구체적 실행계획 수립 등
조직	• 조직구성원들이 조직의 목표를 성취할 수 있도록 업무, 권한, 자원 배분하는 과정
인사	• 인력을 조달하고 유지·개발 및 활용하는 과정. 필요한 인력 산정, 모집, 선발, 채용, 인력개발, 배치, 보상 등이 포함된다.
지휘 [20]	• 조직 목표 달성을 위해 업무를 지시, 감독, 조정하는 과정. 리더십, 동기부여, 갈등관리, 의사소통, 주장행동 등이 포함
통제 [25]	• 실제 수행된 결과와 계획된 목표가 일치하는지 확인하고 피드백을 통해 업무성과 향상을 위한 실행계획을 수정하는 과정. 성과평가, 훈육, 질 관리 등이 포함

(3) 관리의 목표: 최소의 자원으로 최대의 목표를 달성(생산성 향상) [16]

① 생산성(productivity)
- 조직목표 성취의 측정치로 효과성 + 효율성의 개념
- 생산성 = $\dfrac{\text{산출량}}{\text{투입량}}$ (단, 목표에 맞는 산출량만 고려)

② 효과성(effectiveness)
- 조직 목적의 적합성에 맞는가의 개념
- 올바른 일을 하는가?
- 목적이 달성되는 정도를 측정
- 관리자가 적합한 목적을 설정하고, 그 목적을 달성했을 때 효과적이라고 봄

③ 효율성(efficiency)
- 목적을 달성하기 위해 자원을 생산적으로 잘 사용했는가의 개념
- 일을 올바르게 함을 의미
- 목적달성을 위해 제자원을 사용하는 정도를 측정하는 개념
- 투입된 양과 질, 산출된 양과 질의 비례관계

(4) 간호관리 체계모형 14 15 21 22 23 24

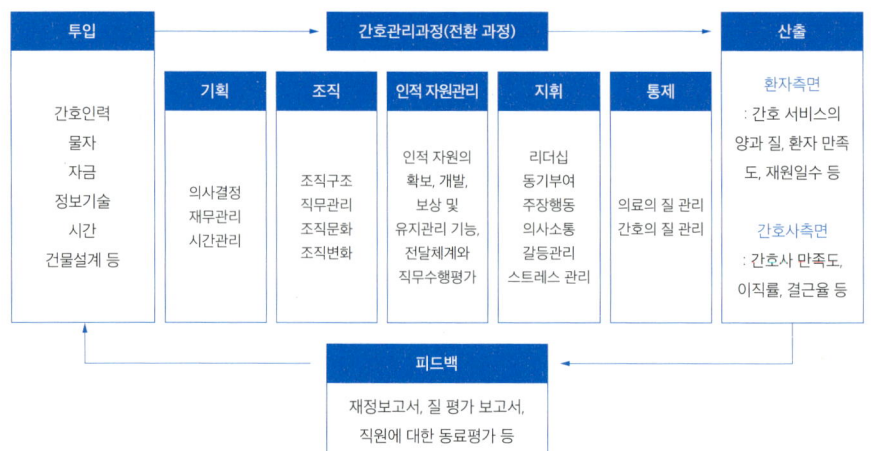

(5) 간호관리자
① 간호관리자 유형

최고관리자	• 조직의 장기목표와 전략 및 정책 등을 결정하여 조직전체에 장기적이고 전반적으로 영향을 미치는 의사결정을 함 예 간호부장, 간호본부장, 간호이사 등
중간관리자	• 최고관리자가 설정한 조직의 목표와 전략, 정책 등을 집행하기 위한 활동을 수행하며 일선관리자를 지휘 감독 예 간호과장, 간호 파트장, 간호팀장, 수간호사(하위관리자 有)
일선관리자	• 현장에서 실무자인 조직 구성원을 직접 지휘감독하며 필요 시 기술적인 역량을 전수하는 역할 예 수간호사(하위관리자 無), 책임간호사, 팀 리더, 사례관리자

② 관리자의 관리기술(by Katz) 23 25

실무적 기술 (Technical skill)	• 관리자가 특정분야의 업무를 감독, 수행하는 데 필요한 지식, 방법 및 기구, 설비 등을 사용할 수 있는 능력 • 경험, 교육 훈련 등을 통해 습득되며 일선관리자에게 주로 요구
인간적 기술 (Human skill)	• 다른 사람들과 함께 일할 수 있는 능력으로 관리자가 구성원에 대한 효과적인 지도성을 발휘하고 동기부여하는 것도 포함 • 모든 계층의 관리자에게 유사한 정도로 요구되는 기술
개념적 기술 (Conceptual skill)	• 분석적 사고 능력으로서 조직 전체를 이해하고 조직 내에서 구성원들의 활동을 조직하여 전체 상황에 맞도록 진행해 나가는 능력 • 비정형적 의사결정이 중심적 역할인 최고관리자에게 가장 필요한 부분

	개념적 기술	인간적 기술	실무적 기술
최고관리계층			
중간관리계층			
일선관리계층			

③ 관리자의 역할(by Mintzberg)

영역	역할	역할 서술
대인관계역할	대표자	법적, 사회적으로 요구되는 상징적, 일상적 의무의 수행
	지도자	부하직원들의 동기유발, 직원의 채용과 훈련을 담당
	섭외자	정보제공, 네트워크 유지
정보적 역할	모니터	다양하고 특정한 정보를 조직과 환경에서 찾고 받음
	전달자	외부인이나 부하직원으로부터 받은 정보를 조직의 다른 사람에게 전파
	대변인	외부인에게 조직의 계획, 정책, 활동, 결과등을 알리고, 조직에서 전문가로 활동
의사결정자 역할	기업가	조직과 환경에서 기회를 찾고 변화를 위한 사업 추진
	고충처리자	조직이 당면한 문제해결을 모색하는 역할
	자원분배자	중요한 결정을 내리기 위해 조직의 모든 자원을 할당
	협상자	중요 협상에서 조직을 대표

2) 간호관리 관련 이론

(1) 고전적 관리이론

① 과학적 관리론 [19] [20]: 테일러(F. W. Taylor)에 의해 1890년대 시작
- 오늘날 관리학의 기초로, 근로자의 생산성을 향상시키기 위해 과학적 원칙을 적용
- 업무 효율성 증대를 위해 업무 분석을 통해 불필요한 동작 제거, 직무의 표준화 주장, 생산율에 따른 보수의 차등지급 제도 채택
- 한계: 관리자의 명령과 통제에 의한 일방적 경영 관리, 인간을 기계화, 과업 표준화를 위한 단 한가지의 방법만 지나치게 강조 등

② 관리 과정론(행정관리론): 페이욜(Fayol)에 의해 1930년대 주장
- 조직이론의 고전적 견해로, 관리자의 기능을 기획, 조직, 지휘, 조정 및 통제로 구분
- 공장 경영, 생산성보다는 경영자의 활동, 조직을 관리하는 보편적 원리 정립에 중점
- 한계: 원칙에 대한 타당성 검증 불가능, 관리를 정태적이고 비인간적으로 봄

③ 관료제 이론(Max Weber)
- 관료제: 합법적 권위를 바탕으로 의도적으로 조직된 이성적이고 효율적인 조직
- 적용: 업무 수행 규칙과 절차의 공식화, 계층에 따른 분업화, 의사결정의 공식화(문서화), 경력제도 등
- 한계: 인간적 요인, 비공식 조직의 중요성 간과, 조직의 경직성

(2) 신고전적 관리이론(행동주의)
  ① 인간관계론 13 17 22
    • 직업과 관련된 사회적 환경에 중점을 둠
    • 호손효과(Hawthorne effect): 인간의 사회적, 심리적 욕구 충족이 생산성에 기여(물리적 환경 X)
    • 비공식 조직, 집단역할, 조직 내 인적 요인의 중요성 인식
    • 한계: 지나치게 인간적 요소만 강조하여 "조직 없는 인간"이라는 비판
  ② 행태과학론(행동과학론)
    • 1950년 초 인간의 행동에 영향을 미치는 요인에 관한 지식을 체계화 한 학문
    • 다문학적 접근(심리학, 사회학, 인류학 등) 인간행위의 일반화 객관회 시도
    • 동기이론, 리더십 이론을 중심으로 발전

동기이론	McGregor XY 이론, Maslow 욕구단계이론, Alderfer ERG 이론, Herzberg 2 요인 이론, McClland 성취동기 이론, Vroom 기대 이론
리더십이론	자질이론, 행동이론, 상황이론

(3) 현대적 관리 이론
  ① 경영과학 이론
    • 관리자가 의사결정을 도울 수 있는 수량적인 자료를 제공하는데 중점
    • 테일러의 과학적 관리론을 확장한 현대적 이론
    • 양적 관리, 총체적 질관리(TQM), 관리정보시스템(MIS) 등에 해당
  ② 체계이론
    • 조직을 하나의 체계로 이해
    • 조직은 단일 목적을 가지고 서로 관련된 부분들이 모인 것으로 각각의 부분은 다른 부분에 영향을 주므로 분리할 수 없음
    • 특성
      - 상호 의존하는 하부체계 + 상호 관련 있는 하부체계로 구성
      - 조직은 개방적이며 역동적
      - 조직은 균형 상태를 유지하고자 함
      - 조직은 많은 목표와 기능을 가짐
  ③ 상황이론
    • '조직에는 가장 좋은 하나의 방법이란 없다'며 상황에 따라서 관리 기법이 변해야한다고 보는 이론
    • 관리자는 조직 환경의 특성에 따라 조직의 구조를 설계하고, 통제 시스템을 선택해서 종업원들을 지도하고 동기부여
    • 환경 특성에 따라 '기계적 구조' 도는 '유기적 체계'를 선택

2 기획과 의사결정

1) 기획

(1) 기획의 개념
① 조직이 목적이나 목표를 사정, 수립하고 수행하여 평가하고 조정하는 지속적인 과정
② 목표달성을 위한 여러 행동 대안 중 최선의 대안을 선택하여 의사결정을 하는 것

(2) 기획의 필요성과 특징
성공적인 목적과 목표 달성 / 방향제시 / 효과적 자원 활용을 유도 / 위기상황 대처 / 의사결정의 융통성 제공 / 비용 효과적 / 변화 대처에 대한 기준 제공 / 효과적인 통제 수단

(3) 기획의 원칙
① 목적부합의 원칙: 기획은 반드시 명확하고 구체적인 목적이 제시되어야 함
② 간결성의 원칙: 전문적 용어나 술어는 피하고 간결하고 명료하게 표현되어야 함
③ 탄력성의 원칙: 변동 상황이 발생하였을 때 기획을 수정할 수 있어야 함
④ 안정성의 원칙: 기획의 효과를 높이기 위해선 빈번한 수정이 있어서는 안됨
⑤ 장래예측의 원칙: 정확한 예측이 이뤄질 수 있도록 정확한 정보를 통해 수립
⑥ 포괄성의 원칙: 기획과정에서 인적, 물적, 설비, 예산의 부족 등으로 차질이 발생하지 않도록 충분한 사전준비가 이루어져야 함
⑦ 균형성의 원칙: 다른 기획과 업무 사이에서 적절한 균형과 조화가 이루어져야 함
⑧ 경제성의 원칙 [19]: 최소의 비용으로 최대의 효과를 달성하도록 자원을 활용해야 함
⑨ 필요성의 원칙: 기획은 정당한 이유에 근거를 둔 필요한 것이어야 함
⑩ 계층화의 원칙 [24]: 기획은 가장 큰 것에서 시작하여 구체화 과정을 통해 연차적으로 기획을 파생시킴

(4) 기획의 계층화 [23]

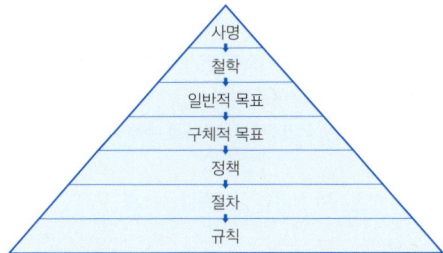

① 사명과 비전: 조직의 존재 이유와 미래의 목표 또는 기능을 확인하는 짧은 진술
② 철학: 조직의 모든 활동을 안내하는 가치와 신념체계를 서술한 것으로 조직의 목적이나 사명으로부터 나옴
③ 목표: 목적을 기대효과로 구체적 수치로 표현, 조직이 업무를 수행하는 최종 지점, 조직의 비전을 실현하고 목적과 사명 및 철학을 실천하기 위한 구체적 행동지침
   • 일반적 목표: 목적과 철학을 달성하기 위한 행위 진술
   • 구체적 목표: 일반 목표가 언제 어떻게 성취될 것인지 구체적으로 측정가능하도록 명시

④ 정책: 조직의 철학과 목표로부터 도출되며, 조직 목표 성취를 위한 방법을 제시하고 목표를 행동화하기 위한 과정과 활동 범위를 알려 주는 포괄적 지침
⑤ 절차: 정책을 수행하는데 필요한 단계나 시행순서를 밝힌 것 [20]
⑥ 규칙: 조직의 구성원들이 특별한 상황에서 행해야 할 것과 금해야 할 것을 알려주는 명확한 지침 [25]

(5) 기획의 유형 [16] [21] [22] [24]

전략적 기획	• 최고 관리자가 개발 및 수행 • 조직이 지향하는 목표와 방향 제시 • 장기계획
전술적 기획	• 중간 관리자가 개발 및 수행 • 사업수준이나 부서별 계획 • 전략적 계획을 실행하기 위한 중기계획
운영적 기획	• 일선 관리자가 개발 및 수행 • 실제 업무 수행에 필요한 활동계획 • 단기목표를 달성하기 위한 세부적 계획

(6) 목표에 의한 관리(MBO; management by objectives) [13] [14] [21] [23]
① 목표 중심의 참여적 관리기법. 조직 상하구성원의 참여·합의하에 조직목표, 각 부서목표, 개인목표를 설정하고 그에 따라 수행한 후 활동결과를 평가·환류시키는 관리체제
② 목표관리 과정: 목표 설정 → 우선순위 결정 → 목표 확인 → 목표 실행 → 평가 및 피드백 [22]
③ 목표관리 구성요소: 목표설정, 참여, 환류(feedback)
  • 목표 설정
    - 명확한 목표, 구체적이고 측정가능하며, 단기적, 계량 가능한 목표로 설정 [20] [25]
    - 조직 전체의 목표와 조화를 이루고 기술적·인간적 측면 동시에 고려하여 설정
    - 측정가능하고 관찰 가능한 행동용어로 기술
  • 참여: 목표관리에서 구성원들은 목표설정하고 이를 수행하기 위해 자기능력을 소유하고 있다고 간주됨
  • 환류: 명확한 피드백이 이뤄져야 집단의 문제해결능력 및 개인의 직무수행 능력 증대
④ 장단점

장점	단점
• 목표 달성을 위한 구성원의 몰입 및 참여 의욕 증대 → 구성원의 참여 및 의사소통 원활 • 생산성의 향상과 업무의 효율화 • 직원의 사기증진과 능력개발 촉진 • 신규직원의 조직 동화가 용이 • 업무에 대한 책임소재가 명확함	• 단기 목표의 지나친 강조 • 장기적이고 질적인 목표를 경시하는 경향 • 지나친 성과 집착과 부서간 경쟁 초래 • 계량화할 수 없는 업무성과나 능력에 대한 무시 • 융통성 결여의 위험성 • 목표설정의 어려움

2) 의사결정

(1) 의사결정의 개념
효과적인 목표달성을 위하여 대체 가능한 여러 활동과정에서 한 가지 활동과정을 선택하는 것

(2) 의사결정 관련 개념 비교

개념	정의	중요성
의사결정	여러 대안 중 하나의 행동방향을 선택하는 과정. 반드시 문제해결이 되는 것은 아님	대안선택
문제해결	문제의 실제적인 원인이 된 상황분석에 초점을 두어 문제를 해결하는 체계적 과정. 항상 의사결정 과정을 거침	원인분석
비판적사고	한 상황을 평가할 때 철학적 질문과 세심한 판단을 하는 능력	상황평가
창의적사고	대안의 독창성을 중시	대안의 독창성

(3) 의사결정 과정 [23]

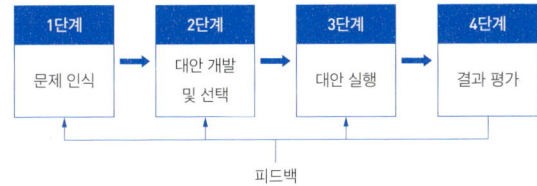

① 문제인식: 관리자가 기대했던 결과를 달성하지 못하는 상황에 처했을 때 문제의 심각성을 감지하고 더 나아가 문제의 원인을 분석·정리하여 문제를 명확히 정의하는 것
② 대안 개발 및 선택: 대안을 개발하고 선택하는 단계로 의사결정의 핵심이 되는 단계
③ 대안 실행: 두 번째 단계에서 개발되고 선택된 안을 실행에 옮기는 단계
④ 결과 평가: 문제를 해결하기 위해 실행된 대안이 최선의 목적을 달성했는지를 평가하고 그 평가결과를 다음 의사결정 과정에 피드백하는 단계.

(4) 의사결정 유형
① 문제의 적용 수준에 따른 유형(Ansoff) [13] [15] [19] [25]
- 전략적 의사결정: 상층 관리자의 장기적인 의사결정, 효과적인 목표 달성을 위한 자원 배분, 대부분 비정형적이고 비구조적인 의사결정
- 전술적 의사결정: 중간 관리자의 중·단기 기획과 관련되는 의사결정, 자원을 조직화하는 과정에서 자원의 조달·개발, 조직기구의 관리에 관한 결정
- 운영적 의사결정: 일선 관리자가 단기적인 전략수행과 성과달성에 필요한 의사결정을 내리는 것, 현행 업무의 수익성을 극대화하는 것을 목적

② 문제의 구조화 정도에 따른 유형
- 정형적 의사결정: 이미 설정된 기준에 따라 일상적이며 반복적으로 이루어지는 것
- 비정형적 의사결정: 설정된 해결방법이 없는 상황에서의 새롭고 독특한 의사결정

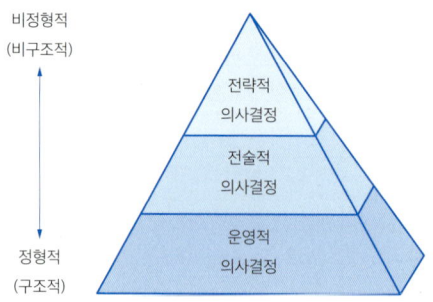

③ 의사결정 주체에 따른 유형 [14] [15] [18] [21]
- 개인적 의사결정: 의사결정의 신속성, 창의성, 비용이 중요한 상황
- 집단적 의사결정: 의사결정의 질, 수용성, 정확성이 중요한 상황
  - 집단적 의사 결정의 장단점

장점	단점
• 선택안의 수용성 증대	• 많은 시간 소모
• 선택안의 정당성과 합법성 증대	• 조직 내 순응압력 가능성
• 문제관련 풍부한 정보와 지식 활용	• 개인과 선택안의 창의성 저하
• 분업, 전문성 활용 가능	• 집단 내 갈등 야기 가능성
• 대안 평가의 탁월성	• 책임소재의 모호함

(5) 창의적인 집단 의사결정 기법 [16] [19] [22]
① 브레인스토밍(brain storming): 문제해결을 위해 구성원들이 대면하여 자유롭게 아이디어를 제안하는 집단회. 제안된 어떤 아이디어에 대해서도 평가하거나 비판하지 않음
② 명목집단 기법: 대화 없이 각자 아이디어를 제시한 다음 투표를 하여 몇 가지 아이디어를 선별하고, 구성원 간의 토론을 거쳐 투표로 의사결정
③ 델파이 기법: 다수의 전문가들에게 특정 문제에 대한 독립적인 의견을 우편으로 수집하고, 이를 정리하여 다시 전문가들에게 배포하는 것을 반복하여 만장일치에 도달할 때까지 반복하는 방법
④ 전자회의: 컴퓨터 기술과 명목집단 기법을 혼합한 것. 컴퓨터를 통하여 익명으로 의견 제시 및 확인

(6) 의사결정도구
① 의사결정나무(decision trees): 선택할 수 있는 대안과 다양한 결과를 나뭇가지 모양으로 표현
② PERT [20]: 불확실한 상황에서 기획과 통제를 위한 네트워크 체계모형. 프로젝트 주요 활동들을 진행도표로 나열하고 각 활동의 소요시간을 3가지(낙관적, 일반적, 비관적 소요시간)로 구분하여 기대시간을 확률적으로 결정
③ 주경로기법(CPM;Critical Path Method): 사업 활동과 그 특정 활동의 배열에 초점을 맞춘다는 점에서 PERT와 매우 유사하나, 주경로기법은 하나의 추정시간을 사용
④ 간트차트(Gantt chart): 각 업무별로 일정의 시작과 끝을 그래프로 표시하여 전체 일정과 업무 사이 관계를 한 눈에 볼 수 있게 한 것

3 예산과 의료비 지불제도

1) 재무
(1) 재무제표: 일정 기간 동안 기업의 경영성과와 특정 시점의 재무 상태를 나타내기 위한 회계자료
  ① 재무상태표(대차대조표): 특정 시점의 기업의 재무상태를 나타냄. 차변(표의 왼쪽)에는 자산을 기록하고 대변(표의 오른쪽)은 부채와 자본을 기록
  ② 손익계산서: 일정기간 동안의 병원의 진료활동 결과로 얻어진 손익에 대한 정보를 표시
    일정 기간의 수익(revenue)-일정 기간의 비용(expense)=일정 기간의 순이익(net profit)
  ③ 현금흐름표: 일정 기간 동안 현금의 유입과 유출 내역을 보여주는 보고서

2) 예산
(1) 예산: 회계연도 동안 조직활동에 필요한 수입과 지출을 계획한 것으로 화폐로 표시된 업무계획서
(2) 예산의 종류
  ① 운영 예산: 병원이 1년간 사용할 재화와 서비스에 대해 지불하여야 할 예산. 간호단위 관리자가 가장 많이 관여
  ② 인력 예산: 조직을 운영하는데 필요한 노동력을 조달하는데 소요되는 예산
  ③ 자본 예산: 내구연수가 1년 이상인 의료장비, 시설 등 고정자산의 취득에 관한 예산
  ④ 현금 예산: 자본예산을 제외한 사실상의 운영예산으로 현금의 입출금을 의미
(3) 예산 편성 방법
  ① 점진적 예산편성 [23]: 이전 기간의 예산 배분 기준에 근거해 예상물가를 반영해 편성. 관련 지식이 없어도 쉽게 편성할 수 있으며 간단하고 빠르다.
  ② 영기준 예산편성(Zero-base) [19]: 이전의 예산 적합성과 관계없이 각 예산 기간별로 '0'에서부터 출발하여 예산 신청의 정당성을 입증하도록 하는 방법
(4) 예산의 과정 [13]
  예산편성 → 예산심의 및 확정 → 예산 집행 → 결산 및 보고

3) 우리나라 진료비 지불제도 [22]

행위별수가제	• 서비스 항목별로 가격을 매겨서 보상하는 방식 • 진료수가 산출방법 = 상대가치점수 × 환산지수(상대가치 점수당 단가) [20] • 상대가치점수의 구성요소: 의사업무량, 진료비용, 위험도 [24]
포괄수가체계 [25]	• 사례에 기초하여 진료비를 지불하는 방식 • 우리나라 적용 질병군: 백내장수술, 편도수술, 맹장수술, 항문수술, 탈장수술, 제왕절개분만, 자궁수술
일당 수가제	• 입원 1일 또는 외래방문 1일당 정해진 일정액의 수가를 산정하는 방식으로 포괄수가제의 일종으로 보기도 함 • 입원료, 보건기관 이용 시 적용

참고 진료비 지불제도에 대한 전체 내용은 지역사회간호학 324~325p 참고

4) 간호수가

(1) 간호수가의 이해
  ① 간호사가 대상자에게 제공한 간호서비스에 대하여 가격을 산정
  ② 우리나라 건강보험에서 간호수가는 행위별 수가제와 일당수가제가 적용

(2) 간호수가의 필요성
  ① 간호부서가 소비를 하는 부서가 아닌 병원의 수익을 창출하는 부서라는 것을 인식시키기 위함
  ② 다양한 간호서비스를 개발하고, 질 높은 서비스를 제공할 수 있음
  ③ 간호직이 전문직으로 발전하는 기반 강화
  ④ 의사와 병원중심의 서비스에 대한 좋은 대체서비스로 작용하여 국민의료비 절감에 기여

(3) 우리나라의 간호수가

행위별수가제	• 병원간호수가에서 일당수가와 함께 사용되며 • 방문간호서비스에서 방문당 수가와 함께 쓰임 • 간호사 제공하는 서비스 중 30여 항목만 적용됨
일당 수가제 [21]	• 간호관리료: 간호행위 중 수가화된 항목을 제외한 나머지 간호 서비스에 대한 수가를 포괄. 환자의 위중도나 제공된 서비스의 종류에 관계없는 일당수가로 입원료의 일부를 구성 - 간호관리료 차등제: 의료기관에 근무하는 간호사 인력 고용을 적정수준으로 유지해 간호의 질을 높이려는 의도로 추진된 제도로 환자 당 간호인력 수에 따라 등급별로 구분하여 입원료를 가산 혹은 감산하여 적용한다. - 간호관리료 산정기준: 간호사 1인당 환자수 • 노인장기요양의보험의 시설수가 = 일당수가 + 환자분류군별 수가 • 간호간병통합서비스: 입원관리료와 간호·간병료로 구성되며 일당수가제가 적용됨
방문당 수가	• 가정간호수가체계 = 기본방문료 + 진료행위별 수가 • 노인장기요양 방문간호수가: 소요시간 별로 수가 책정

(4) 우리나라 간호수가의 개선과제
  ① 간호행위 중에서 수가화된 항목이 지나치게 적음(대부분 간호관리료에 포괄)
  ② 수가화된 항목의 수가수준이 지나치게 낮아서 원가를 밑돎
  ③ 병원 및 의료서비스 원가 산정 시 간호부서는 원가중심 부서에서 제외

4 간호서비스 마케팅

1) 마케팅 전략 개발 과정
상황분석 → 시장세분화 → 목표시장 선정 → 포지셔닝 → 마케팅 믹스 개발

2) 간호 서비스 마케팅
(1) 서비스의 특성과 해결방안 15 19

특성	특성 및 문제점	마케팅전략
무형성	• 서비스는 형태가 없음 • 저장이 불가능하며, 진열이 어려움 • 가격 설정 기준이 불명확	• 유형적 단서 제공 • 인적 접촉 강화 • 구전 커뮤니케이션 활성화 • 강력한 기업이미지 창출 • 제공되는 효익 강조
비분리성	• 생산과 소비가 동시에 일어남 • 서비스 제공자가 반드시 서비스 제공장소에 있어야 함 • 서비스 제공자의 능력에 따라 수혜자의 서비스질이 결정됨	• 조직구성원의 선발 및 훈련 강조 • 세심한 고객관리 • 서비스 제공자의 자동화 강화
이질성 (가변성)	• 서비스의 양과 질이 일정치 않음 • 표준화 및 품질 통제가 곤란하며 가변적 요소가 많음	• 서비스 표준의 설계 및 수행 • 사전 패키지 서비스 제공 • 서비스의 주문화, 고객화, 개별화
소멸성	• 재고로 보관될 수 없음 • 저장 및 재판매가 불가능함	• 수요와 공급 간의 균형과 조화 유지 • 변동적 수요대응전략 이용

(2) 서비스 마케팅의 요소와 전략 22
    ① 내부마케팅: 조직 내의 인적 자원을 대상으로 한 마케팅 활동, 직원들의 동기부여를 위해 실시
    ② 외부마케팅: 전통적 마케팅, 고객에게 어떻게 서비스를 제공할 것인지에 대한 고객과의 약속
    ③ 관계 마케팅(상호작용 마케팅): 고객과의 약속을 지키기 위해 고객과 직접적인 접촉을 처리하는 직원의 기술

(3) 간호 서비스 마케팅
    간호서비스의 특성 및 고유성을 충분히 인식한 기반 위에 간호서비스가 고객과 바람직하고 효율적으로 교환되도록 하기 위한 일체의 모든 제반 활동

(4) 마케팅 믹스
    ① 정의: 고객의 만족을 통한 마케팅 목적을 달성하기 위해서 조직이 결합하게 되는 통제 가능한 변수들
    ② 마케팅 믹스의 4요소(4Ps)
        제품(Product), 유통경로(Place), 촉진(Promotion), 가격(Price)

③ 마케팅 믹스별 간호 서비스 전략 [14] [16] [17] [21] [24]

제품전략 [25] (product)	• 새로운 종류와 유형의 간호서비스개발 • 고객맞춤 간호서비스 • 간호서비스 질 보장 및 관리 • 전문적이고 고급의 간호서비스 개발
유통전략 [20] (Place)	• 물리적 접근성 개선(장소의 다양화, 원격진료 등) • 정보적 접근성 개선(상담, 설명, 조언 등) • 시간적 접근성 개선(대기시간, 예약, 야간진료) • 의료전달체계 개선
촉진전략 (Promotion)	• 이미지 제고 및 향상 • 소비자 만족 • 브로슈어 소책자 발간 • 홍보 및 광고
가격전략 (Price)	• 기존 가격조정 • 가격차별화 • 새로운 가격개발 • 보험수가 책정

3장 | 조직

1 조직화와 조직구조

1) 조직의 이해

(1) 조직의 기본개념

① 정의: 조직은 일정 목적을 달성하기 위해서 인간들이 상호 작용하는 하나의 구조적 과정

② 조직의 특성
- 조직에는 다수의 구성원이 필요하다.
- 조직은 일반적으로 계층구조를 갖는다.
- 조직은 추구하는 사명이나 목표를 갖는다.
- 조직은 수명을 갖는다.

(2) 조직의 구조적 변수

공식화		• 조직 내 직무가 표준화된 정도 • 고도화 될수록 개인의 재량권이 낮음
권한의 배분 정도	집권화	조직이 사용 가능한 자원 분배와 관련된 의사결정이 집중된 상태 일상적, 규칙적 직무에 적절 • 장점: 통일성, 경비 절약, 중복 및 혼란을 피할 수 있음 • 단점: 관료주의화, 권위주의적 성향 초래, 창의성·자주성·혁신성 결여
	분권화	• 조직이 사용 가능한 자원 분배와 관련된 의사결정이 분배됨 • 일정하지 않고 불규칙적 직무, 대규모조직에 적합 • 장점: 신속한 업무 처리, 참여의식 권장, 자발적 협조 유도, 조직내 의사전달 개선 • 단점: 중앙의 지휘 약화, 업무의 중복, 협동심 감소, 전문화가 어려움
복잡성		• 조직의 분화 정도, 통제의 범위와 관련됨 • 수직적 분화: 조직의 계층화 정도수직적 분화가 심화될수록 조직은 고층구조를 가지게 됨 • 수평적 분화: 분업에 의해 세분화된 각각의 활동들을 직무와 대응시키고 이를 다시 조직 전체수준에서 집단 별로 결합시키는 과정

(3) 조직화의 기본원리 13 14 15 19 25

구분	정의	장단점 / 특징
계층제의 원리	조직 구성원 간의 권한과 책임을 배분하고 상하를 설정하여 명령, 지휘, 복종 관계를 명시화하는 원리	• 장점: 명령과 의사전달의 통로가 됨, 의사결정에 대한 책임 명확 • 단점: 조직의 경직성을 초래, 의사소통 불충분, 인간관계 형성을 저해
명령통일의 원리	조직에 있어서 한 사람의 직속상관으로부터 명령을 받고 보고해야 한다는 원리	• 장점: 의사전달 혼란을 방지, 책임소재를 분명히 함 • 단점: 수평적 업무협력이 필요할 경우 비능률적, 기능적 전문가 영향력 감소
통솔범위의 원리	한 사람의 상관이 부하직원을 관리하는데 있어서 지휘의 한계가 있으므로 적정수의 부하나 하부조직을 가져야 한다는 원리	• 통솔범위↑: 통솔자 능력, 부하직원 유능도, 평가기준 명확할수록, 막료조직을 갖출수록, 조직이 제도화 될수록 • 통솔범위↓: 전문직일수록, 분산될수록
분업전문화의 원리	조직의 구성원에게 동일한 업무를 분담시키면서 동시에 전문화를 지향해야 한다는 원리	• 장점: 능률적, 업무를 신속히 수행 • 단점: 반복된 동일 업무로 인해 업무의 흥미 상실, 지나친 분업화로 조직 내 단위 간의 조정이 어려워짐 등

조정의 원리	공통의 목표를 달성하기 위해 조직 구성원의 행동통일을 유도하는 것으로 분업에 따른 필연적인 원리	• 구조적 방법: 조직 단위의 권한과 책임의 한계 명확히 하기, 의사전달 촉진, 회의 등으로 조직 구성원 의견 파악 등 • 리더십 활용 방법: 개별직원에 대한 동기부여 촉진, 집단의식, 동료의식 고취

(4) 권력(Power)
  ① 상대방의 의지와는 상관없이 자신의 의지와 뜻을 상대방에게 관철시킬 수 있는 잠재적 실재적 힘 또는 능력
  ② 권력의 유형

구분	유형	권력의 원천
공식적 권력 (조직과 관련)	보상적 권력	권력 행사자가 다른 사람이 원하는 보상을 줄 수 있는 자원과 능력을 갖고 있을 때
	강압적 권력	보상적 권력과 반대로 대기발령, 강등, 해고 등 처벌을 할 수 있을 때
	합법적 권력(권한)	조직 내 직위나 공식적인 지위에 의해서 얻어지는 권력
비공식적 권력 (개인과 관련)	준거적 권력 [21]	특별한 자질을 가지고 있거나 다른 사람들이 권력 행사자를 닮으려고 할 때
	전문적 권력	지식, 전문성, 경험 등에 기반한 권력
	정보적 권력	유용하거나 희소성 있는 정보에 쉽게 접근할 수 있을 때
	연결적 권력	주요인물이나 조직 내 영향력 있는 사람과 연계 능력이 있을 때

(5) 권한(Authority)
  ① 다른 사람에게 명령을 따르도록 요구할 수 있는 직위 상 권리
  ② 권한위임
   • 상위자가 하위자에게 업무의 일부와 이를 수행하기 위하여 필요한 권한을 부여하는 것
   • 권한이 위임되더라도 책임은 위임자에게 있음.
   • 권한 위임시 고려할 점
    - 조직의 규모가 클수록 위임 정도도 높아짐
    - 사안의 중요성이 높을수록 위임 정도가 낮아짐
    - 과업의 복잡성 복잡할수록 전문인에게 위임
    - 하급자의 능력을 신뢰하는 조직문화일 때 위임 정도가 높아짐
    - 하위자의 능력, 자질 우수할수록 위임이 쉽게 일어남

2) 조직구조

(1) 공식조직과 비공식 조직

구분	공식조직	비공식조직
발생 및 성격	• 구성원간 역할 및 권한에 대해 규정이 마련된 인위적 조직 • 직무중심적	• 자연발생적으로 이뤄진 조직 • 인간관계를 중시
형태	외면적, 외재적, 문서화	내면적, 내재적, 비제도적
대인관계	능률의 논리, 미리 규정됨	감정의 논리, 상호욕구나 필요에 의함
리더십	임명됨	자연적, 선출

(2) 공식적 조직의 유형

① 라인 조직(계선조직, 계층조직) 16 23
- 관리자와 부하간에 수직적으로 권한이 배열되어 있는 가장 오래된 조직 구조
- 장점: 권한과 책임 소재가 명확, 의사결정 신속, 분업 및 전문화로 조직 효율성 증대
- 단점: 의사결정자 주관적·독단적인 경향, 조직의 경직화 수평적 의사소통 단절 등

② 라인-스태프 조직(계선-막료 조직)
- 라인 조직에 업무에 조언과 지원을 해주는 스태프 조직을 더한 조직
- 스태프 조직은 라인조직을 도와서 전문적 지식과 기술, 경험으로 목표달성을 위한 활동이 원활하도록 간접적으로 지원하는 역할
- 장점: 조직 활동의 조정이 비교적 용이, 신축성 확보, 최고관리자 통솔범위 확대
- 단점: 라인과 스태프 조직의 갈등, 명령계통 불분명으로 행정 지연, 조직 비대화

③ 직능 조직
- 스태프가 충고나 조언의 기능을 넘어서서 라인에 있는 직원에게 명령할 수 있도록 권한을 부여
- 장점: 스태프 역량 발휘 및 사기 증진, 자원의 효율적 이용, 기능 간 조정력 강화
- 단점: 의사소통의 혼란 가능성, 비용 지출이 많으며 환경 변화에 효율적 대처 어려움

④ 프로젝트 조직 14 20 22
- 다양한 전문가집단으로 이루어진 특수목표를 위한 임시조직으로 과제 해결시 원래 조직으로 돌아감
- 장점: 조직에 기동성 부여, 인적·물적 자원의 탄력적 운영
- 단점: 일시적 조직으로 업무의 일관성 유지 어려움, 통일성과 충성심 약화 가능성

⑤ 매트릭스 조직(행렬 조직) 13 24
- 프로젝트팀이 라인 조직에 완전히 결합된 형태로 구성원은 한시적인 과업집단의 상사와 기능별 부문의 통제를 동시에 받게 됨
- 장점: 조직의 기능적·생산적 관리가 가능, 외부환경변화에 적응 용이
- 단점: 이중적 명령체계로 갈등 유발 가능성, 이중적 부문화로 비용 증대

⑥ 위원회 조직 21
- 특정문제에 대해 토의하거나 결정하기 위해 계획에 따라 모임을 가지는 조직
- 기존 조직구조에 소속되어 있으면서 폭넓은 경험과 소양이 있는 자로 구성됨

⑦ 팀조직 [18]
- 상호보완적인 기능을 가진 소수의 사람들이 공동의 목표를 달성하기 위해 공동의 접근방법을 가지고 신축성 있게 상호작용하며 결과에 대해 공동의 책임을 지는 조직단위
- 급변하는 외부 환경에 대응하고 창의성과 경영혁신이 필요할 경우

2 직무관리

1) 직무설계
(1) 정의: 조직의 과업을 세분하여 부서나 개인에게 배정하는 과정
(2) 직무설계의 방법 [15] [22] [25]
  ① 직무단순화: 과업을 단순화, 분업화, 전문화. 개인이 담당하는 업무의 수가 줄어듦. 직무전문화도 직무단순화의 한 방법
  ② 직무순환: 한 직무에서 다른 직무로 직무를 바꾸어 수행. 직원의 기술범위를 증가시킬 수 있고, 다른 기술의 개발 기회를 제공할 수 있음
  ③ 직무확대(job enlargement): 단순하고 반복적인 업무를 다양하게 변화시키기 위해 업무범위를 확대하는 것
  ④ 직무충실화(job enrichment): 새로운 지식습득의 기회를 부여하는 등의 개인적 책임에 대한 피드백을 제공함으로써 직무의 깊이를 증가시킬 수 있는 방법, 수직적 업무 부담에 해당

2) 직무분석
(1) 개념: 조직 내에 어떤 직무에 요구되는 직무의 특성과 개인적 특성을 연구, 분석한 것. 직무분석의 결과로 직무 기술서와 직무 명세서가 도출됨
(2) 직무기술서와 직무명세서 [16] [19]

직무 기술서(Job description)	직무 명세서(Job specification)
• 직무의 특성에 대한 설명 • 특정 직무의 조직적인 관계, 책임, 구체적 의무, 작업 여건 등을 설명한 것. • 부서, 직무명, 직무위치, 직무개요, 책임, 기구와 장비, 감독내용 등 직무 특성과 관계된 내용	• 직무에 필요한 인적 요건에 대한 설명 • 특정 직무를 효과적으로 수행하는데 필요한 개인의 여건과 능력을 명시한 것 • 지식, 기술, 태도, 기질, 경험 등을 포함

(3) 직무분석 방법 [21]
  ① 관찰법: 직무 수행자가 행하는 작업을 직접 관찰하는 것
  ② 질문지법(설문지법): 설문지를 배부하여 해당 직무 수행자가 작성하는 방법
  ③ 작업기록법: 직무수행을 하면서 남기는 작업일지나 메모사항을 바탕으로 직무를 분석하는 방법
  ④ 중요사건방법: 직무수행과 관련된 결정적인 하위행동을 긍정적이거나 부정적인것으로 목록화하여 분석하는 방법
  ⑤ 작업표본방법: 일정 기간 동안 직원의 활동을 관찰하고 기록한 후 전체근무시간과 비교하여 각각의 일에 소요되는 시간을 계산하는 방법

3) 직무평가 [15]

(1) 직무평가의 이해
  ① 개념: 조직 내·외의 다른 직무들과 비교를 통해 특정 직무가 갖는 상대적 가치를 측정하는 과정
  ② 직무평가를 위해서는 직무분석과 직무기술서 작성이 선행되어야 함.

(2) 직무평가 방법
  ① 서열법
   - 전체적·포괄적인 관점에서 각 직무를 수행함에 있어 요구되는 지식, 숙련도, 책임 등을 고려하여 상호 비교하여 순위를 정하는 방법
   - 장점: 간단명료함, 서열구분 용이
   - 단점: 평가기준 모호 → 결과에 대한 수용성 떨어짐
  ② 직무분류법
   - 직무의 등급수·분류기준을 사전에 정하고, 평가대상 직무를 기준에 맞게 분류
   - 장점: 간단명료함, 평가기준을 이해 하기 쉬움
   - 단점: 등급 기준의 신뢰성 낮음, 직무수가 많으면 등급분류 곤란
  ③ 요소비교법 [20] [24]
   - 몇 개의 기준직무를 선정하고, 평가요소별로 비교함으로써 모든 직무의 상대적 가치를 결정
   - 장점: 평가과정이 정교, 타당도와 신뢰도가 높음. 임금의 공정성 확보에 기여
   - 단점: 시간 소모가 많음, 기준 직무 선정이 어려움, 요인등급과 요인별 금액배분의 조화가 어려움
  ④ 점수법 [23]
   - 직무와 관련된 각 요소들을 구분하여 그 중요도에 따라 점수로 평가한 것을 합산하여 각 직무의 가치를 매기는 방법
   - 장점: 직무 간 상대적 차이를 다각적으로 제시 가능, 점수의 높은 신뢰성
   - 단점: 고도의 숙련도가 요구되며, 많은 준비시간과 비용이 소요
     참고 점수법은 각 평가요소별 척도를 기준으로 점수를 부여하나 요소비교법은 평가요소별로 기준 직무를 서열화하여 평가

3 간호전달체계

1) 간호전달체계의 유형 [18]

(1) 사례방법(case method), 개별간호(private nursing), 전인간호
  ① 가장 오래된 간호전달체계로 간호사가 각자에게 할당된 환자의 요구를 충족시키기 위해 모든 책임을 담당
  ② 집중감시가 필요한 중환자, 간호학생 교육 등에 활용
  ③ 장점: 간호사와 대상자 관계가 좋음, 총체적 간호 제공, 간호사에게 자율성과 책임감 부여, 책임과 의무 소재가 명확
  ④ 단점: 높은 비용, 근무번에 따라 간호의 일관성 떨어짐, 같은 기구가 다수 필요하므로 비경제적 등

(2) 기능적 간호방법 13 14 20 22 25
  ① 간호인력 별로 특정 업무를 배정하여 그 업무만을 기능적으로 수행하도록 하는 것
  ② 장점: 가장 경제적인 간호제공 수단으로 고려됨. 효율성
  ③ 단점: 단편적인 간호를 제공하기 쉬움, 환자 간호요구를 전과하거나 지연 가능성, 반복적이고 단순한 역할로 직무만족도가 낮아질 수 있음, 책임 소재 불분명
(3) 팀 간호 16
  ① 팀 리더, 간호사, 보조인력으로 이뤄진 팀이 몇 명의 환자를 공동으로 간호
  ② 팀 리더 간호사는 팀에 주어진 모든 환자의 상태와 요구를 알아야 하며 개별적 간호를 계획할 책임이 있음
  ③ 팀원 간 의사소통을 통해 환자에게 양질의 간호를 제공하는 방법으로 의사소통이 중요함
  ④ 의사소통이 우수할 경우 전인간호가 제공될 수 있으나, 그렇지 않을 경우 단편적 간호가 될 우려.
(4) 일차간호방법 15 19
  ① 간호사 한사람이 일정한 수의 환자를 입원에서부터 퇴원할때까지 간호요구를 사정, 계획, 수행하는 등 전담하여 간호
  ② 일차간호사가 비번일 경우 일차간호사가 계획한 간호에 준하여 일반간호사가 간호제공
(5) 모듈 간호방법 18 23 24
  ① 전문간호사와 보조인력으로 이루어진 2~3명의 그룹이 환자의 입원부터 퇴원까지 모든 간호를 담당
  ② 팀간호방법과 일차간호방법을 결합한 방법
  ③ 지리적으로 환자를 할당하여 간호인력을 침상 곁에 더 가까이 있게 하고자 하며, 가능한 한 적은 인원의 팀을 구성하여 의사소통의 단계를 줄이고 직접 환자 간호시간을 늘리고자 함
(6) 사례관리(case management) 17 21
  ① 사용 가능한 자원을 이용하여 개인의 건강요구를 충족시키고자 의료서비스를 계획·수행·조정·감시·평가하는 것
  ② 표준진료지침(CP: critical pathway)을 활용하여 질병의 전 과정을 관리
    • 표준진료지침: 특정 질환에 대한 진료순서 및 치료시점 등을 미리 정해 둔 표준화된 진료과정
  ③ 환자에게 기대되는 결과, 필요한 서비스, 자원 등에 대한 계획을 수립하며 환자중심적이고 다학제적인 팀을 구성
  ④ 장점: 입원기간 단축, 비용절감, 의료팀간의 의사소통이 촉진
  ⑤ 단점: 진료과정의 표준화로 진료권의 자율권을 침해 가능성, 의료서비스 질 저하

4 조직문화와 변화

1) 조직문화 16 19
  (1) 정의: 각 조직의 고유한 상징과 상호작용 체계. 조직구성원이 공유하는 생각, 신념, 가치체계
  (2) 특징 15 25
    ① 조직문화는 학습되는 것이며 새로운 구성원들에게 전달됨
    ② 조직문화는 공유됨

③ 조직문화는 공유된 가치관과 관련이 있으며, 비가시적이고 핵심적인 가치관에 기초한 의례, 의식 및 상징물 등과 같은 유형적인 방법으로 표현
④ 모든 조직은 조직문화를 가지고 있으며 각 조직문화는 고유함
⑤ 조직문화는 항상 변함

(3) 조직문화 구성요소(7S) [23]
공유가치, 전략, 구조, 관리 시스템, 구성원, 기술, 리더십 스타일

(4) 조직문화 유형(퀸과 맥그래스) [22]
① 관계지향 문화: 조직의 유연성과 내부 지향성을 강조, 인적 자원 개발을 중시함
② 혁신지향 문화: 조직의 유연성과 외부 지향성을 강조, 조직이 당면한 외부 환경의 적응 능력에 중점을 둠
③ 업무지향 문화: 조직의 통제와 외부 지향성을 강조, 조직의 업적달성과 과업 수행에서의 능률과 생산성 강조
④ 위계지향 문화: 조직의 통제와 내부지향성을 강조, 안정적인 기반 위에서 조직 내부의 능률을 추구함

2) 조직변화

(1) 조직변화 모형(Lewin): 해빙 → 변화 → 재결빙 [15] [20]
① 해빙: 조직변화를 위한 준비 단계로 구성원의 변화 필요성을 인식하고 기존의 조직특성이나 고정관념에 탈피하여 변화의 저항을 최소화
② 변화: 새로운 것의 수용을 유도하고 이를 내면화 시켜나가면서 조직을 변화시키는 단계
③ 재결빙: 변화노력에 의해 새로이 형성된 행동이 계속 반복되고 강화됨으로써 영구적인 행동패턴으로 정착될 수 있도록 변화를 지원하고 강화시키는 과정

(2) 계획적 조직변화 [17]
① 조직의 변화를 초래하기 위해 변화담당자가 의식적이고 계속적으로 변화를 기획, 설계 이행하는 것
② 계획적 조직변화의 목적은 조직을 환경의 변화에 맞추어 나가게 하고 조직을 생존력 있게 유지하려는데 있음
③ 계획적 조직변화 전략 [21] [24]

경험적-합리적 전략	사람이 합리적 존재라 가정. 변화로 인해 발생되는 개인과 조직의 이득을 구체적으로 알려줘 변화유도
규범적-재교육적 전략	사람들이 논리성보다 태도나 가치관 같은 요인을 주로 따른다고 보고 교육을 통해 태도와 가치관을 변화시키는 것
권력-강제적 전략	사람들이 권력이 많은 사람의 지시와 계획을 따른다고 보고 파업, 노사협정, 정형적 의사결정, 규칙제정 등으로 변화 유도
동지적 전략	집단 결속력을 강화함으로써 변화를 유도
정책적 전략	공식적, 비공식적 권력구조를 확인하여 영향력 있는 사람을 이용해 변화를 유도
경제적 전략	경제적 요인(물품, 자원, 자본, 금전적 보수)을 이용해 변화 시도
공학기술적 전략	환경을 변화시켜서 변화 유도(예를 들어 병동 구조개선, 정보기술장치 구비 등)

4장 | 인적자원관리

1 인적자원관리의 이해

1) 인적자원관리의 정의

인적자원 관리: 조직의 목표를 효율적으로 달성하기 위해 조직이 필요로 하는 인적 자원의 조달, 개발, 유지 및 동기부여를 위한 일련의 관리활동

2) 병원 인적 자원관리의 중요성

(1) 다른 조직에 비해 다양한 직종의 인력으로 구성
(2) 병원 전체 운영비 중 인건비가 차지하는 비중이 큼(50% 내외)
(3) 다른 조직에 비해 노동 집약적인 특성, 구성원 개개인의 능력이 중요

2 확보관리

1) 간호인력 산정 [13]

(1) 간호인력 산정 접근방법
  ① 서술적 접근방법: 환자를 유형에 따라 분류하여 설정한 간호 표준에 따라 간호업무를 수행하기 위해 필요한 간호사의 수를 환자와의 비율로 결정하는 방법
  ② 산업공학적 접근방법: 모든 간호활동을 분석, 각각 활동에 소요된 간호시간을 측정하여 간호업무의 흐름을 분석하고 각 업무에 필요한 간호인력을 산정 [23] [24]
  ③ 관리공학적 접근방법: 환자의 유형에 따라 간호표준을 기술한 후 표준에 따라 정해진 업무수행 빈도와 난이도를 근거로 간호인력의 수를 결정 [20]

(2) 간호업무량 [21] [22]
  간호업무량 = 직접간호활동시간 + 간접간호활동시간 + 개인시간
  ① 직접간호활동: 간호사가 대상자에게 간호를 직접적으로 제공하는 영역의 간호
  ② 간접간호활동: 간호를 준비하거나 직접간호수행에 따르는 일련의 활동(기록, 확인, 물품관리, 의사소통, 각종 교육 및 훈련)
  ③ 개인시간: 직접간호활동과 간접간호활동을 제외한 근무시간(휴식, 식사, 대기 등)

(3) 환자분류체계 [16] [17] [19]
  ① 간호요구에 따라 환자를 분류하고, 환자분류군에 따른 간호시간을 산출한 환자분류 방법으로 간호인력의 산정근거로 사용
  ② 활용 목적: 간호 인력의 산정 및 배치, 병원 표준화 실현, 간호수가 산정과 차등화, 간호비용 분석 등
  ③ 접근방법
    • 원형평가체계: 환자의 전형적인 특성과 범주에 따라 3~4개 군으로 나누어 평균 간호시간을 근거로 각 범주별 간호요구량을 기술

- 요인평가제: 환자에게 요구되는 간호행위를 그 빈도와 소요시간을 기준으로 영역별로 점수화하여 총점으로 환자를 분류

2) 모집·선발·배치

(1) 모집
  ① 조직 활동에 적합한 우수 인력 확보를 위해 자격을 갖춘 간호사가 지원하도록 하는 절차
  ② 모집 방법
   • 내부모집: 조직 자체 내에서 승진자를 전환배치하고 필요한 인원 보충
    - 장점: 직원의 사기 향상, 직원 능력을 최대로 활용, 간편하고 비용 절감
    - 단점: 모집 범위의 제한, 유능한 인재 영입 불가능, 파벌 조성 가능성
   • 외부모집: 조직 외부로부터 인적자원 모집
    - 장점: 인재선택의 폭이 넓어짐, 새로운 지식·경험 축적, 교육훈련비 감소, 인력수요에 대한 양적 충족, 조직분위기 쇄신
    - 단점: 부적격자를 채용할 가능성, 안정까지는 적응기간 소요, 내부인력의 사기 저하

(2) 선발
  ① 여러 지원자 중 충원해야 할 직무의 자격 요건을 갖춘 적격자를 가려내는 과정
  ② 선발 시험 유형 [18]
   • 필기시험: 해당분야의 광범위한 지식 평가 가능, 비용 절감, 채점 객관적
   • 실기시험: 실제 수행능력 평가의 타당도 확보에 용이
   • 면접시험: 응시자의 모든 정보 심사 가능. 개인의 성격과 특성 측정 가능
   • 적성검사: 잠재능력을 측정하기 위한 시험
  ③ 선발시험 구비 조건: 타당성, 판별력, 신뢰도, 객관성

(3) 배치
  ① 인적자원 배치·이동의 원칙

적재적소	개인의 능력과 성적 등의 면에서 최적의 지위에 배치하여 최고의 능력을 발휘하게 하는 것
실력주의	능력을 발휘할 수 있는 영역에 배치하여 그에 대해 올바르게 평가하고 만족할만한 대우를 하는 것
인재육성주의	자기 육성의 욕구를 개발할 수 있는 곳에 배치하는 것
균형주의	개인만이 아니라 조직 전체의 적재적소를 고려하여 조화를 이룰 수 있도록 배치하는 것

  ② 근무일정표 [13]
   • 작성원칙 [17]
    - 업무 수행을 위한 직원 규모의 변화를 최소한으로 줄여야한다.
    - 고정 배치되는 간호직원 수는 목표하는 침상점유율 대비하여 계산
    - 직원이 임의로 이동하여서는 안된다.
    - 정규직원의 1.4~1.6배가 되도록 인력예산 수립(유급휴가, 공휴일, 평균 결근율 고려)
    - 직원의 유급휴가, 공휴일 및 평균 결근율을 고려해서 예산을 세워야 한다.

- 간호요구의 계획수립 시에 환자 수나 환자상태의 변화를 고려해야 한다.
- 주기적 근무계획시 모든 직원에게 균등하게 배분해야 한다.
- 충분한 여유를 두고 근무표를 게시
- 만일의 비상사태에 대비하여 근무표를 신속히 조정할 수 있도록 배려한다.
- 공휴일, 휴가 및 비번들을 공정하게 배정해야 한다.
- 관리자의 적절한 인사관리에 대한 요구가 균형을 이루어야 한다.
- 직원들은 일단 짜여진 시간표를 긍정적으로 받아들여야 한다.

- 작성방법 [25]
  - 집권적 계획표: 간호부에서 모든 간호사들에 대한 근무계획표를 작성하는 방법
  - 분권적 계획표: 각 간호단위에서 간호직원을 위한 근무계획표를 작성하는 방법
  - 주기적 계획표: 일정 주기를 기초로 근무표 반복
  - 자기근무계획: 간호직원들이 스스로 자신의 근무계획표를 작성하고 조정하는 방법
  - 순환근무표: 낮번, 초번, 밤번 근무를 교대를 하여 근무하는 방법
  - 고정근무번: 간호사별로 동일한 시간대에 연속적으로 근무하는 방법
  - 가변적 직원배치: 업무량의 증감에 따라 직원의 수를 변화하거나 조정하는 것

3 개발관리

1) 인력개발 프로그램 유형
(1) 예비교육(신입간호사)
① 유도교육 [19]: 신입간호사가 직무 역할을 수행하기 전, 조직에 대한 일반적인 정보를 제공하는 교육
② 직무오리엔테이션: 신입간호사에게 제공되는 직무와 관련된 좀 더 구체적인 교육. 보통 유도교육이 끝난 이후 실시
(2) 대상자에 따른 분류
① 실무교육: 고용기관이 직원의 직무수행을 강화하기 위해 제공하는 모든 현장 교육
② 보수교육: 졸업 후의 임상실무를 강화하기 위한 지식, 기술 및 태도를 향상하기 위해 제공하는 것 [25]
③ 프리셉터교육: 프리셉터로 선발된 간호사가 적절하고 통일된 방법과 내용으로 신규 간호사를 교육할 수 있도록 준비시키기 위해 제공되는 교육프로그램
④ 관리자교육: 각 업무단위의 장을 대상으로 하는 교육훈련으로서 간호분야에서는 수간호사를 대상으로 하는 간호관리자 과정이 이에 해당
(3) 장소에 의한 분류
① 직장 내 훈련(OJT; On-the Job training): 일을 하는 과정에서 직무에 관한 구체적인 지식과 기술을 습득케 하는 방식. 훈련방법 중에서 가장 보편적으로 사용
② 직장 외 교육훈련(Off-JT; off-the Job training): 직원을 직무로부터 분리해 일정기간 오로지 교육에만 전념하는 것. 연수원 등의 교육이나 전문기관의 위탁 강연 등이 해당

2) 경력개발
(1) 정의: 경력경로를 개인과 조직이 함께 계획하고 관리해 개인의 욕구와 조직의 목표를 효과적으로 달성해 가는 총체적 제도
(2) 구성원의 이점: 자기개발을 통해 심리적 만족을 얻을 수 있음
(3) 조직의 이점: 조직목표를 달성하기 위해 필요한 자질을 갖춘 인력자원을 개발할 수 있음
(4) 경력사다리 [21]: 간호실무 능력을 평가하는 시스템으로 간호실무 수준의 등급 구조를 갖추는 것으로 능력 수준에 따라 임금인상 및 승진이 결정됨

3) 직무수행평가
(1) 직무수행평가의 유형
① 서열법
- 각 직무를 최고 순위부터 최저 순위까지 상대서열을 결정하는 방법
- 다른 집단과 비교할 수 있는 객관적 자료는 제시할 수 없음

② 강제배분법
- 각 평정등급에 분포될 피평정자의 비율을 사전에 인위적으로 정하고, 피평정자 성적에 가까운 것을 골라 강제로 배분하는 방법
- 관대화 경향, 중심화 경향 같은 체계적 오차 제거가 가능 [20] [23]

③ 체크리스트 평정법
- 표준업무수행 목록에 해당 여부를 표시하여 평가하는 방법
- 평정요소가 명확하게 제시되어 있고 가부 또는 유무만을 판단하기 때문에 평정하기가 비교적 쉬움

④ 평정척도법
- 평정자는 피평정자를 평정요소별로 관찰하여 해당되는 등급에 표시
- 장점: 작성이 간단하고 평정이 용이, 상벌의 목적에 이용하는데 편리함
- 단점: 평정 요소의 합리적 선정이 어려움, 평정요소에 대한 등급 간 비교 기준이 모호함, 중심화 경향과 관대화 경향이 나타나기 쉬움

⑤ 중요사건기록법
- 조직목표 달성의 성패에 영향이 큰 주요사건을 중점적으로 기록, 검토하는 방법

⑥ 행동기준 평정척도법 [13]
- 중요사건기록법에 평정척도법을 결합하여 계량적으로 수정한 기법
- 고과자가 피고과자의 행위나 업적에 대하여 등급을 매길 때, 각 등급별로 판단의 근거가 되는 구체적인 행동기준에 근거를 둠
- 장점: 평정자의 주관적 판단을 줄일 수 있어 신뢰도가 높음, 평가 결과를 활용하여 피고과자를 지도하는데 용이
- 단점: 평정표 개발에 과다한 시간과 비용이 소요

⑦ 목표관리법
- 조직의 상하 구성원들이 참여의 과정을 통해 공동으로 조직의 목표를 설정하고 달성된 성과를 측정, 평가하여 회환시킴으로써 관리의 효율화를 기하는 방법

(2) 직무수행평가의 오류 [18]

① 후광효과: 피평정자의 어느 특정된 요소가 특출하게 우수하여 다른 평정요소도 높게 평가받는 경향(=현혹효과, 연쇄효과)

② 혼 효과: 후광효과의 반대로 평정자가 부정적인 면을 보게 되면 지나치게 비평적인 경우

③ 중심화 경향: 평정자의 평정이 극단치를 피하고 모두 중간치에 집중하는 심리적 경향

④ 관대화 경향: 피평가자의 실제 업적이나 능력보다 높게 평가하는 경향(↔ 엄격화 경향) [20]

⑤ 시간적 오류(recency error): 평가할 때 쉽게 기억할 수 있는 최근의 실적, 능력 중심으로 평가하려는 데서 생기는 오류

⑥ 근접오류(proximity error): 평가표상 근접해 있는 평가요소의 평가 결과나 특성 평가 시간 내에서의 평가 요소간의 결과가 유사하게 되는 경향.

⑦ 선입견에 의한 오류(상동적 착오): 평정의 요소와 관계가 없는 성별, 출신학교, 출신지방, 종교, 연령 등에 대한 편견이 영향을 미치는 것

⑧ 규칙적 오류 [18] [22] [24]: 어떤 평정자가 다른 평정자보다 언제나 후한 점수 또는 나쁜 점수를 주는 규칙적·일관적 착오, 관대화 / 엄격화 경향의 상위 개념

⑨ 총계적 오류(total error): 동일한 피평정자에 대해 다르게 평가하는, 즉 일관성이 없는 평가오류. 규칙적 오류의 반대 개념(= 총체적 오류)

⑩ 논리적 착오: 논리적인 상관관계가 있는 경우, 한 요소가 우수하다고 쉽게 판단하는 경우

4 보상관리

1) 보상

(1) 보상의 종류 [16]

① 내적보상: 비금전적 형태로 이뤄지는 심리적 보상 [24]

   예) 성취감, 도전감, 책임감, 안정감, 승진기회, 의사결정 참여, 탄력적 근무시간 등

② 외적보상: 금전적 형태로 이뤄지는 보상 [22] [25]

   예) 직접보상(임금, 상여금 등), 간접보상(=복리후생 보상 / 의료지원, 연금, 주택지원, 교육비, 시설이용 지원 등)

③ 내적 보상이 동기를 유발시키는데 더 효과적

(2) 임금체계 유형 [18]

① 기준임금(기본급) 유형 [19] [21]

유형	임금 결정·조정 요인
연공급	근속년수
직무급	직무가치(직무 특성, 난이도, 책임 정도 등)
직능급	직무능력 수준(숙련도, 경력, 훈련, 자격, 역량 등), 연공급과 직무급 절충
성과급 [20]	실제로 나타난 성과

② 기준 외 임금(수당) 유형

유형	개념
정상 근무수당	근로자의 수행 직무 가치를 반영하기 위한 수당. 직책수당, 특수작업 수당, 특수근무 수당, 기능수당 등
특별 근무수당	정상 근무시간 외에 업무를 수행할 경우 지급되는 수당
상여수당(보너스)	동기부여를 위해 업적이나 공헌도에 따라 추가 보상을 주는 것이 원래 개념이나, 근래는 정례적(명절이나 연말)으로 지급

5 유지관리

1) 직원훈육

(1) 직원훈육의 개념
　　직원에게 벌을 주는 것이 아니라 직원자신이 스스로 행위를 적절히 조절함으로써 직원의 행위가 교정되도록 동기 부여를 하는 것

(2) 직원 훈육의 원칙 [14] [16] [22] [25]
　　① 관리자는 긍정적인 태도로 훈육에 임할 것
　　② 신중하게 조사할 것
　　③ 신속하게 대처할 것
　　④ 비밀 보장하며 훈육할 것
　　⑤ 행위에 초점을 맞출 것
　　⑥ 일관성 있게 규칙을 적용
　　⑦ 문제특성에 따라 융통성을 가질 것
　　⑧ 훈육한 뒤 행동변화 여부 확인할 것

(3) 훈육의 과정: 면담 → 구두견책 → 서면견책 → 정직 → 해고 [17] [19] [20] [23]

2) 이직관리

(1) 이직의 결과: 비용손실, 경제적 손실, 사기 저하, 조직 팀 기능 저하, 간호의 질 저하 [21] [24]

(2) 이직감소전략: 명확한 직무기술서 작성, 상담제도 운영, 개별 오리엔테이션, 지속적 교육 기회 제공, 스트레스감소 프로그램, 적절한 급여 책정, 직무환경 개선, 성취감 경험 등

3) 협상

(1) 협상의 개념 [14] [22]
　　① 갈등 과정에 있는 둘 또는 그 이상의 당사자가 상호작용을 통하여 자신이 원하는 것을 얻어내기 위해 의견을 교환하는 상호적인 의사소통 과정
　　② 자신이 원하는 바를 상대방으로부터 얻어내기 위해 서로의 입장 차이를 조율하고 이해관계를 조정하며 바람직한 타결을 위한 방안을 모색해가는 과정
　　③ 합의점이 양 집단에 모두 이상적인 것이 아니므로 승자도 패자도 없음

(2) 협상의 유형 [18]
   ① 분배적 협상
      • 고정된 자원의 분배에 대한 협상
      • 한쪽의 이익이 다른쪽의 손해로 이어진다는 제로섬(zero-sum) 가정에 기초
   ② 통합적 협상
      • 당사자의 이해를 조화시켜 더 큰 공동이익 창출하려는 협상
      • 협상 당사자의 이익이 반드시 다른 협상 당사자의 손해가 아니라는 인식에 기반
      • 협상 이슈에 대해 집단간 우선순위가 서로 다른 경우 효과적
      • 'Win-win' 전략, 상호이익 협상 추구

(3) 협상의 원칙 [13] [15] [17] [21] [25]
   ① 문제에 초점을 둔다.
   ② 신뢰 및 관계를 형성하고 커뮤니케이션을 유지한다.
   ③ 관심사를 탐색하고 정보를 수집한다.
   ④ 창의적 대안탐색을 위해 열린 마음을 유지한다.
   ⑤ 자신의 입장을 확고히 하기보다 이슈에 초점을 맞춘다.
   ⑥ 사실과 객관적 표준을 사용해 해결책을 구체화한다.
   ⑦ 자신의 가치와 동기를 인식하고 상대방 관점을 이해하기 위해 노력한다.
   ⑧ 비용 측면에서 대안에 대한 상호이익을 강조한다.

5장 | 지휘

1 리더십과 동기부여

1) 리더십

(1) 지휘의 이해 [15]
   ① 조직 구성원이 조직의 목표달성을 위해 자신들의 과업을 적극적으로 수행하도록 유도하는 관리 기능
   ② 간호직원이 조직의 목표달성에 효율적이고 능률적으로 기여할 수 있도록 그들을 이끌고 감독하는 것

(2) 리더십의 이해
   ① 정의: 조직 구성원이 공동된 목표 달성에 적극적으로 참여하도록 영향력을 행사하는 기술과 과정
   ② 관리자와 리더의 차이 [13]

관리자		리더	
• 통제위주	• 일을 옳게 함(how)	• 신뢰에 기초	• 옳은 일을 함(what)
• 책임수행	• 단기적 시야	• 혁신 주도	• 장기적 시야
• 모방/유지	• 언제, 어떻게	• 창조/개발	• 무엇을, 왜
• 시스템에 초점	• 수직적	• 인간에 초점	• 수평적

(3) 리더십 이론
　① 특성이론: 리더는 타고난 자질이나 기술 및 능력을 가진다고 보고 이를 밝히려고 함
　　→ 리더십은 개발될 수 없는 것으로 간주하여 비판을 받음
　② 행동이론 13
　　• 리더의 행동에 따라서 리더십의 효과성이 결정된다고 보았으며, 리더십은 후천적으로 교육과 개발이 가능한 능력으로 봤음
　　• 3원론적 관점: 전제형-민주형-자유방임형 리더십 18 19

구분	특성	장단점
전제형 리더십	• 집단에 대한 강한 통제 • 강제적인 동기부여 • 명령조 지시 • 상의하달 의사소통 • 독단적 의사결정 • 직위의 차이 강조 • 처벌을 목적으로 비판	• 예측가능한 안정된 집단활동 • 구성원들에게 안정감, 집단의 혼돈 완화, 생산성 높음 • 창의성, 자기동기화, 자율성 감소 • 위기상황에서 유용
민주형 리더십	• 집단에 대한 통제 최소화 • 경제적 보상과 자아보상으로 동기부여 • 제안과 안내로 지시 • 상의하달+하의상달 의사소통 • 의사결정에 구성원 참여 독려 • '우리'의 개념 강조 • 건설적 비판	• 구성원의 자율성과 성장 증진 • 개인의견수렴을 위한 시간 소비 • 평상시에는 생산성이 높으나 위기시 혼란 가중 • 전제형 리더십에 비해 양적으로 덜 효율적 • 구성원들 간 협동과 조정이 필요할 때 효과적
자유방임적 리더십	• 허용적이며 통제가 없음 • 구성원의 요청이 있을 때 지지를 통한 동기부여 • 지시가 거의 없음 • 다양한 의사소통 통로 • 의사결정에 구성원 참여 • 집단을 강조 • 비평을 하지 않음	• 비 지시적 리더십으로 조직의 혼란 초래 위험성↑ • 구성원들이 동기부여 되어 있고 자기 지시적인 경우 창의성과 생산성 증대에 효과적 • 문제가 잘 규명되지 않고 대안적 해결을 필요로 할 때 효과적

- 배려-구조주도 리더십(오하이오 대학)
  - 리더행동의 결정 요인은 배려(consideration)와 구조화(initiation structure)
  - 리더의 배려와 구조화가 모두 높을 때 높은 성과
- 관리격자모형 [24]
  - 리더행위 결정 요인을 생산에 대한 관심, 인간에 대한 관심으로 나눔
  - 리더십 유형 무관심형(1.1형), 인간형(1.9형), 과업형(9.1형), 타협형(5.5형), 팀형(9.9)으로 구분
  - 가장 이상적인 리더 유형은 팀형

③ 상황이론 [15]
- 구성원, 지도자, 조직이 처해있는 상황에 따라 리더십 유효성이 결정된다는 이론
- 상황적합성이론(F. Fiedler) [16] [20]
  - 리더의 스타일을 LPC 척도를 통해서 구분
  - LPC 척도: 가장 일하기 힘들었던 동료에 대한 평가 등급
  - 상황과 리더 관계
    ㉠ 과업지향적(LPC점수↓): 리더에 대한 호의성 높거나 낮을 때 효과적
    ㉡ 관계지향적(LPC점수↑): 리더에 대한 호의성 중립 때 효과적
- 경로-목표 이론 [13]
  - 동기이론 중 기대이론에 기반하여, 구성원들의 과업달성에 대한 기대감을 높이는 것을 리더의 주요한 기능으로 봄
  - 리더의 유형과 상황요인 관계

유형	특징	효과적인 상황
지시적 리더십	구성원에게 일일이 구체적으로 지시	• 과업 경험과 능력 부족 • 과업구조가 모호한 경우
후원적 리더십	우호적 분위기 조성과 작업집단 만족을 위해 노력	• 구성원 자신 결여 • 단순하고 반복적 과업
참여적 리더십	구성원에게 정보 제공하고, 부하의 의견을 의사결정에 반영	• 보상이 부적절한 경우
성취지향적 리더십	도전적 목표를 설정하고 구성원이 최대한 능력을 발휘할 것을 기대	• 과업이 도전적이지 않을 경우

- 허시와 블랜차드의 상황대응 리더십 이론(Hersey & Blanchard)
  - 오하이오 대학 배려-구조주도 리더십 연구에 바탕을 둔 것으로 리더십의 3차원 모형을 제시(리더행동: 과업지향적, 관계지향적 + 상황적요인:구성원의 성숙도)
  - 가장 이상적이고 최선의 리더십 유형은 없으며, 리더십 유형은 상황에 따라 달라져야 함
  - 리더십 유형 22 23

지시형 리더십	• 의사소통 초점이 목표 달성에 맞춰져 있음 • 리더는 무슨 목표를 어떻게 달성해야 하는가에 대한 작업 지시, 작업 활동을 주의 깊게 감독
설득형 리더십	• 의사소통의 초점이 목표 달성과 정서적 지원 양쪽에 맞춰져 있음 • 아이디어를 장려하지만 여전히 무슨 목표를 달성할 것인가에 대한 최종 결정은 리더가 내림
참여형 리더십	• 조직구성원들이 달성해야 할 과업을 위해 능력을 발휘하도록 동기 유발을 시도 • 경청, 칭찬, 아이디어 제출 및 권유, 피드백 제공과 같은 행동을 함 • 의사결정의 책임은 부하에게 넘기지만 문제 해결을 촉진하는 책임은 리더에게 있음
위임형 리더십	• 리더는 계획, 통제 등의 활동을 줄이고 수행 업무에 대한 합의가 이루어지면 그 직무 수행 방법의 결정과 직무 책임을 부하에게 위임함

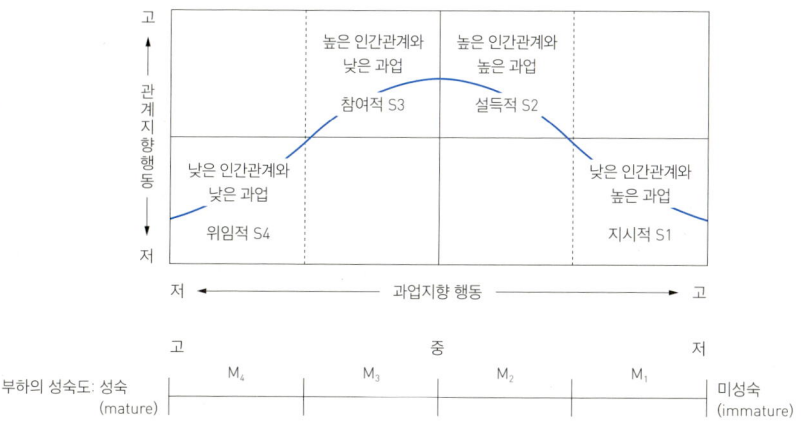

④ 현대적 리더십 이론 17
- 변혁적 리더십
  - 구성원들에게 비전을 제시하고 가치관의 변화를 유도하고 동기부여시킴으로써 보다 높은 성과의 달성 및 개인의 욕구를 충족시키도록 하는 리더십
  - 거래적 리더십과 변혁적 리더십은 상반되는 것이 아니라 상호보완적 관계임
  - 변혁적 리더십 구성요인: 카리스마, 개별적 관심, 지적자극, 영감적 동기부여

- 변혁적 리더십과 거래적 리더십 비교

구분	거래적 리더십	변혁적 리더십
목표설정	현상과 너무 괴리되지 않는 목표	보통 수준보다 매우 높은 이상적인 목표 지향
현상	현상을 유지하기 위해 노력	현상을 변화시키고자 노력
시간	단기적 전망	장기적 전망
동기부여	구성원들에게 즉각적이고 가시적인 보상으로 동기부여	자아실현과 같은 높은 수준의 개인적 목표를 동경하도록 하여 동기부여
문제해결	구성원들을 위해 문제를 해결하거나 해답을 찾을 수 있는 곳을 알려줌	구성원들이 스스로 해결책을 찾도록 격려하거나 함께 일함
행위표준	규칙과 관례를 따르기를 요구	변화적이고도 새로운 시도에 도전하도록 구성원을 격려

2) 동기부여

(1) 내용이론

① 매슬로우 욕구단계이론
- 사람은 어떤 욕구를 만족시키기 위해 동기부여가 되며, 인간 내부에는 위계를 이루는 5가지 욕구가 존재함
- 상위수준의 욕구가 동기부여 요인이 되기 위해선 하위수준의 욕구가 우선적으로 충족되어야 함
- 5가지 욕구

구분		내용
고위욕구	자아실현의 욕구	자기를 계속 발전하게 하고자 자신의 잠재력을 최대한 발휘하려는 욕구 예 도전적 과업, 창의성 개발 등
	존경 욕구	내·외적으로 인정받으며 지위를 확보하기 원하는 욕구 예 포상, 상위직 승진, 중요한 업무 부여 등
	소속 및 애정의 욕구	사랑, 우정, 집단의 소속 욕구 예 우호적 업무팀, 인간적 리더
저위욕구	안전 욕구	위험, 위협 박탈에서 자신을 보호하려는 욕구 예 고용보장, 안전한 작업 조건 등
	생리적 욕구	생명 유지와 관련된 가장 하위 욕구 예 의식주 욕구, 최저임금, 냉난방장치 등

② E.R.G 이론(Aldefer) [14] [17]
- Maslow의 욕구단계이론을 3가지로 줄여 변형된 욕구계층 이론을 제시
  - 존재욕구: 물질적 형태의 욕구. 생리적, 안전 및 안정
  - 관계욕구: 대인관계 관련 욕구. 애정, 자존, 권력 및 경쟁
  - 성장욕구: 개인의 성장과 관련된 욕구. 자아실현, 성취, 전문적 성장.
- 고차원적 욕구가 행동에 영향력을 행사하기 전에 반드시 하위욕구가 충족되어야 한다는 욕구단계 이론의 가정을 배제
- 좌절-퇴행: 고차원의 욕구가 만족되지 않을 때 그 보다 낮은 하위 욕구의 중요성이 커지는 상황

③ 허츠버그의 2요인 이론(Two-factor theory, 동기-위생이론) [15] [21] [22] [24] [25]
- 인간에게 이질적인 두 가지 욕구인 위생요인과 동기요인이 동시에 존재한다고 보는 이론

위생요인	동기부여 요인
• 불쾌한 것을 회피하려는 욕구: 불만족 요인 • 직무 불만을 예방하는 기본 기능 • 구성원들의 만족을 직접적으로 자극하지는 못함 • 급여, 충분한 기술 감독, 정책, 작업환경, 작업 안정, 복지시설, 지위, 개인 상호간의 관계 • 생리적, 안전 및 소속감, 애정욕구와 유사	• 자신의 잠재력을 현실화 하고자 하는 욕구: 만족요인 • 보다 나은 만족과 우수한 직무수행을 하도록 동기부여 하는데 효과적 • 부족하거나 없어도 불만을 갖지는 않음 • 성취감, 직무 자체, 도전, 전문적 성장, 인정과 칭찬, 책임감, 승진 • 자아 존중, 자아실현 욕구와 유사

④ 맥클랜드의 성취동기이론 [17] [20] [23]
- 조직 내 개인의 동기부여와 관련하여 모든 인간은 3가지 기본욕구(성취욕구, 권력욕구, 친교욕구)를 지니고 있음
  - 성취욕구: 어떤 일을 잘 수행하고 문제를 해결하며 보다 복잡한 과업을 완수하려는 욕구
  - 권력욕구: 다른 사람을 통제하고 영향을 미치려는 욕구
  - 친교욕구: 다른 사람들과 우호적인 관계를 형성하고 유지하려는 욕구
- 성취동기가 강한 사람의 특징 [14]
  - 도전받기를 원하며, 어려운 목표를 세움
  - 적절한 모험수준을 즐김
  - 즉각적인 성취결과의 피드백을 원함
  - 성과지향적인 동료와 일하기를 원함
  - 보상보다는 일 자체 성취에 관심 등

⑤ 맥그리거의 X-Y이론
- X 이론의 한계점을 주장하면서 Y 이론의 인간관에 근거한 관리 방식이 필요함을 피력
- X이론의 가설: 사람들은 일하기 싫어하는 본성을 지님 → 강제, 명령, 위협에 의한 통제
- Y이론의 가설: 사람은 일하기를 좋아하고 스스로 책임지고 지휘할 수 있는 능력이 있음 → 자율에 의한 통제

(2) 과정이론
　① 기대 이론(Expectation Theory)
　　• 동기는 사람들이 어떤 일을 원하는 정도(유인가)와 그 일을 성취해 낼 수 있는 가능성의
　　　정도(기대치)에 달려 있음
　　• 동기부여 결정 요소
　　　- 유인가: 보상에 대해 느끼는 매력 정도
　　　- 수단성: 일정 성과를 달성하면 보상을 얻을 것이라는 주관적 믿음
　　　- 기대감: 노력을 기울이면 필요한 성과를 달성할 수 있으리라는 주관적 확률
　　• 동기수준(M) = 유인가(V) × 수단성(I) × 기대(E)
　② 공정성 이론(Equity Theory)
　　• 종업원들은 자신들의 투자와 심리·사회경제적 보상을 다른 사람들과 비교함으로서 공정성을 사정
　　• 지각된 불공정성 → 긴장 유발. 생산성과 동기 감소
　③ 목표설정 이론(Goal-Setting Theory) [19]
　　• 개인이 의식적으로 설정한 목표가 동기와 행동에 영향을 미친다는 이론
　　• 효과적인 목표의 특성: 구체적 목표, 도전적 목표, 구성원의 수용성이 높은 목표, 구성원의
　　　목표설정 참여
(3) 임파워먼트(Empowerment) [15] [25]
　① 조직원들에게 자신이 조직을 위해서 많은 중요한 일을 할 수 있는 권력, 힘, 능력 등을 갖고 있다는
　　확신을 심어주는 과정
　② 임파워먼트의 효과
　　• 구성원의 잠재능력과 창의력을 최대한 발휘하게 함
　　• 실무자들이 고객에게 신속하고 적절한 대응 및 서비스 수준 제고
　　• 의사소통에 필요한 시간과 비용 절감

2 의사소통과 주장행동

1) 의사소통의 유형 [16]

(1) 공식적 의사소통
　① 상의하달식 의사소통(하향적): 상급자→하급자(명령, 지시 등)
　② 하의상달식 의사소통(상향적): 하급자→상급자(업무 보고, 내부결제, 제안, 면담 등)
　③ 수평적 의사소통(횡적): 조직 내 동료 간, 부서 간(협조, 통지, 회의, 위원회 등)
　④ 대각적 의사소통: 다른 부서의 상급자, 하급자 간 의사소통
(2) 비공식적 의사소통(=포도덩굴 의사소통)
　① 조직의 규정이나 위치와 관계없이 개인적 친분 혹은 사회적 친분으로 이뤄지는 의사소통
　② 장점: 관리자가 구성원의 행동 파악용이, 구성원들의 정서적 긴장 해소, 공식적 의사전달을 통해
　　불가능한 정보 전달 가능
　③ 단점: 루머, 소문, 책임성 없는 발언으로 관계 악화, 정보전달 오류시 책임소재 불분명, 구성원 편의에
　　따른 사실 왜곡 가능성

(3) 의사소통 네트워크 16 22

구분	사슬형	Y형	수레바퀴형	원형	완전연결형
특징	• 단순한 문제를 해결할 때, 빠르고 정확한 의사소통을 할 수 있음	• 집단 내 강력한 리더는 없지만 구성원을 대표할 인물이 있는 경우 • 라인-스태프 조직에서 찾을 수 있음	• 특정한 리더에 의해 정보전달이 이루어짐. • 단순한 문제를 해결할 때 효과적인 의사소통 구조	• 가장 집중성이 약하고 수평적 의사소통 가능 • 위원회, 태스크포스 팀 등에 쓰임	• 자유로운 정보교환, 복잡한 문제해결 가능 • 브레인스토밍 등에 쓰임
형태	쇠사슬형	Y형	바퀴형	원형	완전연결형

2) 주장행동 16 19 24

(1) 정의

의사소통과정에서 상대방의 권리를 침해하거나 상대방을 불쾌하게 하지 않는 범위 내에서 자신의 권리, 욕구, 의견, 생각 등 자신이 나타내고자 하는 바를 직접적으로 정직하며 적절한 방법으로 자신을 표현하는 행동. 공감적 주장행위

(2) 필요성

① 인간관계 개선: 상대방의 권리나 감정을 상하게 하지 않으면서 자신의 권리나 욕구를 솔직하게 나타내기 때문에 생산적인 인간관계 지속

② 간호업무 향상: 간호란 인간관계의 상호작용을 통해 이루어지므로, 인간관계가 개선이 되면 간호업무가 향상될 수 있음

③ 자기능력의 신장: 인간관계의 지속은 자신의 능력을 최대로 발휘할 수 있게 하는 자기성장의 터전 마련

④ 정신건강 증진: 지나친 감정의 억제를 사전에 예방하거나 억제된 감정을 해소

3) 효과적인 의사소통 방법

(1) 효과적인 상향적 의사소통 방법 [23]
   ① 일상적 의사소통은 일정한 규범대로 진행
   ② 예외적이거나 중요한 사항은 간추려 전달
   ③ 정보의 핵심을 전하고 정보 전달 시간 최소화
   ④ 정보량이 많을 때는 중요도에 따라 보고

(2) 효과적인 하향적 의사소통 방법
   ① 직무에 대해 충분히 설명 → 직무에 대한 기대를 명확하게 제시
   ② 직무의 배경을 설명해서 일을 하는 이유를 이해시킴
   ③ 지속적 피드백 제시 → 목표달성 효과 높이기
   ④ 커뮤니케이션 경로 다양화하며 중요한 경로 이용
   ⑤ 공식적 경로 이용, 수신자에게 직접 전달

4) SBAR: 환자 상태에 대한 의료진 간의 예측 가능하고 구조화된 의사소통 방식 [21]

(1) situation(현재 상황): 보고자의 신원을 알리고 환자의 이름과 성별 등의 기본정보를 제공
(2) background(임상적 배경): 환자의 질환과 관련된 과거력, 검사결과, 투약 등의 임상적으로 중요한 정보
(3) assessment(사정): 간호사가 사정하고 평가한 내용으로 V/S, 주증상 등을 포함함
(4) recommendation(요구사항): 사정 결과에 대한 필요한 수행이나 의견 등

3 조정과 협력

1) 조정

(1) 정의: 둘 이상의 조직을 효과적으로 연계하여 조직의 목적 달성을 위하여 모든 부분의 활동을 통합·조화시키는 것
(2) 조직 내 조정기전: 상호 조정, 직접 감독, 업무의 표준화, 업무 결과의 표준화, 업무자의 기술표준화
(3) 조직 간 조정: 조정활동을 위해 구조적 위계 사용이 불가능. 조직 간 배치는 설계자체가 일시적임. 시장거래, 자발적인 조직간 관계 거래 등

2) 협력

(1) 팀: 공동의 목표 달성을 위해 상호보완적 기능을 가진 사람이 협력하는 소수집단
(2) 팀 빌딩: 팀 구성원이 조직 목표달성을 위해 미션을 공유, 신뢰, 지지하고 응축된 집단으로 성장하는 것을 도와주고 촉진시키는 활동
(3) 팀워크 [21] [23] [24]: 공동목표 달성 지향, 협력적 행동 강조, 개방적 의사소통 중시, 타협 및 조정의 필요, 개인의 책임완수 및 독립성 인정이라는 부분으로 설명됨

4 갈등과 직무스트레스 관리

1) 갈등

(1) 갈등의 정의
   ① 상반되는 두 개 이상의 욕구 혹은 동기가 동시에 존재하여 한쪽을 만족시키고자 하면 다른 한쪽이 만족하지 않는 상태
   ② 둘 이상의 개인, 집단, 또는 조직이 상호작용 하는 과정에서 자원, 업무, 권력에 불균형이 있거나 그 배분이 불공정했을 때 또는 양립이 불가능한 목표의 존재, 사실에 대한 지각의 차이, 기대되는 행동에 대한 인식의 불일치 등에 의해 발생되는 대립적 상호작용

(2) 갈등의 순기능과 역기능 [25]

순기능	역기능
• 문제의 인식	• 의사소통 감소
• 활동력 증가	• 독재자 출현
• 충성심 증가	• 편견 증가
• 다양성과 창조성 증대	• 공식화 증가
• 혁신풍토와 도전적 분위기 조성	• 파벌의식, 경계의식 증가

(3) 갈등해결 모델 [23]

갈등해결방법	적절한 상황
회피	사소하거나 일시적 문제에 직면 했거나 다른 더욱 중요한 문제가 있을 때, 원하는 것을 얻을 기회가 없을 때
조정	다른 사람의 아이디어가 더 나을 때, 자신보다 타인에게 더 중요한 문제일 때
경쟁	빠르고 결정적인 행위가 필요할 때, 중요하지만 인기 없는 행위가 필요할 때
협상과 타협	복잡한 문제에 대한 일시적인 해결이 필요할 때, 두 가지 강력한 입장이 상호 배타적인 목표에 처했을 때
협력	양쪽 모두의 요구를 만족시키는 창의적이고 통합적인 해결방법을 찾을 때

2) 스트레스 관리

(1) 간호직무스트레스 요인: 교대근무, 휴일근무, 전문적 자율성 부족, 심리적 부담, 역할 갈등 등
(2) 스트레스 관리방안 [17] [20] [24]
   ① 개인: 수용, 자기 인식의 확대, 긍정적 자기 지각, 사회적지지 추구, 정신적·신체적 회복력 기르기, 이완훈련, 역할 재정의 등
   ② 집단: 직무 분석과 직무 설계, 능력 개발과 성장 기회 제공, 인사관리 제도의 개선 분권화 및 참여적 관리 등

6장 | 통제

1 간호의 질관리

1) 통제의 이해

(1) 통제의 개념 14 19

　조직 구성원들이 목표달성을 위해 계획한 업무를 행동하고 있는가의 여부를 확인하고 계획과 차이를 파악해 수정하는 관리 활동

(2) 통제의 필요성 14

　① 의료환경의 변화에 따른 불확실성
　② 조직규모의 대형화
　③ 권한 위임과 분권화의 확대
　④ 인간능력의 한계
　⑤ 비용효과적인 의료관리의 필요성 증대
　⑥ 외부 평가의 강화

(3) 통제의 과정 15

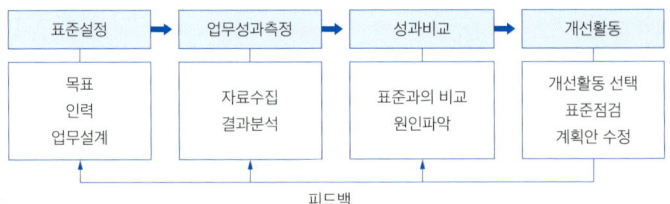

(4) 효과적인 통제의 원칙

　① 특수한 상황에 맞게 설계되고, 활동의 특성을 반영해야 한다.
　② 모니터링은 초기에 그리고 중요한 시점에 확인되어야 한다.
　③ 미래 지향적이어야 한다.
　④ 객관적이고 정확한 표준을 마련하고 목적 지향적이어야 한다.
　⑤ 잠재적이거나 실제적 차이는 시정조치가 취해질 수 있도록 신속히 보고되어야 한다.
　⑥ 융통성 있는 대안의 선택으로 유연한 통제가 되도록 해야 한다.
　⑦ 조직문화에 알맞아야 한다.
　⑧ 경제적이어야 한다.
　⑨ 조직구성원이 이해할 수 있어야 한다.
　⑩ 업무의 책임소재가 명확하여 교정행동이 가능해야 한다.

(5) 통제의 기법 13

　① 재무적 통제: 비용효과분석, 비용편익분석
　② 관리감사제도: 효율적인 관리체계, 질 관리 등
　③ 인적자원회계: 인력정책, 성과평가, 교육훈련을 통한 직원 능력개발 수준, 직원훈육 등

2) 질관리
    (1) 질(quality)의 개념
        ① 어떤 사물의 유용성, 내용의 좋고 나쁨, 가치, 등급, 속성 등
        ② 간호의 질: 특정 서비스나 절차, 진단 혹은 임상적 문제에서 일반적으로 인정된 좋은 실무에 대한 현행 표준과 예상되는 결과의 달성에 부합되는 정도 (미국병원신임기구, JCAHO)
    (2) 질의 구성요소
        ① 효과성: 건강수준의 향상에 기여한다고 인정된 의료서비스의 수행 정도
        ② 효율성: 특정한 건강수준을 획득하는데 사용된 자원의 소모 정도
        ③ 접근성: 시간이나 거리 등의 요인에 의하여 의료서비스 이용에 제한을 받는 정도
        ④ 가용성: 필요한 서비스를 제공할 수 있는 여건의 구비 정도
        ⑤ 수용성: 의료서비스의 효과에 대해 환자나 가족의 기대 달성 정도
        ⑥ 적정성: 비용에 대한 상대적인 의료의 효과 또는 편익
        ⑦ 형평성: 보건의료의 분배와 혜택에서 공정성에 입각하여 균형을 맞춘 상태
        ⑧ 지속성: 의료서비스의 시간적·지리적 연결 정도와 상관성
        ⑨ 이용자만족도: 의료서비스에 대한 이용자의 만족 정도
        ⑩ 기술수준: 의료서비스의 기술적 수준
    (3) 질 보장(QA; Quality Assurance)과 총체적 질관리(TQM; Total Quality Management) [17]

구분	질보장(QA)	총체적 질관리(TQM)
목표	환자진료의 질 향상	환자를 포함한 서비스와 진료 결과 질 개선
범위	임상 의료의 과정 및 결과	임상 및 비임상 포함한 시스템과 과정
목적	문제해결, 특정범위를 벗어난 결과를 초래한 개인과 특성 원인 규명	지속적 향상, 특별한 것과 일반적 원인 둘다 강조하거나 대부분 일상적 원인에 더 주의
리더십	의사 및 임상측면에서의 리더 QA위원	모든 임상 및 비임상부서 리더
초점	진료과별 수직적 검토, 표준미달 사람들 교육, 결과 중시	결과에 영향을 주는 모든 진행과정과 사람들을 향상시키도록 수평적으로 초점을 두고 검토
방법	의무기록 감사	지표의 모니터링과 자료이용
참여자	제한된 참여	과정에 참여하는 모든 사람
결과	측정과 추적 포함, 소수의 개인 성과 향상, 방어적 자세	과정에 참여한 개개인의 성과 향상, 과정에 중점 → 개인의 두려운 감소, 팀 정신 고양

    (4) 질 관리 분석 도구
        ① 인과관계도(물고기 등뼈 그림) [20]
            • 정의: 원인과 결과의 관계를 나타내어 복잡한 문제를 해결하도록 도와주는 도구
            • 특징: 핵심 요인을 파악하여 문제 해결의 실마리를 제공

② 흐름도 19 22
- 정의: 과정이나 절차의 실제상황을 순서대로 정확하고 이해하기 쉬운 형태로 도식화한 도구
- 특징: 현재 일어나고 있는 일과 더불어 과정 안에 문제의 원인이 어디에 있는지 파악하는데 유용

③ 히스토그램
- 정의: 자료의 변동, 분포를 막대그래프로 나타낸 도구
- 특징: 다양한 자료의 상대적인 빈도를 보여주며 자료의 중심, 변이, 형태를 나타냄

④ 파레토차트 20 24
- 정의: 막대그래프와 유사하나 빈도, 시간, 시간 등 측정 결과를 내림차순으로 나열한 도구
- 특징: 문제해결을 위해 영향이 큰 요인에 초점을 맞출 수 있도록 도와주며, 문제의 중요성을 간결하고 신속하게 해결할 수 있도록 시각적 형태로 나타냄

⑤ 관리도 21 23
- 정의: 평균, 상한선과 하한선을 표시하여 관찰된 변이가 합리적인지 평가하며 관리 여부를 확인 가능

⑥ 런 차트
- 정의: 일정기간 동안 업무과정의 성과를 측정한 관찰치를 통해 업무의 흐름이나 경향을 조사함

⑦ 레이다 차트
- 정의: 측정 목표에 대한 평가 항목이 여러개일 때, 항목 수에 따라 원을 같은 간격으로 나누고 중심으로부터 일정 간격으로 척도를 재는 칸을 나누어 각 평가항목을 정량화된 점수에 따라 점을 찍고 선을 이어 만드는 도표

⑧ 유사성 다이어그램
- 정의: 아이디어를 비슷한 그룹으로 묶기 위한 접근법으로 작은 범주별로 그룹화하는 형태

(5) 간호의 질 관리 접근 방법(Donabedian) 13 15 16 18 19
① 구조적 접근방법 17
- 구조: 의료제공자의 자원, 작업여건이나 환경
- 의료를 제공하는데 필요한 인적·물적·재정적 자원의 측면에서 각각의 항목이 표준에 부응하는지 여부를 평가

② 과정적 접근방법 22 24
- 과정: 의료제공자와 환자 간에 혹은 이들 내부에서 일어나는 행위에 관한 것
- 간호가 어떻게 수행되었는지, 양질의 간호가 제공되었는지 등 간호과정을 측정하거나 간호사에 의해 제공된 간호 과정의 관련성을 추측

③ 결과적 접근방법
- 결과적 접근은 의료서비스를 제공받은 개인 및 집단의 건강상태가 얼마나 변화되었는지를 보는 것

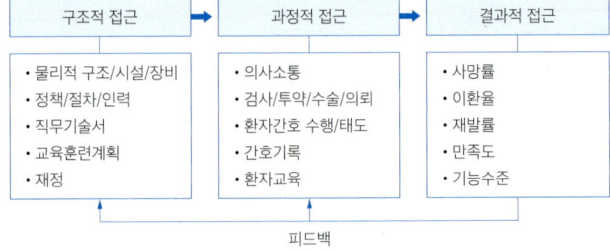

(6) 평가시기에 따른 간호의 질 평가 16 18
  ① 동시평가(concurrent review)
    • 환자가 입원하고 있는 동안, 환자에게 행해지는 간호를 평가하고 그 결과를 반영시켜 간호의 질을 높임
    • 해당 환자의 만족도와 간호의 질을 높일 수 있음, 변화가 필요한 구체적인 간호중재의 개선을 가능하게 함
    • 평가를 위한 인력이 필요
    • 평가방법: 입원환자 기록감사, 환자 면담 및 관찰, 환자 및 가족과의 집담회 등
  ② 소급평가(retrospective review)
    • 환자가 간호를 모두 받은 이후에 평가를 실시하고 이를 다른 환자의 간호계획에 반영하여 간호의 질을 높이는 방법
    • 동시평가에 비해서 적은 비용
    • 해당 환자에게는 수정의 기회가 없음
    • 평가방법: 환자의 퇴원 이후에 이루어지는 것으로 퇴원환자 기록감사, 퇴원시 환자 설문지, 퇴원환자와 보건의료팀과의 집담회 등
(7) 의료기관 인증제도 21 23 25
  ① 정의: 의료기관이 환자안전과 의료 질 향상을 위해 자발적이고 지속적인 노력을 하여 국민에게 안전하고 수준 높은 양질의 의료를 제공하고자 하는 것
  ② 특징
    • 의료기관으로서 인증기준 충족 여부를 조사하는 절대평가제도
    • 공표된 인증조사 기준을 달성한 의료기관에 대하여 4년간 유효한 인증마크를 부여
    • 병원급 이상 의료기관이 자율적으로 인증 신청(단, 요양병원은 의무적으로 신청)
    • 평가 결과 및 인증 등급을 활용하여 상급종합병원 지정, 전문병원 지정 등 행정적·재정적 지원을 받을 수 있음
  ③ 인증기준의 기본 틀

장	기준
I. 기본가치체계	1. 환자안전보장활동
II. 환자진료체계	2. 진료전달체계와 평가, 3. 환자진료, 4. 의약품관리, 5. 수술 및 마취진정관리, 6. 환자권리존중 및 보호
III. 조직관리체계	7. 질 향상 및 환자안전 활동, 8. 감염관리, 9. 경영 및 조직운영, 10. 인적자원 관리, 11. 시설 및 환경관리, 12. 의료정보/의무기록관리
IV. 성과관리체계	13. 성과관리

2 환자안전

1) 환자안전의 개념
의료제공과정에서 오류의 예방 및 오류로 인하여 환자에게 발생하는 손상의 제거 및 완화 또는 의료와 관련된 불필요한 위해의 위험을 최소한으로 낮추는 것

2) 환자안전 관련 용어
(1) 위해 사건: 환자가 갖고 있는 질환이 아닌 의학적 처치에 의해 발생한 손상 [22]
(2) 이상반응: 올바른 과정으로 진행된 정당한 치료로부터 발생한 예상치 못한 위해
(3) 부작용: 약물의 약리학적 특성으로 주된 효과 이외에 부수적으로 발생하는 알려진 효과
(4) 오류: 계획된 활동을 의도대로 수행하지 못했거나 잘못된 계획의 수행
(5) 의료오류: 의료제공 과정에서 계획된 활동을 의도한 대로 성취하지 못했거나 목표달성을 위한 계획이 잘못 수립되어 환자에게 위해를 입혔거나 입히지 않은 모든 결과
(6) 근접오류: 오류가 있었음에도 의료사고로 이어지지 않은 사건(=위기일발)
(7) 적신호사건: 사망 혹은 심각한 신체적, 정신적 손상을 동반하거나 그러한 위험을 동반한 기대하지 않은 사건 [16] [18]
(8) 의료과오/과실: 현재의 표준 진료에 충실하지 못하여 환자에게 손상을 유발하는 과실. 사회적이고 법적인 판단이 필요하기 때문에 사례에 대한 판단이 지역마다 다름

3) 환자안전 관련 이론
(1) 스위스 치즈 모형
① 복잡한 조직에서 단일한 최전방 오류가 위해를 야기하는 경우는 드물며, 오류가 파괴적인 결과로 이어지려면 여러 불완전한 방벽(치즈 단면)을 통과해야 된다고 보는 모형
② 직접적 오류/가시적 오류(active error) [18]
  • 즉시 부정적인 결과를 명백히 발생시키는 사건
    [예] 간호사의 실수로 투약 오류 발생
③ 잠재적인 오류(latent error)
  • 부정적인 사건이지만 다른 조건이 갖춰지기 전까지는 작동하지 아니하여 부정적 결과를 발생시키지 않는 오류
    [예] 투약 교육 미비, 구두 처방시 재확인 절차 미준수, 잘못된 처방, 유사 약제를 함께 보관 등
(2) 하인리히 법칙
① 대형사고가 발생하기 전에 그와 관련된 수많은 경미한 사고와 징후들이 반드시 존재한다는 것을 밝힌 법칙
② 큰 재해와 작은 재해 그리고 사소한 사고는 1:29:300의 비율로 발생

4) 환자안전의 접근 방법

(1) 근본원인 분석(RCA) 22 23 25: 사고가 일어난 후 위해 사건이나 다른 중대사건에 잠재되어 있는 우연한 또는 원인이 되는 요인들을 찾아내는 구조화된 과정
(2) 오류유형과 영향분석(FMEA) 21: 오류유형과 영향분석의 목표는 프로세스 내에서 발생할 수 있는 모든 사건 유형을 찾아서 그 원인과 영향을 분석하여 우선순위화 개선 계획을 실행하여 그 결과를 측정

5) 성공적인 환자안전사고 보고시스템이 갖추어야 할 요건 19

(1) 비처벌성: 보고의 결과로 처벌받을 것이라는 두려움이 없어야 함
(2) 독립성: 보고시스템은 보고자 또는 기관을 처벌할 권한을 가진 기관으로부터 독립적이어야 함
(3) 전문가 분석: 임상적 상황을 이해하고 원인을 인식하는 훈련을 받은 전문가가 보고서를 분석해야 함
(4) 적시성: 보고서를 신속하게 분석하여 권고안을 알려야 할 사람들에게 빨리 전파해야 함
(5) 시스템 지향성: 권고안은 개인의 성과보다 시스템, 프로세스 등의 변화에 초점을 맞춰야 함
(6) 반응성: 보고서를 받는 기관은 권고안을 전파할 능력이 갖추고 있어야 하며 보고에 참여하는 기관은 권고안을 실행할 의지가 있어야 함

7장 | 간호단위관리

1 간호단위 환자관리

1) 간호단위 관리

(1) 간호단위의 개념 14
 ① 간호단위관리자 한 사람의 관리 책임 하에 일정수의 간호사와 기타 직원의 참여로 환자에게 최적의 간호를 수행해 나갈 수 있는 적당한 환자수와 적절한 시설의 범위
 ② 간호단위 관리의 초점은 쾌적하고 효율적인 물리적, 인간적 환경을 조성하여 환자에게 가장 적절한 간호를 제공해줌으로써 가능한 한 신속하게 건강을 회복시키는데 있음
(2) 간호단위관리 목표
 ① 환자를 위한 과학적 간호계획 수행
 ② 환자상태의 관찰과 기록 및 보고 수행
 ③ 환자안위를 위한 물리적 환경조성과 안전관리
 ④ 환자와 가족을 위한 건강교육 수행
 ⑤ 의사의 진단과 치료를 위한 보조적 업무 수행
 ⑥ 간호사와 학생의 교육적 욕구 충족
 ⑦ 다른 부서 직원과의 협조적 인간관계 수립
 ⑧ 간호단위 소속 직원들의 신체적 정신적 안녕도모와 교육적 욕구 충족
 ⑨ 간호실무 향상을 위한 계속적 간호연구 시행
 ⑩ 효율적 물품관리를 통하여 최소 소비, 최대 효과 얻을 수 있도록 함

2) 환자관리

(1) 입원시 관리
대상자 병실 준비 → 대상자 맞이하기 → 입원생활 오리엔테이션 → 기초간호 자료수집 → 간호정보조사지 작성

(2) 전동(이동) 간호 [16] [22]
① 다른 기관이나 같은 병원 안에서 다른 간호로 옮기는 것을 의미

- 원무과에 연락해 전동 사실을 알린다음, 전과되는 병동의 빈 병상 정보를 확인한다.
- 전동 수속이 확정되면 옮겨갈 병동의 간호사와 담당의사에게 전동하게 됨을 알리고 전실 시간, 전실 예정 병실 등을 확인함
- 환자에게 전동 수속이 되었음을 알리고, 개인 소지품을 정리하도록 한다.
- 전과전동기록지에 전실 이유, 환자 상태 등을 기록하고 전입병동 간호사에게 인계한다.
- 입원 차트를 정리하고 남아 있는 약이나 물품을 보낼 준비를 한다.
- 전동예정시간이 되면 지정된 병실로 환자와 함께 환자의 의무기록, 카덱스, 남은 약, 물품을 보낸다.
- 환자를 이동시킨다. 이동하는 동안 환자에게 부착된 각종 카테터나 튜브 등이 제거되지 않도록 해야 한다. 환자 상태가 위중할 경우 담당의사나 담당간호사가 동반한다.
- 병동의 입·퇴원 기록대장과 환자 현황판을 정리한다.
- 병실을 정돈하고 다른 환자를 받을 수 있도록 준비한다.

③ 대상자 이동 시 인계해야할 사항: 병원에 입원한 이유, 건강력, 알레르기(allergy), 대상자의 현재 상태, 간호계획, 처방 약물, 처치에 대한 사항, 진단적 검사 결과 등

(3) 퇴원 관리 [25]
① 퇴원계획은 입원 당시부터 계획
② 절차: 의사 퇴원지시 여부 점검 → 모든 기록, 서류는 입·퇴원계로 보냄 → 가족에게 퇴원수속 설명 → 퇴원 교육 여부 점검 → 약물 등 물품 준비 점검

2 환경과 감염관리

1) 환경관리 [18] [20] [21]

(1) 심미적 환경
① 병동의 아름다운 환경은 환자에게 안정감을 주고 건강 회복에 도움
② 크림색이나 상아색, 낮은 채도, 높은 명도, 위쪽을 밝고 아래쪽은 어둡게

(2) 온도 및 습도 [18]
① 병원 쾌적 온도: 18~23℃(일반 쾌적 온도: 18~20℃)
② 병원 적정 습도: 35~75%(일반 쾌적 습도: 40~70℃)

(3) 청결
① 오염이 우려되는 장소보다 청결한 곳을 먼저 청소
② 청소 용구는 건조 후 보관

(4) 소음
① 간호실, 준비실, 처치실: 40dB 이하
② 병실: 30dB 이하
③ 소음방지 대책: 병실바닥 고무, 타일, 리놀륨 사용, 이동장비 고무바퀴 사용 등
(5) 조명
① 일반병실: 100Lux(처치등 사용 시 200Lux)
② 일반병동 처치실, 중환자실: 400Lux → 처치가 끝나면 낮추어 유지
③ 누워있는 환자는 환자의 머리 뒷부분에 간접조명 설치

2) 안전관리

(1) 환자 확인 [19]
① 환자 확인 시 개방형 질문으로 함
② 최소 두 가지 이상의 지표를 사용하여 환자 확인
③ 수혈 전 2명의 간호사가 혈액백과 환자의 정보를 각각 확인하고 서명함
④ 환자의 병실 호수나 위치를 알리는 지표는 환자확인 지표로 사용 불가함
⑤ 의식이 없거나 의사 표현이 어려운 경우에는 별도의 환자확인 방법을 적용함
(2) 화재사고 예방 [20]
① 병실에서 전열기구 사용 금지
② 화재 발생시 엘리베이터 사용 금지
③ 화재발생 장소와 가까운 환자부터 먼 환자 순으로 대피
④ 경환자부터 중환자 순으로 대피한다. [15]
(3) 낙상사고 예방
① 침상을 최대한 낮게 유지하고 침대바퀴는 잠금장치 유지
② 바닥 표면이 미끄럽지 않도록 유지
③ 바닥이 미끄럽지 않은 신발이나 슬리퍼를 신도록 함
④ 환자가 혼자 침상 이용 시 side rail을 올린다.
⑤ 목욕을 할 때 문을 잠그지 않고 '목욕 중' 팻말 사용
(4) 환자안전사고 발생 시 대처 방법 [19] [24]
① 환자의 의식, 손상 정도와 상태를 사정하고 응급조치 시행
② 담당 의사에게 보고
③ 간호관리자를 통해 간호부에 보고
④ 환자가족에게 알림
⑤ 병원 지침에 따라 안전사고 발생 보고서 작성

3) 감염관리

(1) 병원감염의 개념: 입원 당시에는 감염과 관련된 증상이 없었으며, 감염증의 잠복상태도 아니었던 감염증이 입원 후 또는 퇴원 후에 발생하는 경우
(2) 손씻기: 저비용, 고효율적인 감염 예방 방법 [19]

(3) 환자격리 종류 및 방법 [14] [22]

> 참고 표준주의, 공기주의, 비말주의, 접촉주의에 대한 내용은 574p. 참조

3 물품과 물품관리

1) 물품관리
- (1) 물품의 종류
    - ① 물품: 병원 내 소비되고 있는 모든 유형의 자산
    - ② 소모품: 1년 이하의 기간 동안 쓰이는 물품, 병원의 지출비 항목으로 예산항목에는 포함되나 병원의 자산기준이 되지 않음
    - ③ 비품: 사용기간 1년 이상의 고가 병원자산, 화폐단위로 계산될 수 있음
- (2) 물품관리의 과정 [13] [14] [15] [16] [18] [19]
    - ① 물품 기준 설정
        - 비품: 침상 수 기준
        - 소모품: 환자 수 기준
        - 기타요인: 대상자 연령, 성별, 사용 빈도 및 소모량, 간호요구도, 물품청구기간의 간격 등
    - ② 물품의 청구 및 공급
        - 정수보충: 정기적으로 재고 파악 후 사용량만큼 채워주는 방식, 사용빈도 높고 부피가 큰 경우
        - 정수교환: 정기적으로 정수량(평균사용량 1.2배 기준)을 공급하는 방식. 사용빈도 높고 소모량 일정, 부피가 작은 경우.
        - 물품청구: 필요시마다 청구. 사용빈도 일정치 않거나 낮은 경우
    - ③ 물품의 보관과 사용
        - 보관: 품명과 규격에 따라 분류해서 보관, 소독품은 소독 날짜가 최근 것일수록 뒤에 둠(선입선출), 고액물품, 변질되기 쉬운 물품, 고무제품은 통풍에 더욱 주의
        - 사용: 무균법을 지키며 사용, 물품이 부족하더라도 대용품을 사용하면 안 됨.
    - ④ 재고 관리
- (3) 물품관리의 중요성 [15]
    - ① 병원 예산 중 인건비 다음으로 큰 비중을 차지(병원예산 중 40%)
    - ② 간호사가 병원물품을 주로 사용하고 관리
    - ③ 질적 간호 제공에 도움을 줌
    - ④ 물품관리 소홀할 시 대상자에게 위험을 초래할 수 있음.
    - ⑤ 시간과 에너지 절약에 효율적
- (4) 간호단위관리자의 역할 [17]
    - ① 비품과 소모품 기준량 설정
    - ② 적절한 청구와 교환
    - ③ 물품의 보관관리
    - ④ 재고목록 정기점검
    - ⑤ 물품사용의 지도훈련

(5) 물품관리에 의한 비용절감 방법
　① 적정 재고 유지
　② 자동 구매제도의 실시
　③ 구매물품의 표준화
　④ 가격정보의 수집
　⑤ 물품의 적절한 공급과 재활용
　⑥ 보상제도의 활용
　⑦ 물품 유효기간 내의 사용
　⑧ 가치분석 기법의 활용 등

2) 약품관리

(1) 투약사고 예방 [24]
　① 정확한 투약을 위한 5 Right를 항상 기억
　② 의사의 서명이 없거나 적절하지 않다고 판단되는 처방은 수간호사에게 보고하여 자문을 구한다.
　③ 약을 준비할 때 여러 환자 약을 동시에 준비하지 않고 한 사람씩 차례로 준비한다.
　④ 모든 투약은 서면 처방에 한해서 실행
　⑤ 단, 응급 상황일 경우는 구두처방을 받되, 정확한 환자 확인, 받아 적기, 되읽어 확인하기를 하고, 24시간 이내 서면 처방을 받는다.

(2) 약품관리 방법 [20] [25]
　① 환자 약은 경구약이나 주사약을 개인별로 관리하여 투약사고를 예방
　② 수령된 약은 종류에 따라 지정된 장소에 보관
　③ 약품의 보관 유형에 따라 냉장(개봉 전 인슐린, 백신, 좌약 등), 냉동, 차광, 실온 보관 실시
　④ 위험약품(인화성이 높은 알코올류)은 환기와 통풍이 잘되는 곳에 보관
　⑤ 고위험 약품(heparin, KCL, 50% $MgSO_4$)은 다른 약물과 분리하여 경고문구가 부착된 지정된 장소에 보관
　⑥ 유사발음 약품, 유사모양 약품, 유사코드 약품 등 처방, 조제 및 투약 오류 발생 가능성이 높은 약품은 다른 약품과 분리 보관

(3) 마약관리 [15] [18] [21] [22] [23] [24]
　① 마약은 '이중 잠금장치'가 있는 철제 마약장에 보관해야 한다.
　② 사용하지 않은 마약은 반납처방을 써서 곧바로 반납처리 한다.
　③ 마약 파손 즉시 현장에서 사진을 찍고, 파손상태 그대로 깨어진 조각까지 보존하며, 「사고마약류 발생보고서」를 작성하여 약국으로 보낸다.
　④ 마약을 투약 후 투약기록지에 기록할 뿐만 아니라 마약대장에도 마약의 수령, 투약, 잔량, 반납 등에 대한 기록을 정확히 하며, 근무조별로 서면으로 인수인계한다.

4 간호정보와 기록관리

1) 기록관리

(1) 간호 기록의 개념
대상자의 건강상태, 제공된 건강서비스, 서비스에 대한 대상자의 반응 등을 자료화하여 의사소통할 수 있는 법적 문서

(2) 간호기록의 목적 [13] [14]
① 의사소통: 기록의 1차적 목적으로 의료인간의 대상자에 관한 정보교류
② 법적 문서: 건강상태와 제공받은 간호에 대한 법적문서로 활용
③ 의사결정: 간호전략을 세우는 데 필요한 자료 제공
④ 간호 질 평가: 대상자가 받은 간호의 질과 간호를 제공한 간호사 능력 평가
⑤ 자료의 출처: 간호계획 시 자료로 활용
⑥ 연구: 간호나 건강관련 연구에 활용
⑦ 교육: 학생과 신규직원, 건강전문가의 교육자료
⑧ 의료기관 감사: 비용대비 양질의 의료서비스 제공 평가자료
⑨ 치료비용의 상환 근거: 지불자에게 치료비용을 청구하는 근거자료로 사용
⑩ 통계: 대상자 기록으로부터 통계자료 얻어 정책 수립 자료로 사용

(3) 기록 작성의 지침 [22]
① 구체적이고 정확한 표현을 한다.
② 사실에 근거하여 작성하며 환자에 대한 주관적 판단을 하지 않는다.
③ 복사, 지우개, 교정용액 등은 허용되지 않는다.
④ 기록이 잘못될 경우 붉은 선 긋고, 오류(error) 표시한 다음 옆에 다시 정확하게 기록하며 교정한 사람 이름을 적는다.
⑤ 승인된 약어와 기호만 사용한다.
⑥ 가능한 한 업무수행 후 곧바로 기록한다.

2) 보고관리

(1) 보고의 개념
① 다른 사람에게 정보를 주기 위한 목적으로 대상자에 대해 보고, 듣고, 행한 것에 대한 정보를 구두, 서면 등으로 의사소통하는 것
② 단위관리자가 다루는 보고서: 매일의 업무보고, 중환자 보고, 특수사건 보고, 입퇴원 및 전과 보고, 직원에 대한 보고, 물품 보고, 실무교육에 대한 보고 등

(2) 보고의 종류
① 24시간 보고(일일업무보고)
  • 각 근무교대 시간 30분 전 작성
  • 입퇴원 및 전과환자, 중환자, 수술 및 특수검사 환자, 입원하고 있는 총환자 수 등에 관한 보고
② 사건보고
  • 환자의 치료과정 중 발생하는 비정상적이거나 예기치 않았던 사고에 대한 보고
  • 환자와 직접 관계되는 약물오남용, 의료사고와 도난, 기구나 물품파손 등에 대한 보고

3) 간호정보관리

(1) 정보(Information)의 이해
- ① 정보의 정의: 사용자로 하여금 어떤 결정을 내릴 수 있게 하고 적절한 행동을 취할 수 있도록 하는 조직화된 자료
- ② 관련 개념
  - 정보(information): 해석되고 조직되고 구조화된 데이터
  - 데이터(data): 해석되지 않고 객관적으로 서술된 것
  - 지식(knowledge): 합성된 정보
  - 데이터베이스(Data-base): 여러 사람이 공유하고 사용할 목적으로 통합 관리되는 데이터 집합

(2) 병원정보시스템 (Health Care Information System, HIS)의 형태 [19]
- ① 처방전달시스템(OCS; Order Communication System): 의사의 환자에 대한 처방이나 간호사가 환자를 간호하는 행위를 각 진료지원부서와 유기적으로 연결시켜주는 시스템
- ② 전자의무기록시스템(EMR; Electronic Medical Record): 기존 종이 매체에 의해 기록되어온 모든 의료기록 전산화하는 것. 즉, 처방전달시스템(OCS), 의료영상 전달시스템(PACS) 등과 연결되어 병원의 제반 정보입력, 관리, 검색을 수행하는 복합 의료정보관리체제

(3) 간호정보시스템
- ① 개념: 간호행정, 환자간호제공, 간호교육과 간호연구를 지원하는데 사용되는 전산화된 정보시스템
- ② 도입의 궁극적 목적: 환자 간호의 질 향상 [20]
- ③ 간호정보시스템 활용 영역(Hannah & Ball): CARE
  - 간호실무(Care): 간호과정 시스템, 간호기록 시스템, 투약 시스템, 처방전달 시스템, 인수인계 보고 시스템, 퇴원계획 시스템
  - 간호행정(Administration): 간호인력관리산정시스템, 환자분류시스템, 물품관리시스템, 간호의 질관리시스템
  - 간호연구(Research): 자료관리, 통계분석, 문헌검색 등
  - 간호교육(Education): 간호사 교육, 환자 및 보호자 교육 등

마인드맵
mind map

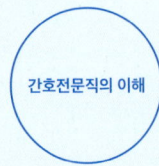
간호전문직의 이해

- 세계간호의 역사 ─┬─ 나이팅게일 ── 나이팅게일의 활동, 나이팅게일 간호이념
                  └─ 펜위크여사 ── 제2간호혁명

- 간호전문직관 ─┬─ 전문직의 이해 ─┬─ 전문직의 특성
                │   └─ 간호전문직 발전 저해 요인
                └─ 전문직의 재사회화

- 간호윤리 ─┬─ 윤리이론 ─┬─ 도덕발달이론: 길리건과 콜버그
            │   └─ 의무론 vs 공리주의
            ├─ 생명윤리의 원칙 ─┬─ 자율성존중의 원칙, 악행금지의 원칙, 선행의 원칙, 정의의 원칙
            │   └─ 사전동의, 선의의 간섭주의
            ├─ 생명윤리 규칙 ── 정직의 규칙, 신의의 규칙, 성식의 규칙
            └─ 한국간호사윤리규정 ─┬─ 4차개정 내용(2013)
                                   └─ 윤리강령의 한계점

- 간호사의 법적의무 ─┬─ 간호사의 법적의무 ── 주의의무, 확인의무, 설명 및 동의 의무, 비밀유지의무
                    └─ 간호사고 ── 간호사고, 과오, 과실의 차이

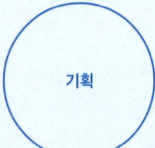
기획

- 간호관리의 이해 ─┬─ 간호관리의 과정 ── 기획-조직-인사-지휘-통제
                   ├─ 관리의 목표 ── 생산성, 효과성, 효율성
                   ├─ 간호관리체계모형
                   ├─ 간호관리자 유형 ── 일선관리자, 중간관리자, 최고관리자
                   ├─ 관리기술 ── 실무적 기술, 인간적 기술, 개념적 기술
                   └─ 관리자역할 ── 대표자, 지도자, 섭외자, 모니터, 전달자, 대변인, 기업가,
                                    고충처리자, 자원분배자, 협상자

- 간호관리 관련 이론 ─┬─ 고전적 관리이론 ── 과학적관리론, 관리과정론, 관리제이론
                     ├─ 신고전적 관리이론 ── 인간관계론, 행태과학론
                     └─ 현대적 관리이론 ── 경영과학이론, 체계이론, 상황이론

- 기획 ─┬─ 기획의 원칙 ── 목적부합, 간결성, 탄력성, 안정성, 장래예측, 포괄성, 균형성, 경제성, 필요성,
        │   계층화
        ├─ 기획의 계층화 ── 사명, 철학, 목표, 정책, 절차, 규칙
        ├─ 기획의 유형 ── 전략적 기획, 전술적 기획, 운영적 기획
        └─ 목표에 의한 관리 ── MBO의 개념, MBO 장단점

- 의사결정
  - 의사결정과정 — 문제인식, 대안개발 및 선택, 대안실행, 결과평가
  - 의사결정의 유형
    - 전략적 의사결정, 전술적 의사결정, 운영적 의사결정
    - 정형적 의사결정, 비정형적 의사결정
    - 개인적 의사결정, 집단적 의사결정
  - 창의적인 집단의사결정 기법 — 브레인스토밍, 명목집단기법, 델파이기법, 전자회의
  - 의사결정도구 — 의사결정나무, PERT, 주경로기법, 간트차트

- 예산과 의료비지불제도
  - 재무제표 — 대차대조표, 손익계산서, 현금흐름표
  - 예산의 종류 — 운영예산, 인력예산, 자본예산, 현금예산
  - 간호수가 산정방법 — 환자분류체계, 포괄수가체계, 상대가치체계
  - 간호관리료 차등제 — 산정기준-간호사 1인당 환자 수

- 간호서비스 마케팅
  - 서비스의 특성 — 무형성, 비분리성, 이질성, 소멸성
  - 서비스 마케팅 요소와 전략 — 내부마케팅, 외부마케팅, 관계마케팅
  - 마케팅믹스(4p) — 제품, 유통경로, 촉진, 가격

조직

- 조직 기본 개념
  - 조직의 구조적 변수 — 공식화, 집권화, 분권화, 복잡성
  - 조직화 기본원리 — 계층제, 명령통일, 통솔범위, 분업전문화, 조정의 원리
  - 권력의 유형 — 보상적 권력, 강압적권력, 합법적 권력, 준거적 권력, 전문적 권력, 정보적 권력, 연결적 권력
  - 권한 — 권한 위임

- 조직 구조
  - 조직의 종류 — 공식조직과 비공식조직
  - 공식 조직의 유형 — 라인조직, 라인-스태프조직, 직능 조직, 프로젝트 조직, 매트릭스 조직, 위원회 조직, 팀조직

- 직무관리
  - 직무설계 — 직무단순화, 진무순환, 직무확대, 직무충실화
  - 직무순서 — 직무기술서, 직무명세서
  - 직무평가 — 서열법, 직무분류법, 요소비교법, 점수법

- 간호전달체계 — 간호전달체계 유형 — 사례방법, 기능적 간호방법, 팀간호, 일차간호방법, 모듈간호방법, 사례관리

- 조직문화와 변화
  - 조직변화 모형 — 해빙-변화-재결빙
  - 조직문화 유형 — 관계지향 문화, 혁신지향 문화, 업무지향 문화, 위계지향 문화

인적자원관리

- 확보관리
  - 간호인력산정 — 서술적 접근방법, 산업공학적 접근방법, 관리공학적 접근방법
  - 환자분류체계 — 원형평가체계, 요인평가제

- 모집선발배치
  - 모집방법 — 내부모집, 외부모집
  - 선발시험 유형 — 필기시험, 실기시험, 면접시험, 적성검사
  - 배치의 원칙 — 적재적소, 실력주의, 인재육성주의, 균형주의
  - 근무일정표 — 작성원칙, 작성방법

- 개발관리
  - 인력개발프로그램 유형 — 유도교육, 직무오리엔테이션, 실무교육, 보수교육, 프리셉터교육, 관리자교육
  - 직무수행평가유형 — 서열법, 강제배분법, 체크리스트 평정법, 평정척도법, 중요사건기록법, 행동기준 평정척도법, 목표관리법
  - 직무수행평가 오류 — 후광효과, 혼효과, 중심화 경향, 관대화 경향, 시간적 오류, 근접오류, 선입견에 의한 오류, 규칙적 오류, 총계적 오류, 논리적 오류

- 보상관리
  - 보상의 종류 — 내적보상, 외적보상
  - 임금체계유형 — 기본급(연공급, 직무급, 직능급, 성과급), 수당(정상근무수당, 특별근무수당, 상여수당)

- 유지관리
  - 직원훈육 ─ 직원훈육의 원칙
    - 훈육의 과정: 면담 → 구두견책 → 서면견책 → 정직 → 해고
  - 협상 ─ 분배적 협상, 통합적 협상
    - 협상의 원칙

지휘

- 리더십
  - 리더십 특성이론
  - 리더십 행동이론 — 전제형-민주형-자유방임형 리더십, 배려-구조주도 립더십, 관리격자모형
  - 리더십 상황이론 — 상황적합성이론, 경로-목표이론, 상황대응리더십이론
  - 현대적 리더십이론 — 변혁적 리더십

- 동기부여
  - 내용이론 — 매슬로우 욕구단계이론, ERG이론, 허츠버그 2요인 이론, 성취동기이론, X-Y이론
  - 과정이론 — 기대이론, 공정성이론, 목표설정이론

- 의사소통
  - 의사소통의 유형 — 상의하달, 하의상달, 수평적, 대각선, 비공식적(포도덩굴)
  - 의사소통 네트워크 — 사슬형, Y형, 수레바퀴형, 원형, 완전연결형
  - 주장행동

통제

- 통제
  - 통제의 과정 — 표준설정, 업무성과측정, 성과비교, 개선활동
  - 통제의 기법 — 재무적 통제, 관리감사제도, 인적자원회계

- 질관리
  - 질의 구성요소 — 효과성, 효율성, 접근성, 가용성, 적정성, 적합성, 형평성, 지속성, 이용자만족도, 기술수준
  - 질보장과 총체적 질관리
  - 질관리 접근방법 — 구조적 접근방법, 과정적 접근방법, 결과적 접근방법
  - 평가시기에 따른 구분 — 동시평가, 소급평가

- 환자안전
  - 관련용어 — 위해, 이상반응, 부작용, 근접오류, 적신호사건, 의료과오/과실
  - 스위스치즈모형 — 가시적 오류, 잠재적 오류
  - 하인리히 법칙

간호단위관리
├─ 환자관리 ─┬─ 입원시 관리
│   ├─ 전동(이동) 간호
│   └─ 퇴원 관리
│
├─ 환경관리 ─┬─ 심미적 환경 ── 낮은 채도, 높은 명도
│   ├─ 온도 및 습도 ── 온도: 18~23℃, 습도: 35~75%
│   ├─ 소음 ── 병실: 30dB, 기타: 40dB 이하
│   └─ 조명 ── 일반병실: 100Lux, 중환자실: 400Lux
│
├─ 안전관리 ─┬─ 화재사고예방 ── 화재 대피 우선순위
│   ├─ 낙상사고예방
│   └─ 환자격리 종류 및 방법 ── 표준주의, 공기전파주의, 비말전파주의, 접촉전파주의
│
├─ 물품관리 ─┬─ 물품 기준 설정 ── 비품: 침상수, 소모품: 환자수
│   ├─ 물품의 공급 ── 정수보충, 정수교환, 물품청구
│   └─ 마약관리
│
├─ 간호기록 ── 간호기록의 목적 ── 의사소통, 법적문서, 간호 질 평가, 자료의 출처, 연구, 교육, 의료기관
│   감사, 치료비용의 상환근거, 통계
│
├─ 보고관리 ── 보고의 종류 ── 24시간 보고, 사건보고
│
└─ 간호정보관리 ─┬─ 관련 개념 ── 정보, 데이터, 지식, 데이터베이스
                ├─ 병원정보시스템(HIS) ── 처방전달시스템(OCS), 전자의무기록시스템(EMR)
                └─ 간호정보시스템활용영역 ── 간호실무, 간호행정, 간호연구, 간호교육

2과목 | 기본간호학
fundamentals nursing

1장 | 산소화 요구

1 산소화 요구 사정

1) 산소화 신체 사정
  (1) 호흡유형, 형태, 흉곽 운동의 대칭성 검사
  (2) 활력징후 측정, 폐음 청진
  (3) 지남력 및 의식수준 사정
  (4) 피부 및 점막, 입술, 손톱의 양상
  (5) 활동상태

2) 저산소증 징후
  (1) 호흡곤란, 기좌호흡, 빠르고 얕은 호흡, 호흡수 증가, 호흡 보조근 사용, 코 벌렁거림, 청색증 등
  (2) 빠른 맥박, 혈압 상승
  (3) 안절부절 못함, 불안, 졸음, 혼미 등

3) 산소화 관련 진단검사
  (1) 기관지경 검사
    ① 내시경을 삽입하여 후두, 기관, 기관지를 직접 보면서 시행하는 검사
    ② 검사 전 금식 및 검사 후 구개반사가 돌아올 때까지 금식
    ③ 검사 전, 분무요법을 통한 부분마취 시행
  (2) 동맥혈 가스 분석(동맥혈기체분석, ABGA)
    ① 동맥혈을 채취하여 시행하는 검사
    ② 동맥혈 내 산소포화도, 신체의 산/염기 균형을 평가
  (3) 폐기능 검사(PFT)
    ① 측정 기구를 입에 물고 코를 막은 상태에서 숨을 최대한 들이마신 후, 힘껏 입으로 강하게 빨리 내쉬며 시행하는 검사
    ② 폐에서의 환기, 관류, 확산 기능을 평가

2 산소화 간호

1) 호흡과 기침

(1) 입술 오므리기 호흡(pursed lip breathing) 16 18 21
　① 입술을 오므려 호기를 길게 하는 호흡법
　　참고 입술을 오므리면 호기 동안 공기 흐름에 대한 저항이 생성됨 → 기관지 내 압력 증가 → 세기관지의 허탈 방지, 이산화탄소의 효과적인 배출
　② 만성 폐쇄성 폐질환(COPD) 환자에게 효과적인 호흡

(2) 심호흡
　① 무기폐의 예방과 치료를 위해 사용함
　② 심호흡 방법 23
　　• 코를 통해 천천히 숨을 깊이 들이마심
　　• 잠시 숨을 참았다가 입을 통해 천천히 숨을 내쉼

(3) 기침 22 24
　① 기도의 분비물 배출 및 이물질 흡인을 방지하기 위한 체내 정상적인 방어기전
　② 이른 아침, 식사 전 등에 시행하며 가래의 양이 많은 경우 자주 시행하도록 함
　③ 약간 앞으로 기울인 자세로 앉은 후 호기 시 시행하도록 함
　④ 수술 부위를 지지하며 기침하도록 함
　⑤ 숨을 깊게 들이쉬고 몇 초간 숨을 멈춘 다음 기침하도록 함

(4) 강화 폐활량계(incentive spirometry)
　① 흡기량을 평가하여 심호흡을 격려하는 방법
　② 무기폐의 예방과 치료, 분비물 제거를 위해 사용함
　③ 강화 폐활량계 사용법 21
　　• 가능하면 앉는 자세를 유지함(좌위 혹은 반좌위)
　　• 강화 폐활량계를 똑바로 잡은 다음 입술로 마우스피스 부분을 물음
　　• 공이 목표한 눈금에 도달할 때까지 입으로 최대한 깊게 숨을 들이마심
　　• 수 초간 숨을 참은 후 입술을 떼고 천천히 숨을 내쉼
　　• 사용 후 심호흡과 기침을 격려함

2) 흉부물리요법과 체위배액

(1) 흉부물리요법
　① 타진법 17 21
　　• 끈끈한 분비물을 이동시키기 위함
　　• 손으로 컵 모양을 만들어 흉벽을 두드림
　　• 컵 모양 내 손 안의 공기는 흉벽을 통해 분비물까지 진동을 전달함
　　• 피부에 직접 적용하면 자극될 수 있으므로 가운이나 얇은 옷을 입은 후 시행함
　　• 방법: 한 부위 여러 번, 30~60초 동안 시행
　　• 금기: 척추, 유방, 흉골, 신장, 늑골연, 늑골 골절, 골다공증, 출혈성 질환 등

② 진동법 13 15 19
- 두 손을 펴서 포개어 강한 떨림을 만들어 흉벽에 전달함
- 진동 전, 분비물을 액화시키기 위해 약물 투여, 가습 시행함
- 진동 후, 기침하여 분비물을 배출하도록 대상자를 격려함
- 방법: 한 부위 여러 번, 천천히 호기하는 동안 진동함
- 금기: 영아, 소아, 척추, 유방, 흉골, 신장, 늑골연 등

(2) 체위배액 13 18
① 중력에 의해 폐 분절에 있는 분비물을 밖으로 배출하도록 체위를 취하는 것
② 폐 히엽의 배액에 주로 이용
③ 체위배액 전, 분비물을 액화시키기 위해 기관지 확장제, 분무치료 시행함
④ 체위배액 → 타진 → 진동 → 기침/흡인
⑤ 방법: 식전, 오후 늦게, 잠자기 전(식후는 피로와 구토 유발)
⑥ 주의: 체위배액 중 빈맥, 심계항진, 흉통, 호흡곤란, 객혈, 기관지 경련, 저혈압, 어지러움, 허약감 등 이상 증상 발생 시 즉시 중단
⑦ 체위배액할 때의 올바른 체위
- 상엽 폐첨 부위: 침대머리 상승 + 앙와위 20 25
- 하엽 앞부분: 트렌델렌버그 체위
- 하엽 뒷부분: 트렌델렌버그 체위 + 복위
- 우하엽 측면: 트렌델렌버그 체위 + 좌측으로 누운 체위
- 좌하엽 측면: 트렌델렌버그 체위 + 우측으로 누운 체위

3) 산소화 요법 14 15 17 18
(1) 비강 캐뉼라: 쉽고 단순한 방법으로 가장 흔하게 사용하는 방법
(2) 산소 마스크: 비강 캐뉼라에 비해 비교적 높은 농도와 속도의 산소 공급이 가능함
(단순 마스크, 부분재호흡 마스크, 비재호흡 마스크, 벤츄리 마스크)

비강 캐뉼라 14 17 19	• 1~6L/분 정도로 조절하여 산소를 공급함(24~44%) • 6L/분 이상에서는 공기가 건조해져 비강과 인두 점막을 자극하므로 제한함 • 산소화 증진을 위해 파울러 체위를 취하고 코를 통해 호흡하도록 함 • 비공에 prong을 삽입한 후 캐뉼라를 귀 뒤로 하여 턱밑에서 길이를 조절함 • 산소를 공급하면서 자유롭게 말하고 음식을 섭취할 수 있음
단순 마스크	• 5~8L/분 정도로 조절하여 산소를 공급함(40~60%) • 저장주머니를 갖고 있지 않음
부분재호흡 마스크 24	• 6~10L/분 정도로 조절하여 산소를 공급함(60~90%) • 호기된 공기 일부가 저장주머니에 유입되어 산소와 혼합됨
비재호흡 마스크 14 18 23	• 6~15L/분 정도로 조절하여 산소를 공급함(90~100%) • 호기된 공기는 저장주머니에 유입되지 않음(일방향 밸브)

벤츄리 마스크 [15] [22] [25]	• 가장 정확한 농도로 산소 공급 가능 [25] • 만성 폐쇄성 폐질환(COPD) 환자에게 적합한 산소요법

4) 인공기도 [14]

(1) 인공기도의 목적
  ① 분비물로 인한 기도 흡인 예방 및 분비물 제거를 도움
  ② 기도 개방성 유지
  ③ 기계적 환기를 도움

(2) 인공기도의 종류
  ① 구강 인두관: 혀를 고정해 주어 기도 개방성을 유지시키나, 구토반사를 자극할 수 있음
  ② 비강 인두관: 외비공을 통해 구강인두까지 삽입함
  ③ 기관내 삽관: 전신마취, 응급상황 등 기계적 호흡이 필요한 경우 사용함
  ④ 기관절개관: 기관에 인공적인 개구부를 만들고 이 개구부위에 삽입한 관을 의미함

5) 기관절개관 간호

(1) 기관절개관의 목적
  ① 기관 내 삽관의 삽입기간이 길어질 때
  ② 위급한 상부기도 폐색 시
  ③ 장기간 기계적 호흡이 요구될 때
  ④ 무의식 환자의 분비물 흡입 방지를 위해

(2) 기관절개관의 관리 [20] [22]
  ① 멸균적으로 기관절개 부위의 드레싱을 시행함 → 기관절개 부위의 청결(감염 예방) 및 피부 보호
    • 드레싱: 기관절개 부위에서 바깥쪽으로 시행함
    • 기관절개관의 끈: 적당하게 고정함 → 너무 조이면 주위 조직 압박 및 질식 유발, 너무 느슨하면 분비물 흡인 및 발관 초래
    • 내관 소독: 과산화수소 용액 사용, 내관 제거 시 한 손은 외관을 잡고 다른 손으로 잠금장치를 열어 내관을 제거함, 소독된 내관 삽입 전 멸균장갑 착용, 절개 부위에서 바깥쪽 방향으로 기관절개관 피부위와 주위를 소독함 [22]
  ② 기관절개관의 커프 [14]
    • 공급된 공기 누출을 방지하기 위해 커프를 부풀림(정상 압력: 20~25mmHg)
    • 기도 내 조직손상을 방지하기 위해 주기적으로 커프의 압력을 측정하도록 함
  ③ 기관절개관 흡인 시 주의사항
    • 내관 삽입 전, 기관 내 흡인 및 외관의 분비물을 제거함
    • 호흡곤란, 청색증이 있는지 대상자를 주의 깊게 사정함

6) 흡인요법 [17] [19]

(1) 흡인 목적

① 기도 내 분비물 제거로 기도 개방 유지
② 호흡기능 증진 및 환기 도모
③ 분비물 채취를 통한 진단적 검사
④ 분비물 축적에 의한 감염 방지
(2) 흡인 방법 ²³ ²⁴ ²⁵
① 반좌위를 취하고 적절한 압력으로 흡인기 작동
- 성인: 110~150mmHg, 아동: 95~100mmHg
② 멸균장갑을 끼고 카테터를 흡인기와 연결
- 카테터의 굵기: 기도 지름의 1/2
- 카테터는 흡인 전후 멸균생리식염수를 관류시킴 ²⁴
③ 적절한 길이로 카테터를 삽입하고 흡인을 시행함
- 카테터 삽입 길이: 구강인두 위치(코~귓불까지의 길이: 10~12.5cm)
- 1회 흡인 시간: 10~15초 이내, 재흡인 간격: 20~30초 이상, 총 흡인시간: 5분 이내(저산소증 예방) ²⁵
- 카테터를 삽입할 때에는 흡인하지 않음, 카테터를 제거하면서 흡인을 시행함(기관지 점막 손상 예방)
(3) 흡인 시 주의사항
① 흡인 시: 무균법을 준수해야 함
② 흡인 전후: 100% 산소를 충분히 공급함
③ 흡입 빈도: 대상자를 사정하면서 결정함, 잦은 흡인은 오히려 기침반사를 억제할 수 있음
- 카테터는 매 흡인시마다 교체(감염 예방)

7) 가습요법
(1) 가습요법의 목적
① 점막에 대한 자극 및 건조를 줄여줌
② 분비물을 묽게 하여 쉽게 배출되도록 함
(2) 가습요법의 종류: 분무 가습기, 실내용 가습기, 산소 가습기 등
(3) 가습요법 시 주의사항: 병원균이 성장하지 않도록 철저한 관리가 필요함

8) 분무요법
(1) 분무요법의 정의: 분무기를 이용하여 약물을 흡입하는 방법
(2) 분무요법의 효과: 기관지 경련 및 점막의 부종 감소
(3) 분무요법의 장점
① 신속한 효과를 볼 수 있음
② 아동에게도 사용 가능
(4) 분무요법 약물의 종류: 점액용해제, 기관지확장제, 거담제, 스테로이드제제 등
(5) 분무요법 시 간호중재
① 분무요법 중, 후에 기침을 격려함
② 체위배액, 타진법 등을 동시에 적용함
③ 약물의 효과와 부작용 여부를 사정함

2장 | 영양 요구

1 영양 요구 사정

1) 사정방법
　(1) 신장, 체중, 중간 상박근육 둘레, 중간 상박부 둘레, 피부 두겹 두께 등을 측정함
　　① 중간 상박근육 둘레: 골격근육 무게와 지방 축적을 함께 평가하기 위해 측정
　　② 중간 상박부 둘레: 골격근육의 무게를 평가하기 위해 측정
　　③ 피부 두겹 두께 21: 영양평가를 위해 피부에서 측정할 수 있는 지방의 두께를 측정, 주로 삼두박근을 이용하여 측정하며 피부주름 두께 측정기(caliper)를 사용함
　(2) 24시간 음식 회상 및 음식 빈도를 기록하여 섭취량을 확인함
　(3) 얼굴, 눈, 입술, 모발, 피부, 위장기능 등의 전반적인 외모를 사정함
　(4) 혈액검사 및 소변검사를 통해 영양 상태를 확인함
　　① 혈액검사: 헤모글로빈, 혈색소, 혈청 알부민 등 확인
　　② 소변검사: 24시간 소변검사를 통해 요중 크레아티닌, 요질소 수치 등 확인
　(5) 섭취량과 배설량을 측정하여 기록함 18 19 20 22 23 24 25
　　① 구강으로 섭취한 모든 음식물 및 수분의 양을 섭취량으로 기록함
　　② 비경구를 통해 주입된 양(수액, 복막 주입액 등)도 섭취량으로 기록함 25
　　③ 얼음의 양은 섭취량의 1/2로 기록함
　　④ 체외로 배설하는 모든 것(소변, 배변, 출혈, 삼출물, 구토 등)을 배설량으로 기록함
　(6) 개인력, 가족력, 의학적 자료 등을 통해 대상자를 사정함

2) 영양장애 대상자의 간호중재 13 22
　(1) 음식을 소량씩 자주 제공, 좋아하는 음식 제공
　(2) 즐겁고 안정적인 환경을 제공하고 편안한 자세를 격려함
　(3) 스스로 음식을 먹도록 격려함
　(4) 식욕 증진을 위해 맛있게 보이도록 음식을 담고 음식을 쉽게 먹을 수 있도록 식반을 정리함
　(5) 오심, 통증, 우울 등의 증상이 있다면 약물을 이용하여 조절
　(6) 식사 전 기력 회복을 위해 휴식을 취하도록 함
　(7) 식사 전 구강간호 시행(타액분비 자극), 적당한 온도로 음식을 제공함
　(8) 자극적인 냄새가 나지 않도록 준비함
　(9) 식사 전후에 치료행위는 가능한 피하도록 함

2 영양 간호

1) 병원식이

종류		설명
일반식		• 특별한 식이 제한이 없는 상태 • 입원한 모든 대상자에게 제공
경식		• 소화되기 쉬운 음식(지방성 음식, 튀긴 음식, 날 음식, 가스 형성 음식 등 제외) • 연식 → 일반식으로 변경 전 제공하는 전환기 음식
연식		• 반고형으로 소화가 잘 되고 씹기 쉬운 형태의 음식 • 충분한 열량 제공 가능
유동식	전 유동식	• 미음, 주스, 스프, 우유, 커스터드, 아이스크림 등 • 반고형식, 고형식을 섭취할 수 없는 대상자에게 제공
	맑은 유동식 16 19	• 물, 맑은 국물, 차류, 육즙 등의 당질과 물만으로 구성 • 수분 공급, 갈증 해소의 목적
특별 치료식 15		• 단백질, 지방, 나트륨, 섬유소 등을 필요량에 따라 맞춰 준비하는 식이 • 저단백질식, 저지방식, 저나트륨식, 저섬유식, 비타민 공급, 고단백질식
	저단백질식	간성혼수, 신부전 등
	저지방식	담낭질환, 고지혈증, 지방흡수불량 등
	저나트륨식	고혈압, 신장질환, 심장질환, 부종 등
	저섬유식	분변량을 감소하기 위함 급성 설사, 장출혈, 장누공 등
	비타민 공급	모세혈관조직의 회복을 돕기 위함
	고단백질식	저알부민혈증, 만성 소모성 질환 등

2) 비위관(코위관)영양

(1) 비위관(코위관)영양의 정의
    구강을 통한 음식섭취가 불가능할 때 비위관을 통하여 영양분을 제공하는 것
(2) 비위관(코위관)영양의 목적
    ① 구강섭취가 불가능한 대상자에게 투약 혹은 영양을 공급함
    ② 정체된 가스나 위장의 내용물을 제거하기 위함(복부팽만 및 구토 예방)
    ③ 위세척 혹은 진단적 검사를 하기 위함
(3) 비위관(코위관) 삽입 절차 15 17 25
    ① 삽입 전, 비위관 삽입의 목적과 삽입할 때의 불편감 등을 설명함(구토반사 및 목 부위 불편감이 있을 수 있음)

② 상체를 올려 좌위를 취함(좌위가 불가능한 경우, 오른쪽으로 측위를 취해주거나 고개를 옆으로 돌려줌)
③ 가슴부위에 1회용 방수포를 깔아주어 환의 오염을 막음
④ 한 쪽씩 비공을 교대로 막아 비공의 공기흐름을 확인함(비위관 삽입이 용이하도록 삽입하는 동안 입으로 숨 쉬도록 교육함)
⑤ 환자에게 맞는 비위관과 수용성 윤활제, 소독거즈를 준비함
⑥ 삽입 길이(코끝-귓불-검상돌기)를 측정하여 비위관에 표시함
⑦ 비위관의 앞 쪽, 10~20cm 정도에 수용성 윤활제를 충분히 바름
⑧ 고개를 약간 뒤로 젖힌 상태에서 비위관을 천천히 삽입함
⑨ 인두를 지날 때(약 7.5cm, 비인두 지점)는 고개를 약간 앞으로 숙이도록 함(고개를 앞으로 숙이면 기도가 좁아지고 식도가 넓어져 삽입이 용이함)
⑩ 침을 삼키도록 하면서 비위관을 부드럽게 밀어 넣음
⑪ 표시된 부분까지 비위관이 삽입되면 비위관이 위장 내 잘 들어갔는지 확인함
⑫ 확인 후, 반창고를 이용하여 비위관을 콧등에 붙이고 안전핀으로 옷에 고정함

(4) 비위관(코위관) 위치 확인 15 21 25
  ① 위액 흡인
    • 비위관을 통해 액체를 흡인함
    • 흡인된 액체가 '황갈색' 또는 '녹색'인 경우 비위관이 위장 내 위치한 것으로 추정
  ② 복부 청진
    • 상복부에 청진기를 대고 5~10mL의 공기를 주사기를 통해 비위관에 주입함
    • "쉬익"하는 소리가 나면, 비위관이 위장 내 위치한 것으로 추정
  ③ 산도 확인 25
    • 비위관을 통해 액체를 흡인하여 산도를 측정함
    • 'pH 0~4'로 측정되면 비위관이 위장 내 위치한 것으로 추정
  ④ 복부 X-ray 촬영
    • X-ray를 촬영하여 비위관의 위치를 확인함
      참고 구위관(입~위장), 비위관(코~위장), 비장관(코~소장)

(5) 비위관영양 시행방법 및 간호 14 16 20 21 22 23 24
  ① 손 씻기, 대상자 확인, 영양액의 날짜 및 상태를 확인함
  ② 흡인을 예방하기 위해 반좌위 혹은 좌위를 취해줌
  ③ 영양액 주입 전, 삽입된 비위관의 위치를 확인함(필요시 잔류량을 측정할 수 있음)
      참고 간헐적 주입: 적정량의 영양액을 여러번 나누어 주입함
           지속적 주입: 영양주입펌프로 12~24시간에 걸쳐 주입함
  ④ 비위관을 꺾어 쥐고 뚜껑을 열어 주사기 내관을 제거하고 외관은 비위관에 연결함
  ⑤ 주사기로 30mL 정도의 물을 주입한 후 영양액을 넣어줌
    • 간헐적 주입 시 주입 전후에, 지속적 주입 시 매 4시간마다 30mL 정도의 물로 영양관을 관류함
    • 주입세트는 영양액을 관류하여 공기를 제거한 후 연결함
    • 영양액을 주입할 때에는 밀어 넣지 말고 천천히 주입함(간헐적 영양 시, 적정량을 30~60분에 걸쳐

1일 3~6회 주입)
　　　• 지속적 영양 시, 영양주입펌프로 주입속도를 조절하여 일정하게 주입함
　　　• 영양액은 실내온도와 비슷한 정도로 준비함
　　⑥ 영양액 주입이 끝나면 30mL의 물을 주입함(튜브를 세척하기 위함)
　　⑦ 물이 차 있는 상태에서 비위관을 꺾어 쥔 후 뚜껑을 닫음(공기 유입을 방지하기 위함)
　　⑧ 역류방지를 위해 30~60분간 반좌위 혹은 좌위 상태를 유지함

• 비위관영양의 감염관리
　- 영양액 및 세트: 24시간마다 교환(감염을 예방하기 위함)
　- 구강간호를 자주 시행하며, 콧구멍을 깨끗이 유지하도록 함

3) 위관영양의 합병증과 중재

문제	원인/중재
흡인	• 원인: 대상자 체위, 부적절한 비위관 위치 • 중재: 반좌위 혹은 우측위 유도, 비위관 위치 조절, 비위관 혹은 영양액이 기도로 흡인되지 않도록 주의 깊게 관리
오심, 구토	• 원인: 빠른 주입, 대상자 체위, 부적절한 비위관 위치, 소화불량 • 중재: 영양액 주입을 멈춤, 반좌위 혹은 우측위 유도, 비위관 위치 조절, 잔류량 확인 후 천천히 영양액 주입
설사, 장경련 [20]	• 원인: 빠른 주입, 고농도 식이, 차가운 영양액 • 중재: 천천히 식이 주입, 영양액의 농도를 묽게 조절, 실내온도와 비슷한 정도로 영양액 준비
변비	• 원인: 섬유소 부족, 수분 부족 • 중재: 섬유소 및 수분 증가 고려
고혈당	• 원인: 고농도의 영양식이 • 중재: 영양액의 농도를 묽게 조절, 농도가 짙은 영양액은 천천히 주입, 필요 시 인슐린 투여
저혈당	• 원인: 불충분한 영양 섭취 • 중재: 적절한 영양 제공
탈수	• 원인: 탄수화물의 빠른 주입, 불충분한 수분 섭취 • 중재: 영양액의 농도를 묽게 조절, 천천히 주입, 수분 증가 고려
부종	• 원인: 나트륨 과량 섭취, 수분 과량 섭취 • 중재: 나트륨 조절 고려, 수분 조절 고려

4) 완전비경구영양(TPN)
  (1) 완전비경구영양의 정의: 정맥주사를 통해 탄수화물, 지방, 비타민, 무기질 등을 주입하는 것
  (2) 완전비경구영양의 적응증
    ① 경구를 통한 영양 섭취가 불가능한 대상자
    ② 위관영양이 불가능한 대상자
    ③ 불충분한 영양분을 섭취하는 대상자
    ④ 수술 전, 후 적절한 영양분의 섭취가 필요한 대상자
  (3) 완전비경구영양 대상자의 간호중재 [20] [23] [24] [25]
    ① 속도 조절 [23]
      • 처방에 따라 적정량의 속도로 주입하며 천천히 증량함 [25]
        (고장액이 너무 빨리 투여될 경우, 고혈당, 삼투성 이뇨 및 탈수가 발생할 수 있음)
      • 투여를 중단할 때는 서서히 감량함(저혈당 예방) [20] [24]
      • 정맥주입펌프 사용을 권장함
    ② 감염 예방
      • 용액이 고농도의 포도당이므로 미생물 성장이 용이함
      • 감염 예방을 위해 24시간마다 용액 및 수액세트를 교환함
      • 주기적으로 정맥 천자 부위의 드레싱을 시행함
    ③ 정맥주사 합병증 예방
      • 카테터 삽입부위의 혈전증 또는 정맥염 증상이 있는지 주의 깊게 관찰함
      • 정맥주사와 관련하여 공기색전증이 발생하지 않도록 주의함
      • TPN은 가능한 단독으로 주입함(되도록 다른 약물, 수액과 함께 주입하지 않음)
        [참고] 필터 사용을 권장함
    ④ TPN 용액은 투여 전 침전, 변색 여부를 확인하고, 직사광선을 피함
    ⑤ 수분과 전해질 불균형 확인: 주기적으로 섭취량/배설량을 사정함
    ⑥ 체중, 활력징후, 혈청 전해질, 혈당 등을 모니터링함
    ⑦ 근육 긴장도 유지를 위해 신체 활동과 보행을 격려함

3 영양과 체액불균형

1) 세포내액과 세포외액
  (1) 세포내액(체중의 약 40% 정도): 세포막 안에 있는 체액
  (2) 세포외액(체중의 약 20% 정도): 세포막 바깥에 있는 체액

2) 체액불균형

구분	세포외액 결핍 [14]	세포외액 과다
정의	• 림프액, 혈장이 감소된 상태 • 저혈량증, 탈수 상태	• 수분 과다로 혈량이 증가한 상태 • 과혈량증, 부종 상태

원인	• 출혈, 다량의 발한, 구토, 설사 • 회장루, 결장루 등의 배액, 화상 • 불충분한 수분 및 나트륨의 섭취	• 혈관질환, 신장질환, 심부전, 간경화 • 과다한 수분 및 나트륨의 섭취, 고단백용액의 급속한 투여
병태생리	• 수분 소실 → 혈청 내 Na⁺ 농도 증가 → 세포에서 혈관 내로 수분 이동 → 세포 내 탈수 초래	• 혈장 증가 → 혈관의 정수압 증가 → 조직으로 수분이동 → 부종 • 혈장 교질 삼투압 감소 → 혈관 내 수분이 간질액으로 이동 → 부종
증상 15 17	• 저혈압, 빈맥, 호흡 증가 • 체중 감소, 핍뇨, 비중 증가 17 • 피부긴장도 감소, 구강점막 건조 • 갈증, 불안, 두통, 체온 상승	• 체중 증가, 요흔성 부종, 경정맥 팽창 • 호흡곤란, 청진 시 악설음 • 강한 맥박, 혈압 상승, 청색증 • 의식수준 변화 → 뇌부종에 의함
중재	• 소실된 수분과 전해질 공급 • 등장액 또는 저장액을 주입함 • 체위성 저혈압 시, 서서히 기립 • 필요시, 하지를 올리는 shock position을 취함 • 구토, 설사 시, 진토제, 지사제 투여 • 음료수로 식염수 제공, 구강 간호	• 이뇨제, 강심제 투여 • 염분 및 수분 제한, 저염식이 • 부종 시 피부간호 • 신체 압박부위 상승, 탄력스타킹 착용 • 알부민 부족 시 알부민 보충

3장 | 배설 요구

1 배뇨 요구 사정

1) 비뇨기계 구조

신장, 요관, 방광, 요도

2) 배뇨 작용

(1) 배뇨 중추: 대뇌 및 척수
(2) 방광의 용량: 성인 약 500ml
(3) 배뇨 과정
  ① 성인은 200~300ml, 아동은 100~200ml 정도일 때 요의를 느낌
  ② 천골 2~4번째 위치한 배뇨반사중추로 전달됨
  ③ 부교감 신경이 자극되고 배뇨근이 수축됨
  ④ 내괄약근이 이완되며 요도로 보냄
  ⑤ 대뇌피질로 전달되어 회음부 근육과 외괄약근이 이완되면서 배뇨됨

3) 정상 소변 양상 [24]

양(1,500~2000ml/일), 색(옅은 황색), 혼탁도(혼탁하지 않음, 투명), pH(4.5~8.0), 요비중(1.015~1.030), 단백질(음성), 포도당(음성)

4) 소변 검체물 수집 방법

수집 방법		설명
일반 요분석		• 아침에 일어나 배뇨한 후 청결 용기에 수집함 (밤 동안 축적된 소변 내 물질을 확인하기 위해 가장 먼저 배뇨된 소변을 수집하도록 함) • 수집 후, 1시간 이내 검사하도록 함(바로 검사실에 보내지 못할 경우, 냉장 보관)
중간뇨 검사물		• 요도구 및 주변 조직을 소독함 (소변 내 존재하는 미생물 외에 다른 물질로 오염되는 것을 방지하기 위함) • 처음 배출하는 소변은 버리고 배뇨 중간의 소변을 멸균용기에 수집함
도(뇨)관을 통한 소변 수집	단순도(뇨)관 [18]	• 목적: 멸균뇨 채취, 잔뇨량 측정 • 잔뇨량 측정 방법: 배뇨 후 즉시 도뇨하여 잔뇨량을 측정함(잔뇨량이 50mL 이상이면 유치도뇨관 삽입을 고려함)

	유치도(뇨)관 [15] [16] [18] [20] [23] [25]	• 목적: 멸균뇨 채취
		• 멸균 용기, 멸균 주사기, 장갑, 소독솜을 준비함
		• 검사물 채취 전, 30분 정도 수집용기 아래 쪽의 배액 튜브 조절기를 잠금
		  (소변이 고이게 하기 위함)
		• 손을 씻고 장갑을 착용함
		• 수집부위(entry port)를 소독함(다른 물질로 오염되는 것을 방지하기 위함)
		• 소독부위에 30~45° 각도로 주삿바늘을 삽입하여 소변을 채취함
		  - 일반 요분석 검사: 10mL 이상의 소변 필요
		  - 배양 검사: 3mL 정도의 소변 필요
		• 소변 채취 후, 적절한 검사 용기에 넣음
		• 배액 튜브 조절기를 열고 주변을 정리함
		• 대상자의 라벨을 확인하여 부착하고 즉시 검사실로 보냄

24시간 소변검사물 수집		• 목적: 신장기능을 평가하기 위함(소변 농축 정도, 포도당 대사 작용, 호르몬 분석, 크레아티닌 분석 등) • 수집 시작 시간의 첫 소변은 버리고, 24시간이 되는 마지막 소변은 수집함 • 24시간 동안 배설된 소변을 모두 수집함 • 화학보존제가 들어있는 24시간 소변검사물 용기에 수집함

5) 요배설 관련 용어 13 16

분류	용어	정의	원인
배뇨량	무뇨(anuria)	24시간 동안 100mL 이하	수분섭취 부족, 과도한 수분소실(설사, 구토 등), 탈수, 울혈성 심부전, 신부전, 요로폐쇄, 쇼크, 항이뇨호르몬의 분비와 관련 등
	핍뇨(oliguria)	24시간 동안 400~500mL 이하	
	다뇨(polyuria)	24시간 동안 3000mL 이상	수분섭취 과다, 당뇨, 요붕증, 이뇨제 사용 등
배뇨 양상	혈뇨(hematuria)	소변에 피가 섞임	방광종양, 요로결석, 방광염, 전립샘비대, 요도염 등
	농뇨(pyuria)	소변에 농이 섞임	세균감염, 요로결핵, 급성 사구체신염 등
	당뇨(glycosuria)	소변에 당이 포함됨	임신, 당뇨병 등
	단백뇨(proteinuria)	소변에 단백질이 포함됨	급/만성 신장질환, 사구체질환, 스트레스, 추운 날씨의 노출 등
배뇨 장애	배뇨곤란(dysuria)	배뇨를 시작하기 어려움 배뇨 시 통증, 작열감	여러 원인으로 인해 광범위하게 발생함
	빈뇨(frequency)	하루 10회 이상 배뇨함	요로감염, 방광 압력의 증가(임신 등), 스트레스 등
	절박뇨(urgency)	요의가 긴박하게 발생, 변기 도달 전 배뇨함	요도, 방광의 염증/감염, 회음근 조절약화, 요도괄약근의 저하, 심리적 스트레스 등
	야뇨(nocturia)	밤 동안 많은 양의 소변을 배출함	취침 전 수분섭취 과다(특히 커피나 음주), 신장질환, 노화과정 등
	배뇨지연(hesitancy)	배뇨 시작이 지연되거나 어려움	전립샘 비대, 요도부종, 불안 등
	요실금(incontinence)	불수의적인 소변 배출	골반근육이 약해진 경우(임신, 출산 및 폐경 등에 의해 발생)
	유뇨증(enuresis)	5세가 지나도 소변을 가리지 못함	유전성, 심리적 요인, 야간방광용적 감소 등
	요정체(urinary retention)	소변이 배출되지 못함	전립샘 비대, 요로부종, 임신 후기, 척수와 말초신경 이상, 불안, 근긴장, 요도흡착, 출산 후 부종, 말초신경퇴행 등

2 배뇨 간호

1) 배뇨장애 간호 14 21
- (1) 정상적인 배뇨 습관을 유지하도록 함
  - ① 변기에 앉거나 쭈그려 앉는 정상적인 배뇨자세를 할 수 있도록 도움(중력에 의해 배뇨를 촉진함)
  - ② 프라이버시를 보호해 줌
- (2) 충분한 수분 섭취를 할 수 있도록 함(충분한 수분 섭취는 원활한 배뇨를 도움)
- (3) 배뇨반사를 자극 함(배뇨촉진법)
  - ① 요의가 있을 때 즉시 화장실에 가도록 함
  - ② 프라이버시를 유지하고 정상 배뇨 체위를 유지하도록 함
  - ③ 따뜻한 변기를 사용하도록 함, 회음부에 따뜻한 물을 부어줌
  - ④ 물소리를 들려줌, 따뜻한 물에 좌욕하도록 격려함
  - ⑤ 다리 대퇴부를 가볍게 두드림
  - ⑥ 방광부위를 부드럽게 눌러줌 참고 소변이 차면 방광이 치골 상방으로 상승하여 촉진될 수 있음
  - ⑦ 따뜻한 물에 손을 담금
- (4) 방광 조절 훈련
  - ① 낮 동안에는 1~2시간, 밤 동안에는 4시간마다 배뇨를 시도함
  - ② 요의가 없다 하더라도 배뇨 시간이 되면 화장실을 가도록 함
  - ③ 점차적으로 배뇨 시간을 늘려가도록 함
- (5) 케겔 운동(골반의 근육 및 질의 신축성 회복) → 배뇨장애 증상을 완화시킴 23
- (6) 도뇨관 삽입
  - ① 처방에 따라 시행할 수 있음
  - ② 요로감염의 원인이 될 수 있으므로 최후의 수단으로 사용함

2) 도(뇨)관 간호
- (1) 단순도뇨관의 삽입 목적 13 15 16 17 18 22 25
  - ① 방광 팽만(요도 외상, 약물, 요정체 등)의 즉각적인 완화를 위함
  - ② 무균적인 소변 검사물 채취를 위함(멸균장갑 착용)
  - ③ 배뇨 후 방광 내 잔뇨량을 측정하기 위함
  - ④ 수술 및 처치, 검사 전 방광을 비우기 위함
  - ⑤ 방광기능의 장애(척수손상, 신경근의 퇴행 등)를 갖고 있는 대상자들의 장기간 관리를 위함
- (2) 유치도뇨관의 삽입 목적 14 15 16 20 24
  - ① 요도와 주위조직의 외과적 수술 대상자들을 위함
  - ② 요도 폐쇄(요도 협착, 전립샘 비대, 방광종양, 요도의 수술적 교정 등)를 방지하기 위함
  - ③ 중증 대상자의 지속적인 소변량을 측정하기 위함 예 시간당 소변량
  - ④ 실금으로 인한 피부손상을 예방하기 위함
  - ⑤ 지속적 또는 간헐적 방광 세척을 시행하기 위함

(3) 유치 도뇨관의 삽입 방법 [19]
　① 배횡와위 취함(배횡와위를 취할 수 없는 경우, 심스 체위를 취함)
　② 주사기를 이용하여 멸균증류수를 도뇨관의 풍선에 주입시켜 검사함(풍선이 잘 부풀려지는지 확인하기 위함)
　③ 검사 후 멸균증류수를 빼낸 후, 도뇨관 끝에 윤활제를 충분히 바름
　④ 멸균 겸자로 소독솜을 집고 '대음순 → 소음순 → 요도' 순으로 소독함
　　• 위에서 아래의 방향으로 양측의 대음순을 각각 새 소독솜으로 소독함
　　• 엄지와 검지를 이용해 대음순과 소음순을 분리시켜 요도구를 노출시킴
　　• 양측의 소음순을 각각 새 소독솜으로 닦음
　　• 요도구에서 질의 방향으로 새 소독솜으로 닦음
　⑤ 소변이 흘러나오기 시작할 때까지 도뇨관을 요도구 내로 삽입하고, 소변이 나오면 약 1.5~2.5cm 정도 도뇨관을 더 집어 넣음
　　• 도뇨관 삽입 길이: 성인 여자(5~8cm), 성인 남자(16~20cm)
　⑥ 멸균증류수가 들어 있는 주사기를 풍선의 개구부에 연결하여 주입함
　⑦ 도뇨관이 방광 내 잘 고정되었는지 살짝 잡아당겨 확인하고 도뇨관을 소변 수집기와 연결함
　⑧ 반창고를 이용하여 도뇨관을 다리에 고정함
　⑨ 소변 주머니는 침대틀에 고정하여 방광 아래에 위치하도록 함
　　(침대 난간은 난간 조절에 따라 높낮이가 변화되므로 침대틀에 고정함)
(4) 유치도뇨관 삽입 대상자 중재 [19] [23] [24]
　① 소변주머니가 방광보다 항상 아래에 위치하도록 함 → 원활한 배출 및 미생물 감염을 예방하기 위함
　　• 소변주머니가 바닥에 닿지 않게 주의함
　② 소변줄이 꼬이거나 눌리지 않도록 주의함 → 원활한 소변 배출을 위함
　③ 배액체계의 개방성을 자주 사정함 → 혈괴 등으로 도뇨관이 막히는 것을 방지하기 위함
　④ 배액체계는 폐쇄인 상태로 유지되어야 함(연결관이 분리되지 않도록 주의함) → 감염을 예방하기 위함
　⑤ 감염징후 관찰 시, 즉시 담당 주치의에게 보고함
　⑥ 필요 시, 유치도뇨관을 교환할 수 있음
　⑦ 섭취량 & 배설량을 측정하고, 충분한 수분섭취를 권장함
(5) 간헐적 자가도뇨 시행 목적 [13]
　신경성 방광기능의 상실이 있는 대상자의 소변 배출을 돕기 위함 [예] 척수손상 대상자
(6) 방광 세척 시 주의사항 [21] [22] [24]
　① 폐쇄배액체계와 무균술을 준수함
　② 카테터의 개방 여부, 배액이 잘 되고 있는지 자주 사정함
　③ 섭취량과 배설량을 정확하게 기록함
　④ 처방된 세척액의 양과 속도에 따라 주입함
　⑤ 방광세척 중 불편을 호소한다면 방광팽만 여부를 확인하고 세척액의 주입 속도를 확인함

3) 요실금 간호 [13]

(1) 요실금의 정의와 종류
① 요실금의 정의: 소변이 불수의적으로 배출되어 사회생활과 위생에 문제를 유발하는 상태를 의미함
② 요실금의 종류

요실금 종류	원인과 증상
복압성 (스트레스성, stress)	• 원인: 요도괄약근의 허약 • 증상: 복압상승 시 실금이 발생함(웃음, 기침, 재채기, 구토, 물건을 들 때, 운동, 코풀기 등) - 대개 폐경 후 혹은 다산부의 여성에게 나타남
절박성 (urge)	• 원인: 방광 수용기 자극, 방광 용적 감소, 운동 신경장애 • 증상: 갑작스러운 강한 요의와 불수의적 방광수축으로 실금이 발생함
기능성 (functional)	• 원인: 인지장애, 활동장애, 환경장애 • 증상: 인지 및 운동성이 떨어져 요의를 알지 못하거나 화장실을 찾지 못해 실금이 발생함(노인이 화장실에 도착하지 못하거나 필요한 시간 동안 괄약근의 조절이 어려움)
반사성 (reflex)	• 원인: 척추에서 신경전달이 차단되어 소변이 차면 반사적으로 방광이 수축되어 소변을 배출함 • 증상: 대상자는 인지하지 못하나, 반사 자극을 받으면 즉시 배뇨함
모순 (범람, overflow)	• 원인: 방광 정체, 방광 과잉 팽만, 방광 출구 폐쇄 • 증상: 소변이 방광을 넘쳐 불수의적으로 실금이 발생함

(2) 요실금 대상자 중재 [20]
① 방광 훈련
  • 배뇨 계획에 의하여 자주 배뇨하도록 교육함
  • 낮: 1~2시간마다, 밤: 4시간마다 배뇨하게 함
  • 요의가 없다 하더라도 정해진 시간에 배뇨하도록 함
② 회음부 근육 강화 운동: 케겔(Kegel) 운동
③ 피부통합성 유지: 주의 깊은 피부 사정 및 간호, 피부 보호용 크림 사용, 피부가 건조하게 유지되도록 함
④ 매일 충분한 수분을 섭취하도록 함
⑤ 알코올, 카페인 등의 섭취를 제한함
⑥ 화장실에 쉽게 접근할 수 있도록 조정함
⑦ 필요 시 보조기구나 소변기 등을 이용하여 배뇨활동을 도움
⑧ 유치도뇨관 삽입은 최후의 수단이 되어야 함

3 배변 요구 사정

1) 배변반사 19 21
대변 축적 → 직장압력 상승 → 배변반사 자극 → 부교감신경 자극 → 결장의 연동운동 자극 → 항문으로 분변이동 → 항문 내괄약근/외괄약근 이완 → 배변

2) 배변사정
(1) 사정 내용
  ① 배변의 형태, 대변의 특성, 배변 습관
  ② 대변의 특성: 색, 고형정도, 냄새, 양, 빈도, 모양, 성분 등
(2) 대변 관련 검사
  ① 대변검사: 질병진단을 위해 대변을 검사함
  ② 잠혈검사 22
  • 목적: 대변 내 출혈 여부 확인
  • 검사 전 주의사항
   - 붉은색 고기, 철분제 등의 섭취 제한
   - 월경 중이라면, 월경이 끝난 후 검사 시행
   - 혈뇨, 치핵으로 인한 출혈 등이 있을 때는 검사 연기
  ③ 직장경검사
  • 목적: 대장 내부 및 대장과 인접한 소장의 말단 부위를 치료 및 진단하기 위함
   - 검사방법: 항문을 통해 내시경을 삽입하여 관찰함
  • 검사 전: 검사의 목적을 설명하고 장 준비(하제, 좌약)를 시행함, 슬흉위 또는 심스 체위, 직장경 삽입 시 심호흡을 유도함(항문조임근을 이완하기 위함)
  • 검사 후: 활력징후 측정, 출혈 및 천공 등 합병증 증상을 사정함, 가스가 형성될 수 있음을 알리고 배출하도록 격려함

4 배변 간호

1) 변비 13 15 18
(1) 변비의 정의: 주 3회 미만의 배변 활동을 하며 건조하고 딱딱한 변을 배출하는 상태
(2) 변비의 원인: 불충분한 섬유질 섭취, 부족한 수분 섭취, 불규칙적인 배변습관, 배변욕구의 무시, 하제 남용, 스트레스, 투약, 노화, 질병, 운동 부족 등 23
(3) 변비의 중재 20 25
  ① 약물
  • 하제: 배변을 유도하는 약물

- 하제의 종류 21

대변 연화제	• 물과 지방이 대변을 윤활하게 하여 배출하도록 함 • 장을 통과할 수 있게 하는 정화작용을 함 예 도큐세이트
윤활제	• 장으로부터 흡수되고 대변을 무르게 함 → 변이 통과하기 쉽게 만듦 예 광유
자극제	• 장의 점막과 장의 신경 말단을 자극 → 연동운동을 촉진 예 비사코딜제제(듀코락스), 센나, 알로에 등
부피 형성제	• 대변에서 물을 흡수하여 부피가 팽창 → 대변을 부드럽게 하며 연동운동을 촉진 예 차전자씨, 해초, 폴리카보필 등
삼투성 완화제	• 삼투압 작용에 의해 장내 수분량을 증가 → 연동운동을 촉진 • 작용이 빠름 → 변비의 단기간 치료에 효과적임 예 수산화마그네슘제제, 소르비톨제제, 락툴로오스제제 등

② 수분 섭취, 고섬유식이 권장
③ 정상 배변습관 형성, 운동, 배변 시 복부 마사지 25

(4) 관장
① 관장의 종류
- 청결관장(배출관장)
  - 청결관장의 목적: 직장 내 대변을 완전히 배출하기 위함
  - 청결관장의 효과: 연동운동 자극, 배변 촉진, 대변을 부드럽게 함
  - 청결관장의 종류 14 17

종류	설명
수돗물(저장성) 500~1000ml	• 작용기전: 결장을 팽창시켜 배변을 촉진함 • 장점: 자극 없음, 직장 질환자도 적용가능 • 단점: 수분중독증 유발(심부전, 신부전 환자 금기)
생리식염수(등장성) 500~1000ml	• 작용기전: 결장을 팽창시켜 배변을 촉진함 • 장점: 노인, 소아에게 사용 가능 • 단점: Na^+ 정체 가능성
비눗물 500~1000ml (물 : 비누=1000 : 3~5)	• 작용기전: 직장을 팽만시켜 배변을 촉진함 • 장점: 대변을 부드럽게 함 • 단점: 직장 점막에 화학적 자극
고장성 식염수 90~120ml	• 작용기전: 고장성의 식염수로 수분을 결장으로 이동시켜 배변을 촉진함 • 장점: 관장용액이 상대적으로 적어 피로 및 통증이 덜함 • 단점: 수분과 전해질의 불균형을 초래할 수 있음

- 정체관장
  - 정해진 시간 동안 관장액을 장 내 보유하게 하는 관장
  - 정체관장의 종류

종류	설명
윤활관장	• 장의 점막과 대변을 매끄럽게 하여 배변을 도움 • 관장용액: 글리세린, 광물성 기름
투약관장 22	• 치료를 위해 약물을 장 내 보유하게 함 • 투약종류: 소아용 해열제, neomycin(장수술 전 장 내 세균 감소를 위함), kayexalate(고칼륨혈증을 교정하기 위함) 등
영양관장	• 수분 및 영양분 공급을 위해 시행함 • 관장용액: 포도당 용액
수렴관장	• 조직을 수축시켜서 지혈을 도움 • 관장용액: 명반(지혈 기능)과 물의 혼합 용액
구풍관장 16 24	• 직장 내 가스 방출을 도와, 복부 팽창을 경감시킴

② 관장의 수행 절차 14 19 23

- 필요한 물품을 준비함
  - 준비물품: 처방에 따른 관장용액, 직장튜브, 윤활제, 조절기, 1회용 장갑, 변기, 방수포
  - 관장용액의 온도: 성인(약 40~43℃), 아동(약 37℃)
  - 관장튜브의 굵기: 성인(22~30Fr), 아동(12~18Fr), 영아(12Fr)
- 대상자를 확인하고 절차를 설명한 후 프라이버시를 존중함
- 손을 씻은 후 장갑을 착용함(내과적 무균술)
- 좌측위 혹은 심스체위를 취하도록 함(아동: 배횡와위)
  - 이러한 체위는 관장 수행을 용이하게 함
  - 가까운 곳에 변기를 놓아두거나, 화장실이 비어있는지 확인
- 천천히 심호흡을 내쉬도록 격려하며 직장튜브를 직장 안으로 부드럽게 삽입하여 밀어 넣음
  - 심호흡은 괄약근을 이완시켜 관장을 용이하게 함
  - 튜브 삽입이 원활하도록 튜브 끝에 윤활제를 충분히 바르고, 배꼽방향으로 밀어 넣음 23
  - 삽입 길이: 성인(7.5~10cm), 소아(5~7.5cm), 영아(2.5~3.5cm)
- 천천히 관장용액을 주입함
  - 관장통의 높이: 저관장(30cm), 고관장(45cm)
  - 주의사항: 복통 및 출혈, 경련 등 이상징후를 보이는 경우, 관장을 즉시 멈춤 25
- 관장용액의 주입이 끝날 때까지 직장튜브를 잡아 빠져 나오지 않도록 함
- 관장용액의 주입이 끝난 후 조절기를 잠그고 휴지로 항문을 막은 채 직장튜브를 제거함
- 관장용액이 충분히 작용할 수 있도록 누워 있도록 하고, 휴지를 이용해 엉덩이를 모아서 잡아줌
- 관장용액의 작용으로 인한 복부 팽만감을 설명함

- 주변을 정리하고 손을 씻음
- 대변의 색 및 양상 등을 확인하고 기록함
  - 이상 증상이 있는 경우, 의사에게 보고함

③ 관장의 금기사항: 출혈 위험이 있을 때, 장폐색, 장천공, 장염, 장점막 괴사, 뇌압상승 우려가 있는 대상자, 부인과 수술 직후 등

(5) 좌약
① 직장 내 좌약을 삽입하여 대변을 부드럽게 하고 자극하여 배변을 도움
② 좌약 삽입의 방법 [13] [25]
- 냉장고에서 약을 꺼내어 준비함
- 대상자는 좌측 심스체위를 취하도록 함
- 근이완을 돕기 위해 천천히 심호흡하게 함
- 좌약의 뾰족한 부분을 앞으로 하여 삽입함(성인: 10cm, 소아: 5cm 정도)
  - 좌약이 직장벽에 밀착되어야 효과적임(대변 내 들어가지 않도록 주의함)
- 좌약이 충분히 퍼지도록 일정시간 좌약을 보유하도록 교육함
- 둔부를 모아 주어 좌약이 빠져 나오지 않게 함

2) 대변매복
(1) 대변매복의 정의: 단단하고 큰 대변덩어리가 배출되지 않고 직장 내에 쌓여 있는 상태(자발적인 대변 배출이 불가능함)
(2) 대변매복의 원인: 만성적인 변비, 바륨 관장, 탈수 등
(3) 대변매복의 중재: 기름정체관장, 청결관장, 용수관장(finger enema, 손가락을 사용하여 대변 제거)

3) 설사
(1) 설사의 정의: 대변의 경도가 낮아 형태가 없고 수분이 많은 변
(2) 설사의 원인: 스트레스, 약물(항생제, 하제), 음식물, 알레르기, 장질환, 외과적 수술 등
(3) 설사의 중재: 수분 및 전해질 보충, 자극성 음식 및 날음식 제한, 지사제 투여, 피부 간호

4) 변실금
(1) 변실금의 정의: 배변조절이 불가능하여 대변이 불수의적으로 배설되는 상태
(2) 변실금의 원인: 항문괄약근 장애, 신경근육 질환, 척수손상 등
(3) 변실금의 중재: 변실금 형태 관찰, 변의가 있을 만한 시간 이전에 화장실에 가거나 변기를 준비함, 말이나 행동으로 환자의 변실금을 비난하지 않도록 보호자 교육, 필요 시 좌약을 삽입하거나 관장을 시행

5) 치질(치핵)
(1) 치질의 정의: 항문 주변의 정맥이 울혈되고 이완된 상태 [20]

(2) 치질의 원인: 불충분한 섬유질 섭취, 배변 시 지나치게 많은 힘을 줌, 만성 변비, 임신 등
(3) 치질의 중재: 충분한 섬유질 섭취, 올바른 배변 습관, 좌욕, 수술적 요법 등

6) 장루 간호
(1) 장루 간호의 목적
① 장루 주위의 피부를 청결하게 유지함 (누공 주위 피부의 발적, 궤양, 자극 등을 관찰함)
② 피부 합병증을 예방하고 피부 통합성을 증진함
③ 대상자 스스로 자가간호할 수 있도록 교육함
(2) 장루 대상자 간호
① 장루 주위 피부의 발적, 궤양, 자극 유무를 관찰함
② 장루 주위의 피부를 중성 비누로 이용 닦고 건조시킴
③ 장루 주위의 피부에 피부 보호제를 바르고 새 장루주머니를 부착함
  • 장루주머니의 부착부위 지름이 장루보다 커야 함
④ 장루 주머니는 1/3 혹은 1/2 정도 찼을 때 비우도록 함
⑤ 따뜻한 수돗물과 비누를 사용하여 장루 주머니를 세척하도록 함

4장 | 활동과 운동요구

1 활동

1) 신체 역학
(1) 신체 역학의 정의: 신체의 골격, 근, 신경 등 계통간의 역학적 상호관계가 유지되는 상태를 말함
(2) 신체 역학의 원리와 적용법 14 16 18 19 20 22
① 다리를 붙이는 것보다 벌림(기저면이 넓을수록 안정적임)
② 서 있는 것보다 앉음(무게중심이 낮을수록 안정적임)
③ 가능한 대상자와 가깝게 있음(중심선이 기저면을 지나면 안정적임)
④ 물체를 들어 올릴 때 다리와 둔부의 근육을 사용함(강한 근육군을 사용할수록 안전함)
⑤ 물체를 들어 올리기 보다는 굴리기, 돌리기, 밀기, 당기기 방법을 이용함(물체를 들어 올리지 않는 것이 효율적임)
⑥ 올바른 신체선열을 유지하며 운동함(근육의 피로도를 낮춤)
⑦ 지렛대 원리를 이용함(효율적인 운동이 가능함)
⑧ 팔, 다리에 무게를 나누어 운동함(근육의 피로도를 낮춤)
⑨ 표면과의 마찰을 줄임(효율적인 운동이 가능함)
⑩ 움직이는 방향에 맞추어 향하도록 함(척추의 비틀림을 방지함)
⑪ 활동과 휴식을 번갈아가며 실시함(근육의 피로도를 낮춤)

(3) 올바른 신체선열 [19]
① 서 있을 때: 양 팔은 옆에 붙이고 양 발은 약간 벌림
② 앉아 있을 때: 머리, 목, 척추는 곧게, 고관절, 무릎, 발목은 수직으로, 팔은 팔걸이를 이용함
③ 관절: 약간 굴곡시킴
④ 체위: 적어도 2시간마다 변경하고 ROM을 시행함

2) 체위의 종류와 특징 [13] [14] [15] [22] [23] [24]

앙와위, 바로누운자세 [22]	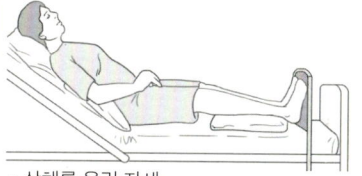	• 해부학적 자세에 가장 근접, 모든 체위의 기본 • 침대에 등을 대고 똑바로 눕는 자세 • 지지적인 침상을 제공하여 척추만곡 또는 둔부굴곡을 예방함 • 대퇴의 외회전 예방 → 대퇴 상부에 대전자 두루마리를 적용함 • 요추만곡의 굴곡 예방 → 요추만곡 아래에 수건을 말아 대어주거나 작은 베개를 적용함 • foot drop 예방 → 족배굴곡의 유지를 위해 발받침을 사용함 • 손과 손가락의 기능적 체위 유지 → 손 지지대(hand roll)를 적용할 수 있음
반좌위자세 (semi-fowler position) [14] [15] [23] [24]	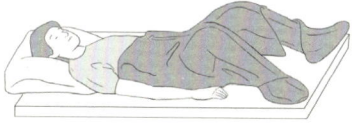	• 상체를 올린 자세 • 두개내압을 낮추며, 폐를 확장시켜 호흡을 도움, 기도 흡인을 예방함, 체내 삼출물의 배액을 도움 • 작은 베개를 이용해 머리를 지지함 → 목의 굴곡성 경축 예방 • 전박을 베개로 지지함 → 어깨 탈구 예방 • 팔꿈치와 손을 약간 올림 → 손의 부종 예방
배횡와위		• 앙와위에서 양쪽 무릎을 세우고 다리를 벌려, 발바닥은 바닥에 붙이는 자세 • 단순/유치 도뇨관 삽입, 복부/질 검사, 회음부 간호 시 용이

자세	설명
측와위, 옆누운자세 13	• 작은 베개를 이용해 머리와 목 아래를 지지함 → 목의 측굴곡 예방 • 상박 아래 베개를 대어 전박을 굴곡시켜야 편한 체위가 됨 • 기관분비물, 삼출물의 배액, 등 마사지 수행을 위해 적용함
심즈자세, 반엎드린자세	• 한 쪽 다리의 서혜부에서 발까지 베개를 대어줌 • 측위와 복위의 중간형태로 관장, 항문 검사 시 용이
복와위, 엎드린자세	• 배를 바닥에 대고 엎드린 상태에서 머리를 옆으로 돌린 자세 • 머리에 베개를 대어줌 → 경추굴곡 예방
트렌델렌버그 체위 (트렌델렌부르크자세)	• 앙와위에서 몸체와 다리를 높이는 자세 • 과거에는 쇼크 환자에게 적용하였으나 복강 내 장기가 횡격막을 압박하여 호흡억제 및 호흡곤란을 유발할 수 있어 현재는 권장하지 않음
변형된 트렌델렌버그 체위 (변형된 트렌델렌부르크자세)	• 앙와위에서 머리와 가슴은 일직선으로 유지하고 하지만 높이는 자세 • 말초혈의 정맥귀환을 돕는 자세로 쇼크 상태의 환자에게 권장

3) 이동보조기구의 종류 [14]

(1) 목발 이용법

① 목발의 길이 측정방법 [16]
- 서 있을 때: 액와 밑 2.5인치(6.4 cm)되는 지점에서 목발 끝이 새끼발가락 옆, 그리고 앞으로 6인치(약 15cm) 되는 지점

② 목발의 사용방법 [16] [23]
- 액와가 아닌 손과 손목, 손바닥, 팔에 의해 몸무게를 지탱해야 함(액와가 닿는 경우, 상완신경총의 손상으로 목발 마비가 발생할 수 있음)
- 팔꿈치는 약 30° 정도 굴곡되게 함
- 목발 보행 전 상지 근력 정도를 사정하며 근력 증강에 도움이 되는 운동을 시행함 [23]

③ 계단에서의 목발 보행법 [19]
- 계단을 올라갈 때: 건강한 다리 올리고 → 목발과 환측 다리 올림
- 계단을 내려갈 때: 목발과 환측 다리 → 건강한 다리 순으로 내림

④ 목발 보행의 종류 [14]

4점 보행	• 3개의 지지점이 있어 가장 안전한 보행법 • 두 다리에 체중을 지탱할 수 있는 대상자에게 적용함 • 보행 순서: 오른쪽 목발 → 왼쪽 발 → 왼쪽 목발 → 오른쪽 발
3점 보행 [14] [25]	• 한 쪽 다리(건강한 다리)에 체중의 전부를 지탱할 수 있어야 함 [25] • 보행 순서: 양쪽 목발 & 약한 다리 → 건강한 다리
2점 보행 [24]	• 4점 보행보다 빠름 • 두 점이 체중을 지탱하기 때문에 더 많은 균형이 필요함 • 보행 순서: 왼쪽 목발 & 오른쪽 발 → 오른쪽 목발 & 왼쪽 발
그네 보행 (swing to)	• 다리, 둔부의 마비를 가진 대상자에게 적용함 • 보행 순서: 양쪽 목발 → 양 발을 목발까지 옮김(목발에 체중을 의지하며 옮김)
그네통과 보행 (swing through)	• 그네 보행과 달리 양 발이 목발의 위치를 뛰어 넘는 보행법 • 빨리 갈 수 있지만 넘어질 수 있으므로 주의가 필요함 • 보행 순서: 양쪽 목발 → 양발을 들어 목발 앞으로 옮김(목발에 체중을 의지하며 옮김)

(2) 지팡이 이용법

① 지팡이의 사용방법 [20]
- 지팡이는 환자의 건강한 쪽에서 잡게 함
- 편마비 환자의 경우, 지팡이는 건강한 쪽에서 잡고 간호사는 마비된 쪽에 서서 환자를 지지함

② 계단에서의 지팡이 보행법
- 계단을 올라갈 때: 지팡이 → 건강한 다리 → 마비된 다리 순으로 올림
- 계단을 내려갈 때: 지팡이 → 마비된 다리 → 건강한 다리 순으로 내림

(3) 편마비 환자 이동 시 주의사항(침대 → 휠체어) 21
　① 휠체어를 건측에 비스듬히 놓음
　② 휠체어를 고정시킨 후 발 받침대를 올려서 접어줌
　③ 한 손으로 환자를 안고, 다른 한 손으로 허리 쪽을 당겨 건측으로 설 수 있게 함(무릎으로 지지해 줌)
　④ 간호사는 허리를 세우고 무릎을 구부려 환자를 휠체어 깊숙이 앉힘
　⑤ 발 받침대를 내린 다음 환자의 발을 올려줌

2 운동

1) 운동의 종류와 효과

(1) 운동의 종류
　① 산소 소모와 관련된 운동

유산소 운동	• 운동하는 동안 산소 소모가 증가함 • 목적: 산소를 최대로 이용할 수 있도록 하여 심장, 폐 순환의 기능을 증진함 예 보행, 수영, 줄넘기 등
무산소 운동	• 운동하는 동안 산소 소모를 최소화함 • 단시간 내, 큰 힘을 내는 운동 • 목적: 근육의 크기와 힘을 향상시킴 예 역도, 단거리 달리기 등

　② 근수축 정도와 관련된 운동 17

등척성 운동 (isometric)	• 정적인 운동에 해당하며 무게 부하의 이동이 없음 • 근육의 수축은 일어나지만 전체 근육의 길이는 변하지 않음 • 목적: 부동 및 cast 적용 대상자 등의 근육 강화를 위함, 근육의 경축과 정맥울혈을 예방함 예 무산소 운동, 물구나무서기, 벽 밀기 등
등장성 운동 (isotonic)	• 장력이 일정하게 유지되는 운동 • 운동 속도는 상관없이 일정한 무게의 부하로 움직이는 운동 • 수축과 이완으로 근육의 길이가 감소 혹은 증가함 • 목적: 근육의 크기 및 강도를 높이고 관절의 가동력을 향상시킴 예 유산소 운동, 아령 들기, 팔굽혀 펴기, 수영, 달리기 등

(2) 운동의 효과 13

심혈관	• 심근 수축력 증가, 심박동수 증가, 심박출량 증가, 정맥 귀환량 증가
호흡	• 호흡수 & 깊이 증가, 폐 용적 & 폐 환기량 증가, 폐활량 증가
신진대사	• 기초대사율 증가, 활성화
근골격	• 근육 크기 증가, 관절 가동성 증가, 뼈 밀도 증가
소화	• 식욕증진, 장 연동운동 증가, 소화력 증가
비뇨	• 신장 내 혈류 증가, 배뇨 촉진
피부	• 피부 긴장도 & 통합성 유지
면역	• 면역기능 향상, 항산화 능력 향상, 질병 예방
사회심리	• 스트레스 대처능력 증가, 자아개념 향상

2) 부동의 영향과 간호

(1) 부동의 영향 13 15 17 18 21 23 24 25

심혈관	• 체위성 저혈압 - 정맥혈 정체&정맥 귀환량↓ → 심박출량↓ → 저혈압 유발 • 심장 과부담 - 하지에 정체되어 있는 혈액 순환을 위해 심부담 증가 • 혈전 형성 - 정맥혈 정체 → 혈전 위험성 증가 23
호흡	• 환기량 저하 - 폐 확장 저하&호흡근 약화로 폐 환기량 저하 • 산·염기 불균형 - 환기량 저하 → 호흡성 산독증 유발 • 폐렴: 폐 환기량 저하 → 호흡 분비물 축적 → 폐렴 위험성 증가
신진대사	• 기초대사율 감소
근골격	• 근력&근육량 상실 - 근육을 사용하지 않음 → 근육 크기 감소, 위축 • 관절 경축 21 - 근육의 위축, 근섬유의 단축 → 관절 굴곡&경축 • 골다공증 - 뼈로부터 칼슘 유리(고칼슘혈증 유발) → 골밀도 감소(골다공증) → 병리적 골절 위험성 증가
소화	• 식욕감소, 장 연동운동 감소, 소화력 감소

비뇨	• 요정체 [25] 　- 중력에 의한 완전한 소변 배출 어려움 • 요로감염 　- 심박출량 감소 → 신장 내 혈류량 감소 → 소변 배설량 감소 → 방광 내 소변 농축 　　→ 결석 형성, 요로감염 • 신결석: 뼈로부터 칼슘 유리 → 고칼슘혈증 → 신결석 위험성 증가
피부	• 피부손상 & 욕창 위험성 증가 　- 피부의 지속적인 압력 → 조직 순환 저하 → 조직의 국소빈혈 → 피부손상 및 　　욕창 유발
면역	• 면역기능 저하, 항산화 능력 저하
사회심리	• 스트레스 대처능력 저하 • 자긍심 저하 　- 스스로 자유롭게 움직일 수 없음을 자각 → 자신감 상실 　- 전반적으로 기분이 저하되고 우울 등의 위험 증가 • 수면양상 변화: 체위 및 낮잠 등의 이유로 발생 가능

(2) 부동환자 간호중재 [18] [20]
　① 올바른 신체선열 유지하도록 함
　② 기침 & 심호흡을 격려함 → 호흡기능 증진
　③ 자주 체위변경을 시행함 → 피부손상 및 욕창 예방
　④ ROM을 시행함 → 관절 경축 예방
　⑤ 등척성 운동을 시행함 → 근육 강화
　⑥ 보행을 돕고 점진적으로 보행 거리를 늘림
　　• 부동 상태에서 보행을 할 때, 처음 몇 번은 간호사가 동행해주어야 함
　　• 보행 전, 대상자의 보행능력을 사정해야 함
　　• 장기간 부동 상태에서 갑자기 움직이는 경우, 어지러움 및 허약감이 나타날 수 있으므로
　　　점진적으로 보행 거리를 늘려야 함

3) 관절가동범위 운동
(1) 관절가동범위 운동의 정의: 관절이 정상적으로 할 수 있는 완전한 운동범위
(2) 관절가동범위 운동의 목적
　① 관절의 유연성을 사정하기 위함
　② 강직을 방지하기 위함
　③ 부동환자에서 관절의 운동성과 유연성을 유지하기 위함
　④ 운동 시행 전 관절을 신전시키기 위함

(3) 관절가동범위 운동의 종류
① 능동적 관절가동범위 운동: 대상자 스스로 시행하는 관절가동범위 운동
② 수동적 관절가동범위 운동: 스스로 시행하기 어려워 다른 사람에 의해 행해지는 관절가동범위 운동
③ 관절 움직임에 대한 용어 [16] [20] [22] [25]
- 굴곡(굽힘, flexion): 두 관절 사이의 각도를 감소시킴, 구부리는 것
- 신전(폄, extension): 두 관절 사이의 각도를 증가시킴, 펴는 것
- 과신전(과다폄, hyperextension): 두 관절 사이의 각도를 180° 이상으로 증가시키는 것
- 외전(벌림, abduction): 몸의 중심에서 멀어지는 것
- 내전(모음, adduction): 몸의 중심으로 가까워지는 것
- 회전(돌림, rotation): 중심축을 따라 옆쪽으로 돌리는 것
- 외회전(바깥돌림, external rotation): 몸의 중심축에서 바깥쪽으로 돌리는 것
- 내회전(안쪽돌림, internal rotation): 몸의 중심축을 향해 안쪽으로 돌리는 것
- 휘돌림(circumduction): 원을 형성하는 것
- 회내(엎침, pronation): 손바닥이 아래를 향하도록 돌리는 것
- 회외(뒤침, supination): 손바닥이 위를 향하도록 돌리는 것
- 족저굴곡(발바닥쪽굽힘, plantar flexion): 발바닥을 향해 발을 구부리는 것
- 족배굴곡(발등쪽굽힘, dorsiflexion): 발등을 향해 발을 구부리는 것
- 내번(안쪽들림, inversion): 중심축을 향해 안쪽으로 발바닥을 돌리는 것
- 외번(가쪽들림, eversion): 중심축에서 바깥쪽으로 발바닥을 돌리는 것

④ 신체 부위별 관절운동범위 [21]

목	굴곡, 신전, 과신전, 회전, 측굴곡
어깨	굴곡, 신전, 과신전, 외전, 내전, 내회전, 외회전, 휘돌림
팔꿈치	굴곡, 신전
아래팔	회외, 회내
손목	굴곡, 신전, 과신전, 외전(요측편위), 내전(척측편위)
손가락	굴곡, 신전, 과신전, 외전, 내전
엄지	굴곡, 신전, 외전, 내전, 대립
둔부	굴곡, 신전, 과신전, 외전, 내전, 내회전, 외회전, 휘돌림
무릎	굴곡, 신전
발목	족배굴곡, 족저굴곡
발	내번, 외번
발가락	굴곡, 신전, 외전, 내전

5장 | 안위 요구

1 수면과 휴식 사정 및 간호

1) 수면과 휴식

(1) 수면주기

① NREM와 REM으로 이루어짐
② 보통 90~110분(NREM 70~90 + REM 10~20분)의 주기로, 성인은 보통 4~6회의 수면주기를 경험함
③ 주기가 거듭됨에 따라 NREM 3단계는 짧아지고, REM 단계는 길어짐
④ 중간에 깨는 단계와 관계없이 1단계 NREM 수면에서 시작함

(2) 수면에 영향을 미치는 요인 13 17

- 발달단계: 발달단계에 따라 수면의 양과 질이 달라짐
- 스트레스: 심리적 스트레스는 수면을 방해함
- 생활양상: 교대근무, 저녁 식사시간의 변동, 과중한 업무, 활동습관, 문화적인 관습 등
- 수면습관: 잠이 드는 시간
- 환경: 낯선 환경, 환기, 침대 크기, 위치, 소음, 조명, 분위기 등
- 운동: 적당한 운동은 수면을 증진함
- 질병: 통증, 고혈압, 위궤양, 호흡기 질환, 야뇨증 등의 질병은 수면을 방해함
- 약물: 항고혈압제(수면 방해), 이뇨제(수면 방해), 수면제(깊은 수면 방해), 항우울제(수면 유도) 등은 수면에 영향을 미침
- 호르몬 변화
- 흡연, 음주, 카페인 섭취
  - 흡연: 니코틴이 수면을 방해함
  - 음주: 적당량의 알코올은 수면을 유도하나, 과다한 알코올 섭취는 REM 수면을 방해함
  - 카페인: 중추신경을 자극하여 수면을 방해함

(3) 수면단계에 따른 수면의 특징

수면단계		특징
NREM (Non Rapid Eye Movement)	1단계	• 기간: 1~5분 • 가장 가벼운 수면, 각성기와 수면기의 중간 • 졸리고 이완된 상태 • 소리, 접촉, 다른 감각에 의해 쉽게 깸
	2단계	• 기간: 20분 • 1단계보다 더 이완된 상태 • 어렵긴 하나 깰 수 있음 • 전체 수면의 45~50%를 차지함
	3단계 16 25	• 기간: 15~30분 • 피곤하면 길어짐 • 가장 깊은 수면 상태, 델타(delta) 수면이라고 함 • 잠을 깨우기 어려움 • 근육이 완전히 이완되고 움직임이 없음, 반사 감소, 코를 골기도 함 • 신체회복과 휴식을 취하는 단계 • 호흡 및 맥박: 감소 • 성장호르몬을 분비하는 단계(특히 어린이에게 많이 요구됨) • 몽유증, 야뇨증이 나타날 수 있음 • 전체 수면의 약 25%를 차지함
REM (Rapid Eye Movement) 19 23		• 기간: 보통 10~20분 • 주기가 거듭될수록 점차 길어짐 • 안구운동 및 뇌파: 활동적 • 혈압 및 호흡: 증가 • 위액분비: 증가 • 근긴장: 저하(수 초간 숨을 멈추기도 함) • 정신활동: 회복, 문제해결 능력을 얻음 • 생생한 꿈을 꾸기도 함 • 전체 수면의 약 20~25%를 차지함

(4) 발달단계에 따른 수면의 특징

신생아/영아	• 하루 평균 수면시간: 14~18시간 • REM 수면: 50% 정도 • 생후 1개월부터 깨어 있는 시간 증가, 밤에 더 많이 잠
유아	• 하루 평균 수면시간: 10~14시간 • REM 수면: 25% 정도 • 낮잠 필요
학령전기	• 하루 평균 수면시간: 12시간 • REM 수면: 20% 정도, 성인과 비슷 • 주위에 대한 호기심의 증가로 수면을 거부하기도 함
학령기	• 하루 평균 수면시간: 10시간 • 90분의 성인 수면주기가 이 시기에 시작됨 • 악몽을 경험함
청소년	• 하루 평균 수면시간: 8~10시간 • 신체적, 정신적 활동이 많음, 수면과 휴식이 필요함
성인	• 하루 평균 수면시간: 8시간 • NREM 깊은 수면이 점차 감소함
노인	• 하루 평균 수면시간: 5~7시간 • NREM 1, 2단계 수면 증가, 깊은 수면이 급격히 줄거나 없어짐 • 누워 있는 시간은 많으나, 자주 깨고 잠드는데 어려움 • 수면의 질 저하, 수면 장애의 증가, 낮잠 횟수 증가

(5) 수면 장애와 간호

① 수면 장애의 종류와 증상
- 불면증
  - 수면의 양과 질이 충분하지 못한 상태
  - 증상: 잠들기 어렵거나 오래 자지 못함, 일찍 깸, 대상자가 수면 부족을 호소함 등
  - 중재: 적당한 운동, 이완요법, 새로운 수면 습관을 위한 노력, 수면제는 근본적인 문제 해결이 아님
- 기면증 [14] [21]
  - 참을 수 없는 수면 상태
  - 원인: 수면-각성을 조정하는 중추신경계의 기능부전
  - 증상: 서 있는 상태, 운전 중, 대화 중 등 갑자기 발작적으로 수면을 취함, 순간적으로 근긴장도를 상실함, 환청, 환시를 경험하기도 함
  - 중재: 음주, 과도한 활동, 특정 약물 등 졸림을 촉진하는 요인을 피하도록 함, 낮 동안 잠깐의 수면을 격려함, 안전성에 위험을 줄 만한 직업은 피하도록 함

- 수면무호흡
  - 수면 중 호흡이 10초 이상 느려지거나 잠시 중단되는 상태
  - 원인: 뇌의 호흡중추장애, 상기도 폐쇄, 편도 아데노이드의 비대 등
  - 증상: 피로감(수면 중 무호흡 → 혈중 산소 농도 저하, 이산화탄소 축적 → 수면단계 이행 방해 → 반복적으로 잠에서 깸), 혈중 산소 농도의 저하로 심장 및 폐, 뇌 등에 치명적인 영향을 줄 수 있음
  - 중재: 편도 제거, 체중 감량, 호흡을 방해할 수 있는 알코올 등의 섭취를 제한함
② 수면 장애 대상자의 간호중재
- 규칙적인 수면 습관을 권장함(낮에 활동, 밤에 수면)
- 신체적 안위를 제공함(좋은 위생 상태, 통증 조절, 올바른 신체선열)
- 정서적 안위를 제공함(이완요법, 기분전환요법, 취침 시 조용한 음악을 듣도록 함)
- 소음을 조절함(대화, 문 소리, 전화기 소리, TV 소리 등)
- 침실에서 수면 이외의 활동을 제한함(간식 섭취, 공부, TV시청 등)
- 취침 전 온수 목욕을 권장함
- 수면 2~3시간 전 적절한 운동을 권장함
- 카페인 및 알코올 섭취를 제한함
- 취침 3시간 전부터 과식하지 않도록 함
- 잠이 오지 않을 때는, 졸릴 때까지 조용한 활동을 하도록 함
- 수면에 도움을 주는 L-tryptophan이 함유된 음식을 먹도록 함(우유, 달걀, 생선, 육류, 녹색채소 등)

2) 위생

(1) 목욕의 종류
① 침상 목욕
- 대상자: 통목욕, 샤워를 할 수 없는 와상환자
- 침상목욕의 목적: 청결, 악취제거, 사지의 수동적 운동, 감각 자극, 혈액순환 증진
- 침상목욕의 방법
  - 물의 온도: 40~45℃
  - 목욕순서: 얼굴(눈 → 코 → 귀) → 팔, 손 → 가슴, 겨드랑이, 복부 → 다리, 발 → 등, 회음부 → 머리손질, 구강, 손톱, 발톱
  - 씻을 부위를 제외한 부위는 담요를 덮어줄 것(프라이버시 존중, 오한 예방)
  - 깨끗한 부분 → 더러운 부분의 방향으로 씻음
  - 원위부 → 근위부 방향으로 닦음
  - 피부 주름 사이도 씻기며, 잘 말려야 함
② 치료적 목욕
- 치료적 목욕의 목적: 피부의 진정 혹은 물리적 효과를 보기 위함
- 좌욕
  - 엉덩이와 회음부를 흐르는 물이 나오는 작은 용기에 담그는 것을 의미함
  - 목적: 분비물, 대변 등의 이물질 제거, 염증 완화, 통증과 부종 감소, 불편감 완화
  - 물의 온도: 보통 40~45℃

- 스펀지 목욕 [15]
  - 피부를 물로 닦는 것으로 체온 하강의 목적이 있음
- 약물 목욕
  - 중조, 전분 등을 이용한 목욕으로 발진, 소양증을 완화하기 위함

(2) 목욕할 때의 주의사항
  ① 프라이버시 존중
  - 방문을 닫거나 커텐을 치고 필요한 부분만을 노출함
  - 욕실에 들어갈 때에는 노크를 먼저 함(응급상황에 대비하여 문은 잠그지 않음)
  - 욕실 문에는 '사용 중'이라는 표시를 해 둠
  ② 안전 주의
  - 침상 난간을 올리고 목욕을 시행함
  - 샤워실 바닥, 욕조 위 고무매트를 깔아 놓음
  - 목욕할 때 사용하는 물품(위생용품, 세면도구)을 대상자 가까이에 둠
  - 목욕 중, 도움을 요청할 수 있는 방법을 알림
  - 욕조에서 일어설 때, 샤워실에서 나올 때 안전봉을 잡도록 함
  ③ 보온 유지
  - 대상자가 노출되어 있는 상태이므로 보온에 신경써야 함
  - 필요한 부분만을 노출함
  ④ 독립성 증진
  - 스스로 할 수 있는 것은 대상자 스스로 할 수 있도록 도움

(3) 구강 간호
  ① 구강 간호의 목적 [16]: 구강점막 청결, 구취 제거, 구강 내 습도유지 및 혈액순환 촉진, 구내염 및 폐렴 감염 예방, 안녕감 증진 등
  ② 특별 구강간호 [15] [24]
  - 대상자: 무의식 환자, 매우 허약한 대상자 등
  - 방법
    - 고개를 옆으로 돌림(흡인을 방지하기 위함)
    - 설압자를 이용해 입을 벌림
    - 구강세정제를 거즈 혹은 면봉에 묻혀 이, 잇몸, 혀를 깨끗이 닦음
    - 면봉에 바셀린을 묻혀 대상자의 입술에 바름
  ③ 의치 간호 [22]
  - 잠자기 전, 의치를 빼도록 함(잇몸을 쉬게 하고 미생물 성장을 막기 위함)
  - 의치세정제, 부드러운 의치용 칫솔을 이용해 닦음
  - 미온수 혹은 찬물 사용(뜨거운 물은 의치를 변형시킴)
  - 의치를 다시 끼우기 전 구강을 헹굼
  - 연마제가 많이 함유된 치약은 의치를 마모시키므로 사용하지 않음

(4) 눈 간호
  ① 면봉을 사용하여 내안각에서 외안각으로 분비물을 닦음

② 각막반사가 없는 경우 생리식염수를 안과용 패드에 적셔 눈 위에 덮어 보호함
③ 무의식 대상자 눈 간호 방법
- 눈 위에 습포를 적용함
- 닦을 때마다 매번 새 솜을 사용함
- 처방된 안연고나 인공누액을 하안검 내에 점적함(눈의 건조를 막음)
- 각막반사가 없는 경우 처방된 인공누액을 점적하고 안대를 대어 눈을 보호함
- 눈의 발적, 삼출물 등의 이상 여부를 확인함
④ 눈 세척 시, 세척하는 눈과 같은 방향으로 돌려 체위를 취함

(5) 손, 발 간호
① 손과 발을 따뜻한 물에 적신 후 닦음(각질을 부드럽게 하고 조직 파편을 제거함)
- 손, 발톱이 두껍거나 약한 경우, 따뜻한 물에 10~20분간 담근 후 닦음
② 손톱은 둥글게, 발톱은 일자로 자름
③ 손톱깎이 대신 줄을 이용하여 손, 발톱을 다듬음(손상을 방지하기 위함)

(6) 회음부 간호
① 목적: 회음부의 청결 유지, 분비물 제거, 감염 예방, 냄새 제거, 불편감 완화 등
② 방법 18
- 자세: 배횡와위
- 세척 순서
  - 대음순 → 소음순 → 요도구, 질구
  - 회음부 → 항문 방향
  - 깨끗한 부위 → 오염된 부위
- 주의사항
  - 유치도뇨관을 갖고 있다면 도뇨관 간호를 수행해야 함(감염 예방)
  - 남성의 음경을 닦을 때는 포피를 젖혀 닦도록 함

(7) 등 마사지
① 등 마사지의 종류 14

경찰법	• 문지르는 마사지 • 마사지할 부위를 움직이면서 문지름
유날법	• 주무르는 마사지 • 피부, 피하조직, 근육을 주무르거나 빠르게 꼬집음
지압법	• 누르는 마사지 • 양쪽 엄지손가락을 이용하여 누름
경타법	• 두드리는 마사지 • 양 손을 이용하여 번갈아 두드림
진동법	• 진동하는 마사지 • 손바닥을 펴서 피부조직이 떨리도록 리듬감있게 두드림

② 등 마사지의 금기증
- 전염성이 있는 피부질환 대상자
- 염증이 주위 조직으로 파급될 위험이 있는 대상자
- 악성종양 세포가 주위 조직으로 파급될 위험이 있는 대상자
- 혈전성 정맥염으로 색전의 위험이 있는 대상자
- 몹시 허약한 상태의 대상자

3) 통증
(1) 통증의 종류
　① 기간에 따른 통증
- 급성 통증: 통증 지속기간이 3~6개월 이내, 갑작스럽게 발생하는 통증
- 만성 통증: 통증 지속기간이 3~6개월 이상 지속되는 통증

　② 부위에 따른 통증
- 표재성 통증: 피부, 피하조직과 관련, 예리한 통증, 국소적임
- 심부 통증: 인대, 건, 뼈, 혈관, 신경과 관련, 표재성 통증보다 통증이 지속됨
- 내장통: 복강, 흉강 등과 관련
- 연관통: 통증의 원인이 되는 부위에서 상당히 떨어진 부위에서 통증이 느껴짐

(2) 통증에 영향을 미치는 요인
　① 연령, 불안, 스트레스 요인, 과거의 통증 경험 등
　② 사회문화적 요인: 문화, 종교, 환경, 지지자 등

(3) 통증 사정 방법
　① 통증 사정 방법
- P(Provoking factors): 통증을 악화시키거나 완화시키는 요인
- Q(Quality): 통증이 쑤시는지 예리한지 으스러지는지 무딘지 등의 양상
- R(Region or radiation): 통증 부위, 방사 부위
- S(Severity or intensity): 통증 강도, 통증 심각성 정도
- T(Time): 통증 시기, 통증 지속기간

　② 통증 사정 척도
- NRS: 0(통증 없음)~10점(가장 심한 통증) 중 몇 점인지 측정하여 통증을 사정하는 방법

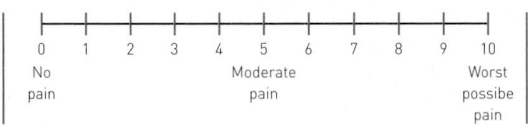

- FPS(얼굴통증척도): 소아환자나 의사소통이 어려운 경우 얼굴표정을 통해 통증을 사정하는 방법

(4) 통증 간호
  ① 약물적 간호중재 [13]
    • 비마약성 진통제
      - 비스테로이드성소염제(NSAIDs)
        ㉠ aspirin, ibuprofen
        ㉡ 부작용: 위장관계의 손상, 출혈
      - acetaminophen
        진통 효과는 아스피린과 유사하나 위장 점막의 손상이 없음
    • 마약성 진통제
      - morphine, demerol, codeine
      - 부작용: 변비, 오심, 구토, 우울, 호흡억제, 혼미
    • 자가조절 진통방법(patient controlled analgesia, PCA) [15]
      - 정맥, 피하, 경막 외 경로 등을 통해 진통제가 투여됨
      - 급, 만성 통증 관리에 효과적
      - 환자 스스로 통증을 조절함, 환자의 독립성 및 통증경감에 대한 만족감 향상
      - 주기적인 근육주사보다 지속적인 진통 유지 가능(혈청 내 진통제의 혈중 농도가 거의 일정하게 유지됨)
      - 과량의 진통제가 투여되는 것을 방지할 수 있음
      - 진통 효과를 최대화하기 위해 대상자의 교육이 필요함
    • 위약효과(placebo effect)
      - 약리작용이 없는 것을 약으로 속여 투여한 후, 유익한 작용이 나타나는 것
  ② 비약물적 간호중재: 전환요법, 이완요법, 심상요법, 피부자극요법, 바이오피드백 등

2 체온 사정 및 조절 간호

1) 체온 조절 기전

  (1) 열생산
    ① 정의: 대사반응 결과, 신체 내 열이 발생하는 것
    ② 열생산 관련 요인: 기초대사율, 근육 활동, 갑상샘 호르몬, 교감신경계(에피네프린, 노르에피네프린)
  (2) 열소실 15 17
    ① 정의: 신체 내 열이 소실되는 것
    ② 열소실 관련 요인
      • 피부에 의한 소실(80%): 복사, 전도, 대류, 증발
      • 이 외 소실: 소화기계, 호흡기계, 비뇨기계의 점막
  (3) 체온조절중추
      • 시상하부: 체내 심부체온을 조절함
      - 시상하부의 전엽: 열소실 중추(혈관 확장, 발한)
      - 시상하부의 후엽: 열생산 중추(혈관 수축, 전율, 한선활동↓, 대사활동↑)

2) 발열 단계에 따른 증상과 간호 19 21 23

  (1) 오한기(상승기) 24
    ① 증상: 추위, 오한, 창백하고 차가운 피부, 소름 돋음, 체온이 오르기 시작
    ② 간호: 담요 적용, 수분섭취 권장, 활동 제한 등
  (2) 발열기(고온기)
    ① 증상: 구강점막 건조, 갈증, 탈수, 허약, 피로, 근육통, 춥거나 덥게 느끼지 않음, 고체온 등
    ② 간호: 수분섭취 권장, 휴식, 미온수 스펀지 목욕, 환기 등
  (3) 회복기(하강기/해열기/종식기)
    ① 증상: 발한, 오한 감소, 상기된 피부, 따뜻한 피부 등
    ② 간호: 오한이 없다면 미온수 스펀지 목욕, 수분섭취 권장, 활동 제한, 가벼운 옷/홑이불 제공 등

3) 고체온과 저체온

  (1) 고체온: 높은 기온의 장기간 노출, 과도한 신체활동, 열소실 기전 손상 등에 의하여 체온이 41℃ 이상 상승하는 것
      예 열피로, 열사병, 열경련
  (2) 저체온: 장시간 추위에 노출되어 열생산 반응이 저하되고 체온이 35℃ 이하로 떨어지는 것
      예 유도된 저체온, 우발적 저체온
  (3) 고체온 대상자의 간호중재 14 15 17
    ① 수분 섭취 증가
    ② 구강 간호(구강위생 및 구강건조 예방)
    ③ 오한이 없을 때 서늘한 환경 유지, 옷이나 담요를 제거하고 시원하게 함
    ④ 탄수화물, 단백질 섭취를 권장함

⑤ 활동을 최소화하고 휴식을 취함(에너지 요구량을 최소화하기 위함)
⑥ 의복과 침구는 깨끗하고 건조하게 유지하도록 함
⑦ 냉요법을 시행함(전신: 미온수 목욕/ 국소: 얼음주머니, 냉습포, 관장법 등)
⑧ 의사 처방에 따른 해열제를 투약함

(4) 저체온 대상자의 간호중재 13
① 체열 생산을 위해 충분한 영양을 공급함
② 전해질 불균형을 예방하기 위해 수액을 주입함
③ 의식적인 근육 활동을 통해 체열 생산 및 순환을 촉진함
④ 젖지 않은 옷으로 갈아 입힘
⑤ 담요를 덮어주거나 머리에 모자를 씌워줌
⑥ 주위 환경을 따뜻하게 유지함
⑦ 온요법을 시행함(전신: 전기담요, 물담요, 가열크레들/ 국소: 더운물주머니, 가열램프 등)

4) 온요법과 냉요법

(1) 온요법과 냉요법의 효과 13 22

구분	온요법	냉요법
혈액순환	증가	감소
호흡수	증가	감소
소동맥혈관	이완	수축
혈액점도	감소	증가
세포대사	증가	감소
염증과정	증가	감소
근육	이완	수축
신경전도	증가	감소
모세혈관 투과성	증가	감소

(2) 온요법과 냉요법의 금기증 16 20
① 온요법 금기증: 출혈, 급성 염증, 악성종양, 감각장애 대상자 등
② 냉요법 금기증: 개방성 상처, 혈액순환장애, 감각장애 대상자 등

(3) 온요법 13
① 건열/습열의 장단점

구분	건열	습열
장점	• 화상 위험이 적음 • 피부의 침윤을 초래하지 않음 • 열을 더 오래 보유할 수 있음	• 조직 속으로 깊이 침투함 • 피부 건조를 감소시킴 • 삼출물을 연화시킴 • 발한 등의 불감성 수분 손실을 유발하지 않음
단점	• 발한으로 체액손실이 증가함 • 조직 속으로 열이 깊게 침투하지 못함 • 피부 건조를 유발함	• 습기의 증발로 열소실이 쉬움 • 수증기로 인한 화상 위험이 큼(수증기가 열을 전도하기 때문) • 장시간 적용은 피부의 침윤을 초래함
예	• 더운물주머니, 전기가열패드, 가열램프, 가열크래들	• 뜨거운 찜질, 좌욕, 온욕, 온침수, 미온수 스펀지 목욕

② 건열
- 더운물주머니: 원하는 부위에 쉽게 적용 가능함(주머니의 1/3~1/2 정도만 더운물을 넣고 공기를 뺀 후 적용함), 적용 부위에 바셀린 연고를 바르거나 수건을 대줌(피부 손상을 예방하기 위함)
- 전기가열패드: 전기를 이용한 방법으로 화상 및 감전에 주의함
- 가열램프: 국소부위의 혈액순환 증진을 위함(정해진 거리를 두고 약 15분간 적용)
- 가열크래들: 신체의 넓은 부위에 적용 가능함(정해진 거리를 두고 약 15분간 적용)

③ 습열
- 온습포: 더운물에 적셔서 국소부위에 적용함
- 좌욕: 골반 및 회음부의 혈액순환 증진을 위해 적용함(40~45℃의 물을 약 15분간 적용)
- 온침수: 화상 혹은 외과적인 절개부위를 약용 액체 또는 온수에 담가 적용함(국소 혈액순환 증진, 화농 촉진, 넓은 부위의 청결 도모 및 약물 적용 등)

(4) 냉요법
① 건냉
- 얼음주머니: 원하는 부위에 쉽게 적용 가능함(주머니의 1/3~1/2 정도만 얼음을 넣고 공기를 뺀 후 적용함)
- 저체온 담요: 전신에 적용 가능함

② 습냉
- 냉찜질: 얼음물에 거즈나 수건을 적셔 적용함
- 미온수 스펀지 목욕: 미지근한 물(약 30~38℃)에 스펀지를 적셔 부드럽게 닦아줌, 노출 최소화(적용 부위만 노출, 오한 방지) 25

  참고 미온수 스펀지 목욕은 체표면과 혈류간 대류기전, 체표면의 증발기전을 통한 열소실 방법임

3 임종 징후 사정 및 간호

1) 퀴블러 로스의 죽음에 대한 심리적 단계 15 21 23 25

1단계	부정	• 충격적인 사실을 부정함으로써 현실에 대한 혼란과 아픔을 이겨내고자 하는 단계 • 대상자의 부정을 이해하고 지지해야 함
2단계	분노 25	• 자신에게 왜 이러한 일이 일어났는지 분노하며 처한 상황, 신, 모든 대상에게 표출하는 단계 • 정상적인 반응임을 이해하도록 도움, 대상자의 반응에 화를 내지 말고 인내와 관용으로 이해하도록 함
3단계	타협 15 21	• 생명을 연장하기 위하여 착실한 행동을 하며 신과 협상하려는 단계 • 현실을 직시할 수 있도록 돕고 대상자를 지지함
4단계	우울	• 더 이상 병을 부인하지 못하면서 극도의 상실감과 우울감이 나타나는 단계 • 대상자가 적극적으로 슬픔을 표현할 수 있도록 지지함
5단계	수용 23	• 자신의 죽음에 대해 받아들이는 단계 • 대상자의 사회활동 참여요구가 감소함을 이해하도록 돕고, 환자 곁에서 지지해주는 것이 필요함

2) 임종 징후 및 간호

(1) 임종의 임상적 징후 14
  ① 근긴장도 상실
    • 안면근 이완, 연하곤란, 구토반사, 상실, 오심, 대소변 실금, 신체 움직임 감소
  ② 순환 저하
    • 사지에 반점, 청색증, 발 → 손 → 귀 → 코 순서로 피부가 차가워짐
  ③ 활력징후 변화
    • 혈압 하강
    • 약하고 느린 맥박
    • cheyne stokes 호흡, 빠르고 얕고 불규칙적인 호흡, 비정상적으로 느린 호흡, 구강호흡
  ④ 감각 손상
    • 감각 반사 감소, 시각 → 미각/후각 → 청각 순으로 감각이 소실됨

(2) 임종 대상자의 간호중재
  ① 대상자의 이야기를 경청함(대상자의 고독감 및 우울감을 경감시킬 수 있음)
  ② 진실만을 이야기하고 현실에 바탕을 둔 정보를 제공
  ③ 대상자의 자아신뢰감, 존엄성, 자아 가치를 유지할 수 있도록 지지함
  ④ 가족이나 의미 있는 사람의 방문을 격려함, 밤에 누군가 대상자의 곁에 있도록 함
  ⑤ 평상시 듣던 음악을 듣게 해주거나 말없이 함께 있어주는 것도 도움이 됨
  ⑥ 목욕 및 린넨 교환, 실금이 있다면 흡수성 패드 적용, 필요 시 변비약 사용 등

3) 사후 변화 및 간호

(1) 사후 신체 변화 [19]

① 사후강직 [22]
- 사망한 지 2~4시간 후 시신이 경직되는 현상
- 불수의적 근육(심장, 방광 등)부터 시작되어 머리, 목, 몸통, 사지로 진행됨
- 사후강직이 오기 전, 시신의 자세를 바로 잡고, 눈을 감김 (보통 사망 후 약 96시간이 되면 사후강직이 끝남)

② 사후한랭(사후체온하강)
- 사망 후, 체온이 점차적으로 저하되는 현상
- 혈액 순환이 정지되고 시상하부의 기능이 정지되면 체온은 실온이 될 때까지 1시간당 약 1℃씩 하강함
- 체온이 소실되면서 피부는 탄력성을 상실하여 피부가 쉽게 파괴될 수 있음

③ 사후시반 [23]
- 혈액순환이 정지된 후, 적혈구 파괴로 헤모글로빈이 방출되어 주위 조직이 변색되는 현상
- 신체의 가장 낮은 부위인 발 혹은 압력을 받는 부위에서 나타남

④ 각막혼탁

- 사후 신체 변화 순서
  - 강직 → 체온하강 → 피부변색 → 각막혼탁 → 조직연화 → 연조직 액화

(2) 사후처치 및 간호 [13] [16] [20] [21] [24] [25]
① 가능한 빨리 유가족에게 환자의 사망을 알리고 간호 수행
② 사용했던 의료 기구를 모두 제거함
③ 삽입된 각종 튜브를 피부에서 2.5cm 이내로 자른 후 그 부위에 테이프를 붙임
④ 오염된 드레싱을 제거하고 깨끗한 드레싱으로 교환
⑤ 분비물에 의해 더러워진 신체 부위는 따뜻한 물수건으로 닦아줌
⑥ 사체의 머리 밑에 작은 베개를 괴어주어 10~15° 정도 머리 부분을 올려줌
⑦ 둔부 밑에 흡수용 패드를 대어줌(항문, 질 등을 솜으로 막음)
⑧ 머리를 빗어주고, 핀이나 장신구는 제거함(의치는 다시 끼워줌)
⑨ 손바닥은 아래로 가게 하여 양 옆에 붙이거나 배 위에 가로질러 놓음
⑩ 홑이불을 완전히 펴고 사체를 눕힌 상태에서 한 쪽 발목 혹은 손목, 수의 표면에 이름표를 붙임
⑪ 사체에 대한 모든 준비가 끝나면 사체를 영안실로 내려 보냄

- 임종 후 간호기록 [13]
  - 사망시각, 사망선언 의사, 처치한 내용, 간호수행, 삽입관의 종류/위치, 분비물 배액, 남긴 물건, 병실 퇴실시간 등

6장 | 안전 요구

1 낙상 및 사고위험 사정

1) **안전에 영향을 미치는 요인** 16 17 18 22
    (1) 성장발달단계: 발달단계에 따른 특수한 안전 위험 요인이 있음
        ① 영아, 유아, 학령전기: 위험에 대한 자각 부족으로 안전사고가 발생함
            예 낙상, 화상, 감전, 중독, 익사
        ② 학령기: 생활반경은 넓어지나 행동조정이 잘 되지 않아 안전사고가 발생함
            예 운동장 등 놀이와 관련된 안전사고(두부 손상)
        ③ 청소년기: 도전적인 활동을 즐기는 시기로 행동 변화가 많아 안전사고가 증가함
            예 스포츠 활동과 관련된 안전사고
        ④ 성인: 생활습관 관련 및 안전 불감증, 피로와 관련된 안전사고가 많음
            예 음주, 흡연, 약물, 과도한 스트레스
        ⑤ 노인: 질병 및 감각저하 등 노화와 관련된 안전사고가 많음
            예 낙상
    (2) 생활양식: 위험한 작업환경, 스트레스나 불안도 높은 경우 등
    (3) 기동성: 움직임의 제한(편마비, 척수 손상, 휠체어/보행기와 같은 보조기구 사용 등)
    (4) 감각 기능 및 지각: 시각, 청각 등의 기능 저하(환경에 대한 민감성 및 위험 감지 능력을 저하시킴)
    (5) 인지 기능, 의사소통 능력: 인지 기능 및 의사소통 능력의 저하(안전사고에 대한 대처능력을 저하시킴)
    (6) 안전의식: 안전수칙에 대한 인식 여부(약품 보관, 투약 방법, 유통기한 확인 등)
    (7) 건강상태 및 정신사회적 상태: 만성적인 질병 여부, 주의집중이나 외부자극에 대한 지각 상태(우울, 스트레스, 사회적 고립 등)

2 낙상 및 사고예방 간호

1) **신체보호대(억제대)**
    (1) 억제대의 목적 및 적응증
        ① 대상자의 움직임을 억제하여 안정적인 치료를 하기 위함
            • 정맥주사 및 튜브 및 드레싱 제거의 위험이 있는 대상자 등
        ② 낙상 등의 안전사고를 예방하기 위함
            • 어린이 혹은 혼돈 상태의 대상자, 낙상 고 위험군 등
        ③ 대상자 자신 혹은 타인에게 손상을 입힐 위험이 있을 때 이를 방지하기 위함
            • 불안정한 상태로 폭력성을 보이는 대상자 등

(2) 신체보호대(억제대)의 종류 14 17 18
　① 화학적 억제대
　　• 대상자의 행동을 조절하기 위하여 약물을 투여함
　　　[예] 항불안제, 진정제, 수면제 등
　② 물리적 억제대
　　• 대상자의 움직임을 제한하게 하는 억제대를 적용함
　　　[예] 재킷 억제대, 벨트 억제대, 사지 억제대, 장갑 억제대, 팔꿈치 억제대, 전신 억제대 등

재킷 억제대 18	• 대상자의 등 쪽에서 적용하는 억제대 • 의자나 휠체어에 앉을 때, 침대에 누워있는 동안 낙상을 방지하기 위함 • 지나친 흉부압박으로 숨이 막히거나 질식을 유발하지 않는지 주의 깊게 사정함
벨트 억제대	• 대상자의 가슴이나 복부에 적용하는 억제대 • 운반차나 휠체어에 앉아 있는 동안 낙상을 방지하기 위함 • 적용 부위가 지나치게 조이지 않는지 주의 깊게 사정함
사지 억제대	• 손목과 발목에 적용, 사지 혹은 일부의 움직임을 제한하는 억제대 • 붕대와 드레싱 패드를 이용하여 8자 억제대(clove hitch)를 만들어 적용함
장갑 억제대 14	• 벙어리장갑 모양의 억제대 • 신체에 삽입된 기구나 각종 튜브, 드레싱 등을 보호하기 위함 • 긁는 행위를 방지하여 피부 손상을 예방함
팔꿈치 억제대 23	• 천 안에 설압자 같은 것을 끼워 만든 억제대 • 영아들의 팔꿈치 굴곡을 예방하여 정맥주사 및 상처부위 긁는 것을 방지함
전신 억제대	• 몸통과 사지 모두를 홑이불을 이용해 억제함 • 영아의 머리 또는 목 부위의 정맥투여나 채혈, 검사 및 치료를 용이하게 함

(3) 신체보호대(억제대)의 적용법 16 19 21 22
　① 억제대 적용의 필요성을 주의 깊게 사정함
　　• 억제대는 대상자의 움직임을 제한하므로 최후의 수단으로 사용되어야 함
　　• 의사의 처방에 따라 억제대 적용이 이루어짐
　　• 대상자와 가족에게 억제대의 필요성을 충분히 설명함
　　• 보호의 목적으로 일시적이며 최소한으로 적용해야 함
　② 가능한 최대한의 움직임(ROM)이 가능하도록 억제대를 적용함
　③ 뼈가 돌출된 부위는 패드를 적용함 → 피부손상 방지
　④ 두 개의 손가락이 들어갈 정도의 여유를 두고 억제대를 적용함 → 혈액순환 증진 및 피부손상 예방
　⑤ 정상적인 신체선열을 유지한 채로 억제대를 적용함
　⑥ 매듭은 잡아당길 때 조여져서는 안되며 응급상황에서 쉽게 풀 수 있어야 함

⑦ 억제대는 침상난간이 아닌 침상틀에 묶음
⑧ 억제대 적용부위의 혈액순환 및 피부상태를 사정함
- 혈액순환 및 피부손상 여부를 지속적으로 주의 깊게 사정함
- 2~4시간마다 적어도 30분 간 억제대를 풀어 혈액순환을 도움
⑨ 대상자를 정서적으로 지지하고 보호를 위한 중재임을 인지하도록 도움
⑩ 억제대 제거 및 사용 신체 부위를 줄이기 위해 환자 상태를 주기적으로 사정함

2) 낙상

(1) 낙상 위험요인 15 18 20 23 24 25

노인, 아동, 낙상 과거력, 시력 및 균형감각 손상(마비), 보행 장애(목발 등 보조기구 사용), 유전성 질환, 자율신경계 장애, 약물 복용(이뇨제, 신경안정제, 수면제, 진정제, 진통제, 항우울제 등), 혼돈 상태, 지남력 상실 등

(2) 낙상 예방 간호 14 16 19 20 21 24 25

① 입원 시 침상 난간을 반드시 올리도록 함
② 침대의 높이를 낮게 유지하도록 함
③ 누워 있다가 일어설 때에는 서서히 일어서도록 격려함(체위성 저혈압으로 어지러울 수 있음)
④ 욕실 바닥에 미끄럼 방지 매트를 깔고 미끄럼 방지 슬리퍼 등을 착용하도록 함
⑤ 밝은 조명을 사용하며 야간등을 설치하여 밤에도 바닥을 밝히도록 함(전기코드에 걸려 넘어지지 않도록 벽면에 부착하여 고정함)
⑥ 주위에 어지럽게 흐트러진 물건 등을 정리하도록 함
⑦ 침대 옆에 탁자를 두고 필요한 물건은 손 닿을 수 있는 곳에 가까이 두도록 함
⑧ 발 크기에 맞는 적당한 신발을 신도록 함
⑨ 휠체어 사용 전후, 잠금장치를 잠가 고정시킴

3) 기타 안전사고

(1) 질식
① 원인: 익수, 이물질 흡입, 가스 또는 연기의 흡입 등
② 예방 간호
- 아동에게 호발, 침구, 물놀이, 장난감, 음식 섭취 등에 주의가 필요함
- 심폐소생술과 기도유지 방법(하임리히법) 등을 교육함

(2) 화재
① 원인: 흡연, 전기합선, 누전 등
② 예방 간호
- 화재발생 시 필요한 비상전화번호 전화기 옆에 비치함
- 화재감지기 설치 및 관리, 가연성물질의 철저한 관리 등
- 소화기 비치, 사용법 숙지
- 화재 발생 시, 젖은 헝겊으로 코와 입을 막고 바닥에 엎드려서 탈출하도록 함

- 화재 발생 시, 대처방법
  - 대상자 대피
  - 화재 신고
  - 화재 확산 방지
  - 화재 진압

(3) 중독
① 원인: 독성물질의 부주의한 관리, 자살시도 등
② 예방 간호
- 라벨을 붙여 독성물질을 구분하여 관리하도록 함
- 독성물질 등이 어린이 손에 닿지 않도록 관리함
- 독성물질의 해독방법 또는 노출 시 대처법을 교육함

3 감염 사정

1) 감염의 이해

(1) 감염 회로 17
① 구성요소: 감염원, 저장소, 탈출구, 전파방법, 숙주의 침입구, 감수성 있는 숙주
- 감염 회로가 완성되면 감염이 발생함
- 감염예방을 위해 감염 회로의 고리를 끊어야 함

② 감염원(병원체, 병원성 미생물)
- 감염을 일으킬 수 있는 인자
- 박테리아, 바이러스, 곰팡이, 기생충 등
- 영향을 미치는 요인: 미생물의 수/독성/생존력, 숙주의 감수성

③ 저장소(병원소)
- 미생물의 성장, 증식을 위한 서식지
- 사람(피부, 체모, 혈류, 비강관 등), 보균자, 동물, 음식물, 물, 토양 등

④ 탈출구
- 감염원이 저장소에서 나오는 경로
- 호흡기계, 소화기계, 비뇨기계, 생식기계, 손상된 피부, 혈액, 체액 분비물 등

⑤ 전파방법 14
- 다양한 방법과 경로를 통해 저장소로부터 전파됨
  - 접촉: 직접접촉(신체적 접촉, 성적 접촉 등), 간접접촉(오염된 기구, 드레싱 등)
  - 공기: 비말접촉, 미세입자, 먼지 등(기침, 재채기)
  - 매개체: 오염된 혈액, 물, 음식물, 장난감, 주삿바늘, 드레싱 물품 등
  - 중개물: 모기, 진드기, 조류, 소, 돼지 등

⑥ 숙주의 침입구
- 새로운 숙주로 미생물이 들어가는 통로
- 저장소의 탈출구와 유사함

⑦ 감수성 있는 숙주 [22]
- 감염원에 대한 숙주의 반응성, 민감성 정도
- 면역력(저항력)과 역상관관계, 면역력이 저하되었을 때 감염성이 높음
- 민감성, 감수성이 높은 대상자는 감염성이 높음

(2) 감염 단계
① 잠복기: 병원체에 의해 침범되어 감염증상이 나타나기까지의 기간
② 전구기: 질병 초기의 비특이적인 증상이 나타나는 기간, 감염 확산의 위험이 있음
③ 발병기: 질병에 따른 징후와 증상 발현
④ 회복기: 감염에서 회복되는 시기

2) 감염에 영향을 주는 요인
연령, 유전적 요인, 영양상태, 피로, 스트레스, 생활습관, 질병, 건강상태, 면역상태 등

3) 감염에 대한 신체 방어기전
(1) 1차 방어(비특이적 방어) [16] [21]
① 피부, 타액, 구강 점막, 소장 등
② 정상 상주균 존재: 미생물의 성장을 억제하고 항세균성 물질을 분비함

(2) 2차 방어(비특이적 방어)
① 조직 내 침입한 균에 대한 식균작용과 염증반응

(3) 3차 방어(특이적 방어)
① 체액성 면역: B림프구가 항원에 대한 항체를 형성하여 항원을 제거함
② 세포성 면역: T림프구가 독성물질을 형성하여 항원을 제거함

- 면역 획득 방법
  - 능동면역: 숙주가 병원균과 접촉 후 획득되는 면역 [예] 자연능동면역, 인공능동면역(예방접종) [23]
  - 수동면역: 만들어진 항체를 투여해서 획득되는 면역 [예] 자연수동면역, 인공수동면역

4 감염 관리

1) 표준주의 [13] [14] [16] [17]
- (1) 정의: 의료기관 내에서 질병의 종류와 상관없이 모든 대상자에게 적용하는 가장 기본적인 지침
- (2) 적용: 환자의 혈액, 체액, 분비물, 배설물, 손상된 피부와 점막을 다룰 때 표준주의에 따라 환자를 진료하여 의료인 스스로를 보호하며 환자의 안전을 도모함
- (3) 내용 [20] [24]
  - ① 장갑 착용에 관계없이 혈액, 체액, 분비물, 배설물, 오염된 물건과 접촉한 후에는 손을 씻음
  - ② 멸균장갑을 착용하기 전 손위생을 시행함
  - ③ 혈액, 체액, 분비물, 배설물, 오염된 물건을 만질 때는 청결한 장갑을 착용함
    - 장갑 사용 후 오염되지 않은 물건의 표면에 접촉하기 전에 장갑을 벗음
    - 장갑을 벗은 즉시 손위생을 시행함
  - ④ 혈액, 체액, 분비물, 배설물이 튈 염려가 있으면 마스크, 보안경, 얼굴가리개, 가운(비멸균)을 사용함
    - 더러워진 가운으로 다른 사람이 전파되는 것을 방지하기 위해 주의 깊게 벗음
    - 가운을 벗은 후에는 손위생을 시행함
  - ⑤ 혈액, 체액, 분비물 또는 배설물에 의해 오염된 기구들은 미생물이 다른 사람이나 환경에 전파되는 것을 방지하기 위해 주의 깊게 다룸
    - 재사용될 수 있는 기구들은 청결히 하고 적절한 과정으로 처리함
  - ⑥ 혈액, 체액, 분비물 또는 배설물로 오염된 린넨은 전파되는 것을 방지하기 위한 방법으로 운송하고 처리함
  - ⑦ 칼날이나 주사침 같은 기구로부터의 손상을 방지하기 위해 내구성이 강한 용기에 보관함

2) 전파경로별 주의지침 [14] [17] [19] [22]
- (1) 공기주의
  - ① 비말핵의 크기가 5 마이크론 이하인 병원균에 의한 감염 전파
    - 예) 홍역, 수두, 결핵 등
  - ② 중재: 음압 1인실 격리, 특수 마스크 착용 등
    - 예) N95 마스크
- (2) 비말주의
  - ① 비말핵의 크기가 5 마이크론 이상인 병원균에 의한 감염 전파
    - 예) 성홍열, 풍진, 디프테리아, 이하선염 등
  - ② 중재: 1인실 격리 혹은 코호트 격리, 마스크나 호흡 보호구 사용
- (3) 접촉주의 [23]
  - ① 대상자나 환경과의 직접접촉 혹은 간접접촉에 의한 감염 전파
    - 예) MRSA, VRE, Clostridium difficile 등
  - ② 중재: 격리 혹은 코호트 격리, 장갑이나 가운 등 개인 보호구 사용(가장 마지막에 장갑 착용)

3) 격리와 역격리 [13]

구분	격리	역격리
정의	• 전염성 병원체에 감염된 환자로부터 입원한 다른 환자 및 보호자, 병원직원들의 감염을 방지하기 위한 보호적 조치	• 면역력이 떨어져있는 환자를 외부균으로부터 보호하기 위한 조치
적응증	• 결핵, 홍역, 수두 등	• 신생아, 백혈병, 장기이식, 화상 등
중재	• 음압병실 사용 • 사용물품 및 기구는 병실 안에 두고 사용하며, 린넨통과 쓰레기통은 문 안에 위치하도록 함 • 방문은 닫아 두어 공기순환이 없어야 함 • 대상자는 격리실에 있는 화장실을 사용하도록 함 • 가능한 일회용품을 사용하도록 함	• 양압병실 사용 • 내과적 무균법 실시 • 방문은 닫아 두어 공기순환이 없어야 함 • 환자에게 사용하는 모든 물품은 사용 전에 멸균된 상태여야 함 • 마스크, 신발덮개, 가운 등 모든 물품은 멸균 혹은 소독한 후 사용함

4) 내과적 무균법과 외과적 무균법

내과적 무균법
[16] [25]
	• 정의
	  - 미생물의 수를 줄이는 것
	  - 미생물의 전파를 막는 것
	• 기본원칙
	  - 내과적 손 씻기 [22]
	    ㉠ 비누나 세제, 물을 사용하여 손을 씻거나 손 소독제만을 이용한 손 씻기
	    ㉡ 손이 팔꿈치보다 아래에 위치한 상태에서 흐르는 물에 비누를 묻혀 30초 정도 강하게 비비면서 씻음
	    ㉢ 물로 헹군 후 일회용 타월로 완전히 건조시키며, 사용한 타월은 반복사용하지 않음
	  - 마스크 및 가운 착용
	  - 장갑 착용(개방식)

외과적 무균법
[14] [16] [18] [19] [21]
	• 정의
	  - 아포를 포함한 미생물이 전혀 없는 것
	• 적응증: 도뇨관 삽입, 욕창/화상 드레싱, 정맥 내 카테터 삽입 등 [23] [25]
	• 기본원칙
	  - 외과적 손 씻기
	    ㉠ 솔과 소독제를 이용하여 피부 주름 및 손톱 밑까지 씻음
	    ㉡ 손을 팔꿈치보다 위에 위치한 상태에서 2~5분 동안 솔로 소독비누를 이용하여 깨끗하게 닦음

- 멸균포 열기
    - ⓐ 멸균 날짜 확인
    - ⓑ 열 때 순서: 먼 쪽 → 측면 → 가까운 쪽
    - ⓒ 닫을 때 순서: 가까운 쪽 → 측면 → 먼 쪽
    - ⓓ 소독포의 가장자리, 외측만을 만져야 함(가장자리 2.5cm는 오염된 것으로 간주)
- 멸균용액 따르기 15
    - ⓐ 병뚜껑의 내부는 무균, 입구와 외부는 오염된 것으로 간주함
    - ⓑ 뚜껑을 열고 들고 있을 때: 뚜껑의 내부가 아래로 가도록 함
    - ⓒ 뚜껑을 열고 바닥에 내려 놓을 때: 뚜껑의 내부가 위로 가도록 함
    - ⓓ 라벨이 붙은 쪽을 위로 가게 하여 잡고 멸균용액을 따름(라벨이 젖는 경우 미생물이 자랄 수 있고 라벨의 표기사항이 지워질 수 있음)
    - ⓔ 사용 전 멸균용액을 소량 버림(용기 입구의 오염물 제거를 위함)
    - ⓕ 멸균용액이 튀지 않을 정도의 높이로 용기를 듦
- 이동섭자 사용법
    - ⓐ 멸균된 물품을 옮길 때 사용함
    - ⓑ 겸자 끝이 항상 아래를 향하게 하며 허리높이에서만 사용함(오염 방지)
- 장갑 착용(폐쇄식)
• 멸균상태가 유지되지 않는 경우 21
    - 찢어지거나 개방된 포장지
    - 멸균 유효기간이 지난 경우
    - 오염된 물품과 접촉한 경우
    - 오염 여부가 확실하지 않은 경우

5) 소독과 멸균

(1) 소독
① 정의: 아포를 제외한 병원 미생물의 수를 감소 또는 약화시키는 것 21
② 소독의 종류

구분	방법	특성
자비소독	• 100℃ 이상의 끓는 물에 담가 소독	• 가정에서도 사용하기 쉬움 • 아포, 일부 바이러스 제거 불가능
자외선소독	• 자외선을 통한 소독	• 음식, 약 등 열에 민감한 제품에 사용 • 비싸며 침투력이 약함
소각법	• 불에 태우는 소독	• 오염된 의류, 목재, 전염병 사체 등에 사용 • 공기오염을 유발함

(2) 멸균
　　① 정의: 아포를 포함한 모든 미생물들을 사멸시키거나 제거하는 것

구분	방법	특성
가압(고압)증기멸균 13 21 22 25	• 높은 압력과 온도로 모든 미생물과 아포를 파괴	• 가장 확실한 멸균방법 • 편리하고 독성이 없으며, 경제적임 • 수술용 기기, 물품, 거즈, 린넨, 스테인레스 기구 등에 적용 가능 • 고무제품, 내시경은 사용 금지
EO gas 멸균 (Ethylene Oxide gas / 산화에틸렌가스) 17 24	• EO 가스를 이용한 멸균법	• 침투력이 좋고 효과적이나 비쌈 • 독성이 있으므로 충분한 환기 후 사용해야 함 • 고무제품, 내시경, 각종 플라스틱, 정밀한 수술 기구 등 열과 습기에 약한 기구에 적용 가능

(3) 내시경 소독제
　　① 특징: 내시경은 혈관에 직접 접촉하지 않으므로 멸균이 필요하지 않으나, 위장관 점막에 접촉하므로 고수준의 소독이 요구됨
　　② 내시경 소독제의 종류 20: 글루타르알데히드, 올토프탈데히드, 과초산, 전해산성수 등

6) 의료폐기물의 종류 19
　(1) 격리의료폐기물: 감염병으로 격리된 사람의 의료행위에서 발생한 일체의 폐기물
　(2) 위해의료폐기물
　　　① 조직물류폐기물: 인체 또는 동물의 조직, 장기, 기관, 신체의 일부, 동물의 사체 등
　　　② 병리계폐기물: 시험, 검사 등에 사용된 배양액, 배양용기, 폐시험관 등
　　　③ 손상성폐기물: 주삿바늘, 봉합바늘, 수술용 칼날 등 23 25
　　　④ 생물화학폐기물: 폐백신, 폐항암제, 폐화학치료제
　　　⑤ 혈액오염폐기물: 폐혈액백, 혈액투석 시 사용된 폐기물 등
　(3) 일반의료폐기물: 혈액, 체액, 분비물, 배설물이 함유되어 있는 탈지면, 붕대, 거즈, 일회용 기저귀, 생리대, 일회용 주사기, 수액세트

5 투약 간호

1) 투약의 기본 원칙
(1) 약물의 작용 [14]

치료적 효과	약물로부터 기대되는 1차적인 효과, 약물 투여 이유, 처방 시 기대되는 효과
부작용	질병 치료에 필요하지 않은 작용, 예측할 수 있지만, 피할 수 없는 2차적인 효과
역효과	원치않고, 의도하지 않고, 예측할 수 없는 심각한 약물반응
독작용	• 신체기관, 조직에 대한 약물의 해로운 효과 • 대사나 배설기능의 저하로 약물이 축적되어 발생 • 약물을 높은 용량으로 장기 복용했을 때 발생
알레르기 반응	• 약물에 대한 감수성(면역학적으로 첫 번째 투여한 약물에 민감해진 경우) 반복투약 하면 약물에 대한 알레르기 반응 발생 • 심한 반응: 아나필락틱 반응
약물내성	• 약물을 장기간 복용했을 때 특정 약물에 대한 대사 작용이 낮아져 용량을 증가해야 이전과 같은 치료 효과가 나타남 • 기대되는 치료적 효과 유지하기 위해 용량 증가
축적효과	약물을 반복사용 한 경우 약물의 흡수에 비하여 배설 또는 해독의 속도가 늦어 생체 내에 약물이 축적됨
약물오용	• 약물 부적절 사용 • 과량(overuse) or 과소(underuse) • 약물 잘못 사용, 금기약물 사용
약물남용	알코올, 각성제, 카페인, 담배, 진정제와 신경안정제 등의 지속적인 약물 사용을 주기적으로 부적절하게 사용
상호작용	• 약물을 한 종류만 투여했을 때보다 두 종류 또는 그 이상의 약물을 동시에 투여했을 때의 효과 - 상승작용: 약물효과가 증가되어 약물 작용 이상의 효과가 나타남 - 길항작용(대항작용): 약물효과가 억제되거나 독성을 유발함 - 상가효과: 각 약물의 산술적 합의 효과가 나타남

(2) 투약의 5가지 원칙 [22] [23]
　① 정확한 대상자(Right patient)
　② 정확한 약(Right drug)
　③ 정확한 용량(Right dose)
　④ 정확한 시간(Right time)
　⑤ 정확한 투여경로(Right route)

(3) 투약처방의 필수요소 및 종류
　① 투약처방의 7가지 필수요소: 대상자 성명 & 등록번호, 날짜, 시간 & 횟수, 약명, 용량, 투여경로, 처방한 의사서명(위의 내용 중 하나라도 누락이 있다면 투약을 보류해야 함)
　② 투약처방의 종류
　　• 정규처방: 현재 약을 투여 중단하라는 처방이 서면으로 내려질 때까지 계속해서 투약
　　• 1회 처방: 특별한 경우에 한 번만 투약
　　　예 수술 전, 진단적 검사 전 등
　　• 즉시처방: 처방이 내려진 즉시 1회에 한해 투여되는 처방
　　　예 대상자의 상태가 갑작스럽게 바뀔 때에 응급으로 처방
　　• 필요시 처방: 정규처방 아님, 단, 의사의 p.r.n 처방이 있어야 함
　　　예 간호사가 약물투여의 필요성이 있다고 판단할 때 투약
　　• 구두 또는 전화처방: 응급 시, 전화 또는 구두로 처방
　　　예 처방 내용을 읽어서 다시 확인함(read-back 방법) → 24시간 이내에 반드시 처방을 받아야 함
(4) 투약 관련 주의사항 22 23
　① 투약의 5가지 원칙을 항상 적용함(개방형 질문으로 환자를 확인함)
　② 약품 준비 전 반드시 손을 씻고 한 번에 한 명의 대상자 투약만 준비함
　③ 투약을 준비한 간호사가 직접 투여하며 대상자가 약을 먹는 것을 확인함, 투약 후에는 바로 기록함
　④ 알아보기 어려운 처방은 처방자에게 확인함
　⑤ 용량 오류 예방을 위해 다른 간호사와 이중 확인을 함

2) **투약관련 용어** 21 24 25

		ac	식전
		pc	식후
		hs	취침 전
		STAT	즉시
SL		SubLingual	설하
		q2hr	2시간마다
		q4hr	4시간마다
		q6hr	6시간마다
		q8hr	8시간마다
		qd	하루 한 번 (매일)
		bid	하루 두 번
		tid	하루 세 번
		qid	하루 네 번
		qod, EOD	이틀에 한 번 (격일)
ID		IntraDermal	피내

IHD	IntraHepatic Duct	간내 관
IM	IntraMuscular	근육 내
IP	IntraPeritoneal	복강 내
IT	IntraThecal	척추강 내
IV	IntraVenous	정맥 내
KVO	Keep Vein Open	정맥혈관 유지
PO	Per Os(by the mouth)	경구
PR	Per Rectum	경직장
PRN	Pro Re Nata, as necessary	필요 시

3) 약물계산 공식 13 18 19 20 21 22 23

- 비례식 약물계산
  약의 용량: 용액의 양 = 필요한 용량: 주입해야 할 용액의 양

- 시간당 주입량(ml/hr) = $\dfrac{\text{총 주입량(mL)}}{\text{주입시간(hr)}}$

※ 수액세트 기준: 20gtt/ml

- 1분당 방울수(gtt/min) = $\dfrac{\text{주입량(mL)} \times 20\text{gtt/mL}}{\text{주입시간(hr)} \times 60\text{min}}$

  1분당 방울수(gtt/min) = 시간당 주입량 ÷ 3
  시간당 주입량(ml/hr) = 1분당 방울수 × 3

- 1방울 점적에 걸리는 시간(sec/gtt) = $\dfrac{\text{주입시간(hr)} \times 60\text{min} \times 60\text{sec}}{\text{주입량(mL)} \times 20\text{gtt/ml}}$

4) 투약의 종류

(1) 경구투약
  ① 경구투약의 정의: 약물을 구강으로 투여하는 것
  ② 경구투약의 효과 및 특징
   • 삼키거나, 스스로 투여 가능함
   • 부작용이 적어 널리 이용하는 투약 방법
   • 대부분 소장, 일부 구강, 위 점막을 통해 흡수됨
  ③ 금기증 16 22 : 연하곤란, 의식이 불분명한 경우(무의식 등), 금식하는 경우(수술, 손상, 종양 등), 구토하는 경우

④ 간호중재 [18] [21] [24]
- 흡인예방 [20]
  - 경구 약물 투여 전에 대상자의 삼키는 능력을 확인함
  - 가능하면 똑바로 앉거나 신체 상부를 높인 체위를 취함
  - 흡인 위험이 심각한 수준이면 다른 경로로 투여함
  - 삼킬 수 없는 경우 비위관을 통해 약물을 투여함
  - 편마비가 있는 경우 건측의 입 속으로 약을 넣어 삼키도록 함
  - 빨대는 섭취량 조절이 어렵고, 흡인 가능성이 있으므로 가급적 사용하지 않음
- 액체 성분의 약
  - 컵, 주사침이 없는 플라스틱 주사기 이용하여 복용하도록 함
  - 약은 잇몸과 뺨 사이에 넣어 구개반사를 방지함
  - 약 컵을 이용할 때는 눈높이에서 필요한 만큼 물약을 따른 후 오목한 면의 가장 아래쪽(기저면)에 눈금을 맞춰 준비함
- 한 번에 한 알씩 약물을 차례대로 삼킨 후에 다음 약 투여
- 대상자가 약을 다 먹는 것을 확인해야 함
- 되도록 약물의 형태를 변경하지 않음
- 특별 투여 방법 [24]
  - 염산(에나멜층 손상), 철분제제(치아 착색, 에나멜층 손상)의 경우: 빨대를 사용해 희석하여 먹거나, 약물복용 후 물로 충분히 헹구어 냄
  - 함당정제: 입 안에서 천천히 약물을 녹혀 섭취함
  - 약이 써 경구투약을 거부하는 경우 투여 전 얼음조각을 입에 물도록 함

(2) 피내주사 [15]
  ① 피내주사의 목적
    - 결핵을 진단하기 위함(투베르쿨린 반응검사)
    - 약물의 피부반응검사를 위함(항생제 피부반응검사)
    - 예방접종을 시행함(BCG 접종)
  ② 피내주사의 부위
    - 전완의 내측면, 상완의 측후면, 흉곽의 상부, 견갑골 아래
  ③ 피내주사의 절차 [15] [23] [24]
    참고 1mL 주사기 사용(26~27 G 바늘), 약물은 소량 주입(0.01~0.05mL)

- 주사부위를 알코올 솜으로 깨끗이 닦고 팽팽하게 잡음
- 주사의 경사면을 위로 하여 10~15° 각도로 주삿바늘을 삽입함
- 2mm정도를 살짝 삽입하여 진피에 위치함
- 내관을 눌러 작은 구진을 형성함(3~4mm) 참고 구진의 가장자리를 표시함
- 주사침을 빨리 제거하고 마사지하지 않음
- 정해진 시간이 지난 후 주사부위 및 대상자의 반응을 사정함
  - 약물의 알레르기 반응검사: 15~30분 후

- 투베르쿨린(Mantoux test) 반응검사: 48~72시간 후
• 판정: 발적, 팽진의 지름에 따라 양성, 의양성, 음성으로 판정 19 21
  - 양성: 발적 지름 15mm 이상, 팽진 지름 10mm 이상 시, 팽진에 경결이 생긴 경우, 명백한 임상증상(두통, 안면홍조, 현훈, 이명 등) 발현 → 의사에게 보고
  - 의양성: 발적 지름 10mm 내외, 팽진 지름 5~9mm → 생리식염수 대조검사
    → 희석된 주사액과 같은 양의 생리식염수를 반대 팔에 주사하여 대조검사함
  - 음성: 발적과 팽진 지름 5mm 미만 시 → 약물 투여 가능

  ④ 피내주사의 특징
    • 장점: 약물에 대한 반응을 쉽게 확인할 수 있음
    • 단점: 비경구투여 중 가장 느리게 흡수됨
(3) 피하주사
  ① 피하주사의 목적 14 18
    • 경구투여보다 빠른 효과를 보기 위함(인슐린, 헤파린, 백신 등 투여)
    • 근육주사 시보다 흡수를 느리게 하여 작용이 늦게 나타나게 하기 위함
    • 소화효소에 영향을 받지 않게 하기 위함
  ② 피하주사의 부위
    • 상박외측, 대퇴의 전면, 복부, 견갑골
  ③ 피하주사의 절차

• 알맞은 자세를 취하고 주사할 부위를 알코올 솜으로 깨끗이 소독함
• 엄지와 검지로 주사부위를 팽팽하게 집고, 45° 또는 90°로 주사
  (피부주름의 두께를 고려하여 주사각도를 조정함)
• 신속히 주삿바늘을 제거함

  ④ 인슐린 주사방법

• 주사기 준비: 0.5~1cc 정도(인슐린 기준량 100U/mL)
• 개봉 전, 냉장보관하며 개봉 후에는 실온 또는 냉장보관(제품에 따라 보관방법에 맞게 보관함, 대부분의 펜형 인슐린은 실온보관)
• 주사부위 매회 변경함, 2.5cm(손가락 2개) 간격으로 주사함(주사부위 표시)
• 인슐린 혼합: 손바닥에 놓고 굴려서 약이 섞이게 함(흔들지 않음), 두 가지 인슐린을 섞을 경우 속효/중간형 인슐린 → 지속형 인슐린의 순서로 혼합함
• 주사 후 마사지 금기

참고 자가주사인 경우 → 대퇴전면, 복부/ 간호사가 주사하는 경우 → 상박외측, 복부를 사용

⑤ 헤파린 주사방법 14 25
- 항응고제로 응고시간을 연장시키므로 출혈에 주의해야 함
- 주사 전 주삿바늘에 헤파린이 묻지 않게 함(헤파린 준비 후 주삿바늘을 새것으로 교환)
- 주삿바늘을 삽입한 후 내관을 잡아당기지 않음(혈종예방)
- 부위를 돌아가면서 주사함
- 주사 중, 후에 피부를 움직이지 않음
- 주사침을 움직이거나 마사지하지 않음

⑥ 피하주사의 특징과 합병증
- 장점
  - 근육주사보다 신경이나 혈관의 손상위험이 적음
  - 피하조직은 신체에 고루 잘 발달되어 있어 여러 부위를 주사할 수 있음
- 단점
  - 근육주사보다 흡수가 느림
  - 조직에 대한 약물의 자극성 큼
- 합병증
  - 피하지방 위축, 조직손상, 감염 가능성, 압통, 농양, 혈종 등
  - 인슐린: 저혈당, 헤파린: 출혈

(4) 근육주사
① 근육주사의 목적
- 조직에 자극되는 약물을 근육 깊숙이 주사하기 위함
- 피하주사보다 빠른 흡수로 효과를 보기 위함

② 근육주사의 부위 13 17
- 둔근의 배면 13
  - 주로 중둔근과 일부의 대둔근을 포함
  - 주사부위 선정: 후상장골극과 대전자를 연결한 가상선의 상외측 부위, 한쪽 둔부를 4등분하여 상외측의 가장 상위 바깥쪽 1/4 지점
  - 주사 시 자세: 복위에서 엄지발가락끼리 마주보도록 한 자세(근육이완)
  - 좌골신경 및 큰 혈관과 뼈가 손상되지 않도록 주의하여 주사함
  - 적응증: 3세 이상 아동(3세 미만의 아동은 근육의 미발달로 사용이 어려움), 성인 등
- 둔근의 복면 17: 실금대상자에서도 대소변 오염이 적은 부위
  - 중둔근과 소둔근을 포함
  - 주사부위 선정: 간호사의 손바닥을 대전자 위에 놓고 시지는 전상장골극에 놓고 중지는 장골능을 따라 벌려서 V자 형태의 중심 부위에 주사 20 25
  - 주사 시 자세: 주로 측위에서 대퇴를 굴곡시킨 자세, 혹은 앙와위, 복위도 가능
  - 적응증: 아동, 성인, 실금 대상자, 비만한 사람 등

- 외측광근 [20]: 근육발달이 좋고 심한 손상의 위험이 없어 자주 권함
  - 주사부위 선정: 대퇴의 앞쪽 중간에서 옆쪽 중간부위(3등분하여 중간부위)
  - 둔근발달이 미약한 영아와 아이에게 유용한 부위
  - 성인의 경우에도 자가주사를 위해 자주 이용
- 대퇴직근: 대퇴의 앞쪽에 있는 근육
  - 자가주사시 이용
- 삼각근: 상박의 외측에 위치 / B형 간염 접종에 사용
  - 주사부위 선정: 견봉돌기 하단과 액와선 사이의 역삼각형 부위
  - 근육량이 적어 잘 사용치 않음
  - 상완동맥과 요골신경을 건드릴 위험있고 많은 양의 약물흡수 불능
  - 성인에게만 가능한 부위
  - 최대 주입용량이 1ml

③ 근육주사의 절차

- 대상자에게 적절한 주사부위를 선택함
- 부위에 맞는 적절한 주삿바늘을 선택함
- 피부 소독 후 90° 각도로 주삿바늘을 삽입함
- 주사기의 내관을 당겨 혈액이 역류하는지 확인함(혈액이 역류하면 재빨리 주삿바늘을 제거해야 함)
- 약물은 서서히 주입하고, 주입 후 주삿바늘은 신속히 제거함

④ Z-track 근육주사 [15]
- Z-track 근육주사의 목적: 조직에 심한 자극을 주거나 착색시키는 약물을 안전하게 주사하기 위함
  예) 철분제, DPT백신
- Z-track 근육주사의 방법
  - 큰 근육 부위 선택(둔부의 배면, 둔부의 복면 등)
  - 바늘 삽입 전 피부를 2.5~3cm 잡아당김
  - 피부를 잡아당긴 상태에서 주삿바늘을 주입함
  - 약물 주입 후 약 10초 동안 피부를 놓지 않고 당기고 있음
  - 신속하게 주삿바늘을 빼면서 당긴 피부를 놓음 → 약물이 새어나오지 않도록 하기 위함
  - 주사 후 마사지 금지 → 약물 유출 방지를 위함

⑤ 근육주사의 특징과 합병증
- 장점
  - 통증감각신경이 적게 분포 → 다른 부위보다 불편감 적음
  - 조직에 자극적인 약물 → 보다 안전하게 투여 가능
- 단점
  - 통증에 대한 불안감 조성
  - 신경 및 혈관 손상의 위험성 높음
- 합병증
  - 신경 손상, 통증, 조직경직, 너무 빠른 약물의 흡수(약물이 정맥으로 투여됨)

- 통증을 줄이기 위한 중재 19
  - 주사할 부위의 근육을 충분히 이완시킴
  - 피하조직에 자극적인 약물은 Z-track 기법을 이용함
  - 약물이 새어나오는 것을 막기 위해 air lock 기법을 이용함
  - 약물이 묻은 주삿바늘은 새 것으로 바꿔 사용함
  - 주삿바늘은 신속히 삽입/제거하고 약물은 서서히 주입함
  - 통증을 유발하는 약물인 경우 주사 전 얼음주머니를 적용할 수 있음

(5) 정맥주사
  ① 정맥주사의 투여 목적
   • 신체의 수분과 전해질, 영양을 공급함
   • 신체의 산/염기 균형을 조절함
   • 약물을 희석하여 서서히 주입하기 위함
   • 수액주입세트로 정확하게 정맥주사하기 위함
   • 약물의 빠른 효과를 보기 위함
   • 장기간, 많은 양을 주입하기 위함
   • 정맥주사를 통해 약물의 치료적 혈중 농도를 유지하기 위함
   • 피하 및 근육에 자극이 심하거나 위장장애가 심한 약물을 투여하기 위함
  ② 정맥주사의 투여방법
   • 간헐적 정맥투여
    - 정맥을 천자하여 약물을 직접 투여하거나 일차 정맥주입선에 약물을 투여함
    - 일차 정맥주입선에 약물을 투여할 때

• 정맥주입선의 포트를 소독함
• 포트에 약물이 들어 있는 주사기를 꽂음
• 포트 윗부분의 라인을 꺾고 주사기 내관을 잡아당겨서 혈관의 개통성을 확인함
• 혈액역류를 확인한 후 주사기 내관을 밀어 약물을 투여함

   • 정맥주사의 heparin lock, saline lock
    - 정의: 정맥주사의 카테터 끝에 적용하는 마개(헤파린이나 생리식염수를 관류한 것)
    - 목적: 바로 사용할 수 있는 정맥혈관의 확보 가능함, 잦은 채혈로 인한 통증 및 불편감을 감소시킴, 간헐적으로 약물을 주입하기 위함
    - 장점: 정맥혈관을 유지하기 위해 장시간 수액을 불필요하게 주지 않아도 됨
    - heparin lock, saline lock 사용법

• heparin lock의 injection port를 소독함
• 생리식염수 주사기로 혈관의 개통성을 확인하고 생리식염수를 주입함
• 약물을 투여하고, 다른 생리식염수 주사기를 꽂고 생리식염수를 주입함
• 주기적으로 heparin lock, saline lock의 개통성을 확인함(헤파린이나 생리식염수로 세척)

③ 정맥주사의 절차
- 정맥천자부위 12~15cm 위에 토니켓(지혈대)을 매고 말초맥박을 확인함
- 주먹을 오므려 폈다 하게한 후 정맥을 촉지함
- 알코올 솜으로 5cm이 되도록 안에서 밖으로 원을 그리며 닦고 마를때까지 기다림
- 천자부위 5cm 정도 하단 피부를 가볍게 당김
- 바늘의 사면이 위로 향하게 하여 바늘의 hub를 잡음
- 30° 정도의 각도로 피부를 찔러 바늘과 피부가 평행이 되도록 낮추면서 정맥으로 바늘을 삽입함
- 혈액이 바늘 속으로 역류되면 바늘을 약간 더 밀어 넣은 후 카테터만 다시 더 밀어 넣음
- 토니켓을 풀고 카테터의 hub를 잡고 혈관을 눌러준 상태에서 바늘을 제거함
- 준비된 수액 세트 혹은 heparin lock과 연결함
- tegaderm 혹은 tape를 이용해 단단히 붙여 고정하고 삽입 날짜 등을 기록함

④ 정맥주입속도의 조절 16
- 조절방법
  - 주입속도를 계산하여 조절기로 방울수를 조절함(주입속도 자주 사정)
  - 주입 펌프(infusion pump): 일정한 속도로 약물을 투여할 수 있음
  - 주사기 펌프(syringe pump): 50mL 이하의 주사기를 이용하여 일정한 속도로 약물을 투여할 수 있음 (아동에게 유용)
- 주입속도에 영향을 미치는 요인
  - 수액백 및 수액세트의 높이, 정맥 내 바늘과 대상자의 자세, 혈액응고로 수액세트 및 카테터 부위의 막힘, 수액병 공기구멍의 막힘, 수액의 점도 등

⑤ 정맥주사의 특징
- 장점
  - 약물의 빠른 흡수가 가능함(응급상황에서 사용)
  - 지속적으로 약물의 주입이 가능함(약물의 치료적 혈중농도를 일정하게 유지할 수 있음)
  - 조직이나 위장관을 통한 흡수가 어렵거나 파괴되기 쉬운 약물의 투여를 할 수 있음
  - 한 번의 정맥천자로 계속적인 투약이 가능함
  - 수액과 혈액 및 영양을 공급할 수 있음
- 단점
  - 침습적인 처치로 국소적/전신적 감염을 초래할 수 있음
  - 빠른 흡수로 약물에 대한 부작용이 급속히 발생함
  - 계속적인 수액주입과 관련된 수액과잉 부담과 전해질 불균형의 위험이 있음
  - 혈관, 신경 및 조직의 손상의 위험
  - 정맥주사 경로를 확보하는데 의 어려움
  - 다소 비경제적이며 병원 외 투여가 불가능함

⑥ 정맥주사의 합병증 [14] [16]
  • 국소적 합병증 [23]

침윤 [14] [20]	• 정의: 약물이 정맥주사부위 주변의 피하조직으로 스며든 것
	• 원인: 바늘이나 카테터가 혈관 밖으로 빠져 나온 경우, 정맥으로 주입된 수액이 정맥에서 피하조직으로 샌 경우
	• 증상
	  - 수액 주입속도가 감소하거나 중단됨(피하조직 내 압력의 증가 때문)
	  - 조직의 부종 및 통증, 창백, 혈관으로부터의 역류 없음
	• 간호중재
	  - 수액주입을 즉시 중단, 카테터를 제거함
	  - 다른 부위에 다시 주사하여 약물을 투여함
	  - 부종을 감소시키기 위하여 냉/온요법을 적용함
	  - 침윤이 발생한 부위를 높여 정맥귀환을 증진시킴

정맥염	• 정의: 정맥의 염증
	• 원인: 혈관 카테터의 크기, 재질, 정맥 내 카테터 유지 기간, 주입되는 수액의 종류와 산도, 정맥으로 주입되는 약물이나 첨가물, 카테터의 삽입 부위의 상태 등
	• 증상
	  - 수액주입 속도가 감소함
	  - 통증, 부종, 열감, 홍반, 정맥을 따라 나타나는 발적 등
	• 간호중재
	  - 수액주입을 즉시 중단하고, 다른 부위에 다시 주사함 [25]
	  - 불편감 감소 및 증상을 완화하기 위해 냉, 온요법을 적용함

  • 전신적 합병증

색전 [16]	• 정의: 혈관으로 공기가 들어간 상태를 의미함
	  - 중심정맥관을 가지고 있는 대상자에게 호발
	  - 많은 양의 공기가 말초정맥계로 유입되었을 때 위험 초래
	   (중심정맥관 발생 시 더 심각)
	• 원인: 수액세트 내의 공기를 제대로 제거하지 않았을 때, 수액세트의 각 연결부분이 완전하게 연결되어 있지 않을 때
	• 증상
	  - 색전이 발생한 부위에 따라 다름(가슴, 어깨. 등 부위 통증)
	  - 호흡곤란, 저혈압, 약한 맥박, 청색증, 의식저하 등
	• 간호중재
	  - 트렌델렌버그 자세에서 왼쪽 측위를 취하도록 함
	   (우심방으로 공기를 유입 → 폐동맥으로 공기가 들어가는 것을 예방함)
	  - 활력징후 측정 및 환자사정, 의사에게 보고

	- 공기를 완전히 제거 후 정맥주사를 수행하도록 함 - 수액세트가 분리되지 않도록 테이프로 고정함 - 공기제거 필터를 사용함

체액과부담	• 정의: 단시간 동안 너무 빨리 수액이 주입된 상태를 말함
	  (특히, 어린이, 노인, 심장과 신장장애 대상자에게 주의가 필요함)
	• 원인: 주입해야 할 수액량을 맞추려고 너무 빨리 주입했을 때, 수액주입부위의 자세변경(전박에 정맥주사를 할 때, 팔꿈치를 굽힌 상태에서 수액을 조절한 후 팔을 펴고 있을 때 속도가 달라짐)
	• 증상
	  - 혈압/맥박/호흡 상승, 호흡곤란
	  - 경정맥 팽창, 체중 증가
	• 간호중재
	  - 수액의 속도를 즉시 조절하고, 의사에게 보고함
	  - 좌위 혹은 반좌위를 취하게 하여 호흡을 도움, 필요 시 산소 공급
	  - 자세를 여러 가지로 변경해보면서 수액주입속도를 조절함

감염	• 정의: 주사부위 혹은 전신적으로 감염이 발생함
	• 원인: 부적절한 손 씻기, 무균술을 준수하지 않을 때, 면역력이 저하되어 있을 때, 장기간 한 부위에 혈관 카테터를 유지할 때
	• 증상
	  - 홍반, 열감, 화농성 삼출물, 열, 오한, 불쾌감, 허약, 백혈구 증가
	  - 패혈증에 유의해야 함
	• 간호중재
	  - 수액주입을 즉시 중단하고, 다른 부위에 다시 주사함
	  - 혈관카테터 끝과 혈액을 채취하여 배양검사를 시행함
	  - 검사결과에 따른 항생제를 투여함
	  - 주사 시 엄격한 무균술을 유지하고 철저하게 손 씻기를 함
	  - 병원의 지침에 따라 주사부위를 변경하고 관리함

(6) 중심정맥요법
　① 중심정맥요법의 정의: 큰 정맥에 카테터를 삽입하여 카테터의 끝이 우심방이나 상대정맥에 위치하게 하는 요법
　② 중심정맥요법의 목적
　　• 고장성 용액, 자극이 심한 약물을 주입하기 위함
　　• 대량의 수액 및 혈액을 공급하기 위함
　　• 중심정맥압을 측정하기 위함
　　• 여러 가지 약물 동시에, 장기간 공급하기 위함
　　• 혈액을 채혈하기 위함

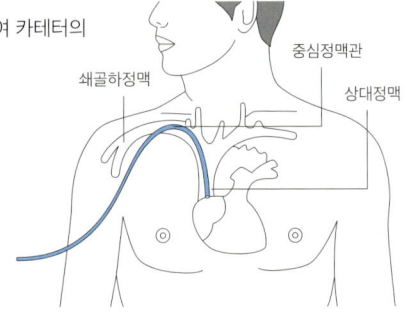

③ 중심정맥요법의 종류 [17]
- 말초주입 중심정맥카테터: 말초정맥을 천자하여 카테터를 삽입, 상대정맥까지 삽입함
- 비터널 중심정맥카테터: 카테터를 바로 혈관으로 삽입함, 혈흉, 기흉의 합병증의 발생 위험이 높음, 단기간 사용하며 쉽게 제거 가능함, 경제적임
- 터널 중심정맥카테터: 경정맥, 쇄골하정맥 등으로 카테터를 삽입함, 피부 밑의 피하조직에 터널을 형성하여 심음, 카테터가 잘 고정되고 감염의 위험성도 낮은 편임, 장기간 사용가능함
  [예] Hickman catheter, Broviac catheter
- 피하이식형 포트: 항암화학요법에 가장 적합함(장기간 항생제 치료에도 사용될 수 있음)

(7) 수혈
① 수혈의 목적
- 부족한 순환혈액량 및 요소를 보충하기 위함 [예] 출혈, 혈우병
- 산소운반능력을 증가시키기 위함(적혈구 및 헤모글로빈 수치 증진) [예] 빈혈

② 수혈의 절차 [16]

- 의사의 처방 및 동의서 확인
- ABO type, Rh 적합성, cross matching(교차시험) 결과를 확인함
- 2명의 간호사가 혈액백과 환자의 정보를 각각 확인하고 서명함
  (혈액의 종류, 혈액번호, 대상자 이름, 등록번호, 유효기간 등)
- 수혈 시작 전, 대상자의 활력징후 및 상태를 사정함
- 수혈세트의 챔버는 3/4 정도 채움(혈구가 파괴되는 것을 방지하기 위함)
- 처음 15분 간은 천천히 주입(부작용이 없을 때 주입속도를 증가시킴)
- 수혈 시작, 수혈 중, 수혈 후 활력징후 및 대상자를 사정하고 기록함
  (수혈 시작 후 15분이 부작용이 가장 많이 나타나는 시기 → 주의 깊게 사정)
- 수혈하는 혈관으로 다른 약물을 동시에 투여하지 않음
- 수혈이 끝나면 생리식염수를 30~50mL 정도 주입시킴(남은 혈액을 모두 주입 및 카테터 내 혈액응고 방지 위함)
- 수혈 종류, 수혈 시간, 양, 대상자 사정 결과 및 수혈한 의료인 서명 등 양식에 맞춰 기록함

③ 수혈의 부작용과 간호중재 [14] [15] [24]

수혈 부작용의 종류	증상과 간호중재

용혈반응	• 원인: 대상자-공혈자 간 혈액 부적합으로 발생
	• 증상 [20]: 발열, 오한, 두통, 요통, 빈맥, 저혈압, 호흡곤란, 흉통, 혈뇨 등
	• 중재
	  - 수혈 즉시 중단하고 의사에게 알림
	  - 활력징후를 측정하고 대상자를 사정함
	  - 생리식염수를 주입하여 정맥혈관의 개방성을 유지함

	- 남아있는 혈액, 대상자의 혈액, 소변을 수집하여 검사실에 보냄 - 섭취량과 배설량을 측정함
발열반응	• 원인: 혈액성분에 대한 민감한 반응으로 발생 • 증상: 열, 오한, 열감, 붉은 피부, 두통, 불안, 근육통 등 • 중재 - 수혈 즉시 중단하고 의사에게 알림 - 활력징후를 측정하고 대상자를 사정함 - 생리식염수를 주입하여 정맥혈관의 개방성을 유지함 - 처방에 따라 해열제를 투여함
알레르기 반응	• 원인: 혈장단백질, 항원-항체반응에 의해 발생 • 증상: 홍조, 가려움, 두드러기, 천식, 호흡곤란, 흉통 등 • 중재 - 수혈 즉시 중단하고 의사에게 알림 - 활력징후를 측정하고 대상자를 사정함 - 생리식염수를 주입하여 정맥혈관의 개방성을 유지함 - 처방에 따라 해열제를 투여함 - 처방에 따라 항히스타민제와 같은 약물을 투여함
순환과잉	• 원인: 과도하게 빠른 혈액 공급으로 발생 • 증상: 기침, 호흡곤란, 악설음, 경정맥 팽창, 고혈압, 빈맥 등 • 중재 - 수혈을 천천히 혹은 즉시 중단하고 의사에게 알림 - 활력징후를 측정하고 대상자를 사정함 - 다리를 내리고 앉는 체위를 취하도록 함 - 처방에 따라 이뇨제를 투여하거나 산소를 공급함
패혈증	• 원인: 미생물에 오염된 혈액의 수혈로 발생 • 증상: 고열, 오한, 구토, 설사, 저혈압, 빈맥 등 • 중재 - 수혈 즉시 중단하고 의사에게 알림 - 활력징후를 측정하고 대상자를 사정함 - 생리식염수를 주입하여 정맥혈관의 개방성을 유지함 - 남아있는 혈액, 대상자의 혈액, 소변을 수집하여 검사실에 보냄 - 처방에 따라 수액 및 항생제를 투여함 - 처방에 따라 혈액배양검사를 실시함

(8) 국소투약

부위	특징 및 유의사항

피부	• 피부접착제 패치
	  - 목적: 피부에 패치를 부착해 약물이 흡수되도록 함
	  - 부위: 가슴, 어깨, 상완, 귀 뒤 등
	  예 니트로글리세린 패치, 니코틴 패치 등

눈
13 16
	• 안약 점적 23
	  - 눈을 닦을 때는 내안각 → 외안각의 방향으로 시행함
	  - 대상자의 머리를 뒤로 젖히고 위로 쳐다보게 함
	  - 하안검을 잡아당겨 노출시킨 후 약물 점적함
	  참고 약물 점적 시 안약병 끝이 눈에 닿지 않게 주의함
	  - 처방된 방울을 결막낭에 떨어뜨림
	  - 눈을 살며시 감아 약물이 골고루 분포하게 함
	  참고 비루관으로 약물이 흘러내리지 않도록 안쪽 안각위를 30초간 눌러줌
	• 안연고 투약법 20
	  - 눈꺼풀과 속눈썹을 안에서 밖으로 닦음
	  - 대상자의 머리 쪽에 위치한 후, 대상자에게 위로 쳐다보게 함
	  - 안연고는 투약 전 조금 짜 버림
	  - 하안검을 잡아 당겨 노출시킨 후 하부결막낭의 내측에서 외측으로 소량의 연고를 길게 도포함
	  - 살며시 눈을 감아 연고의 액화를 도움, 눈을 움직여 약물이 골고루 분포하게 함
	  - 외측 윗부분의 눈물샘을 건드리지 못하게 함
	  - 소독솜으로 흐르는 과잉약물을 닦아 줌

귀
13 24
	• 귀점적
	  - 아픈 귀를 '위'로 가게 함 예 오른쪽 귀에 점적한다면, 좌측위를 취하게 함
	  - 성인/3세 이상 어린이(후상방), 3세 이하(후하방)로 귓바퀴를 당김
	  - 점적기가 귀에 닿지 않게 약물을 점적함
	  - 약물 투여 후 잠시 동안 같은 자세를 유지함(필요시 이주를 부드럽게 눌러줌)

코
22
	• 비점적
	  - 비점적 전, 코를 풀어 약물 흡수를 방해하는 콧물이나 이물질을 제거함
	  - 사골의 상비갑개 중앙선을 향해 약물을 주입함(입으로 숨을 쉬도록 함)
	  - 점적 후 잠시 동안 체위를 유지하도록 함

직장
13 25
	• 좌약 삽입
	  - 좌측위 상태에서 장갑을 끼고 좌약과 시지에 윤활제를 바름
	  - 입을 벌리고 심호흡하게 함(항문괄약근의 이완을 도움)
	  - 직장벽을 따라 내괄약근 안쪽까지 좌약을 부드럽게 삽입함(성인: 10cm, 소아: 5cm)

질 [24]	• 좌약 삽입 - 질 후벽을 따라 부드럽게 밀어 넣음 (8~10cm)
흡입제 [22]	• 흡입제 장점 - 흡입제는 간편하고 투여가 용이한 장점을 가짐 - 환기를 증진시키고 분비물을 액화시킴 • 흡입제 사용법 - 좌위나 반좌위 자세에서 시행함 - 흡입기를 입에 넣고 세게 누르면서 동시에 숨을 깊게 들이마시게 함 - 5~10초간 숨을 멈춘 후 숨을 내쉬도록 함(약물의 효과를 높이기 위함) - 스테로이드 흡입제 사용 후 가글 또는 양치질을 교육함 → 스테로이드제제가 입 안에 남는 경우 면역 억제 작용으로 진균감염이 유발될 수 있음

6 욕창 사정

1) 욕창의 정의 [17] [23]

신체의 특정한 부위에 지속적인 압박과 마찰, 전단력에 의해 조직이 손상되는 것

2) 욕창의 원인

(1) 욕창의 단계: 일시적 순환장애 - 발적 - 심부조직 괴사 - 궤양/ 감염

(2) 외적요인 [18]: 압력, 마찰력, 전단력

　① 압력: 70mmHg 보다 높은 압력을 1~2시간 지속적으로 받을 때 욕창 위험성이 증가함
　② 마찰력: 두 개의 표면이 서로 반대편으로 움직이면서 피부에 수평적으로 가해지는 힘
　③ 전단력: 압력과 마찰력이 합쳐진 물리적인 힘, 반좌위 상태에서 중력에 의해 대상자가 미끄러질 때 발생하는 힘과 침상 표면에서의 지지하는 힘이 엇갈리면서 피부의 내부층이 자극되며 발생함

(3) 내적요인: 고령, 불충분한 영양상태, 실금, 부동, 감각저하, 혈압 및 혈관질환, 피부 온도, 신경계 문제, 근골격계 문제 등

3) 욕창 호발부위 [17] [18]

(1) 앙와위: 후두골, 견갑골, 팔꿈치, 천골, 발꿈치, 척추극상돌기 등
(2) 복위: 무릎, 유방, 생식기, 발가락, 귀 등
(3) 측위: 귀, 어깨, 대전자, 장골, 무릎측면, 복사뼈 등
(4) 좌위: 견갑골, 천골, 좌골결절, 발꿈치 등

4) 욕창의 단계 [19] [20] [21] [25]

단계	내용
1단계 [25]	• 압력이 제거되어도 소실되지 않는 홍반이 있음 • 피부손상은 없는 상태
2단계	• 진피를 포함한 부분적인 두꺼운 피부상실 • 궤양은 표면적이며 찰과상을 입은 상태 • 수포 또는 얕게 파인 구멍 등을 볼 수 있음
3단계 [21] [24]	• 피하조직 손상이나 괴사를 포함한 완전히 두꺼운 피부상실 • 궤양은 깊게 파이며, 주변조직의 손상이 있을 수도 있음
4단계	• 광범위한 손상과 조직 괴사, 침식, 공동 형성 • 근육, 뼈, 결체조직(건, 관절낭) 손상을 포함한 완전히 두꺼운 피부상실
심부조직손상 의심	• 국소부위 손상은 없으나, 보라색 혹은 갈색으로 변색되어 있음
미분류	• 손상 부위가 죽은 조직으로 덮여 있어 손상의 깊이를 알 수 없음 • 죽은 조직을 제거하면 대개 3~4단계 욕창인 경우가 많음

5) 욕창 고위험군

(1) 뇌졸중, 뇌손상, 노환, 근골격계 질환 등으로 운동제한이 있거나 의식수준이 저하된 대상자
(2) 척수손상, 마비 등으로 감각이 저하된 대상자
(3) 순환장애, 영양장애, 배설장애(실금)가 있어 피부에 압박과 자극이 발생하기 쉬운 대상자

7 욕창 간호

1) 욕창 예방을 위한 간호중재 [18] [19] [20] [21] [22] [24]

(1) 2시간마다 체위변경을 시행함
(2) 전단력에 의한 욕창 발생을 감소시키기 위해 상체를 30° 이상 높이지 않음
(3) 베개로 지지하여 30° 기울인 변형된 측위를 취해줌
(4) 특수침대, 물 패드, 물 침요, 공기침요, 달걀형 매트리스 등의 침대 및 기구, 패드를 사용함
　참고 링 또는 도넛 형태의 쿠션은 닿는 부위 압력을 집중시키므로 제한함
(5) 피부를 건조하게, 청결하게 유지함
(6) 실금이나 배액물로 유발된 습기로부터 피부를 보호함(예: 습기 방지 연고 등의 적용)
(7) 충분한 영양섭취 및 수분 제공
(8) 적절한 마사지 → 순환 촉진(마사지 금지: 손상된 피부나 조직, 뼈 돌출부위)
(9) 적절한 운동 → 능동적/수동적 관절운동은 순환을 촉진함
(10) 대상자의 피부를 자주 사정함

2) 욕창 치료를 위한 간호중재 [15] [23]

(1) 괴사된 조직은 습윤 상태를 유지하고, 주변 조직은 건조하게 유지함
(2) 욕창부위에 직접적인 압박이 가해지지 않도록 함, 2시간마다 체위변경
(3) 욕창부위를 매일 세척함
  ① 무균적으로 욕창 부위를 세척한 후 드레싱을 시행함
    (알코올 사용 금지: 혈관을 수축하여 혈류를 감소시킴)
  ② 욕창 부위는 습기 있게, 욕창의 주변피부는 건조하게 유지되도록 해야함
    • 욕창 부위의 삼출물을 흡수하는 드레싱을 사용함
    • 욕창 상태 및 드레싱 유지 기간을 고려하여 드레싱 종류를 선택함
    • 욕창의 사강부위는 드레싱으로 느슨하게 채우고, 드레싱 가장자리는 반창고를 이용함
  ③ 괴사조직을 제거함 [예] 일차봉합수술, 피부이식수술
  ④ 상처부위를 소독할 때는 '오염이 적은 부위 → 심한 부위', '중심(수술부위, 배액관삽입 부위 등) → 바깥(주변)', '수술절개선 부위 → 바깥쪽'의 방향으로 시행함 [25]

3) 욕창 드레싱 [13] [16]

(1) 드레싱의 목적
  ① 상처 치유를 촉진함
  ② 상처 배액을 촉진함
  ③ 상처를 보호함(추가적인 손상을 예방함)
  ④ 지혈을 촉진함(출혈부위의 압력을 제공함)
(2) 드레싱의 종류 [13] [16]

종류/특징	적응증	장단점
거즈 드레싱 (gauze dressing) • 가장 흔한 침투성 드레싱	• 외과적 절개나 지혈을 위해 압박이 필요할 때 • 삼출물을 흡수하고자 할 때 • 건포드레싱: 배액이 적은 상처 • 습포드레싱: 괴사조직의 제거가 필요한 상처 • 건습포드레싱: 감염으로 괴사된 상처	• 장점 - 헝겊섬유로 짜임이 좋아 상처의 삼출물을 잘 흡수함 • 단점 - 상처를 사정할 수 없음 - 거즈가 상처 부위에 붙어 자극될 수 있음 → 생리식염수 등으로 적셔서 제거함

종류	적응증	장단점
투명(필름) 드레싱 (transparent dressing) • 반투과성 드레싱 • 드레싱 자체에 접착력을 가짐	• 1단계 욕창 • 표재성 피부손상 • 1차 드레싱 지지 • 찰과상 및 열상, 경미한 화상 • 장루 주변의 피부보호 • 분비물이 없거나 최소한일 때 • IV 및 central line 드레싱	• 장점 - 손상되지 않은 주변의 피부가 상처로부터 오염되지 않도록 방지 - 상처를 쉽게 사정할 수 있음 - 반투과성 보호막으로 산소와 수증기는 통과할 수 있으나 액체나 세균은 막아줌(적절한 습도를 유지할 수 있음) • 단점 - 감염된 혹은 괴사된 조직을 제거하지 못함 - 흡수력이 없어 삼출물이 있는 상처에는 적합하지 않음 - 접착력으로 인해 제거 시 피부손상의 가능성이 있음
하이드로겔 드레싱 (hydrogel dressing) • 비폐쇄성, 비접착성 • 2차 드레싱 필요	• 부분층~전층의 피부손상까지 모두 사용 • 분비물이 없거나 최소한일 때 • 욕창, 찢어진 상처, 표재성 피부손상	• 장점 - 괴사조직이나 부육물에 수분을 주어 제거를 촉진함 - 수화작용으로 상처부위의 통증 감소 - 상처의 사강을 채움 • 단점 - 2차 드레싱이 필요함 - 과다 사용은 상처를 연화시키므로 자주 교체
하이드로콜로이드 드레싱 (hydrocolloid dressing) • 흡수성 반폐쇄드레싱 • 불투명, 접착성 있음 • 폐쇄성(공기, 물 모두 통과하지 못함) • 흡수성의 정도는 종류에 따라 다양함 • 1차 또는 2차 드레싱으로 사용 가능	• 부분층~전층 피부손상까지 모두 사용 가능 • 소량~중 정도의 분비물이 있는 상처 • 깨끗한 2단계, 감염되지 않은 3단계 욕창 • 건조가피의 자가분해 시 • 변연절제술	• 장점 - 안쪽 접착층은 삼출물을 흡수, 상처 위에 수화된 젤을 형성함 - 삼출물을 흡수, 상처 치유를 돕는 습한 환경을 유지하나 피부주변은 연화시키지 않음 - 상처를 외부요인(감염, 이물질 등)으로부터 보호 - 3일 정도 유지 가능 • 단점 - 감염되거나 삼출물이 많은 경우 사용할 수 없음 - 농과 같이 노란색을 띠고 있어 상처의 감염과 혼동됨

폴리우레탄 폼 드레싱 (polyurethane foam dressing) • 비폐쇄성 • 2차 드레싱 필요	• 중 정도의 분비물이 있는 상처 • 찢어진 상처 • 외과적 상처 • 화학적 변연절제 상처	• 장점 - 상처의 삼출물을 흡수 - 괴사조직을 제거 - 상처를 보호하고 쿠션을 제공 • 단점 - 건조한 상처나 괴사조직이 덮인 상처에는 부적절함 - 주변 피부가 연화되지 않도록 보호가 필요
칼슘알지네이트 드레싱 (calcium alginate dressing) • 해조류에서 추출 • 삼출물을 흡수하여 겔형태로 변화함	• 깊이가 있는 상처(사강을 채울 때) • 삼출물이 발생되는 상처 • 화상, 출혈, 감염된 상처 • 욕창, 다리궤양 • 외과적 상처 • 화학적 변연절제 상처	• 장점 - 상처의 사강을 줄일 수 있는 패킹용으로 사용 가능 - 출혈성 상처의 지혈을 도움 - 삼출물의 흡수력이 매우 좋음 - 겔이 형성되어 상처의 표면을 촉촉하게 유지시켜 줌 • 단점 - 2차 드레싱이 필요함 - 겔이 농 또는 괴사조직으로 혼동될 수 있음 - 건조한 상처나 괴사조직이 덮인 상처에는 부적절함

(3) 욕창의 단계에 따른 드레싱 13 16

욕창 단계	드레싱 적용
1단계 욕창	• 드레싱 적용이 필요하지 않을 수 있음 • 투명, 하이드로콜로이드 드레싱
2단계 욕창	• 투명, 하이드로콜로이드 드레싱
3단계 욕창	• 삼출물 양에 따라 달라짐 - 삼출물 적은 경우: 하이드로콜로이드+하이드로겔 - 삼출물 많은 경우: 칼슘알지네이트 패킹
4단계 욕창	• 하이드로콜로이드+하이드로겔+칼슘알지네이트 패킹

4) 상처 치유과정 [18] [19]

(1) 상처 치유 반응의 단계: 염증기 → 증식기 → 성숙기

(2) 염증기(~3일)
- ① 지혈과정
  - 혈관 손상으로 혈액이 콜라겐을 노출시켜 응고인자를 활성화 → 혈소판 응집을 유도함
  - 섬유소 덩어리가 발생함
- ② 혈관과 세포의 염증과정 [21]
  - 혈중 백혈구 수치 상승, 식균작용
  - 체온 상승, 권태 등 전신작용
  - 상처 부위의 부종, 발적, 열감 보임

(3) 증식기(약 4일~3주)
- ① 콜라겐 합성과정
  - 섬유아세포가 나타나며 콜라겐을 합성함
- ② 새로운 혈관생성 과정
  - 손상 부위에 신생 혈관들이 생성됨
- ③ 상피세포화 과정
  - 상처의 가장자리로부터 상피세포가 이동하며 손상된 부분을 덮어가는 재상피화 과정이 일어남

(4) 성숙기(약 3주~)
- ① 수개월~수년간 지속될 수 있음
- ② 육아조직이 성숙하면서 강한 피부 조직이 됨
- ③ 콜라겐 재형성 기간으로 콜라겐의 합성의 증가로 반흔이 형성됨 → 반흔이 점점 연해지고 정상화됨

5) 상처 치유에 영향을 미치는 요인

(1) 내적요인: 혈관분포(혈관 폐쇄, 저혈압, 부종, 빈혈 등), 스트레스, 영양(콜라겐 및 프로트롬빈 합성, 효소반응 보조역할, 효소 활성제 등), 연령, 약물, 흡연, 당뇨 등

(2) 외적요인: 상처의 범위, 부위, 조직손상 정도, 감염 등

6) 붕대법과 바인더

(1) 목적: 붕대 혹은 바인더는 상처를 보호하고 지지하여 상처치유를 촉진함

(2) 적용 원칙
- ① 해부학적 체위를 고려하여 적용함(관절은 굴곡된 상태가 적절함)
- ② 상처부위에 거즈를 대어 자극을 줄이고 말단에서 중앙으로 감아 올림
- ③ 균등한 압력으로 적절하게 붕대가 겹치도록 감아 올림
- ④ 상처부위, 뼈 돌출부위, 감염부위 등은 피해서 적용함
- ⑤ 신체 말단부위를 노출시켜 혈액순환 상태를 자주 사정함

(3) 붕대법의 적용 [14]
   ① 회귀대: 머리, 손끝, 발끝, 절단부위와 같이 말단 부위에 적용
   ② 8자대: 관절이나 돌출부위에 8자 모양으로 적용 [예] 슬관절, 발목 등
   ③ 나선대: 굵기가 고른 신체부위 적용, 사선으로 겹치게 감음 [예] 상박, 대퇴부 등
   ④ 환행대: 붕대의 처음과 끝에 적용, 같은 부위에 붕대를 겹겹이 겹쳐서 감음
   ⑤ 나선절전대: 굵기가 급격히 변하는 부위에 적용 [예] 전박, 하지 등
(4) 바인더의 적용
   ① 복부바인더: 복부수술 후 기침이나 움직임으로 인한 수술부위의 자극을 막아줌
   ② 유방바인더: 유방수술 후 유방을 지지해줌, 유즙분비의 감소를 위해 적용할 수 있음
   ③ 복대: 흉벽을 지지하고 흉벽운동 억제로 인한 호흡곤란이 있을 때 증상을 완화시킴
   ④ 삼각건: 팔이 골절되거나 염좌 되었을 때 지지해주는 역할을 함

7장 | 간호과정과 신체사정

1 간호과정

1) 간호과정의 특징 [15]
역동적, 체계적, 대상자 중심, 목표지향적, 순환적, 문제중심, 행위 중심, 융통성

2) 간호과정의 단계

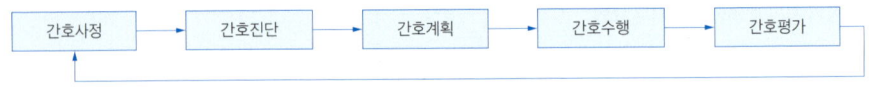

3) 간호과정
(1) 간호사정: 대상자의 자료를 수집, 검토하는 단계
   ① 자료유형 [13] [15]
      • 주관적 자료: 대상자에 의해 입증되는 증상
         [참고] 신생아, 무의식 환자 등 스스로 표현하지 못하는 대상자에게는 주관적 자료를 얻을 수 없음
      • 객관적 자료 [15]: 측정 가능한 것으로 관찰자에 의해 입증되는 증상
         [예] 창백, 발적, 홍반, 활력징후, 혈액검사 결과 등
(2) 간호진단
   ① 간호진단의 기본개념
      • 건강과 관련된 문제를 확인하는 것
      • 실제적, 잠재적 건강문제에 대한 임상적인 판단
      • 한 대상자에게 여러 개의 진단을 내릴 수 있음
      • 시간에 따라 간호진단을 수정하거나 변경할 수 있음

② 간호진단과 의학진단의 비교
- 간호진단: 대상자의 건강상태를 기반으로 독자적인 간호영역 내에서 내리는 진단
- 의학진단: 대상자의 생리상태 또는 의학진단적 검사에 따라 내리는 진단

③ 간호진단의 유형
- 실제적 간호진단: 현존하는 확인가능한 문제 예 피부손상, 체액부족
- 잠재적 간호진단: 현재는 문제가 아니지만 간호중재가 이뤄지지 않을 경우 실제 문제로 발전할 수 있는 문제 예 감염위험성

④ 간호진단의 과정
- 자료 분석 → 대상자의 강점 및 건강문제 확인 → 간호진단 내림
- 간호진단(NANDA)의 주의사항 16
    - 의학적 진단, 치료, 진단검사는 간호진단에 포함시키지 않음
    - '원인'과 관련된 '문제'의 형식으로 진단을 내림
    - 문제는 가능한 한 명확하고 간결하게 작성함
    - 원인은 간호중재가 가능한 병인을 확인하여 작성함

(3) 간호계획
① 간호계획의 정의: 간호진단을 기반으로 간호목표를 설정하고 그 목표를 달성하기 위해 간호전략을 세우는 것
② 간호계획의 과정
- 우선순위를 정한 후, 목표를 설정함
    - 우선순위를 정할 때 고려사항: 문제의 시급성, Maslow의 욕구단계이론, 대상자의 건강에 대한 가치관, 신념, 사용가능한 자원 등
- 목표와 기대되는 결과의 기록 지침

- 대상자 중심으로 작성함
    예 영양분을 제공한다. → 영양분을 섭취한다.
- 현실적으로 가능해야 함(대상자의 능력, 제공된 시간 등 고려)
- 기대하는 결과에 대해 측정과 관찰이 가능한 구체적인 용어로 서술함
- 목표는 간호진단과 관련된 것으로 정함
- 목표는 대상자의 행위 하나하나에 각각 적용함
    예 대상자는 복통이 사라지고, 맥박이 80회/분을 유지한다.(X)
    → 대상자는 복통이 사라졌다고 말한다, 대상자의 맥박이 80회/분을 유지한다.(O)
    → 각각 분리하여 목표와 기대되는 결과를 작성함
- 다른 전문가들과의 치료방향과 부합해야 함

(4) 간호중재
  ① 간호중재의 정의: 간호계획에서 세운 간호목표와 기대되는 결과를 성취하기 위해 실제로 수행하는 것
  ② 간호중재의 유형 15

직접적 간호중재 15	• 대상자와의 상호작용을 통해 직접 수행하는 것 예 상담, 식이 설명, 장루관리 교육 등
간접적 간호중재	• 대상자 개인 또는 집단을 위해서 수행하는 활동 중 간접적인 것 예 환경관리, 응급카트관리, 기록, 감염관리 등
독자적 간호중재	• 간호사가 독자적으로 판단하여 수행하는 것 예 신체사정, 정서적 지지, 교육, 상담, PRN 투약 등
의존적 간호중재	• 의사의 지시나 처방을 기초로 수행하는 것 예 약물, 진단적 검사, 치료, 정맥요법 등
상호의존적 간호중재	• 다른 건강요원과 협력하여 활동하는 것 예 의사, 영양사, 방사선사, 물리치료사 등

(5) 간호평가
  ① 간호평가의 정의
    • 간호계획에 따라 간호중재를 수행한 후 목표와 결과가 얼마나 달성되었는지 파악하는 것
    • 목표달성을 위한 간호의 효율성을 확인하는 체계적이고 계속적인 과정
    • 제공된 간호의 질을 판단하기 위한 과정
  ② 간호평가의 종류
    • 구조 평가: 보건의료시설, 재정적 자원, 인력배치, 의료기구 등에 대한 평가
    • 과정 평가: 간호사의 간호활동에 대한 평가
    • 결과 평가: 대상자의 행동 및 건강상태의 변화, 대상자의 만족도 등에 대한 평가

4) 간호기록
  (1) 기록의 목적 14: 건강요원들간의 의사소통, 법적 증거, 의사결정 자료, 연구와 교육의 도구, 통계자료, 간호의 질적 향상, 역사적 문서, 자료의 출처 등
  (2) 기록의 방법 14
    ① 문제중심기록(POR)
      • 문제점에 따른 정보를 기록하고 정리함(문제중심)
      • 4가지 요소로 구성됨(기초자료, 문제목록, 간호계획, 경과기록)
        - 기초자료: 대상자에 속한 사용 가능한 모든 정보를 의미함
        - 문제목록: 대상자를 사정한 후 문제를 파악, 연대순으로 작성함
        - 간호계획: 문제에 대한 계획을 세움
        - 경과기록: 문제의 과정을 확인하고, 기록하기 위해 사용함

- 경과기록을 할 때에는 'SOAP' 또는 'SOAPIE' 형식을 주로 사용함
  - S: subject data, 주관적 자료
  - O: object data, 객관적 자료
  - A: assessment, 사정
  - P: planning, 계획
  - I: implementation, 수행
  - E: evaluation, 평가
② 초점기록 [13]
- 대상자의 증상이나 징후, 상태, 행동, 치료와 반응, 일상 활동 관리 등 대상자에 초점을 맞추어 기록함
- 자료(Data) + 활동(Action) + 반응(Response)으로 구성됨 → DAR
③ PIE기록
- 문제(Problem) + 중재(Intervention) + 평가(Evaluation)로 구성됨
- 간호계획을 따로 분리하지 않음

2 건강사정

1) 활력징후

(1) 활력징후의 정상범위

생애단계	BP(mmHg)		P (회/분)	R (회/분)	BT (℃)
	SBP	DBP			
신생아	60~90	30~60	120~160	30~60	35.8~37.5
영유아	80~110	50~80	80~130	24~40	35.8~37.5
학령전기	80~110	50~80	80~120	20~35	35.8~37.2
학령기	80~120	55~80	75~110	18~30	35.8~37.0
성인	90~140	60~90	60~100	12~20	35.5~37.0
노인	90~140	60~90	60~100	12~20	35.5~37.0

(2) 혈압
① 혈압의 정의: 심장 수축에 의해 혈관 내에 생기는 압력을 의미함
② 혈압의 기전
- 수축기압: 심실이 수축할 때 발생하는 혈관의 압력
- 이완기압: 심실의 이완기 때 발생하는 혈관의 압력, 동맥혈관에서의 가장 낮은 압력
- 맥압: 수축기압 - 이완기압(수축기압과 이완기압의 차)

③ 혈압에 영향을 미치는 요인 [23]
- 혈압 증가: 연령 증가, 교감신경계 자극, 늦은 오후, 뇌압 상승, 운동, 비만, 흡연, 신장질환 등
- 혈압 감소: 약물(이뇨제, 진정제 등), 이른 아침 등

④ 혈압 측정시 발생하는 오류 [19] [22] [23] [24]
- 실제보다 높게 측정: 커프가 너무 짧거나 좁음, 커프를 헐겁게 감음, 커프의 공기를 너무 천천히 뺀 경우, 팔의 커프가 심장보다 낮게 위치할 때, 수은 기둥을 올려다 볼 때, 측정 후 바로 재측정하는 경우(수축기압 높게 측정) 등
- 실제보다 낮게 측정: 커프가 너무 넓음, 커프의 공기를 너무 빨리 뺀 경우(수축기압 낮게, 이완기압 높게 측정), 팔의 기프기 심장보다 높게 위치할 때, 수은 기둥을 내려다 볼 때 등
- 적정한 커프 너비: 둘레의 40%, 길이의 2/3가 덮이는 것

⑤ 혈압 측정방법 [21]
- 박동 소리가 소실된 지점에서 30mmHg 이상 공기를 더 주입함
- 초당 2mmHg 정도씩 압력이 낮아지게 조절기를 열어줌
- 커프 아래 3cm 정도 공간을 확보하여 감음
- 상지혈압 측정할 때
  - 상완동맥에서 청진함
  - 위팔을 심장 높이로 올려놓은 뒤 측정함
  - 커프 선택: 커프 길이는 커프 내 공기주머니가 위팔둘레의 80% 이상을 덮으며, 너비는 커프 내 공기주머니가 위팔둘레의 40% 정도 되는 것이 적절함
- 하지혈압 측정할 때 [21]
  - 슬와동맥 → 커프를 허벅지에 감음
  - 족배동맥, 후경골동맥 → 커프를 발목 상방에 감음
  - 상지에서의 수축기 혈압보다 10~40mmHg 정도 높게 측정됨(정상), 이완기 혈압은 비슷함

(3) 맥박
① 맥박의 정의: 말초동맥에서 혈류의 박동을 촉진하는 것을 의미함
- 빈맥: 1분 동안 100회 이상의 맥박
- 서맥: 1분 동안 60회 이하의 맥박
- 맥박결손 [15]: 심첨맥박과 요골맥박의 차이를 의미함

② 맥박에 영향을 미치는 요인
- 맥박수 증가: 통증, 자극, 운동, 혈액손실, 혈압하강, 고열, 약물, 갑상샘 기능 항진증, 빈혈 등
- 맥박수 감소: 남성이 비교적 여성에 비해 느린 편임, 키가 크고 마른 사람, 연령 증가, 운동선수, 약물, 저체온, 갑상샘 기능 저하증 등

(4) 호흡
① 호흡의 기전
- 환기, 확산에 의해 가스교환이 일어남
- 연수는 호흡중추로 호흡수를 조절함

② 호흡의 양상 [17]

정상호흡	• 호흡의 깊이, 횟수: 모두 정상범위 - 정상 호흡수: 12~20회/분
서호흡	• 호흡은 규칙적이나 느림(12회/분 미만)
빈호흡	• 호흡은 규칙적이나 빠름(20회/분 이상)
무호흡	• 수 초 이상 호흡이 없음
체인-스톡스호흡 [17]	• 깊은 호흡과 무호흡이 번갈아 나타남 • 아동, 노인: 수면 중 정상적으로 나타날 수 있음
쿠스마울호흡 [15]	• 호흡은 규칙적이나 비정상적으로 깊고 빠름
비오호흡	• 무호흡 주기에 이어 깊이가 다양한 호흡이 불규칙적으로 나타남

③ 호흡에 영향을 미치는 요인
- 호흡수 증가: 스트레스, 흡연, 운동, 높은 고도, 고열
- 호흡수 감소 [20]: 신생아에서 성인으로 성장하면서 호흡수는 점차 감소함, 마약성 진통제, 진정제 [25]

④ 호흡 측정 방법 및 주의사항
- 대상자가 호흡을 조절할 수 있으므로 호흡을 측정하고 있음을 알지 못하게 해야 함
- 호흡양상이 규칙적인 상태라면, 30초 동안 측정하여 2를 곱함
- 호흡양상이 불규칙적인 상태라면, 1분 동안 측정함

(5) 체온
① 체온의 기전: 간뇌의 시상하부에 의해 조절됨
② 체온 측정 방법에 따른 주의사항 [13]
- 고막체온: 삽입방법, 외이도 상태에 따라 측정결과가 부정확할 수 있음
- 구강체온: 영아나 소아, 의식 혼돈 및 무의식 환자로 체온계를 깨물 가능성이 있을 때, 입으로 호흡할 때, 비위관을 갖고 있을 때, 뜨겁거나 찬음식을 먹거나 흡연을 했을 때는 구강체온으로 측정하지 않음
- 직장체온: 직장질환 및 직장수술, 심근경색증, 신생아의 경우는 직장으로 체온을 측정하지 않음
- 액와체온: 피부질환 및 화상을 입었을 때 액와로 체온을 측정하지 않음, 피부와 밀착되지 않으면 측정결과가 부정확할 수 있음

2) 신체검진

(1) 신체검진 방법

① 시진, 촉진, 타진, 청진
- 시진: 시각을 사용하여 검진함
- 촉진: 손가락 끝 또는 손을 이용하여 압력을 촉지하는 방법
- 타진 17: 신체의 표면을 손으로 두드려 그 소리를 통해 검진하는 방법
  - 타진부 아래에 있는 장기의 구조와 성질, 기관의 윤곽선, 좌우대칭 등을 확인함
  - 장기 내에 공기 혹은 액체 존재 유무 등을 확인함
- 청진: 청진기를 이용하여 신체 내부에서 발생하는 소리를 듣는 방법

(2) 여러 가지 신체사정 13 15

① 눈
- 중심시력 검사, 주변시력 검사, 안구운동검사 등
- 각막반사 15: 제5번 뇌신경이 관장함

② 귀
- 청력검사
- 음차검사
  - 웨버(weber)검사: 음차를 쳐서 이마 앞 중앙에 놓음 → 양쪽 귀에서 들려야 정상, 전도성 난청일 때 환측의 귀에서 더 오래 들림
  - 린네(Rinne)검사: 음차를 쳐서 유양돌기에 놓고 음차를 제거하여 공기전도와 골전도를 비교함, 정상의 경우 공기전도가 골전도의 2배 이상 오래들림
- 전정기능검사: 제8번 뇌신경이 관장함 15

③ 흉부
- 흉부의 전후직경이 좌우직경보다 짧음
- 폐의 정상 타진음: 공명음

④ 복부
- 시진 → 청진 → 타진 → 촉진의 순서로 사정함
- 체위에 따라 타진음의 경계가 이동할 수 있음(복수 의심)
- 심부촉진법을 통해 반동압통을 사정할 수 있음

⑤ 직장과 항문 13
- 장갑을 끼고 윤활제를 바른 후, 손가락을 항문에 삽입함(대상자의 배꼽방향을 향해 서서히 삽입)

마인드맵
mind map

산소화요구
- 산소화요구 사정 ─ 저산소증 징후 ─ 빠르고 얕은 호흡, 청색증, 빈혈, 혈압 상승
  └ 진단검사 ─ 기관지경 검사, ABGA, 폐기능 검사
- 산소화 간호 ─ 입술 오므리기 호흡, 심호흡, 기침, 강화 폐활량계 ─ 목적, 방법
  ├ 흉부물리요법 ─ 타진법, 진동법
  └ 체위배액 ─ 정의, 방법
- 산소화요법 ─ 산소공급, 인공기도, 기관절개관 ─ 목적, 간호
- 흡인요법 ─ 목적, 방법, 주의사항 ─ 무균법, 흡인 전후 100% 산소

영양요구
- 영양 요구 사정 ─ 사정 방법 ─ 중간 상박근육 둘레, 중간 상박부 둘레, 피부 두겹 두께, 섭취량과 배설량
  └ 영양장애 대상자 중재
- 영양 간호 ─ 병원식이 ─ 일반식, 경식, 연식, 유동식, 특별 치료식
  ├ 비위관영양 ─ 목적, 절차, 위치 확인, 시행방법
  ├ 위관영양 문제 ─ 흡인, 구토, 설사, 변비, 고혈당/저혈당, 탈수, 부종
  ├ 완전비경구영양(TPN) ─ 속도조절, 감염예방, 합병증 예방
  └ 체액불균형 ─ 세포외액량 결핍/과다

배설 요구
- 배뇨 요구 사정 ─ 검체물 수집 방법 ─ 일반 요분석, 중간뇨 검사물, 도뇨관을 통한 소변 수집, 24시간 소변검사물 수집
  └ 요배설 관련 용어 ─ 무뇨, 핍뇨, 다뇨, 혈뇨, 농뇨, 당뇨, 단백뇨, 배뇨곤란, 빈뇨, 절박뇨, 야뇨, 배뇨지연, 요실금, 유뇨증, 요정체
- 배뇨 간호 ─ 배뇨장애 간호 ─ 배뇨촉진법, 방광 조절 훈련
  ├ 도뇨관 간호 ─ 삽입 목적, 삽입 방법, 중재
  └ 요실금 간호 ─ 종류, 증상, 중재
- 배변 요구 사정 ─ 배변반사
  └ 배변사정 ─ 대변검사, 잠혈검사, 직장경검사
- 배변 간호 ─ 변비 ─ 관장 종류/방법, 좌약, 하제
  └ 장루 간호 ─ 장루 관리, 피부 간호

활동과 운동요구

- 활동
  - 신체 역학의 원리와 적용법
  - 체위 — 종류, 특징
  - 이동보조기구 — 목발, 지팡이, 휠체어 이용법
- 운동
  - 운동의 종류, 효과 — 종류, 특징
  - 부동의 영향, 중재 — 계통별 영향
  - 관절가동범위 운동 — 관절움직임 용어, 신체부위별 관절운동범위

안위요구

- 수면, 휴식
  - 수면에 영향을 미치는 요인 — 발달단계, 스트레스, 습관, 생활양상, 환경, 운동, 약물, 호르몬
  - 수면단계별 특징 — NREM, REM
  - 수면장애 — 불면증, 기면증, 수면무호흡, 중재
  - 위생 — 목욕, 구강간호(의치 간호), 회음부 간호
  - 등마사지 — 경찰법, 유날법, 지압법, 경타법, 진동법
  - 통증 — 사정 방법, 사정 척도, 중재
- 체온
  - 체온조절기전 — 열생산, 열소실
  - 발열단계 — 오한기, 발열기, 회복기
  - 고체온, 저체온 — 중재
  - 온요법, 냉요법 — 효과, 종류/장단점, 금기증
- 임종
  - 죽음에 대한 심리적 단계 — 부정 → 분노 → 협상 → 우울 → 수용
  - 임종 징후 — 근긴장도/순환/활력징후/감각 저하
  - 사후 신체 변화 — 사후강직, 사후한랭, 사후시반, 각막혼탁, 중재

안전요구

- 낙상사고
  - 영향을 미치는 요인 — 종류, 특징
  - 신체보호대(억제대) — 목적, 종류, 중재
- 기타 안전사고 — 질식, 화재, 중독 — 중재
- 감염 사정
  - 감염 회로 — 감염원, 저장소, 탈출구, 전파방법, 숙주의 침입구, 감수성 있는 숙주
  - 감염 단계 — 잠복기 → 전구기 → 발병기 → 회복기
  - 감염에 대한 신체 방어기전 — 1차 방어, 2차 방어, 3차 방어
- 감염 관리
  - 표준주의 — 정의, 내용
  - 전파경로별 주의 — 공기주의, 비말주의, 접촉주의
  - 격리, 무균법 — 격리/역격리, 내과적/외과적 무균법
  - 소독, 멸균 — 정의, 종류
  - 의료폐기물 — 종류
- 투약 간호 — 기본원칙 — 약물 작용, 5가지 기본원칙, 투약처방의 필수요소, 관련 용어, 약물계산

- 투약 종류
  - 경구투약 — 금기증, 중재
  - 피내주사, 피하주사 — 목적, 절차, 인슐린 주사방법
  - 근육주사 — 주사부위, Z-track 주사법
  - 정맥주사 — 목적, 방법, 주입속도 조절, 합병증(침윤, 정맥염, 색전, 체액과부담, 감염)
  - 중심정맥요법 — 목적, 종류
  - 수혈 — 목적, 절차, 부작용, 중재
  - 국소투약 — 눈, 귀, 코, 직장, 질, 흡입제

- 욕창 사정
  - 호발부위 — 체위에 따른 호발부위
  - 욕창의 단계 — 1단계, 2단계, 3단계, 4단계, 심부조직손상 의심, 미분류

- 욕창 간호
  - 욕창 예방, 치료 간호 — 드레싱 종류, 장단점
  - 상처 치유과정 — 염증기 → 증식기 → 성숙기

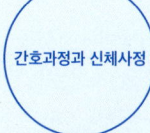
간호과정과 신체사정

- 간호과정
  - 특징, 단계 — 사정(주관적 자료, 객관적 자료) → 진단 → 계획 → 수행 → 평가
  - 간호기록 — 목적, 기록방법

- 신체사정 — 활력징후 — 정상범위, 호흡양상, 혈압 측정 방법(측정 시 발생하는 오류), 체온 측정 방법, 신체 검진 방법

3과목 | 보건의약관계법규
medicine law

1장 | 의료법

1 총칙

1) 의료법의 목적

모든 국민이 수준 높은 의료 혜택을 받을 수 있도록 국민의료에 필요한 사항을 규정함으로써 국민의 건강을 보호하고 증진함

2) 의료인과 임무 14 17 19 20 22 24

의료인: 보건복지부장관의 면허를 받은 의사·치과의사·한의사·조산사 및 간호법에 따른 간호사
(1) 의사: 의료와 보건지도
(2) 치과의사: 치과 의료와 구강 보건지도
(3) 한의사: 한방 의료와 한방 보건지도
(4) 조산사: 조산과 임산부 및 신생아에 대한 보건과 양호지도
(5) 간호사의 임무(간호법 제12조)
    ① 환자의 간호요구에 대한 관찰, 자료수집, 간호판단 및 요양을 위한 간호
    ② 의사, 치과의사, 한의사의 지도하에 시행하는 진료의 보조
    ③ 간호 요구자에 대한 교육·상담 및 건강증진을 위한 활동의 기획과 수행, 그 밖의 대통령령으로 정하는 보건활동

- 대통령령으로 정하는 보건활동
「농어촌 등 보건의료를 위한 특별조치법」에 따라 보건진료 전담공무원으로서 하는 보건활동
「모자보건법」에 따른 모자보건전문가가 행하는 모자보건 활동
「결핵예방법」에 따른 보건활동 등

    ④ 간호조무사가 수행하는 업무보조에 대한 지도
    ⑤ 보건복지부령으로 정하는 기관에서 환자의 진료 및 치료행위에 관한 의사의 전문적 판단이 있은 후에 의사의 일반적 지도와 위임에 근거하여 진료지원업무를 수행할 수 있다.

3) 의료기관 [18] [21] [23] [25]

의료기관: 의료인이 공중 또는 특정 다수인을 위하여 의료·조산의 업을 하는 곳
(1) 의원급 의료기관: 의사, 치과의사 또는 한의사가 주로 외래환자를 대상으로 각각 그 의료행위를 하는 의료기관 - 의원, 치과의원, 한의원
(2) 조산원: 조산사가 조산과 임산부 및 신생아를 대상으로 보건활동과 교육·상담을 하는 의료기관
(3) 병원급 의료기관: 의사, 치과의사 또는 한의사가 주로 입원환자를 대상으로 의료행위를 하는 의료기관
- 병원, 치과병원, 한방병원, 요양병원, 정신병원, 종합병원
① 병원급 의료기관 시설요건

구분	시설 요건
병원, 한방병원	30개 이상의 병상
요양병원	30개 이상의 요양병상
치과병원	입원시설 제한 없음
정신병원	입원시설 제한 없음
종합병원	100개 이상의 병상

② 종합병원

구분	요건
100병상 이상 ~300병상 이하	• 내과, 외과, 소아청소년과, 산부인과 중 3개 • 영상의학과, 마취통증의학과와 진단검사의학과(또는 병리과)를 포함한 7개 이상의 진료과목과 전속 전문의 예 내과, 외과, 산부인과, 영상의학과, 마취통증의학과, 병리과, 정형외과 7개
300병상 초과	내과, 외과, 소아청소년과, 산부인과, 영상의학과, 마취통증의학과, 진단검사의학과 (또는 병리과), 정신건강의학과 및 치과를 포함한 9개 이상의 진료과목과 전속 전문의

(4) 상급종합병원
① 보건복지부장관은 요건을 갖춘 종합병원 중에서 중증질환에 대하여 난이도가 높은 의료행위를 전문적으로 하는 종합병원을 상급종합병원으로 지정할 수 있다.
• 20개 이상의 진료과목을 갖추고 각 진료과목마다 전속하는 전문의를 둘 것
• 전문의가 되려는 자를 수련시키는 기관일 것
• 보건복지부령으로 정하는 인력·시설·장비 등을 갖출 것
• 질병군별 환자구성 비율이 보건복지부령으로 정하는 기준에 해당할 것
② 보건복지부장관은 상급종합병원으로 지정받은 종합병원에 대하여 3년마다 평가를 실시하여 재지정하거나 지정을 취소할 수 있다.
(5) 전문병원
① 보건복지부장관은 병원급 의료기관 중에서 특정 진료과목이나 특정 질환 등에 대하여 난이도가 높은 의료행위를 하는 병원을 전문병원으로 지정할 수 있다.
• 특정 질환별·진료과목별 환자의 구성비율 등이 보건복지부령으로 정하는 기준에 해당할 것
• 보건복지부령으로 정하는 수 이상의 진료과목을 갖추고 각 진료과목마다 전속하는 전문의를 둘 것

② 보건복지부장관은 전문병원으로 지정받은 의료기관에 대하여 3년마다 평가를 실시하여 전문병원으로 재지정할 수 있다.

2 의료인의 자격과 면허

1) 의료인과 의료기관의 장의 의무

(1) 의료인과 의료기관의 장은 의료의 질을 높이고 의료관련감염을 예방하며 의료기술을 발전시키는 등 환자에게 최선의 의료서비스를 제공하기 위하여 노력하여야 한다.
(2) 의료인은 다른 의료인 또는 의료법인 등의 명의로 의료기관을 개설하거나 운영할 수 없다.
(3) 의료기관의 장은 환자의 권리 등 보건복지부령으로 정하는 사항을 환자가 쉽게 볼 수 있도록 의료기관 내에 게시하여야 한다.

- 환자의 권리
  진료받을 권리, 알 권리와 자기결정권, 비밀을 보호받을 권리, 상담·조정을 신청할 권리

(4) 의료기관의 장은 환자와 보호자가 의료행위를 하는 사람의 신분을 알 수 있도록 의료인, 학생, 간호조무사 및 의료기사에게 의료기관 내에서 명찰을 달도록 지시·감독하여야 한다.

- 명찰을 달지 않아도 되는 경우
  응급의료상황, 수술실 내인 경우, 의료행위를 하지 아니할 때, 격리병실이나 무균치료실 내, 중환자실인 경우

(5) 의료인은 일회용 의료기기를 한 번 사용한 후 다시 사용하여서는 아니 된다.
  재사용금지 일회용 의료기기: 주사침, 주사기, 수액용기와 연결줄 등을 포함하는 수액세트

2) 간호·간병통합서비스

(1) 개념: 보건복지부령으로 정하는 입원 환자를 대상으로 보호자 등이 상주하지 아니하고 간호사, 간호조무사 및 그 밖에 간병지원인력에 의하여 포괄적으로 제공되는 입원서비스

- 서비스 대상 입원 환자
  - 환자에 대한 진료 성격이나 질병 특성상 보호자 등의 간병을 제한할 필요가 있는 입원 환자
  - 환자의 생활 여건이나 경제 상황 등에 비추어 보호자 등의 간병이 현저히 곤란하다고 인정되는 입원 환자
  - 그 밖에 환자에 대한 의료관리상 의사·치과의사 또는 한의사가 간호·간병통합서비스가 필요하다고 인정하는 입원 환자

- 서비스 제공 의료기관
  - 병원급 의료기관은 간호·간병통합서비스를 제공할 수 있도록 노력하여야 한다.
  - 공공보건의료기관 중 병원급 의료기관은 간호·간병통합서비스를 제공하여야 한다.

3) 의료인의 면허 대여 금지

의료인은 면허를 다른 사람에게 대여하여서는 아니 된다.
누구든지 면허를 대여 받아서는 아니 되며, 면허 대여를 알선하여서도 아니 된다.

4) 간호사 면허(간호법 제4조) 24

간호사가 되려는 사람은 다음 어느 하나에 해당하는 사람으로서 간호사 국가시험에 합격한 후 보건복지부장관의 면허를 받아야 한다.
(1) 평가인증기구의 인증을 받은 간호학을 전공하는 대학이나 전문대학을 졸업한 사람
(2) 보건복지부장관이 인정하는 외국의 학교를 졸업하고 외국의 간호사 면허를 받은 사람

- 조산사 면허 16 22
  다음 어느 하나에 해당하는 자로서 조산사 국가시험에 합격한 후 보건복지부장관의 면허를 받아야 한다.
  - 간호사 면허를 가지고 보건복지부장관이 인정하는 의료기관에서 1년간 조산 수습과정을 마친 자
  - 보건복지부장관이 인정하는 외국의 조산사 면허를 받은 자

- 면허 조건
  보건복지부장관은 보건의료 시책에 필요하다고 인정하면 의료인에게 면허를 내줄 때 3년 이내의 기간을 정하여 특정 지역이나 특정 업무에 종사할 것을 면허의 조건으로 붙일 수 있다.

5) 의료인의 결격사유 13 15 16 17 18 19 20 21

다음 어느 하나에 해당하는 자는 의료인이 될 수 없다. 다만, 간호사에 대하여는 「간호법」에서 정하는 바에 따른다.
(1) 「정신건강증진 및 정신질환자 복지서비스 지원에 관한 법률」에 따른 정신질환자.
    다만, 전문의가 의료인으로서 적합하다고 인정하는 사람은 그러하지 아니하다.
(2) 마약·대마·향정신성의약품 중독자
(3) 피성년후견인·피한정후견인
(4) 금고 이상의 실형을 선고받고 그 집행이 끝나거나 그 집행을 받지 아니하기로 확정된 후 5년이 지나지 아니한 자
(5) 금고 이상의 형의 집행유예를 선고받고 그 유예기간이 지난 후 2년이 지나지 아니한 자
(6) 금고 이상의 형의 선고유예를 받고 그 유예기간 중에 있는 자

간호사의 결격사유는 간호법에 정한 바에 따른다고 규정하고 있으나 간호법 제7조에 의료법과 동일한 의료인의 결격사유를 제시하고 있다.

다만, 간호법에는 '간호사등'으로 규정하고 있어 간호조무사에게도 간호사와 동일한 결격사유가 적용된다.

6) 의료인 국가시험과 응시자격 제한 13 23 25

(1) 의사·치과의사·한의사 또는 조산사 국가시험과 의사·치과의사·한의사 예비시험은 매년 보건복지부장관이 시행한다. 간호사 및 간호조무사 국가시험은 매년 보건복지부장관이 시행한다.
(2) 보건복지부장관은 국가시험 등의 관리를 한국보건의료인국가시험원에 맡길 수 있다.
(3) 의료인이 될 수 없는 자(결격사유 보유자)는 국가시험 등에 응시할 수 없다.
(4) 부정한 방법으로 국가시험 등에 응시한 자나 국가시험 등에 관하여 부정행위를 한 자는 그 수험을 정지시키거나 합격을 무효로 한다.
(5) 보건복지부장관은 (4)에 따라 수험이 정지되거나 합격이 무효가 된 사람에 대하여 처분의 사유와 위반 정도 등을 고려하여 그 다음에 치러지는 국가시험 등의 응시를 3회의 범위에서 제한할 수 있다.

간호법상 간호사 국가시험 및 응시자격 제한, 간호사 면허 또는 자격의 등록에 관하여 의료법의 의료인 관련 규정이 동일하게 적용된다.

7) 진료거부 금지 등

(1) 의료인 또는 의료기관 개설자는 진료나 조산 요청을 받으면 정당한 사유 없이 거부하지 못한다.
(2) 의료인은 응급환자에게 「응급의료에 관한 법률」에서 정하는 바에 따라 최선의 처치를 하여야 한다.

8) 진단서 등의 발급

(1) 진단서·검안서·증명서
   의료업에 종사하고 직접 진찰하거나 검안한 의사, 치과의사, 한의사가 아니면 진단서·검안서·증명서를 작성하여 환자(환자가 사망하거나 의식이 없는 경우에는 직계존속·비속, 배우자 또는 배우자의 직계존속, 이들이 모두 없는 경우에는 형제자매) 또는 검시를 하는 지방검찰청검사(검안서에 한한다)에게 교부하거나 발송(전자처방전에 한한다)하지 못한다.
   다만, 진료 중이던 환자가 최종 진료 시부터 48시간 이내에 사망한 경우에는 다시 진료하지 아니하더라도 진단서나 증명서를 내줄 수 있다.
(2) 출생·사망 또는 사산 증명서
   의료업에 종사하고 직접 조산한 의사·한의사 또는 조산사가 아니면 출생·사망 또는 사산 증명서를 내주지 못한다.
(3) 처방전(전자처방전 포함)
   의료업에 종사하고 직접 진찰한 의사, 치과의사 또는 한의사가 아니면 처방전을 작성하여 환자에게 교부하거나 발송(전자처방전에 한정)하지 못하며, 직접 진찰을 받은 환자가 아니면 누구든지 그 의사, 치과의사 또는 한의사가 작성한 처방전을 수령하지 못한다.
   다만, 다음 중 하나에 해당하며 환자 및 의약품에 대한 안정성을 인정하는 경우 대리수령자에게 처방전을 교부하거나 발송할 수 있으며, 대리수령자는 환자를 대리하여 그 처방전을 수령할 수 있다.
   ① 환자의 의식이 없는 경우
   ② 환자의 거동이 현저히 곤란하고 동일한 상병에 대하여 장기간 동일한 처방이 이루어지는 경우

- 대리수령자의 범위
  - 환자의 직계존속·비속 및 직계비속의 배우자
  - 환자의 배우자 및 배우자의 직계존속
  - 환자의 형제자매
  - 노인의료복지시설에서 근무하는 사람
  - 장애인 거주시설에서 근무하는 사람

9) 태아 성감별 행위 등 금지 [23]
의료인은 태아 성 감별을 목적으로 임부를 진찰하거나 검사하여서는 아니 되며, 같은 목적을 위한 다른 사람의 행위를 도와서도 아니 된다.

10) 기록 열람 및 진료기록의 송부 등 [14] [16] [22] [25]
(1) 환자는 의료인, 의료기관의 장 및 의료기관 종사자에게 본인에 관한 기록(추가기재·수정된 기록·수정 전의 원본을 모두 포함한다.)의 전부 또는 일부에 대하여 열람 또는 그 사본의 발급 등 내용의 확인을 요청할 수 있다.

(2) 의료인, 의료기관의 장 및 의료기관 종사자는 환자가 아닌 다른 사람에게 환자에 관한 기록을 열람하게 하거나 그 사본을 내주는 등 내용을 확인할 수 있게 하여서는 아니 된다.

- 환자 본인이 아니어도 열람하거나 사본을 교부할 수 있는 경우
  - 환자의 배우자, 직계 존속·비속, 배우자의 직계 존속 또는 형제·자매(환자의 배우자 및 직계 존속·비속, 배우자의 직계존속이 모두 없는 경우에 한정)가 환자 본인의 동의서와 친족관계임을 나타내는 증명서 등을 첨부하여 요청하는 경우
  - 환자가 지정하는 대리인이 환자 본인의 동의서와 대리권이 있음을 증명하는 서류를 첨부하는 등 요건을 갖추어 신청하는 경우
  - 환자가 사망하거나 의식이 없는 등 환자의 동의를 받을 수 없어 환자의 배우자, 직계 존속·비속, 형제·자매 또는 배우자의 직계 존속이 친족관계임을 나타내는 증명서 등을 첨부하여 요청하는 경우

(3) 의료인 또는 의료기관의 장은 다른 의료인 또는 의료기관의 장으로부터 진료기록의 내용 확인이나 진료기록의 사본 및 환자의 진료경과에 대한 소견 등을 송부 또는 전송할 것을 요청받은 경우 해당 환자나 환자 보호자의 동의를 받아 그 요청에 응하여야 한다.
다만, 해당 환자의 의식이 없거나 응급환자인 경우 또는 환자의 보호자가 없어 동의를 받을 수 없는 경우에는 환자나 환자 보호자의 동의 없이 송부 또는 전송할 수 있다.

(4) 의료인 또는 의료기관의 장이 응급환자를 다른 의료기관에 이송하는 경우에는 지체 없이 내원 당시 작성된 진료기록의 사본 등을 이송하여야 한다.

(5) 환자는 다른 의료기관으로 전원하는 경우 의료인, 의료기관의 장 및 의료기관 종사자에게 본인에 관한 기록의 전부 또는 일부를 전원하는 의료기관에 전송 또는 송부하여 줄 것을 요청할 수 있다. 이 경우 의료인, 의료기관의 장 및 의료기관 종사자는 정당한 사유가 없으면 이를 거부하여서는 안 된다. 환자는 전송 등의 요청을 대리인에게 하게 할 수 있다.

3 의료인의 권리와 의무

1) 진료기록부 등 14 15 19 21

(1) 의료인은 각각 진료기록부, 조산기록부, 간호기록부, 그 밖의 진료에 관한 기록을 갖추어 두고 환자의 주된 증상, 진단 및 치료 내용 등 의료 행위에 관한 사항과 의견을 상세히 기록하고 서명하여야 한다. 의료인이나 의료기관 개설자는 진료기록부등을 전자서명이 기재된 전자문서로 작성·보관할 수 있다.

- 진료기록부 기재사항
  - 진료를 받은 사람의 주소·성명·연락처·주민등록번호 등 인적사항. (진료를 받은 사람이 가명 또는 전산관리번호를 부여받은 경우에는 가명 또는 전산관리번호를 기록할 수 있고, 주소 및 연락처를 기록하지 않을 수 있다.)
  - 주된 증상. 이 경우 의사가 필요하다고 인정하면 주된 증상과 관련한 병력·가족력을 추가로 기록할 수 있다.
  - 진단결과 또는 진단명   - 진료경과
  - 치료 내용(주사·투약·처치 등)   - 진료 일시

- 간호기록부 기재사항
  - 간호를 받는 사람의 성명(간호를 받는 사람이 가명을 부여받은 경우에는 가명을 기록할 수 있다.)
  - 체온·맥박·호흡·혈압에 관한 사항   - 투약에 관한 사항
  - 섭취 및 배설물에 관한 사항   - 처치와 간호에 관한 사항   - 간호 일시

(2) 의료인이나 의료기관 개설자는 진료기록부등[전자의무기록을 포함]을 보건복지부령으로 정하는 바에 따라 보존하여야 한다. 진료기록부 등이 추가기재·수정된 경우 추가기재·수정 전의 원본을 모두 포함한다.

- 진료기록부 등의 보존 기간
  - 처방전: 2년   - 진단서 등의 부본: 3년
  - 환자 명부, 검사내용 및 검사소견기록, 방사선 사진 및 그 소견서, 간호기록부, 조산기록부: 5년
  - 진료기록부, 수술기록: 10년

2) 부당한 경제적 이익 등의 취득 금지

의료인, 의료기관 개설자 및 의료기관 종사자는 의약품공급자, 의료기기 판매업자 또는 임대업자로부터 제공되는 금전, 물품, 편익, 노무, 향응, 그 밖의 경제적 이익을 받거나 의료기관으로 하여금 받게 하여서는 아니 된다.

- 받아도 되는 경우
  견본품 제공, 학술대회 지원, 임상시험 지원, 제품설명회, 대금결제조건에 따른 비용할인, 시판 후 조사 등의 행위

3) 의료행위에 관한 설명

(1) 의사·치과의사 또는 한의사는 사람의 생명 또는 신체에 중대한 위해를 발생하게 할 우려가 있는 수술, 수혈, 전신마취를 하는 경우 지정된 사항을 환자(환자가 의사결정능력이 없는 경우 환자의 법정대리인)에게 설명하고 서면으로 그 동의를 받아야 한다.
다만, 설명 및 동의 절차로 인하여 수술 등이 지체되면 환자의 생명이 위험해지거나 심신상의 중대한 장애를 가져오는 경우에는 그러하지 아니하다.

- 환자에게 설명하고 동의를 받아야 하는 사항
  - 환자에게 발생하거나 발생 가능한 증상의 진단명
  - 수술 등의 필요성, 방법 및 내용
  - 환자에게 설명을 하는 의사, 치과의사 또는 한의사 및 수술 등에 참여하는 주된 의사, 치과의사 또는 한의사의 성명
  - 수술 등에 따라 전형적으로 발생이 예상되는 후유증 또는 부작용
  - 수술 등 전후 환자가 준수하여야 할 사항

(2) 동의를 받은 사항 중 수술 등의 방법 및 내용, 수술 등에 참여한 주된 의사, 치과의사 또는 한의사가 변경된 경우에는 변경 사유와 내용을 환자에게 서면으로 알려야 한다.

4) 신고 17 20 24

(1) 의료인(의료법에 따른 의사·치과의사·한의사 및 조산사, 간호법에 따른 간호사)은 대통령령으로 정하는 바에 따라 최초로 면허를 받은 후부터 3년마다 그 실태와 취업상황 등을 보건복지부장관에게 신고하여야 한다.
(2) 보건복지부장관은 보수교육을 이수하지 아니한 의료인에 대하여 (1)의 신고를 반려할 수 있다.

5) 변사체 신고 16

의사·치과의사·한의사 및 조산사는 사체를 검안하여 변사한 것으로 의심되는 때에는 사체의 소재지를 관할하는 경찰서장에게 신고하여야 한다.

6) 보수교육 13 16 17 18 19 20 21 22 23 24 25

(1) 중앙회(의료인의 전국적 조직)는 보건복지부령으로 정하는 바에 따라 회원의 자질 향상을 위하여 다음 사항이 포함된 보수교육을 매년 실시하여야 한다.
　① 직업윤리에 관한 사항
　② 업무 전문성 향상 및 업무 개선에 관한 사항
　③ 의료 관계 법령의 준수에 관한 사항
　④ 선진 의료기술 등의 동향 및 추세 등에 관한 사항
　⑤ 그 밖에 보건복지부장관이 의료인의 자질 향상을 위하여 필요하다고 인정하는 사항
(2) 의료인은 보수교육을 연간 8시간 이상 이수하여야 한다.

- 해당 연도의 보수교육 면제 대상(의사·치과의사·한의사 또는 조산사)
  - 전공의
  - 신규 면허취득자
  - 의과대학·치과대학·한의과대학의 대학원 재학생
  - 보건복지부장관이 보수교육을 받을 필요가 없다고 인정하는 사람

- 해당연도 보수교육 면제 대상(간호사)
  - 간호대학의 대학원 재학생, 해당 연도에 신규로 면허증을 발급받은 사람
  - 보건복지부장관이 보수교육을 받을 필요가 없다고 인정하는 사람

- 해당 연도의 보수교육 유예 대상(의사·치과의사·한의사 또는 조산사)
  - 해당 연도에 6개월 이상 환자진료 업무에 종사하지 아니한 사람
  - 보건복지부장관이 보수교육을 받기가 곤란하다고 인정하는 사람

- 해당연도 보수교육 유예 대상(간호사), 유예사유가 해소된 후 유예된 보수교육을 추가로 받아야 함
  - 해당 연도에 6개월 이상 간호사의 업무에 종사하지 않은 사람
  - 본인의 질병이나 그 밖의 불가피한 사유로 보수교육을 받기가 곤란하다고 보건복지부장관이 인정하는 사람

- 보수교육 실시기관(의사·치과의사·한의사 또는 조산사)
  - 지부 또는 중앙회의 정관에 따라 설치된 의학·치의학·한의학 분야별 전문학회 및 전문단체
  - 의과대학·치과대학·한의과대학·의학전문대학원·치의학전문대학원·한의학전문대학원 및 그 부속병원
  - 수련병원
  - 한국보건복지인력개발원
  - 다른 법률에 따른 보수교육 실시기관

- 보수교육실시기관(간호사)
  - 간호사중앙회의 지부 또는 간호사중앙회의 정관에 따라 설치된 간호학 분야별 전문학회 및 전문단체
  - 간호대학 및 간호대학이 설치된 대학의 부속병원
  - 수련병원
  - 한국보건복지인재원
  - 다른 법률에 따라 보건의료 및 간호 관련 교육을 실시하는 기관

4 의료행위의 제한

1) 무면허 의료행위 금지
(1) 의료인이 아니면 누구든지 의료행위를 할 수 없으며 의료인도 면허된 것 이외의 의료행위를 할 수 없다.
(2) 누구든지 의료인이 아닌 자에게 의료행위를 하게 하거나 의료인에게 면허 사항 외의 의료행위를 하게 하여서는 아니 된다.

- 의료인이 아니지만 보건복지부령으로 정하는 범위에서 의료행위를 할 수 있는 자
  - 외국의 의료인 면허를 가진 자로서 일정 기간 국내에 체류하는 자
  - 의과대학, 치과대학, 한의과대학, 의학전문대학원, 치의학전문대학원, 한의학전문대학원, 종합병원 또는 외국 의료원조기관의 의료봉사 또는 연구 및 시범사업을 위하여 의료행위를 하는 자
  - 의학·치과의학·한방의학 또는 간호학을 전공하는 학교의 학생

2) 영리 목적의 환자 유치 행위 금지

(1) 누구든지 「국민건강보험법」이나 「의료급여법」에 따른 본인부담금을 면제하거나 할인하는 행위, 금품 등을 제공하거나 불특정 다수인에게 교통편의를 제공하는 행위 등 영리를 목적으로 환자를 의료기관이나 의료인에게 소개·알선·유인하는 행위 및 이를 사주하는 행위를 하여서는 아니 된다.

- 허용되는 행위
  - 환자의 경제적 사정 등을 이유로 개별적으로 관할 시장·군수·구청장의 사전승인을 받아 환자를 유치하는 행위
  - 국민건강보험 가입자나 피부양자가 아닌 외국인환자(국내에 거주하는 외국인은 제외)를 유치하기 위한 행위

(2) 보험회사, 상호회사, 보험설계사, 보험대리점 또는 보험중개사는 외국인환자를 유치하기 위한 행위를 하여서는 아니 된다.

5 의료기관의 개설

1) 개설 23

(1) 의료인은 의료기관을 개설해야 의료업을 할 수 있으며, 특별한 경우 외에는 그 의료기관 내에서 의료업을 하여야 한다.

(2) 의료인과 개설가능 의료기관
  ① 의사(종합병원, 병원, 요양병원, 정신병원, 의원)
  ② 치과의사(치과병원, 치과의원)
  ③ 한의사(한방병원, 요양병원, 한의원)
  ④ 조산사(조산원)

(3) 의료기관 외에서 의료업을 할 수 있는 경우
  ① 응급환자를 진료하는 경우
  ② 환자나 환자 보호자의 요청에 따라 진료하는 경우
  ③ 국가나 지방자치단체의 장이 공익상 필요하다고 인정하여 요청하는 경우
  ④ 가정간호를 하는 경우

- 가정간호 13 15 19 22 25
    - 가정간호의 범위
        ㉠ 간호　　　　㉡ 검체의 채취 및 운반　　　　㉢ 투약
        ㉣ 주사　　　　㉤ 응급처치에 대한 교육 및 훈련　　㉥ 상담
        ㉦ 다른 보건의료기관 등에 대한 건강관리에 관한 의뢰
    - 가정간호 중 검체의 채취 및 운반, 투약, 주사 또는 치료적 의료행위인 간호를 하는 경우에는 의사나 한의사의 진단과 처방에 따라야 한다. 이 경우 의사 및 한의사 처방의 유효기간은 처방일부터 90일까지로 한다.
    - 가정간호를 실시하는 간호사는 가정전문간호사이어야 한다.
    - 가정간호는 의사나 한의사가 의료기관 외의 장소에서 계속적인 치료와 관리가 필요하다고 판단하여 가정전문간호사에게 치료나 관리를 의뢰한 자에 대하여만 실시하여야 한다.
    - 가정간호를 실시하는 의료기관의 장은 가정전문간호사를 2명 이상 두어야 한다.
    - 가정간호를 실시하는 의료기관의 장은 가정간호에 관한 기록을 5년간 보존하여야 한다.

        ⑤ 환자가 있는 현장에서 진료를 하여야 하는 부득이한 사유가 있는 경우
(4) 개설 신고와 허가 16
        ① 의원·치과의원·한의원 또는 조산원 개설 → 시장·군수·구청장에게 신고
        ② 종합병원·병원·치과병원·한방병원·요양병원 또는 정신병원 개설 → 시·도지사의 허가
        ③ 개설 장소를 이전하거나 개설에 관한 신고 또는 허가사항 중 중요사항을 변경하려는 때에도 신고하거나 허가를 받아야 한다.
        ④ 조산원을 개설하는 자는 반드시 지도의사를 정하여야 한다.

- 요양병원 입원 대상 15 20
    - 노인성 질환자　　　　- 만성질환자　　　　- 노인성 치매환자
    - 외과적 수술 후 또는 상해 후 회복기간에 있는 자
    ※ 노인성 치매환자를 제외한 정신질환자와 감염병환자등은 입원 대상 아님

(5) 의료인은 어떠한 명목으로도 둘 이상의 의료기관을 개설·운영할 수 없다. 다만, 2 이상의 의료인 면허를 소지한 자가 의원급 의료기관을 개설하려는 경우에는 하나의 장소에 한하여 면허 종별에 따른 의료기관을 함께 개설할 수 있다.

- 간호사의 정원 21 24
    - 종합병원, 병원, 치과병원, 의원, 치과의원
      연평균 1일 입원환자를 2.5명으로 나눈 수(외래환자 12명은 입원환자 1명으로 환산함)
    - 한방병원
      연평균 1일 입원환자를 5명으로 나눈 수(외래환자 12명은 입원환자 1명으로 환산함)
    - 요양병원
      연평균 1일 입원환자 6명으로 나눈 수(외래환자 12명은 입원환자 1명으로 환산함)

2) 원격의료

의료업에 종사하는 의사·치과의사·한의사는 컴퓨터·화상통신 등 정보통신기술을 활용하여 먼 곳에 있는 의료인에게 의료지식이나 기술을 지원하는 원격의료를 할 수 있다. 원격의료를 하는 자는 환자를 직접 대면하여 진료하는 경우와 같은 책임을 진다.

3) 당직의료인 [18]

(1) 각종 병원에는 응급환자와 입원환자의 진료 등에 필요한 당직의료인을 두어야 한다.
  ① 입원환자 200명까지: 의사(치과의사, 한의사) 1명, 간호사 2명
  ② 입원환자 200명을 초과하는 200명마다: 의사(치과의사, 한의사) 1명, 간호사 2명을 추가한 인원수

- 요양병원의 당직 의료인
  - 의사·치과의사 또는 한의사: 입원환자 300명까지는 1명, 입원환자 300명을 초과하는 300명마다 1명을 추가한 인원 수
  - 간호사: 입원환자 80명까지는 1명, 입원환자 80명을 초과하는 80명마다 1명을 추가한 인원 수

(2) 의료기관 개설자는 배치기관 및 배치시설이나 파견근무기관 및 시설이 아니면 공중보건의사에게 의료행위를 하게 하거나, 당직의료인으로 두어서는 아니 된다.

4) 의료관련감염 예방 [17]

(1) 일정 규모(100개 이상의 병상을 갖춘 병원급 의료기관) 이상의 병원급 의료기관의 장은 의료관련감염 예방을 위하여 감염관리위원회와 감염관리실을 설치·운영하고 감염관리 업무를 수행하는 전담 인력을 두는 등 필요한 조치를 하여야 한다.

- 감염관리실의 업무 [17]
  - 병원감염의 발생 감시
  - 병원감염관리 실적의 분석 및 평가
  - 직원의 감염관리교육 및 감염과 관련된 직원의 건강관리에 관한 사항
  - 그 밖에 감염 관리에 필요한 사항

(2) 의료 기관의 장은 감염병의 예방을 위하여 해당 의료기관에 소속된 의료인, 의료기관 종사자 보건의료인력을 양성하는 학교 및 기관의 학생으로서 해당 의료기관에서 실습하는 자에게 정기적으로 교육을 실시하여야 한다.

(3) 의료기관의 장은 감염병이 유행하는 경우 환자, 환자의 보호자, 의료인, 의료기관 종사자 및 경비원 등 해당 의료기관 내에서 업무를 수행하는 사람에게 감염병의 확산 방지를 위하여 필요한 정보를 제공하여야 한다.

(4) 질병관리청장은 의료관련감염의 발생·원인 등에 대한 의과학적인 감시를 위하여 의료관련감염 감시 시스템을 구축·운영할 수 있다.

5) 입원환자의 전원

의료기관의 장은 천재지변, 감염병 의심 상황, 집단 사망사고의 발생 등 입원환자를 긴급히 전원시키지 않으면 입원환자의 생명·건강에 중대한 위험이 발생할 수 있음에도 환자나 보호자의 동의를 받을 수 없는 등 불가피한 사유가 있는 경우에는 시장·군수·구청장의 승인을 받아 입원환자를 다른 의료기관으로 전원시킬 수 있다.

6 감독

1) 의료기관 인증

(1) 보건복지부장관은 의료의 질과 환자 안전의 수준을 높이기 위하여 병원급 의료기관(외국인환자를 유치하기 위한 의료기관, 호스피스전문기관 포함)에 대한 인증을 할 수 있다.
(2) 인증의 유효기간은 4년으로 한다. 다만, 조건부인증의 경우에는 유효기간을 1년으로 한다.
(3) 의료기관 인증을 받고자 하는 의료기관의 장은 보건복지부장관에게 신청할 수 있다. 다만, 요양병원의 장은 보건복지부장관에게 인증을 신청하여야 한다.

2) 면허 취소와 재교부 [13] [14] [15] [18] [21] [23]

(1) 보건복지부장관은 의료인이 다음 어느 하나에 해당할 경우에는 면허를 취소하여야 한다.
  ① 의료인의 결격사유에 해당하는 경우(의료행위 중 형법 제268조의 죄를 범한 처벌로 인하여 의료인의 결격사유에 해당하는 경우는 제외)
  ② 거짓이나 그 밖의 부정한 방법으로 의료인 면허 발급 요건을 취득하거나 국가시험에 합격한 경우
(2) 보건복지부장관은 의료인이 다음 어느 하나에 해당할 경우에는 면허를 취소할 수 있다.
  ① 자격 정지 처분 기간 중에 의료행위를 하거나 3회 이상 자격 정지 처분을 받은 경우
  ② 면허에 부수된 조건을 이행하지 아니한 경우
  ③ 다른 사람에게 면허를 대여한 경우
  ④ 1회용 의료기기를 재사용하여 사람의 생명 또는 신체에 중대한 위해를 발생하게 한 경우
  ⑤ 사람의 생명 또는 신체에 중대한 위해를 발생하게 할 우려가 있는 수술, 수혈, 전신마취를 의료인 아닌 자에게 하게 하거나 의료인에게 면허 사항 외로 하게 한 경우
  ⑥ 면허 취소 후 면허를 재교부받은 사람이 면허의 자격 정지 사유에 해당한 경우
(3) 보건복지부장관은 면허가 취소된 자라도 취소의 원인이 된 사유가 없어지거나 개전의 정이 뚜렷하다고 인정되면 면허를 재교부할 수 있다. 다만, 거짓이나 그 밖의 부정한 방법으로 의료인 면허 발급 요건을 취득하거나 국가시험에 합격하여 면허가 취소된 경우에는 재교부할 수 없다.

- 면허 재교부 금지 기간
  - 취소된 날로부터 1년 이내 재교부 금지: 면허에 부수된 조건을 이행하지 아니한 경우
  - 취소된 날로부터 2년 이내 재교부 금지: 자격 정지 처분 기간 중에 의료행위를 하거나 3회 이상 자격 정지 처분을 받은 경우
  - 취소된 날로부터 3년 이내 재교부 금지:
    ㉠ 다른 사람에게 면허를 대여한 경우
    ㉡ 1회용 의료기기를 재사용하여 사람의 생명 또는 신체에 중대한 위해를 발생하게 한 경우
    ㉢ 사람의 생명 또는 신체에 중대한 위해를 발생하게 할 우려가 있는 수술, 수혈, 전신마취를 의료인 아닌 자에게 하게 하거나 의료인에게 면허 사항 외로 하게 한 경우
    ㉣ 금고 이상의 실형, 형의 집행유예, 형의 선고유예 등의 요건에 해당하는 경우
  - 취소된 날로부터 10년 이내 재교부 금지:
    금고 이상의 형을 선고받고 면허가 취소된 사람이 다시 금고 이상의 형을 선고받아 면허가 취소된 경우

3) 자격정지 15 17 19 20 22 24 25

보건복지부장관은 의료인이 다음 어느 하나에 해당하면 1년의 범위에서 면허자격을 정지시킬 수 있다. 이 경우 의료기술과 관련한 판단이 필요한 사항에 관하여는 관계 전문가의 의견을 들어 결정할 수 있다.

(1) 의료인의 품위를 심하게 손상시키는 행위를 한 때

- 의료인의 품위 손상 행위
  - 학문적으로 인정되지 아니하는 진료행위(조산 업무와 간호 업무를 포함)
  - 비도덕적 진료행위
  - 거짓 또는 과대 광고행위
  - 방송, 신문, 정기간행물 매체에서 건강·의학정보에 대하여 거짓 또는 과장하여 제공하는 행위
  - 지나친 진료행위를 하거나 부당하게 많은 진료비를 요구하는 행위
  - 전공의 선발 등 직무와 관련하여 부당하게 금품을 수수하는 행위
  - 다른 의료기관을 이용하려는 환자를 영리를 목적으로 자신이 종사하거나 개설한 의료기관으로 유인하거나 유인하게 하는 행위
  - 자신이 처방전을 발급하여 준 환자를 영리를 목적으로 특정 약국에 유치하기 위하여 약국개설자나 약국에 종사하는 자와 담합하는 행위

(2) 의료기관 개설자가 될 수 없는 자에게 고용되어 의료행위를 한 때
(3) 1회용 의료기기를 재사용한 때

- 1회용 의료기기 재사용
  - 재사용 → 자격 정지 사유
  - 재사용하여 사람의 생명 또는 신체에 중대한 위해를 발생하게 한 경우 → 면허 취소 사유

(4) 진단서·검안서 또는 증명서를 거짓으로 작성하여 내주거나 진료기록부등을 거짓으로 작성하거나 고의로 사실과 다르게 추가기재·수정한 때
(5) 태아 성 감별 행위 등 금지 조항을 위반한 때
(6) 의료기사가 아닌 자에게 의료기사의 업무를 하게 하거나 의료기사에게 그 업무 범위를 벗어나게 한 때
(7) 관련 서류를 위조·변조하거나 속임수 등 부정한 방법으로 진료비를 거짓 청구한 때
(8) 부당한 경제적 이익 등을 제공받은 때
(9) 그 밖에 의료법 또는 의료법에 따른 명령을 위반한 때
(10) 보건복지부장관은 간호사가 3년마다 그 실태와 취업상황 등을 신고하지 아니한 때에는 신고할 때까지 면허 또는 자격의 효력을 정지할 수 있다.(간호법 제40조)

2장 | 응급의료에 관한 법률(응급의료법)

1 총칙

1) 목적

국민들이 응급상황에서 신속하고 적절한 응급의료를 받을 수 있도록 응급의료에 관한 국민의 권리와 의무, 국가·지방자치단체의 책임, 응급의료제공자의 책임과 권리를 정하고 응급의료자원의 효율적 관리에 필요한 사항을 규정함으로써 응급환자의 생명과 건강을 보호하고 국민의료를 적정하게 함을 목적으로 한다.

2) 용어

(1) 응급환자: 질병, 분만, 각종 사고 및 재해로 인한 부상이나 그 밖의 위급한 상태로 인하여 즉시 필요한 응급처치를 받지 아니하면 생명을 보존할 수 없거나 심신에 중대한 위해가 발생할 가능성이 있는 환자 또는 이에 준하는 사람
(2) 응급의료: 응급환자가 발생한 때부터 생명의 위험에서 회복되거나 심신상의 중대한 위해가 제거되기까지의 과정에서 응급환자를 위하여 하는 상담·구조·이송·응급처치 및 진료 등의 조치
(3) 응급처치: 응급의료행위의 하나로서 응급환자의 기도를 확보하고 심장박동의 회복, 그 밖에 생명의 위험이나 증상의 현저한 악화를 방지하기 위하여 긴급히 필요로 하는 처치
(4) 응급의료종사자: 면허 또는 자격의 범위에서 응급환자에 대한 응급의료를 제공하는 의료인과 응급구조사
(5) 응급의료기관: 의료기관 중에서 지정된 권역응급의료센터, 전문응급의료센터, 지역응급의료센터 및 지역응급의료기관

2 응급의료종사자의 권리와 의무

1) 응급의료의 거부금지와 응급환자가 아닌 사람에 대한 조치 [20] [21] [22]

(1) 응급의료종사자는 업무 중에 응급의료를 요청받거나 응급환자를 발견하면 즉시 응급의료를 하여야 하며 정당한 사유 없이 이를 거부하거나 기피하지 못한다.
(2) 의료인은 응급환자가 아닌 사람을 응급실이 아닌 의료시설에 진료를 의뢰하거나 다른 의료기관에 이송할 수 있다.

2) 응급환자에 대한 우선 응급의료 등 [17] [23] [24]

(1) 응급의료종사자는 응급환자에 대하여는 다른 환자보다 우선하여 상담·구조 및 응급처치를 하고 진료를 위하여 필요한 최선의 조치를 하여야 한다.
(2) 응급의료종사자는 응급환자가 2명 이상이면 의학적 판단에 따라 더 위급한 환자부터 응급의료를 실시하여야 한다.

3) 응급의료의 설명동의 [15] [16]

응급의료종사자는 다음 어느 하나에 해당하는 경우를 제외하고 응급환자에게 응급의료에 관하여 설명하고 그 동의를 받아야 한다.
(1) 응급환자가 의사결정능력이 없는 경우
 ① 법정대리인이 동행: 그 법정대리인에게 응급의료에 관하여 설명하고 그 동의를 받아야 함
 ② 법정대리인이 동행하지 않은 경우: 동행한 사람에게 설명한 후 응급처치를 하고 의사의 의학적 판단에 따라 응급진료를 할 수 있다.
(2) 설명 및 동의 절차로 인하여 응급의료가 지체되면 환자의 생명이 위험하여지거나 심신상의 중대한 장애를 가져오는 경우
(3) 의사결정능력이 없는 응급환자의 법정대리인으로부터 동의를 얻지 못하였으나 응급환자에게 반드시 응급의료가 필요하다고 판단되는 때에는 의료인 1명 이상의 동의를 얻어 응급의료를 할 수 있다.

- 응급의료에 관하여 설명하고 동의를 얻어야 할 내용
  - 환자에게 발생하거나 발생 가능한 증상의 진단명
  - 응급검사의 내용과 응급처치의 내용
  - 응급의료를 받지 아니하는 경우의 예상결과 또는 예후
  - 그 밖에 응급환자가 설명을 요구하는 사항

4) 응급환자의 이송 [13] [18]

(1) 의료인은 해당 의료기관의 능력으로는 응급환자에 대하여 적절한 응급의료를 할 수 없다고 판단한 경우에는 지체 없이 그 환자를 적절한 응급의료가 가능한 다른 의료기관으로 이송하여야 한다.
(2) 의료기관의 장은 응급환자를 이송할 때에는 응급환자의 안전한 이송에 필요한 의료기구와 인력을 제공하여야 하며, 응급환자를 이송 받는 의료기관에 진료에 필요한 의무기록을 제공하여야 한다.
(3) 의료기관의 장은 이송에 든 비용을 환자에게 청구할 수 있다.

3 응급의료기관등

1) 중앙응급의료센터 [25]
(1) 보건복지부장관은 중앙응급의료센터를 설치·운영할 수 있다.
(2) 업무
① 응급의료기관등에 대한 평가 및 질을 향상시키는 활동에 대한 지원
② 응급의료종사자에 대한 교육훈련
③ 응급의료기관등 간의 업무조정 및 지원, 관련 정보의 수집·제공 및 응급환자 현황 파악과 추적 관리
④ 응급의료 관련 연구
⑤ 국내외 재난 등의 발생 시 응급의료 관련 업무의 조정 및 그에 대한 지원
⑥ 응급의료 통신망 및 응급의료 전산망의 관리·운영과 그에 따른 업무
⑦ 응급처치 관련 교육 및 응급장비 관리에 관한 지원
⑧ 응급환자 이송체계 운영 및 관리에 관한 지원
⑨ 응급의료분야 의료취약지 관리 업무
⑩ 응급의료 관련 조사·통계사업에 관한 업무
⑪ 그 밖에 보건복지부장관이 정하는 응급의료 관련 업무

2) 권역응급의료센터 [19]
(1) 보건복지부장관은 상급종합병원 또는 300병상을 초과하는 종합병원 중에서 권역응급의료센터를 지정할 수 있다.
(2) 업무
① 중증응급환자 중심의 진료
② 재난 대비 및 대응 등을 위한 거점병원으로서 보건복지부령으로 정하는 업무
③ 권역 내에 있는 응급의료종사자에 대한 교육·훈련
④ 권역 내 다른 의료기관에서 이송되는 중증응급환자에 대한 수용
⑤ 그 밖에 보건복지부장관이 정하는 권역 내 응급의료 관련 업무

3) 응급의료지원센터
보건복지부장관은 응급의료자원의 분포와 주민의 생활권을 고려하여 지역별로 응급의료지원센터를 설치·운영하여야 한다.

4) 전문응급의료센터의 지정
보건복지부장관은 소아환자, 화상환자 및 독극물중독환자 등에 대한 응급의료를 위하여 권역응급의료센터, 지역응급의료센터 중에서 분야별로 전문응급의료센터를 지정할 수 있다.

5) 외상센터
(1) 권역외상센터
보건복지부장관은 권역응급의료센터, 전문응급의료센터 및 지역응급의료센터 중 권역외상센터를 지정할 수 있다.

(2) 지역외상센터

시·도지사는 관할 지역의 주민에게 적정한 외상의료를 제공하기 위하여 응급의료기관 중 지역외상센터를 지정할 수 있다.

6) 정신질환자응급의료센터

보건복지부장관은 정신질환자에 대한 응급의료를 위하여 응급의료기관 중 정신질환자응급의료센터를 지정할 수 있다.

7) 지역응급의료센터 [14]

시·도지사는 종합병원 중에서 지역응급의료센터를 지정할 수 있다.

8) 지역응급의료기관

시장·군수·구청장은 종합병원 중에서 지역응급의료기관을 지정할 수 있다. 다만, 시·군의 경우에는 병원 중에서 지정할 수 있다.

9) 환자의 중증도 분류 및 감염병 의심환자 등의 선별

(1) 응급의료기관의 장 및 구급차등의 운용자는 응급환자 등에 대한 신속하고 적절한 이송·진료와 응급실의 감염예방을 위하여 응급환자 등의 중증도를 분류하고 감염병 의심환자 등을 선별하여야 한다.

(2) 권역응급의료센터의 장은 중증응급환자 중심의 진료를 위하여 응급환자 등의 중증도 분류 결과 경증에 해당하는 응급환자를 다른 응급의료기관에 이송할 수 있다.

10) 응급실

(1) 응급실 출입 가능자

응급실 환자, 응급의료종사자, 응급실 환자의 보호자로서 진료의 보조에 필요한 사람
응급실 출입을 허용할 수 있는 환자의 보호자는 1명으로 한다. 다만, 소아, 장애인, 술 취한 사람 또는 정신질환자의 진료 보조를 위하여 필요한 경우에는 2명으로 할 수 있다.

(2) 응급실 체류 제한

① 응급의료기관의 장은 환자의 응급실 체류시간을 최소화하고 입원진료가 필요한 응급환자는 신속하게 입원되도록 조치하여야 한다.

② 권역응급의료센터 및 지역응급의료센터의 장은 24시간을 초과하여 응급실에 체류하는 환자의 비율을 연간 100분의 5 미만으로 유지하여야 한다.

11) 기타

(1) 응급의료기관의 재지정

보건복지부장관 및 시·도지사, 시장·군수·구청장은 3년마다 해당 지정권자가 지정한 모든 응급의료기관을 대상으로 재지정하거나 지정을 취소할 수 있다.

(2) 예비병상의 확보

응급의료기관은 허가받은 병상 수의 100분의 1 이상(병·의원의 경우에는 1병상 이상)을 예비병상으로 확보하여야 한다.

3장 | 감염병의 예방 및 관리에 관한 법률(감염병예방법)

1 총칙

1) 목적
국민 건강에 위해가 되는 감염병의 발생과 유행을 방지하고, 그 예방 및 관리를 위하여 필요한 사항을 규정함으로써 국민 건강의 증진 및 유지에 이바지함을 목적으로 한다.

2) 용어 13 14 15 16 17 18 19

(1) 감염병: 제1급감염병, 제2급감염병, 제3급감염병, 제4급감염병, 기생충감염병, 세계보건기구 감시대상 감염병, 생물테러감염병, 성매개감염병, 인수공통감염병 및 의료관련감염병

구분	정의	해당 질환	신고
제1급 감염병	생물테러감염병 또는 치명률이 높거나 집단 발생의 우려가 커서 발생 또는 유행 즉시 신고하여야 하고, 음압격리와 같은 높은 수준의 격리가 필요한 감염병	에볼라바이러스병, 마버그열, 라싸열, 크리미안콩고출혈열, 남아메리카출혈열, 리프트밸리열, 두창, 페스트, 탄저, 보툴리눔독소증, 야토병, 신종감염병증후군, 중증급성호흡기증후군(SARS), 중동호흡기증후군(MERS), 동물인플루엔자 인체감염증, 신종인플루엔자, 디프테리아	즉시
제2급 감염병	전파가능성을 고려하여 발생 또는 유행 시 24시간 이내에 신고하여야 하고, 격리가 필요한 감염병	결핵, 수두, 홍역, 콜레라, 장티푸스, 파라티푸스, 세균성이질, 장출혈성대장균감염증, A형간염, 백일해, 유행성이하선염, 풍진, 폴리오, 수막구균 감염증, b형헤모필루스인플루엔자, 폐렴구균 감염증, 한센병, 성홍열, 반코마이신내성황색포도알균(VRSA) 감염증, 카바페넴내성장내세균목(CRE) 감염증, E형간염,	24시간 이내
제3급 감염병	그 발생을 계속 감시할 필요가 있어 발생 또는 유행 시 24시간 이내에 신고하여야 하는 감염병	파상풍, B형간염, 일본뇌염, C형간염, 말라리아, 레지오넬라증, 비브리오패혈증, 발진티푸스, 발진열, 쯔쯔가무시증, 렙토스피라증, 브루셀라증, 공수병, 신증후군출혈열, 후천성면역결핍증(AIDS), 크로이츠펠트-야콥병(CJD) 및 변종크로이츠펠트-야콥병(vCJD), 황열, 뎅기열, 큐열, 웨스트나일열, 라임병, 진드기매개뇌염, 유비저, 치쿤구니야열, 중증열성혈소판감소증후군(SFTS), 지카바이러스 감염증, 매독 * 엠폭스(MPOX)	24시간 이내

제4급 감염병	제1급감염병 ~제3급감염병까지의 감염병 외에 유행 여부를 조사하기 위하여 표본감시 활동이 필요한 감염병	인플루엔자, 회충증, 편충증, 요충증, 간흡충증, 폐흡충증, 장흡충증, 수족구병, 임질, 클라미디아감염증, 연성하감, 성기단순포진, 첨규콘딜롬, 반코마이신내성장알균(VRE) 감염증, 메티실린내성황색포도알균(MRSA) 감염증, 다제내성녹농균(MRPA) 감염증, 다제내성아시네토박터바우마니균(MRAB) 감염증, 장관감염증, 급성호흡기감염증, 해외유입기생충감염증, 엔테로바이러스감염증, 사람유두종바이러스 감염증 * 코로나바이러스감염증-19	7일 이내

2 신고 및 보고

1) 의사 등의 신고 20 21 22

(1) 의사, 치과의사 또는 한의사는 다음 어느 하나에 해당하는 사실(표본감시 대상이 되는 제4급감염병으로 인한 경우는 제외)이 있으면 소속 의료기관의 장에게 보고하여야 하고, 해당 환자와 그 동거인에게 질병관리청장이 정하는 감염 방지 방법 등을 지도하여야 한다. 다만, 의료기관에 소속되지 아니한 의사, 치과의사 또는 한의사는 관할 보건소장에게 신고하여야 한다.
  ① 감염병환자등을 진단하거나 그 사체를 검안한 경우
  ② 예방접종 후 이상반응자를 진단하거나 그 사체를 검안한 경우
  ③ 감염병환자등이 제1급감염병부터 제3급감염병까지에 해당하는 감염병으로 사망한 경우
  ④ 감염병환자로 의심되는 사람이 감염병병원체 검사를 거부하는 경우
(2) 감염병병원체 확인기관의 소속 직원은 감염병환자등을 발견한 경우 그 사실을 감염병병원체 확인기관의 장에게 보고하여야 한다.
(3) 보고를 받은 의료기관의 장 및 감염병병원체 확인기관의 장은 제1급감염병의 경우에는 즉시, 제2급감염병 및 제3급감염병의 경우에는 24시간 이내에, 제4급감염병의 경우에는 7일 이내에 질병관리청장 또는 관할 보건소장에게 신고하여야 한다.
(4) 육군, 해군, 공군 또는 국방부 직할 부대에 소속된 군의관은 소속 부대장에게 보고하여야 하고, 보고를 받은 소속 부대장은 제1급감염병의 경우에는 즉시, 제2급감염병 및 제3급감염병의 경우에는 24시간 이내에 관할 보건소장에게 신고하여야 한다.

2) 그 밖의 신고 의무자

(1) 다음 어느 하나에 해당하는 사람은 보건복지부령으로 정하는 감염병(결핵, 홍역, 콜레라, 장티푸스, 파라티푸스, 세균성이질, 장출혈성 대장균 감염증, A형간염)이 발생한 경우에는 의사, 치과의사 또는 한의사의 진단이나 검안을 요구하거나 해당 주소지를 관할하는 보건소장에게 신고하여야 한다.
  ① 일반가정에서는 세대를 같이하는 세대주. 다만, 세대주가 부재 중인 경우에는 그 세대원
  ② 학교, 병원, 관공서, 회사, 공연장, 예배장소, 선박·항공기·열차 등 운송수단, 각종 사무소·사업소, 음식점, 숙박업소 또는 그 밖에 여러 사람이 모이는 장소의 관리인, 경영자 또는 대표자
  ③ 약사·한약사 및 약국개설자

(2) (1)에 따른 신고의무자가 아니더라도 감염병환자등 또는 감염병으로 인한 사망자로 의심되는 사람을 발견하면 보건소장에게 알려야 한다.

3) 보건소장 등의 보고

신고를 받은 보건소장 → 관할 시장·군수·구청장 → 질병관리청장 및 시·도지사에게 각각 보고
→ 관할 특별자치시장·특별자치도지사 → 질병관리청장에게 보고

4) 인수공통감염병의 통보

국립가축방역기관장, 신고대상 가축의 소재지를 관할하는 시장·군수·구정장 또는 시·도 가축방역기관의 장은 다음 어느 하나에 해당하는 감염병의 경우에는 즉시 질병관리청장에게 통보하여야 한다.
- 탄저, 고병원성조류인플루엔자, 광견병, 대통령령으로 정하는 인수공통감염병(동물인플루엔자)

3 감염병감시 및 역학조사 등

1) 감염병 표본감시

(1) 질병관리청장은 감염병 발생의 의과학적인 감시를 위하여 질병의 특성과 지역을 고려하여 보건의료기관이나 그 밖의 기관 또는 단체를 감염병 표본감시기관으로 지정할 수 있다.
(2) 표본감시의 대상이 되는 감염병 - 제4급감염병

2) 실태조사

질병관리청장 및 시·도지사는 감염병의 관리 및 감염 실태와 내성균 실태를 파악하기 위하여 실태조사를 실시하고, 그 결과를 공표하여야 한다.
(1) 감염병 및 내성균 발생 등에 대한 실태조사: 질병관리청장 또는 시·도지사
(2) 의료기관의 감염관리 현황에 대한 실태조사: 질병관리청장, 시·도지사 또는 시장·군수·구청장

3) 역학조사 [23] [25]

(1) 질병관리청장, 시·도지사 또는 시장·군수·구청장은 감염병이 발생하여 유행할 우려가 있거나, 감염병 여부가 불분명하나 발병원인을 조사할 필요가 있다고 인정하면 지체 없이 역학조사를 하여야 하고, 그 결과에 관한 정보를 필요한 범위 에서 해당 의료기관에 제공하여야 한다.
(2) 의료인 또는 의료기관의 장은 감염병 또는 알 수 없는 원인으로 인한 질병이 발생하였거나 발생할 것이 우려되는 경우 질병관리청장, 시·도지사 또는 시장·군수·구청장에게 역학조사를 실시할 것을 요청할 수 있다.

4) 건강진단 [24]

종사자의 건강진단이 필요한 직업으로 보건복지부령으로 정하는 직업에 종사하는 사람과 성매개감염병에 감염되어 그 전염을 매개할 상당한 우려가 있다고 특별자치시장·특별자치도지사 또는 시장·군수·구청장이 인정한 사람은 성매개감염병에 관한 건강진단을 받아야 한다.

4 예방접종

1) 필수예방접종 14 19 22

특별자치시장·특별자치도지사 또는 시장·군수·구청장은 다음 질병에 대하여 관할 보건소를 통하여 필수예방접종을 실시하여야 한다.

- 디프테리아, 폴리오, 백일해, 홍역, 파상풍, 결핵, B형간염, 유행성이하선염, 풍진, 수두, 일본뇌염, b형헤모필루스인플루엔자, 폐렴구균, 인플루엔자, A형간염, 사람유두종바이러스 감염증, 그룹 A형 로타바이러스 감염증, 그 밖에 질병관리청장이 감염병의 예방을 위하여 필요하다고 인정하여 지정하는 감염병(장티푸스, 신증후군출혈열)

2) 임시예방접종

특별자치시장·특별자치도지사 또는 시장·군수·구청장은 다음 어느 하나에 해당하면 관할 보건소를 통하여 임시예방접종을 하여야 한다.
(1) 질병관리청장이 감염병 예방을 위하여 특별자치시장·특별자치도지사 또는 시장·군수·구청장에게 예방접종을 실시할 것을 요청한 경우
(2) 특별자치시장·특별자치도지사 또는 시장·군수·구청장이 감염병 예방을 위하여 예방접종이 필요하다고 인정하는 경우

3) 예방접종증명서

질병관리청장, 특별자치시장·특별자치도지사 또는 시장·군수·구청장은 필수예방접종 또는 임시예방접종을 받은 사람 본인 또는 법정대리인에게 예방접종증명서를 발급하여야 한다.

4) 예방접종에 관한 역학조사

질병관리청장, 시·도지사 또는 시장·군수·구청장은 다음 구분에 따라 조사를 실시하고, 예방접종 후 이상반응 사례가 발생하면 그 원인을 밝히기 위하여 역학조사를 하여야 한다.
(1) 질병관리청장: 예방접종의 효과 및 예방접종 후 이상반응에 관한 조사
(2) 시·도지사 또는 시장·군수·구청장: 예방접종 후 이상반응에 관한 조사

5) 예방접종 후 이상반응에 대한 검사

의료인 및 의료기관의 장은 필수예방접종 또는 임시예방접종 후 혈소판감소성 혈전증 등 이상반응이 나타나거나 의심되는 사람을 발견한 경우에는 질병관리청장에게 이상반응에 대한 검사를 의뢰할 수 있다. 의뢰받은 질병관리청장은 검사를 실시하여야 한다.

6) 예방접종 완료 여부의 확인 20 24

(1) 특별자치도지사 또는 시장·군수·구청장은 초등학교와 중학교의 장, 유치원의 장과 어린이집의 원장에게 예방접종 완료 여부에 대한 검사 기록을 제출하도록 요청할 수 있다.
(2) 확인 결과 예방접종을 끝내지 못한 영유아, 학생 등이 있으면 그 영유아 또는 학생 등에게 예방접종을 하여야 한다.

5 감염 전파의 차단조치

1) 감염병관리기관의 지정

(1) 보건복지부장관, 질병관리청장 또는 시·도지사는 의료기관을 감염병관리기관으로 지정하여야 한다.
(2) 시장·군수·구청장은 의료기관을 감염병관리기관으로 지정할 수 있다.
(3) 지정받은 의료기관의 장은 감염병을 예방하고 감염병환자등을 진료하는 시설을 설치하여야 한다.

- 300개 이상의 병상을 갖춘 감염병관리기관: 음압병실을 1개 이상 설치할 것
- 300개 미만의 병상을 갖춘 감염병관리기관: 외부와 격리된 진료실 또는 격리된 병실을 1개 이상 설치할 것

(4) 감염병환자가 대량으로 발생하거나 감염병관리기관만으로 감염병환자등을 모두 수용하기 어려운 경우에는 지정된 감염병관리기관이 아닌 의료기관을 일정 기간 동안 감염병관리기관으로 지정하거나 격리소·요양소 또는 진료소를 설치·운영할 수 있다.

2) 감염병의심자 격리시설 지정

시·도지사 또는 시장·군수·구청장은 감염병 발생 또는 유행 시 감염병의심자를 격리하기 위한 시설을 지정하여야 한다. 다만, 의료법에 따른 의료기관은 감염병의심자 격리시설로 지정할 수 없다.

3) 감염병환자등의 관리

(1) 감염병 중 특히 전파 위험이 높은 감염병으로서 제1급감염병 및 질병관리청장이 고시한 감염병(결핵, 홍역, 콜레라, 장티푸스, 파라티푸스, 세균성이질, 장출혈성대장균감염증, A형간염, 폴리오, 수막구균 감염증, 성홍열)에 걸린 감염병환자등은 감염병관리기관, 감염병전문병원 및 감염병관리시설을 갖춘 의료기관에서 입원치료를 받아야 한다.
(2) 질병관리청장, 시·도지사 또는 시장·군수·구청장은 다음 어느 하나에 해당하는 사람에게 자가치료, 격리소·요양소 또는 진료소에서의 치료("시설치료"라 한다) 또는 의료기관 입원치료를 하게 할 수 있다.
① 의사가 자가치료 또는 시설치료가 가능하다고 판단하는 사람
② 감염병전문병원 및 감염병관리시설을 갖춘 의료기관 입원치료 대상자가 아닌 사람
③ 감염병 의심자

4) 감염병에 관한 강제처분 [23]

(1) 질병관리청장, 시·도지사 또는 시장·군수·구청장은 해당 공무원으로 하여금 다음 어느 하나에 해당하는 감염병환자등이 있다고 인정되는 주거시설, 선박·항공기·열차 등 운송수단 또는 그 밖의 장소에 들어가 필요한 조사나 진찰을 하게 할 수 있으며, 그 진찰 결과 감염병환자등으로 인정될 때에는 동행하여 치료받게 하거나 입원시킬 수 있다.
① 제1급감염병
② 제2급감염병 중 결핵, 홍역, 콜레라, 장티푸스, 파라티푸스, 세균성이질, 장출혈성대장균감염증, A형간염, 수막구균 감염증, 폴리오, 성홍열
③ 제3급감염병 중 질병관리청장이 정하는 감염병(엠폭스)
④ 세계보건기구 감시대상 감염병

(2) 질병관리청장, 시·도지사 또는 시장·군수·구청장은 제1급감염병이 발생한 경우 해당 공무원으로 하여금 감염병의심자에게 다음 조치를 하게 할 수 있다.
① 자가 또는 시설에 격리 및 격리에 필요한 이동수단의 제한
② 격리된 사람에 한정하여 유선·무선 통신, 정보통신기술을 활용한 기기 등을 이용한 감염병의 증상 유무 확인이나 위치정보의 수집
③ 감염 여부 검사
해당 공무원의 조사나 진찰 결과 감염병환자등으로 인정된 사람에 대해서는 해당 공무원과 동행하여 치료받게 하거나 입원시킬 수 있다.
(3) 질병관리청장, 시·도지사 또는 시장·군수·구청장은 (1)과 (2)에 따른 감염병환자등의 확인을 위한 조사·진찰을 거부하는 사람에 대해서는 해당 공무원으로 하여금 권한에 따른 증표를 제시하고 감염병관리기관에 동행하여 필요한 조사나 진찰을 받게 하여야 한다.
(4) 질병관리청장, 시·도지사 또는 시장·군수·구청장은 조사거부자를 자가 또는 감염병관리시설에 격리할 수 있으며, 조사·진찰 결과 감염병환자등으로 인정될 때에는 감염병관리시설에서 치료받게 하거나 입원시켜야 한다. 치료·입원시킨 경우 그 사실을 조사거부자의 보호자에게 통지하여야 한다. 조사거부자가 감염병환자등이 아닌 것으로 인정되면 격리조치를 즉시 해제하여야 한다.

5) 업무 종사의 일시 제한 16 17 21 25

감염병환자등은 업무의 성질상 일반인과 접촉하는 일이 많은 직업에 종사할 수 없고, 누구든지 감염병환자등을 그러한 직업에 고용할 수 없다.

- 제한을 받는 감염병환자등:
  콜레라, 장티푸스, 파라티푸스, 세균성이질, 장출혈성대장균감염증, A형간염
- 제한 기간: 감염력이 소멸되는 날까지
- 제한을 받는 업종: 집단급식소, 식품접객업

6) 건강진단 및 예방접종 등의 조치

질병관리청장, 시·도지사 또는 시장·군수·구청장은 다음 어느 하나에 해당하는 사람에게 건강진단을 받거나 감염병 예방에 필요한 예방접종을 받게 하는 등의 조치를 할 수 있다.
(1) 감염병환자등의 가족 또는 그 동거인
(2) 감염병 발생지역에 거주하는 사람 또는 그 지역에 출입하는 사람으로서 감염병에 감염되었을 것으로 의심되는 사람
(3) 감염병환자등과 접촉하여 감염병에 감염되었을 것으로 의심되는 사람

7) 감염병 유행에 대한 방역 조치

질병관리청장, 시·도지사 또는 시장·군수·구청장은 감염병이 유행하면 감염병 전파를 막기 위하여 다음에 해당하는 모든 조치를 하거나 그에 필요한 일부 조치를 하여야 한다.

(1) 감염병환자등이 있는 장소나 감염병병원체에 오염되었다고 인정되는 장소에 대한 다음의 조치
  ① 일시적 폐쇄
  ② 일반 공중의 출입금지
  ③ 해당 장소 내 이동제한
  ④ 그 밖에 통행차단을 위하여 필요한 조치
(2) 의료기관에 대한 업무 정지
(3) 감염병의심자를 적당한 장소에 일정한 기간 입원 또는 격리시키는 것
(4) 감염병병원체에 오염되었거나 오염되었다고 의심되는 물건을 사용·접수·이동하거나 버리는 행위 또는 해당 물건의 세척을 금지하거나 태우거나 폐기처분하는 것
(5) 감염병병원체에 오염된 장소에 대한 소독이나 그 밖에 필요한 조치를 명하는 것
(6) 일정한 장소에서 세탁하는 것을 막거나 오물을 일정한 장소에서 처리하도록 명하는 것

4장 | 후천성면역결핍증 예방법(에이즈예방법)

1 신고 및 보고

1) 의사 또는 의료기관 등의 신고 [14] [16] [17] [18] [21]

(1) 감염인을 진단하거나 감염인의 사체를 검안한 의사 또는 의료기관은 24시간 이내에 진단·검안 사실을 관할 보건소장에게 신고하고, 감염인과 그 배우자(사실혼 관계에 있는 사람을 포함) 및 성 접촉자에게 후천성면역결핍증의 전파 방지에 필요한 사항을 알리고 이를 준수하도록 지도하여야 한다.
 이 경우 가능하면 감염인의 의사를 참고하여야 한다.
(2) 학술연구 또는 혈액제제에 대한 검사에 의하여 감염인을 발견한 사람이나 해당 연구 또는 검사를 한 기관의 장은 24시간 이내에 질병관리청장에게 신고하여야 한다.

- 신고내용
  - 감염인에 대한 진단방법, 주요 증상 및 주요 감염경로
  - 감염인에 대한 진단 및 초진연월일
  - 가검물번호
  - 감염인의 사망 및 검안연월일과 검안 내용(사체를 검안한 경우)
  - 진단한 의사의 성명과 그가 종사하는 의료기관의 주소 및 명칭

(3) 감염인이 사망한 경우 이를 처리한 의사 또는 의료기관은 24시간 이내에 관할 보건소장에게 신고하여야 한다.

2) 비밀 누설 금지 [25]

다음 어느 하나에 해당하는 사람은 재직 중에는 물론 퇴직 후에도 감염인에 대하여 업무상 알게 된 비밀을 누설하여서는 아니 된다.
(1) 국가 또는 지방자치단체에서 후천성면역결핍증의 예방·관리와 감염인의 보호·지원에 관한 사무에 종사하는 사람
(2) 감염인의 진단·검안·진료 및 간호에 참여한 사람
(3) 감염인에 관한 기록을 유지·관리하는 사람

2 검진

1) 검진 [20] [23]

(1) 질병관리청장, 시·도지사, 시장·군수·구청장은 후천성면역결핍증에 감염되었다고 판단되는 충분한 사유가 있는 사람 또는 후천성면역결핍증에 감염되기 쉬운 환경에 있는 사람으로서 다음 어느 하나에 해당하는 사람에 대하여 후천성면역결핍증에 관한 검진을 할 수 있다.
  ① 감염인의 배우자 및 성 접촉자
  ② 후천성면역결핍증의 예방을 위하여 검진이 필요하다고 질병관리청장이 인정하는 사람
(2) 질병관리청장, 시·도지사, 시장·군수·구청장은 공중과 접촉이 많은 업소에 종사하는 사람으로서 (1)의 검진 대상이 되는 사람에 대하여 후천성면역결핍증에 관한 정기검진 또는 수시검진을 하여야 한다.
(3) 해외에서 입국하는 외국인 중 대통령령이 정하는 장기체류자는 입국 전 1개월 이내에 발급받은 후천성면역결핍증 음성확인서를 질병관리청장에게 보여주어야 한다. 이를 보여주지 못하는 경우에는 입국 후 72시간 이내에 검진을 받아야 한다.
(4) 후천성면역결핍증에 관한 검진을 하는 자는 검진 전에 검진 대상자에게 이름·주민등록번호·주소 등을 밝히지 아니하거나 가명을 사용하여 검진(익명검진)할 수 있다는 사실을 알려 주어야 하고, 익명검진을 신청하는 경우에도 검진을 하여야 한다.

2) 검진 결과의 통보

(1) 후천성면역결핍증에 관한 검진을 한 자는 검진 대상자 본인 외의 사람에게 검진 결과를 통보할 수 없다. 다만, 검진 대상자가 군, 교정시설 등 공동생활자인 경우에는 해당 기관의 장에게 통보하고, 미성년자, 심신미약자, 심신상실자인 경우에는 그 법정대리인에게 통보한다.
(2) 검진 결과 통보의 경우 감염인으로 판정을 받은 사람에게는 면접통보 등 검진 결과의 비밀이 유지될 수 있는 방법으로 하여야 한다.
(3) 사업주는 근로자에게 후천성면역결핍증에 관한 검진결과서를 제출하도록 요구할 수 없다.

3) 역학조사

질병관리청장, 시·도지사, 시장·군수·구청장은 감염인 및 감염이 의심되는 충분한 사유가 있는 사람에 대하여 후천성면역결핍증에 관한 검진이나 전파 경로의 파악 등을 위한 역학조사를 할 수 있다.

3 감염인의 보호·지원

1) 전문진료기관 등의 설치 19

질병관리청장은 후천성면역결핍증의 예방·관리와 그 감염인의 보호·지원 또는 치료를 위하여 필요한 전문진료기관 또는 연구기관을 설치·운영할 수 있다.

2) 치료 권고

질병관리청장, 시·도지사 또는 시장·군수·구청장은 인체면역결핍바이러스의 전염을 방지하기 위하여 감염인 중 다른 사람에게 감염시킬 우려가 있는 사람 등 다음 감염인에게 전문진료기관 또는 요양시설에서 치료를 받거나 요양을 하도록 권고할 수 있다.
  (1) 검진 결과 감염인으로 판명된 사람으로서 검진을 받아야 할 업소에 종사하거나 종사할 가능성이 높은 감염인
  (2) 주의 능력과 주위 환경 등으로 보아 다른 사람에게 감염시킬 우려가 있다고 인정되는 감염인
  (3) 생계유지 능력이 없고, 다른 사람에 의하여 부양 또는 보호를 받고 있지 아니한 감염인

3) 치료 및 보호조치 등 24

질병관리청장, 시·도지사 또는 시장·군수·구청장은 치료 권고에 따르지 아니하는 감염인 중 감염인의 주의 능력과 주위 환경 등으로 보아 다른 사람에게 감염시킬 우려가 높다고 인정되는 감염인에 대하여는 치료 및 보호조치를 강제할 수 있다.

4) 취업의 제한

감염인은 그 종사자가 정기검진을 받아야 하는 업소에 종사할 수 없으며, 해당 업소를 경영하는 자는 감염인 또는 검진을 받지 아니한 사람을 그 업소에 종사하게 하여서는 아니 된다.

5장 | 검역법

1 총칙

1) 목적

우리나라로 들어오거나 외국으로 나가는 운송수단, 사람 및 화물을 검역하는 절차와 감염병을 예방하기 위한 조치에 관한 사항을 규정하여 국내외로 감염병이 번지는 것을 방지함으로써 국민의 건강을 유지·보호하는 것을 목적으로 한다.

2) 용어 14 16 18 21

(1) 검역감염병: 콜레라, 페스트, 황열, 중증 급성호흡기 증후군(SARS), 동물인플루엔자 인체감염증, 신종인플루엔자, 중동 호흡기 증후군(MERS), 에볼라바이러스병, 이 외에 질병관리청장이 긴급 검역조치가 필요하다고 인정하여 고시하는 감염병

(2) 검역감염병 환자: 검역감염병 병원체가 인체에 침입하여 증상을 나타내는 사람으로서 의사의 진단 및 검사를 통하여 확인된 사람

(3) 검역감염병 의사환자: 검역감염병 병원체가 인체에 침입한 것으로 의심되나 검역감염병 환자로 확인되기 전 단계에 있는 사람

(4) 검역감염병 접촉자: 검역감염병 환자, 검역감염병 의사환자 및 병원체 보유자와 접촉하거나 접촉이 의심되는 사람

2 검역조사

1) 검역조사의 대상 등 14 16

(1) 다음 어느 하나에 해당하는 운송수단과 사람 및 화물(운송수단 내의 컨테이너, 운송수단 내 비치용품, 소모용품 및 개인 소지 물품을 포함한다)은 검역조사를 받아야 한다.
  ① 우리나라로 들어오거나 외국으로 나가는 승객, 승무원 등 모든 사람, 운송수단 및 보건복지부령으로 정하는 화물
  ② 범죄의 예방, 수사 업무나 피의자 체포 업무를 수행할 때에 ①의 운송수단과 접촉한 운송수단과 사람 및 화물

(2) 검역조사를 받지 아니한 운송수단과 사람 및 화물은 검역 절차가 끝나기 전에는 우리나라로 들어오거나 외국으로 나갈 수 없다.

(3) 검역감염병 환자등과 사망자가 없는 운송수단으로서 다음 하나에 해당하는 운송수단은 검역조사의 전부 또는 일부를 생략할 수 있다.
  ① 외국으로 나가는 운송수단으로서 질병관리청장이 우리나라에서 검역감염병이 발생하여 국외로 번질 우려가 없다고 인정하는 운송수단
  ② 연료나 자재 및 생활필수품 등을 공급받을 목적으로 우리나라에 일시 머무르는 운송수단

- 우리나라에 일시 머무르는 운송수단 중 검역조사를 생략할 수 있는 운송수단
  검역감염병 환자와 검역감염병 의사환자가 없는 운송수단으로서 승무원, 승객 또는 화물을 내리지 아니하며 다음 어느 하나의 사유로 우리나라에 일시 머무르는 운송수단을 말한다.
  - 급유 또는 급수를 위한 경우
  - 운행에 필요한 물품을 공급받기 위한 경우
  - 도착 또는 출발 증명서를 받기 위한 경우
  - 운송수단을 수리하기 위한 경우
  - 태풍 등 기상악화의 경우

- 군용 운송수단의 검역 생략
  - 운송수단 안에 검역감염병 환자나 검역감염병 의사환자, 감염병매개체가 없다는 사실을 통보할 경우

2) 검역장소 14
(1) 질병관리청장은 관계 중앙행정기관의 장과 협의하여 검역 장소를 정한다.
(2) 검역을 받으려는 출입국자 및 운송수단은 검역 장소에 도착하여 검역조사를 받아야 한다.
(3) 나포, 귀순, 조난 및 응급환자 발생, 날씨나 그 밖의 부득이한 사유에 해당하는 경우 검역소장이 정하는 장소에서 검역조사를 받을 수 있다.

3) 검역시각
(1) 검역소장은 검역조사의 대상이 검역 장소에 도착하는 즉시 검역조사를 하여야 한다. 다만, 즉시 검역조사를 하지 못하는 부득이한 사유가 있는 경우에는 검역 장소에 대기하거나 격리할 것을 조건으로 승객, 승무원 및 화물을 내리게 할 수 있다.
(2) 외국으로 나가는 운송수단의 장은 검역소장에게 출발 예정 시각을 통보하여야 한다.
(3) 검역소장은 통보받은 출발 예정 시각 전에 검역조사를 마쳐야 한다.

4) 검역조사
(1) 검역소장은 다음 사항에 대하여 검역조사를 한다. 다만, 자동차의 경우에는 ② 외의 사항을 생략할 수 있다.
  ① 운송수단의 보건·위생 상태에 대한 경과와 현황
  ② 승객, 승무원 및 도보출입자 대한 검역감염병의 예방관리에 관한 사항
  ③ 운송수단의 식품 보관 상태 및 화물의 실린 상태
  ④ 감염병 매개체의 서식 유무와 번식 상태
(2) 항공기와 선박의 검역조사
  ① 검역조사를 받으려는 운송수단(항공기 또는 선박)의 장은 검역조사에 필요한 서류를 검역소장에게 제출하여야 한다. 이 경우 선박의 장은 검역 장소에 도착하여 선박에 노란색 기를 달거나 노란색 전조등을 켜는 등 검역 표시를 하여야 한다.
  ② 검역소장은 제출한 서류를 심사하여 검역감염병이 국내에 전파될 우려가 없다고 판단한 경우에는 서류 심사로 검역조사를 할 수 있다.
(3) 육로 검역조사
  육로를 통하여 들어오는 출입국자 및 운송수단은 검역조사를 받아야 한다.

5) 검역조치 15 25
질병관리청장은 검역감염병에 감염되었거나 감염된 것으로 의심되는 사람, 검역감염병 병원체에 오염되었거나 오염된 것으로 의심되거나 감염병 매개체가 서식하는 것으로 의심되는 운송수단이나 화물에 대하여 다음 전부 또는 일부의 조치를 할 수 있다.

(1) 검역감염병 환자등을 감시하거나 격리
(2) 검역감염병 접촉자 또는 검역감염병 위험요인에 노출된 사람을 감시하거나 격리
(3) 검역감염병 병원체에 오염되었거나 오염된 것으로 의심되는 화물을 소독 또는 폐기하거나 옮기지 못하게 하는 것
(4) 검역감염병 병원체에 오염되었거나 오염된 것으로 의심되는 곳을 소독하거나 사용을 금지 또는 제한
(5) 검역감염병 병원체 오염 여부를 확인할 필요가 있다고 인정되는 운송수단 및 화물을 검사
(6) 운송수단과 화물을 소독하고 감염병 매개체를 없애도록 운송수단의 장이나 화물의 소유자 또는 관리자에게 명령
(7) 검역감염병의 감염 여부를 확인할 필요가 있다고 인정되는 사람을 진찰하거나 검사
(8) 검역감염병의 예방이 필요한 사람에게 예방접종

6) 검역감염병 환자등의 격리 19

(1) 질병관리청장은 검역감염병 환자등을 다음 중 하나의 시설에 격리한다. 다만, 사람 간 전파가능성이 낮은 경우 등 질병관리청장이 정하는 경우는 격리 대상에서 제외할 수 있다.
  ① 질병관리청장이 지정한 검역소 내 격리병동
  ② 감염병관리기관, 격리소·요양소 또는 진료소
  ③ 자가
  ④ 감염병전문병원
  ⑤ 국내에 거주지가 없는 경우 질병관리청장이 지정하는 시설 또는 장소
(2) 격리 기간은 검역감염병 환자등의 감염력이 없어질 때까지로 하고, 격리기간이 지나면 즉시 해제하여야 한다.

7) 검역감염병 접촉자에 대한 감시 등 13 17 20 22 23 24

(1) 질병관리청장은 검역감염병 접촉자 또는 검역감염병 위험요인에 노출된 사람이 입국 후 거주하거나 체류하는 지역의 특별자치도지사·시장·군수·구청장에게 건강 상태를 감시하거나 격리시킬 것을 요청할 수 있다.
(2) 특별자치도지사·시장·군수·구청장은 감시하는 동안 검역감염병 접촉자 또는 검역감염병 위험요인에 노출된 사람이 검역감염병 환자등으로 확인된 경우에는 지체 없이 격리 등 필요한 조치를 하고 즉시 그 사실을 질병관리청장에게 보고하여야 한다.
(3) 감시 또는 격리 기간은 해당 검역감염병의 최대 잠복기간을 초과할 수 없다.
  ① 콜레라: 5일
  ② 페스트 / 황열: 6일
  ③ 중증 급성호흡기 증후군(SARS) / 동물인플루엔자 인체감염증: 10일
  ④ 중동 호흡기 증후군(MERS): 14일
  ⑤ 에볼라바이러스병: 21일
  ⑥ 신종인플루엔자: 검역전문위원회에서 정하는 최대 잠복기간

8) 출입국의 금지 또는 정지 요청

질병관리청장은 공중보건상 큰 위해를 끼칠 염려가 있다고 인정되는 사람에 대하여는 법무부장관에게 출국 또는 입국의 금지 또는 정지를 요청할 수 있다. 다만, 입국의 금지 또는 정지의 요청은 외국인의 경우에만 해당한다.

9) 국제공인예방접종

질병관리청장은 외국으로 나가는 사람의 요청이 있을 경우에는 검역감염병의 예방접종을 실시하고 국제공인예방접종증명서를 내주어야 한다.

6장 | 보건의료기본법

1 보건의료에 관한 국민의 권리와 의무

1) 국민의 권리 [13] [18] [19] [25]

(1) 건강권 등
① 모든 국민은 이 법 또는 다른 법률에서 정하는 바에 따라 자신과 가족의 건강에 관하여 국가의 보호를 받을 권리를 가진다.
② 모든 국민은 성별, 나이, 종교, 사회적 신분 또는 경제적 사정 등을 이유로 자신과 가족의 건강에 관한 권리를 침해받지 아니한다.

(2) 보건의료에 관한 알 권리
① 모든 국민은 국가와 지방자치단체의 보건의료시책에 관한 내용의 공개를 청구할 권리를 가진다.
② 모든 국민은 보건의료인이나 보건의료기관에 대하여 자신의 보건의료와 관련된 기록 등의 열람이나 사본의 교부를 요청할 수 있다. 다만, 본인이 요청할 수 없는 경우에는 그 배우자·직계존비속 또는 배우자의 직계존속이, 질병이나 그 밖에 직접 요청을 할 수 없는 부득이한 사유가 있는 경우에는 본인이 지정하는 대리인이 기록의 열람 등을 요청할 수 있다.

(3) 보건의료서비스에 관한 자기결정권
모든 국민은 보건의료인으로부터 자신의 질병에 대한 치료 방법, 의학적 연구 대상 여부, 장기이식 여부 등에 관하여 충분한 설명을 들은 후 이에 관한 동의 여부를 결정할 권리를 가진다.

(4) 비밀보장
모든 국민은 보건의료와 관련하여 자신의 신체상·건강상의 비밀과 사생활의 비밀을 침해받지 아니한다.

2) 국민의 의무

(1) 모든 국민은 자신과 가족의 건강을 보호·증진하기 위하여 노력하여야 하며, 관계 법령에서 정하는 바에 따라 건강을 보호·증진하는 데에 필요한 비용을 부담하여야 한다.
(2) 누구든지 건강에 위해한 정보를 유포·광고하거나 건강에 위해한 기구·물품을 판매·제공하는 등 다른 사람의 건강을 해치거나 해칠 우려가 있는 행위를 하여서는 아니 된다.
(3) 모든 국민은 보건의료인의 정당한 보건의료서비스와 지도에 협조한다.

2 보건의료의 제공과 이용

1) 보건의료의 제공 및 이용체계
(1) 국가와 지방자치단체는 보건의료에 관한 인력, 시설, 물자 등 보건의료자원이 지역적으로 고루 분포되어 보건의료서비스의 공급이 균형 있게 이루어지도록 노력하여야 하며, 양질의 보건의료서비스를 효율적으로 제공하기 위한 보건의료의 제공 및 이용체계를 마련하도록 노력하여야 한다.
(2) 국가와 지방자치단체는 모든 국민(국내에 체류하고 있는 외국인을 포함한다)이 응급 상황에서 신속하고 적절한 응급의료서비스를 받을 수 있도록 응급의료체계를 마련하여야 한다.

2) 평생국민건강관리체계 14 17 20 23
(1) 평생국민건강관리사업
국가와 지방자치단체는 생애주기별 건강상 특성과 주요 건강위험요인을 고려한 평생국민건강관리를 위한 사업을 시행하여야 한다.
(2) 여성과 어린이의 건강 증진
국가와 지방자치단체는 여성과 어린이의 건강을 보호·증진하기 위하여 필요한 시책을 강구하여야 한다. 이 경우 여성의 건강증진시책에 연령별 특성이 반영되도록 하여야 한다.
(3) 노인의 건강 증진
(4) 장애인의 건강 증진
(5) 학교 보건의료
(6) 산업 보건의료
(7) 환경 보건의료
(8) 기후변화 보건의료

- 기후보건영향평가
  - 질병관리청장은 지구온난화 등 기후변화가 국민건강에 미치는 영향을 5년마다 조사·평가하여 그 결과를 공표하고 정책수립의 기초자료로 활용하여야 한다.

(9) 식품위생·영양

3) 주요질병관리체계 15 21 22 24
(1) 주요질병관리체계의 확립
보건복지부장관은 국민건강을 크게 위협하는 질병 중에서 국가가 특별히 관리하여야 할 필요가 있다고 인정되는 질병을 선정하고, 이를 관리하기 위하여 필요한 시책을 수립·시행하여야 한다.
(2) 감염병의 예방 및 관리
국가와 지방자치단체는 감염병의 발생과 유행을 방지하고 감염병환자에 대하여 적절한 보건의료를 제공하고 관리하기 위하여 필요한 시책을 수립·시행하여야 한다.
(3) 만성질환의 예방 및 관리
국가와 지방자치단체는 암·고혈압 등 주요 만성질환의 발생과 증가를 예방하고 말기질환자를 포함한 만성질환자에 대하여 적절한 보건의료의 제공과 관리를 위하여 필요한 시책을 수립·시행하여야 한다.

(4) 정신 보건의료

국가와 지방자치단체는 정신질환의 예방과 정신질환자의 치료 및 사회복귀 등 국민의 정신건강 증진을 위하여 필요한 시책을 수립·시행하여야 한다.

(5) 구강 보건의료

국가와 지방자치단체는 구강질환의 예방 및 치료와 구강건강에 관한 관리 등 국민의 구강건강 증진을 위하여 필요한 시책을 수립·시행하여야 한다.

7장 | 지역보건법

1 지역보건의료계획의 수립·시행

1) 지역보건의료계획의 수립 등 [13] [16] [17] [18] [20] [22] [25]

(1) 시·도지사 또는 시장·군수·구청장은 지역주민의 건강 증진을 위하여 다음 사항이 포함된 지역보건의료계획을 4년마다 수립하여야 한다.
  ① 보건의료 수요의 측정
  ② 지역보건의료서비스에 관한 장기·단기 공급대책
  ③ 인력·조직·재정 등 보건의료자원의 조달 및 관리
  ④ 지역보건의료서비스의 제공을 위한 전달체계 구성 방안
  ⑤ 지역보건의료에 관련된 통계의 수집 및 정리

(2) 시·도지사 또는 시장·군수·구청장은 매년 지역보건의료계획에 따라 연차별 시행계획을 수립하여야 한다.

(3) 수립 절차
  지역보건의료계획을 수립하기 전에 지역 내 보건의료실태와 지역주민의 보건의료의식·행동양상 등에 대하여 조사하고 자료를 수집해야 한다.
  시장·군수·구청장이 위원회의 심의를 거쳐 수립
  → 해당 시·군·구의회에 보고하고 시·도지사에게 제출
  → 시·도지사는 해당 위원회의 심의를 거쳐 수립
  → 해당 시·도의회에 보고하고 보건복지부장관에게 제출

(4) 지역보건의료계획은 사회보장 기본계획 및 지역사회보장계획 및 국민건강증진종합계획과 연계되도록 하여야 한다.

2) 지역보건의료계획의 시행과 평가

(1) 지역보건의료계획의 시행
  시·도지사 또는 시장·군수·구청장은 지역보건의료계획을 시행할 때에는 연차별 시행계획에 따라 시행하여야 한다.

(2) 시행 결과의 평가
  보건복지부장관은 시·도의 시행결과를, 시·도지사는 시·군·구의 시행결과를 각각 평가할 수 있다.

2 지역보건의료기관의 설치·운영

1) 보건소의 설치 13 19 21 22 23 24

(1) 지역주민의 건강을 증진하고 질병을 예방·관리하기 위하여 시·군·구에 해당 지방자치단체의 조례로 보건소(보건의료원을 포함한다)를 설치한다.

- 보건소는 시·군·구별로 1개씩 설치한다. 다만, 지역주민의 보건의료를 위하여 특별히 필요하다고 인정되는 경우에는 필요한 지역에 보건소를 추가로 설치·운영할 수 있다. 이 경우 해당 지방자치단체장은 보건복지부장관과 미리 협의하여야 한다.

- 보건소를 추가로 설치할 수 있는 경우
  - 해당 시·군·구의 인구가 30만명을 초과하는 경우
  - 해당 시·군·구의 보건의료기관 현황 등 보건의료 여건과 아동·여성·노인·장애인 등 보건의료 취약계층의 보건의료 수요 등을 고려하여 보건소를 추가로 설치할 필요가 있다고 인정되는 경우

(2) 동일한 시·군·구에 2개 이상의 보건소가 설치되어 있는 경우 해당 지방자치단체의 조례로 정하는 바에 따라 업무를 총괄하는 보건소를 지정하여 운영할 수 있다.

2) 보건소의 기능 및 업무 14 16 18 20

(1) 건강 친화적인 지역사회 여건의 조성
(2) 지역보건의료정책의 기획, 조사·연구 및 평가
(3) 보건의료인 및 보건의료기관 등에 대한 지도·관리·육성과 국민보건 향상을 위한 지도·관리
(4) 보건의료 관련기관·단체, 학교, 직장 등과의 협력체계 구축
(5) 지역주민의 건강증진 및 질병예방·관리를 위한 다음의 지역보건의료서비스의 제공
  ① 국민건강증진·구강건강·영양관리사업 및 보건교육
  ② 감염병의 예방 및 관리
  ③ 모성과 영유아의 건강유지·증진
  ④ 여성·노인·장애인 등 보건의료 취약계층의 건강유지·증진
  ⑤ 정신건강증진 및 생명존중에 관한 사항
  ⑥ 지역주민에 대한 진료, 건강검진 및 만성질환 등의 질병관리에 관한 사항
  ⑦ 가정 및 사회복지시설 등을 방문하여 행하는 보건의료사업
  ⑧ 난임의 예방 및 관리

3) 보건의료원 14

보건소 중 의료법에 따른 병원의 요건을 갖춘 보건소는 보건의료원이라는 명칭을 사용할 수 있다.

4) 보건지소의 설치

지방자치단체는 보건소의 업무수행을 위하여 필요하다고 인정하는 경우에는 해당 지방자치단체의 조례로 보건소의 지소(보건지소)를 설치할 수 있다.

- 보건지소는 읍·면(보건소가 설치된 읍·면은 제외한다)마다 1개씩 설치할 수 있다.
- 다만, 지역주민의 보건의료를 위하여 특별히 필요하다고 인정되는 경우에는 필요한 지역에 보건지소를 설치·운영하거나 여러 개의 보건지소를 통합하여 설치·운영할 수 있다.

5) 건강생활지원센터의 설치

지방자치단체는 보건소의 업무 중에서 특별히 지역주민의 만성질환 예방 및 건강한 생활습관 형성을 지원하는 건강생활지원센터를 해당 지방자치단체의 조례로 설치할 수 있다.

- 건강생활지원센터는 읍·면·동(보건소가 설치된 읍·면·동은 제외한다)마다 1개씩 설치할 수 있다.

6) 전문인력의 적정 배치 등

(1) 지역보건의료기관에는 기관의 장과 해당 기관의 기능을 수행하는 데 필요한 면허·자격 또는 전문지식을 가진 인력(전문인력)을 두어야 하며 해당 분야의 업무에서 2년 이상 종사한 사람을 우선적으로 임용하여야 한다.
(2) 시·도지사는 지역보건의료기관의 전문인력을 적정하게 배치하기 위하여 필요한 경우 지역보건의료기관 간에 전문인력의 교류를 할 수 있다.
(3) 방문건강관리사업을 담당하게 하기 위하여 지역보건의료기관에 방문건강관리 전담공무원으로 둘 수 있다. 국가는 이에 필요한 비용을 보조할 수 있다.

- 보건소장 17
  - 보건소에 보건소장 1명을 두되, 의사 면허가 있는 사람 중에서 보건소장을 임용한다. 다만, 의사 면허가 있는 사람 중에서 임용하기 어려운 경우에는 치과의사·한의사·조산사, 간호사, 약사 또는 보건소에서 실제로 보건 등과 관련된 업무를 하는 공무원으로서 자격을 갖춘 사람을 보건소장으로 임용할 수 있다.

- 보건지소장 16
  - 보건지소에 보건지소장 1명을 두되, 지방의무직공무원 또는 임기제공무원을 임용한다.

- 건강생활지원센터장
  - 건강생활지원센터에 건강생활지원센터장 1명을 두되, 보건등 직렬의 공무원 또는 보건의료인을 임용한다.

7) 지역보건의료서비스

(1) 지역보건의료서비스의 신청
① 지역보건의료서비스 중 소득, 재산, 건강상태 등에 따라 선별하여 제공하는 서비스를 필요로 하는 사람과 그 친족, 그 밖의 관계인은 관할 시장·군수·구청장에게 서비스의 제공을 신청할 수 있다.
② 시장·군수·구청장이 서비스 제공 신청을 받는 경우 조사하려 하거나 제출받으려는 자료 또는 정보에 관하여 서비스대상자와 그 서비스대상자의 1촌 직계혈족 및 그 배우자에게 해당 자료 또는 정보의 수집에 관한 동의를 받아야 한다.

(2) 서비스 제공의 결정 및 실시
① 시장·군수·구청장이 서비스 제공 신청에 따른 조사를 하였을 때에는 예산 상황 등을 고려하여 서비스 제공의 실시 여부를 결정한 후 이를 서면이나 전자문서로 신청인에게 통보하여야 한다.
② 서비스를 제공하기로 결정하였을 때에는 서비스 제공기간 등을 계획하여 그 계획에 따라 지역보건의료서비스를 제공하여야 한다.

(3) 정보의 파기
시장·군수·구청장은 서비스 제공 신청에 따라 조사하거나 제출받은 정보 중 서비스대상자가 아닌 사람의 정보는 5년을 초과하여 보유할 수 없다. 정보의 보유기한이 지나면 지체 없이 이를 파기하여야 한다.

8) 건강검진 등의 신고 [15] [19] [21] [23] [24]

(1) 외국의 의료인 면허를 가진 자, 의료봉사 또는 연구 및 시범사업을 위하여 의료행위를 하는 자 또는 의학·치과의학·한방의학 또는 간호학을 전공하는 학교의 학생이 지역주민 다수를 대상으로 건강검진 또는 순회 진료 등 주민의 건강에 영향을 미치는 행위를 하려는 경우에는 건강검진등을 하려는 지역을 관할하는 보건소장에게 신고하여야 한다.
(2) 의료기관이 의료기관 외의 장소에서 지역주민 다수를 대상으로 건강검진 등을 하려는 경우에도 지역을 관할하는 보건소장에게 신고하여야 한다.

8장 | 국민건강증진법

■ 국민건강의 관리

1) 건강친화환경 조성

(1) 국가 및 지방자치단체는 건강친화 환경을 조성하고, 국민이 건강생활을 실천할 수 있도록 지원하여야 한다.
(2) 보건복지부장관은 건강친화 환경의 조성을 촉진하기 위하여 건강친화제도를 모범적으로 운영하고 있는 기업에 대하여 건강친화인증을 할 수 있다. 인증의 유효기간은 인증을 받은 날부터 3년으로 하되, 그 기간을 연장할 수 있다.

2) 금주를 위한 조치

(1) 주류 제조면허나 주류 판매업면허를 받은 자 및 주류를 수입하는 자를 제외하고는 주류에 관한 광고를 하여서는 아니 된다.
(2) 지방자치단체는 음주폐해 예방과 주민의 건강증진을 위하여 필요하다고 인정하는 경우 조례로 다수인이 모이거나 오고가는 관할구역 안의 일정한 장소를 금주구역으로 지정할 수 있다.
(3) 보건복지부장관은 5년마다 알코올 남용·의존 실태조사를 실시하여야 한다.

3) 금연을 위한 조치 15 17

(1) 담배를 판매하는 자는 「대통령령이 정하는 장소 외에서 담배자동판매기를 설치하여 담배를 판매하여서는 아니 된다. 정하는 장소에 담배자동판매기를 설치하여 담배를 판매하는 자는 성인인증장치를 부착하여야 한다.

- 담배자동판매기의 설치 허용 장소
  - 19세 미만의 자의 출입이 금지되어 있는 장소
  - 담배를 판매하는 자가 운영하는 점포 및 영업장의 내부
  - 공중이 이용하는 시설 중 흡연자를 위해 설치한 흡연실

(2) 공중이 이용하는 주요 시설의 소유자·점유자 또는 관리자는 해당 시설의 전체를 금연구역으로 지정하고 금연구역을 알리는 표지를 설치하여야 한다. 이 경우 흡연자를 위한 흡연실을 설치할 수 있다.

- 전체를 금연구역으로 지정한 시설 중 주의할 곳(다른 시설은 상식적 판단 가능)
  - 연면적 1천 제곱미터 이상의 학원(학교교과교습학원은 전부 금연)
  - 16인승 이상의 교통수단으로서 여객 또는 화물을 유상으로 운송하는 것
  - 1천 제곱미터 이상의 사무용건축물, 공장 및 복합용도의 건축물
  - 객석 수 300석 이상의 공연장
  - 1천 명 이상의 관객을 수용할 수 있는 체육시설(실내 체육시설은 전부 금연)

(3) 특별자치시장·특별자치도지사·시장·군수·구청장은 공동주택의 거주 세대 중 2분의 1 이상이 그 공동주택의 복도, 계단, 엘리베이터 및 지하주차장의 전부 또는 일부를 금연구역으로 지정하여 줄 것을 신청하면 그 구역을 금연구역으로 지정하고, 금연구역임을 알리는 안내표지를 설치하여야 한다.
(4) 특별자치시장·특별자치도지사·시장·군수·구청장은 흡연으로 인한 피해 방지와 주민의 건강 증진을 위하여 유치원 시설, 어린이집 시설, 초중등교육법에 따른 학교 시설의 경계선으로부터 30미터 이내의 구역을 금연구역으로 지정하고, 금연구역임을 알리는 안내표지를 설치하여야 한다.
(5) 지방자치단체는 흡연으로 인한 피해 방지와 주민의 건강 증진을 위하여 필요하다고 인정하는 경우 조례로 다수인이 모이거나 오고가는 관할 구역 안의 일정한 장소를 금연구역으로 지정할 수 있다.

4) 담배에 관한 경고문구 등 표시 [20] [21] [24]
    (1) 담배갑 포장지 앞면·뒷면·옆면 및 대통령령으로 정하는 광고에 다음내용을 인쇄하여 표기하여야 한다.
        ① 흡연의 폐해를 나타내는 내용의 경고그림(사진 포함) - 담배갑포장지에 한정하되 앞면과 뒷면에 하여야 한다.
        ② 흡연이 폐암 등 질병의 원인이 될 수 있다는 내용 및 다른 사람의 건강을 위협할 수 있다는 내용의 경고문구
        ③ 타르 흡입량은 흡연자의 흡연습관에 따라 다르다는 내용의 경고문구
        ④ 담배에 포함된 다음 발암성물질 - 나프틸아민, 니켈, 벤젠, 비닐클로라이드, 비소, 카드뮴
        ⑤ 금연상담전화의 전화번호
    (2) 경고그림과 경고문구는 담배갑포장지의 경우 그 넓이의 100분의 50 이상에 해당하는 크기로 표기하여야 한다. 이 경우 경고그림은 담배갑포장지 앞면, 뒷면 각각의 넓이의 100분의 30 이상에 해당하는 크기로 하여야 한다. 경고그림은 사실적 근거를 바탕으로 하고, 지나치게 혐오감을 주지 아니하여야 한다.

    • 주류에 관한 경고문구
        - 주류의 판매용 용기에 과다한 음주는 건강에 해롭다는 내용과 임신 중 음주는 태아의 건강을 해칠 수 있다는 내용의 경고문구를 표기하여야 한다.

5) 담배에 관하여 허용되는 광고 [22]
    (1) 지정소매인의 영업소 내부에서 광고물을 전시 또는 부착하는 행위. 다만, 영업소 외부에 그 광고내용이 보이게 전시 또는 부착하는 경우에는 그러하지 아니하다.
    (2) 연간 10회 이내(1회당 2쪽 이내)에서 잡지에 광고를 게재하는 행위. 다만, 국내에서 판매되는 외국정기간행물로서 외국문자로만 쓰여져 있는 잡지인 경우에는 광고게재의 제한을 받지 아니한다.
    (3) 사회·문화·음악·체육 등의 행사(여성 또는 청소년을 대상으로 하는 행사는 제외한다)를 후원하는 행위. 이 경우 후원하는 자의 명칭을 사용하는 외에 제품광고를 하여서는 아니 된다.
    (4) 국제선의 항공기 및 여객선, 그 밖에 보건복지부령으로 정하는 장소 안에서 하는 광고

6) 보건교육의 실시 [13]
    국가 및 지방자치단체는 모든 국민이 올바른 보건의료의 이용과 건강한 생활습관을 실천할 수 있도록 대상이 되는 개인 또는 집단의 특성·건강상태·건강의식 수준 등에 따라 적절한 보건교육을 실시한다.

    • 보건교육의 내용
        - 금연·절주 등 건강생활의 실천에 관한 사항   - 만성퇴행성질환등 질병의 예방에 관한 사항
        - 영양 및 식생활에 관한 사항   - 구강건강에 관한 사항
        - 공중위생에 관한 사항   - 건강증진을 위한 체육활동에 관한 사항
        - 기타 건강증진사업에 관한 사항

- 보건교육사

  보건교육사의 등급은 1급 내지 3급으로 하고, 보건교육사 1급의 자격증을 교부받고자 하는 자는 국가시험에 합격하여야 한다.

7) 국민영양조사 [14] [25]

(1) 질병관리청장은 보건복지부장관과 협의하여 국민의 건강상태·식품섭취·식생활조사등 국민의 영양에 관한 조사를 정기적(매년)으로 실시한다.

(2) 특별시·광역시 및 도에는 국민영양조사와 영양에 관한 지도업무를 행하게 하기 위한 공무원을 두어야 한다.

8) 신체활동장려사업의 계획 수립·시행

국가 및 지방자치단체는 신체활동장려에 관한 교육사업 및 신체활동장려에 관한 조사·연구사업을 한다.

9) 구강건강사업 [23]

국가 및 지방자치단체는 국민의 구강질환의 예방과 구강건강의 증진을 위하여 다음 사업을 행한다.
(1) 구강건강에 관한 교육사업
(2) 수돗물불소농도조정사업
(3) 구강건강에 관한 조사·연구사업
(4) 기타 구강건강의 증진을 위한 사업: 충치예방을 위한 치아홈메우기사업, 불소용액양치사업

10) 건강증진사업

(1) 특별자치시장·특별자치도지사·시장·군수·구청장은 지역주민의 건강증진을 위하여 보건소장으로 하여금 다음사업을 하게 할 수 있다.
  ① 보건교육 및 건강상담
  ② 영양관리
  ③ 신체활동장려
  ④ 구강건강의 관리
  ⑤ 질병의 조기발견을 위한 검진 및 처방
  ⑥ 지역사회의 보건문제에 관한 조사·연구
  ⑦ 기타 건강교실의 운영등 건강증진사업에 관한 사항
(2) 보건소장이 위의 ①에서 ⑤의 업무를 행할 때에는 이용자의 개인별 건강상태를 기록하여 유지·관리하여야 한다.

9장 | 국민건강보험법

1 가입자

1) 적용 대상 [19]

(1) 국내에 거주하는 국민은 건강보험의 가입자 또는 피부양자가 된다.

- 건강보험 적용 제외자
  - 의료급여를 받는 사람(수급권자)
  - 유공자등 의료보호대상자
  → 유공자등 의료보호대상자가 건강보험 적용을 신청하거나, 유공자등 의료보호대상자로 되었으나 건강보험의 적용배제신청을 보험자에게 하지 않으면 건강보험의 적용을 받는다.

(2) 피부양자는 다음 어느 하나에 해당하는 사람 중 직장가입자에게 주로 생계를 의존하는 사람으로서 소득 및 재산이 보건복지부령으로 정하는 기준 이하에 해당하는 사람을 말한다.
① 직장가입자의 배우자
② 직장가입자의 직계존속(배우자의 직계존속을 포함)
③ 직장가입자의 직계비속(배우자의 직계비속을 포함)과 그 배우자
④ 직장가입자의 형제·자매

2) 가입자의 종류

(1) 직장가입자
  모든 사업장의 근로자 및 사용자와 공무원 및 교직원은 직장가입자가 된다.
(2) 지역가입자
  직장가입자와 그 피부양자를 제외한 가입자를 말한다.

- 직장가입 제외자
  - 고용 기간이 1개월 미만인 일용근로자
  - 현역병(지원에 의하지 아니하고 임용된 하사를 포함한다), 전환복무된 사람 및 군간부후보생
  - 선거에 당선되어 취임하는 공무원으로서 매월 보수 또는 보수에 준하는 급료를 받지 아니하는 사람
  - 비상근 근로자 또는 1개월 동안의 소정근로시간이 60시간 미만인 단시간근로자, 시간제 공무원 및 교직원
  - 근로자가 없거나 비상근 또는 단시간 근로자만 고용하는 사업장의 사업주

3) 자격의 취득 시기 [17] [21]

가입자는 국내에 거주하게 된 날에 직장가입자 또는 지역가입자의 자격을 얻는다. 다만, 다음 어느 하나에 해당하는 사람은 그 해당되는 날에 각각 자격을 얻는다.
(1) 수급권자이었던 사람은 그 대상자에서 제외된 날
(2) 직장가입자의 피부양자이었던 사람은 그 자격을 잃은 날
(3) 유공자등 의료보호대상자이었던 사람은 그 대상자에서 제외된 날
(4) 보험자에게 건강보험의 적용을 신청한 유공자등 의료보호대상자는 그 신청한 날

4) 자격의 변동 시기

(1) 지역가입자가 적용대상사업장의 사용자로 되거나, 근로자·공무원 또는 교직원(이하 "근로자등")으로 사용된 날
(2) 직장가입자가 다른 적용대상사업장의 사용자로 되거나 근로자등으로 사용된 날
(3) 직장가입자인 근로자등이 그 사용관계가 끝난 날의 다음 날
(4) 적용대상사업장에 휴업·폐업 등 사유가 발생한 날의 다음 날
(5) 지역가입자가 다른 세대로 전입한 날

5) 자격의 상실 시기 [23]

(1) 사망한 날의 다음 날
(2) 국적을 잃은 날의 다음 날
(3) 국내에 거주하지 아니하게 된 날의 다음 날
(4) 직장가입자의 피부양자가 된 날
(5) 수급권자가 된 날
(6) 건강보험을 적용받고 있던 사람이 유공자등 의료보호대상자가 되어 건강보험의 적용배제신청을 한 날

6) 자격 취득/변동/상실 신고

직장가입자의 사용자와 지역가입자의 세대주는 자격을 얻거나 변동되거나 잃은 날부터 14일 이내에 보험자에게 신고하여야 한다.

2 국민건강보험공단

1) 보험자 [13]

건강보험의 보험자는 국민건강보험공단(이하 "공단")으로 한다.

2) 업무 [15] [20]

(1) 가입자 및 피부양자의 자격 관리
(2) 보험료와 그 밖에 이 법에 따른 징수금의 부과·징수
(3) 보험급여의 관리

(4) 가입자 및 피부양자의 질병의 조기발견·예방 및 건강관리를 위하여 요양급여 실시 현황과 건강검진 결과 등을 활용하여 실시하는 예방사업으로서 대통령령으로 정하는 사업
(5) 보험급여 비용의 지급
(6) 자산의 관리·운영 및 증식사업
(7) 의료시설의 운영
(8) 건강보험에 관한 교육훈련 및 홍보
(9) 건강보험에 관한 조사연구 및 국제협력
(10) 기타 업무

3 건강보험심사평가원 22 24

1) 설립

요양급여비용을 심사하고 요양급여의 적정성을 평가하기 위하여 건강보험심사평가원을 설립한다.

2) 업무 16 18

(1) 요양급여비용의 심사
(2) 요양급여의 적정성 평가
(3) 심사기준 및 평가기준의 개발
(4) 위 업무와 관련된 조사연구 및 국제협력
(5) 다른 법률에 따라 지급되는 급여비용의 심사 또는 의료의 적정성 평가에 관하여 위탁받은 업무
(6) 건강보험과 관련하여 보건복지부장관이 필요하다고 인정한 업무

4 보험급여

1) 요양급여 14 21

(1) 가입자와 피부양자의 질병, 부상, 출산 등에 대하여 다음 요양급여를 실시한다.
　① 진찰·검사　　　　　　　② 약제·치료재료의 지급
　③ 처치·수술 및 그 밖의 치료　④ 예방·재활
　⑤ 입원　　　　　　　　　　⑥ 간호　　　　　⑦ 이송
(2) 요양 급여의 범위
　① 약제: 보건복지부장관이 결정하여 고시한 것
　② 나머지 항목: 보건복지부장관이 비급여대상으로 정한 것을 제외한 일체의 것
　　보건복지부장관은 요양급여의 기준을 정할 때 업무나 일상생활에 지장이 없는 질환에 대한 치료 등을 비급여대상으로 정할 수 있다.

- 선별급여
  요양급여를 결정함에 있어 경제성 또는 치료효과성 등이 불확실하여 그 검증을 위하여 추가적인 근거가 필요하거나, 경제성이 낮아도 가입자와 피부양자의 건강회복에 잠재적 이득이 있는 등 대통령령으로 정하는 경우에는 예비적인 요양급여인 선별급여로 지정하여 실시할 수 있다.

- 방문요양급여
  가입자 또는 피부양자가 질병이나 부상으로 거동이 불편한 경우 등에는 가입자 또는 피부양자를 직접 방문하여 요양급여를 실시할 수 있다.

2) 요양기관 13

(1) 요양급여(간호와 이송은 제외한다)는 다음 요양기관에서 실시한다.
   ① 의료기관　　　　　　② 약국　　　　　③ 한국희귀·필수의약품센터
   ④ 보건소·보건의료원 및 보건지소　　　⑤ 보건진료소
(2) 보건복지부장관은 효율적인 요양급여를 위하여 필요하면 시설·장비·인력 및 진료과목 등 보건복지부령으로 정하는 기준에 해당하는 요양기관을 전문요양기관으로 인정할 수 있다. 이 경우 해당 전문요양기관에 인정서를 발급하여야 한다.
(3) 요양급여비용은 공단의 이사장과 의약계를 대표하는 사람들의 계약으로 정한다. 이 경우 계약기간은 1년으로 한다.

3) 비용의 일부부담 25

(1) 요양급여를 받는 자는 비용의 일부(이하 "본인일부부담금")를 본인이 부담한다. 이 경우 선별급여에 대해서는 다른 요양급여에 비하여 본인일부부담금을 상향 조정할 수 있다.
(2) 본인이 연간 부담하는 본인일부부담금의 총액이 대통령령으로 정하는 금액(본인부담상한액)을 초과한 경우에는 공단이 그 초과 금액을 부담하여야 한다. 이 경우 공단은 당사자에게 그 초과 금액을 통보하고, 이를 지급하여야 한다.
(3) 본인부담상한액은 가입자의 소득수준 등에 따라 정한다.
(4) 가입자나 피부양자는 본인일부부담금 외에 자신이 부담한 비용이 요양급여 대상에서 제외되는 비용인지 여부에 대하여 심사평가원에 확인을 요청할 수 있다.

4) 요양비 18 23 24

공단은 가입자나 피부양자가 긴급하거나 그 밖의 부득이한 사유로 요양기관과 비슷한 기능을 하는 기관에서 질병·부상·출산 등에 대하여 요양을 받거나 요양기관이 아닌 장소에서 출산한 경우에는 그 요양급여에 상당하는 금액을 가입자나 피부양자에게 요양비로 지급한다.

5) 부가급여 [15] [16] [19] [22] [25]

공단은 요양급여 외에 임신·출산 진료비, 장제비, 상병수당, 그 밖의 급여를 실시할 수 있다.

- 현재 부가급여는 임신·출산(유산 및 사산을 포함) 진료비만 해당
  - 하나의 태아를 임신·출산한 경우 100만원, 둘 이상의 태아를 임신·출산한 경우 140만원의 한도 내에서 임신·출산한 가입자 또는 피부양자, 2세 미만 영유아의 진료에 드는 비용을 지원할 수 있다.

6) 장애인에 대한 특례

공단은 장애인인 가입자 및 피부양자에게 보조기기에 대하여 보험급여를 할 수 있다.

7) 건강검진

(1) 공단은 가입자와 피부양자에 대하여 질병의 조기 발견과 그에 따른 요양급여를 하기 위하여 건강검진을 실시한다. 건강검진의 검진항목은 성별, 연령 등의 특성 및 생애 주기에 맞게 설계되어야 한다.

(2) 건강검진의 종류와 대상
  ① 일반건강검진
    직장가입자, 세대주인 지역가입자, 20세 이상인 지역가입자 및 20세 이상인 피부양자
  ② 암검진
    암의 종류별 검진주기와 연령 기준 등에 해당하는 사람
  ③ 영유아건강검진
    6세 미만의 가입자 및 피부양자

(3) 건강검진 주기
  건강검진은 2년마다 1회 이상 실시하되, 사무직에 종사하지 아니하는 직장가입자에 대해서는 1년에 1회 실시한다. 다만, 암검진은 「암관리법 시행령」에서 정한 바에 따르며, 영유아건강검진은 영유아의 나이 등을 고려하여 검진주기와 검진횟수를 다르게 할 수 있다.

8) 급여의 제한 [14] [17] [20]

(1) 공단은 보험급여를 받을 수 있는 사람이 다음 어느 하나에 해당하면 보험급여를 하지 아니한다.
  ① 고의 또는 중대한 과실로 인한 범죄행위에 그 원인이 있거나 고의로 사고를 일으킨 경우
  ② 고의 또는 중대한 과실로 공단이나 요양기관의 요양에 관한 지시에 따르지 아니한 경우
  ③ 고의 또는 중대한 과실로 급여확인을 위한 문서와 그 밖의 물건의 제출을 거부하거나 질문 또는 진단을 기피한 경우
  ④ 업무 또는 공무로 생긴 질병·부상·재해로 다른 보험급여나 보상을 받게 되는 경우

(2) 공단은 보험급여를 받을 수 있는 사람이 국가나 지방자치단체로부터 보험급여에 상당하는 급여나 비용을 지급받게 되는 경우에는 그 한도에서 보험급여를 하지 아니한다.

(3) 공단은 가입자가 1개월 이상 보험료를 체납한 경우 그 체납한 보험료를 완납할 때까지 그 가입자 및 피부양자에 대하여 보험급여를 실시하지 아니할 수 있다.
  직장가입자의 경우 그 체납에 대하여 직장가입자 본인에게 귀책사유가 있는 경우에 한하여 적용한다.

(4) 보험료를 체납하여도 공단으로부터 분할납부 승인을 받고 그 승인된 보험료를 1회 이상 낸 경우에는 보험급여를 할 수 있다

9) 급여의 정지 15

보험급여를 받을 수 있는 사람이 다음 어느 하나에 해당하면 그 기간에는 보험급여를 하지 아니한다. 다만, (2)와 (3)의 경우에는 요양급여를 실시한다.
(1) 국외에 체류하는 경우
(2) 현역병, 전환복무된 사람 및 군간부후보생에 해당하게 된 경우
(3) 교도소, 그 밖에 이에 준하는 시설에 수용되어 있는 경우

10장 | 혈액관리법

1) 용어
(1) 부적격혈액: 채혈 시 또는 채혈 후에 이상이 발견된 혈액 또는 혈액제제
(2) 특정수혈부작용: 수혈한 혈액제제로 인하여 발생한 부작용으로서 보건복지부령으로 정하는 것
(3) 혈액제제: 혈액을 원료로 하여 제조한 다음 의약품
　① 전혈
　② 농축적혈구
　③ 신선동결혈장
　④ 농축혈소판
　⑤ 그 밖에 보건복지부령으로 정하는 혈액 관련 의약품
(4) 채혈부작용: 채혈한 후에 헌혈자에게 나타날 수 있는 혈관미주신경반응 또는 피하출혈 등 미리 예상하지 못한 부작용

2) 혈액 매매행위 등의 금지 14 25
(1) 누구든지 금전, 재산상의 이익 또는 그 밖의 대가적 급부를 주거나 받기로 하고 자신이나 타인의 혈액(헌혈증서를 포함)을 제공하거나 제공할 것을 약속하여서는 아니 된다.
(2) 누구든지 (1)에 위반되는 행위를 교사·방조 또는 알선하여서는 아니 된다.

3) 헌혈자 건강진단 및 채혈금지대상자 관리 [13] [17] [19]

(1) 혈액원은 채혈 전에 헌혈자에 대하여 신원확인 및 건강진단을 하여야 한다.

- 신원확인 후 채혈 전 건강진단 사항
  - 과거의 헌혈경력 및 혈액검사결과와 채혈금지대상자 여부의 조회
  - 문진·시진 및 촉진
  - 체온 및 맥박 측정
  - 체중 측정
  - 혈압 측정
  - 빈혈검사
  - 혈소판계수검사(혈소판성분채혈의 경우)

- 과거 헌혈경력 및 혈액검사결과와 채혈금지대상자 여부의 조회를 생략할 수 있는 경우
  - 헌혈자 본인에게 수혈하기 위하여 채혈하는 경우
  - 천재지변, 재해, 그 밖에 이에 준하는 사유로 인하여 정보조회가 불가능한 경우
  - 긴급하게 수혈하지 아니하면 수혈자의 생명이 위태로운 경우로서 신속한 정보조회가 불가능한 경우

(2) 채혈금지 대상자

헌혈자 본인에게 수혈하기 위하여 채혈을 하려는 때에는 적용하지 아니한다.

- 건강진단관련 요인
  - 체중이 남자는 50kg 미만, 여자는 45kg 미만인 자
  - 체온이 섭씨 37.5℃를 초과하는 자
  - 수축기혈압이 90mmHg 미만 또는 180mmHg 이상인 자
  - 이완기혈압이 100mmHg 이상인 자
  - 맥박이 1분에 50회 미만 또는 100회를 초과하는 자

- 진료 및 처치 관련 요인
  - 임신 중인 자, 분만 또는 유산 후 6개월 이내인 자. 다만, 본인이 출산한 신생아에게 수혈하고자 하는 경우에는 그러하지 아니하다.
  - 수혈 후 1년이 경과하지 아니한 자
  - 전혈채혈일로부터 8주, 혈장성분채혈로부터 14일이 경과하지 아니한 자
  - 과거 경막 또는 각막을 이식 받은 경험이 있는 자

- 기타 요인
  - 보건복지부장관이 지정하는 혈액 매개 감염병의 환자, 의사환자, 병원체보유자 등
  - 선별검사결과 부적격 기준에 해당하는 자
  - 문진 결과 헌혈불가로 판정된 자

4) 혈액 등의 안전성 확보 [20] [22]

(1) 혈액원은 헌혈금지약물의 복용 여부를 확인하여 혈액 및 혈액제제의 적격 여부를 검사하고 그 결과를 확인하여야 한다
(2) 혈액원 등 혈액관리업무를 하는 자는 검사 결과 부적격혈액을 발견하였을 때에는 보건복지부령으로 정하는 바에 따라 이를 폐기처분하고 그 결과를 보건복지부장관에게 보고하여야 한다. 다만, 부적격혈액을 예방접종약의 원료로 사용하는 등의 경우에는 그러하지 아니하다.

- 영구적 헌혈금지약물
  - 에트레티네이트 성분의 약물   - 뇌하수체 유래 성장호르몬   - 소에서 유래한 인슐린
  - 변종크로이츠펠트-야콥병(vCJD) 위험지역에서 채혈된 혈액의 혈청으로 제조된 진단시약

- 부적격 혈액 판정 기준
  - 채혈과정에서 응고 또는 오염된 혈액 및 혈액 제제
  - 다음 혈액 선별검사에서 부적격기준에 해당되는 혈액 및 혈액 제제
    B형 간염 검사, C형 간염 검사, 후천성면역결핍증 검사, 사람T세포림프친화바이러스 검사, 매독 검사, 간기능검사(ALT검사, 수혈용으로 사용되는 혈액만 해당)

5) 특정수혈부작용 및 채혈부작용의 보상 [16] [21] [23] [24]

(1) 의료기관의 장은 특정수혈부작용이 발생한 경우에는 그 사실을 시·도지사에게 신고하여야 한다.
  시·도지사가 특정수혈부작용의 발생 신고를 받은 때에는 이를 보건복지부장관에게 통보하여야 하고, 통보받은 보건복지부장관은 발생 원인의 파악 등을 위한 실태조사를 하여야 한다.
(2) 혈액원은 다음 어느 하나에 해당하는 사람에 대하여 특정수혈부작용 및 채혈부작용에 대한 보상금을 지급할 수 있다.
  ① 헌혈이 직접적인 원인이 되어 질병이 발생하거나 사망한 채혈부작용자
  ② 혈액원이 공급한 혈액이 직접적인 원인이 되어 질병이 발생하거나 사망한 특정수혈부작용자
(3) 보상금의 범위
  ① 진료비
  ② 장애인이 된 자에 대한 일시보상금
  ③ 사망한 자에 대한 일시보상금
  ④ 장제비
  ⑤ 일실소득
  ⑥ 위자료
  다만, 혈액의 공급과정에서 혈액원의 과실이 없는 경우에는 위자료만 지급할 수 있다.

6) 헌혈증서의 발급 및 수혈비용의 보상 [18]

(1) 혈액원이 헌혈자로부터 헌혈을 받았을 때에는 헌혈증서를 그 헌혈자에게 발급하여야 한다.
(2) 헌혈자 또는 그 헌혈자의 헌혈증서를 양도받은 사람은 의료기관에 그 헌혈증서를 제출하면 무상으로 혈액제제를 수혈받을 수 있다.

11장 | 마약류 관리에 관한 법률(마약류관리법)

1 총칙

1) 마약류

(1) 마약
  양귀비, 아편, 코카 잎 및 이에서 추출되는 모든 알칼로이드 등과 이들과 동일하게 남용되거나 해독 작용을 일으킬 우려가 있는 화학적 합성품
(2) 향정신성의약품
  인간의 중추신경계에 작용하는 것으로서 이를 오용하거나 남용할 경우 인체에 심각한 위해가 있다고 인정되는 물질
(3) 대마
  대마초 또는 그 수지 및 이를 원료로 하여 제조된 모든 제품

2) 마약류취급자 13 16 17 20 21

(1) 마약류관리자
  ① 의료기관에 종사하는 약사로서 그 의료기관에서 환자에게 투약하거나 투약하기 위하여 제공하는 마약 또는 향정신성의약품을 조제·수수하고 관리하는 책임을 진 자
  ② 마약류관리자가 되려면 특별자치시장·시장·군수 또는 구청장의 지정을 받아야 한다.
  ③ 4명 이상의 마약류취급의료업자가 의료에 종사하는 의료기관의 대표자는 그 의료기관에 마약류관리자를 두어야 한다. 다만, 향정신성의약품만을 취급하는 의료기관의 경우에는 그러하지 아니하다.
(2) 마약류취급의료업자
  의료기관에서 의료에 종사하는 의사·치과의사·한의사 또는 수의사로서 의료나 동물 진료를 목적으로 마약 또는 향정신성의약품을 투약하거나 투약하기 위하여 제공하거나 마약 또는 향정신성의약품을 기재한 처방전을 발급하는 자
(3) 마약류소매업자
  약국개설자로서 마약류취급의료업자의 처방전에 따라 마약 또는 향정신성의약품을 조제하여 판매하는 것을 업으로 하는 자
(4) 마약류수출입업자
  ① 마약류수출입업자가 아니면 마약 또는 향정신성의약품을 수출입하지 못한다.
  ② 수출입할 때마다 식품의약품안전처장의 승인을 받아야 한다.
(5) 마약류제조업자
  ① 마약류제조업자가 아니면 마약 및 향정신성의약품을 제조하지 못한다.
  ② 제조한 마약을 마약류도매업자 외의 자에게 판매하여서는 아니 된다.
(6) 마약류원료사용자
  마약류원료사용자가 아니면 마약 또는 향정신성의약품을 원료로 사용한 한외마약 또는 의약품을 제조하지 못한다.

(7) 대마재배자

대마재배자는 대마초의 재배 면적과 생산 현황 및 수량을 시장·군수 또는 구청장에게 보고하여야 한다.

(8) 마약류도매업자, 마약류취급학술연구자

3) 마약류취급자가 아닌 자의 마약류 취급 금지 [18] [25]

(1) 마약류취급자가 아니면 다음 어느 하나에 해당하는 행위를 하여서는 아니 된다.
① 마약 또는 향정신성의약품을 소지, 소유, 사용, 운반, 관리, 수입, 수출, 제조, 조제, 투약, 수수, 매매, 매매의 알선 또는 제공하는 행위
② 내마를 재배·소지·소유·수수·운반·보관 또는 사용하는 행위
③ 마약 또는 향정신성의약품을 기재한 처방전을 발급하는 행위
④ 한외마약을 제조하는 행위

(2) 다음 어느 하나에 해당하는 경우에는 마약류취급자가 아닌 자도 마약류를 취급할 수 있다.
① 이 법에 따라 마약 또는 향정신성의약품을 마약류취급의료업자로부터 투약받아 소지하는 경우
② 이 법에 따라 마약 또는 향정신성의약품을 마약류소매업자로부터 구입하거나 양수하여 소지하는 경우
③ 이 법에 따라 마약류취급자를 위하여 마약류를 운반·보관·소지 또는 관리하는 경우
④ 공무상 마약류를 압류·수거 또는 몰수하여 관리하는 경우
⑤ 마약류 취급 자격 상실자 등이 마약류취급자에게 그 마약류를 인계하기 전까지 소지하는 경우
⑥ 의료 목적으로 사용하기 위하여 대마를 운반·보관 또는 소지하는 경우
⑦ 식품의약품안전처장의 승인을 받은 경우

4) 마약류안전관리심의위원회

식품의약품안전처에 마약류안전관리심의위원회를 두어 다음 사항을 심의한다.
(1) 마약류의 오남용 방지를 위한 조치기준에 관한 사항
(2) 마약류의 안전사용 기준에 관한 사항
(3) 마약류 통합정보의 제공 및 활용에 관한 사항
(4) 그 밖에 식품의약품안전처장이 필요하다고 인정하는 사항

2 마약류 중독자

1) 마약 사용의 금지 [13] [21] [22] [23] [24]

(1) 마약류취급의료업자는 마약 중독자에게 그 중독 증상을 완화시키거나 치료하기 위하여 다음 어느 하나에 해당하는 행위를 하여서는 아니 된다. 다만, 치료보호기관에서 보건복지부장관 또는 시·도지사의 허가를 받은 경우에는 그러하지 아니하다.
① 마약을 투약하는 행위
② 마약을 투약하기 위하여 제공하는 행위
③ 마약을 기재한 처방전을 발급하는 행위

2) 마약류 중독자의 치료보호 15 18 19 20

(1) 보건복지부장관 또는 시·도지사는 마약류 사용자의 마약류 중독 여부를 판별하거나 마약류 중독자로 판명된 사람을 치료보호하기 위하여 치료보호기관을 설치·운영하거나 지정할 수 있다.
(2) 보건복지부장관 또는 시·도지사는 마약류 사용자에 대하여 치료보호기관에서 마약류 중독 여부의 판별검사를 받게 하거나 마약류 중독자로 판명된 사람에 대하여 치료보호를 받게 할 수 있다. 이 경우 판별검사 기간은 1개월 이내로 하고, 치료보호 기간은 12개월 이내로 한다.
(3) 판별검사 또는 치료보호를 하려면 치료보호심사위원회의 심의를 거쳐야 한다.
(4) 국가 및 지방자치단체는 판별검사 및 치료보호에 드는 비용을 부담한다.

12장 | 호스피스·완화의료 및 임종과정에 있는 환자의 연명의료결정에 관한 법률(연명의료결정법)

1 총칙

1) 용어 22 23

(1) 임종과정: 회생의 가능성이 없고, 치료에도 불구하고 회복되지 아니하며, 급속도로 증상이 악화되어 사망에 임박한 상태
(2) 임종과정에 있는 환자: 담당의사와 해당 분야의 전문의 1명으로부터 임종과정에 있다는 의학적 판단을 받은 자
(3) 말기환자: 적극적인 치료에도 불구하고 근원적인 회복의 가능성이 없고 점차 증상이 악화되어 보건복지부령으로 정하는 절차와 기준에 따라 담당의사와 해당 분야의 전문의 1명으로부터 수개월 이내에 사망할 것으로 예상되는 진단을 받은 환자

- 말기환자 여부 진단 기준
  - 임상적 증상
  - 다른 질병 또는 질환의 존재 여부
  - 약물 투여 또는 시술 등에 따른 개선 정도
  - 종전의 진료 경과
  - 다른 진료 방법의 가능 여부
  - 그 밖에 말기환자의 진단을 위하여 보건복지부장관이 특히 필요하다고 인정하는 기준

(4) 연명의료: 임종과정에 있는 환자에게 하는 심폐소생술, 혈액 투석, 항암제 투여, 인공호흡기 착용 및 그 밖에 대통령령으로 정하는 의학적 시술(체외생명유지술, 수혈, 혈압상승제 투여)로서 치료효과 없이 임종과정의 기간만을 연장하는 것
(5) 연명의료중단등결정: 임종과정에 있는 환자에 대한 연명의료를 시행하지 아니하거나 중단하기로 하는 결정

(6) 호스피스·완화의료(호스피스): 다음 어느 하나에 해당하는 질환으로 말기환자로 진단을 받은 환자 또는 임종과정에 있는 환자(호스피스대상환자)와 그 가족에게 통증과 증상의 완화 등을 포함한 신체적, 심리사회적, 영적 영역에 대한 종합적인 평가와 치료를 목적으로 하는 의료
    ① 암
    ② 후천성면역결핍증
    ③ 만성 폐쇄성 호흡기질환
    ④ 만성 간경화
    ⑤ 그 밖에 보건복지부령으로 정하는 질환(만성호흡부전)

(7) 연명의료계획서: 말기환자등의 의사에 따라 담당의사가 환자에 대한 연명의료중단등결정 및 호스피스에 관한 사항을 계획하여 문서(전자문서를 포함)로 작성한 것

(8) 사전연명의료의향서: 19세 이상인 사람이 자신의 연명의료중단능결정 및 호스피스에 관한 의사를 직접 문서(전자문서를 포함)로 작성한 것

2) 기본 원칙 25

(1) 호스피스와 연명의료 및 연명의료중단등결정에 관한 모든 행위는 환자의 인간으로서의 존엄과 가치를 침해하여서는 아니 된다.

(2) 모든 환자는 최선의 치료를 받으며, 자신이 앓고 있는 상병의 상태와 예후 및 향후 본인에게 시행될 의료행위에 대하여 분명히 알고 스스로 결정할 권리가 있다.

(3) 의료인은 환자에게 최선의 치료를 제공하고, 호스피스와 연명의료 및 연명의료중단등 결정에 관하여 정확하고 자세하게 설명하며, 그에 따른 환자의 결정을 존중하여야 한다.

3) 종합계획의 시행·수립

보건복지부장관은 관계 중앙행정기관의 장과 협의하고, 국가호스피스연명의료위원회의 심의를 거쳐 호스피스와 연명의료 및 연명의료중단등결정에 관한 종합계획을 5년마다 수립·추진하여야 한다.

2 호스피스·완화의료

1) 호스피스사업

보건복지부장관은 호스피스를 위하여 다음 사업을 실시하여야 한다.
    ① 말기환자등의 적정한 통증관리 등 증상 조절을 위한 지침 개발 및 보급
    ② 입원형, 자문형, 가정형 호스피스의 설치 및 운영, 그 밖에 다양한 호스피스 유형의 정책개발 및 보급
    ③ 호스피스의 발전을 위한 연구·개발 사업
    ④ 호스피스전문기관의 육성 및 호스피스 전문 인력의 양성
    ⑤ 말기환자등과 그 가족을 위한 호스피스 교육프로그램의 개발 및 보급
    ⑥ 호스피스 이용 환자의 경제적 부담능력 등을 고려한 의료비 지원사업
    ⑦ 말기환자, 호스피스의 현황과 관리실태에 관한 자료를 지속적이고 체계적으로 수집·분석하여 통계를 산출하기 위한 등록·관리·조사 사업(등록통계사업)
    ⑧ 호스피스에 관한 홍보
    ⑨ 그 밖에 보건복지부장관이 필요하다고 인정하는 사업

2) 호스피스센터의 지정 등

(1) 보건복지부장관은 보건복지부령으로 정하는 기준을 충족하는 종합병원을 중앙호스피스센터 또는 권역별호스피스센터로 지정할 수 있다. 이 경우 국공립 의료기관을 우선하여 지정한다.
(2) 호스피스센터의 업무

중앙호스피스센터	권역별호스피스센터
① 말기환자의 현황 및 진단·치료·관리 등에 관한 연구 ② 호스피스사업에 대한 정보·통계의 수집·분석 및 제공 ③ 호스피스사업 계획의 작성 ④ 호스피스에 관한 신기술의 개발 및 보급 ⑤ 호스피스대상환자에 대한 호스피스 제공 ⑥ 호스피스사업 결과의 평가 및 활용 ⑦ 그 밖에 말기환자 관리에 필요한 사업	① 말기환자의 현황 및 진단·치료·관리 등에 관한 연구 ② 해당 권역의 호스피스사업의 지원 ③ 해당 권역의 호스피스전문기관들에 관한 의료 지원 및 평가 ④ 호스피스대상환자의 호스피스 제공 ⑤ 해당 권역의 호스피스사업에 관련된 교육·훈련 및 지원 업무 ⑥ 해당 권역의 호스피스에 관한 홍보 ⑦ 말기환자 등록통계자료의 수집·분석 및 제공 ⑧ 그 밖에 말기환자 관리에 필요한 사업

3) 호스피스전문기관의 지정

보건복지부장관은 호스피스대상환자를 대상으로 호스피스전문기관을 설치·운영하려는 의료기관 중 보건복지부령으로 정하는 시설·인력·장비 등의 기준을 충족하는 의료기관을 입원형, 자문형, 가정형으로 구분하여 호스피스전문기관으로 지정할 수 있다.

4) 의료인의 설명의무 [24]

(1) 호스피스전문기관의 의료인은 호스피스대상환자나 그 가족 등에게 호스피스의 선택과 이용 절차에 관하여 설명하여야 한다.
(2) 호스피스전문기관의 의사 또는 한의사는 호스피스를 시행하기 전에 치료 방침을 호스피스대상환자나 그 가족에게 설명하여야 하며, 호스피스대상환자나 그 가족이 질병의 상태에 대하여 알고자 할 때에는 이를 설명하여야 한다.

5) 호스피스의 신청

(1) 호스피스대상환자가 호스피스전문기관에서 호스피스를 이용하려는 경우에는 호스피스 이용동의서와 의사가 발급하는 호스피스대상환자임을 나타내는 의사소견서를 첨부하여 호스피스전문기관에 신청하여야 한다.
(2) 호스피스대상환자가 의사결정능력이 없을 때에는 미리 지정한 지정대리인이 신청할 수 있고 지정대리인이 없을 때에는 배우자, 직계비속, 직계존속, 형제자매의 순서대로 신청할 수 있다.
(3) 호스피스대상환자는 언제든지 직접 또는 대리인을 통하여 호스피스의 신청을 철회할 수 있다.

※ 보건의약관계법규 파트는 마인드맵이 없습니다.